カラーテキスト

血液病学

【第 2 版】

編著

木崎昌弘

埼玉医科大学総合医療センター血液内科教授

中外医学社

◆執筆者（執筆順）

田中宏和	近畿大学医学部血液・膠原病内科講師
松村　到	近畿大学医学部血液・膠原病内科教授
通山　薫	川崎医科大学検査診断学教授
片山直之	三重大学大学院医学系研究科血液・腫瘍内科学教授
大森　司	自治医科大学分子病態治療研究センター分子病態研究部講師
岩﨑浩己	九州大学病院遺伝子・細胞療法部准教授
赤司浩一	九州大学大学院医学研究院病態修復内科学教授
三谷絹子	獨協医科大学血液・腫瘍内科教授
原田結花	順天堂大学医学部血液内科
原田浩徳	順天堂大学医学部血液内科准教授
吉見昭秀	東京大学大学院医学系研究科血液・腫瘍内科学
黒川峰夫	東京大学大学院医学系研究科血液・腫瘍内科学教授
鈴木律朗	名古屋大学大学院医学系研究科造血細胞移植情報管理・生物統計学准教授
黒田純也	京都府立医科大学大学院医学研究科血液・腫瘍内科学講師
木崎昌弘	埼玉医科大学総合医療センター血液内科教授
辻岡貴之	川崎医科大学検査診断学講師
伊豆津宏二	虎の門病院血液内科部長
石田陽治	岩手医科大学内科学講座血液・腫瘍内科分野教授
松井英人	奈良県立医科大学血栓制御医学講師
杉本充彦	奈良県立医科大学血栓制御医学教授
大倉　貢	川崎医科大学附属病院中央検査部主任技師
岡本秀一郎	川崎医科大学検査診断学
三ツ橋雄之	慶應義塾大学医学部臨床検査医学
田丸淳一	埼玉医科大学総合医療センター病理部教授
中熊秀喜	和歌山県立医科大学医学部血液内科学教授
花岡伸佳	和歌山県立医科大学医学部血液内科学講師
川合陽子	国際医療福祉大学臨床医学研究センター教授
谷脇雅史	京都府立医科大学大学院医学研究科血液・腫瘍内科学教授
知念良顕	京都府立医科大学大学院医学研究科血液・腫瘍内科学
名越久朗	京都府立医科大学大学院医学研究科血液・腫瘍内科学
宮地勇人	東海大学医学部基盤診療学系臨床検査学教授
大西一功	浜松医科大学医学部附属病院腫瘍センター教授
島田和之	名古屋大学高等研究院/大学院医学系研究科血液・腫瘍内科学特任講師
直江知樹	国立病院機構名古屋医療センター院長
桐戸敬太	山梨大学医学部血液・腫瘍内科教授

髙橋 健夫	埼玉医科大学総合医療センター放射線腫瘍科教授
多林 孝之	埼玉医科大学総合医療センター血液内科講師
山﨑 宏人	金沢大学附属病院血液内科講師
楠本　茂	名古屋市立大学大学院医学研究科腫瘍・免疫内科学講師
田中 靖人	名古屋市立大学大学院医学研究科病態医科学講座ウイルス学教授
金政 佑典	がん・感染症センター都立駒込病院血液内科
大橋 一輝	がん・感染症センター都立駒込病院血液内科部長
南谷 泰仁	東京大学大学院医学系研究科血液・腫瘍内科講師
高橋　聡	東京大学医科学研究所分子療法分野准教授
豊嶋 崇徳	北海道大学大学院医学研究科血液内科教授
佐分利 益穂	慶應義塾大学医学部血液内科
森　毅彦	慶應義塾大学医学部血液内科講師
高見 昭良	金沢大学附属病院輸血部・血液内科准教授
神田 善伸	自治医科大学さいたま医療センター血液科教授
室井 一男	自治医科大学附属病院輸血・細胞移植部教授
岸野 光司	自治医科大学附属病院輸血・細胞移植部副技師長
小澤 敬也	自治医科大学内科学講座血液学部門教授
江副 幸子	大阪大学大学院医学系研究科未来医療センター特任講師
金倉　譲	大阪大学大学院医学系研究科血液・腫瘍内科学教授
張替 秀郎	東北大学大学院医学系研究科血液免疫病学教授
臼杵 憲祐	NTT東日本関東病院血液内科部長
中尾 眞二	金沢大学医薬保健研究域医学系細胞移植学（血液・呼吸器内科）教授
濱　麻人	名古屋大学大学院医学系研究科小児科学
小島 勢二	名古屋大学大学院医学系研究科小児科学教授
山下 孝之	群馬大学生体調節研究所遺伝子情報分野教授
矢部 みはる	東海大学医学部基盤診療学系臨床検査学准教授
廣川　誠	秋田大学医学部附属病院腫瘍情報センター准教授（病院教授）
澤田 賢一	秋田大学大学院医学系研究科血液・腎臓・膠原病内科教授
杉原　尚	川崎医科大学血液内科学教授
中西 秀和	川崎医科大学血液内科学講師
亀崎 豊実	自治医科大学地域医療学センター准教授
梶井 英治	自治医科大学地域医療学センター教授
鈴木 隆浩	自治医科大学血液科講師
溝口 洋子	広島大学大学院医歯薬保健学研究院小児科学
小林 正夫	広島大学大学院医歯薬保健学研究院小児科学教授

猪口孝一	日本医科大学血液内科学教授
高折晃史	京都大学大学院医学研究科血液・腫瘍内科学教授
得平道英	埼玉医科大学総合医療センター血液内科准教授
麻生範雄	埼玉医科大学国際医療センター造血器腫瘍科教授
宮﨑泰司	長崎大学原爆後障害医療研究所血液内科学分野教授
薄井紀子	東京慈恵会医科大学教授
小松則夫	順天堂大学医学部血液内科教授
中村直哉	東海大学医学部基盤診療学系病理診断学教授
鈴宮淳司	島根大学医学部附属病院腫瘍センター/腫瘍血液内科教授
永井宏和	国立病院機構名古屋医療センター臨床研究センター血液・腫瘍研究部長
木下朝博	愛知県がんセンター中央病院血液・細胞療法部部長
山本一仁	愛知県がんセンター中央病院臨床試験部部長
山口素子	三重大学大学院医学系研究科血液・腫瘍内科学講師
宇都宮與	慈愛会今村病院分院院長
岩月啓氏	岡山大学大学院医歯薬学総合研究科皮膚科学教授
花村一朗	愛知医科大学血液内科准教授
飯田真介	名古屋市立大学大学院医学研究科腫瘍・免疫内科学准教授
渡部玲子	埼玉医科大学総合医療センター血液内科講師
中世古知昭	千葉大学大学院医学研究院細胞治療内科学准教授
石塚賢治	福岡大学病院腫瘍・血液・感染症内科講師
東　太地	愛媛大学大学院医学系研究科血液・免疫・感染症内科学(第1内科)講師
安川正貴	愛媛大学大学院医学系研究科血液・免疫・感染症内科学(第1内科)教授
長谷川大輔	聖路加国際病院小児科
真部　淳	聖路加国際病院小児科医長
佐々木伸也	弘前大学大学院医学研究科小児科学
伊藤悦朗	弘前大学大学院医学研究科小児科学教授
宮川義隆	慶應義塾大学医学部血液内科専任講師
冨山佳昭	大阪大学医学部附属病院輸血部病院教授
小宅達郎	岩手医科大学血液・腫瘍内科
峯　貴浩	岩手医科大学血液・腫瘍内科
松下　正	名古屋大学医学部附属病院輸血部教授
野上恵嗣	奈良県立医科大学小児科准教授
野村昌作	関西医科大学第1内科教授
渡邊俊之	北海道大学大学院医学研究科免疫・代謝内科学
渥美達也	北海道大学大学院医学研究科免疫・代謝内科学教授

序

　この度，好評であった「カラーテキスト血液病学」を全面的に改訂し「カラーテキスト血液病学第2版」として刊行することとなった．前著は押味和夫先生が編集され，カラーの図表を多用することで，とかくわかりにくい，難しいと言われる血液病学を医学生や研修医にもわかりやすく解説した教科書として幸いにもご好評をいただいた．しかしながら，刊行より6年も経過すると多くの血液疾患の分子病態の解明が進み，血液病学はダイナミックに進歩するとともに，多くの新しい分子標的治療薬の導入や移植治療の進歩などにより血液疾患の治療成績も格段に向上した．特に造血器腫瘍に関してはWHO分類第4版が出版され，疾患概念そのものが大きく変わった疾患も存在する．

　このような血液学の大きな潮流の中で，今回全面的に内容を一新した「カラーテキスト血液病学第2版」は，医学部学生から研修医そして血液専門医までを対象に，血液学をより深く理解し，そして何よりも血液学に興味を持てるようなテキストを目指した．その結果，今回の改訂では血液学の基礎から臨床まで大幅に項目を増やし，また執筆者も第一線で活躍するエキスパートに得意分野の執筆をお願いした．前著からのカラーの図表を多用することにより，とにかく読んで楽しく理解できる，わかりやすい教科書という基本的なコンセプトは継続し，複雑な病態や薬剤の作用機構などはカラーの図を多用することで本質的な理解を助けることにも心がけた．したがって，本書は血液病学を学ぶ学生から研修医，そして忙しい日常診療のなかで常に患者に最新かつ最良の医療を提供しなくてはならない臨床医に至るまで多くの血液病学に関わる方々の役に立つ教科書となり得ると考えている．

　本書が，血液学を学ぶ多くの方々の座右の書となり，授業や実際の診療の現場など，多くの場面で活用されることを編集者として望んでいる．最後に，臨床や研究など忙しい毎日の中で快く執筆いただいた筆者の先生方に心より御礼申し上げる．

2013年9月

木崎 昌弘

目　次

第1章　造血システム

A　血球の産生・崩壊とその調節 〈田中宏和　松村 到〉 2
　　1. 血球の個体発生 2
　　2. 造血機構における階層性 2
　　3. 造血幹細胞 3
　　4. 造血制御機構 4
　　5. 血球の発生 6
　　6. 血球の崩壊 8
B　血液の生理と機能 10
　　1. 赤血球の生理と機能 〈通山 薫〉 10
　　2. 白血球の生理と機能 〈片山直之〉 14
　　3. 止血機構 〈大森 司〉 18

第2章　造血器腫瘍の発症機構

A　白血病幹細胞 〈岩﨑浩己　赤司浩一〉 26
B　がん遺伝子／がん抑制遺伝子と発がん 〈三谷絹子〉 33
　　1. がん遺伝子とがん抑制遺伝子 33
　　2. 遺伝子変異の種類 33
　　3. micro RNAの機能異常 34
　　4. 腫瘍発症機構 39
C　エピゲノム異常と発がん 〈原田結花　原田浩徳〉 41
　　1. エピゲノムとは 41
　　2. エピゲノム異常による造血器腫瘍 43
　　3. エピゲノム異常を標的とする造血器腫瘍治療法 45
D　骨髄系腫瘍の発症機構 〈吉見昭秀　黒川峰夫〉 46
　　1. 遺伝子変異の種類と病型 46
　　2. 急性骨髄性白血病 47
　　3. 骨髄異形成症候群 51
　　4. 慢性骨髄性白血病 54

5. 骨髄増殖性腫瘍 55
E 悪性リンパ腫の発症機構 .... 〈鈴木律朗〉 58
　　　1. リンパ腫の発症と遺伝子異常 58
　　　2. リンパ腫における遺伝子転座 59
　　　3. ウイルスとリンパ腫 61
F 多発性骨髄腫における染色体異常および遺伝子異常 .... 〈黒田純也〉 65
　　　1. 多発性骨髄腫（multiple myeloma：MM）発症の過程 65
　　　2. MPC 成立の初期イベントとしての染色体異常・遺伝子異常 65
　　　3. MM の悪性形質の進行を促進する二次的染色体異常・遺伝子異常 ... 67
　　　4. MM における分子異常の新展開 68
　　　5. Molecular classification と臨床病態 68

第3章　血液疾患の診断：主要徴候と検査値異常の解釈

A 血液疾患診断のための病歴および身体所見のとり方 .... 〈木崎昌弘〉 74
　　　1. 病歴聴取 74
　　　2. 身体所見のとり方 76
B 貧血の診察と鑑別 .... 〈辻岡貴之　通山 薫〉 78
　　　1. 貧血患者の診察 78
　　　2. 網状赤血球数 79
　　　3. 赤血球恒数による貧血の分類 79
C リンパ節腫大，肝脾腫の診察と鑑別 .... 〈伊豆津宏二〉 83
D 出血傾向の診察と鑑別 .... 〈石田陽治〉 88
E 血栓傾向の診察と鑑別 .... 〈松井英人　杉本充彦〉 93
　　　1. 概念と病態生理 93
　　　2. 診断と鑑別 95

第4章　血液疾患診断のための臨床検査

A 末梢血および骨髄穿刺/骨髄生検 98
　　　1. 末梢血血液像の観察と正常末梢血液像 .... 〈大倉 貢　通山 薫〉 98
　　　2. 骨髄穿刺/骨髄生検 .... 〈岡本秀一郎　通山 薫〉 105
　　　3. 代表的な血液疾患の末梢血/骨髄塗抹像，生検像 ...... 〈三ツ橋雄之〉 109
B リンパ節生検 122
　　　1. 生検部位の選択と検体の取り扱い .... 〈伊豆津宏二〉 122
　　　2. 生検時の各種検査 123

3．リンパ節生検の病理組織：正常構造および非腫瘍性病変 ……〈田丸淳一〉125
C 溶血検査 ……………………………………………〈中熊秀喜　花岡伸佳〉132
　　1．溶血所見と溶血性貧血 …………………………………………………132
　　2．溶血に関する検査と溶血の鑑別 ………………………………………134
D 表面マーカー検査 ……………………………………………〈川合陽子〉137
E 造血器腫瘍における染色体分析 ……〈谷脇雅史　知念良顕　名越久朗〉144
　　1．染色体検査法（分染法，FISH法，SKY法） ………………………144
　　2．異常の判定方法 …………………………………………………………145
　　3．造血器腫瘍の染色体異常とクロモスリプシス ………………………147
F 分子生物学的検査 ……………………………………………〈宮地勇人〉152
　　1．概　説 ……………………………………………………………………152
　　2．検査方法 …………………………………………………………………153
　　3．白血病の遺伝子検査 ……………………………………………………160
　　4．リンパ系腫瘍の遺伝子検査 ……………………………………………162
G 血小板機能検査，凝固線溶系検査 …………………………〈大森　司〉163
　　1．血小板機能検査 …………………………………………………………163
　　2．凝固線溶系検査 …………………………………………………………163
H 血液疾患診断/治療効果判定のための画像検査 ……………〈伊豆津宏二〉167
　　1．血液疾患における画像検査の役割 ……………………………………167

第5章 血液疾患の治療

A 血液疾患へのアプローチ：治療の進め方 …………………〈木崎昌弘〉174
　　1．造血器腫瘍に対する治療計画の立案と患者・家族への説明 ………174
B 造血器腫瘍の治療法 …………………………………………………………177
　　1．抗腫瘍薬 ……………………………………………〈大西一功〉177
　　2．分子標的治療薬の作用機序と副作用 ……………〈島田和之　直江知樹〉183
　　3．造血因子：作用機序，適応，使用法 ……………〈桐戸敬太〉192
　　4．造血器腫瘍に対する放射線療法の適応と有害事象 ……〈髙橋健夫〉197
　　5．造血器腫瘍における疼痛への対応 ………………〈多林孝之〉203
　　6．造血器腫瘍における救急対応 ……………………〈山﨑宏人〉207
　　7．造血器腫瘍の治療と肝炎ウイルス再活性化：現状と対策
　　　　　　　　　　　　　　　　　　　　　　　　〈楠本　茂　田中靖人〉213
C 造血幹細胞移植 ………………………………………………………………220
　　1．造血幹細胞移植の種類 ……………………………〈金政佑典　大橋一輝〉220
　　2．わが国の造血幹細胞移植の動向と骨髄/臍帯血バンク ………………222
　　3．造血幹細胞移植の原理 …………………………………………………224

4. 造血幹細胞移植に必要なHLAの基礎知識 〈南谷泰仁〉225
5. 幹細胞の採取法と輸注法 228
6. 同種造血幹細胞移植の適応 231
7. 同種造血幹細胞移植の実際 〈高橋 聡〉234
8. 同種造血幹細胞移植における移植前処置 239
9. 自家末梢血幹細胞移植 〈豊嶋崇徳〉243
10. 移植片対宿主病とGVL効果 249
11. 造血幹細胞移植に特有な合併症 〈佐分利益穂　森 毅彦〉256
12. 血液疾患における移植の適応と治療成績 〈高見昭良〉264

D 血液疾患に合併する感染症 〈神田善伸〉274
1. 血液疾患に合併する感染症の特徴 274
2. 感染症の予防と治療 277

E 輸　血 〈室井一男　岸野光司〉288
1. 血液型と輸血 288
2. 血液製剤の適正使用 291
3. 血液製剤の種類と適応 294
4. 輸血による副作用と合併症 296
5. 血漿交換の適応と実際 300

F 血液疾患に対する遺伝子治療の現状と今後の展望 〈小澤敬也〉302

G 再生医療の現状と血液疾患への応用 〈江副幸子　金倉 譲〉307
1. 再生医療と幹細胞 307
2. 血液疾患への再生医療応用 309

第6章 赤血球系疾患

A 鉄代謝異常による貧血 〈張替秀郎〉316
1. 鉄代謝 316
2. 鉄欠乏性貧血 317
3. 鉄芽球性貧血 318
4. 無トランスフェリン血症 319
5. ヘモクロマトーシス 319

B 二次性（症候性）貧血 〈臼杵憲祐〉322
1. 慢性疾患に伴う貧血 322
2. 腎性貧血 324
3. 肝硬変およびその他の肝疾患に伴う貧血 324
4. 内分泌疾患に伴う貧血 325
5. 栄養素不足による貧血 325

C	巨赤芽球性貧血	〈臼杵憲祐〉	326
	1. ビタミン B_{12} 欠乏による巨赤芽球性貧血		327
	2. 葉酸欠乏による巨赤芽球性貧血		329
	3. その他の原因による巨赤芽球性貧血		330
D	造血不全		332
	1. 成人再生不良性貧血	〈中尾眞二〉	332
	2. 小児特発性再生不良性貧血	〈濱 麻人 小島勢二〉	340
	3. 先天性骨髄不全症	〈山下孝之 矢部みはる〉	349
	4. 赤芽球癆	〈廣川 誠 澤田賢一〉	354
E	溶血性貧血		358
	1. 溶血性貧血総論	〈杉原 尚 中西秀和〉	358
	2. 赤血球膜異常による溶血性貧血		359
	3. 異常ヘモグロビン症とサラセミア		363
	4. 酵素異常による遺伝性溶血性貧血		365
	5. 免疫機序による溶血性貧血	〈亀崎豊実 梶井英治〉	368
F	発作性夜間ヘモグロビン尿症	〈花岡伸佳 中熊秀喜〉	377
G	鉄過剰症と鉄キレート剤	〈鈴木隆浩〉	385
H	赤血球破砕症候群	〈鈴木隆浩〉	392

第7章 白血球系疾患

A	白血球増加症	〈片山直之〉	396
B	白血球減少症	〈片山直之〉	400
C	白血球機能異常症	〈溝口洋子 小林正夫〉	403
D	伝染性単核球症	〈猪口孝一〉	407
E	HIV-1 感染症	〈高折晃史〉	411
F	原発性（先天性）免疫不全症	〈溝口洋子 小林正夫〉	417

第8章 造血器腫瘍と関連疾患

A	造血器腫瘍の分類	〈得平道英 木崎昌弘〉	422
	1. 分類の変遷		422
	2. WHO 分類について		422
	3. 骨髄系腫瘍の分類		423
	4. リンパ系腫瘍の分類		428
	5. WHO 分類の意義と今後の方向性		431

- **B 急性白血病** 〈麻生範雄〉433
  1. 急性骨髄性白血病 433
  2. 急性前骨髄球性白血病 439
  3. 急性リンパ性白血病 443
  4. 二次性（治療関連）白血病 446
- **C 骨髄異形成症候群** 〈宮﨑泰司〉449
- **D 慢性骨髄性白血病** 〈薄井紀子〉456
- **E 骨髄増殖性腫瘍** 〈小松則夫〉465
  1. 真性赤血球増加症（真性多血症） 465
  2. 本態性血小板血症 469
  3. 原発性骨髄線維症 473
  4. 慢性好酸球性白血病・好酸球増多症候群 476
  5. 慢性好中球性白血病 479
  6. 肥満細胞症 480
  7. 骨髄増殖性腫瘍，分類不能型 480
- **F リンパ球の分化とリンパ球系腫瘍** 〈中村直哉〉482
  1. B細胞の分化とB細胞腫瘍 482
  2. TおよびNK細胞の分化とT/NK細胞腫瘍 484
- **G リンパ系腫瘍** 486
  1. 慢性リンパ性白血病の診断と関連疾患 〈鈴宮淳司〉486
  2. 悪性リンパ腫総論；病理と病態 〈田丸淳一〉493
  3. Hodgkinリンパ腫 〈永井宏和〉498
  4. 濾胞性リンパ腫 〈木下朝博〉506
  5. MALTリンパ腫 513
  6. マントル細胞リンパ腫 515
  7. びまん性大細胞型B細胞リンパ腫 〈山本一仁〉519
  8. Burkittリンパ腫 526
  9. 末梢性T細胞リンパ腫 〈山口素子〉534
  10. NK/T細胞リンパ腫 538
  11. 成人T細胞白血病-リンパ腫 〈宇都宮 與〉540
  12. 菌状息肉症/Sézary症候群/原発性皮膚CD30陽性T細胞増殖性疾患 〈岩月啓氏〉546
- **H 多発性骨髄腫と類縁疾患** 552
  1. 免疫グロブリンとその異常 〈花村一朗　飯田真介〉552
  2. 多発性骨髄腫 557
  3. 原発性マクログロブリン血症 〈渡部玲子〉573
  4. 原発性アミロイドーシス（ALアミロイドーシス） 578
  5. POEMS症候群（Crow-Fukase症候群，高月病） 〈中世古知昭〉582

	6. Castleman 病	〈石塚賢治〉	586
I	組織球・樹状細胞の異常と血球貪食症候群	〈東 太地　安川正貴〉	590
	1. 組織球とその異常		590
	2. 血球貪食症候群		591
	3. 樹状細胞とその異常		592
J	小児の造血器腫瘍		596
	1. 小児骨髄異形成症候群	〈長谷川大輔　真部 淳〉	596
	2. 若年性骨髄単球性白血病		603
	3. 小児急性白血病・リンパ腫	〈佐々木伸也　伊藤悦朗〉	606

第9章　出血・血栓性疾患

A	血小板の異常		616
	1. 血小板の量的異常（血小板減少症）	〈宮川義隆〉	616
	2. 血小板の質的異常（先天性血小板機能異常症）	〈冨山佳昭〉	622
B	血管性紫斑病	〈冨山佳昭〉	627
C	血栓性血小板減少性紫斑病	〈小宅達郎　石田陽治〉	630
D	ヘパリン起因性血小板減少症	〈峯 貴浩　石田陽治〉	635
E	von Willebrand 病	〈松下 正〉	639
F	血液凝固線溶因子の異常	〈野上恵嗣〉	651
	1. 凝固因子欠損		651
	2. 線溶亢進		654
G	播種性血管内凝固症候群	〈野村昌作〉	656
H	血栓症	〈松井英人　杉本充彦〉	665
	1. 血栓症と血栓性素因		665
	2. 抗血栓性の喪失―深部静脈血栓症の危険因子		665
I	抗リン脂質抗体症候群	〈渡邊俊之　渥美達也〉	670

索　引 … 677

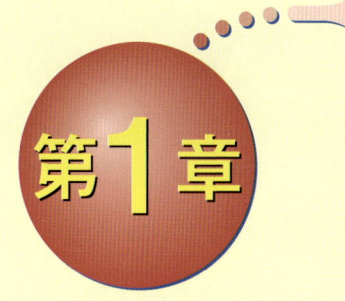

造血システム

A 血球の産生・崩壊とその調節

1 血球の個体発生

　個体の発生過程で最初の造血は，胎生25日頃より胚外の卵黄嚢の壁内で起こる．この時期に産生される赤血球は脱核せず，グロビン遺伝子も成体型のものとは異なり，この造血を一次造血と呼ぶ．一次造血に続いて成体型の造血（二次造血）の起源となる真の造血幹細胞（hematopoietic stem cell：HSC）が大動脈臓側中胚葉（paraaortic splanchnopleural mesoderm：P-Sp）領域で発生する．P-Sp領域は後にAGM領域（aorta-gonads-mesonephros，大動脈-生殖巣-中腎の発生する胚領域）と呼ばれる組織に発達する．HSCはその後肝臓へ移動し，妊娠40日頃から肝臓で赤血球，白血球，血小板の3系統の造血が開始され，妊娠3〜6カ月では主要な造血器となる．妊娠後期にHSCは骨髄へ移動し，出生以降の造血は骨髄で行われる．出生直後はほとんどすべての骨髄で造血が行われるが，造血巣は次第に体幹部（胸骨，脊椎骨，骨盤など）の骨髄に限局する（図1-1）．

2 造血機構における階層性

　生体内のすべての血液細胞はHSCに由来し，血球の発生過程には階層性（hierarchy）が存在する（図1-2）[1]．HSCの段階から分化が選択されると自己複製能を持たない多能性前駆細胞（multipotential progenitor：MPP）が産生され，MPPはやがて各血球系列のなかでの増殖・成熟が運命づけられた（commitmentされた）前駆細胞となり，分化過程を逆行することはない．前駆細胞は高い増殖能を有し，その後の成熟過程で増殖能が低下していく．

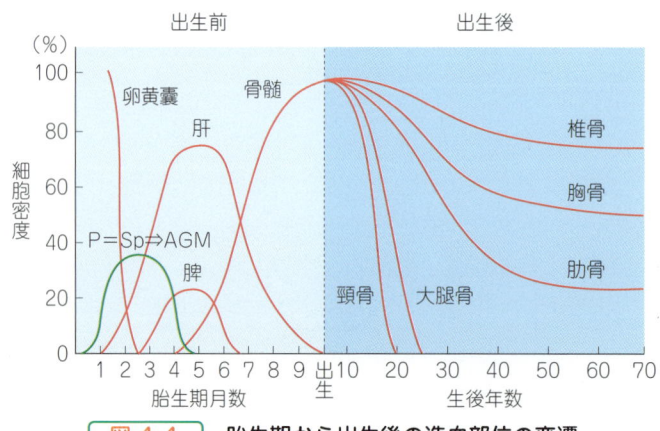

図1-1　胎生期から出生後の造血部位の変遷

A● 血球の産生・崩壊とその調節

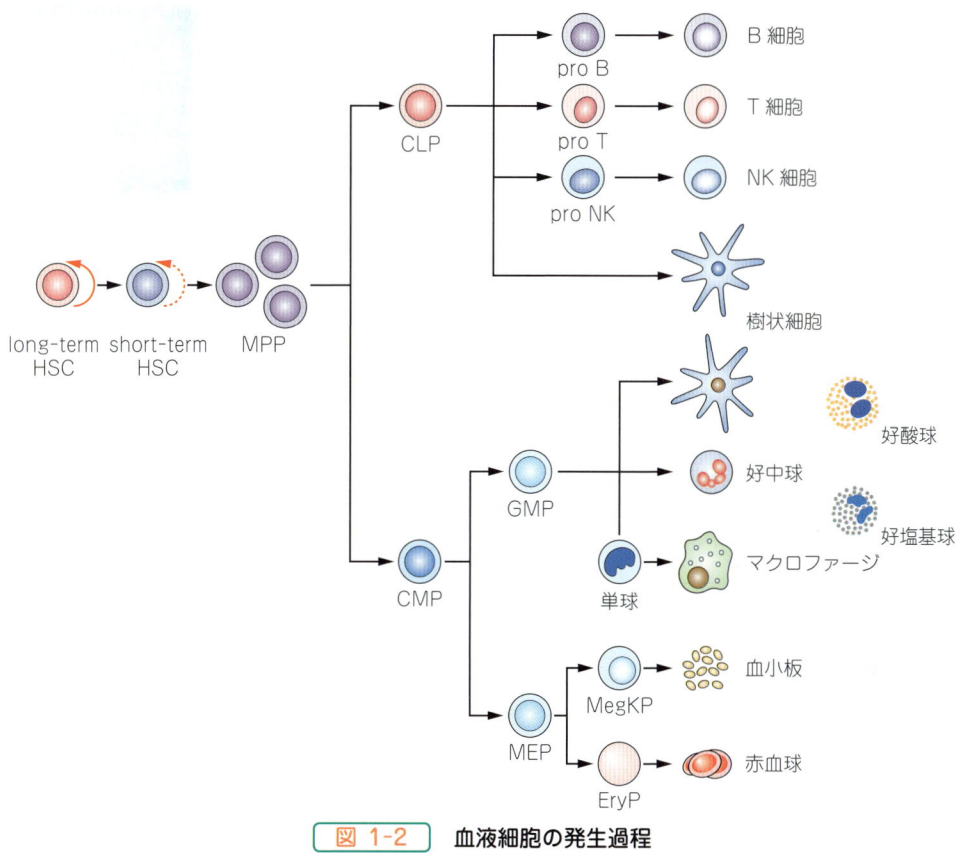

図 1-2　血液細胞の発生過程

3 造血幹細胞

a. 特性と機能

　HSC は自己複製（self-renewal）能と多分化能（multipotentiality）を有し，個体が生存する間，自己複製能によって HSC 集団を維持し，多分化能によって各種血球を産生する．通常の造血状態では，HSC のほとんどは細胞周期の休止（G0）期にあり，4〜5%のみが増殖期（S/G2/M 期）に入っている．エネルギー代謝も低く維持されている．また，色素や薬物の排出ポンプ Bcrp-1/ABCG2 を強く発現し，DNA 染色性色素 Hoechst33342 による染色で蛍光強度の低い side population と呼ばれる分画に含まれる．

b. 骨髄微小環境による制御

　ヒトの HSC は，臨床的には CD34 陽性細胞として算定される．HSC は通常状態では骨髄内に存在し末梢血中にはほとんど存在しない（CD34 陽性細胞の比率：骨髄 1%，末梢血 0.01%）．HSC の骨髄へのホーミングには HSC 上の接着分子 α_4, β_1 インテグリンや，支持細胞であるストローマ細胞が分泌するケモカイン SDF-1 と HSC 上の受容体 CXCR-4 が必須である．一方，HSC は大量化学療法後の骨髄抑制の回復期や G-CSF（granulocyte-colony stimulating factor）投与により末梢血中に

第1章 ● 造血システム

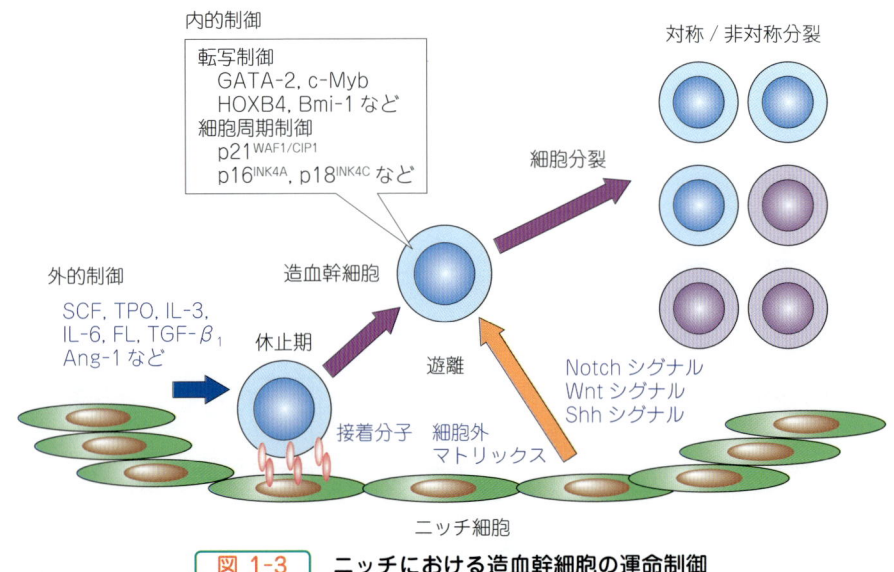

図 1-3　ニッチにおける造血幹細胞の運命制御

流入する．また，臍帯血中にも高頻度（0.3％）に存在する．
　HSC の特性の維持と機能にはストローマ細胞と細胞外マトリックスからなる骨髄微小環境との相互作用が必要である（図 1-3）．ニッチ（niche）は生物学的適所を意味する言葉であり，HSC のニッチには骨梁表面に存在する骨芽細胞ニッチと血管内皮細胞を含む血管ニッチの 2 つがある．HSC の増殖・生存にはこれらのストローマ細胞から産生される SCF（stem cell factor），TPO（thrombopoietin），IL-3（interleukin-3），IL-6，FLT3L（FLT3 ligand）などの造血因子が深く関わる．また，インターフェロン-α（IFN-α）の短期刺激は HSC を細胞周期に導入する．一方，ストローマ細胞から産生されるアンジオポエチン-1（Ang-1）は HSC 上の受容体 Tie2 を介して接着因子 N-カドヘリンの発現を上昇させる．その結果，HSC と細胞外マトリックスのフィブロネクチンとの接着が増強し，HSC は細胞周期の休止期に維持される．TGF-β_1 や MIP-1α も HSC の増殖を抑制する．HSC が細胞分裂する場合，自己と同じ HSC または前駆細胞を 2 個産生する場合（対称分裂）と HSC と前駆細胞を 1 個ずつ産生する場合（非対称分裂）がある．ストローマ細胞上の Notch リガンド，Sonic Hedgehog（SHH）や Wnt などの可溶性蛋白，TGF-β ファミリー分子 BMP-4 は HSC の自己複製を促進するが，自己複製 vs 分化の制御機構は明らかではない．

4　造血制御機構

a. 造血因子と細胞内シグナル伝達

　造血因子は，インターロイキン，IFN，コロニー刺激因子（CSF），SCF，EPO（erythropoietin），TPO など 40 種以上ある．血液細胞の発生過程では，これらがそれぞれの系統，成熟段階に応じて適切に作用することが必要である（図 1-4）．このなかで顆粒球系細胞の発生には G-CSF，赤芽球系細胞では EPO，巨核球系細胞では TPO が最も重要である．EPO は腎尿細管周囲の細胞によって

A ● 血球の産生・崩壊とその調節

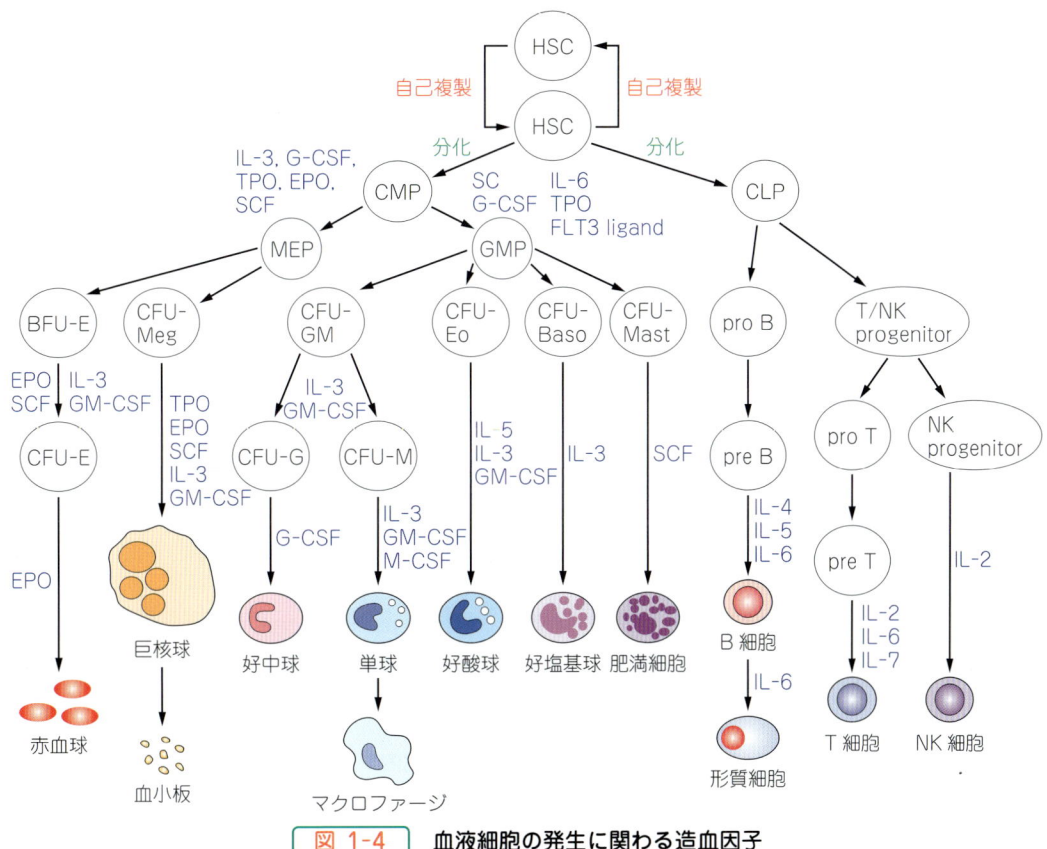

図 1-4　血液細胞の発生に関わる造血因子

産生され，貧血になると産生が増加する．TPO は血小板数に左右されず一定量産生され，血小板や骨髄巨核球上の TPO 受容体に結合し分解される．この結果，血清中 TPO 濃度は血小板減少症では高値，血小板増多症では低値となり，血小板産生のホメオスタシスが維持されている．

造血因子受容体はキナーゼ型と非キナーゼ型に大別される．キナーゼ型受容体はチロシンキナーゼ（TK）型とセリンスレオニンキナーゼ（ST）型に分類され，SCF 受容体 c-Kit や FLT3 など多くの増殖因子受容体は TK 型であり，ST 型受容体の代表は TGF-βR である．非キナーゼ型受容体では，TPO 受容体（R）c-Mpl のようにホモダイマーを形成するものと，IL-3R のようにヘテロダイマーを形成するものがある（図 1-5）．

TK 型受容体は自身が有する TK 活性によって，サイトカイン受容体 c-Mpl，IL-3R は Jak ファミリー TK によって，下流の PI3K や small G 蛋白 Ras，転写因子 STAT（STAT1-6）を活性化する．Ras，PI3-K，STAT のシグナルは，各々増殖・生存シグナルを伝達する．一方，増殖抑制因子である IFN-γ は STAT1，TGF-β_1 は転写因子 Smad を介して増殖抑制シグナルを伝達する．

造血因子が造血細胞の分化の方向性を決めるのかについては，2 つのモデルがある．1 つは決定に関わるという instructive（deterministic）model で，もう 1 つは，系統決定に関わらず，受容体を発現する細胞の生存を支持するのみという stocastic（permissive）model である．これまでの研究の多くは後者を支持するが，それを否定する報告もある．

第1章 ● 造血システム

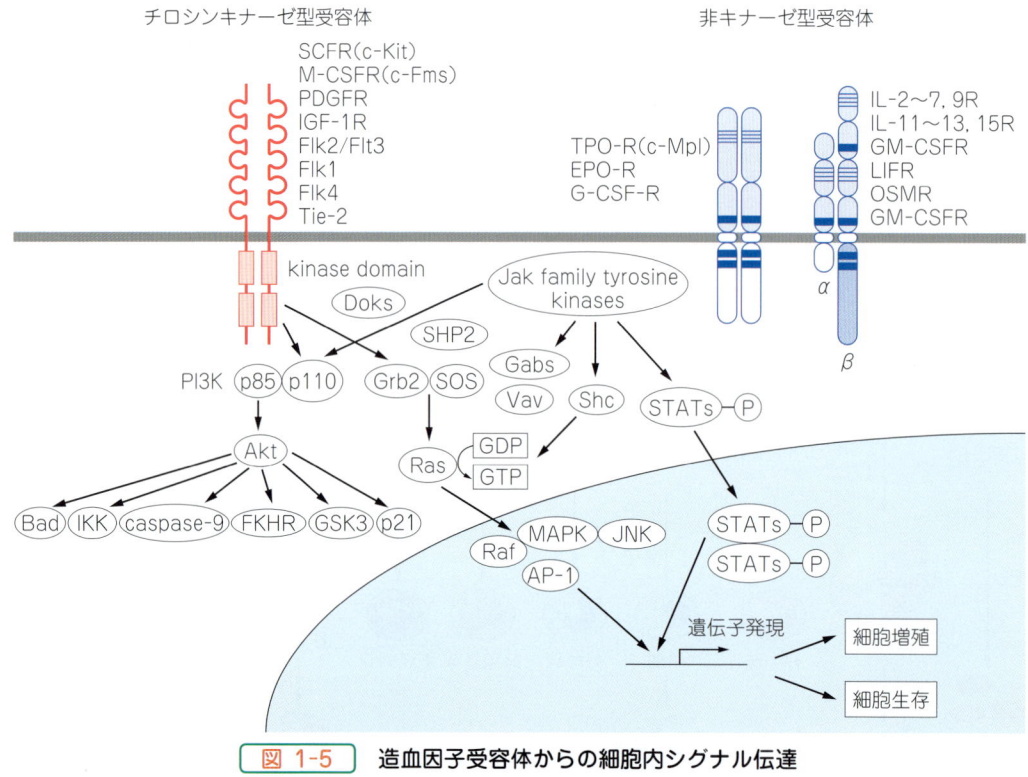

図 1-5　造血因子受容体からの細胞内シグナル伝達

b. 転写制御

　転写因子とは核内で特定の塩基配列に結合し，遺伝子発現を制御する分子である．HSC の発生・維持には，c-Myb や GATA-2 が必須である（図 1-6）．また，形態形成に関わるホメオボックス遺伝子群に属する HOXB4 やポリコーム遺伝子群に属しクロマチン構造を修飾する Bmi-1 は，HSC の自己複製に関わる．一方，HSC から各系統の血球の発生・分化には系統特異的転写因子が量的・時間的に適切に機能することが必要である．GATA-1 は赤巨核球系細胞，PU.1 は顆粒球・単球・マクロファージ系，リンパ系細胞の発生に必須であり，CEBPA と CEBPE は顆粒球系細胞の分化に必須である．また，Ikaros はリンパ球の発生，E2A，EBF，Pax5 は B 細胞球，GATA-3 は T 細胞球の発生に必須である．これらの転写因子は遺伝子発現を制御するのみでなく，相反する系統を支配する転写因子と結合し，相互に機能を抑制しあう（PU.1↔GATA-1，EKLF↔Fli，Gfi-1↔PU.1）．このため，HSC や MPP などの多分化能を有する細胞において片方の転写因子が優勢になると，一気にその系統への分化が進む．

5　血球の発生

a. 骨髄系白血球

　MPP から産生される骨髄系共通前駆細胞（common myeloid progenitor：CMP）は顆粒球/単球前

A ● 血球の産生・崩壊とその調節

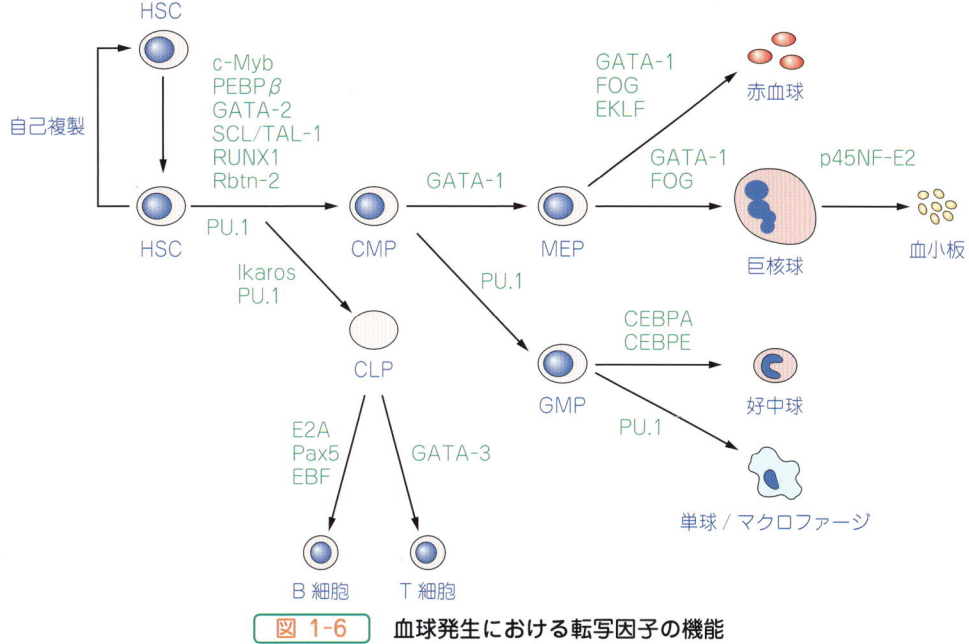

図 1-6　血球発生における転写因子の機能

駆細胞（granulocyte/monocyte progenitor：GMP）または赤芽球/巨核球系前駆細胞（megakaryocyte/erythroid progenitor：MEP）となる（図1-2）．GMPは，顆粒球・単球系前駆細胞（CFU-GM）となり，さらに単球系前駆細胞（CFU-M）と顆粒球系前駆細胞（CFU-G）が産生される．CFU-MはM-CSFの作用を受けて単芽球になり，CFU-GはG-CSFにより骨髄芽球になる．骨髄芽球は，前骨髄球，骨髄球，後骨髄球，杆状球，分節球へと成熟する．骨髄球までは増殖しながら成熟するが，後骨髄球以降は成熟するのみである．単芽球は前単球から単球となり，血中に流出する．GMPからは好酸球や好塩基球の前駆細胞も産生される．

● b. リンパ球

CLPの一部は骨髄から胸腺へ移動しproT細胞となる（図1-7）．proT細胞は，preT細胞の分化段階でT細胞抗原受容体の再構成を行い，CD4$^+$CD8$^+$（double-positive）となる．CD4$^+$CD8$^+$の段階で自己のMHCとともに提示された抗原に反応するT細胞が選択的に増幅され（positive selection），自己抗原に強く反応するT細胞が排除（negative selection）される．その後，CD4$^+$CD8$^-$またはCD4$^-$CD8$^+$の成熟T細胞となり，末梢血中に流入する．NK細胞の分化過程の詳細は明らかではないがIL-2が増殖因子として重要である．

骨髄内にとどまったCLPから発生したBリンパ球前駆細胞はIL-7，SCFなどの存在下でproB細胞からpreB細胞へと分化する．proB細胞の段階で免疫グロブリン（Ig）重鎖遺伝子の再構成が起こり，preB細胞の段階で軽鎖遺伝子の再構成が起こる．両者の再構成が終了すると細胞表面にIgM（sIgM）を発現する未熟B細胞となる．sIgM陽性B細胞は，体細胞変異とクラススイッチを起こし，細胞表面免疫グロブリンがIgMからIgG，IgAへと変化する．成熟B細胞は末梢血中やリンパ節などの末梢リンパ組織に存在するが，IL-6などの作用により抗体産生細胞である形質細胞に分化

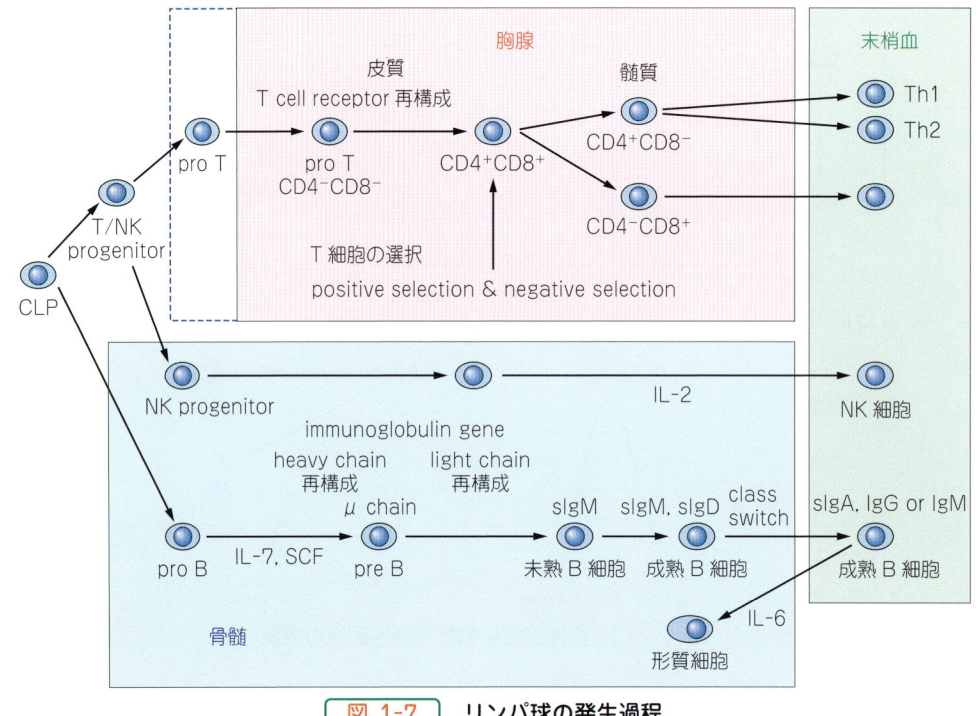

図 1-7　リンパ球の発生過程

すると骨髄へ戻る．

c. 赤血球

　MEPから赤芽球バースト形成細胞（BFU-E）が産生され，赤芽球コロニー形成細胞（CFU-E）となり，前赤芽球となる．前赤芽球は，4日間に3〜5回分裂し8〜32個の赤芽球となる．未熟な赤芽球はRNAを多量に含むため好塩基性であるが，ヘモグロビンの合成とともに多染性から正染性へと変化する．この過程では健常人でも約10%の赤芽球が破壊され無効造血と呼ばれる．正染性赤芽球は脱核し網赤血球となり，網赤血球は約24時間後に成熟赤血球となる．

d. 血小板

　MEPは巨核球系前駆細胞（CFU-Meg）も産生し，それが巨核芽球となる．巨核芽球は増殖した後に多倍体化（enodmitosis）と呼ばれる細胞分裂を伴わないDNA合成を繰り返し，巨核球となる．その後，成熟巨核球からproplateletと呼ばれる細胞質突起が形成され，それが断片化し血小板が産生される．通常，1つの巨核球から約3,000個の血小板が産生される．

6　血球の崩壊

　生体内では老朽化した血液細胞が破壊され，この消費を補うために健常成人では赤血球が約2×10^{11}個，白血球が約1×10^{11}個，血小板が約2×10^{11}個の血球が日々産生されている．健常人の赤血球寿命は約120日で，老化した赤血球は脾臓でマクロファージに貪食される．血管内の好中球は循

環血中の好中球（循環プール）と毛細血管内に閉じこめられている好中球および末梢血管の内皮細胞にゆるく接着している好中球（辺縁プール）から成り立ち，これら2つのプールに含まれる好中球数はほぼ等しく，容易に移行する．これら血管内の好中球は，炎症があれば炎症局所に動員されるが，炎症がなければ平均6.7時間で組織へ移動し，組織内に4～5日存在した後，アポトーシスに陥る．単球は，組織へ移行し，その組織に適応したマクロファージ（肺胞マクロファージや肝Kupper細胞など）となり，数カ月生存する．成熟好塩基球は増殖せず，その寿命は好中球同様に短い．血中に流出したT・B細胞はいずれも組織へ流入し，その後リンパ管，リンパ節を経て，再び血中に還る（リンパ球の再循環）．リンパ球の寿命は数日間から数年，さらに数十年に至るものまできわめて幅が広い．骨髄中の巨核球より産生された血小板は血中を7～10日間循環し，脾臓のマクロファージによって破壊される．

■文　献

1) Reya T, Morrison SJ, Clarke MF, et al. Stem cells, cancer, and cancer stem cells. Nature. 2001; 414: 105-11.

〈田中宏和　松村　到〉

B 血液の生理と機能

1 赤血球の生理と機能

a. 赤血球の形態

　健常者の赤血球は，通常直径 7～8 μm の扁平な円盤状で，中央部が両面から陥没したドーナツのような形態をしている．このような形状をしていることの利点として，①膜の表面積が凹みのない球状よりもおよそ 30％ほど広くなるので，膜表面を介するガス交換の効率がよい，②緊満した状態とちがって内容量にゆとりがあるので，外圧や浸透圧（とくに低浸透圧）によって破壊されにくい，③したがって変形能が高く，毛細血管のような狭い空間を容易に通過できる，といった性質がある．

　赤血球膜は脂質と蛋白質から構成されているが，脂質の部分はリン脂質二重層から成り，その間に遊離型コレステロールが存在している．加えてグリコフォリンやバンド 3 などの糖蛋白が，膜構造蛋白として膜の内外を貫通する形で存在している．また膜の裏打ち構造として，細胞骨格蛋白であるスペクトリン（αとβ）が網目構造を構成し，赤血球の立体構造の維持に関わっている．さらにアンキリンやバンド 4.1，バンド 4.2 などの蛋白は，膜構造蛋白と細胞骨格蛋白の間をつないでいる（図 1-8）．これらの蛋白質のどこかに先天的な異常があると，赤血球が本来の形態を維持できなくなり，遺伝性球状赤血球症や遺伝性楕円赤血球症のような赤血球膜異常症をもたらす．

　赤血球の内部は約 1/3 がヘモグロビンで占められ（平均赤血球ヘモグロビン濃度 MCHC 値に相当），残り約 2/3 はほとんどが水分で，あと水分に溶解している蛋白質，脂質，糖質などで占めら

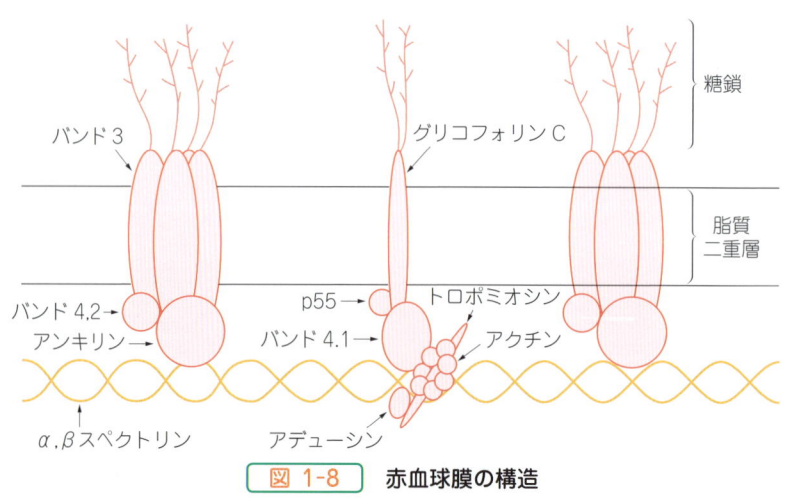

図 1-8　赤血球膜の構造

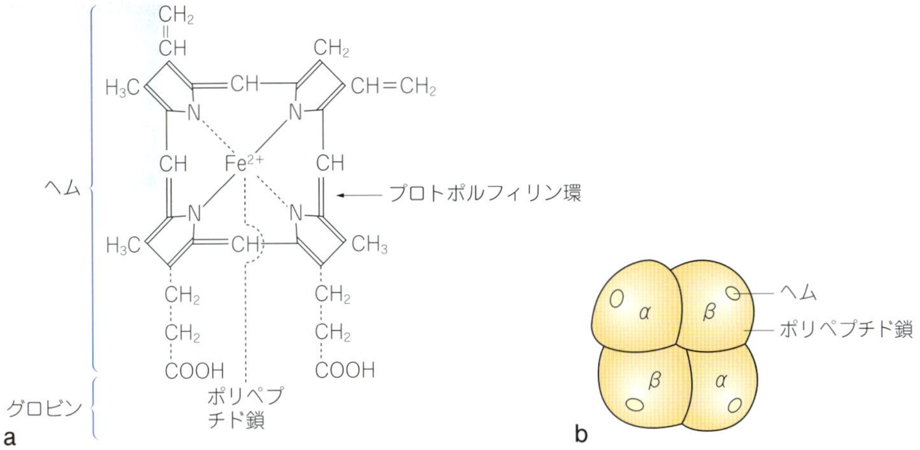

図 1-9　ヘモグロビンの構造
a．ヘムの構造
b．ヘモグロビンの四量体構造

れている．

b．赤血球の機能

赤血球の主たる機能は肺から取り入れられた O_2 を全身各所へ運搬・供給し，入れ替わりに CO_2 を回収することである．そのために酸素結合蛋白であるヘモグロビンを有している．

1）ヘモグロビンの構造

ヘモグロビンはヘム（heme）という非ペプチド化合物とグロビン（globin）というポリペプチドが結合した蛋白質で，赤血球中の蛋白質の95％を占めている．図1-9a に示すように，ヘムの構造はプロトポルフィリン環の中央に鉄原子（Fe^{2+}；還元型の2価イオンであることに注意）が配位されており，この鉄原子が1分子の O_2 と可逆的に結合する．ヘムにグロビンポリペプチドが1対1で結合して1つのサブユニットができあがるが，これが4個組み合わさって，つまり四量体（テトラマー）となってヘモグロビン1分子を構成することになる（図1-9b）．ところでもしもヘム内の鉄原子が3価イオン（Fe^{3+}）になると O_2 が結合できない．このような異常ヘモグロビンをメトヘモグロビンという．メトヘモグロビン血症は重度の酸素欠乏をもたらす．

ヘムは4カ所とも同一構造であるが，グロビン部分には α 鎖，β 鎖，γ 鎖，δ 鎖の4種類があって，α 鎖2本と非 α 鎖2本のヘテロテトラマーになる．すなわち $\alpha_2\beta_2$（HbA），$\alpha_2\delta_2$（HbA$_2$），$\alpha_2\gamma_2$（HbF）という3種類のヘモグロビンに分けられる．胎生期に肝臓および骨髄にて産生される赤血球のヘモグロビンはすべて胎児型，すなわち HbF であるが，出生後はすみやかに成人型ヘモグロビン（約97％が HbA，約2％が HbA$_2$）に置き換わり，HbF の割合はわずか1％程度となる．

なお HbA の β 鎖 N 末端のバリンにブドウ糖が不可逆的に結合したものをグリコヘモグロビン（HbA1c）と呼ぶ．HbA1c は健常人ではヘモグロビン全体の4〜6％であるが，高血糖状態が持続するとその比率が上昇する．赤血球の寿命を考慮すると，過去1〜2カ月間の血糖状態を反映する有

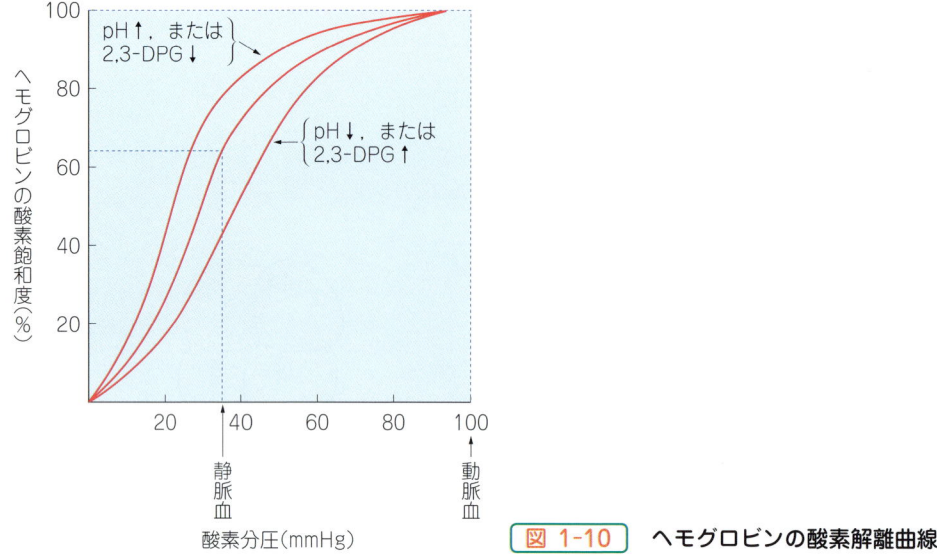

図 1-10　ヘモグロビンの酸素解離曲線

用な指標とされている．

2）ヘモグロビンによる酸素運搬

　静脈血赤血球中のヘモグロビンの酸素結合量は低く，また赤血球内に CO_2 を貯留しているが，右心系に戻り次に肺動脈から肺胞をめぐる毛細血管を通過する際に，高 O_2 分圧環境下で CO_2 を肺胞側に放出し，替わりに O_2 を取り込んでほぼすべてのヘモグロビンは O_2 と結合する（HbO_2）．こうして肺静脈を経由して左心系から全身の動脈系へ送り出された HbO_2 は末梢組織へ運搬されていく．次第に O_2 分圧の低い環境に到達すると，HbO_2 の O_2 を解離して組織側へ供給し，ヘモグロビン自身の O_2 飽和度は低下していく．すなわち肺胞周辺のように O_2 分圧の高い環境ではヘモグロビンの O_2 飽和度はほぼ100％と高く，血流に乗って O_2 分圧の低い末梢組織へ向かうにつれてヘモグロビンは O_2 を解離して組織側へ供給するため，O_2 飽和度が低下していく．以上の変化をグラフ化すると図1-10に示すような独特のS字状曲線になる（ヘモグロビンの O_2 解離曲線）．

　もしも組織内 pH が低い，つまりアシドーシス傾向の場合は組織の O_2 欠乏，すなわち O_2 要求度がより高い状態であり，そのときヘモグロビンの高次構造が変化して O_2 親和性が低下し，O_2 を解離しやすくなる．その場合グラフのS字状曲線は右方向にずれる．逆に pH が高いアルカローシス傾向のときはヘモグロビンの O_2 親和性が上昇して O_2 を解離しにくくなり，グラフ上S字状曲線は左方向にずれる．このように周囲環境の pH によってヘモグロビンの O_2 親和性が目的に適うように変動することを Bohr 効果という．ヘモグロビンの O_2 親和性は赤血球内の 2,3-ジホスホグリセリン酸（2,3-diphosphoglycerate；2,3-DPG）の濃度によっても影響を受ける．2,3-DPG は糖代謝の中間産物であるが，2,3-DPG が増加している場合は O_2 要求度がより高い状態であり，そのとき 2,3-DPG の作用によってヘモグロビンの O_2 親和性は低下して O_2 を解離しやすくなる．一方 2,3-DPG が減少している場合はヘモグロビンの O_2 親和性が上昇して O_2 を解離しにくくなる．以上のようにしてヘモグロビンの O_2 解離曲線は右または左に移動する（図1-10）．

B● 血液の生理と機能

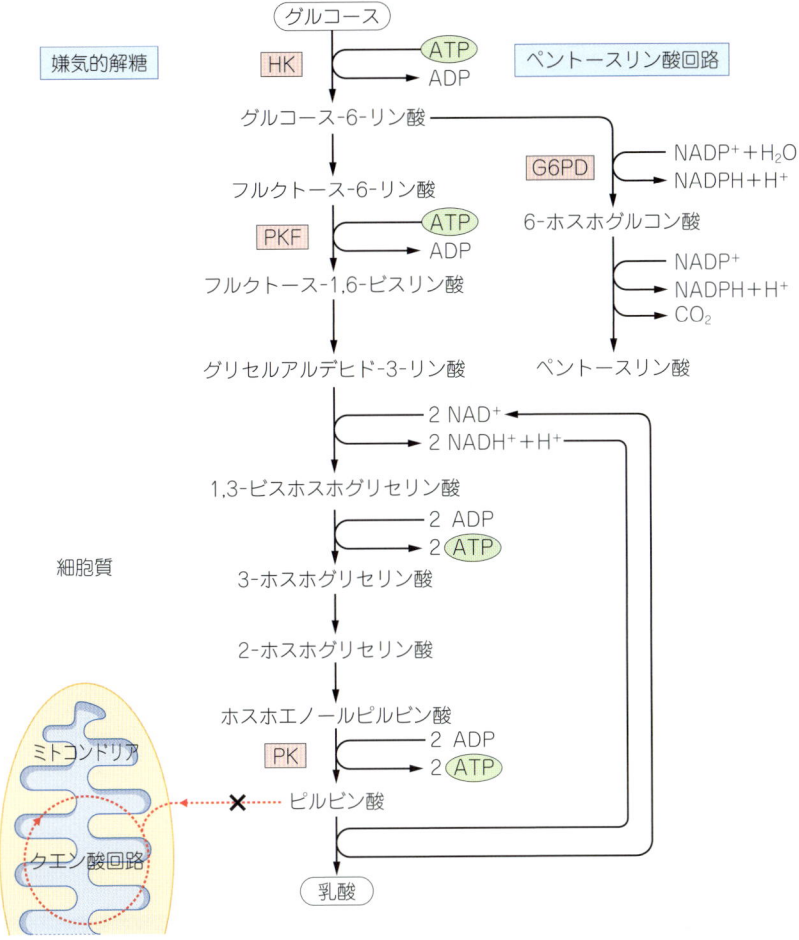

図 1-11　赤血球のエネルギー代謝（坂井建雄，河原克雅，総編集．カラー図解人体の正常構造と機能．東京：日本医事新報：2008[1)]改変引用）
嫌気的解糖により2分子のATPが消費され，4分子のATPが生成される．成熟赤血球はミトコンドリアを失っているため，クエン酸回路～電子伝達系による効率的なATP産生は行われない．
HK：ヘキソキナーゼ
PFK：ホスホフルクトキナーゼ
PK：ピルビン酸キナーゼ
G6PD：グルコース-6-リン酸デヒドロゲナーゼ

3）CO_2の運搬

末梢組織で代謝の結果生成したCO_2は，赤血球内に入って約7割はH_2CO_3の形で，2割はヘモグロビンに結合して（カルバミノヘモグロビン$HbCO_2$という），残る1割は血漿中に溶存したままで，それぞれ肺へ運ばれ，CO_2ガスとして呼気中に排出される．

4）赤血球のエネルギー代謝（図1-11）

通常の細胞には核があり，またミトコンドリアやリボソームなどのオルガネラ（細胞内小器官）

が存在するので，酸素を活用した好気的代謝や蛋白合成を行うことができる．しかし赤血球系細胞では，赤芽球が脱核した後ある程度のオルガネラを有しているのは網赤血球までで，成熟赤血球では欠落している．したがって成熟赤血球が代謝に利用できるのはブドウ糖のみで，しかも酸素を用いない嫌気的代謝しかできない．

赤血球に取り込まれたブドウ糖の大部分は嫌気的解糖系である Embden-Meyerhof 経路に入ってピルビン酸または乳酸にまで分解され，結果的に1分子のブドウ糖から2分子の ATP が産生される．またこの過程で NADH や 2,3-DPG も産生され，これらはヘモグロビンの酸素運搬・供給能を支持することに働く．

赤血球に取り込まれたブドウ糖の一部はペントースリン酸回路に入り，グルコース-6-リン酸脱水素酵素（G6PD）の働きで NADPH が産生され，還元型グルタチオンが維持されることによってヘモグロビンなどの蛋白質の酸化変性を防御しているが，6章 E-4-a．グルコース-6-リン酸デヒドロゲナーゼ異常症（365頁）で述べられるように G6PD 欠乏症ではサルファ剤や解熱薬，抗マラリア薬などの服用時にこれらの薬剤の酸化作用がヘモグロビンに及んで，ヘモグロビンは Heinz 小体を形成し溶血に至る．またピルビン酸キナーゼ欠乏症では解糖系の最終段階の酵素異常のために ATP 産生不良となり，これも溶血に至る．

■ 文　献
1) 坂井建雄, 河原克雅, 総編集. カラー図解人体の正常構造と機能. 東京: 日本医事新報社; 2008.

〈通山　薫〉

2　白血球の生理と機能

白血球の形態はロマノフスキー（Romanowsky）染色と呼ばれる普通染色であるメイ・ギムザ（May-Giemsa）染色あるいはライト・ギムザ（Wright-Giemsa）染色などで観察する．

a. 顆粒球

顆粒球には，好中球，好酸球，好塩基球がある．末梢血ではそれぞれの曲がった棒状の核をもつ杆状核球と2〜5核に分葉した分葉核球が見られる．

1）好中球

細胞径は 12〜15 μm で，細胞質が淡桃色で二次（特殊）顆粒として好中性顆粒をもつ．図1-12a に杆状核球，図1-12b に分葉核球を示す．一次（アズール）顆粒にはミエロペルオキシダーゼ（myeloperoxidase: MPO），エラスターゼ（elastase）やリゾチーム（lysozyme）などが，二次顆粒には殺菌作用にかかわるラクトフェリン（lactoferrin）やコラゲナーゼ（collagenase）が含まれている．また，好中球は特異的エステラーゼ染色で青色を呈するナフトール AS-D クロロアセテートエステラーゼ（naphthol AS-D chloroacetate esterase）反応が陽性である．感染症，炎症疾患では，細胞質に粗大で MPO 陽性の中毒顆粒がみられる．成熟好中球のほとんどは骨髄にプールされているが，末梢組織に細菌感染などによる炎症があると数時間以内に末梢血に動員され，炎症部位へ遊走

B● 血液の生理と機能

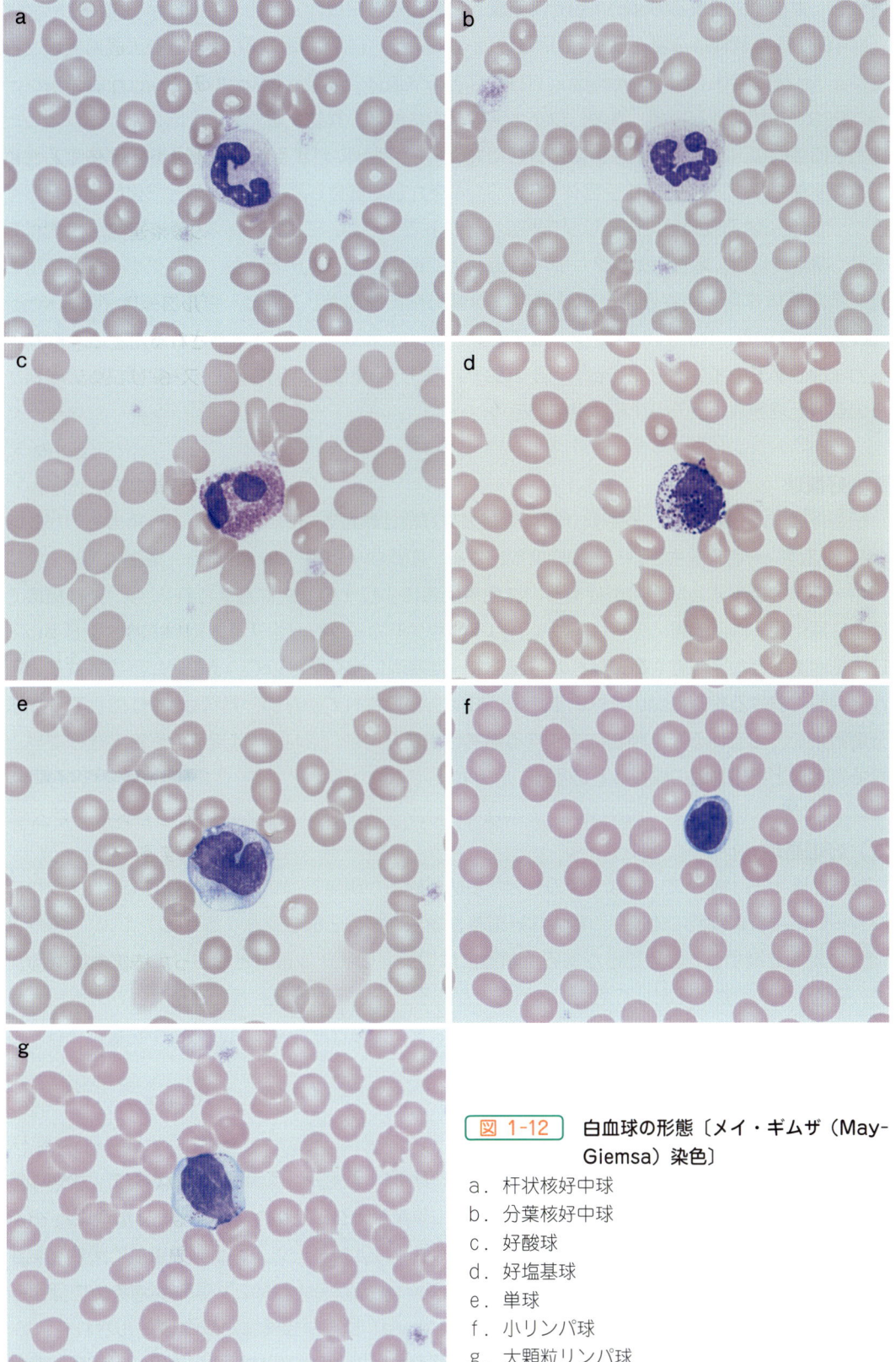

図 1-12 白血球の形態〔メイ・ギムザ（May-Giemsa）染色〕
a．杆状核好中球
b．分葉核好中球
c．好酸球
d．好塩基球
e．単球
f．小リンパ球
g．大顆粒リンパ球

される．末梢血に留まるのは約1日で，組織での寿命は数日以内である[1]．

　好中球の主な機能は貪食とサイトカインの産生であり，自然免疫に関わる．細胞表面に発現されているToll様受容体（Toll-like receptor：TLR）などの病原体認識受容体（pathogen recognition receptor：PRR）が認識する細菌，真菌，ウイルスなどの病原体，異物，壊死あるいはアポトーシスした細胞を直接的に，あるいは病原体に結合したIgGのFc部分に対するFcγ受容体や病原体で活性化された補体C3bに対する補体受容体CR1，3，4を介して貪食して，加水分解と酸化反応で破壊する[2-4]．貪食による脱顆粒によりリゾチーム，ラクトフェリン，ミエロペルオキシダーゼ，抗菌ペプチド，窒素酸化物，超酸化物ラジカル（superoxide radical），エステラーゼ，コラゲナーゼが放出され，抗病原体作用，炎症反応，組織障害，創傷治癒に関わる[5]．また，腫瘍壊死因子α（tumor necrosis factor-α：TNF-α），インターロイキン-1β（interleukin-1β：IL-1β），IL-8など様々なサイトカインやケモカインを分泌する[6]．個々の好中球の分泌量は少ないものの，炎症部位への早期からの到達と細胞数からその役割は重要である．

2）好酸球

　細胞径は13〜18μmで，細胞質が橙色で粗大な好酸性顆粒をもつ．核は2〜3分葉のものが多い（図1-12c）．骨髄で産生され，末梢血に放出され，血管から組織へ遊出される．寄生虫感染，アレルギー疾患などによる組織の炎症あるいは免疫反応によりその産生は亢進される[7-9]．末梢組織では主に消化管，肺，皮膚に分布し，サイトカインやケモカインを産生する．組織における浸潤している細胞量などから喘息や鼻炎などのアレルギー性疾患に強く関与していることが示唆されているが，疾患における役割についてはいまだ十分に明らかにされていない．顆粒はMPO陽性で，加水分解酵素を含んでいる[10]．顆粒に含まれる塩基性蛋白（basic protein）は重症の気管支喘息で見られる気管支上皮の剥離に関わっている．

3）好塩基球

　細胞径は13〜18μmで，核は分葉のものが多いが輪郭が明瞭でない．細胞質は異染性（メタクロマジー）により青紫色に染まり，粗大な好塩基性顆粒が核の上にも存在する（図1-12d）．慢性骨髄性白血病で増加していることがある．顆粒にはコンドロイチン酸などのムコ蛋白が含まれるため，染色時に内容物が流出して空胞になることがある．好塩基球の細胞膜に高発現しているFcε受容体に結合しているIgEが抗原を認識すると，ヒスタミンなどを豊富に含む顆粒が脱顆粒され，アレルギー反応を惹起する[11]．

● b. 単　球

　大型の細胞で細胞径は15〜20μmである．核形は円形，腎臓形，馬蹄形など不規則で，核網は微細である（図1-12e）．細胞質には微細なアズール顆粒があり，空胞が見られることがある．一次顆粒であるアズール顆粒はMPOが陽性である．細胞質は非特異的エステラーゼ染色で褐色を呈するα-ナフチールブチレートエステラーゼ（α-naphthyl butyrate esterase）反応あるいはα-ナフチールアセテートエステラーゼ（α-naphthyl acetate esterase）反応が強陽性である．

　好中球と同様に自然免疫に関わり，PRRを介してあるいはIgGや補体によりオプソニン化された

病原体や異物などを貪食する．また，Fcγ受容体からの刺激を介して細胞毒性のあるサイトカインを分泌して細胞を殺傷する[2-4]．これを抗体依存性細胞性細胞障害（antibody-dependent cellular cytotoxicity：ADCC）と呼ぶ．変性 low density lipoprotein（LDL）を取り込み，動脈硬化に関与する[12]．抗原物質を取り込んだ単球はマクロファージあるいは骨髄系樹状細胞（myeloid dendritic cell）に成熟し，抗原提示細胞として抗原由来のペプチドが結合した主要組織適合抗原複合体（major histocompatibility complex：MHC）を介して抗原特異的なT細胞免疫応答を開始させる[13]．また，多種類のサイトカインを分泌し，炎症反応の中心的役割を担っている．肝臓のKupffer細胞，骨の破骨細胞，中枢神経系の小膠細胞は単球・マクロファージ系の細胞である．

c. リンパ球

細胞径が6～9μmの小リンパ球と10～15μmの大リンパ球がある．小リンパ球では，核はクロマチンが豊富で青紫色を呈し，卵形あるいは腎臓形であり，細胞の90%を占め，細胞質は塩基性に染色される（図1-12f）．大リンパ球の核のクロマチンは濃染されず，細胞質は広くてアズール顆粒が認められることがある（図1-12g）．

1）B細胞

B細胞の抗原レセプターである細胞表面免疫グロブリンが抗原と結合すると成熟B細胞は活性化され，リンパ節へ移動し，同じ抗原を認識するヘルパーT細胞などの補助を受け，増殖して抗体産生細胞へと分化誘導される．その過程で，産生される抗体分子の体細胞高頻度突然変異や他の免疫グロブリンへのクラススイッチが行われる．抗体産生を運命づけられた細胞は主に骨髄へ移動して形質細胞となり，抗体を産生する．一部の細胞は記憶B細胞として長期に生存する[14]．

2）T細胞

抗原への遭遇歴のないCD8陽性あるいはCD4陽性ナイーブT細胞が樹状細胞などの抗原提示細胞上に提示された抗原由来のペプチドとMHCの複合体を認識すると，それぞれ機能的なエフェクター細胞であるCD8陽性細胞傷害性T細胞とCD4陽性ヘルパーT細胞へと分化する[15]．細胞傷害性T細胞は感染細胞を破壊し，ヘルパーT細胞はB細胞の抗体産生やCD8陽性細胞傷害性T細胞とマクロファージの活性化に関与する．他に，T細胞には免疫反応に対して抑制作用を示す制御性T細胞がある[16]．

3）NK細胞

形態学的にはアズール顆粒を持った大リンパ球である．マクロファージと同様にFcγ受容体を介して，IgGが結合した細胞を標的としてADCC活性を示す．MHCクラスI分子を認識するキラー細胞免疫グロブリン様受容体（killer cell immunoglobulin-like receptor：KIR）と命名されている抑制性受容体を発現しており，MHCクラスI分子の発現が低い細胞を殺傷する[17]．細胞障害活性は活性化されると分泌されるパーフォリン（perforin）やグランザイム（granzyme）などのサイトカインが担っている．

■文献

1) Robinson WA, Mangalik A. The kinetics and regulation of granulopoiesis. Semin Hematol. 1975; 12: 7-25.
2) Akira S, Uematsu S, Takeuchi O. Pathogen recognition and innate immunity. Cell. 2006; 124: 783-801.
3) Frank MM, Fries LF. The role of complement in inflammation and phagocytosis. Immunol Today. 1991; 12: 322-6.
4) Ravetch JV, Kinet JP. Fc receptors. Annu Rev Immunol. 1991; 9: 457-92.
5) Borregaard N, Cowland JB. Granules of the human neutrophilic polymorphonuclear leukocyte. Blood. 1997; 89: 3503-21.
6) Cassatella1 MA. The production of cytokines by polymorphonuclear neutrophils. Immunol Today. 1995; 16: 21-6.
7) Klion AD, Nutman TB. The role of eosinophils in host defense against helminth parasites. J Allergy Clin Immunol. 2004; 113: 30-7.
8) Kay AB. The role of eosinophils in the pathogenesis of asthma. Trends Mol Med. 2005; 11: 148-52.
9) Lee JJ, Lee NA. Eosinophil degranulation: an evolutionary vestige or a universally destructive effector function? Clin Exp Allergy. 2005; 35: 986-94.
10) Blanchard C, Rothenberg ME. Biology of the eosinophil. Adv Immunol. 2009; 101: 81-121.
11) Falcone FH, Haas H, Gibbs BF. The human basophil: a new appreciation of its role in immune responses. Blood. 2000; 96: 4028-38.
12) Iwata H, Nagai R. Novel immune signals and atherosclerosis. Curr Atheroscler Rep. 2012; 14: 484-90.
13) Segura E, Amigorena S. Inflammatory dendritic cells in mice and humans. Trends Immunol. 2013; Jul 4 doi: 10.1016/j.it.2013.06.001.[Epub ahead of print].
14) Mauri C, Bosma A. Immune regulatory function of B cells. Annu Rev Immunol. 2012; 30: 221-41.
15) Viola A, Lezzi G, Lanzavecchia A. The role of dendritic cells in T cell priming: the importance of being professional. In: Lotze M. editor. Dendritic cells. San Diego: Academic Press; 1999. p.251-5.
16) Sakaguchi S, Miyara M, Costantino CM, et al. FOXP3＋ regulatory T cells in the human immune system. Nat Rev Immunol. 2010; 10: 490-500.
17) Rajalingam R. Overview of the killer cell immunoglobulin-like receptor system. Methods Mol Biol. 2012; 882: 391-414.

〈片山直之〉

3　止血機構

　血液は閉鎖した血管内腔を流れ，各臓器・組織に必要な酸素やシグナル伝達，およびエネルギー源を運搬する．一度，血管壁が損傷すると，血液の血管外への漏出（出血）を最小限にするために生体は一連の反応を引き起こす．これが止血反応である．初期の止血反応を担うのが血液細胞である血小板であり，血小板血栓の形成を一次止血と呼ぶ．一次止血に伴い，活性化血小板上で凝固因子カスケードが進行し，さらに止血栓を強固なものとする．これの凝固反応に伴う止血反応を二次止血と呼ぶ．止血後に血栓が血管内腔を塞がないように適切な大きさに調節するのが，フィブリン血栓を溶解する線維素溶解反応（線溶）である．

B● 血液の生理と機能

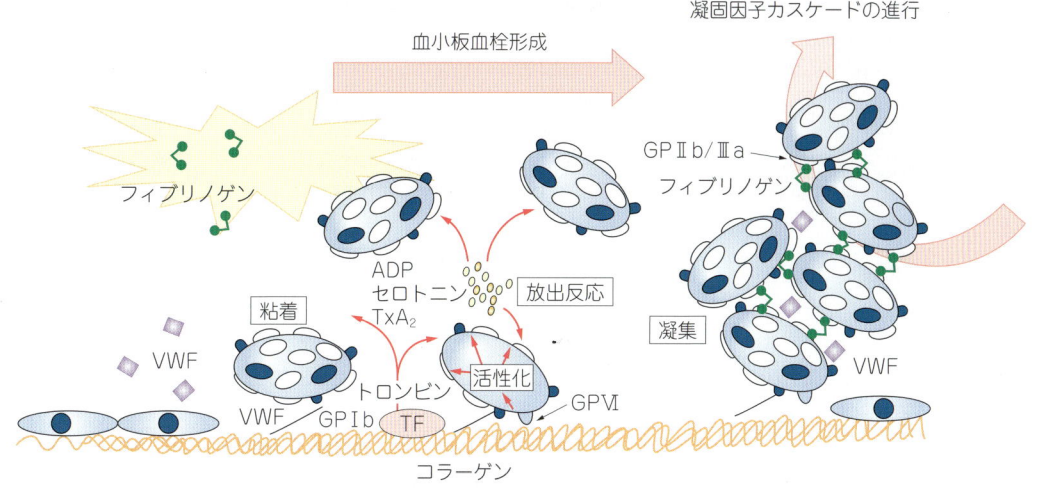

図 1-13　血小板血栓形成メカニズム

血管障害部位で露出したコラーゲンに VWF が結合する．この VWF に GPⅠb/Ⅸ/V 複合体を介して血小板が粘着する．粘着した血小板はコラーゲン受容体 GPⅥや局所で生じたトロンビンにより活性化し，放出反応を介してさらに自身，ならびに周囲の血小板がさらに活性化される．最終的に血小板は GPⅡb/Ⅲa とフィブリノゲン・VWF を介して凝集する．活性化血小板の膜リン脂質で凝固因子カスケードが進行する．TxA$_2$：トロンボキサン A$_2$；TF：組織因子

● a. 血管および血小板機能

1）血管と止血機構

　血管壁内腔を構成する血管内皮細胞は，血小板活性化や凝固因子の活性化などによって血管内が閉塞しないように，これらを緻密に制御する機構を持つ．血管内皮細胞からは，強力な血小板活性化抑制物質，また血管拡張作用をもつプロスタサイクリンや一酸化窒素（NO）が分泌される．血管内皮細胞は，ヘパラン硫酸にアンチトロンビン等の抗凝固物質を結合させる．さらに，血管内皮細胞上のトロンボモジュリン（TM）は局所で産生されたトロンビンを不活化し，プロテイン C を活性化させ，凝固因子カスケードのエンジンブレーキとして作用する．また，内皮細胞からは線溶活性化物質である組織型プラスミノゲンアクチベータ（t-PA）が放出される．局所に出血や炎症が生じると，一転し血管内は向血栓性に傾く．血管内皮細胞上には様々な接着因子の発現が高まり，様々な抗血栓性物質の放出が亢進する．局所でのトロンビン，血小板から放出されたトロンボキサン，セロトニンなどが，平滑筋細胞に作用し血管を収縮させて，出血を最小限にする．

2）血小板血栓の形成

　血管損傷部位では内皮下の結合組織コラーゲンが露出し，ここに血小板が粘着する．粘着した血小板は，コラーゲン受容体や局所で組織因子から生じたトロンビンによって活性化され，放出反応によりさらに血小板活性化を促進させる（図 1-13）．最終的に血小板同士が凝集し血小板血栓を形成する．初期の血小板粘着には，血漿蛋白質である von Willebrand 因子（VWF）と血小板膜上の GPⅠb/Ⅸ/V 複合体，血小板凝集にはフィブリノゲンと GPⅡb/Ⅲa との結合が重要である（図 1-13）．血漿

第1章 ● 造血システム

表 1-1　凝固因子の特徴と欠損症の頻度

凝固因子	分子量（kDa）	濃度（μg/mL）	半減期	欠損症の頻度	遺伝性
フィブリノゲン	330	30,000	3日	1/1,000,000	常染色体劣性
プロトロンビン（FⅡ）	72	90	3日	1/2,000,000	常染色体劣性
FV	330	10	36時間	1/1,000,000	常染色体劣性
FⅦ	50	0.5	5時間	1/500,000	常染色体劣性
FⅧ	320	0.1	12時間	1/10,000	X-linked recessive
FⅨ	56	5	24時間	1/50,000	X-linked recessive
FX	59	8	2日	1/1,000,000	常染色体劣性
FⅪ	160	5	2日	1/1,000,000*	常染色体劣性
FⅩⅢ	300	10	11日	1/1,000,000	常染色体劣性

＊アシュケナージ系ユダヤ人に多い．

蛋白質 VWF の異常である von Willebrand 病，無フィブリノゲン血症でも血小板機能障害をきたす．また，GPⅠb/Ⅸ/V欠損，GPⅡb/Ⅲa欠損が，それぞれ先天性の血小板機能異常症である Bernard-Soulier 症候群，血小板無力症として知られる．

　血小板は活性化に伴い，細胞膜が陰性荷電のあるホスファチジルセリン（PS）に変化する．この PS に凝固因子（特にビタミン K 依存性凝固因子）が結合し，血小板膜上で効率よく凝固因子カスケードが進行するための足場を提供している．

● b．血液凝固とその制御

1）凝固因子の機能と分類

　凝固因子は血中では不活性体として，活性を持たない状態で循環している（表1-1）．上流の凝固因子により，一部が切断されると活性体となりその機能を発揮する．凝固因子の機能は下流の凝固因子に対して酵素活性をもつものと，補酵素として働くものに分類される．酵素活性をもつ凝固因子の大部分はビタミン K 依存性である．ビタミン K は，ビタミン K 依存性凝固因子の Gla ドメインという膜リン脂質との結合部位を形成するのに必須である．血液凝固第Ⅴ因子（FV）や FⅧ は補酵素として働く．FⅧ や FV は，活性化血小板膜上で凝固因子の反応が効率よく進行するように，複数の凝固因子の立体的配置を行う．凝固因子欠乏症・欠損症は血友病が大部分であり，他はまれな疾患である．

2）凝固因子カスケードの進行

　凝固因子カスケードは共通系，内因系，外因系に大きく分類される．まずは，検査での活性化部分トロンボプラスチン時間（APTT），プロトロンビン時間（PT）の解釈のために，両者を分けて理解する．凝固因子の進行は下流の方から覚えやすい（図1-14）．共通系をまず覚え，外因系，または内因系から共通系の FXa（活性化凝固因子は a を付ける）を生じること，外因系は FⅦa のみ，内因系は FⅫ，FⅪ の下流に血友病の原因となる因子が存在すると考えると覚えやすい（図1-14）．

　実際の凝固反応の進行は FⅦa と組織因子による外因系から開始される．しかし，FⅦa による直接的な FXa の活性化は内因系からの活性化よりもかなり効率が悪い．外因系凝固反応による少量のトロンビンの産生，ならびに FⅦa が FⅨa を活性化し，血小板膜上で内因系凝固反応を増幅する

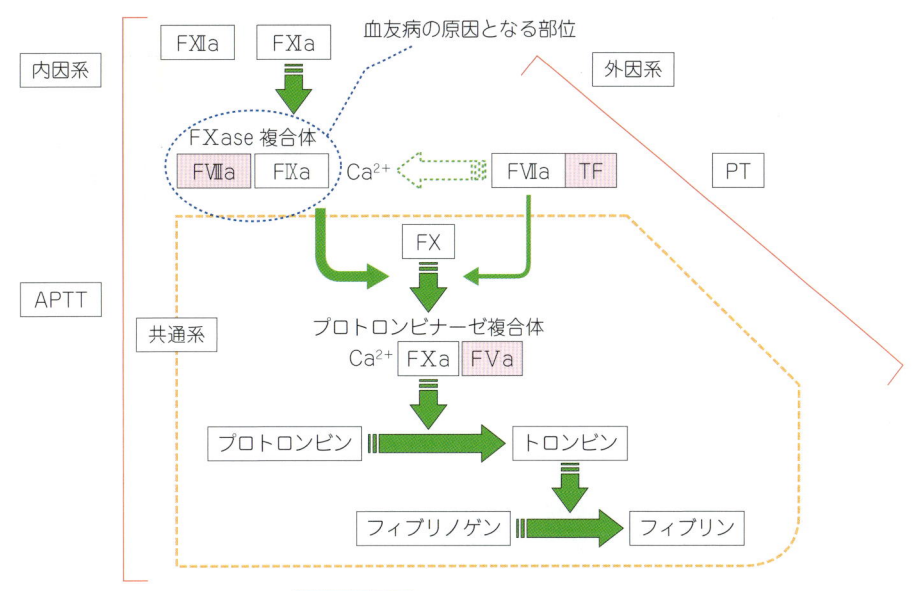

図 1-14 凝固因子カスケード

凝固因子カスケードは，外因系，内因系から共通系を活性化する．実際の凝固因子活性化は組織因子（TF）と活性型血液凝固第VII因子（FVIIa）より開始され，FVIIa による FIX の活性化（内因系凝固カスケードの活性化）を介して，反応が増幅される．

ことで凝固反応を進行させる．インヒビターのある血友病患者，または後天性血友病患者では，止血のためにバイパス製剤として過剰量の FVIIa が必要となるのは，これが理由である．凝固因子カスケードの進行によりできたフィブリン血栓は脆弱であり，これが最終的に FXIII により架橋結合されて強固な血栓が形成される．

3）凝固因子カスケードの制御

　凝固因子カスケードは，これが過度に進行しないように制御機構が存在する（図 1-15）．主には，1）アンチトロンビン，2）TM-プロテイン C 系，である．アンチトロンビンは直接，トロンビンや FXa などの活性化凝固因子に結合してその活性を阻害する．ヘパリン類はアンチトロンビンによる凝固因子阻害を促進する薬剤である．TM-プロテイン C 系は，トロンビンが生じる（スピードが出すぎると）とエンジンブレーキのように，その上流である凝固因子を分解して抑制する．近年，保険収載されたリコンビナント TM 製剤は，トロンビンの中和とともに，TM-プロテイン C 系の活性化により抗凝固作用を発揮する．これらの凝固因子制御機構の破綻，プロテイン S，プロテイン C，アンチトロンビンの異常・欠乏が日本人における先天性の血栓性素因として重要である．プロテイン C やプロテイン S はビタミン K 依存性因子であるためにワルファリン内服時には正確な評価ができない．欧米人では，活性化プロテイン C（APC）によって，FV が分解されない FV 変異（FV Leiden），ならびにプロトロンビン異常症が血栓性素因として多い．

c. 線溶系とその制御

　線溶とはフィブリン血栓を溶解する機構である．生じた止血栓を適切な大きさに溶解・修復する．

第1章 ● 造血システム

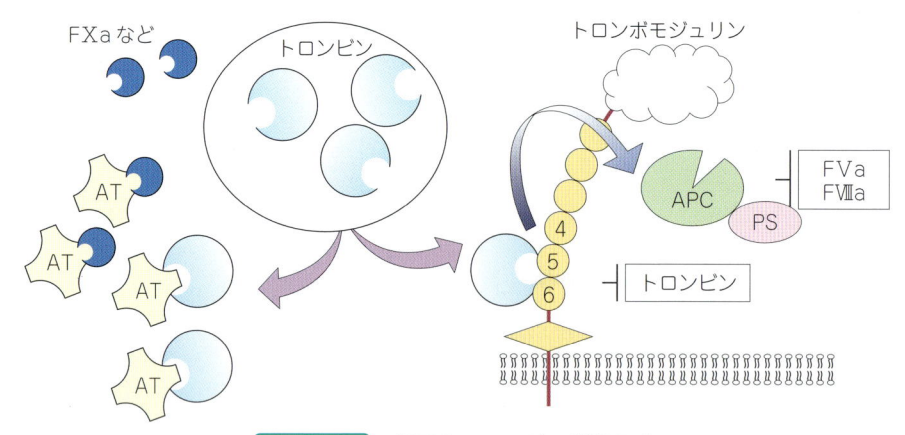

図 1-15　凝固カスケードの制御反応

凝固反応に伴い生じたトロンビンやFXaはアンチトロンビン（AT）により直接不活性化される．また，トロンビンは内皮細胞上のTMと結合し，トロンビン活性が賦活化され，同時にプロテインCを活性化させる（APC）．APCはプロテインS（PS）とともにFVaとFⅧaを不活性化させる．

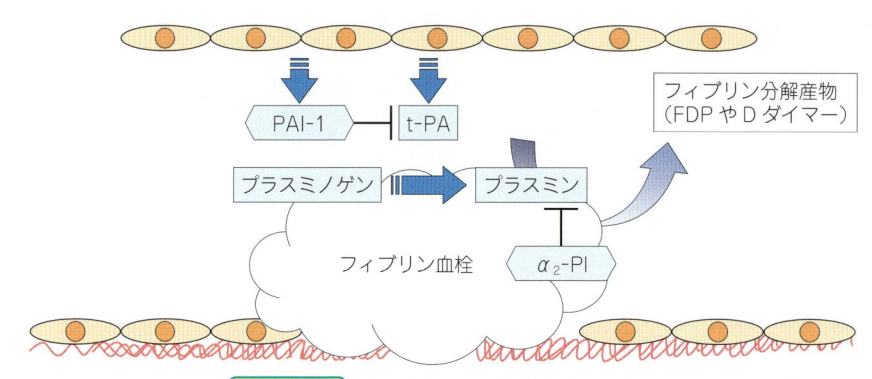

図 1-16　線溶活性化・制御メカニズム

線溶は通常，フィブリン血栓上で生じる．プラスミノゲンが組織型プラスミンアクチベータ（t-PA）によってプラスミンとなり，フィブリン血栓を溶解する．血栓が存在しないとt-PAはプラスミノゲンアクチベータインヒビター-1（PAI-1）によって速やかに活性が抑制される．プラスミン活性はα_2プラスミンインヒビター（α_2-PI）により阻害される．

プラスミンがフィブリンを分解する機構が主であるが，好中球エラスターゼなどプラスミン以外の線溶活性も存在する．プラスミンはプラスミノゲンから，プラスミノゲンアクチベータにより生成される（図1-16）．プラスミンはN末端がフィブリン血栓上に露出したリジンに結合し，局所で濃縮されて，フィブリン血栓を分解する．線溶系の制御機構として，プラスミン活性はα_2プラスミンインヒビター（α_2-PI），プラスミノゲンアクチベータはプラスミノゲンアクチベータインヒビター-1（PAI-1）による活性阻害が重要である．前骨髄球性白血病（APL）に伴う播種性血管内凝固症候群（DIC）では，APL細胞上にアネキシンⅡという蛋白質が強発現し，フィブリンが存在しなくとも細胞表面上のプラスミン活性を上昇させるために，線溶活性が上昇した出血傾向の強いDICを呈する．

■文　献

1) Varga-Szabo D, Pienes I, Nieswandt B. Cell adhesion mechanisms in platelets. Arterioscler Thromb Vasc Biol. 2008; 28: 403-12.
2) 大森　司. 血小板と臨床検査. In: 日本血栓止血学会, 編. わかりやすい血栓止血の臨床. 東京: 南江堂; 2011. p.38-40.
3) 北島　勲. 凝固・線溶と臨床検査. In: 日本血栓止血学会, 編. わかりやすい血栓止血の臨床. 東京: 南江堂; 2011. p.10-4.
4) 窓岩清治. 止血・抗血栓機序. In: 日本血液学会, 編. 血液専門医テキスト. 東京: 南江堂; 2011. p.19-24.

〈大森　司〉

第2章

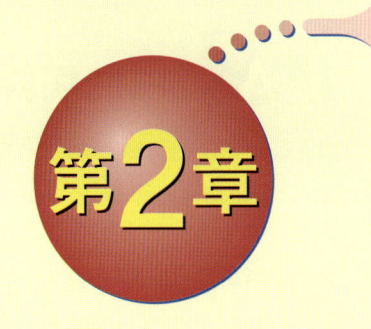

造血器腫瘍の発症機構

A 白血病幹細胞

　白血病幹細胞（leukemic stem cell）は，正常造血幹細胞（hematopoietic stem cell）と同様に自己複製能（self-renewal potential）を保持する一部の白血病細胞分画である．その多くが細胞周期の静止（G0）期にあるため，抗がん薬が効きにくく，治療抵抗性や再発の基盤となっている．したがって，白血病幹細胞を効果的に死滅させるための方法を確立することが，白血病治療の課題である．

a. 白血病幹細胞の同定

　白血病幹細胞は，白血病細胞集団を亜分画に分けて実験動物に異種移植することにより，ヒト白血病を再現性よく再構築できる細胞分画として同定される．様々な細胞表面分子の発現量の違いを標識抗体によって識別するマルチカラーフローサイトメトリー技術が確立され，白血病細胞集団のなかで発現パターンの異なる亜分画が分離可能となった．また，ヒトの細胞を許容する免疫不全マウスの改良が進み，異種移植の効率が飛躍的に進歩した．このような背景のなか，1997年にトロント大学のグループによって，急性骨髄性白血病（acute myeloid leukemia：AML）の白血病幹細胞が同定された[1]．CD34陽性CD38陰性のフェノタイプで純化したAML細胞を免疫不全マウスに異種移植することで，ヒトAMLを再構築可能であることが示された．さらに，継代移植によっても同様にヒトAMLが再現されることから，CD34陽性CD38陰性AML細胞が自己複製能を保持する白血病幹細胞であることが証明された．一方，多数を占めるCD34陽性CD38陽性分画を移植した免疫不全マウスにはヒトAMLの再構築は認められず，これらはより分化した白血病細胞であると考えられた．このようにして同定された白血病幹細胞は，FAB分類M3（急性前骨髄性白血病）を除くすべてのサブタイプのAMLに共通して認められる（図2-1）．

b. 白血病幹細胞の起源

　AMLの白血病幹細胞はCD34陽性CD38陰性分画に存在するが，これは正常造血幹細胞と共通のフェノタイプである．したがって，白血化の起源は正常造血幹細胞である可能性がある．造血幹細胞は生存期間が長く，分裂可能な回数も多いため，遺伝子異常が蓄積される素地をもっている．さらに，もともと自己複製に必要な分子機構を備えているため，増殖優位性（growth advantage）および分化障害（differentiation block）に寄与する遺伝子異常が加われば，白血病幹細胞としての要件を満たすことができる．一方で，分化した前駆細胞が白血化の起源となる可能性もある．前駆細胞レベルでは自己複製能が失われているため，白血病幹細胞となるためには自己複製能の再獲得が不可欠である（図2-2）．

　染色体11q23に存在する *MLL*（mixed lineage leukemia）遺伝子は，多彩なパートナー遺伝子と融合遺伝子を形成することで，様々な病型の白血病発症に関与する．11；17転座による *MLL/GAS7*，

A ● 白血病幹細胞

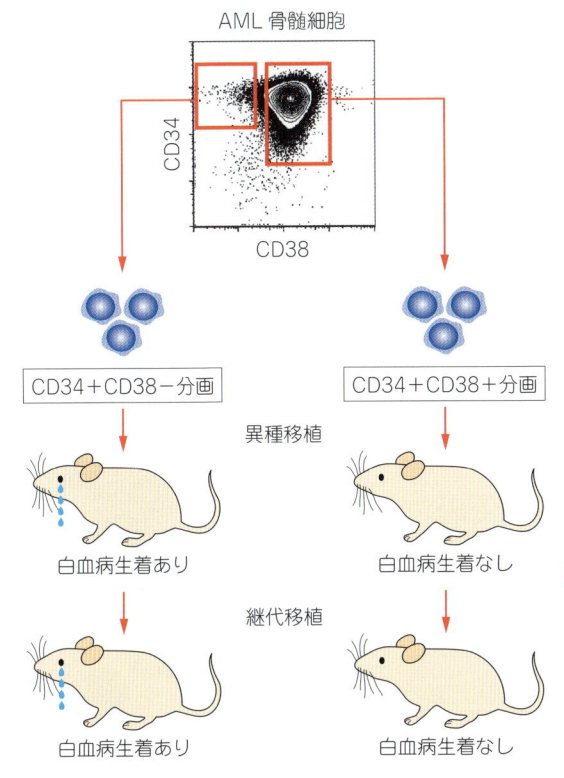

図 2-1 AML における白血病幹細胞の同定

免疫不全マウスへの異種移植で，連続してヒト AML を再構築しうる白血病幹細胞は，CD34 陽性 CD38 陰性細胞分画に存在する．このフェノタイプは，FAB 分類 M3 を除くすべての AML に共通している．

11;19 転座による *MLL-ENL*，9;11 転座による *MLL-AF9* などが知られているが，これらの融合遺伝子をマウスの造血幹細胞または前駆細胞に遺伝子導入することによって白血化の有無を調べた研究がある．*MLL-GAS7* は，造血幹細胞に導入した場合にのみ白血病を発症させるが[2]，*MLL-ENL* と *MLL-AF9* については，造血幹細胞のみならず自己複製能を失った顆粒球・単球系前駆細胞（granulocyte/monocyte progenitor：GMP）に導入した場合にも白血病を発症させる[3,4]．inv(8) による *MOZ-TIF2* も，同様に GMP を白血病幹細胞化させる[5]．つまり，遺伝子異常の種類によっては，前駆細胞からの白血病幹細胞化が可能であることを示している（図 2-2）．

● c. 白血病幹細胞化の多段階モデル

近年，全ゲノムシークエンスの高速解析が可能となり，白血病発症には複数の遺伝子変異が関与することが明らかとなった．造血幹細胞に遺伝子変異が蓄積される過程で，前白血病幹細胞（preleukemic stem cell）と呼ばれる分画が現れる．前白血病幹細胞プールは徐々に増大し，最終的に白血化の引き金となる遺伝子変異が加わった場合に，白血病幹細胞として成立する．この最後の引き金は，前白血病幹細胞に起こる場合もあれば，前白血病幹細胞から分化した前駆細胞レベルで起こる場合もあると考えられる（図 2-3）．12;21 転座による *TEL-AML1* 融合遺伝子が白血病を発症していない健康な新生児に認められる事実や[6]，8;21 転座による *AML1-ETO* 融合遺伝子が長期寛解を維持している患者に認められる事実から[7]，遺伝子変異を持ちながら白血化には至らない前白血病幹細胞の存在が実証され，白血病幹細胞化の多段階モデルが確固たるものとなった．

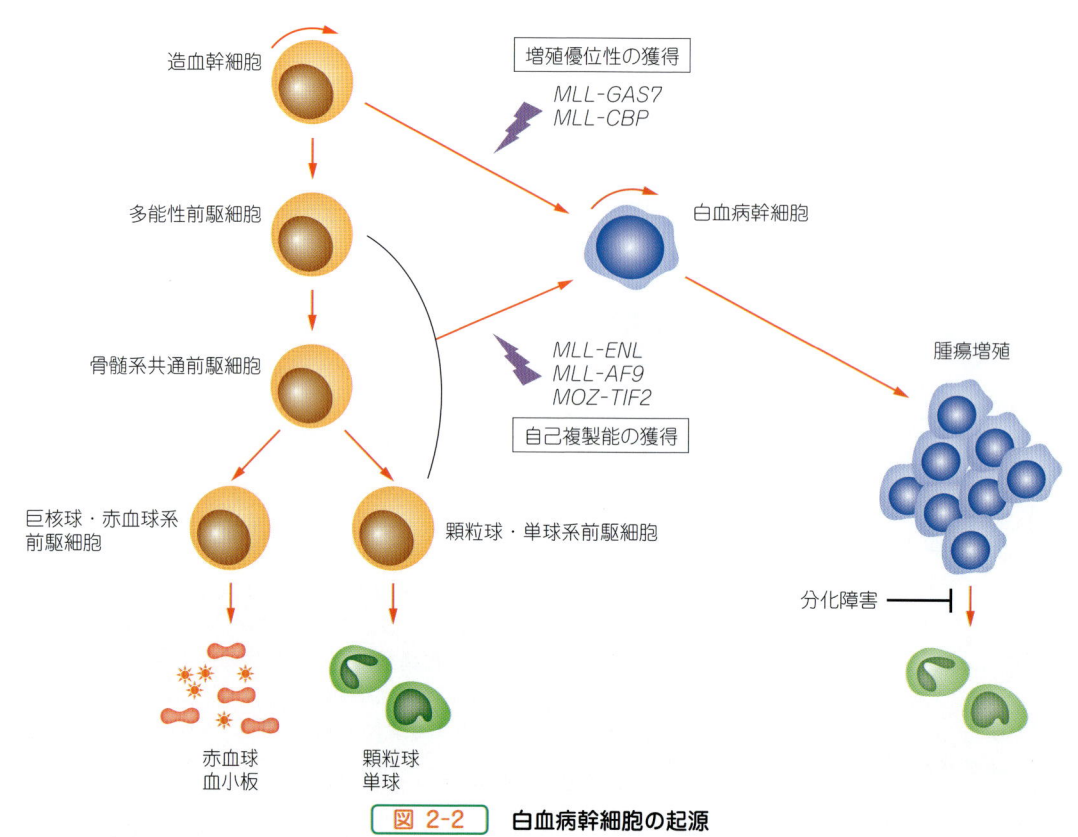

図 2-2 白血病幹細胞の起源

白血病幹細胞は，正常造血幹細胞に起こる遺伝子異常により，増殖優位性と分化障害がもたらされた結果として生じる．一方，前駆細胞レベルでの白血病幹細胞化には，自己複製能の再獲得を誘導する遺伝子異常が起こる必要がある．

d. 白血病幹細胞化に関わる遺伝子異常

白血病幹細胞化に関わる遺伝子異常は，増殖優位性の獲得に寄与するクラスⅠ変異と分化障害に寄与するクラスⅡ変異に分けて議論されてきた[8]．クラスⅠ変異としては，細胞増殖シグナルに関与するキナーゼ群（*KIT*, *FLT3*, *JAK2*, *Ras* など）の機能獲得型変異が多い．一方，クラスⅡ変異としては，細胞分化を制御する転写因子群（*RUNX1*, *PML-RARα*, *C/EBPα*, *GATA* など）の機能喪失型変異が多い．全ゲノムシークエンスの解析から，新たなカテゴリーの遺伝子異常が明らかにされている．DNA メチル化やヒストン修飾といったエピゲノム修飾に関与する遺伝子群（*TET2*, *IDH1/2*, *DNMT3a*, *EZH2*, *ASXL1* など）の機能喪失型変異が，AML や骨髄増殖性腫瘍（myeloproliferative neoplasm：MPN）を中心に報告されている[9]．また，RNA スプライシングに関与する遺伝子群（*U2AF35*, *SF3B1*, *SRSF2* など）の変異は，骨髄異形成症候群（myelodysplastic syndrome：MDS）を中心に認められる[10]．さらに，細胞周期やアポトーシスを制御するがん抑制遺伝子（*CDKN2A/B*, *TP53* など）の変異も報告されている（図 2-4）．このように，白血病幹細胞化には多様な遺伝子変異が複数関与しており，疾患フェノタイプによる分布の違いも明らかにされつつある．

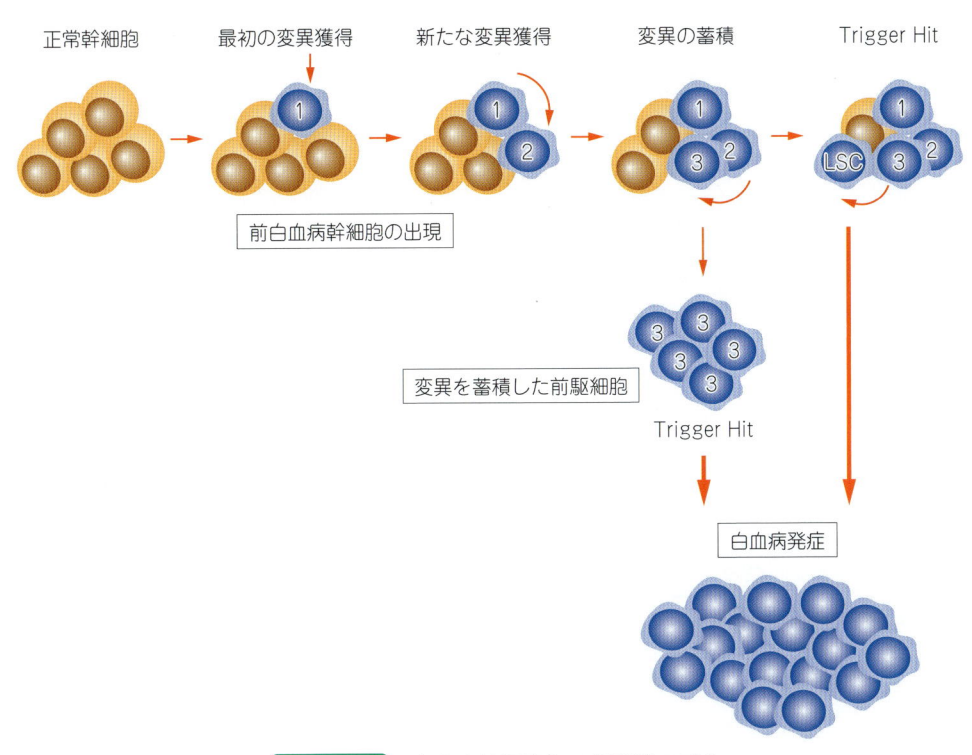

A ● 白血病幹細胞

図 2-3　白血病幹細胞化の多段階モデル

遺伝子変異を獲得しながらも白血化には至らない造血幹細胞は，前白血病幹細胞（pre-leukemic stem cell）と呼ばれる．前白血病幹細胞プールは徐々に増大し，最終的に白血化の引き金となる遺伝子変異が加わった場合に，白血病幹細胞として成立する．

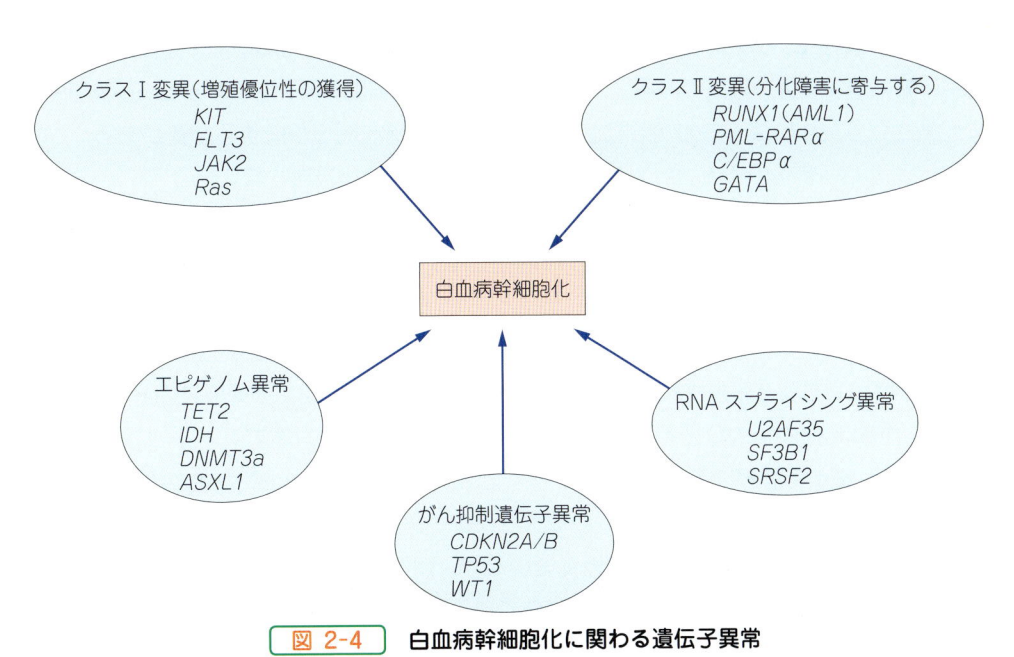

クラスI変異（増殖優位性の獲得）
KIT
FLT3
JAK2
Ras

クラスII変異（分化障害に寄与する）
RUNX1（AML1）
PML-RARα
C/EBPα
GATA

エピゲノム異常
TET2
IDH
DNMT3a
ASXL1

RNAスプライシング異常
U2AF35
SF3B1
SRSF2

がん抑制遺伝子異常
CDKN2A/B
TP53
WT1

→ 白血病幹細胞化

図 2-4　白血病幹細胞化に関わる遺伝子異常

白血病幹細胞化には，増殖優位性の獲得に寄与するクラスI変異と分化障害に寄与するクラスII変異を軸として，エピゲノム制御やRNAスプライシングなど新たに同定された機能分子の変異が複数関与している．

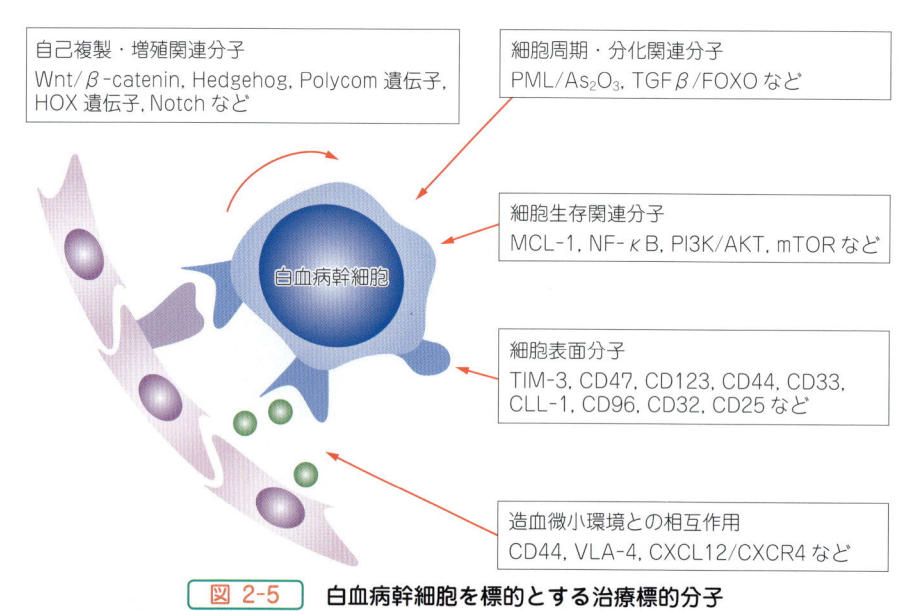

[図 2-5 白血病幹細胞を標的とする治療標的分子]

自己複製・増殖関連分子
Wnt/β-catenin, Hedgehog, Polycom 遺伝子, HOX 遺伝子, Notch など

細胞周期・分化関連分子
PML/As₂O₃, TGFβ/FOXO など

細胞生存関連分子
MCL-1, NF-κB, PI3K/AKT, mTOR など

細胞表面分子
TIM-3, CD47, CD123, CD44, CD33, CLL-1, CD96, CD32, CD25 など

造血微小環境との相互作用
CD44, VLA-4, CXCL12/CXCR4 など

図 2-5 白血病幹細胞を標的とする治療標的分子

白血病幹細胞を根絶するための様々なアプローチが研究されている．正常造血幹細胞を温存しながら，白血病幹細胞を特異的に死滅させる方法として，白血病幹細胞特異的に発現する細胞表面分子を標的とする抗体治療の研究が最も進んでいる．

e. 白血病幹細胞を標的とする治療標的分子

　白血病幹細胞を死滅させるための治療標的として研究が行われている分子を図 2-5 にまとめた．自己複製・増殖を制御する分子，細胞周期・分化を制御する分子，細胞生存を強化する分子，細胞表面分子，微小環境（ニッチ）との接着に関わる分子などが候補となるが，これらの多くは正常造血幹細胞にも共通する分子機構である．つまり，正常造血幹細胞を温存しながら白血病幹細胞を特異的に死滅させるためには，白血病幹細胞に特有の分子機構を明らかにする必要がある．Wnt/β-catenin シグナルは，多くの AML や CML 急性転化での活性亢進が報告されている[11]．β-および γ-catenin は，少なくともマウス造血幹細胞の機能維持に必須ではないことが示されており，白血病幹細胞の治療標的となる可能性がある．CD44 は細胞接着分子であり，ヒアルロン酸などがリガンドとなることで，白血病幹細胞ニッチの構成に寄与している．抗 CD44 抗体（H90）の投与により，免疫不全マウスへのヒト AML 再構築が完全に阻害される．正常造血幹細胞の生着に対する H90 の阻害作用は，軽微であると報告されている[12]．白血病幹細胞に高発現する細胞表面分子が複数同定されており，抗体治療の標的分子として期待される．CD96 は免疫グロブリンスーパーファミリーに属する分子で，機能の詳細は不明であるが，多くの AML 症例で CD34 陽性 CD38 陰性白血病幹細胞に強発現している[13]．CD123 は IL-3 レセプター α 鎖であるが，正常幹細胞に比して AML 白血病幹細胞での発現が高く，抗体治療の開発が進んでいる[14]．CLL-1（C-type lectin-like molecule-1）は骨髄球・単球系細胞に発現するⅡ型膜貫通糖蛋白であるが，白血病幹細胞を含むほとんどの AML 細胞に強く発現し，正常造血幹細胞にはまったく発現していない[15]．CD47 は免疫グロブリンスーパーファミリーに属する分子で，マクロファージの貪食能を制御する SIRPα のリガンドである．AML を含む様々な腫瘍での高発現が認められており，抗 CD47 抗体の投与により免疫不全マウスへ

のヒトAML再構築が阻害される[16]．TIM-3（T-cell immunoglobulin mucin-3）は，FAB分類M3を除くAMLの白血病幹細胞に高発現しているが，正常造血幹細胞での発現は全く認められない．AMLを異種移植した免疫不全マウスに抗TIM-3抗体（ATIK2a）を投与することで，AML細胞は有意に減少し，残存するAML細胞の継代移植では白血病を再構築できない[17]．つまり，TIM-3を標的とした抗体治療は，正常造血幹細胞を温存しながら白血病幹細胞をマウス生体内で排除することが可能である．図2-5に示すように，上述以外にも多数の分子に対する検討が行われており，近い将来に白血病幹細胞の根絶を可能にする分子標的治療が開発されるかもしれない．しかし現状では，同種造血幹細胞移植による同種抗原を標的とした移植片対白血病効果（graft versus leukemia effect）が，治療抵抗性の白血病幹細胞に対する最も有効かつ現実的なアプローチである．

■ 文　献

1) Bonnet D, Dick JE. Human acute myeloid leukemia is organized as a hierarchy that originates from a primitive hematopoietic cell. Nat Med. 1997; 3: 730-7.
2) So CW, Karsunky H, Passegue E, et al. MLL-GAS7 transforms multipotent hematopoietic progenitors and induces mixed lineage leukemias in mice. Cancer Cell. 2003; 3: 161-71.
3) Cozzio A, Passegue E, Ayton PM, et al. Similar MLL-associated leukemias arising from self-renewing stem cells and short-lived myeloid progenitors. Genes Dev. 2003; 17: 3029-35.
4) Krivtsov AV, Twomey D, Feng Z, et al. Transformation from committed progenitor to leukaemia stem cell initiated by MLL-AF9. Nature. 2006; 442: 818-22.
5) Huntly BJ, Shigematsu H, Deguchi K, et al. MOZ-TIF2, but not BCR-ABL, confers properties of leukemic stem cells to committed murine hematopoietic progenitors. Cancer Cell. 2004; 6: 587-96.
6) Wiemels JL, Ford AM, Van Wering ER, et al. Protracted and variable latency of acute lymphoblastic leukemia after TEL-AML1 gene fusion in utero. Blood. 1999; 94: 1057-62.
7) Miyamoto T, Weissman IL, Akashi K. AML1/ETO-expressing nonleukemic stem cells in acute myelogenous leukemia with 8; 21 chromosomal translocation. Proc Natl Acad Sci U S A. 2000; 97: 7521-6.
8) Gilliland DG, Tallman MS. Focus on acute leukemias. Cancer Cell. 2002; 1: 417-20. Epub 2002/07/19.
9) Patel JP, Gonen M, Figueroa ME, et al. Prognostic relevance of integrated genetic profiling in acute myeloid leukemia. N Engl J Med. 2012; 366: 1079-89. Epub 2012/03/16.
10) Takita J, Yoshida K, Sanada M, et al. Novel splicing-factor mutations in juvenile myelomonocytic leukemia. Leukemia. 2012; 26: 1879-81. Epub 2012/02/22.
11) Jamieson CH, Ailles LE, Dylla SJ, et al. Granulocyte-macrophage progenitors as candidate leukemic stem cells in blast-crisis CML. N Engl J Med. 2004; 351: 657-67.
12) Jin L, Hope KJ, Zhai Q, et al. Targeting of CD44 eradicates human acute myeloid leukemic stem cells. Nat Med. 2006; 12: 1167-74.
13) Hosen N, Park CY, Tatsumi N, et al. CD96 is a leukemic stem cell-specific marker in human acute myeloid leukemia. Proc Natl Acad Sci U S A. 2007; 104: 11008-13.
14) Jin L, Lee EM, Ramshaw HS, et al. Monoclonal antibody-mediated targeting of CD123, IL-3 receptor alpha chain, eliminates human acute myeloid leukemic stem cells. Cell Stem Cell. 2009; 5: 31-42. Epub 2009/07/03.
15) van Rhenen A, van Dongen GA, Kelder A, et al. The novel AML stem cell associated antigen CLL-1 aids in discrimination between normal and leukemic stem cells. Blood. 2007; 110: 2659-66.
16) Majeti R, Chao MP, Alizadeh AA, et al. CD47 is an adverse prognostic factor and therapeutic antibody target on human acute myeloid leukemia stem cells. Cell. 2009; 138: 286-99. Epub

2009/07/28.
17) Kikushige Y, Shima T, Takayanagi S, et al. TIM-3 is a promising target to selectively kill acute myeloid leukemia stem cells. Cell Stem Cell. 2010; 7: 708-17. Epub 2010/11/30.

〈岩﨑浩己　赤司浩一〉

B　がん遺伝子/がん抑制遺伝子と発がん

1　がん遺伝子とがん抑制遺伝子

　正常細胞のゲノム上には多数のがん遺伝子とがん抑制遺伝子が存在する．がん遺伝子は細胞増殖シグナルの伝達，細胞周期回転の促進，分化抑制，アポトーシスの回避に役割を担っている[1,2]．がん抑制遺伝子は細胞増殖抑制シグナルの伝達，細胞周期回転の抑制，分化促進，アポトーシス誘導，DNA 修復等に機能を発揮する．代表的ながん遺伝子は，受容体型および非受容体型チロシンキナーゼ，シグナル伝達分子 RAS，転写因子（EVI1 等）等をコードしている．一方，有名ながん抑制遺伝子産物 P53 は，核内転写因子であり，「ゲノムの守護神」と呼ばれる[3]．細胞のゲノムが損傷した場合には，その程度に応じて，細胞周期を止めて DNA を修復したり（損傷の程度が軽い場合），アポトーシスを誘導したり（損傷の程度が重い場合）する．がん遺伝子が活性化型変異を獲得する，あるいは，がん抑制遺伝子が機能的に失活することは，造血器腫瘍発症の重要なワン・ヒットになる．そして，これらの遺伝子変異が蓄積することにより，腫瘍は発症する（多段階発がん）．また，従来のがん遺伝子あるいはがん抑制遺伝子といった分類には当てはめにくい，エピジェネティクスの制御関連遺伝子，RNA スプライシング遺伝子，蛋白翻訳や分解に関連する遺伝子，代謝酵素遺伝子の異常も，造血器腫瘍発症に重要な役割を担っていることが明らかになっている．

　micro RNA は機能性小分子 RNA であり，標的 mRNA の 3′ 非翻訳領域に結合することで，蛋白発現を制御している（図 2-6）[4]．標的配列と micro RNA の会合が完全な場合には mRNA が破壊され，そうでない場合には mRNA から蛋白への翻訳が抑制される．腫瘍細胞で発現が亢進している micro RNA はがん遺伝子として機能し，低下している micro RNA はがん抑制遺伝子として機能すると考えられる．また，同じ micro RNA であっても，腫瘍の種類によって，がん遺伝子として機能する場合とがん抑制遺伝子として機能する場合がある．

2　遺伝子変異の種類

　がん遺伝子およびがん抑制遺伝子の変異の機序は様々である（表 2-1）．がん遺伝子活性化の代表的な機序は染色体転座に伴うものであり，キメラ遺伝子が形成される場合と，転座相手遺伝子のプロモーター/エンハンサーの制御下に異所性に発現が亢進する場合がある（表 2-2）．キメラ形成により，がん遺伝子産物であるチロシンキナーゼの活性が亢進する場合（BCR-ABL）と，正常の血球の分化制御を担う転写因子の機能が破綻する場合（RUNX1-RUNX1T1，PML-RARA）がある．異所性に発現が亢進するのは，BAAL，ERG，EVI1，MN1（以上，急性骨髄性白血病）および IL3（B 細胞性急性リンパ性白血病）等である．また，遺伝子の翻訳領域に点突然変異あるいは塩基の重複が

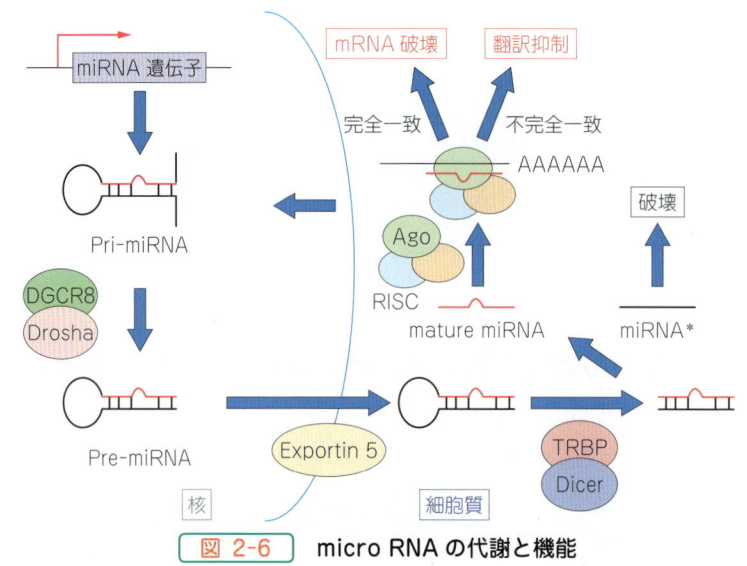

図 2-6　micro RNA の代謝と機能

micro RNA は核内で micro RNA 遺伝子より pri-micro RNA として転写され，Drosha により pre-micro RNA へ代謝される．Exportin 5 の機能で細胞質に輸送され，Dicer によりヘアピン構造が除かれる．相補鎖が分離する事により，成熟 micro RNA になる．成熟 micro RNA は Ago を介して RISC にリクルートされ，標的 mRNA を破壊したり (seed 配列が完全一致の場合)，翻訳を抑制したり (seed 配列が不完全一致の場合) する．
DGCR8: DiGeorge critical region 8, TRBP: TAR-binding protein, Ago: Argonaute, RISC: RNA-induced silencing complex
*: complementary strand

起こり，がん遺伝子が活性化される場合がある〔FLT3-ITD (internal tandem duplication) 等〕．一方，がん抑制遺伝子が完全に機能的に失活するには，2 つある遺伝子座の両方が失活する必要がある (Knudson の 2 段階説)．がん抑制遺伝子の失活には，遺伝子座の欠失，点突然変異，数塩基挿入・欠失等の微細な遺伝子翻訳領域の変異 (NOTCH1，T 細胞性急性リンパ性白血病)，プロモーターのメチル化による遺伝子発現の低下，アイソフォームの発現様式の変化等の機序がある．近年では，片方の遺伝子座の欠落に伴う遺伝子量の低下のみで，腫瘍発生の原因となると考えられており，これをハプロ欠失効果と呼ぶ．ヘテロ欠失をきたすのは，ETV6 (12p13；急性リンパ性白血病) および TP53 (17p13；急性白血病)，ホモ欠失をきたすのは，CDKN2B および CDKN2A (9p21；急性リンパ性白血病) である．

3　micro RNA の機能異常

micro RNA は，特定の染色体異常あるいは遺伝子異常を有する白血病病型において特徴的な発現変化を示すことが多い (表 2-3)[5]．特にこの傾向は急性骨髄性白血病において顕著である[6]．t(8;21) あるいは inv(16) を保有する CBF (core binding factor) 白血病では，MIR 126 の発現が亢進し，let-7b/c の発現が低下している．t(15;17) 型白血病では MIR 382 の発現亢進が観察される．

表 2-1　代表的な造血器腫瘍の遺伝子変異

変異の種類	遺伝子の種類	変異遺伝子
キメラ遺伝子の形成	受容体型チロシンキナーゼ	*TEL-PDGFRB*(CMML)
		FIP1L1-PDGFRA(CEL)
		FGFR1 キメラ(8p11 MPN)
		NPM-ALK(ALCL)
	非受容体型チロシンキナーゼ	*BCR-ABL*(CML, ALL)
	転写制御因子	*RUNX1-RUNX1T1*(AML-M2)
		CBFB-MYH11(AML-M4Eo)
		PML-RARA(AML-M3)
		MLL-MLLT3(AML-M4, 5)
		DEK-NUP214(AML-M4)
		RBM15-MKL1(AML-M7)
		MLL-AFF1(B-ALL)
		ETV6-RUNX1(B-ALL)
		E2A-PBX1(B-ALL)
異所性発現亢進	サイトカイン	*IL3*(B-ALL)
	転写因子	*EVI1*(AML-M7, MDS)
		MYC(B-ALL, T-ALL)
	細胞周期制御因子	*CCND1*(MCL)
	アポトーシス制御因子	*BCL2*(follicular lymphoma)
遺伝子突然変異	TPO 受容体	*MPL*(MPN)
	細胞表面受容体/転写因子	*NOTCH1*(T-ALL)
	受容体型チロシンキナーゼ	*FLT3*(AML)
		KIT(AML)
	非受容体型チロシンキナーゼ	*JAK2*(MPN)
	G 蛋白	*RAS*(AML, MDS)
	転写制御因子	*RUNX1*(AML-M0, MDS)
		CEBPA(AML, MDS)
	エピジェネティクス制御因子	*DNMT3A*(AML, MDS)
		TET2(MPN, MDS, AML)
		ASXL1(MPN, AML, MDS)
		EZH2(MPN, MDS)
	ヌクレオホスミン	*NPM1*(AML)
	細胞周期制御因子	*TP53*(MDS, CML B/C)
	RNA スプライシング	*U2AF35, ZRSR2, SRSF2*(MDS)
	蛋白分解	*CBL*(MPN, MDS)
	代謝酵素	*IDH1/2*(AML, MDS)
遺伝子座欠失	転写因子	*TEL*(12p13)(ALL)
	細胞周期制御因子	*TP53*(17p13)(AL, MDS, CML B/C)
		CDKN2A(9p21)(ALL)
	リボゾーム合成	*RPS14*(5q-syndrome)
プロモーターメチル化	細胞周期制御因子	*CDKN2B*(MDS)

CMML: chronic myelomonocytic leukemia, CEL: chronic eosinophilic leukemia, MPN: myeloproliferative neoplasm, ALCL: anaplastic large cell lymphoma, CML: chronic myelocytic leukemia, ALL: acute lymphocytic leukemia, AML: acute myelogenous leukemia, MDS: myelodysplastic syndrome, MCL: mantle cell lymphoma, B/C: blastic crisis, AL: acute leukemia.

表 2-2 代表的な造血器腫瘍の染色体転座

細胞系列	病型	染色体転座	遺伝子	遺伝子
Myeloid	AML/M2	t(8;21)(q22;q22)	RUNX1	RUNX1T1
	AML/M2 (M4)	t(6;9)(p23;q34)	DEK	NUP214
	AML/M2 (M4)	t(7;11)(p15;p15)	NUP98	HOXA9
	AML/M3	t(15;17)(q22;q21)	PML	RARA
	AML/M3	t(11;17)(q23;q21)	PLZF	RARA
	AML/M3	t(11;17)(q13;q21)	NUMA	RARA
	AML/M3	t(5;17)(q35;q21)	NPM	RARA
	AML/M4Eo	inv(16)(p13q22)	CBFB	MYH11
	AML/M7	t(3;3)(q21;q26)	EVI1	RPN1
	AML/M7	inv(3)(q21q26)	EVI1	RPN1
	AML/M7	t(1;22)(p13;q13)	RBM15	MKL1
	MDS/AML	t(1;3)(p36;q21)	MEL1	RPN1
	AML	t(11;19)(q23;p13.1)	MLL	ELL
	AML	t(11;19)(q23;p13.3)	MLL	EEN
	AML	t(11;22)(q23;q11.2)	MLL	SEPT5
	AML	t(10;11)(p12;q23)	MLL	MLLT10
	AML/MDS	t(5;11)(q31;q23)	MLL	GRAF
	t-AML/MDS	t(11;16)(q23;p13)	MLL	CBP
	AML	t(16;21)(q11;q22)	FUS	ERG
	AML	t(1;12)(q21;p13)	ETV6	ARNT
	AML	t(1;12)(q25;p13)	ETV6	ARG
	AML	t(12;15)(p13;q25)	ETV6	TRKC
	AML/MDS	t(12;22)(p13;q11)	MN1	ETV6
	AML/MDS	t(5;12)(q31;p13)	ETV6	ACS2
	AML/MDS	t(3;5)(q25.1;q34)	NPM	MLF1
	AML	t(1;11)(q23;p15)	NUP98	PMX1
	AML	t(9;11)(p22;p15)	NUP98	LEDGF
	t-AML	inv(11)(p15q22)	NUP98	DDX10
	t-AML	t(2;11)(q31;p15)	NUP98	HOXD13
	t-AML/MDS	t(11;17)(p15;q21)	NUP98	HOXB
	t-AML/MDS	t(11;12)(p15;q13)	NUP98	HOXC
	t-MDS	t(11;20)(p15;q11)	NUP98	TOP1
	AUL	t(9;9)(q34;q34)	SET	CAN
	CML	t(9;22)(q34;q11)	BCR	ABL
	MDS-AML/CML-BC	t(3;21)(q26;q22)	RUNX1	EVI1
	MDS-AML/CML-BC	t(3;12)(q26;p13)	ETV6	EVI1
	CMML	t(5;12)(q33;p13)	ETV6	PDGFRB
	MDS	t(9;12)(q22;p12)	ETV6	SYK
	MPN	t(5;7)(q33;q11.2)	HIP1	PDGFRB
	MPN	t(5;14)(q33;q32)	CEV14	PDGFRB
	MPN	t(5;10)(q33;q21.2)	CCDC6	PDGFRB
	SCLL	t(8;13)(p11;q11-12)	ZNF198	FGFR1
B-cell	Pre-B-ALL	t(9;22)(q34;q11)	BCR	ABL
	Pre-B-ALL	t(1;19)(q23;p13)	PBX1	E2A
	Pre-B-ALL	t(17;19)(q22;p13)	HLF	E2A

B ● がん遺伝子/がん抑制遺伝子と発がん

表 2-2　つづき

細胞系列	病型	染色体転座	遺伝子	遺伝子
B-cell	Pre-B-ALL	t(5;14)(q31;q32)	IL3	IGH@
	Pre-B-ALL	t(12;21)(p13;q22)	ETV6	RUNX1
	Pre-B-ALL	t(9;12)(q34;p13)	ETV6	ABL
	Pre-B-ALL	t(6;12)(q23;p13)	TEL	STL
	ALL/AML	t(4;11)(q21;q23)	MLL	AFF1
	ALL/AML	t(6;11)(q27;q23)	MLL	MLLT4
	ALL/AML	t(9;11)(q21;q23)	MLL	MLLT3
	ALL/AML	t(11;17)(q23;q21)	MLL	MLLT6
	ALL/AML	t(11;19)(q23;p13.3)	MLL	MLLT1
	B-CLL	t(14;19)(q32;q13)	BCL3	IGH@
	B-lymphoma	t(3;14)(q27;q32)	BCL6	IGH@
	B-lymphoma	t(3;4)(q27;p13)	BCL6	RHOH
	B-lymphoma	t(3;7)(q27;p12)	BCL6	IKZF1
	B-lymphoma	t(3;11)(q27;q23)	BCL6	POU2AF1
	B-lymphoma	t(3;13)(q27;q14)	BCL6	LCP1
	B-lymphoma	t(3;6)(q27;p21)	BCL6	HIST1H4F
	B-lymphoma	t(10;14)(q24;q32)	NFKB2	IGH@
	B-lymphoma	t(11;14)(q13;q32)	CCND1	IGH@
	B-lymphoma	t(14;18)(q32;q21)	BCL2	IGH@
	B-lymphoma	t(9;14)(p13;q32)	PAX5	IGH@
	B-lymphoma	t(1;14)(q21;q32)	MUC1	IGH@
	B-lymphoma	t(11;14)(q23;q32)	RCK	IGH@
	B-lymphoma	t(14;15)(q32;q11-13)	BCL8	IGH@
	B-lymphoma	t(11;17)(q13;q21)	NOF	FAU
	B-lymphoma	t(1;22)(q22;q11)	FCGR2B	IGL@
	MZCL/MALT	t(11;18)(q21;q21)	API2	MALT1
	myeloma	t(4;14)(p16.3;q32)	MMSET/FGFR3	IGH@
	myeloma	t(6;14)(p25;q32)	MUM1/IRF4	IGH@
	myeloma	t(14;16)(q32.3;q23)	MAF	IGH@
	Burkitt's	t(8;14)(q24;q32)	MYC	IGH@
	Burkitt's	t(2;8)(p11;q24)	MYC	IGK@
	Burkitt's	t(8;22)(q24;q11)	MYC	IGL@
T-cell	T-ALL	t(8;14)(q24;q11)	MYC	TRA@/D@
	T-ALL	t(11;14)(p15;q11)	LMO1	TRA@/D@
	T-ALL	t(11;14)(p13;q11)	LMO2	TRA@/D@
	T-ALL	t(10;14)(q24;q11)	TLX1	TRA@/D@
	T-ALL	t(1;14)(p32;q11)	TAL1	TRA@/D@
	T-ALL	t(1;7)(p34;q34)	LCK	TRB@
	T-ALL	t(7;9)(q34;q34.4)	TAN	TRB@
	T-ALL	t(7;9)(q34;q32)	TAL2	TRB@
	T-ALL	t(7;19)(q35;p13)	LYL1	TRB@
	T-ALL	t(4;11)(q21;p15)	NUP98	RAP1GDS1/NRG
	T-ALL	t(9;12)(p24;p13)	ETV6	JAK2
	T-ALL	t(14;21)(q11.2;q22)	BHLHB1	TRA@/D@
	T-CLL	inv(14)(q11q32)	TCL1A	TRA@/D@

表 2-2 つづき

細胞系列	病型	染色体転座	遺伝子	遺伝子
T-cell	T-CLL	t(14;14)(q11;q32)	TCL1A	TRA@/D@
	T-PLL	t(x;14)(q28;q11)	MTCP1NB	TRA@
	T-lymphoma	t(4;16)(q26;p13)	IL2	BCM
	ALCL	t(2;5)(p23;q35)	NPM	ALK
	ALCL	t(1;2)(q25;p23)	TPM3	ALK
	ALCL	t(2;3)(p23;q21)	TFG	ALK
	ALCL	inv(2)(p23q35)	ATIC	ALK

AML: acute myelogenous leukemia, ALL: acute lymphocytic leukemia, MDS: myelodysplastic syndrome, t-AML: therapy-related AML, AUL: acute unclassified leukemia, CML: chronic myelocytic leukemia, BC: blastic crisis, CMML: chronic myelomonocytic leukemia, MPN: myeloproliferative neoplasms, SCLL: stem cell leukemia/lymphoma syndrome, CLL: chronic lymphocytic leukemia, MZCL: marginal zone cell lymphoma, MALT: extranodal marginal zone B-cell lymphoma of mucosa-associated lymphoid tissue, PLL: prolymphocytic leukemia, ALCL: anaplastic large cell lymphoma.

表 2-3 成人白血病における遺伝子異常と micro RNA 発現変化との相関

micro RNA	発現異常	遺伝子異常
let-7a	亢進	NPM1 変異型 CN-AML
let-7b	低下	inv(16)/CBFB-MYH11 型 AML
		t(8;21)/RUNX1-RUNX1T1 型 AML
let-7c	低下	inv(16)/CBFB-MYH11 型 AML
		t(8;21)/RUNX1-RUNX1T1 型 AML
	亢進	NPM1 変異型 CN-AML
MIR 1	亢進	IDH2 変異型 CN-AML
MIR 10A	亢進	NPM1 変異型 CN-AML
MIR 10B	亢進	NPM1 変異型 CN-AML
MIR 17-92 cluster	亢進	11q23/MLL 転座型 ALL
		T-ALL
		11q23/MLL 転座型 AML
MIR 24A, B	亢進	t(8;21)/RUNX1-RUNX1T1 型 AML
MIR 29A, B, C	低下	11q23/MLL 転座型 AML
		NPM1 野生型 CN-AML
MIR 125B	亢進	IDH2 変異型 CN-AML
MIR 126/126*	亢進	inv(16)/CBFB-MYH11 型 or
		t(8;21)/RUNX1-RUNX1T1 型 AML
	低下	NPM1 変異型 CN-AML
MIR 130A	低下	NPM1 変異型 CN-AML
MIR 133A	亢進	IDH2 変異型 CN-AML
MIR 181A, B, C, D	亢進	CEBPA 変異型 CN-AML
MIR 196A	亢進	NPM1 変異型 CN-AML
MIR 196B	亢進	NPM1 変異型 CN-AML
MIR 382	亢進	t(15;17)/PML-RARA 型 AML
MIR 451	低下	NPM1 変異型 CN-AML

CN: 正常核型, AML: 急性骨髄性白血病, ALL: 急性リンパ性白血病.

11q23転座型白血病では，*MIR 17-92 cluster* の発現が亢進し，*MIR 29* の発現が低下している．一方，正常核型で *CEBPA* 変異陽性例では *MIR 181* の高発現が，正常核型で *IDH2* 変異陽性例では *MIR 1* および *MIR 133A* の高発現が認められる．一方，これらの細胞遺伝学的あるいは分子生物学的マーカーとは無関係な発現異常も観察される．これらの micro RNA の発現変化のなかには独立した予後因子として報告されているものもあるが，1つの micro RNA の候補標的遺伝子（3′非翻訳領域に標的配列を有するもの）は数百に及んでおり，その発現の変化からただちに分子病態を推測することは困難なことが多い．

　一方，micro RNA の機能異常と病態との関係が明らかにされている疾患もある．骨髄異形成症候群では，5q−症候群の原因遺伝子として *MIR 145* および *MIR 146A* が同定されている[7]．*MIR 145* および *MIR 146A* は 5q−の共通欠失領域に存在し，5q−症候群例ではヘテロ欠失を起こしている．*MIR 145* のヘテロ欠失は FLI1 の発現を亢進させ，異常巨核球の産生を亢進させる．また，*MIR 145* および *MIR 146A* は自然免疫応答シグナルの構成員である toll-IL-1 receptor domain-containing adaptor protein および TNF receptor-associated factor 6 をそれぞれ標的としており，ヘテロ欠失に伴い自然免疫応答が活性化される．自然免疫応答の活性化は，IL-6の分泌促進を介して巨核球造血を亢進させるとともに，細胞自律性に無効造血の進行や白血病への進展を誘導すると考えられる．

4 腫瘍発症機構

a. 骨髄性腫瘍

1）急性骨髄性白血病

　生存および自己複製能が亢進した白血病幹細胞から，盛んに増殖する白血病細胞集団が産生され，急性骨髄性白血病は発症する．Gilliland らの two hit model によれば，急性骨髄性白血病が発症するには2種類のヒットが必要である[8]．1つは増殖・生存を促進するclass I変異であり，もう1つは分化あるいはアポトーシスを抑制するclass II変異である．class I変異を示す遺伝子には，増殖シグナルの構成員である受容体型チロシンキナーゼをコードする *FLT3* 遺伝子および *KIT* 遺伝子，シグナル伝達分子をコードする *RAS* 遺伝子がある．いずれの変異も機能獲得型である．一方，class II変異に属するのは，染色体転座の結果形成されるキメラ型転写因子遺伝子 *PML-RARA*〔t(15;17)〕，*RUNX1-RUNX1T1*〔t(8;21)〕，*CBFB-MYH11*〔inv(16)〕，*MLL* キメラ（11q23転座），転写因子遺伝子 *CEBPA* の変異である．PML-RARA，RUNX1-RUNX1T1 および CBFB-MYH11 はそれぞれ骨髄球分化に重要な役割を果たす野生型転写因子 RARA，RUNX1 および CBFB に対してドミナント・ネガティブ効果を発揮する．MLL はヒストン・メチルトランスフェラーゼとして機能し，広範囲の *HOX* 遺伝子の発現を活性化させるが，MLL キメラはメニン依存性に HOXA7 および A9 の発現を特異的に亢進させる．*CEBPA* 遺伝子は顆粒球の分化に必須の遺伝子で，変異により機能が失活する．一方，class分類が困難なイソクエン酸脱水素酵素（*IDH*）1および2遺伝子の変異はそれぞれ急性骨髄性白血病の約1割程度の症例に観察される[9]．これらの酵素は TCA サイクルを回転させるのに役割があるが，変異の結果基質特異性が変化し，エピジェネティクスの制御等を破綻させ，腫瘍化へのワン・ヒットになると考えられている．

2）慢性骨髄性白血病

　慢性骨髄性白血病も造血幹細胞レベルで発症する腫瘍であるが，慢性期には血球の分化傾向は保たれている．発症のマスター遺伝子は，フィラデルフィア転座〔t(9;22)〕の結果形成される *BCR-ABL* 遺伝子である．BCR-ABL は酵素活性の亢進した非受容体型チロシンキナーゼである．BCR-ABL は様々な抗アポトーシスシグナル（RAS-MAP キナーゼ，STAT5 シグナル，PI3 キナーゼシグナル）を活性化させることにより，正常造血幹細胞を形質転換させる．BCR-ABL の存在自体が遺伝的不安定性を誘導するため，自然経過では多彩な遺伝子変異が蓄積して，急性白血病に移行する．

● b. リンパ性腫瘍

　リンパ性腫瘍は，腫瘍細胞の分化の程度により，急性リンパ性白血病，悪性リンパ腫，多発性骨髄腫に分類される．B 細胞由来のものと T/NK 細胞由来のものがある．特徴的な遺伝子異常は，B 細胞性腫瘍の場合には免疫グロブリン遺伝子座の再構成を伴う，T 細胞性腫瘍の場合には T 細胞受容体遺伝子座の再構成を伴う染色体転座である．これらの染色体転座は，正常なリンパ球の初期分化に伴う遺伝子再構成に誤りが生じて，他の遺伝子と組み変えを生じた結果出現すると考えられている．転座の結果，相手遺伝子の異所性発現亢進が起こる．このタイプの転座は，T 細胞性急性リンパ性白血病，B 細胞性悪性リンパ腫，多発性骨髄腫に多く観察される．代表的なものは，Burkitt リンパ腫の t(8;14)（*MYC* の活性化），マントル細胞リンパ腫の t(11;14)〔サイクリン D1（*CCND1*）の活性化〕，濾胞性リンパ腫の t(14;18)（*BCL2* の活性化）である．*MYC* および *CCND1* は細胞周期の回転を促進するがん遺伝子であり，*BCL2* はアポトーシス抑制因子をコードする．B 細胞性急性リンパ性白血病では，免疫グロブリン遺伝子が関与しない，キメラ形成型の転座も多く観察される．t(9;22)（フィラデルフィア転座：*BCR-ABL* を形成），t(4;11)（*MLL-AFF1* を形成），t(12;21)（*ETV6-RUNX1* を形成）あるいは t(1;19)（*E2A-PBX1* を形成）等である．ETV6-RUNX1 は RUNX1 のドミナント・ネガティブ体であり，E2A-PBX1 は活性化型 HOX である．T 細胞性急性リンパ性白血病には，T 細胞分化に必須の役割を担っている *NOTCH1* 遺伝子の活性化型変異が観察される．

■ 文　献

1) 三谷絹子. 癌遺伝子, 癌抑制遺伝子. In: 浅野茂隆, 他編. 三輪血液病学. 3 版. 東京: 文光堂; 2006. p81-92.
2) 三谷絹子. 造血器腫瘍. In: 一瀬白帝, 他編. 図説分子病態学. 4 版. 東京: 中外医学社; 2008. p208-20.
3) Xu-Monette ZY, Medeiros LJ, Li Y, et al. Dysfunction of the TP53 tumor suppressor gene in lymphoid malignancies. Blood. 2012; 119: 3668-83.
4) Lopez-Serra P, Esteller M. DNA methylation-associated silencing of tumor-suppressor microRNAs in cancer. Oncogene. 2012; 31: 1609-22.
5) Schotte D, Pieters R, Den Boer ML. MicroRNAs in acute leukemia: from biological players to clinical contributors. Leukemia. 2012; 26: 1-12.
6) Marcucci G, Mrózek K, Radmacher MD, et al. The prognostic and functional role of microRNAs in acute myeloid leukemia. Blood. 2011; 117: 1121-9.
7) Starczynowski DT, Kuchenbauer F, Argiropoulos B, et al. Identification of miR-145 and miR-146a as mediators of the 5q-syndrome phenotype. Nature Med. 2010; 16: 49-58.
8) Kelly LM, Gilliland DG. Genetics of myeloid leukemia. Annu Rev Genomics Hum Gene. 2012; 3: 179-98.
9) Mardis ER, Ding L, Dooling DJ, et al. Recurring mutations found by sequencing an acute myeloid leukemia genome. N Engl J Med. 2009; 2361: 1058-66.

〈三谷絹子〉

C　エピゲノム異常と発がん

1　エピゲノムとは

　1個の受精卵から派生した生体では，全細胞が同一のゲノム遺伝子情報を有しているにもかかわらず，その性質や機能は多種多様である．これはエピジェネティクスと呼ばれる後天的な遺伝子発現制御機構によるものであり，その中心となるのがゲノムDNAやヒストン蛋白に後天的に生じる様々な修飾，すなわちエピゲノムである．ゲノムDNAは，ヒストン蛋白に巻き付いてヌクレオソームと呼ばれる複合体を形成することでコンパクトに収納され，転写が阻害されている（図2-7）．これを制御するエピゲノムには，DNA修飾（メチル化）とヒストン修飾（メチル化，アセチル化，ユビキチン化，リン酸化）があり，これらの化学修飾制御には様々な酵素が関与している[1]．

a. DNAメチル化制御機構

　DNAメチル化は，シトシンとグアニンの連続するCpG部位で起こる．DNAメチル基転移酵素（DNA-methyltransferase：DNMT）には，DNA複製後にメチル化を保存・維持するDNMT1と新規にDNAをメチル化するDNMT3A/3Bがあり，その作用によってシトシン塩基のピリミジン環5位炭素原子にメチル基が付加され，5-メチルシトシンに変換される（図2-8）．一方，DNA脱メチル化は，メチル化シトシン水酸化酵素によって，まず5-メチルシトシンから5-ヒドロキシメチルシトシンに変換される．この反応はα-ケトグルタル酸依存性のTET（ES細胞ではTET1，造血細胞ではTET2とTET3）が担っており，またα-ケトグルタル酸の生成にはイソクエン酸脱水素酵素IDH1/2が必要である（図2-8）[2]．

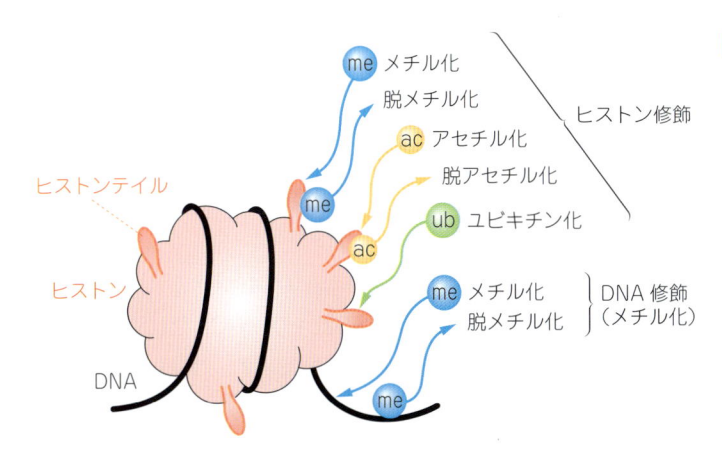

図 2-7　ヌクレオソーム構造とエピゲノム

ヌクレオソームはゲノムDNAがヒストン蛋白8量体に巻き付いた構造で，様々な酵素が関与してエピゲノム制御を受けている．DNAはCpG部のメチル化により転写が抑制される．ヒストンは，直鎖状のアミノ末端（ヒストンテイル）のリジンやアルギニン残基がメチル化，アセチル化，ユビキチン化などの化学修飾を受け，転写活性化または抑制化に働く．

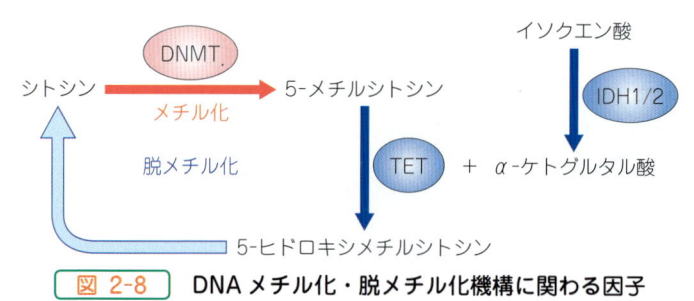

図 2-8　DNA メチル化・脱メチル化機構に関わる因子

メチル化機構を赤，脱メチル化機構を青で示す．DNA メチル化は，DNMT がシトシンにメチル基を付加し，5-メチルシトシンに変換する．一方DNA脱メチル化は，まず5-メチルシトシンから5-ヒドロキシメチルシトシンに変換される．この反応はα-ケトグルタル酸依存性のTET が担っており，このα-ケトグルタル酸の生成にはIDH1/2 が必要である．

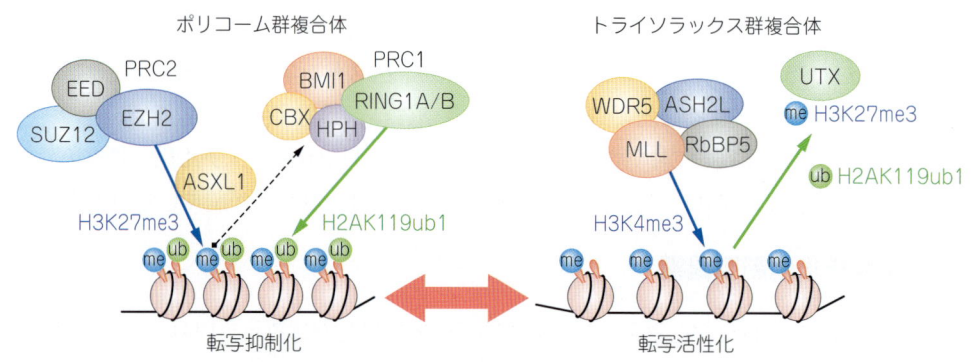

図 2-9　ポリコーム群複合体とトライソラックス群複合体によるヒストンメチル化制御機構

ポリコーム群複合体は転写抑制機構を制御している．まず，ASXL1 が PRC2 を H3K27 に引き付け，EZH2 によるトリメチル化が生じる（H3K27me3）．それを CBX が認識して PRC1 が引き付けられ，RING1A/B によりユビキチン化（H2AK119ub1）が生じ，遺伝子発現を抑制する（図左）．一方，トライソラックス群複合体はH3K4me3により標的遺伝子発現を活性化し，さらにUTX による H3K27me3 の脱メチル化，H2AK119ub1 の脱ユビキチン化も転写活性化に働く（図右）．

b. ヒストン修飾機構

ヌクレオソームヒストンは，ヒストン蛋白 H2A，H2B，H3，H4 がそれぞれ 2 分子ずつ，計 8 量体で構成されている．直鎖状のアミノ末端（ヒストンテイル）と球形のカルボキシル末端からなっており，ヒストンテイルのリジン（Lys，K）やアルギニン（Arg，R）残基は，メチル化，アセチル化，ユビキチン化などの化学修飾を受け，転写活性化または抑制化に働く（図2-7）．

ヒストンメチル化は標的となるアミノ酸残基の位置と種類によって転写活性化または転写抑制に働き，その制御はグループを形成する酵素群のバランスによって行われている．ポリコーム群（polycomb group）は転写抑制機構を制御しており，polycomb repressive complex 1（PRC1）と PRC2 の 2 種類の複合体に大別される．まず，ポリコーム関連蛋白 ASXL1 が PRC2 をヒストン H3 の 27 番目のリジン H3K27 に引き付け，EZH2 によりにメチル基が 3 つ付加され（トリメチル化，H3K27me3），それを CBX が認識して PRC1 が引き付けられる．そして RING1A/B によりヒストン H2A リジン 119 モノユビキチン化（H2AK119ub1）が生じ，遺伝子発現を抑制する（図2-9左）．

一方, この働きに拮抗するのが, MLLを中心としたトライソラックス群（trithorax group）複合体であり, ヒストンH3リジン4トリメチル化（H3K4me3）により標的遺伝子（特にHOXA群遺伝子）発現を活性化する. さらにUTXによるH3K27me3の脱メチル化, H2AK119ub1の脱ユビキチン化も転写活性化に働く（図2-9右）. この拮抗する2つのエピゲノム調節機構は, 造血幹細胞機能制御に重要な役割を果たしており, 様々な遺伝子発現を制御している[3].

ヒストンアセチル化は, ヒストンアセチル基転移酵素（histon acetyltransferase：HAT）とヒストン脱アセチル化酵素（histone deacetylase：HDAC）のバランスにより制御されている. HATの作用によりリジン残基がアセチル化され, 一般的に転写が活性化されて標的遺伝子が発現する. CBP, p300, MOZ, MORFはHATドメインを有し, 遺伝子発現を制御している. 逆にHDACは強力に転写を抑制する. HATやHDACは様々な転写因子とコアクチベーターやコリプレッサーを介してリクルートされ, 転写促進あるいは抑制に働く[4].

2 エピゲノム異常による造血器腫瘍

造血器腫瘍の発症には, 骨髄系・リンパ系細胞の分化や成熟を制御する蛋白, および増殖シグナルの伝達経路を構成する蛋白などの機能異常が関与しており, これらの蛋白をコードする遺伝子の

表 2-4 造血器腫瘍における主なエピゲノム制御因子異常

エピゲノム制御機構	遺伝子	異常形式	造血器腫瘍
DNAメチル化	DNMT3A	機能減弱～喪失型変異	骨髄系腫瘍
DNA脱メチル化	TET2	機能喪失型変異・欠失	骨髄系腫瘍
	IDH1/2	機能変化型変異	骨髄系腫瘍
ヒストンメチル化	EZH2	機能喪失型変異・欠失	MDS, MDS/MPN
		機能亢進型変異	NHL
		過剰発現	ATL
	ASXL1	機能喪失型変異	骨髄系腫瘍
	SUZ12	過剰発現	ATL
	MLL1	染色体転座, 部分重複	AML
	MLL2	機能喪失型変異	NHL
	MLL3	欠失	AML
	NSD1	染色体転座	NHL
ヒストン脱メチル化	JARID1A	染色体転座	AML
	JMJD3	過剰発現	MDS
	UTX	機能喪失型変異	MM
	FBXL10	過剰発現	AML, ALL
ヒストンアセチル化	p300/CBP	染色体転座	AML
		機能喪失型変異	NHL, ALL
	MOZ/MORF	染色体転座	AML
ヒストン脱アセチル化	HDAC1/2	過剰発現	AML
ヒストンユビキチン化	BMI1	過剰発現	MDS
	RING1B	過剰発現	NHL

転座・変異などが病型と密接に関連している．このような様々な遺伝子異常の発がん作用の解明が進んだ結果，がん遺伝子転写物によってエピゲノム制御機構に異常をきたし，造血器腫瘍を発症するという複雑な分子機構が次々と明らかにされている．

また，エピゲノム制御因子自体の遺伝子異常による造血器腫瘍も多数同定されている．ヒストン修飾酵素の異常による造血器腫瘍として，ヒストンアセチル化酵素（CBP，p300，MOZ，MORF）やヒストンメチル化酵素（MLL，NSD1）などの染色体転座が知られている．さらに，DNAメチル化酵素（DNMT3A），DNA脱メチル化関連酵素（TET2，IDH1/2），ヒストンメチル化酵素（EZH2，ASXL1），ヒストン脱メチル化酵素（UTX）などの遺伝子変異が同定された（**表2-4**）[2]．

このように，エピゲノム制御機構は構成因子そのものの異常あるいはがん遺伝子転写物との結合などを介して様々な造血器腫瘍の発症に関与しており，選択的な治療のターゲットとしても重要な位置を占めると言える．

a. DNAメチル化異常による造血器腫瘍

メチル化を受けるCpG配列は，CpGアイランドと呼ばれる遺伝子発現調節部位に多く存在し，正常細胞では低メチル化状態であり遺伝子発現が活性化されている．またCpGアイランド以外の部位ではCpG構造の大部分がメチル化されており，変異・遺伝子不安定性の予防や遺伝子組換え・転写因子活性化の防止に役立っている．がん細胞では，CpGアイランドの異常メチル化（部分的高メチル化）とゲノム全体の低メチル化が認められる．メチル化異常による発がん機序として，①プロモーター部の高メチル化による様々ながん抑制遺伝子の発現抑制，②繰り返し配列の低メチル化による変異・染色体異常の誘発，③不活化されるはずの遺伝子の発現，などがある．

DNAメチル化に関わる遺伝子の変異は，主に骨髄系腫瘍で比較的高頻度に認められる[2]．*DNMT3A*変異はAMLの約20％に検出され，882番アルギニン（R882）の変異が半数以上を占めるが，総じて機能喪失型変異でメチル化活性が低下する．*TET2*変異は骨髄系腫瘍のみならず，末梢T細胞性リンパ腫でも10〜40％と高頻度に認められる機能喪失型変異である．*IDH1/2*変異は骨髄性腫瘍の10〜20％に認められ，IDH1はR132，IDH2はR140とR172に変異が集中している．共通の作用経路であることからTET2，IDH1，IDH2の変異はほとんど共存せず，排他的であり，いずれも高メチル化をきたす．しかし，DNAメチル化関連遺伝子変異がどのように発がんに結びつくのかはまだ明らかになっていない．

骨髄異形成症候群（myelodysplastic syndrome：MDS）では様々な遺伝子の発現調節領域の高メチル化が報告されており，治療にDNAメチル化阻害薬が用いられて効果がみられる．

b. ヒストンメチル化異常による造血器腫瘍

ポリコーム群複合体およびトライソラックス群複合体を構成する因子の異常によって，ヒストンメチル化制御機構の破綻が生じ，造血器腫瘍発症の重要な一端を担っている．がん抑制遺伝子や分化関連遺伝子の発現を抑制することから，ポリコーム遺伝子の活性増強が腫瘍原性の一端を担っているものと考えられる[5]．

*EZH2*は濾胞性リンパ腫（follicular lymphoma：FL）やびまん性大細胞型B細胞リンパ腫（diffuse large B-cell lymphoma：DLBCL）でTyr641変異が同定され，活性が亢進している．また，成人T細

胞性白血病-リンパ腫（adult T-cell leukemia-lymphoma：ATL）では過剰発現が認められる．EZH2は機能亢進により腫瘍原性を持つ"がん遺伝子"として働くと考えられ，同様な機能的意義を持つものとして，H3K27me3特異的脱メチル化酵素UTXの不活性型変異が多発性骨髄腫や他の固形腫瘍で同定されている．その一方で，骨髄系腫瘍では7番染色体異常（－7/7q－）や変異によってEZH2機能が低下～喪失しており，"がん抑制遺伝子"としての機能を失うことで骨髄系細胞に特異的ながん遺伝子の発現をきたして腫瘍原性に働くと考えられる[5]．

　MLL1遺伝子は11q23関連染色体転座で様々な遺伝子と融合して白血病原性を獲得する．MLL1融合蛋白は巨大な複合体を形成してH3K79ジメチル化酵素DOT1Lと結合し，さらに特異的ヒストンアセチル部位認識にBRD3/4が関わることで，異常なHOXA9とMEIS1の活性化を引き起こす．また部分重複（partial tandem duplication：PTD）によってもMLL1機能が亢進し，HOXA群遺伝子の発現が増強する[6]．

c. ヒストンアセチル化異常による造血器腫瘍

　多くのがんでHDACの発現亢進によりゲノム全体のヒストン脱アセチル化が認められ，様々ながん抑制遺伝子の発現抑制に関与している．一方，HATであるCBP，p300，MOZ，MORFの染色体転座融合遺伝子は，異所性に転写活性化を引き起こして白血病原性を生じる．また機能喪失型変異がB細胞性リンパ腫や急性リンパ性白血病で認められている．

　さらに，HATやHDACは直接あるいはコアクチベーターを介して他の様々な白血病関連融合遺伝子（RUNX1-RUNX1T1，PML-RARAなど）と結合し，腫瘍活性を修飾・増強する．

3　エピゲノム異常を標的とする造血器腫瘍治療法

　DNAやヒストンの化学的修飾は可逆的であることから，造血器腫瘍特異的にエピゲノムを制御する薬剤は分子標的治療薬として効果が期待されている[7]．DNAメチル化阻害薬（アザシチジン）やHDAC阻害薬（ボリノスタット）はすでに日常診療に用いられており，その他にも様々な薬剤の臨床応用が検討されている．今後，造血器腫瘍は全ゲノム解析によって遺伝子やエピゲノム異常に基づいた疾患分類が確立されると考えられ，エピゲノム制御を基盤とした治療法の発展が期待される．

■文　献

1) 岩間厚志．造血器腫瘍のエピゲノム．臨床血液，2011；52：1687-95.
2) Shih AH, Abdel-Wahab O, Patel JP, et al. The role of mutations in epigenetic regulators in myeloid malignancies. Nat Rev Cancer. 2012；12：599-612.
3) Sashida G, Iwama A. Epigenetic regulation of hematopoiesis. Int J Hematol. 2012；96：405-12.
4) Vu LP, Luciani L, Nimer SD. Histone-modifying enzymes: their role in the pathogenesis of acute leukemia and their therapeutic potential. Int J Hematol. 2013；97：198-209.
5) Chung YR, Schatoff E, Abdel-Wahab O. Epigenetic alterations in hematopoietic malignancies. Int J Hematol. 2012；96：413-27.
6) Zhang Y, Chen A, Yan XM, et al. Disordered epigenetic regulation in MLL-related leukemia. Int J Hematol. 2012；96：428-37.
7) Yamazaki J, Issa JP. Epigenetic aspects of MDS and its molecular targeted therapy. Int J Hematol. 97：175-82.

〈原田結花　原田浩徳〉

D 骨髄系腫瘍の発症機構

1 遺伝子変異の種類と病型

ここ40年ほどの研究により，骨髄系腫瘍（表2-5）の染色体異常あるいは候補遺伝子に繰り返しみられる多数の異常が同定されてきた．遺伝学的，あるいは機能的な解析により，少なくとも2つのclassの変異が骨髄系細胞の形質転換（transformation）に必要であることが示唆されている．すなわち，STAT，PI3K，RAS-MAPKなどの下流シグナルを活性化して増殖を促進するclass I変異と，主に転写因子に影響し正常造血細胞の分化を阻害するclass II変異である．このモデルはtwo-hit theoryとして広く認められ，分化能を保持した腫瘍細胞が増殖して発症する骨髄増殖性腫瘍（MPN）ではclass I変異が病態の主体に，また分化障害や異型性を特徴とする骨髄異形成症候群（MDS）ではclass II変異が主体になっていると考えられてきた．受容体型チロシンキナーゼ（TK）のFLT3，KIT，RASシグナルなどの活性化につながる変異はclass Iに，またt(8;21)，inv(16)，t

表 2-5　骨髄系腫瘍（WHO分類2008年）

1. 急性骨髄性白血病（acute myeloid leukemia；AML）
2. 骨髄異形成白血病（myelodysplastic syndrome；MDS）
3. 骨髄増殖性腫瘍（myeloproliferative neoplasm；MPN）
    3.1. 慢性骨髄性白血病（chronic myeloid leukemia；CML）
    3.2. 真性赤血球増加症（polycythemia vera；PV）
    3.3. 本態性血小板血症（essential thrombocytosis；ET）
    3.4. 原発性骨髄線維症（primary myelofibrosis；PMF）
    3.5. 慢性好中球性白血病（chronic neutrophilic leukemia；CNL）
    3.6. 慢性好酸球性白血病（chronic eosinophilic leukemia；CEL）
    3.7. 好酸球増加症候群（hypereosinophilic syndrome）
    3.8. 肥満細胞症（mastocytosis）
    3.9. 骨髄増殖性腫瘍，分類不能型
4. 骨髄異形成/骨髄増殖性腫瘍
    4.1. 慢性骨髄単球性白血病（chronic myelomonocytic leukemia；CMML）
    4.2. 若年性骨髄単球白血病（juvenile myelomonocytic leukemia；JMML）
    4.3. 非定型性慢性骨髄性白血病（atypical CML）
    4.4. 骨髄異形成・骨髄増殖性腫瘍，分類不能型
    4.5. 著明な血小板増加を伴い環状鉄芽球を有する不応性貧血
5. 好酸球増加症および*PDGFRA*，*PDGFRB*または*FGFR1*遺伝子異常を伴う骨髄性/リンパ性腫瘍
    5.1. *PDGFRA*遺伝子再構成を伴う骨髄性/リンパ性腫瘍
    5.2. *PDGFRB*遺伝子再構成を伴う骨髄性腫瘍
    5.3. *FGFR1*遺伝子異常を伴う骨髄性/リンパ性腫瘍

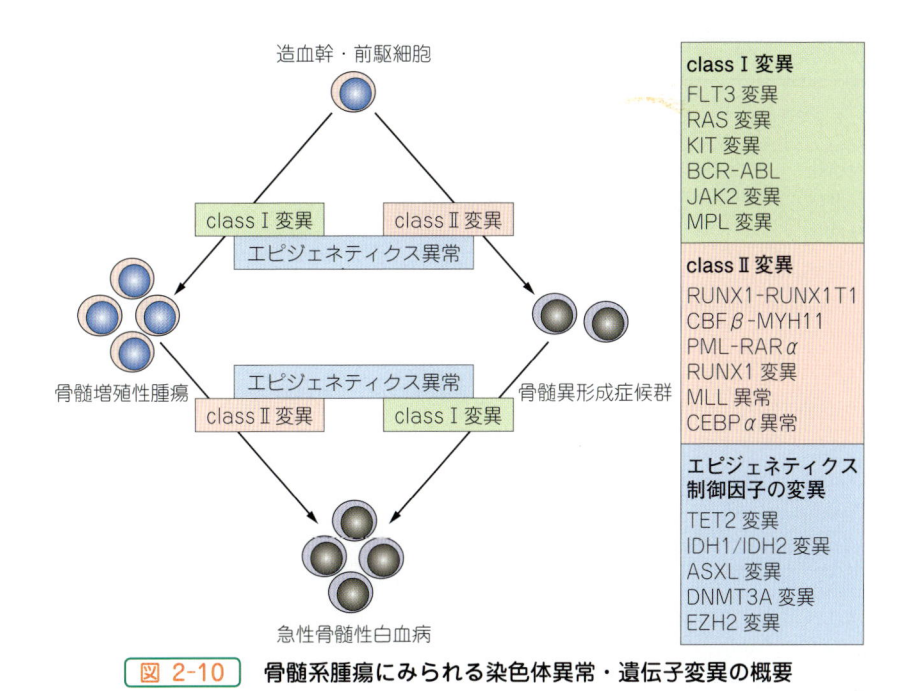

図 2-10 骨髄系腫瘍にみられる染色体異常・遺伝子変異の概要

(15;17) などの染色体異常によって生じる RUNX1-RUNX1T1 や CBFβ-MYH11, PML-RARα は class Ⅱ に分類される．RUNX1 や CEBPα，MLL の変異も class Ⅱ に属する（図 2-10）．一方で，必ずしもすべての骨髄系腫瘍細胞が class Ⅰ 変異と class Ⅱ 変異を併せ持つわけではなく，実際に急性骨髄性白血病（AML）患者において class Ⅰ 変異が同定される頻度は約 50％ に限られる．さらに，最近の次世代シークエンサーを用いた全ゲノム解析，あるいは全エクソン解析などにより，DNA メチル化やヒストン修飾などエピジェネティクス異常を惹起するような遺伝子変異が多数同定され，これらも腫瘍化に寄与することがわかってきた．このような遺伝子の例としては TET2 や IDH1/IDH2，ASXL1，EZH2，DNMT3A などがあげられ，これらの遺伝子変異は class Ⅰ 変異や class Ⅱ 変異と同時に認められ，新たな class の変異と位置づけられる（図 2-10）．上記の染色体異常・遺伝子変異は必ずしも骨髄系腫瘍のなかで疾患と 1：1 の対応がみられるわけではないが，疾患別に特異度の高い異常を以下にあげながらそれぞれ解説する（表 2-6）．

2 急性骨髄性白血病（AML）

AML は臨床的にも生物学的にも多様な疾患であり，それぞれの病型は特徴的な臨床像や形態，染色体異常などをもつ．従来から，染色体異常は AML の予後を規定する最も重要な因子であることが示されてきたが（表 2-7），近年の網羅的遺伝子解析の結果，その他にも様々な原因遺伝子が同定されている．

a. RUNX1 に関連した異常

RUNX1（AML1）は PEBP2 部位と呼ばれる特定の DNA 配列に結合し，M-CSF 受容体，GM-CSF

表 2-6　骨髄系腫瘍でみられる代表的な遺伝子変異

遺伝子	疾患	頻度(%)	強い関連がある	関連性が少ない	予後
FLT3	AML MDS MPN MDS/MPN	25〜30 1 — 4	正常核型 AML 急性前骨髄球性白血病 NPM1 変異 t(6;9)	—	FLT3-ITD 変異は正常核型 AML で予後不良
NPM1	AML MDS MPN MDS/MPN	35 4 — まれ	正常核型 AML FLT3 変異 DNMT3A 変異 IDH1/IDH2 変異	CEBPA 変異	正常核型 AML や高齢者 AML で予後良好
CEBPA	AML MDS MPN MDS/MPN	7 4 — —	正常核型 AML FLT3-ITD 変異	NPM1 変異	正常核型 AML で予後良好（両アレルの場合）
KIT	AML MDS MPN MDS/MPN	2 1 — 7	Core binding factor (CBF) 白血病	CBF 白血病以外	CBF 白血病で予後不良
TET2	AML MDS MPN MDS/MPN	7〜23 20〜25 4〜13 36〜58	正常核型 AML	IDH1/IDH2 変異	Controversial
DNMT3A	AML MDS MPN MDS/MPN	12〜22 8 7〜15 4	正常核型 AML NPM1 変異 FLT3 変異	CBF 白血病 CEBPA 変異 MLL 白血病	正常核型 AML でおそらく予後不良，MDS で予後不良
IDH1/IDH2	AML MDS MPN MDS/MPN	15〜33 4 3〜5 5〜10	正常核型 AML NPM1 変異 FLT3 変異	TET2 変異 WT1 異常	FLT3-ITD 陰性で IDH1/IDH2 と共存する場合，予後良好
ASXL1	AML MDS MPN MDS/MPN	5 14 2〜23 27〜49	—	CEBPA 変異	正常核型 AML や高齢者 AML，MDS で予後不良
EZH2	AML MDS MPN MDS/MPN	まれ 6 3〜13 6	ASXL1 変異 TET2 変異	—	MDS や PMF，CMML で予後不良

受容体，ミエロペルオキシダーゼ，好中球エラスターゼ，IL-3，T 細胞受容体，p14，p21，CD4 など様々な遺伝子の発現を制御することで，造血に重要な役割を果たす転写因子である．RUNX1 による遺伝子発現制御には複数の結合蛋白質が関与する（図 2-11a）．CBFβ は RUNX1 の DNA 結合領域に結合し，RUNX1 の安定化と DNA 結合能の強化に働く．また，p300 と CBP はヒストンアセチル化を介して RUNX1 の標的遺伝子の発現を誘導する．一方で，転写抑制因子である mSin3A も

表 2-7 AML にみられる染色体異常

染色体異常	FAB 分類との関連	関係する遺伝子	頻度	予後
t(8;21)	M2	*RUNX1-RUNX1T1*	5〜7%	良好
t(15;17)	M3	*PML-RARA*	5〜8%	良好
abn(16q22)	M4 with eosinophilia	*CBFB-MYH11*	5%	良好
abn(11q23)	M5	*MLL*	3%	t(9;11)を除き不良
+8	さまざま	—	3%	不良
del 5, del 7, 5q-, 7q-	さまざま, M6	—	15〜20%	不良
inv3	巨核球異常	*MECOM (EVI1)*	<1%	不良
t(6;9)	M2/M4 with basophilia	*DEK-NUP214*	<1%	不良

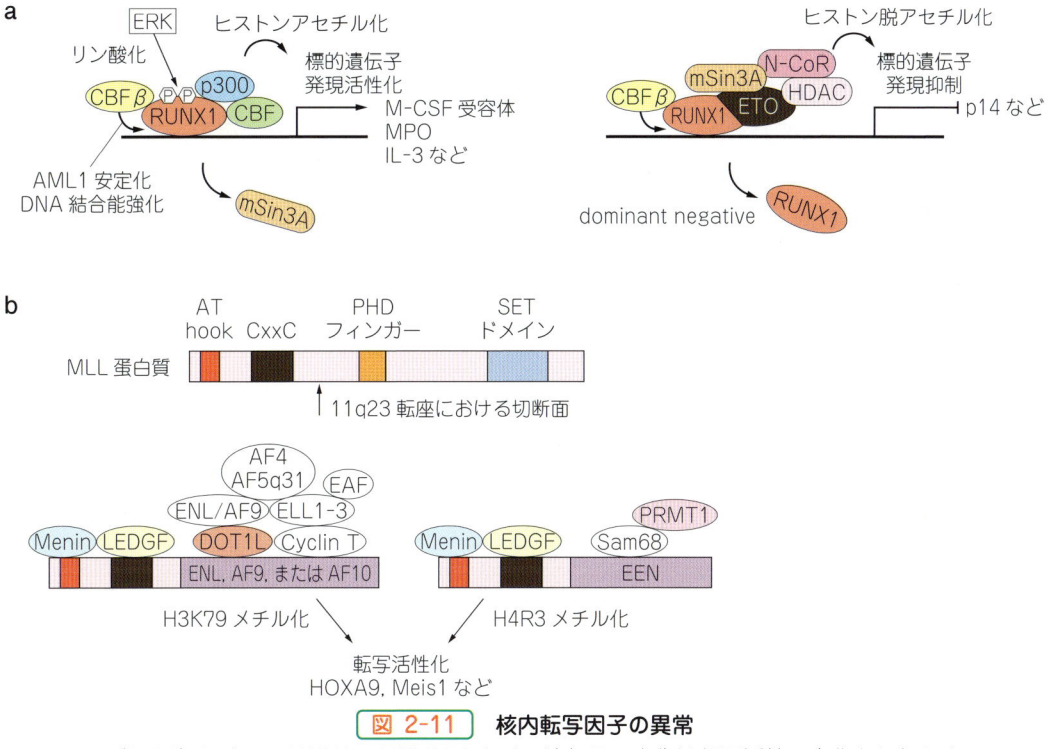

図 2-11 核内転写因子の異常

a．t(8;21) による RUNX1-RUNX1T1 キメラ遺伝子の産生は転写活性の変化をもたらす．
b．MLL 融合遺伝子は様々な蛋白質との結合を介して HOXA9 や Meis1 の発現亢進をきたし，白血病を誘導する．

RUNX1 と結合し，RUNX1 の安定化と標的遺伝子の発現抑制に寄与するが，MAP キナーゼの1つである ERK により RUNX1 がリン酸化されると RUNX1 と mSin3A は解離する．RUNX1 は AML で最も高頻度にみられる染色体転座 t(8;21)(q22;q22) により切断され，*ETO* 遺伝子と融合してキメラ遺伝子 RUNX1-RUNX1T1 を形成する．RUNX1-RUNX1T1 は DNA 結合能を保持し，野生型 RUNX1 に対して dominant negative に働く．RUNX1-RUNX1T1 は C 末端側の転写活性化ドメインなどを欠損し，代わりに ETO 部分が転写抑制因子である N-CoR，HDAC，mSin3A などと結合することで，正常 RUNX1 の標的遺伝子の発現を異常に抑制する．このような標的遺伝子の例として，がん抑制

遺伝子である p14 があげられ，実際に白血病発症に関与することが知られている．また，*RUNX1* 遺伝子の点突然変異は MDS において高頻度に認められる．これらは，N 端側で DNA 結合能を欠く変異と C 端側で転写活性化ドメインに異常をきたす変異の 2 つに大別されるが，いずれの変異体も転写活性能が低下ないし消失するものと考えられている．

b. *MLL* に関連した異常

MLL（mixed lineage leukemia）遺伝子は 11 番染色体長腕の q23 領域に存在し，AML や急性リンパ性白血病においてみられる染色体転座の切断点として知られる．現在までに 50 種類を超える転座相手が同定されており，t(9;11)，t(4;11)，t(11;19) により産生される MLL-AF9，MLL-AF4，MLL-ENL などが代表例である．また，*MLL* 遺伝子の増幅や部分縦列重複（partial tandem duplication）も知られている．臨床的には MLL 変異を伴う白血病は予後不良と関連することが多い．また，トポイソメラーゼⅡ阻害薬使用に続発する二次性白血病に MLL 変異が多くみられる．

MLL キメラ蛋白質は MLL 蛋白質の N 末端側の AT hook および CxxC ドメインを保持し DNA 結合能を有するが，C 末端側の PHD フィンガードメインや SET ドメインを欠くので，本来もつヒストン 3 リジン 4（H3K4）に対するメチル化活性を失う（図 2-11b）．その代わりに融合パートナーである AF10 や ENL，EEN が DOT1L や PRMT1 などのヒストンメチル化酵素をリクルートすることで，それぞれヒストン 3 リジン 79（H3K79），ヒストン 4 アルギニン 3（H4R3）などのメチル化を誘導し，HOXA 遺伝子群や MEIS1 などの遺伝子発現を亢進させることで白血病発症に関わる[1,2]．一方で，MLL の N 末端側に結合する menin や LEDGF も造血細胞の形質転換に必要と考えられている．実際に，menin はクロマチン関連蛋白質である LEDGF を MLL に結びつけるアダプター分子として働き，*HOXA* 遺伝子群の発現制御に関わるとともに白血病発症に必須の役割を果たす[3]．

c. *FLT3* 遺伝子の異常

FLT3（FMS-like tyrosine kinase 3）遺伝子は主に幼若な造血細胞に発現し，骨髄内皮細胞由来の FLT3 リガンドによる FLT3 の TK 活性化が造血幹細胞の自己複製や幼若造血細胞の分化・増殖を制御する．FLT3 は細胞外のリガンド結合領域（5 つの immunoglobulin-like loop）と，細胞内の膜貫通領域，傍膜貫通（juxtamembrane：JM）領域，2 つの TK 領域とその間のキナーゼ挿入領域からなるが，AML においては，FLT3 の傍膜貫通領域の一部が重複して繰り返される internal tandem duplication（FLT3-ITD）と，C 末端側の TK 領域における点突然変異（FLT3-D835）の 2 種類の変異が高頻度（それぞれ約 25％，5％）に認められ，いずれも FLT3 リガンドがない状況でも FLT3 の TK を恒常的に活性化する．活性化した FLT3 は PI3K/AKT や STAT5，MAPK などの下流分子を活性化することで細胞の自律性増殖を促進し，白血病の発症に関わる．

FLT3 は定常状態には単量体として存在し，その際には TK 領域の活性中心である activation-loop（A-loop）が閉じて不活性な状態にある．FLT3 リガンドがリガンド結合領域に結合すると，FLT3 は 2 量体を形成し，A-loop を開くことでその部位に ATP が結合する．続いて TK のチロシン残基がリン酸化されて活性化し，様々なアダプター蛋白質が結合することで下流のシグナル伝達経路が活性化する．正常 FLT3 蛋白質の結晶解析により，JM 領域は TK 領域の A-loop の近傍に存在することが示され，分子間相互作用によって A-loop の開放を抑制していることが予想された．このことから，

FLT3-ITD においては JM 領域の重複により FLT3 の立体構造が変化し，A-loop の開放抑制機能が損なわれるために FLT3 の恒常的活性化につながると考えられている．

d. NPM1 遺伝子変異

　NPM（nucleophosmin）は核内に存在し，preribosomal particle と結合して細胞質へ移動してリボソームの形成に重要な役割を果たすシャトル蛋白質として同定された．その後，NPM はセントロメアの複製や DNA 複製，ストレス応答など様々な機能をもつことが明らかにされた．特に，p53 の安定化を介して細胞外ストレス刺激からの細胞死回避に働くことから，NPM1 は腫瘍抑制遺伝子としての機能をもつことが示唆されている．NPM1 遺伝子変異は染色体異常がない AML の約半数に認められる．主にエクソン 12 に生じる frame-shift 型遺伝子変異であり，その結果 NPM 分子が核内から細胞質に局在変化する．この変異により NPM の腫瘍抑制機能が発揮されなくなり，白血病発症につながる可能性が考えられる．また，最近のマウスジェネティクスを用いた解析から，NPM1 遺伝子変異は HOX 遺伝子群の発現上昇を介して自己複製能を付与し，他のいくつかの協調因子とともに白血病発症をもたらすことが示された．

3　骨髄異形成症候群（MDS）

　MDS は高齢者に多い予後不良の慢性造血障害であり，遺伝子異常をきたしたクローン性の造血幹細胞に由来する疾患と考えられている．骨髄における無効造血による血球減少や形態学的異常，また AML への進展を特徴する．上述のように MDS は class II 変異による分化障害を特徴とし，発症後長期の間に腫瘍性の造血幹細胞が正常造血幹細胞を置換すると考えられている．また，MDS は高齢者に多く，病像が年月を経て変化していくことから，多段階の遺伝子変異の集積によって発症すると考えられる．一方で，骨髄低形成を伴う MDS のなかには CD55，CD59 の発現を欠く PNH 型血球を伴い，免疫抑制薬に良好な反応を示す一群が存在し，免疫学的機序の関与も示唆されている．MDS においても特徴的な染色体異常が約半数の症例に認められ，その種類によって病型や臨床経過が異なることから，染色体異常を切り口とした病態解明が進められている．また，染色体異常を認めない MDS 症例においても，AML と同様に様々な遺伝子変異がみられ，特に最近の次世代シークエンスを用いた網羅的解析により，MDS における遺伝子変異プロファイルはかなり詳細にわかるようになってきた．

a. MDS にみられる染色体異常

　MDS においては，AML でみられる 11q23 転座や t(2;11)(NUP98-HOXD13)，t(6;9) のほかに，del(5q)（5 番染色体長腕欠失），−7（7 番染色体のモノソミー）あるいは del(7q)，＋8（8 番染色体トリソミー），del(17p)（17 番染色体短腕欠失），del(20q) などがみられる．例えば del(17p) ではがん抑制遺伝子 TP53 が片アレル欠損し，偽 Pelger-Huët 異常や白血病への移行が高頻度に生じる．また，del(5q) を単独でもつ MDS は 5q−症候群と呼ばれる．この病型は芽球の増加を通常伴わない不応性貧血に分類され，高度の大球性貧血，血小板減少をきたしにくいこと，骨髄における赤芽球系低形成，小型巨核球の増加，レナリドミドが有効，比較的予後良好，などの特徴をもつ．

5q−症候群に共通する染色体欠失領域は 5q32 領域の 1.5Mb にあり，同部位には 40 の遺伝子が存在する．これらの遺伝子の多くは造血幹細胞レベルで発現しているものの，点突然変異や両アレルの欠失が知られていなかったことから，5q−症候群は同領域に存在するがん抑制遺伝子の半数体不全（haploinsufficiency）によって生じることが示唆された．これら 40 個の遺伝子を RNA 干渉の技法を用いて個別にノックダウンした際に，RPS14（ribosomal protein S14）の発現抑制が赤芽球系から巨核球系へ分化シフトを起こすことがわかった[4]．RPS14 はリボソームの構成因子であり，その発現量が低下することにより 18S rRNA の形成不全をきたすことから，リボソームの機能不全が病態に寄与していると考えられている．また，面白いことに，5q−症候群のマウスモデルを p53 欠失マウスと交配すると造血異常がみられなくなることが報告され，5q−症候群における造血異常には p53 の活性化によるアポトーシス亢進が深く関与するものと考えられる[5]．また，同領域に存在する micro RNA（miRNA）に注目した研究では，miR143，miR145，miR146a の発現が 5q−症候群では低下しており，このうち造血幹細胞分画において発現している miR145，miR146a の発現を低下させたマウスの造血細胞をレシピエントマウスに骨髄移植する実験により，5q−症候群と類似の病態が再現されることが示された[6]．miR145，miR146a は toll-like receptor signal を担う TIRAP や TRAF6 を標的としてその発現を抑制すると考えられる．

● b．MDS にみられる遺伝子変異

1）*IDH1/IDH2* 遺伝子変異

　IDH（isocitrate dehydrogenase）はクエン酸回路に関わる酵素で IDH1，IDH2，IDH3 の 3 つのアイソフォームがある．これらはイソクエン酸の酸化的脱炭酸を触媒し，IDH1/IDH2 は $NADP^+$ を NADPH へ変換することで，α-ケトグルタル酸（α-ketoglutarate：α-KG）と二酸化炭素を生成する．MDS の約 5％に IDH1 と IDH2 のアルギニン残基における点突然変異型の遺伝子変異がみられ，特に IDH1 R132，IDH2 R140，R172 に集中する．これらの変異は基質との化学塩橋を形成する部位にあたり，NADPH との親和性が増すために，α-KG から 2-ヒドロキシグルタル酸（2-hydroxyglutarate：2-HG）に転換する新たな活性が生じる．その結果，細胞内の活性酵素（reactive oxygen species；ROS）が増加し，白血病発症に関わるものと考えられている（図 2-12）．また，*IDH* 遺伝子変異は class Ⅰ変異，class Ⅱ変異の両者と併存するため，新たな代謝異常の機序が関与している可能性がある．

2）*TET2* 遺伝子変異

　TET2 遺伝子変異は MDS の約 20％にみられるが，*IDH* 遺伝子変異と *TET2* 遺伝子変異は共存せず，相互排他的である（図 2-12）．TET2 は DNA 上でメチル化されたシトシン（5mC）を水酸化して 5hmC に変換し，さらに 5-カルボキシルシトシン（5caC）に変換する活性を持ち，ゲノム DNA の脱メチル化に働く（図 2-12）．*TET2* 遺伝子変異はこの DNA 脱メチル化機構に障害をきたすものと考えられている[7]．一方で，*IDH* 遺伝子変異により細胞内に蓄積される 2-HG は TET2 による 5mC の水酸化を阻害するとされ（図 2-12），両者の遺伝子変異が臨床的に相互排他的であることとよく合致する．DNA のメチル化は遺伝子発現調整に密接に関わるため，両者の遺伝子変異はがん抑制遺伝子の発現低下等の異常をきたし，発がんに寄与する可能性がある．

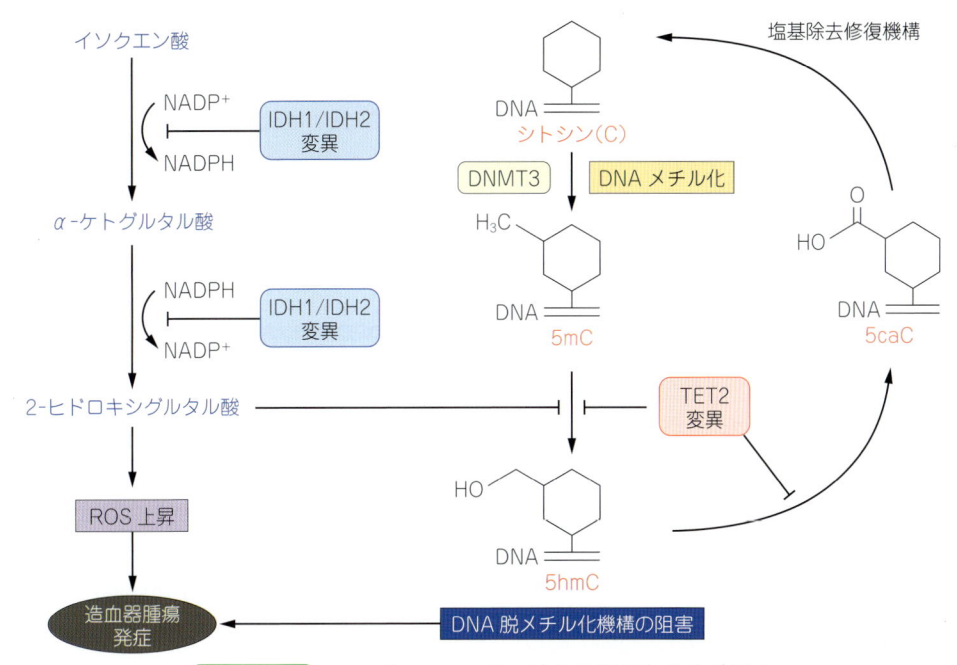

図 2-12 *IDH* 遺伝子・*TET2* 遺伝子異常と白血病発症

IDH 遺伝子変異と *TET2* 遺伝子変異はともに DNA の脱メチル化に異常をきたすため，同一症例には共存しにくく，相互排他的であると考えられている（化学式は簡略化している）．

3) RNA スプライシングに関わる遺伝子変異

MDS を含む骨髄系腫瘍 29 例の全エクソンシークエンスにより，*U2AF35*，*SRSF2*，*ZRSR2*，*SF3A1*，*SF3B1*，*PRPF40B* など RNA スプライシングに関わる遺伝子の変異が 16 例（55%）という高頻度で認められることが報告された[8]．変異は骨髄異形成を特徴とする MDS および CMML では 45% から 85% の高い頻度で認められたが，AML や MPN では 10% 以下と明らかな頻度差が認められ，これらの変異が MDS および関連疾患の病態に特異性の高い変異であることが示唆される．特筆すべきは，これらの変異が同一症例でほとんど重複なく，互いに排他的に生じていることで，このことは，RNA スプライシングがこれらの変異の共通の標的になることを示唆する．また，*U2AF35*，*SRSF2* および *SF3B1* の変異は特定のアミノ酸に集中していた．つまり，U2AF35 においては，UHD ドメインを挟む 2 つの Zn フィンガーの保存されたアミノ酸（S34 および Q157）に，SRSF2 においては RRM ドメインと RS ドメインを介在する領域内のプロリン残基（P95）に，また，SF3B1 においては K700 を中心とする，4 番目から 9 番目の HEAT ドメイン内のアミノ酸数カ所に強い変異集積が認められた．このことから，これらの変異は単純な機能喪失型の変異ではなく，機能獲得型の変異であることが示唆される[9]．

一方，*ZRSR2* 変異はほぼ全長に広く分布しており，かつその多くはナンセンス変異，フレームシフトを伴う変異など，C 末端部分の欠失を生ずる変異であることから，*ZRSR2* はがん抑制遺伝子として機能し，その機能喪失によって骨髄系腫瘍の発症に関与することが示唆されている．*SF3B1* 変異については MDS の約 20% に認められ，さらに環状鉄芽球が認められる症例では 65% という高頻度に認められ，疾患特異性が高い遺伝子変異である[10]．環状鉄芽球はミトコンドリアへの鉄の異常

蓄積によって形成されるが，SF3B1 変異をもつ MDS の CD34 陽性造血幹・前駆細胞ではミトコンドリアの機能に関与する遺伝子の発現が低下しており，ミトコンドリア機能異常は赤芽球より未分化な造血細胞においても存在することが示唆されている．SF3B1 は上記のように RNA スプライシング機構に関わる遺伝子であるが，このスプライシングとミトコンドリア機能との関係については明らかになっていない．

4 慢性骨髄性白血病（CML）

　慢性骨髄性白血病（CML）の病態の中心は，フィラデルフィア染色体によって生じる BCR-ABL チロシンキナーゼの恒常的活性化である．後述の PV における JAK2 遺伝子変異などと同様に，特定の遺伝子異常が病態と密接に関連する腫瘍であるという認識が広まったことを背景に，WHO 第 4 版分類（2008 年）では MPN に分類されるようになったが，ここでは便宜上項目を分けて解説する．フィラデルフィア染色体は，染色体 9 番長腕と 22 番の染色体長腕との間で起こる染色体転座であり，その名前は 1960 年代にペンシルベニア州フィラデルフィアの 2 人の研究者によって発見されたことに由来し，CML 患者の 95％に認められる．9 番染色体 q34.1 には c-ABL（Abelson murine leukemia viral oncogene homolog）という TK が，また 22 番染色体 q11.21 には BCR（Breakpoint cluster region）がコードされており，フィラデルフィア染色体転座によって BCR-ABL 融合遺伝子が産生される．通常 c-ABL の TK 活性は，キナーゼドメインと CAP ドメイン，ならびに SH2・SH3 ドメインとの分子内相互作用によって厳密に抑制されているが，BCR-ABL 融合遺伝子から産生される BCR-ABL 蛋白質は恒常的 TK 活性を有し，下流の RAS，RAF，JUN，MYC，STAT などを活性化することにより CML 細胞の増殖亢進やアポトーシス抑制を誘導する．ABL の TK 阻害薬による CML 治療は，ここ数十年のがん治療において最も成功した治療の代表例であり，CML 関連死亡に限った場合，長期生存率が 93％というきわめて優れた成績を収めている．

　CML は，自然経過（無治療）では，数年の慢性期に続いて数カ月の移行期，そして急性転化を経て死に至る疾患である．慢性期では上述のように BCR-ABL によって幼若細胞から成熟細胞まで各段階の造血細胞が造生するが，その後分化を阻害するような付加的遺伝子異常を生じると，急性転化へと進展すると考えられている．臨床的には，IKAROS の欠失[11]や t(7;11) による NUP98-HOXA9，t(3;21) による RUNX1-EVI1 などが急性転化を惹起する遺伝子異常・染色体異常として知られている．このうち，NUP98-HOXA9 は RNA 結合蛋白質である Musashi2 の発現を亢進させ，下流の Numb を抑制することによって急性転化を引き起こすことが白血病マウスモデルで示されている[12]．また，NOTCH1 シグナルやその下流の HES1 の活性化，あるいは ZNF423 の過剰発現の関与も白血病マウスモデル，あるいは臨床検体を用いた解析により示されている．

　近年，白血病幹細胞（leukemia stem cell：LSC）が白血病の再発・難治性に関わるとされ，注目されている．特に CML 幹細胞はがん幹細胞の研究を推進する 1 つのモデルとして研究が進んできた経緯がある．LSC は細胞周期を脱出し静止期にとどまっており，増殖能が亢進した白血病細胞の細胞周期を妨げるような従来のがん治療法は LSC の標的とならないため，LSC は治療ののちも残存し，再発の原因となると考えられる．LSC は正常の造血幹細胞と同様に，ニッチとよばれる微小環境に位置し，自己複製や生存に必要な Wnt/β-catenin，Hedgehog，Notch シグナルなどが活性化さ

D ● 骨髄系腫瘍の発症機構

れているといわれ，CMLの治癒のためにはこれらのシグナルの阻害薬が有用である可能性がある[13]．

5 骨髄増殖性腫瘍（MPN）

　MPNに含まれるPV，ET，PMFは，循環赤血球量の増加，血小板数の増加，骨髄の線維化と白赤芽球症を伴う貧血等を特徴とする疾患群である．これらのMPNに共通する遺伝子異常として，*JAK2*遺伝子のエクソン14にアミノ酸置換を伴うV617F活性化型変異が認められることが明らかになった[14-17]．V617F変異は，PV症例の90～95%以上，ET，PMF症例の約半数程度に検出され[18]，MPNの発症と進展に深く関与することがわかった．また，V617F変異の検出されないPVにおいても，*JAK2*遺伝子のエクソン12やSH2ドメインコード領域に点突然変異・欠失・重複などによる活性化型変異が検出される[19]．一方，ET，PMFではV617F以外の*JAK2*遺伝子の変異は見出されないが，トロンボポエチン（TPO）受容体をコードする*MPL*遺伝子に活性化型変異W515L/Kを認める例が3～10%程度存在し，この変異もJAK2の恒常的な活性化をもたらす[20]．JAK2はTK活性をもつJH1領域，V617が位置するpseudokinase（JH2）領域，シグナル分子との結合に関与するSH2領域，サイトカイン受容体と結合するFERM領域の4つの相同性領域からなる（図2-13）．以

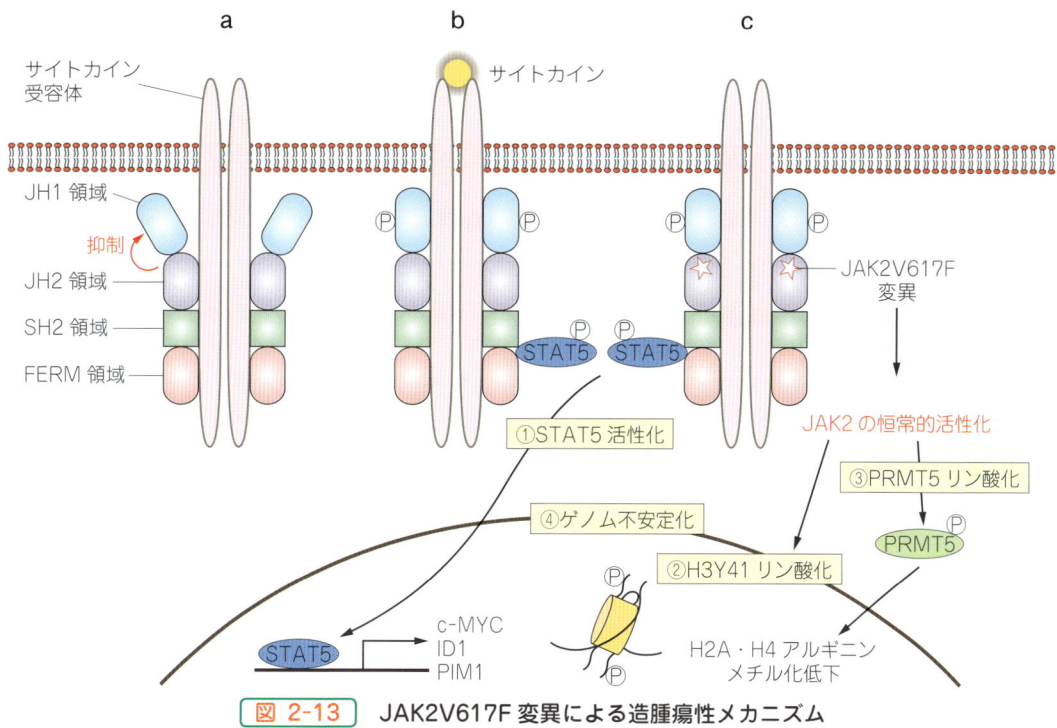

図 2-13　JAK2V617F変異による造腫瘍性メカニズム

a．JAK2（非受容体型チロシンキナーゼ）は定常状態ではJH2領域がJH1領域のチロシンキナーゼ活性を抑制する．
b．サイトカインにより受容体が活性化するとJH2領域による抑制が解除されJAK2が活性化する．
c．JAK2V617F変異はJH2領域による抑制が損なわれ，JAK2の恒常的活性化につながる．JAK2の活性化は下流のSTATシグナルの活性化（①）やヒストン修飾の異常による遺伝子発現変化（②，③），ゲノムの不安定性（④）をもたらす．

前，JH2領域はキナーゼ活性をもつと言われ，JAK2はJH1とJH2の2つのキナーゼ領域を有することから，頭の前と後ろに顔をもつローマ神話の双面神Janusにちなんで命名された経緯があるが，その後，JH2領域にはキナーゼ活性がなく，むしろJH1の機能を抑制する働きがあることがわかった．JH2領域のV617はJH1との接触面に存在すると考えられており，V617F変異が生じるとJH1活性に対する抑制が作動せず，恒常的なJAK2活性化につながる．JAK2V617Fはサイトカイン受容体のチロシンリン酸化を介してSTATファミリー，なかでも造血発生に重要なSTAT5を過剰に活性化することがよく知られている．活性化されたSTAT5は核に移行し，c-MYCやID1，PIM1などの標的遺伝子の発現を制御することがMPNの発症に関わるとされる．さらに，JAK2はヒストン3チロシン41（H3Y41）をリン酸化することが最近報告された[21]．その結果，転写因子であるHP1αが解離し，造血に重要な役割をもつLMO2などの転写が低下する．また，JAK2変異体はアルギニンメチル化酵素であるPRMT5をリン酸化することによりその機能を抑制し，その標的であるヒストンH2AやH4のアルギニンメチル化をグローバルに減少させることにより，造血前駆細胞の増殖や赤芽球系分化に異常をきたす[22]．したがって，JAK2V617Fによる恒常的活性化は，このようなエピジェネティックな制御を介して異常な遺伝子発現を誘導し，MPNを惹起する可能性がある．一方で，メカニズムは明らかになっていないが，JAK2V617Fは遺伝子の相同組換えを亢進させ，不安定化をもたらすこともわかっている．

■文　献

1) Cheung N, Chan LC, Thompson A, et al. Protein arginine-methyltransferase-dependent oncogenesis. Nat Cell Biol. 2007; 9: 1208-15.
2) Okada Y, Feng Q, Lin Y, et al. hDOT1L links histone methylation to leukemogenesis. Cell. 2005; 121: 167-78.
3) Yokoyama A, Cleary ML. Menin critically links MLL proteins with LEDGF on cancer-associated target genes. Cancer Cell. 2008; 14: 36-46.
4) Ebert BL, Pretz J, Bosco J, et al. Identification of RPS14 as a 5q− syndrome gene by RNA interference screen. Nature. 2008; 451: 335-9.
5) Barlow JL, Drynan LF, Hewett DR, et al. A p53-dependent mechanism underlies macrocytic anemia in a mouse model of human 5q− syndrome. Nat Med. 2010; 16: 59-66.
6) Starczynowski DT, Kuchenbauer F, Argiropoulos B, et al. Identification of miR-145 and miR-146a as mediators of the 5q− syndrome phenotype. Nat Med. 2010; 16: 49-58.
7) Ko M, Huang Y, Jankowska AM, et al. Impaired hydroxylation of 5-methylcytosine in myeloid cancers with mutant TET2. Nature. 2010; 468: 839-43.
8) Yoshida K, Sanada M, Shiraishi Y, et al. Frequent pathway mutations of splicing machinery in myelodysplasia. Nature. 2011; 478: 64-9.
9) Stratton MR, Campbell PJ, Futreal PA. The cancer genome. Nature. 2009; 458: 719-24.
10) Papaemmanuil E, Cazzola M, Boultwood J, et al. Somatic SF3B1 mutation in myelodysplasia with ring sideroblasts. N Engl J Med. 2011; 365: 1384-95.
11) Mullighan CG, Miller CB, Radtke I, et al. BCR-ABL1 lymphoblastic leukaemia is characterized by the deletion of Ikaros. Nature. 2008; 453: 110-4.
12) Ito T, Kwon HY, Zimdahl B, et al. Regulation of myeloid leukaemia by the cell-fate determinant Musashi. Nature. 2010; 466: 765-8.
13) Takebe N, Harris PJ, Warren RQ, et al. Targeting cancer stem cells by inhibiting Wnt, Notch, and Hedgehog pathways. Nat Rev Clin Oncol. 2011; 8: 97-106.
14) Baxter EJ, Scott LM, Campbell PJ, et al. Acquired mutation of the tyrosine kinase JAK2 in

human myeloproliferative disorders. Lancet. 2005; 365: 1054-61.
15) James C, Ugo V, Le Couedic JP, et al. A unique clonal JAK2 mutation leading to constitutive signalling causes polycythaemia vera. Nature. 2005; 434: 1144-8.
16) Kralovics R, Passamonti F, Buser AS, et al. A gain-of-function mutation of JAK2 in myeloproliferative disorders. N Engl J Med. 2005; 352: 1779-90.
17) Levine RL, Wadleigh M, Cools J, et al. Activating mutation in the tyrosine kinase JAK2 in polycythemia vera, essential thrombocythemia, and myeloid metaplasia with myelofibrosis. Cancer Cell. 2005; 7: 387-97.
18) Vainchenker W, Delhommeau F, Constantinescu SN, et al. New mutations and pathogenesis of myeloproliferative neoplasms. Blood. 2011; 118: 1723-35.
19) Scott LM, Tong W, Levine RL, et al. JAK2 exon 12 mutations in polycythemia vera and idiopathic erythrocytosis. N Engl J Med. 2007; 356: 459-68.
20) Beer PA, Campbell PJ, Scott LM, et al. MPL mutations in myeloproliferative disorders: analysis of the PT-1 cohort. Blood. 2008; 112: 141-9.
21) Dawson MA, Bannister AJ, Gottgens B, et al. JAK2 phosphorylates histone H3Y41 and excludes HP1alpha from chromatin. Nature. 2009; 461: 819-22.
22) Liu F, Zhao X, Perna F, et al. JAK2V617F-mediated phosphorylation of PRMT5 downregulates its methyltransferase activity and promotes myeloproliferation. Cancer Cell. 2011; 19: 283-94.

〈吉見昭秀　黒川峰夫〉

E 悪性リンパ腫の発症機構

1 リンパ腫の発症と遺伝子異常

　悪性リンパ腫の発症原因の最大の要因は遺伝子異常である．今日では多くの遺伝子異常が知られているが，これらは表2-8のように大別される．リンパ腫に限らず，白血病などの血液腫瘍および固型腫瘍でもこれらの異常は認められるが，腫瘍によって異常の種類や影響される遺伝子は異なってくる．少し前までの認識では，固型腫瘍では前2者の点突然変異，遺伝子増幅/欠失が腫瘍化要因の主因を占めるが，白血病・リンパ腫のような血液腫瘍では遺伝子転座が主要因と考えられてきた[1]．しかしながら最近では，肺がんのような固形腫瘍でも遺伝子転座が重要な役割を果たすことが一部の病型で明らかとなり，遺伝子異常によって細分類される可能性が示されている[2]．

　一方，血液腫瘍でも，*TP53*遺伝子変異のように特に病型特異性のない異常があることは知られていた[3]．これは腫瘍化の原因というよりは，増殖や進展に関係すると考えられており，異常のある例では予後不良であることが知られていた．近年，網羅的遺伝子解析研究の進展により，こうした点突然変異が次々と明らかになってきた[4,5]．これらのなかには，病型によって特徴的な変異も存在することが判明している．表2-9に主な点突然変異を示す．リンパ系腫瘍のなかでは，ヘアリー細胞白血病における*BRAF*遺伝子変異[6]，リンパ形質細胞リンパ腫/Waldenströmマクログロブリン血症における*MYD88*遺伝子変異[7]，T細胞性顆粒リンパ球白血病における*STAT3*遺伝子変異[8]，Burkittリンパ腫における*ID3*遺伝子変異[9]の頻度や特異度が高い．こうした遺伝子変異は今後もますます発見されると考えられる．

表 2-8　悪性リンパ腫における遺伝子異常

遺伝子異常	原因	特徴
過剰発現	遺伝子転座（染色体転座）	リンパ腫で特異的に認められる．
	遺伝子増幅	固型腫瘍でも血液腫瘍でも認められる．
キメラ遺伝子の形成	遺伝子転座（染色体転座）	血液腫瘍（白血病，リンパ腫）および骨軟部腫瘍で主に認められる．
機能欠失（病型横断的）	点突然変異	固型腫瘍でも血液腫瘍でも認められる．
機能欠失（病型特異的）	点突然変異	血液腫瘍（リンパ腫，白血病，MPD）で主に認められる．
発現欠失	遺伝子欠失（ホモ欠失，LOH）	固型腫瘍でも血液腫瘍でも認められる．
	プロモーターメチル化	固型腫瘍でも血液腫瘍でも認められる．

E ● 悪性リンパ腫の発症機構

表 2-9　リンパ腫における遺伝子点突然変異

遺伝子	別称	染色体局在	病型
TP53	p53	17p13.1	特異性なし
PTEN		10q23.3	特異性なし
FAS		10q24.1	特異性なし
KIT		4q11-12	特異性なし
CTNNB1	β-catenin	3p21	特異性なし
TNFAIP3	A20	6q23	特異性なし
PRDM1	BLIMP-1	6q21	特異性なし
MYC		8q24.2	Burkitt リンパ腫, DLBCL
BCL2		18q21.3	濾胞性リンパ腫
BCL6		3q27	びまん性大細胞型 B 細胞リンパ腫（DLBCL）
BCL10		1p22	MALT リンパ腫
CD79A		19q13.2	びまん性大細胞型 B 細胞リンパ腫（DLBCL）
CD79B		17q23.3	びまん性大細胞型 B 細胞リンパ腫（DLBCL）
PAX5		9p13.2	びまん性大細胞型 B 細胞リンパ腫（DLBCL）, pre B-ALL
RHOH	TTF	4p14	びまん性大細胞型 B 細胞リンパ腫（DLBCL）
PIM1		6p21.2	びまん性大細胞型 B 細胞リンパ腫（DLBCL）
BRAF		7q34	ヘアリー細胞白血病, メラノーマ
MYD88		3p22	リンパ形質細胞リンパ腫, ABC 型 DLBCL, 慢性リンパ性白血病（M-CLL）
STAT3		17q21.3	T 細胞性顆粒リンパ球白血病
STAT5B		17q11.2	T 細胞性顆粒リンパ球白血病
ID3		1p36.1	Burkitt リンパ腫
TCF3	E2A	19p13.3	Burkitt リンパ腫, pre B-ALL
CARD11		7p22.2	ABC 型 DLBCL
CREBBP		16p13.3	濾胞性リンパ腫, DLBCL
EP300		22q13.2	濾胞性リンパ腫, DLBCL
KMT2D	MLL2	12q13.1	濾胞性リンパ腫に多いが DLBCL でも認める
EZH2		7q36.1	濾胞性リンパ腫, GCB 型 DLBCL, MDS
MEF2B		19p13.1	濾胞性リンパ腫, GCB 型 DLBCL
NOTCH1	TAN1	9q34.3	慢性リンパ性白血病（U-CLL）, T-ALL
NOTCH2		1p12	辺縁帯 B 細胞リンパ腫
XPO1	CRM1	2p15	慢性リンパ性白血病（U-CLL）
POT1		7q31.3	慢性リンパ性白血病（U-CLL）
KLHL6		3q27.3	慢性リンパ性白血病（M-CLL）
SF3B1		2q33.1	慢性リンパ性白血病, MDS, MPD
BIRC3	API2	11q21	慢性リンパ性白血病
TNFRSF14		1p36.3	濾胞性リンパ腫, GCB 型 DLBCL

2　リンパ腫における遺伝子転座

　遺伝子転座は，巨視的には染色体転座として同定が可能であり，臨床的な意義はほぼ同等である．染色体転座から責任遺伝子が同定された当初には，悪性リンパ腫・白血病といった血液腫瘍ではし

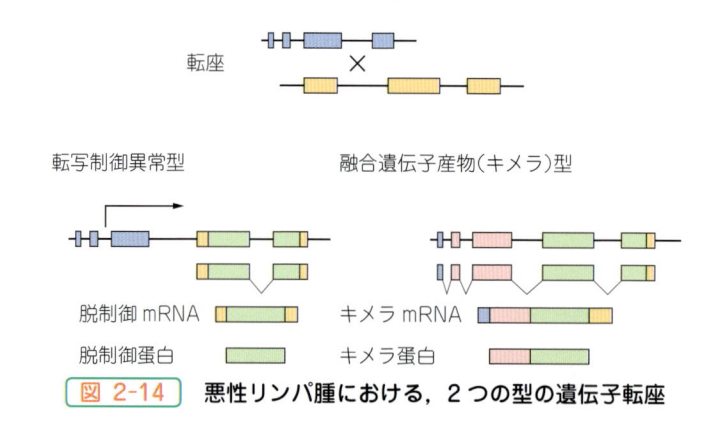

図 2-14 悪性リンパ腫における，2つの型の遺伝子転座

ばしば単一の染色体異常を示すことから，転座によって生ずる単一の遺伝子異常が腫瘍化に必要十分条件であると考えられていた．しかしながらモデルマウスなどの実験により，これら単一の遺伝子異常のみでは腫瘍化をきたさないことが多い[10]．今日では血液腫瘍でも，ある程度の多段階の過程を経て腫瘍化に至ると考えられている．血液腫瘍における遺伝子転座は，図2-14のような2つの型に分けられる．転座によって遺伝子のコーディング部分が影響を受けない"転写制御異常型"と，転座がそれぞれの遺伝子のコーディング部分のなかで起きる"融合遺伝子産物（キメラ）型"である．

a. 転写制御異常型

転写制御異常型の転座では，転座の上流に位置する遺伝子のプロモーターやエンハンサーが下流の遺伝子の発現を制御する．下流遺伝子のコーディングに変化はないので，正常と変わらないmRNAができ，正常と変わらない蛋白が産生される．B細胞系では免疫グロブリン遺伝子は常に発現のスイッチが入っており，染色体14q32に位置する免疫グロブリン重鎖（immunoglobulin heavy chain：IgH）および2p12に位置するκと22q11に位置するλの2つの免疫グロブリン軽鎖（immunoglobulin light chain：IgL）のエンハンサーやlocus control regionにより転座遺伝子の過剰発現や脱制御が起きる．転座によって活性化される遺伝子は，*MYC*, *BCL2*, *CCND1*, *BCL6*などがある[1]．

IgHを例にとると，正常IgHは38〜46個以上ある機能的なV領域，23個あるD領域，6個あるJ領域のそれぞれ1つが選択されたVDJ再構成を起こすが（図2-15），そのミスマッチで転座が起きるのがVDJ型転座である．また，定常領域は各サブクラスのものがタンデムに並んでおり，そのなかから1つが選択される"クラススイッチ"が濾胞で起きるが（図2-15），そのときのミスマッチで他の遺伝子と転座するのがクラススイッチ型転座である．表2-10に実際に免疫グロブリン遺伝子と転座する遺伝子の一覧を示す．

一方，T細胞では，同様のことがT細胞受容体で起きる．しかしながらT細胞腫瘍では，T細胞受容体によって他の遺伝子が活性化される転写制御異常型の転座は，T前駆細胞性リンパ芽球性リンパ腫/白血病で多く報告されているものの，成熟型のリンパ腫では少ない．

b. 融合遺伝子産物（キメラ）型

一方，融合遺伝子産物型の転座では，正常には存在しないキメラmRNAができ，同様に正常には

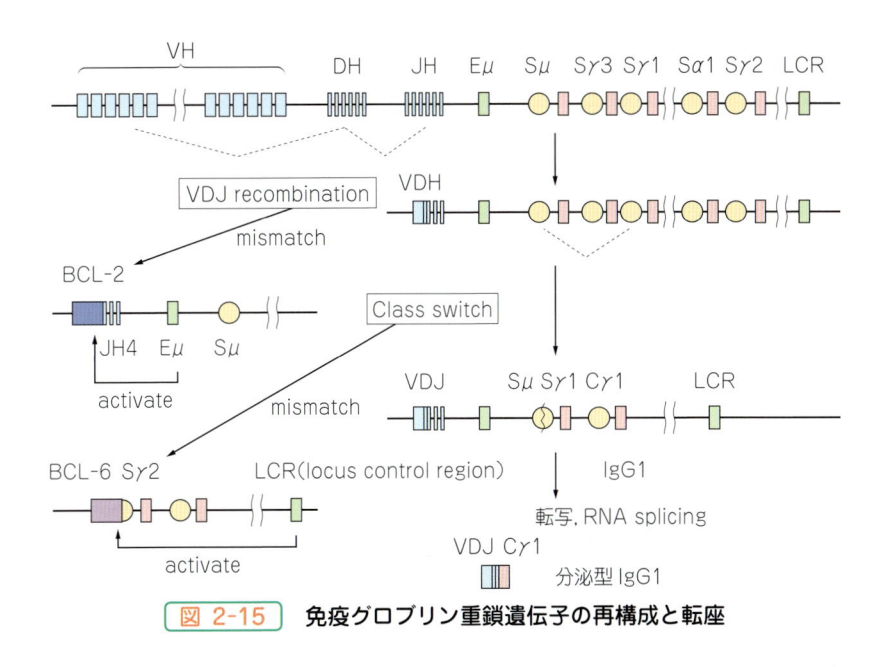

図 2-15　免疫グロブリン重鎖遺伝子の再構成と転座

存在しないキメラ蛋白が生成される．この異常蛋白が新たな機能を持つことにより腫瘍化をきたすと考えられている．異常蛋白が正常蛋白と結合して2量体を形成して機能を抑制してしまう，ドミナントネガティブ型の腫瘍化機構が知られている．これとは別に，キメラの前半部分の機能的意義が乏しく，転写制御異常型と同様にキメラの後半部分の機能ドメインの発現が別の遺伝子の制御下に置かれることが腫瘍化に重要である場合もある．キメラ型の転座は白血病では数多く報告されているが，リンパ腫の場合は少ない．B細胞性ではMALTリンパ腫の*API2-MALT1*のみであり[11]，T細胞性では未分化大細胞型リンパ腫の*NPM-ALK*とその亜型の*ALK*転座[12]，T細胞リンパ腫非特定型の*ITK-SYK*[13]が知られている[13]．

最近，Hodgkinリンパ腫でもいくつかの遺伝子転座が同定された．SEC31A-JAK2キメラ[14]，およびMHC class Ⅱのトランスアクチベータである*CIITA*遺伝子の転座である[15]．Hodgkinリンパ腫で初の系統的遺伝子転座で，15%に転座があると報告されたが，転座相手は一部でout of frameになるほか*BX648577*，*PD-L1*，*PD-L2*，*RUNDC2A*，*RALGDS*，*RMI2*と多岐にわたる．また，縦隔原発大細胞型B細胞リンパ腫の38%，グレイゾーンリンパ腫の24%にも転座を認めた．この転座の意義は今後も検討が必要であるが，CIITAの機能がなくなることで腫瘍細胞のMHC class Ⅱの発現がなくなり，T細胞による免疫監視から逃れる可能性が指摘されている．

3　ウイルスとリンパ腫

リンパ腫のいくつかの病型では，ウイルスの関与が指摘されている．成人T細胞白血病/リンパ腫は本邦に特徴的な腫瘍であるが，HTLV-1（human T-lymphotropic virus type-1）が腫瘍化に重要な役割を果たしている．HTLV-1はレトロウイルスであり，両端に存在するLTR（long terminal repeat）という配列により，ヒトの遺伝子中に自らの全遺伝子配列を挿入する[16]．この遺伝子挿入はどこにでも起き，特に頻度の高い部位はない．

表 2-10　リンパ腫における主な染色体異常と遺伝子異常

病型	染色体異常	遺伝子異常	異常のタイプ
B細胞リンパ腫			
Burkittリンパ腫	t(8;14)(q24;q32)*	MYC*	脱制御
	t(2;8)(p12;q24)	MYC	脱制御
	t(8;22)(q24;q11)	MYC	脱制御
マントル細胞リンパ腫	t(11;14)(q13;q32)	CCND1	脱制御
	t(2;11)(p12;q13)	CCND1	脱制御
	t(11;22)(q13;q11)	CCND1	脱制御
	t(12;14)(p13;q32)	CCND2	脱制御
	t(2;12)(p12;p13)	CCND2	脱制御
	t(12;22)(p13;q11)	CCND2	脱制御
濾胞性リンパ腫	t(14;18)(q21;q32)*	BCL2*	脱制御
	t(2;18)(p12;q21)	BCL2	脱制御
	t(18;22)(q21;q11)	BCL2	脱制御
	t(1;22)(q21;q11)	BCL9	脱制御
	t(6;14)(p25.3;q32)	IRF4	脱制御
びまん性大細胞型B細胞リンパ腫	t(3;14)(q27;q32)#	BCL6	脱制御
	t(2;3)(p12;q27)	BCL6	脱制御
	t(3;22)(q27;q11)	BCL6	脱制御
	t(6;14)(p25.3;q32)	IRF4	脱制御
	t(10;14)(q24;q32)	NFKB2	脱制御
	t(11;14)(q23;q32)	RCK	脱制御
	t(12;14)(q24;q32)	BCL7A	脱制御
	t(15;14)(q11;q32)	BCL8	脱制御
	t(1;14)(p21;q32)	MUC1/EMA	脱制御
MALTリンパ腫	t(11;18)(q21;q21)	API2-MALT1	キメラ遺伝子
	t(1;14)(p22;q32)	BCL10	脱制御
	t(1;2)(p22;p12)	BCL10	脱制御
	t(14;18)(q21;q32)	MALT1	脱制御
	t(3;14)(p14.1;q32)	FOXP1	脱制御
	t(X;14)(p11;q32)	GPR34	脱制御
B細胞性慢性リンパ性白血病	t(14;19)(q21;q13)	BCL3	脱制御
	t(2;14)(p13;q32)	BCL11A	脱制御
	t(12;14)(p13;q32)	CCND2	脱制御
リンパ形質細胞リンパ腫	t(9;14)(p13;q32)	PAX5	脱制御
脾辺縁帯B細胞リンパ腫	t(7;14)(q21;q32)	CDK6	脱制御
	t(2;7)(p12;q21)	CDK6	脱制御
	t(7;22)(q21;q11)	CDK6	脱制御
辺縁帯B細胞リンパ腫	t(6;14)(q21;q32)	CCND3	脱制御
Hodgkinリンパ腫	t(4;9)(q21;p24)	SEC31A-JAK2	キメラ遺伝子
	t(15;16)(p21;p13)	CIITA-BX648577	CIITAの機能損失*
	t(9;16)(p24;p13)	CIITA-CD274	CIITAの機能損失
	t(9;16)(p24;p13)	PDCD1LG2	CIITAの機能損失
	del(16)(p13)	CIITA-SNX29	CIITAの機能損失
	t(9;16)(q34;p13)	CIITA (truncated)	CIITAの機能損失
	del(16)(p13)	CIITA (truncated)	CIITAの機能損失
T細胞リンパ腫			
未分化大細胞型リンパ腫	t(2;5)(p23;q35)	NPM-ALK	キメラ遺伝子
	t(1;2)(q25;p23)	TPM3-ALK	キメラ遺伝子
	inv(2)(p23q35)	ATIC-ALK	キメラ遺伝子
	t(2;3)(p23;q21)	TFG-ALK	キメラ遺伝子
	t(2;17)(p23;q23)	CLTC-ALK	キメラ遺伝子
	t(2;19)(p23;p13.1)	TPM4-ALK	キメラ遺伝子
T細胞性前リンパ球性白血病	t(X;14)(q28;q11)	MTCP1	脱制御
末梢性T細胞リンパ腫非特異型	t(5;9)(q33;q22)	ITK-SYK	キメラ遺伝子

*他の病型（DLBCLなど）でも認める．

#濾胞性リンパ腫でも，ときに認める（Grade 3およびtransform時）．

Epstein-Barrウイルス（EBV）は，NK細胞リンパ腫，Hodgkinリンパ腫，免疫不全関連リンパ腫，いくつかのT細胞性リンパ腫の腫瘍細胞内に存在し，腫瘍化への関与が指摘されている[17]．EBVはHTLV-1と異なり，通常は細胞質内にエピソームと言われる環状状態で存在する．細胞内で増殖した後，他の細胞に感染する際には，宿主細胞を溶解してウイルスが細胞外に出て（lytic phase），再感染を起こす．このような現象は腫瘍細胞ではめったに起こらず，またterminal repeatと呼ばれる繰り返し配列の長さが変わるため，感染細胞のクローン性をサザンブロッティングで同定することが可能である．

まとめ

　以上，リンパ腫の発症機構について概説した．実際の腫瘍ではこれらが複数重なって腫瘍化に至っていると考えられるが，その全貌はまだ明らかでない．病型特異性が認められる遺伝子については，診断において利用価値がある．腫瘍化に必要なステップに関与する遺伝子は，治療標的として有用な可能性があり，その意味では非常に重要である．

■文　献

1) Rabbitts TH. Chromosomal translocation in human cancer. Nature. 1994; 372: 143-9.
2) Soda M, Choi YL, Enomoto M, et al. Identification of the transforming EML4-ALK fusion gene in non-small-cell lung cancer. Nature. 2007; 448: 561-6.
3) Ichikawa A, Kinoshita T, Watanabe T, et al. Mutations of the p53 gene as a prognostic factor in aggressive B-cell lymphoma. N Engl J Med. 1997; 337: 529-34.
4) Pasqualucci L, Compagno M, Houldsworth J, et al. Inactivation of the PRDM1/BLIMP1 gene in diffuse large B cell lymphoma. J Exp Med. 2006; 203: 311-7.
5) Kato M, Sanada M, Kato I, et al. Frequent inactivation of A20 in B-cell lymphomas. Nature. 2009; 459: 712-6.
6) Tiacci E, Trifonov V, Schiavoni G, et al. BRAF mutations in hairy-cell leukemia. N Engl J Med. 2011; 364: 2305-15.
7) Treon SP, Xu L, Yang G, et al. MYD88 L265P somatic mutation in Waldenström's macroglobulinemia. N Engl J Med. 2012; 367: 826-33.
8) Koskela HL, Eldfors S, Ellonen P, et al. Somatic STAT3 mutations in large granular lymphocytic leukemia. N Engl J Med. 2012; 366: 1905-13.
9) Richter J, Schlesner M, Hoffmann S, et al. Recurrent mutation of the ID3 gene in Burkitt lymphoma identified by integrated genome, exome and transcriptome sequencing. Nat Genet. 2012; 44: 1316-20.
10) Wang TC, Cardiff RD, Zukerberg L, et al. Mammary hyperplasia and carcinoma in MMTV-cyclin D1 transgenic mice. Nature. 1994; 369: 669-71.
11) Motegi M, Yonezumi M, Suzuki H, et al. API2-MALT1 chimeric transcripts involved in mucosa-associated lymphoid tissue type lymphoma predict heterogeneous products. Am J Pathol. 2000; 156: 807-12.
12) Stein H, Foss HD, Dürkop H, et al. CD30+ anaplastic large cell lymphoma: a review of its histopathologic, genetic, and clinical features. Blood. 2000; 96: 3681-95.
13) Streubel B, Vinatzer U, Willheim M, et al. Novel t(5;9)(q33;q22) fuses ITK to SYK in unspecified peripheral T-cell lymphoma. Leukemia. 2006; 20: 313-8.
14) Van Roosbroeck K, Cox L, Tousseyn T, et al. JAK2 rearrangements, including the novel SEC31A-JAK2 fusion, are recurrent in classical Hodgkin lymphoma. Blood. 2011; 117: 4056-64.

15) Steidl C, Shah SP, Woolcock BW, et al. MHC class II transactivator CIITA is a recurrent gene fusion partner in lymphoid cancers. Nature. 2011; 471: 377-81.
16) HTLV-1 comes of age. Lancet. 1988; 1: 217-9.
17) Kimura H, Ito Y, Suzuki R, et al. Measuring Epstein-Barr virus (EBV) load: the significance and application for each EBV-associated disease. Rev Med Virol. 2008; 18: 305-19.

〈鈴木律朗〉

F 多発性骨髄腫における染色体異常および遺伝子異常

1 多発性骨髄腫（multiple myeloma：MM）発症の過程

　MMはモノクローナル免疫グロブリンの産生，ならびにCRAB（O）と称される多彩な全身症状を合併する造血器悪性腫瘍である．MMのnormal counterpartは，多くの場合，腫瘍細胞の免疫グロブリン重鎖遺伝子（IG）可変部領域に正常B細胞と同様の多様性を有すること，体細胞高頻度突然変異（somatic hypermutation：SHM）の頻度がクラススイッチ再構成（class switch recombination：CSR）後のB細胞に匹敵すること，クローン内にIG再構成とSHMの多様性を認めないことから，胚中心後B細胞（post germinal center B cell：post-GCB）と考えられている．一方，近年の報告では，一部のMMでは骨髄のpro B細胞におけるDJ再構成に伴ってIG転座が生じることが示されており，その起源に多様性のあることが示されている．これらの発生母地において発症の初期イベントとなる染色体・遺伝子異常を獲得したmyeloma-propagating cell（MPC）は，当初，骨髄腫瘍環境の支持のもと，きわめて緩徐にクローン性増殖し，monoclonal gammopathy of undetermined significance（MGUS）に相当する状態を形成する．その後，一部の腫瘍細胞において，各種の付加的な染色体・遺伝子・シグナル異常を獲得することで，より優位な増殖能を有するブランチクローンを生じ，徐々に拡大しながらMMへと進展する．さらなる分子異常の蓄積によってアグレッシブな形質を獲得すると，腫瘍性増殖の急速化，骨髄腫瘍環境からの脱依存が進み，ついには髄外進展，白血化に至る原因ともなる（図2-16）．本稿では，MMの発症・病態形成の観点から染色体・遺伝子異常に関する知見を概説する．

2 MPC成立の初期イベントとしての染色体異常・遺伝子異常

　MM発症の契機となる初期の分子細胞遺伝学的異常は，遺伝的背景，染色体転座，遺伝子コピー数異常，遺伝子変異，エピジェネティック異常，micro RNA（miRNA）異常に包括される．近年，全ゲノム関連解析（GWAS）によって，染色体2p23.3に座するDTNBのintron 12，3p22.1に座するULK4のexon 17，TRAK1の5′末端部位，7p15.3に座するDNAH11のintron 80，CDCA7Lの5′末端部位の遺伝子多型とMGUS，MM発症との関連が示された．ULKはmTORシグナルの制御に，CDCA7Lはc-MYCの活性化に関わる[1]．一方，CCND1遺伝子のc.870G＞A多型が，t(11;14)(q13;q32)転座の獲得と関連する[2]．今後，さらに多くの遺伝子多型の関与の解明が期待される．

　MM発症における最重要イベントは染色体異常の獲得である．MMの染色体異常は数的・構造異常の観点から，染色体数が48～75（多くは49～56）に増加する高2倍体（hyperdiploid：HRD）（45～55％）と，染色体数が47以下，もしくは76以上の非高2倍体（non-HRD）に大別される[3,4]．

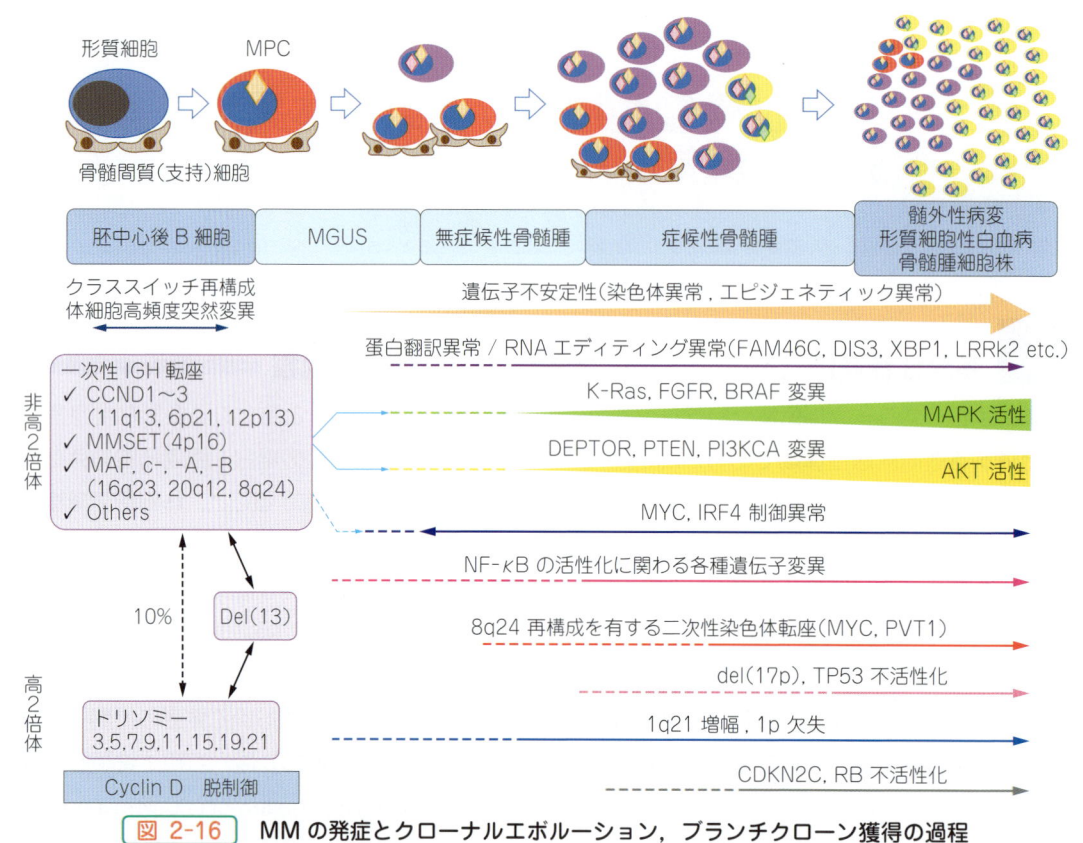

図 2-16 MM の発症とクローナルエボルーション，ブランチクローン獲得の過程

IGH: immunoglobulin heavy chain gene, MGUS: monoclonal gammopathy of undetermined significance, MPC: myeloma propagating cell (myeloma initiating cell), ダイアモンド（オレンジ）: 初期がん原性変異，ダイアモンド（ピンク）: 二次性がん原性変異，ダイアモンド（グリーン）: 多重付加的がん原性変異

HRD は MGUS，MM における頻度に差がないことから MPC 成立における初期イベントの1つと考えられ[5]，多くは第 3，5，7，9，11，15，19，21 番染色体トリソミーを種々の組み合わせで有する．一方，構造異常はまれであり，IGH 遺伝子を切断点とする IGH 転座を有するのは約 10％のみである[6]．HRD は，分裂期異常によって同時に複数の染色体に数的異常が生じるものと考えられており[7]，増加染色体上のがん遺伝子が増幅することで MPC 成立に寄与する．11 番染色体 polysomy による CCND1 や MYEOV の増幅は，そうした例である[8]．一方，non-HRD では，85％以上で IGH 転座を認めるほか，第 13，14，16，22 番染色体のモノソミーが多い．このうち，MPC 成立の初期イベントとして 7 つの IGH 転座が重要であり，これらは機能面からさらに 3 つのグループに大別できる[4,9,10]．1 つは，11q13（CCND1）（15％），6p21（CCND3）（2％），12p13（CCND2）（<1％）などとの相互染色体転座を有する cyclin D グループであり，転座によって cyclin Ds を脱制御し，G1/S 期移行促進による細胞増殖亢進をもたらす．2 つめは 16q23（MAF）（5％），20q12（MAFB）（2％），8q24.3（MAFA）（<1％）などとの転座を有する MAF グループで，それぞれ，c-MAF，MAFB，MAFA を過剰発現する．これらは CCND1，CCND2 のプロモーターに結合し間接的に cyclin Ds を過剰発現するほか，DEPTOR の過剰発現による PI3K/AKT 経路の活性化，MM 細胞増殖因子で

ある CCR1 の産生促進，インテグリン-β7 の発現誘導による骨髄間質細胞との接着，骨髄内棲息を促進する[11-13]．また，t(14;16)(q32;q23) では 16q23 の染色体脆弱部位 FRA16D に存在する *WWOX* 遺伝子の欠失や発現低下を伴う場合もある[14,15]．3 つめは 4p16（*MMSET/FGFR3*）との相互転座を有する MMSET/FGFR3 グループ（15%）であり，全例で H4K20 のヒストンメチルトランスフェラーゼである MMSET の過剰発現，約 75% で FGFR3 の過剰発現をもたらす．MMSET 過剰発現による H3K36 の高メチル化，H3K27 脱メチル化は多くの遺伝子発現異常を誘導するのに加え[16,17]，FGFR3 の過剰発現により下流の RAS/ERK/RSK2 経路が活性化する[18,19]．なお，このタイプのうち約 10% では *FGFR3* 遺伝子変異により FGFR3 の恒常的活性化を伴う[20]．このグループでも，メカニズムは不明ながら間接的に CCND2 が過剰発現するほか[11]，ADAM9，DSG2 発現誘導により骨髄環境からの脱依存が促進する[21]．その他，t(6;14)(p25;q32) による *MUM1/IRF-4* の過剰発現も重要である[22]．IRF-4 は c-MYC との相互活性化能を有し，MM 細胞の生存は IRF-4 依存性である[23]．これらの *IGH* 転座は，SHM，CSR において activation-induced deaminase により誘導された *IGH* 遺伝子における DNA 二重鎖切断部位 double strand DNA breaks（DSBs）が，*IGH* 遺伝子以外の他の遺伝子の DSBs と再結合することで形成される[24]．

3 MM の悪性形質の進行を促進する二次的染色体異常・遺伝子異常

さらに二次的付加異常として多彩な染色体・遺伝子異常が蓄積することで MM としての悪性形質が進展するが，多くは c-MYC，NF-κB，TP53，RAS/ERK/RSK2 経路などの活性や細胞周期制御，RNA エディティングの異常と関わる．こうした異常をもたらす機序の 1 つとして，がん遺伝子の増幅，がん抑制遺伝子の欠失をもたらす遺伝子コピー数異常があげられる[25,26]．染色体 1q 増加（1q21，初診 MM の約 30〜40%，再発 MM の約 70%）では，*CKS1B*，*ANP32E*，*BCL9*，*PDZK1*，*MUC1*，*IRTA1*，*IRTA2*，*RAB25* など各種のがん遺伝子の増幅が起こる[27-30]．PDZK1 は薬剤抵抗性と，BCL9 は β-catenin 経路の活性化と関連する．12p における *LTBR*，17q における *NIK* 増幅などは NF-κB 経路の活性化をもたらす[31]．一方，1p 欠失（1p の腕内欠失がほとんど）による *CDKN2C*（1p32.2），*FAM46C*（1p12）などの欠失[32]，11q 欠失による *BIRC2*，*BIRC3* の欠失[33]，13 番染色体欠失〔-13（85%），13q-（15%）〕による *RB1*（13q14，約 40%），*NBEA*（13q13），*DIS3* などの欠失[34-36]，14q 欠失による *TRAF3* 欠失[31,33]，16q 欠失による *CYLD*，*WWOX*（16q23，約 20%）の欠失[14]などの MM 病態形成への関与も示されている．CDKN2C や RB1 の欠失は細胞周期抑制機構の破綻をもたらすほか，BIRC2，BIRC3，CYLD，TRAF3 の欠失は NF-κB 経路を活性化する[31,33]．*CDKN2C* 異常は homozygous deletion，*FAM46C* 異常は hemizygous deletion として同定されることがほとんどで，それぞれ未治療 MM の 5% と 3.4〜13%，細胞株ではいずれも約 30% に異常が認められる[32,37]．間期核 FISH で約 50% に同定される 13 番染色体欠失は，かつては予後不良因子とされたが[34]，同異常は t(4;14)，t(14;16) などのより高悪性度の異常に随伴するケースが大多数であり，現在では間期核 FISH における単独異常の予後への影響は否定的である．一方，分裂期細胞検査で 13 番染色体欠失が認められる場合には予後不良を示唆する[38-40]．i(17)(q10)，del(17)(p11.2p13)，der(17)t(17;18)(p11.2;q11)，der(17)t(3;17)(p21;p11) など種々の様式で生じる 17p 欠失は MM の 8〜10%，形質細胞性白血病（plasma cell leukemia：PCL）や骨髄腫細胞株では

約40%に認められるハイリスク染色体異常であり，責任遺伝子として TP53（17p13）が推測されているが確定はされていない[41,42]．予後不良因子としての17p欠失の意義は，これを有するクローンが全MM細胞中で60%以上存在することが重要とする報告もあり，ブランチクローンとしての優位性と病態形成の関連を考えるうえで示唆的である[43]．8q24転座は，25〜60%で14q32の IGH，22q11の IGλ を転座相手とするが，その他，様々な染色体部位を転座パートナーとしうるもので，未治療MMの10〜15%，進行例の45〜50%，細胞株では約70〜90%に認められる[44,45]．MMでは8q24転座の責任遺伝子としては，c-MYC，PVT1 が重要である[46]．

様々な遺伝子点突然変異も二次的イベントとして重要である．NRAS（24%），KRAS（27%），BRAF（4%）の点突然変異は，下流のERK/RSK2経路を恒常的に活性化することで病態形成を促進・修飾するが，これらは個々の症例におけるブランチクローンに認められることがほとんどで，MGUSではきわめてまれである[37,47,48]．TP53 の点突然変異は初発MMの約5%，PCLの約30%，細胞株の約65%に認められ，やはり病態悪化，予後不良との関連が推測される[49]．RNAエディティングを制御する FAM46C，DIS3 の変異も報告されている．

4　MMにおける分子異常の新展開

t(4;14)転座によるMMSET過剰発現によって，DNAメチル化制御異常によるグローバルな遺伝子発現変化が生じることは先述した．これに加え，KDM6A，KDM6B，MLL，HOXA9 などクロマチン修飾因子の異常が報告されている[37,50]．miRNA発現異常に関する知見も集積しつつある．miR-15a，miR-16-1 は染色体13q14に座し，CCND1，CCND2，CDC25A，BCL-2，AKT-3 の発現や，NF-κB経路の活性を抑制するなど多彩な機能を有するが，これらの発現は正常形質細胞やMGUS形質細胞に比し，13q欠失にかかわらずMM細胞で低下している[51,52]．TP53の抑制因子であるMDM2の発現を抑制するmiR-192，miR-194，miR-215の発現もMM細胞において低下している[53]．

5　Molecular classification と臨床病態

MMの多様な分子異常所見と臨床病態をリンク・応用することによる，より効果的な治療戦略の設計が期待される．染色体転座と CCNDs 発現様式に基づいた translocations and cyclin D（TC）分類による8分類[11]，網羅的遺伝子発現解析の結果に基づいて the University of Arkansas for Medical Science（UAMS）の7分類[54]と HOVON-GMMG の10分類[55]は，一見，複雑な印象があるものの，先述した各種の染色体異常や分子異常などの分子病態と臨床病態や治療反応性，生存予後との関連を統合的に理解するうえで意義深く，それぞれ原著を参照されたい（表2-11）．

F● 多発性骨髄腫における染色体異常および遺伝子異常

表 2-11 MM の染色体・分子生物学的分類と特徴

	TCタイプ	遺伝子	頻度(%)	UAMS classification	HOVON-GMMG 分類	特徴
Cyclin D 転座	11q13	CCND1	15	CD-1 (CD20−) & CD-2 (CD20+)	CD-1 & CD-2	✓CD-1タイプ　CR率は高いが持続期間は短い
	6p13	CCND2	2			✓CD-2タイプ　CR率は低いが生存期間長い傾向
						✓CD-1タイプ　アルギニノコハク酸合成酵素発現
	12p13	CCND3	<1			✓CD-1タイプ　CD59陰性
						✓CD-2タイプ　CD20, PAX5発現
						✓11q13転座　ALアミロイドーシス（40%）
						✓11q13転座　ラベリングインデックス低
						✓MS/MFタイプに比し，予後良好
MMSET 転座	4p16	MMSET	15	MS	MS	✓75%でFGFR3高発現
						✓80%で13q染色体異常あり
						✓1q21増幅　高頻度
						✓アルキル化剤による治療では予後不良群
						✓BTZ治療で予後改善
						✓骨病変　比較的低頻度
						✓ISS 病期　高リスク群
MAF 転座	16q23	c-MAF	5	MF	MF	✓C-MAF, MAF-1, MAF-BともにCX3CR1, ITGB7など共通のターゲット分子の発現誘導
	20q12	MAF-B	2			✓DKK1　低発現
	8q24	MAF-A	<1			✓13q染色体異常　高頻度
						✓アルキル化剤による治療では予後不良群
						✓LDH　高値
						✓骨病変　比較的低頻度
						✓ISS 病期　高リスク群
高2倍体	CCND1	CCND1	33	HY	HY CD-1 NF-κB CTA PRL3	✓TRAIL, sFRP3, DKK1, CCR5 高発現
						✓HYタイプ　CD52, CKS1B 低発現
						✓NF-κBタイプ　CD40 高発現，TRAF3 低発現
						✓PRタイプ　高細胞増殖能，70〜80%で分裂期核型異常，1q増幅，β₂MG高値，LDH 高値
	CCND1 +CCND2	CCND1 +CCND2	7	PR	PR CTA	✓LBタイプ　骨病変 20〜30% のみ
						✓PRL3 タイプ　ほぼ全例に骨病変
その他	None	No CCND	2			✓PRL3 タイプ　低リスクであることが多い
						✓CCND発現異常のない場合には，しばしばRb遺伝子欠失
	CCND2	CCND2	18	LB	LB CTA PRL3	✓MS/MFタイプに比べ，予後良好
						✓CTA タイプ　無イベント生存期間　短

BTZ: bortezomib, CR: complete response, ISS: International staging system, Rb: retinoblastoma gene, TC: Translocation and cyclin D, UAMS: the University of Arkansas for Medical Science. UAMS分類: CD: cyclin D (CCND) group, MS: MMSET group, MF: MAF/MAFB group, HY: hyperdiploid group, PR: proliferation group, LB: low bone disease group. HOVON-GMMG 分類: NF-κB: nuclear factor-kappa B group, CTA: cancer testis antigens group, PRL3: protein tyrosine phosphatase PTP4A3 (PRL3) group

■文　献

1) Broderick P, Chubb D, Johnson DC, et al. Common variation at 3p22.1 and 7p15.3 influences multiple myeloma risk. Nat Genet. 2011; 44: 58-61.
2) Weinhold N, Johnson DC, Chubb D, et al. The CCND1 c.870G> A polymorphism is a risk factor for t(11;14)(q13;q32) multiple myeloma. Nat Genet. 2013; in press.
3) Smadja NV, Bastard C, Brigaudeau C, et al. Hypodiploidy is a major prognostic factor in multiple myeloma. Blood. 2001; 98: 2229-38.
4) Fonseca R, Bergsagel PL, Drach J, et al. International Myeloma Working Group molecular clas-

sification of multiple myeloma: spotlight review. Leukemia. 2009; 23: 2210-21.
5) Drach J, Schuster J, Nowotny H, et al. Multiple myeloma: high incidence of chromosomal aneuploidy as detected by interphase fluorescence in situ hybridization. Cancer Res. 1995; 55: 3854-9.
6) Tonon G. Molecular pathogenesis of multiple myeloma. Hematol Oncol Clin North Am. 2007; 21: 985-1006.
7) Onodera N, McCabe NR, Rubin CM. Formation of a hyperdiploid karyotype in childhood acute lymphoblastic leukemia. Blood. 1992; 80: 203-8.
8) Specht K, Haralambieva E, Bink K, et al. Different mechanisms of cyclin D1 overexpression in multiple myeloma revealed by fluorescence in situ hybridization and quantitative analysis of mRNA levels. Blood. 2004; 104: 1120-6.
9) Kuehl WM, Bergsagel PL. Molecular pathogenesis of multiple myeloma and its premalignant precursor. J Clin Invest. 2012; 122: 3456-63.
10) Chesi M, Bergsagel PL. Many multiple myelomas: making more of the molecular mayhem. Hematology Am Soc Hematol Educ Program. 2011; 2011: 344-53.
11) Bergsagel PL, Kuehl WM, Zhan F, et al. Cyclin D dysregulation: an early and unifying pathogenic event in multiple myeloma. Blood. 2005; 106: 296-303.
12) Bergsagel PL, Kuehl WM. Molecular pathogenesis and a consequent classification of multiple myeloma. J Clin Oncol. 2005; 23: 6333-8.
13) Hurt EM, Wiestner A, Rosenwald A, et al. Overexpression of c-maf is a frequent oncogenic event in multiple myeloma that promotes proliferation and pathological interactions with bone marrow stroma. Cancer Cell. 2004; 5: 191-9.
14) Jenner MW, Leone PE, Walker BA, et al. Gene mapping and expression analysis of 16q loss of heterozygosity identifies WWOX and CYLD as being important in determining clinical outcome in multiple myeloma. Blood. 2007; 110: 3291-300.
15) Krummel KA, Roberts LR, Kawakami M, et al. The characterization of the common fragile site FRA16D and its involvement in multiple myeloma translocations. Genomics. 2000; 69: 37-46.
16) Marango J, Shimoyama M, Nishio H, et al. The MMSET protein is a histone methyltransferase with characteristics of a transcriptional corepressor. Blood. 2008; 111: 3145-54.
17) Martinez-Garcia E, Popovic R, Min DJ, et al. The MMSET histone methyl transferase switches global histone methylation and alters gene expression in t(4;14) multiple myeloma cells. Blood. 2011; 117: 211-20.
18) Kang S, Dong S, Gu TL, et al. FGFR3 activates RSK2 to mediate hematopoietic transformation through tyrosine phosphorylation of RSK2 and activation of the MEK/ERK pathway. Cancer Cell. 2007; 12: 201-14.
19) Shimura Y, Kuroda J, Ri M, et al. RSK2 (Ser227) at N-terminal kinase domain is a potential therapeutic target for multiple myeloma. Mol Cancer Ther. 2012; 11: 2600-9.
20) Chesi M, Nardini E, Brents LA, et al. Frequent translocation t(4;14)(p16.3;q32.3) in multiple myeloma is associated with increased expression and activating mutations of fibroblast growth factor receptor 3. Nat Genet. 1997; 16: 260-4.
21) Brito JL, Walker B, Jenner M, et al. MMSET deregulation affects cell cycle progression and adhesion regulons in t(4;14) myeloma plasma cells. Haematologica. 2009; 94: 78-86.
22) Iida S, Rao PH, Butler M, et al. Deregulation of MUM1/IRF4 by chromosomal translocation in multiple myeloma. Nat Genet. 1997; 17: 226-30.
23) Shaffer AL, Emre NC, Lamy L, et al. IRF4 addiction in multiple myeloma. Nature. 2008; 454: 226-31.
24) González D, van der Burg M, García-Sanz R, et al. Immunoglobulin gene rearrangements and the pathogenesis of multiple myeloma. Blood. 2007; 110: 3112-21.
25) Avet-Loiseau H, Li C, Magrangeas F, et al. Prognostic significance of copy-number alterations in multiple myeloma. J Clin Oncol. 2009; 27: 4585-90.
26) Walker BA, Leone PE, Chiecchio L, et al. A compendium of myeloma-associated chromosomal

copy number abnormalities and their prognostic value. Blood. 2010; 116: e56-65.
27) Shaughnessy JD Jr, Zhan F, Burington BE, et al. A validated gene expression model of high-risk multiple myeloma is defined by deregulated expression of genes mapping to chromosome 1. Blood. 2007; 109: 2276-84.
28) Hanamura I, Stewart JP, Huang Y, et al. Frequent gain of chromosome band 1q21 in plasma-cell dyscrasias detected by fluorescence in situ hybridization: incidence increases from MGUS to relapsed myeloma and is related to prognosis and disease progression following tandem stem-cell transplantation. Blood. 2006; 108: 1724-32.
29) Zhan F, Colla S, Wu X, et al. CKS1B, overexpressed in aggressive disease, regulates multiple myeloma growth and survival through SKP2- and p27Kip1-dependent and -independent mechanisms. Blood. 2007; 109: 4995-5001.
30) Inoue J, Otsuki T, Hirasawa A, et al. Overexpression of PDZK1 within the 1q12-q22 amplicon is likely to be associated with drug-resistance phenotype in multiple myeloma. Am J Pathol. 2004; 165: 71-81.
31) Keats JJ, Fonseca R, Chesi M, et al. Promiscuous mutations activate the noncanonical NF-kappaB pathway in multiple myeloma. Cancer Cell. 2007; 12: 131-44.
32) Boyd KD, Ross FM, Walker BA, et al. Mapping of chromosome 1p deletions in myeloma identifies FAM46C at 1p12 and CDKN2C at 1p32.3 as being genes in regions associated with adverse survival. Clin Cancer Res. 2011; 17: 7776-84.
33) Annunziata CM, Davis RE, Demchenko Y, et al. Frequent engagement of the classical and alternative NF-kappaB pathways by diverse genetic abnormalities in multiple myeloma. Cancer Cell. 2007; 12: 115-30.
34) Fonseca R, Harrington D, Oken MM, et al. Biological and prognostic significance of interphase fluorescence in situ hybridization detection of chromosome 13 abnormalities (delta13) in multiple myeloma: an eastern cooperative oncology group study. Cancer Res. 2002; 62: 715-20.
35) O'Neal J, Gao F, Hassan A, et al. Neurobeachin (NBEA) is a target of recurrent interstitial deletions at 13q13 in patients with MGUS and multiple myeloma. Exp Hematol. 2009; 37: 234-44.
36) Walker BA, Wardell CP, Melchor L, et al. Intraclonal heterogeneity and distinct molecular mechanisms characterize the development of t(4;14) and t(11;14) myeloma. Blood. 2012; 120: 1077-86.
37) Chapman MA, Lawrence MS, Keats JJ, et al. Initial genome sequencing and analysis of multiple myeloma. Nature. 2011; 471: 467-72.
38) Chng WJ, Santana-Davila R, Van Wier SA, et al. Prognostic factors for hyperdiploid-myeloma: effects of chromosome 13 deletions and IgH translocations. Leukemia. 2006; 20: 807-13.
39) Shaughnessy J Jr, Tian E, Sawyer J, et al. Prognostic impact of cytogenetic and interphase fluorescence in situ hybridization defined chromosome 13 deletion in multiple myeloma: early results of total therapy II. Br J Haematol. 2003; 120: 44-52.
40) Kiyota M, Kobayashi T, Fuchida S, et al. Monosomy 13 in metaphase spreads is a predictor of poor long-term outcome after bortezomib plus dexamethasone treatment for relapsed/refractory multiple myeloma. Int J Hematol. 2012; 95: 516-26.
41) Drach J, Ackermann J, Fritz E, et al. Presence of a p53 gene deletion in patients with multiple myeloma predicts for short survival after conventional-dose chemotherapy. Blood. 1998; 92: 802-9.
42) Taniwaki M, Nishida K, Takashima T, et al. Nonrandom chromosomal rearrangements of 14q32.3 and 19p13.3 and preferential deletion of 1p in 21 patients with multiple myeloma and plasma cell leukemia. Blood. 1994; 84: 2283-90.
43) Avet-Loiseau H, Attal M, Campion L, et al. Long-term analysis of the IFM 99 trials for myeloma: cytogenetic abnormalities [t(4;14), del(17p), 1q gains] play a major role in defining long-term survival. J Clin Oncol. 2012; 30: 1949-52.
44) Avet-Loiseau H, Gerson F, Magrangeas F, et al. Rearrangements of the c-myc oncogene are present in 15% of primary human multiple myeloma tumors. Blood. 2001; 98: 3082-6.

45) Chng WJ, Huang GF, Chung TH, et al. Clinical and biological implications of MYC activation: a common difference between MGUS and newly diagnosed multiple myeloma. Leukemia. 2011; 25: 1026-35.
46) Nagoshi H, Taki T, Hanamura I, et al. Frequent PVT1 rearrangement and novel chimeric genes PVT1-NBEA and PVT1-WWOX occur in multiple myeloma with 8q24 abnormality. Cancer Res. 2012; 72: 4954-62.
47) Neri A, Murphy JP, Cro L, et al. Ras oncogene mutation in multiple myeloma. J Exp Med. 1989; 170: 1715-25.
48) Rasmussen T, Kuehl M, Lodahl M, et al. Possible roles for activating RAS mutations in the MGUS to MM transition and in the intramedullary to extramedullary transition in some plasma cell tumors. Blood. 2005; 105: 317-23.
49) Chng WJ, Price-Troska T, Gonzalez-Paz N, et al. Clinical significance of TP53 mutation in myeloma. Leukemia. 2007; 21: 582-4.
50) van Haaften G, Dalgliesh GL, Davies H, et al. Somatic mutations of the histone H3K27 demethylase gene UTX in human cancer. Nat Genet. 2009; 41: 521-3.
51) Roccaro AM, Sacco A, Thompson B, et al. MicroRNAs 15a and 16 regulate tumor proliferation in multiple myeloma. Blood. 2009; 113: 6669-80.
52) Corthals SL, Jongen-Lavrencic M, de Knegt Y, et al. Micro-RNA-15a and micro-RNA-16 expression and chromosome 13 deletions in multiple myeloma. Leuk Res. 2010; 34: 677-81.
53) Benetatos L, Vartholomatos G. Deregulated microRNAs in multiple myeloma. Cancer. 2012; 118: 878-87.
54) Zhan F, Huang Y, Colla S, et al. The molecular classification of multiple myeloma. Blood. 2006; 108: 2020-8.
55) Broyl A, Hose D, Lokhorst H, et al. Gene expression profiling for molecular classification of multiple myeloma in newly diagnosed patients. Blood. 2010; 116: 2543-53.

〈黒田純也〉

第3章

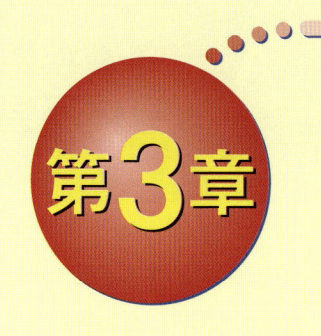

血液疾患の診断
主要徴候と検査値異常の解釈

A 血液疾患診断のための病歴および身体所見のとり方

　血液疾患も含めすべての疾患の診療は，まず病歴を聴取することから始まる．したがって，初診を担当する医師は，どんな場合においても自ら丁寧に病歴を聴取し，ついで全身の理学的所見を正確に把握する必要がある．それらの情報に基づき適切な検査をオーダーし，考えられる鑑別疾患のなかから確定診断を下し，速やかに治療計画を立てる必要がある．

1 病歴聴取

　血液疾患の多くは何らかの徴候や検査値異常により，一般医より専門医に紹介される場合が多い．その際，患者は緊張したり不安感に苛まれていることが多いので，診察医はまず，患者の目を見て自己紹介してから緊張感を解きほぐし，安心と信頼を与えるように努めなくてはならない．

　病歴とは，現病歴，既往歴，家族歴，嗜好，服薬歴などここに至る患者の履歴をまとめたものである．まず，何のために来院したのか主訴をはっきりさせる必要がある．血液疾患の場合は，当然ながら白血球，赤血球，血小板などの血液異常やリンパ節に起因する症状が主体になるので，主訴としては発熱，体重減少，貧血症状，出血症状，リンパ節腫脹などが多い．したがって，これらの自覚症状の出現時期や性状，ここに至る経過を丁寧に聴取する必要がある．病歴聴取の原則は，最初は患者が自由に話せるような質問から始め，徐々に医師の頭に思い描く疾患を想定した質問を行い，診断に必要な情報を得るように努める[1]．同時に，服用している薬剤と症状の関連や既往歴，家族歴，飲酒歴や喫煙歴などの嗜好に関してもきちんと聴取する．病歴をきちんとまとめることで，診断へのプロセスが容易になるので常に丁寧な病歴聴取を心がけ，習慣にすることが大切である．血液疾患の症状に関する病歴聴取のポイントは以下のようであるが，常に想定される疾患を頭に描きながら病歴を聴取することが重要である．

a. 貧血（anemia）

　貧血症状としては，①酸素欠乏による脳，筋肉，心臓などに対する症状（頭痛，めまい，失神発作，易疲労感，狭心痛など），②それらを代償するための症状（動悸，息切れなど）がある．これらの貧血症状がいつごろから出現したのか，どのように進行したのか，現在の程度などをきく．急性出血などで急激に貧血が進行する場合は，貧血の程度がそれ程ひどくなくても強く症状がでることがあるが，慢性に経過する貧血の場合はほとんど症状がない場合も往々にしてあるので注意を要する．

  1）鉄欠乏性貧血：鉄欠乏の原因疾患を想定した病歴聴取が必要である．女性患者の場合，閉経前であれば経血量や月経の周期，不正出血の有無などを聞き，基礎疾患として婦人科疾患の

存在が疑われる場合は婦人科検診受診の有無とその結果も情報として必要である．消化管出血による鉄欠乏も往々にして遭遇するので，黒色便（タール便）の有無，胃腸症状や痔の有無，上部および下部消化管検査を定期的に受診している場合はその結果を聞く必要がある．また，偏食の有無や過度なスポーツをしているかなどの生活歴の聴取も重要である．

2) 巨赤芽球性貧血：胃全摘によるビタミンB_{12}の吸収障害が原因になることが多いので手術歴の聴取は重要である．アルコールの過剰摂取や菜食主義では葉酸欠乏を起こすので，嗜好や食事内容についても聞く必要がある．

3) 二次性貧血：腎疾患，肝疾患，関節リウマチ，悪性腫瘍などの基礎疾患の有無を聞く．

4) 遺伝性球状赤血球症：遺伝性の溶血性貧血が疑われる場合は，家族歴を注意深く聞く必要がある．

5) 再生不良性貧血：薬剤や溶媒などの有機化合物など，外的な要因が原因となることがあるので，職業歴，生活歴の聴取が重要である．

b. 発熱（fever）

発熱は白血病や悪性リンパ腫などの造血器腫瘍の初発症状として最もよくみられる症状である．疾患そのものの病勢による腫瘍熱である場合と白血球減少や免疫不全による感染症の合併によるものがある．特に，好中球減少や高度の免疫不全に伴う感染症では，敗血症によるショックや急速に進行する肺炎などの致命的な合併症による発熱である場合があり，悪寒戦慄，全身倦怠感などの全身症状の有無を確認するとともにバイタルサインのチェックや全身の診察を素早く行い迅速な診断と対応が望まれる．

発熱に関する病歴を聴取する際には，発熱の期間，程度，日内変動，解熱薬の効果，随伴する他の症状などの情報を得る必要がある．発熱のパターンには疾患特有なものがあるが，Hodgkinリンパ腫では数日の有熱期のあとに3～10日の無熱期を繰り返すPel-Ebstein熱を認めることがある．原因不明の発熱，いわゆる不明熱（fever of unknown origin：FUO）も時に遭遇する．不明熱は，38.3℃以上の発熱が3週間以上続き，1週間の入院においても原因不明なものと定義されていたが，最近では外来検査が主体になることが多いので，入院の有無は問わず，3回の外来診療あるいは3日以上のワークアップを行っても原因不明なものと定義されている．

c. 出血傾向（bleeding tendency）

出血傾向は血液疾患の重要な症状の1つであるが，血小板，血液凝固系，血管壁のいずれかの止血機構に異常をきたし，止血しにくい状態である．先天性と後天性の原因に区分されるが，成人の場合は通常後天性の要因を考える．病歴を聴取する場合は，出血症状がいつから，どの部位に，どの程度出現するかを聞く必要がある．既往歴として手術や抜歯時の出血の有無や出産時の異常出血の有無を確認する．さらに，抗血小板薬や抗凝固薬などの薬剤の服用歴の確認も重要である．先行するウイルス感染症の有無は特発性血小板減少性紫斑病（ITP）の診断に重要である．

d. リンパ節腫大/脾腫（lymphoadenopathy/splenomegaly）

表在リンパ節として頸部・腋窩リンパ節が腫脹する際は血液疾患や悪性腫瘍の転移，感染症など

の病的なリンパ節腫脹を考えなくてはならないが，鼠蹊部のリンパ節腫脹は病的意義が少ないことも多い．また，1 cm 以下のリンパ節腫脹は上気道炎，虫歯，アレルギー症状などのちょっとしたことでも腫脹することがある．病歴を聴取する際は，リンパ節腫脹に気づいたきっかけ，日時，大きさ，圧痛の有無，大きさや性状の変化などを聞く．また，薬物の服用歴，動物との接触の有無，海外渡航歴なども情報として必要である．

脾腫を主訴とすることは少ないが，左季肋部の痛みや違和感を自覚した場合は，リンパ節腫脹の場合と同様にきっかけや経過を聞く必要がある．

2 身体所見のとり方

血液疾患の診察においても，他の疾患と同様に全身をあまねく診て的確な診察を心がける必要がある．意識，血圧・脈拍などのバイタルサインから始まり全身を診察するが，特に血液疾患に特有な所見については注意深く所見をとる必要がある．

a. 貧血（anemia）

眼瞼結膜，口腔粘膜，手掌の皮膚の色などから貧血の有無と程度を判断する．鉄欠乏性貧血では匙状爪（spoon nail）を認めることがある．また，貧血が高度になると，機能性雑音として収縮期駆出性雑音や頸部こま音などを聴取することがあるので，循環器系の所見もしっかりと取るようにする．

b. 出血傾向（bleeding tendency）

出血斑の定義として，直径5 mm以下の出血斑を点状出血（petechia），1 cm以上を斑状出血（ecchymosis）という．血小板や血管壁の異常による出血では皮膚に点状出血や斑状出血をきたすが，血友病などの凝固異常による出血では筋肉内や関節内などの深部出血を起こすことを特徴とする．血管壁の異常による出血ではHenoch-Schönlein紫斑病があり，感染，薬剤投与などをきっかけに免疫異常に伴う細小血管炎が病態として考えられる．女性に多く見られる単純性紫斑や高齢者に見られる老人性紫斑は血管の脆弱性に起因する．

c. リンパ節腫大（lymphoadenopathy）

正常リンパ節は直径が1 cm以下なので，1 cm以上の大きさはリンパ節腫大とみなす．リンパ節の見方としては，リンパ節腫大の部位，大きさや数，可動性，圧痛の有無，性状を丁寧に触診する必要がある．一般に，感染によるリンパ節炎では，有痛性で柔らかく，表面が平滑で可動性の場合が多い．これに対し，悪性リンパ腫でのリンパ節は無痛性で硬く，表面はどちらかというと平滑であり，最初は可動性がある場合でも，周囲の組織と癒着すると可動性はなくなる．また，Virchowリンパ節のように悪性腫瘍のリンパ節転移の場合は無痛性で硬く，表面はでこぼこして可動性がない場合が多い．結核性のリンパ節炎では，皮膚表面が自壊したり，波動を触知することがある．このように，リンパ節腫大はその特徴によりかなり診断的価値が高く，鑑別診断に重要なので丁寧に診察する必要がある．

d. 脾腫（splenomegaly）

　正常人では脾腫は触知しないので，左季肋部に脾腫を触知した場合は病的である．診察する場合は，患者を右下横臥位にすると診察しやすい．脾腫を触知しない場合でも，CT検査や超音波検査によってその存在を知ることができるので，治療効果をみる場合などは理学的に脾腫の大きさや性状を記載するとともに画像検査で客観的に記録することも必要である．

■文　献
1) 大滝純司. 患者へのアプローチの基本（医療面接と臨床推論）. In: 矢﨑義雄, 総編集. 内科学. 10版. 東京: 朝倉書店; 2013. p.6-12.

〈木崎昌弘〉

B 貧血の診察と鑑別

　貧血は日常診療で最もよく遭遇する病態の1つである．単位血液あたりの赤血球数，ヘモグロビン濃度，ヘマトクリットの3つの指標があるが，酸素運搬能を考慮すると，ヘモグロビン（Hb）濃度が最も重要な指標である．WHOの貧血の基準から成人男性 13 g/dL 以下，成人女性 12 g/dL 以下，高齢者・妊婦 11 g/dL 以下であれば貧血と診断できる（表3-1）．
　貧血の原因は多様である．何らかの基礎疾患がありその1つの徴候として出現する場合と血液疾患のように造血系に異常があって起きてくる場合がある．しばしば全身精査を必要とし診断に苦慮する場合も多い．また近年，コストを重視した診療活動が求められている．安価，低侵襲で診断に到達できることは患者自身の望みでもある．
　本稿では一般診療において貧血患者が来院したときに特に注意すべき点と，その鑑別診断について述べたい．

1 貧血患者の診察

　まず患者の訴えに注意する．いつから症状が出現したのか，消化器症状の有無（黒色便），女性では月経の状態や子宮筋腫の有無が重要である．食事摂取の有無（過激なダイエット），薬剤の服薬歴，手術歴にも注意する．急激に貧血が進行した場合は自覚症状が顕著であるが慢性の場合は症状に乏しい．
　身体所見では眼瞼結膜に注目する．同時に黄疸をきたす場合もあるため眼球結膜にも注意する．匙状爪は長期にわたる鉄欠乏性貧血を疑う．舌乳頭の高度な萎縮，年齢不相応な白髪は悪性貧血の場合にみられることがある．出血斑，肝脾腫やリンパ節腫脹の有無にも注意が必要である．
　診察室で貧血を疑った後，次に行うべきことは血液検査・画像検査による確定診断である．特に我々は網状赤血球（reticulocyte）数と赤血球恒数に注目し精査を進めている．前者は骨髄における赤芽球の産生能をみるうえで重要であり，後者は詳細な鑑別診断のために必須である．

表 3-1　ヘモグロビン濃度による貧血の基準（WHOによる）

Hb濃度（g/dL）	対象者
≦11	乳幼児，妊婦，高齢者
≦12	学童，成人女性
≦13	新生児，成人男性

2 網状赤血球数

赤芽球が成熟して脱核した直後の赤血球で，1日後には成熟赤血球になる．絶対数を判定することが重要で基準範囲は4～8万/μLである．網状赤血球の増加は赤血球再生起点の盛んなことを示す．抗がん剤投与後の造血回復時には一過性に増加する．持続性に高値の場合には出血あるいは溶血の可能性を考えて出血源の検索や溶血性貧血を疑う．低値の場合は骨髄の産生能の低下した病態，例えば再生不良性貧血等を疑って骨髄検査を施行すべきである．

3 赤血球恒数による貧血の分類

赤血球恒数〔平均赤血球容積（mean corpuscular volume：MCV），平均赤血球ヘモグロビン量（mean corpuscular hemoglobin：MCH），平均赤血球ヘモグロビン濃度（mean corpuscular hemoglobin concentration：MCHC）〕により貧血を3つに分類する．特にMCVが重要である．その他の赤血球恒数は臨床的有用性に乏しい．

　　a．小球性低色素性貧血（MCV：～80 fL）
　　b．大球性貧血（MCV：100～fL）
　　c．正球性正色素性貧血（MCV：80～100 fL）

a. 小球性低色素性貧血（図3-1）

小球性貧血の場合は一般にヘモグロビン合成障害を反映している．代表的疾患は鉄欠乏性貧血（IDA）である．IDAは本邦での鉄摂取量不足もあり，臨床で最もよく遭遇する貧血である．確定診断は鉄代謝マーカーである，鉄，総鉄結合能（TIBC），不飽和鉄結合能（UIBC），フェリチンで行う．診断後，基礎疾患の有無を確認しておく必要がある．基礎疾患として多いのは，成人女性であれば，月経過多，子宮筋腫が多い．男女共通して多い基礎疾患としては消化管出血があるので，便

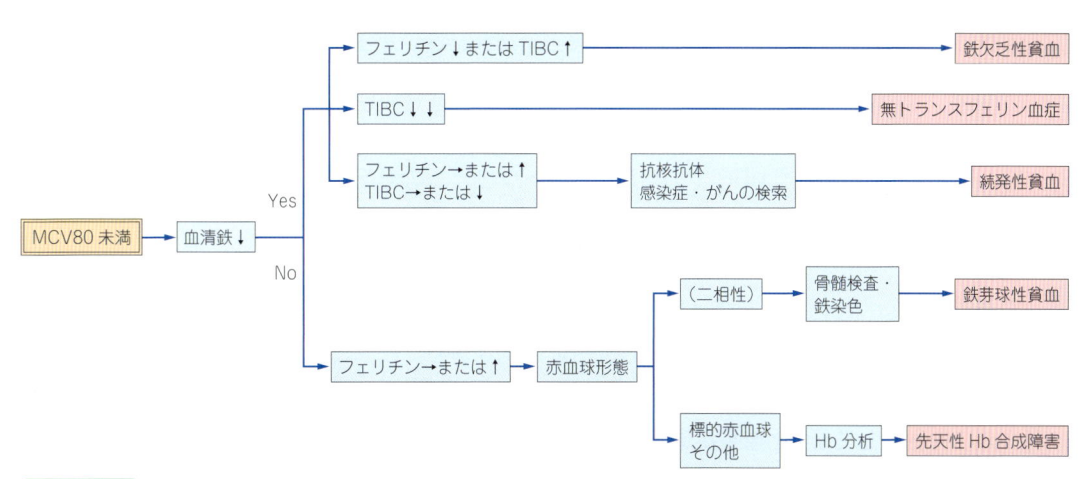

図 3-1　小球性貧血の検査の流れ（通山　薫．In：日本血液学会，編．血液専門医テキスト．東京：南江堂；2011．p.29-32)[1]

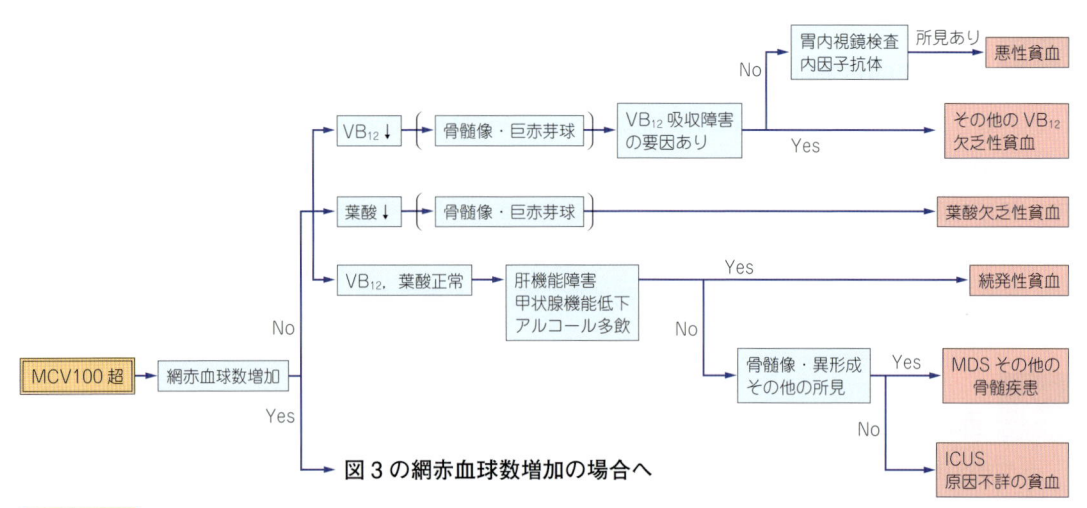

図 3-2 大球性貧血の検査の流れ（通山 薫．In: 日本血液学会，編．血液専門医テキスト．東京: 南江堂; 2011. p.29-32)[1]
VB$_{12}$または葉酸欠乏が明らかな場合は，必ずしも骨髄検査をする必要はない．
MDS: myelodysplastic syndromes（骨髄異形成症候群），ICUS: idiopathic cytopenia of undetermined significance

潜血検査を行い，場合によっては消化管内視鏡検査での精査が必要である．また，慢性炎症（または症候性）の際の続発性貧血でもみられることがある．その他まれではあるが骨髄造血障害である鉄芽球性貧血，先天性ヘモグロビン合成障害であるサラセミア，無トランスフェリン血症でもみられる．

b. 大球性貧血（図 3-2）

網状赤血球数を必ず調べる．網状赤血球数は成熟赤血球よりも大型であるため，増加傾向になると計算上 MCV は高めになるからである．網状赤血球増加がなければ巨赤芽球性貧血を疑う．巨赤芽球性貧血では DNA 合成障害のため，核の成熟が選択的に障害されるが，蛋白合成への影響は軽微と考えられ，未熟な核と成熟した細胞質（核-細胞質成熟解離）を特徴とする大型の巨赤芽球が骨髄中に認められる．巨赤芽球はしばしば成熟な赤血球へ成熟することができずにアポトーシスを起こして骨髄内で崩壊する．これを無効造血と呼ぶが骨髄球系や巨核球系の細胞にも起こる．網状赤血球減少，LDH 高値，間接ビリルビンの増加，ハプトグロビンの低下がみられる．病歴上，胃切除歴の有無，神経症状に注意する．

ビタミン B$_{12}$と葉酸を測定し，低値であればビタミン欠乏性貧血と診断し，ビタミン・葉酸補充により経過をみる．悪性貧血を疑った場合は萎縮性胃炎を合併するため，上部消化管内視鏡検査が必要である．可能なら抗内因子抗体・壁細胞抗体を測定する．ビタミン欠乏性貧血と断定できる場合は，侵襲的な骨髄検査は必要でない．

その他の原因として肝・胆道系疾患（慢性肝炎，肝硬変，閉塞性黄疸），造血不全（再生不良性貧血，骨髄異形成症候群），アルコール依存（大酒家）などがある．肝胆道疾患では DNA の合成遅延，胆汁酸の増加による赤血球膜の脂質組成変化（コレステロールやリン脂質の増加）によって細胞膜

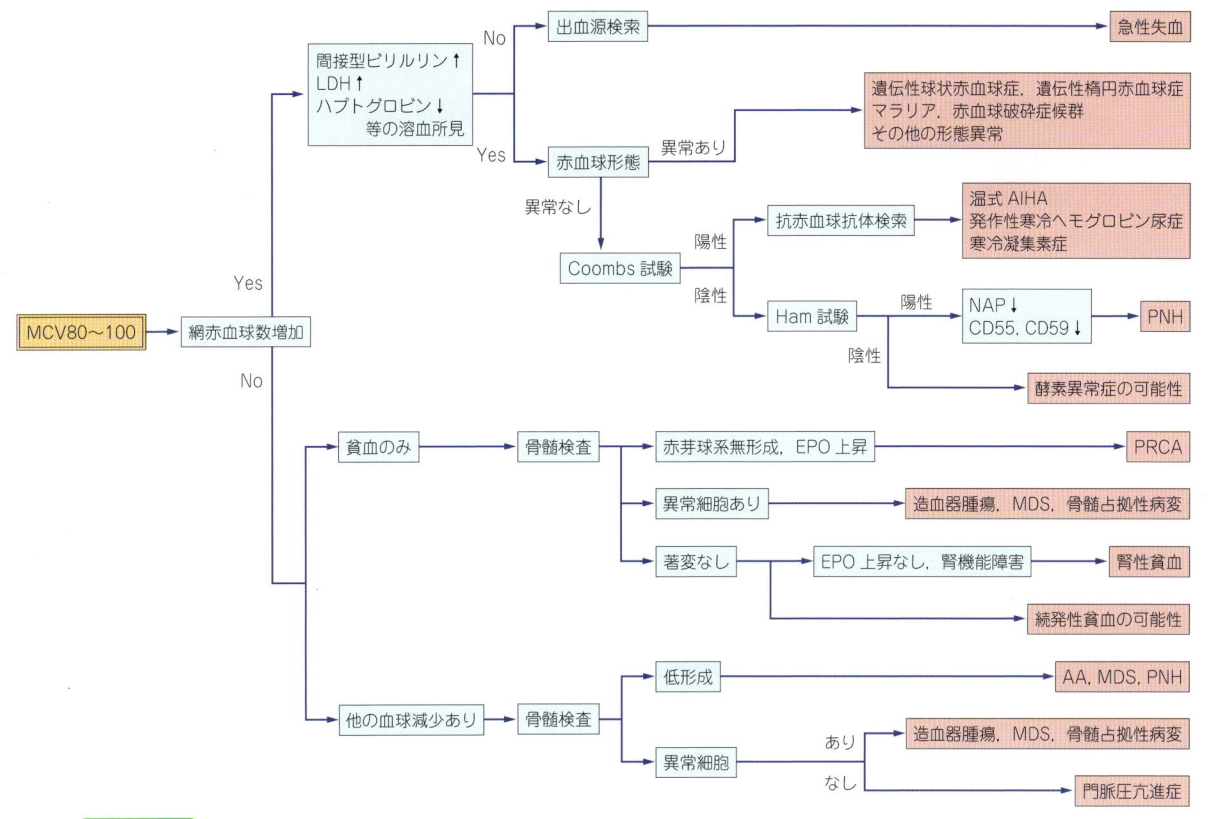

図 3-3 正球性貧血の検査の流れ（通山 薫．In：日本血液学会，編．血液専門医テキスト．東京：南江堂；2011．p.29-32)[1]

AIHA: autoimmune hemolytic anemia（自己免疫性溶血性貧血），NAP: neutrophil alkaline phosphatase（好中球アルカリホスファターゼ），PNH: paroxysmal nocturnal hemoglobinuria（発作性夜間ヘモグロビン尿症），EPO: erythropoietin（エリスロポエチン），PRCA: pure red cell aplasia（赤芽球癆），AA: aplastic anemia（再生不良性貧血）

表面が増大することによって MCV が上昇する．アルコール多飲により葉酸欠乏や肝障害を合併する．溶血性貧血，出血性貧血では骨髄における代償的な造血亢進によって赤芽球の細胞分裂時間の短縮，骨髄内網状赤血球の末梢血への早期流出により MCV は上昇する．

c. 正球性正色素性貧血（図3-3）

さまざまな病態・疾患が含まれる．まず網状赤血球数増加の有無で分類できる．

網状赤血球の増加があれば赤芽球新生には問題ないため，溶血性貧血と急性失血を考える．貧血の進行度合いによっては緊急治療が必要なときもある．溶血所見が明らかであれば赤血球形態に注目し，球状赤血球，破砕赤血球のような特徴的な形態がみられるかどうか末梢血塗抹標本で確認する．一方，Coombs 試験を行い赤血球に対する抗体を持っているかどうか鑑別する．溶血性貧血には蛋白解析や遺伝子診断が必要となる稀少な先天性疾患も含まれる．

網状赤血球数が正常もしくは減少している場合は，貧血のみか他系統の異常（白血球減少，血小板減少）を伴うかで区分する．貧血のみの場合は純赤芽球癆，腎性貧血，続発性（症候性）貧血の

可能性がある．前二者は血中エリスロポエチン濃度で区別できる．2血球減少，あるいは汎血球減少の場合は再生不良性貧血や骨髄異形成症候群（MDS），発作性夜間ヘモグロビン尿（PNH）のような特発性造血障害，造血器腫瘍，骨髄線維症，がんの骨髄転移などの重篤な疾患・病態の可能性が高いので骨髄穿刺が必要である．骨髄生検も可能な限り施行すべきであり，特に骨髄穿刺が dry tap に終わった場合に重要である．現在，PNH において Ham 試験はほとんど施行されなくなり，フローサイトメトリーを用いた CD55, 59 発現の検討が診断の主流となっている．

■文　献

1) 通山　薫. 主要な徴候と検査値異常. 2. 貧血の鑑別. In: 日本血液学会, 編. 血液専門医テキスト. 東京: 南江堂; 2011. p.29-32.
2) 別所正美. 大球性正色素性貧血. medicina. 2008; 45: 2182-4.
3) 本倉　徹. 貧血に関連する検査の選択と結果の読みかた. Medical Practice. 2011; 28: 2088-94.

〈辻岡貴之　通山　薫〉

C リンパ節腫大，肝脾腫の診察と鑑別

a. リンパ節腫大

1）リンパ節腫大の定義
　リンパ節は体表から触知可能な頸部，腋窩，鼠径部などの表在リンパ節と，縦隔，肺門，腹部傍大動脈，腸間膜，腸骨領域などの深部リンパ節とに大別される．各臓器・組織からのリンパ液は，まず近傍の所属リンパ節に流れ込み，免疫反応を起こす．

　リンパ節腫大の一定した定義はないが，リンパ節の大きさが 1〜2 cm 以上の場合に異常とみなされることが多い．悪性リンパ腫の治療効果判定規準では，便宜的に正常の大きさのリンパ節を長径・短径ともに 1 cm 以下のものと定義しているが，長径が 1〜1.5 cm 程度でも扁平なものは病的でないことが多い．また，小児では頸部にリンパ節が触知できるのが正常である．成人でも鼠径部には病的な原因なしに 1 cm 程度のリンパ節を触知することが少なくない．

2）リンパ節腫大の原因
　リンパ節腫大はリンパ節の主な細胞成分であるリンパ球，組織球の反応性あるいは腫瘍性増殖や，がん細胞など本来のリンパ節の成分とは異なる細胞の浸潤，細胞外成分の蓄積などによって起こる．このうちリンパ節腫大の原因として最も多いのが局所の感染症に対する反応性腫大である．リンパ節腫大をきたす代表的な疾患を表 3-2 に示す．

3）リンパ節腫大の患者に対するアプローチ
　リンパ節腫大の原因を確実に調べるためにはリンパ節生検が必要となる．しかし，まずは病歴聴取，診察を行い，一般的な血液検査，画像検査と状況に応じて段階的に検査を進めて，リンパ節生検の適応を判断する（図 3-4）．

■診　察■
　表在リンパ節腫大を主訴とする患者では，まず問診によりリンパ節腫大の経過（発症時期，増大速度，自然縮小の有無），腫大部位の疼痛や全身症状（発熱，体重減少，夜間盗汗，全身倦怠感など）の有無を把握する．悪性腫瘍や自己免疫性疾患の既往，服薬歴の情報も重要である．薬剤と関連したリンパ節腫大としては抗痙攣薬フェニトインによるリンパ節炎や，関節リウマチに対するメトトレキサートに関連した Epstein-Barr virus（EBV）関連リンパ増殖性疾患が有名である．

　次いで身体的診察では腫大リンパ節の性状（大きさ，数，硬さ，周囲組織への固定の有無，圧痛や波動の有無）と分布，肝脾腫，皮疹の有無などを把握する．1 領域に限局する局所リンパ節腫大の場合には，その上流部位に炎症または腫瘍を示唆する所見がないかを確認する．上位頸部のリン

表 3-2 リンパ節腫大をきたす疾患（Armitage JO. Approach to the patient with lymphadenopathy and splenomegaly. In: Goldman L, et al. editors. Cecil Medicine. 23rd ed. Philadelphia: WB Saunders; 2007 より一部改変）

感染症
　細菌（例：**化膿性細菌感染症**，猫ひっかき病，梅毒，野兎病）
　抗酸菌（例：結核，ハンセン病）
　真菌（例：ヒストプラズマ症，コクシジオイデス症）
　クラミジア（例：鼠径リンパ肉芽腫症）
　寄生虫（例：トキソプラズマ症，トリパノソーマ，フィラリア）
　ウイルス（例：**EBV**，サイトメガロウイルス，風疹，肝炎，HIV）

免疫系の良性疾患〔例：**関節リウマチ，全身性ループス**，血清病，フェニトイン等に対する薬剤過敏反応，Castleman 病，Rosai-Dorfman 病（sinus histiocytosis with massive lymphadenopathy），Langerhans 細胞組織球症，**亜急性壊死性リンパ節炎（菊池・藤本病）**，川崎病，木村病〕

免疫系の悪性疾患〔例：慢性・急性リンパ性白血病，**非 Hodgkin リンパ腫，Hodgkin リンパ腫**，アミロイドーシスを伴った多発性骨髄腫，悪性組織球症〕

その他の悪性腫瘍（例：**がんのリンパ節転移**）

蓄積性疾患（例：Gaucher 病，Niemann-Pick 病）

内分泌疾患（例：甲状腺機能亢進症，副腎不全，甲状腺炎）

その他（例：**サルコイドーシス**，アミロイドーシス，**皮膚病性リンパ節炎**）

頻度の高いものを太字で示した．

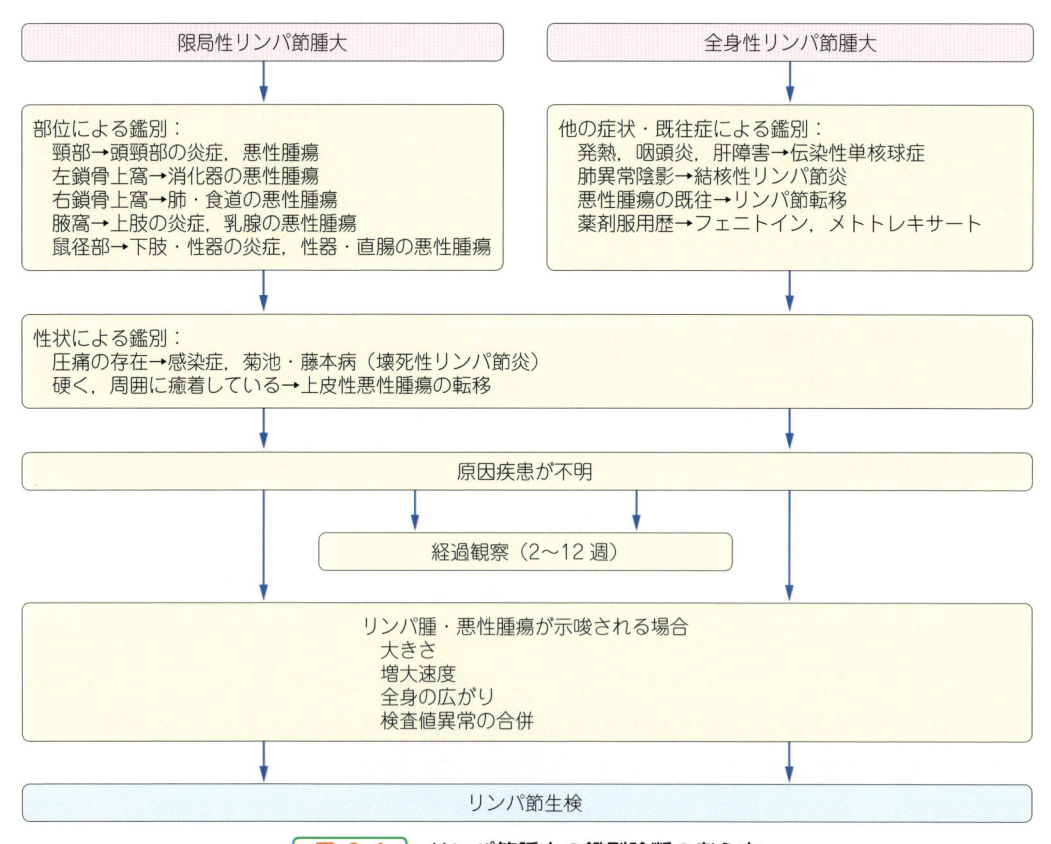

```
限局性リンパ節腫大                           全身性リンパ節腫大
      ↓                                          ↓
部位による鑑別：                          他の症状・既往症による鑑別：
 頸部→頭頸部の炎症，悪性腫瘍              発熱，咽頭炎，肝障害→伝染性単核球症
 左鎖骨上窩→消化器の悪性腫瘍              肺異常陰影→結核性リンパ節炎
 右鎖骨上窩→肺・食道の悪性腫瘍            悪性腫瘍の既往→リンパ節転移
 腋窩→上肢の炎症，乳腺の悪性腫瘍          薬剤服用歴→フェニトイン，メトトレキサート
 鼠径部→下肢・性器の炎症，性器・直腸の悪性腫瘍
      ↓
性状による鑑別：
 圧痛の存在→感染症，菊池・藤本病（壊死性リンパ節炎）
 硬く，周囲に癒着している→上皮性悪性腫瘍の転移
      ↓
           原因疾患が不明
                ↓
           経過観察（2～12 週）
                ↓
     リンパ腫・悪性腫瘍が示唆される場合
        大きさ
        増大速度
        全身の広がり
        検査値異常の合併
                ↓
              リンパ節生検
```

図 3-4　リンパ節腫大の鑑別診断の考え方

パ節腫大が急性の経過で生じた場合，特に圧痛を伴う場合には，まずは歯周疾患や咽頭炎・扁桃炎による反応性リンパ節腫大を考える．一方，下位頸部・鎖骨上リンパ節では反応性腫大は比較的まれであり，固形がんの転移や悪性リンパ腫の可能性が高くなる．硬く，周囲組織に固定したリンパ節では固形がんの転移が示唆される．一方，2領域以上のリンパ節が腫大している場合には全身性リンパ節腫大と定義される．

なお，リンパ節の増大が数日〜数週と速い経過でみられる場合には悪性リンパ腫などの悪性腫瘍の可能性が高くなるが，悪性リンパ腫の中には濾胞性リンパ腫のように数年以上にわたって大きさが変わらないような病型もある．

■一般検査■

リンパ節腫大を認める患者では，血算，白血球分画，血清LDH，肝機能（AST，ALT，ALP，γGTP），CRPなどを確認する．その他の検査（自己抗体，ウイルス抗体，腫瘍マーカーなど）は，年齢などの患者背景や他の症状から考え得る病態に応じて選択する．例えば若年者でリンパ節腫大，咽頭痛，発熱などの特徴的な臨床症状を呈し異型リンパ球上昇，肝機能異常を伴う場合には伝染性単核球症を疑ってEBV抗体価（VCA IgM，EBNA）やhuman immunodeficiency virus（HIV）抗体などを確認する．リンパ節腫大のある患者でLDH高値や血算異常を伴う場合には悪性リンパ腫が鑑別診断の上位にあがる．可溶性インターロイキン2受容体は悪性リンパ腫，特に非Hodgkinリンパ腫や成人T細胞白血病/リンパ腫の腫瘍マーカーとして用いられているが，自己免疫性疾患やウイルス感染症などでもしばしば軽度の上昇が認められ，リンパ腫に特異性の高いマーカーとはいえない．

さらなる精査が考慮される場合には胸部X線，超音波検査，CTスキャンなどの画像検査を行う．画像検査では触診より正確に腫大リンパ節の大きさを評価することができ，触診不能な部位のリンパ節腫大，肝脾腫，その他の病変の有無が評価できる．リンパ節腫大の精査としてCTを行う場合，脈管との判別を容易にするため禁忌事項がない限り造影CTを行うのが一般的である．また体幹部CTでは胸部もしくは腹部に限定せず胸部から骨盤部までの体幹部全体を撮影範囲とすることで病変が網羅的に把握できる．

■リンパ節生検の適応■

リンパ節生検は他の手段でリンパ節腫大の原因が明らかでない場合や，臨床的に悪性リンパ腫が強く疑われる場合などに行う．リンパ節生検は，リンパ節腫大の鑑別診断を進めるうえで鍵となる検査であるが，その適応の決定は慎重に行う必要がある．その理由として，軽度のリンパ節腫大ではリンパ節生検を行っても非特異的な所見しか得られない場合が多いことがあげられる．またリンパ節生検には侵襲とリスクを伴うことにも留意する必要がある．表在リンパ節の生検でも出血，感染症，リンパ嚢腫，神経損傷などのリスクがある．このためリンパ節腫大をきたしうる明らかな基礎疾患がある場合には，まずはこれによるリンパ節腫大と考えて対処することが多い．例えば臨床的に明らかな伝染性単核球症の患者ではリンパ節腫大があっても生検を行わないのが原則である．同様に重症のアトピー性皮膚炎の患者で表在リンパ節腫大がみられた場合には，皮膚病性リンパ節症をまず考える．ただしリンパ節腫大をきたす基礎疾患がある場合でも，非典型的な経過を示した場合にはリンパ節生検を考慮すべきである．一方，明らかな原因がなく3cm以上の無痛性のリンパ節腫大が認められた場合には，リンパ腫やがんの転移を含む悪性腫瘍が鑑別診断の上位にあがる

表 3-3　脾腫をきたす疾患（Armitage JO. Approach to the patient with lymphadenopathy and splenomegaly. In: Goldman L, et al. editors. Cecil Medicine. 23rd ed. Philadelphia: WB Saunders; 2007 より一部改変）

感染症
　細菌（例：感染性心内膜炎，ブルセラ症，梅毒，チフス，化膿性膿瘍）
　抗酸菌（例：結核）
　真菌（例：ヒストプラズマ症，トキソプラズマ症）
　寄生虫（例：マラリア）
　リケッチア
　ウイルス（例：EBV，サイトメガロウイルス，HIV，肝炎）
免疫系の良性疾患（例：Felty 症候群を合併した関節リウマチ，全身性ループス，フェニトイン等に対する薬剤過敏反応，Langerhans 細胞組織球症，血清病）
免疫系の悪性疾患（例：急性・慢性骨髄性白血病，急性・慢性リンパ性白血病，非 Hodgkin リンパ腫，Hodgkin リンパ腫，原発性マクログロブリン血症，悪性組織球症）
他の悪性腫瘍
うっ血性脾腫（例：肝疾患または脾静脈・門脈血栓症による門脈圧亢進症）
血液疾患（例：自己免疫性溶血性貧血，遺伝性球状赤血球症，サラセミア，髄外造血）
蓄積性疾患（例：Gaucher 病）
内分泌疾患（例：甲状腺機能亢進症）
その他（例：サルコイドーシス，アミロイドーシスなど）

ので，リンパ節生検の適応があると考えてよい．特にリンパ節の増大が数日の経過でみられる場合や，全身症状や，血算異常，LDH 高値などの検査値異常を伴う場合には，なるべく早期にリンパ節生検を行う方がよい．これよりも小さいリンパ節腫大については，上記と同様の問診・診察・一般検査を行った上で 2〜8 週間後に経過観察を行う．リンパ節腫大が持続したり，増大傾向を示したりする場合や，画像検査でより大きいリンパ節腫大が深部に認められた場合にはリンパ節生検の適応を考える．

　健康診断としての画像検査で，胸部・腹部のリンパ節腫大が偶然認められた場合にも上記と同様のアプローチをとる．腸間膜や傍大動脈領域に 2〜3 cm を超える大きさのリンパ節腫大が認められた場合，消化管悪性腫瘍の他，リンパ腫が鑑別診断の上位にあがる．他にアプローチが容易な部位に病変がなければ腹腔鏡下もしくは開腹によるリンパ節生検の適応を考慮する．

b. 脾　腫

　脾臓は最大のリンパ組織で，抗体を産生するとともに抗体が結合した細菌および血球を除去する免疫装置としての役割を持つ．正常の脾臓の大きさの明確な基準はないが，小児や痩せた人以外で脾臓が触知できる場合には脾腫があると考えてよい．

　脾腫の最も多い原因は肝硬変・門脈圧亢進症であるが，その他に腫瘍性・非腫瘍性のさまざまな疾患が脾腫の原因となりうる（表3-3）．季肋下数 cm 以上に及ぶ巨大な脾腫では造血器腫瘍が鑑別診断の中心となる．リンパ系腫瘍では脾辺縁帯リンパ腫，ヘアリー細胞白血病，慢性リンパ性白血

病・小リンパ球性リンパ腫，リンパ形質細胞リンパ腫などのインドレントB細胞腫瘍の他，血管内大細胞型B細胞リンパ腫，肝脾T細胞リンパ腫で脾腫が特徴的にみられる．骨髄系腫瘍では慢性骨髄性白血病，慢性骨髄単球性白血病や，真性多血症，骨髄線維症などの骨髄増殖性腫瘍などで脾腫をきたしやすい．

　巨大脾腫のため腹部膨満感が強い場合や，脾腫の原因の確定が必要な場合には脾摘を考慮する必要がある．脾摘は患者にとって負担となり，特に巨脾の摘出にはリスクを伴うため，他部位からの生検が優先される．脾腫を伴う造血器腫瘍では骨髄にも腫瘍細胞がみられることが少なくないため，骨髄穿刺・生検により診断が可能なこともある．なお脾臓の経皮的針生検は出血のリスクが高く，これまで禁忌とされてきたが，最近，その報告が増えている．

■文　献

1) Bazemore AW, Smucker DR. Lymphadenopathy and malignancy. Am Fam Physician. 2002; 66: 2103-10.

〈伊豆津宏二〉

D 出血傾向の診察と鑑別

a. 出血傾向の症状

出血傾向の原因は，大別すると3つに分けられる．
1) 血小板数の減少によるあるいは機能低下によるもの（一次止血異常），
2) 凝固因子欠乏によるもの（二次止血異常），
3) 血管脆弱性によるもの，

である．それぞれに症状の出現形式が異なっている．血小板数減少（免疫性血小板減少性紫斑病等）・機能低下によるものには，点状出血などの表面的な症状をきたしやすい．凝固因子欠乏（血友病等）による出血症状は，皮下出血さらに筋肉内出血あるいは関節腔内出血等，深部の出血症状が特異的である．血管脆弱性による出血症状は女性に多いとか，アレルギー性血管炎が原因の場合（Schönlein-Henoch症候群等）の多くは，上気道感染後に腹痛を生じ，左右対象の紫斑，点状出血が下肢伸側に生じやすいという特徴がある．

一方，先天性疾患あるいは後天性疾患を考える必要がある．出血傾向が生まれたときや小児期から生じているのか，大人になって生じたのか，家族性に出血症状を伴うものかどうかなどについての問診（現病歴，家族歴）を大事にしなければならない．既往歴として抜歯，出産時の異常出血，女性であれば生理期間が異常に長い，量が多い等を確認する．出血性疾患を伴う乳児，幼児の特徴もしっかりと把握する必要がある．正常でも，出産時の外傷の結果，小さな頭部血腫や点状出血を生じることもある．大きな頭部血腫が次第に増大していくような場合は血友病を考慮に入れるが，後天性の出血傾向疾患，例えば，ビタミンK欠乏症の場合にも生じるので，鑑別が必要となる．先天性凝固異常疾患をもつ乳児の多くは，乳児期に有意な出血を引き起こさないことが多い．例えば，血友病の乳児の1/3未満，他の凝固異常の乳児の10％未満の乳児しか，生後1週間では出血症状をきたさない．血腫などができるのは，子どもが動き回るようになってからであるし，出血性関節症は3，4歳までは生じない．また，服薬している薬について（薬剤歴）も詳細に聞かねばならない．最近は，抗血小板薬やワルファリン製剤なども日常茶飯事に使われている．例えば急性型の免疫性血小板減少性紫斑病では，先行するウイルス感染が契機となることが多いので，出血傾向が出現する前にウイルス感染などの先行感染があったかどうかも参考になる．

以上のことを総合的に判断し，出血傾向検査の結果で，出血傾向をもつ疾患の鑑別を行うべきである．血管あるいは血小板異常による出血傾向と凝固以上による出血傾向の鑑別についてのまとめを示す（表3-4）．

表 3-4 血管や血小板異常あるいは血液凝固異常による出血傾向症状（Rodgers GM, et al. Wintrobe's clinical hematology. 12th ed. Table 49-1, p.1274 を改変）

症状	血管・血小板異常	血液凝固異常
点状出血	特徴的	まれ
斑状出血	特徴的	よく起こる
	小さい，多発	大きい，孤立
深部出血	まれ	特徴的
出血性関節症	まれ	特徴的
遅発性出血	まれ	よく起こる
表在性切り傷や擦過傷による出血	持続する	最小
性別	比較的女性に多い	遺伝性のものは多くが男性
家族歴	まれ	よく起こる

b. 出血傾向検査

表 3-5 にそれぞれの場合の考えられる疾患を提示する．

血小板数を測定する場合は，抗凝固薬として EDTA を使用しているので偽性血小板減少を示すことがある．採血後，in vitro で血小板凝集を引き起こすため，血小板数は正常にもかかわらず，測定値は血小板減少を示すことがある．末梢血塗抹標本を確認すると一目瞭然である．最近の血球自動分析計では，MPV（平均血小板容積）を測定することが可能となっている．血小板の turnover（回転率）が増している場合つまり血小板産生が増加している場合や Bernald-Soulier 症候群の患者では，MPV 値が大きい．小球性の血小板が存在する場合は，Wiskott-Aldrich 症候群のような遺伝的血小板減少症を疑う．

他の検査は第 4 章 G の血小板機能検査，凝固線溶系検査の項（163 頁）で詳しく述べられるので，詳細については省略する．

c. 鑑別診断

スクリーニング検査：最初の検査は，臨床症状からみた情報によって選択されるべきであるが，多くの場合は，つぎの 3 つのスクリーニング検査によってだいたいの方向性が決定される．血小板数，活性化部分トロンボプラスチン時間（activated partial thromboplastin time：APTT），プロトロンビン時間（prothrombin time：PT）である．APTT は凝固系カスケードのなかで内因性凝固因子（Ⅷ，Ⅸ，Ⅺ，Ⅻ因子）と共通系凝固因子（Ⅰ，Ⅱ，Ⅴ，Ⅹ因子）の活性に影響を受ける．一方，PT は外因系凝固因子（Ⅶ因子）と共通系凝固因子に影響を受ける．軽症の第Ⅷ因子欠乏症，第Ⅸ因子欠乏症，Ⅺ因子欠乏症では，APTT が延長しないかもしれないので注意が必要である．一方，Ⅻ因子欠乏症，プリカリクレイン欠乏症，高分子キニノーゲン欠乏症は APTT が延長するにもかかわらず，通常出血症状を起こさない．ⅩⅢ因子欠乏症は APTT も PT も延長しない．しかも打撲後の皮下出血

表 3-5　スクリーニング検査による鑑別診断（Rodgers GM, et al. Wintrobe's clinical hematology. 12th ed. Table 49-3, p.1282 を改変）

検査値の異常	よくある	まれ
PTのみ延長	後天性第Ⅶ因子欠乏症（初期の肝疾患，初期のビタミンK欠乏症，初期のワルファリン治療）	先天性第Ⅶ因子欠乏症 第Ⅶ因子インヒビター
APTTのみ延長	先天性第Ⅷ因子欠乏症 先天性第Ⅸ因子欠乏症 先天性第ⅩⅠ因子欠乏症 上記因子のインヒビター von Willebrand 病（VWD）	Lupus のインヒビター
PT延長，APTT延長	ビタミンK欠乏症，肝疾患，ワルファリン投与時，ヘパリン投与時	第Ⅹ因子欠乏症 第Ⅴ因子欠乏症 第Ⅱ因子（プロトロンビン）欠乏症 第Ⅰ因子（フィブリノゲン）欠乏症 上記因子のインヒビター DIC，Lupus のインヒビター
PT延長，APTT延長，血小板数減少	DIC，肝疾患	
血小板数のみ減少	血小板破壊亢進 血小板産生低下 脾機能亢進症	Wiskott-Aldrich 症候群 Bernard-Soulier 症候群
いずれも正常	軽症の VWD 尿毒症や抗血小板薬使用時	先天性第ⅩⅡ因子欠乏症 軽症の第Ⅷ，Ⅸ，ⅩⅠ因子欠乏症 hereditary hemorrhagic telangiectasia allergic purpura，壊血病

などの遷延性出血と頭蓋内出血，臍帯血出血を特徴とする疾患であるので，病歴を詳細にとることが重要である．この欠乏症を疑ったのであれば，フィブリン塊溶解試験（ⅩⅢ因子欠乏症によって生じる不安定なフィブリンが尿素液やモノクロル酢酸溶液中で速やかに溶解する）を行う．確定診断には，ⅩⅢ因子活性や抗原量を測定することが必要である．

　先天性血小板減少症の鑑別診断を図 3-5 に示す．血小板減少を認めれば，まず骨髄検査を行い，骨髄巨核球欠損〜減少あるいは増加しているかを判断する．前者であれば先天性再生不良性貧血以下3つの疾患を鑑別する．一方，後者であれば，血小板サイズが，小，正常，大かを判断する．血小板サイズが小であれば，Wickott-Aldrich症候群を考慮する．正常であれば，von Willebrand病（VWD type Ⅱb），家族性血小板減少症を考慮する．大であれば，血小板機能検査を行い，異常であれば，Bernald-Soulier症候群を，正常であればMYH-related thrombocytopenic syndromeを考慮する．

　一方，血小板数が正常であるにもかかわらず，血小板機能が異常であるために出血傾向を示すことがある．これらの疾患は，大変まれである．粘着・凝集に関わる血小板レセプター異常症—Glanzmann's thrombasthenia（GP Ⅱb/Ⅲa 欠損）や血小板型 von Willebrand 病，コラーゲンレセプター異常症，ADPレセプター異常症，血小板放出異常症，例えば血小板放出顆粒異常（ストレージプール病：Hermansky-Pudlack 症候群や gray platelet syndrome）などであるが，それぞれに，血小板の

D● 出血傾向の診察と鑑別

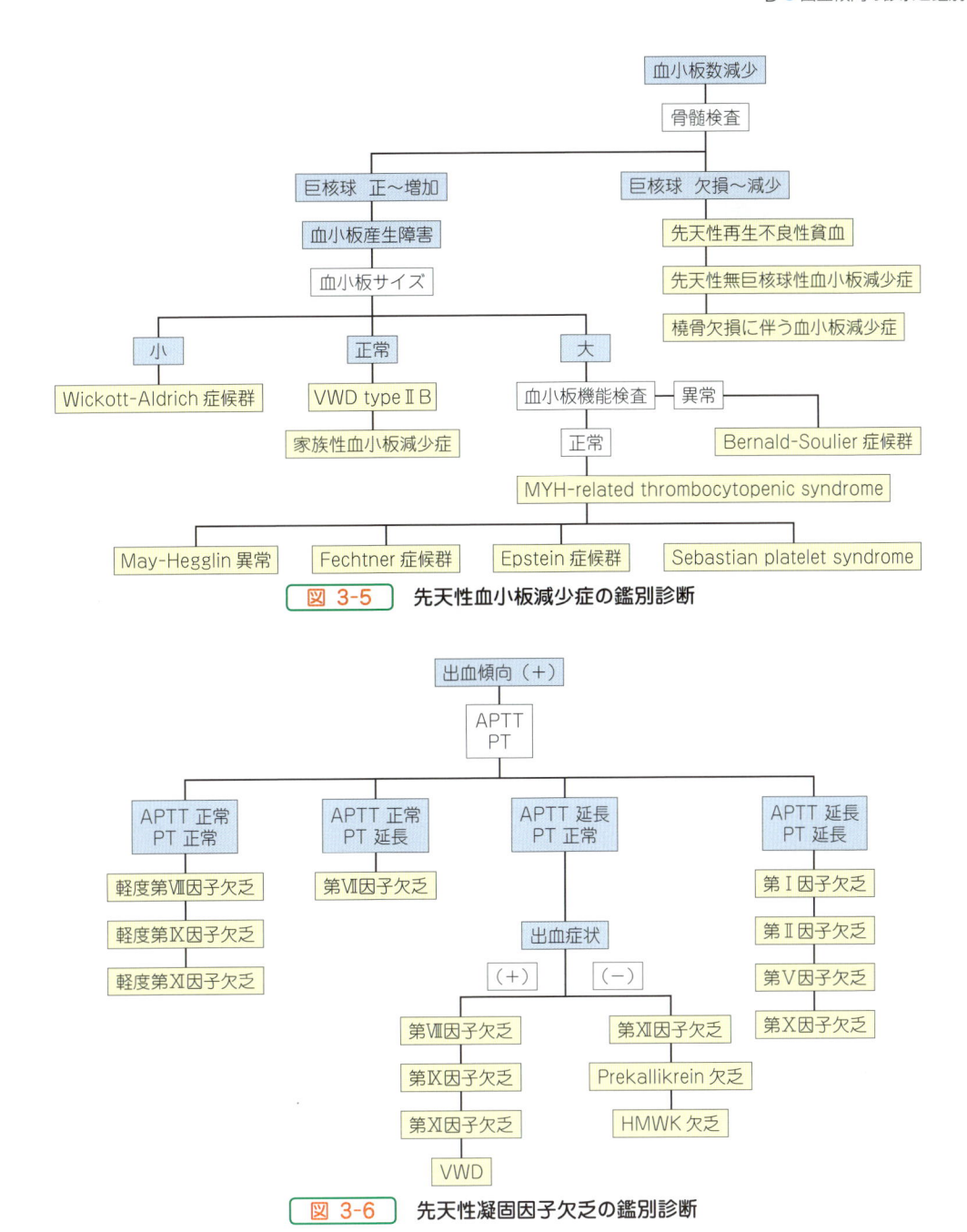

図 3-5　先天性血小板減少症の鑑別診断

図 3-6　先天性凝固因子欠乏の鑑別診断

特徴あるいはその他の付随症状などがあるので，それを見逃さずに鑑別診断を行っていく必要がある．

　出血傾向を認め，スクリーニング検査（APTT，PT）で異常を示す場合の鑑別を図 3-6, 7 に示す．
- PT のみが延長：後天性第Ⅶ因子欠乏症（初期の肝疾患，初期のビタミンK欠乏症，初期のワルファリン治療）あるいはまれだが第Ⅶ因子インヒビター，先天性第Ⅶ因子欠乏症などを考慮する．
- APTT のみの延長：先天性第Ⅷ因子欠乏症，先天性第Ⅸ因子欠乏症，先天性第ⅩⅠ因子欠乏症ある

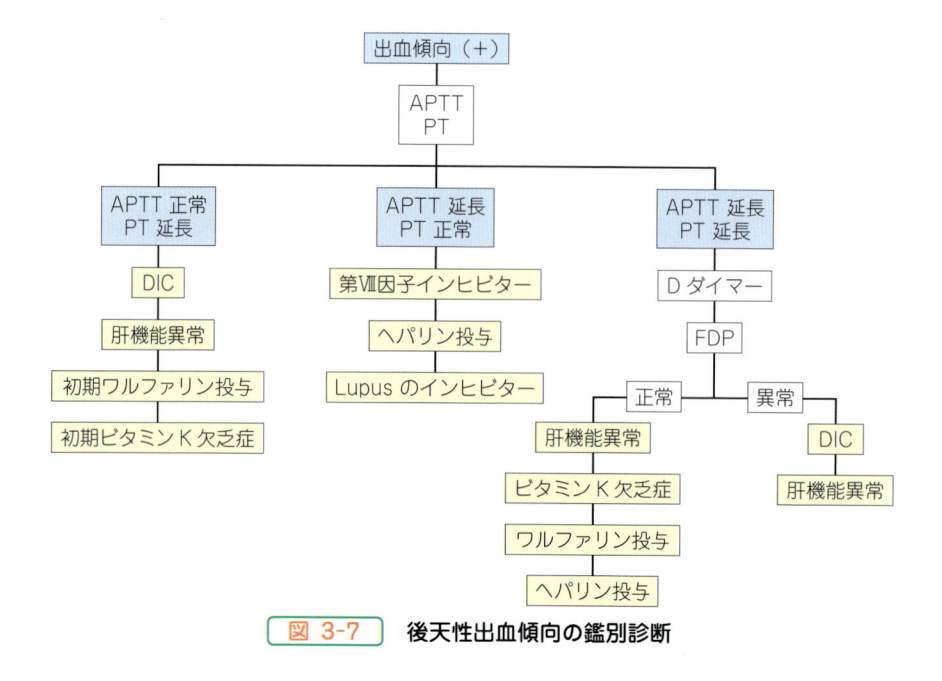

第 3 章 ● 血液疾患の診断：主要徴候と検査値異常の解釈

```
                    出血傾向（＋）
                       APTT
                        PT
    ┌──────────────────┼──────────────────┐
  APTT 正常           APTT 延長           APTT 延長
  PT 延長             PT 正常             PT 延長
    │                   │                   │
   DIC            第Ⅷ因子インヒビター      D ダイマー
    │                   │                  FDP
  肝機能異常        ヘパリン投与          ┌──┴──┐
    │                   │               正常    異常
 初期ワルファリン投与   Lupus のインヒビター │      │
    │                                 肝機能異常  DIC
 初期ビタミン K 欠乏症                    │      │
                                   ビタミン K 欠乏症  肝機能異常
                                        │
                                     ワルファリン投与
                                        │
                                     ヘパリン投与
```

図 3-7 後天性出血傾向の鑑別診断

いはこれらの因子のインヒビター，von Willebrand 病（VWD），まれだが，Lupus のインヒビターを考える．
- PT 延長，APTT 延長：ビタミン K 欠乏症，肝疾患，ワルファリン投与時，ヘパリン投与時，まれだが第X因子，第V因子，第Ⅱ因子（プロトロンビン），第Ⅰ因子（フィブリノゲン）欠乏症あるいはインヒビター，DIC，Lupus のインヒビターを考える．
- PT 延長，APTT 延長，血小板数減少：DIC，肝疾患を考える．
- いずれも正常：軽症の VWD，尿毒症や抗血小板薬使用時，まれだが，先天性第ⅩⅢ因子欠乏症，軽症の第Ⅷ，Ⅸ，Ⅺ因子欠乏症を考える．

最後に

出血傾向を示す疾患の診察・鑑別診断においては，詳しく病歴をとること，患者の出血症状を自分の目で確かめることから始まり，理論的な考え方にのっとって検査を進めることが大切である．必ずしも教科書に載っているような完全なデータを示すことはないが，疾患の病態生理を考えれば，納得がいく症例が多いのではないかと思っている．

■ 文　献

1) Rodgers GM, Lehman CM. Chapter 49 Diagnostic approach to the bleeding disorders. In: Greer JP, Foerster J, Rodgers GM, et al. editors. Wintrobe's clinical hematology. 12th ed. Philadelphia: Wolters Kluwer/Lippincott Williams & Wilkins; 2009. p.1273-88.
2) 桑名正隆．血小板の量的異常．In：浅野茂隆，池田康夫，内山　卓，編．三輪血液病学．東京：文光堂；2006. p.1627-50.
3) 藤村欣吾．血小板の機能異常．In：浅野茂隆，池田康夫，内山　卓，編．三輪血液病学．東京：文光堂；2006. p.1650-72.

〈石田陽治〉

E 血栓傾向の診察と鑑別

1 概念と病態生理

　血栓症には動脈血栓症と静脈血栓症があるが，両者の成立メカニズムは必ずしも同一ではない．動脈血栓症は主に血管の硬化病変を基礎に発症することが多く，動脈硬化の危険因子として高血圧，高脂血症，糖尿病などがあげられる．血栓傾向（thrombophilia）とは，広義にはこれらの危険因子を有する場合も含めるが，一般的にはこれら危険因子以外の基礎疾患を指す場合が多い．本稿では thrombophilia の基礎疾患病態を中心に解説する．

　血栓症成立には多くの場合，その前状態が存在すると考えられている．しかし必ずしもこれらを症候や臨床検査でとらえられるケースは少なく，むしろ，以下に解説するような原因が見つからないことのほうが多い．

　生体における血栓形成は血小板粘着・凝集反応と血液凝固メカニズムの協調的機能で成立するが，動脈血栓症成立には血小板機能が主役を演じる．一方，静脈血栓症は血液凝固によるフィブリン血栓が中心で，血液凝固因子の活性化，凝固阻止因子の低下ならびに線溶因子の低下が密接に関連すると考えられている．

　表 3-6，7 に代表的な血栓性素因を示す．動脈血栓症（表 3-6）は，まず基礎疾患として，①血管の硬化性病変，②血液粘稠度の上昇，③不整脈や弁膜症の心疾患，④血管炎などの炎症性疾患の存否を検討する必要がある．高血圧，高脂血症，糖尿病などに加えて喫煙や，女性の場合には閉経によるホルモンバランスの破綻も動脈硬化性病変の進展を助長することが知られている．また，高ホモシステイン血症が冠動脈疾患の危険因子であることも知られている．多血症，血小板増加症や脱水による血液粘稠度の上昇や，全身性エリテマトーデス（SLE）をはじめとした自己免疫疾患にみられる血管炎なども，動脈血栓症の基礎疾患としての頻度が高い．

　静脈血栓症（表 3-7）を発症する病態は，血液凝固亢進状態とも考えられ，先天性凝固阻止因子の欠乏症や異常症もしばしば見られるほか，静脈うっ滞や長期臥床，妊娠，薬剤などの後天性の要因による場合も多くみられる．

　図 3-8 に凝固阻止因子とその作用機序を示す．特に重要なのはアンチトロンビン（AT），プロテイン C（PC），プロテイン S（PS）の活性低下である．AT はトロンビンや活性型凝固第 X 因子（FXa）を，PC は活性型凝固第 V 因子（FVa）と活性型凝固第 VIII 因子（FVIIIa）を不活化する．PS は PC の補酵素である．これらのいずれか 1 つが 50％程度に低下すると（ヘテロ欠乏症），血栓傾向を生じるが，発症は通常 30〜40 代以降の成人で，特に静脈うっ滞や長期臥床，妊娠，手術などの後天的要因が加わり発症することが多い．欧米では Factor V Leiden 変異に伴う活性型プロテイン C 低反応（APC resistance）やプロトロンビン遺伝子多型による静脈血栓症のリスクが提唱されているが，日

表 3-6　動脈血栓症の基礎疾患

1. 動脈硬化性疾患
    - 高血圧
    - 高脂血症
    - 糖尿病
    - 喫煙
    - 加齢
    - 閉経
    - 高ホモシステイン血症
2. 血液粘稠度の上昇
    - 脱水
    - 骨髄増殖性疾患（本態性血小板血症，真性多血症）
    - 血管炎
3. 生体内異物
    - 人工弁，血管置換術後
4. 血流の異常
    - 心房細動，大動脈弁狭窄症，など
5. その他
    - 異常フィブリノゲン血症

表 3-7　静脈血栓症の基礎疾患

1. 凝固阻止因子の低下
    - アンチトロンビン欠損（異常）症
    - プロテインC欠損（異常）症
    - プロテインS欠損（異常）症
    - Factor V Leiden 変異（APC レジスタンス）（日本人に報告なし）
2. うっ血（血流のうっ滞）
    - 妊娠，出産
    - 長期臥床
3. 組織因子の産生，放出
    - 外傷
    - 手術（特に整形外科，腹部外科，産婦人科）
    - 悪性腫瘍
    - 薬剤（経口避妊薬など）
4. 凝固因子活性の上昇
    - プロトロンビン遺伝子多型 G20210A（日本人に報告なし）
5. その他
    - 異常フィブリノゲン血症
    - プラスミノゲン異常症
    - 発作性夜間血色素尿症

本での報告はない．異常フィブリノゲン血症は分子異常によるフィブリン分解障害の結果，血栓傾向をきたすと考えられている．

E ● 血栓傾向の診察と鑑別

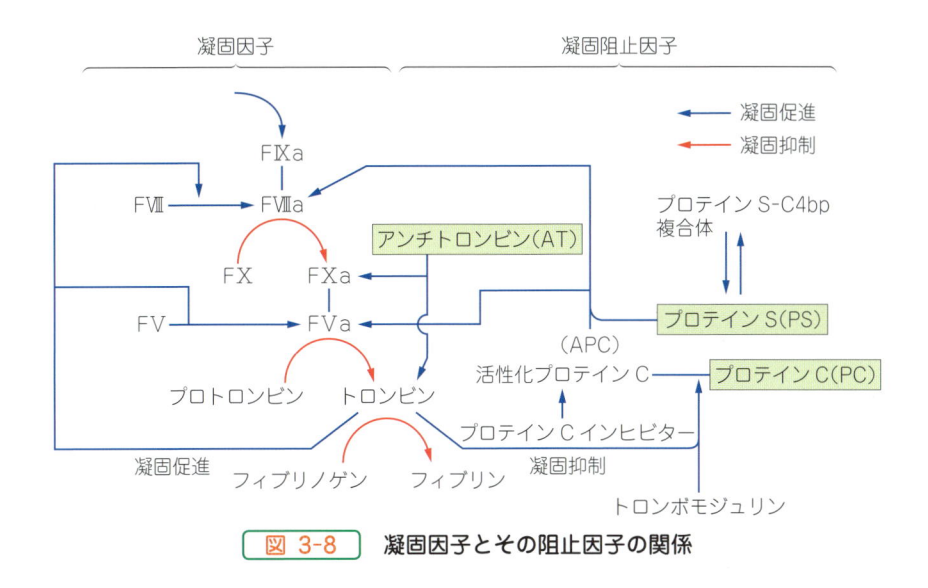

図 3-8 凝固因子とその阻止因子の関係

2 診断と鑑別

　反復する血栓症や家族内発生を示す血栓症，他に危険因子のない若年者の血栓症をみたら，まず血栓性素因を疑い原因の診断に努める．

　血栓性疾患の診断にはまず問診が重要である．動脈血栓症（虚血性心疾患，脳梗塞など）に対する危険因子の同定，家族歴，嗜好歴を含む生活歴の聴取は必須である．後天性の要因が大部分を占める動脈血栓症は基礎疾患が多彩であり，診断を確定するのは容易ではない．一方，先天性血栓性素因では50歳以下で静脈血栓症（下肢深部静脈血栓症，肺血栓塞栓症）を発症し，反復性で家族性が見られる．また発症誘因（長期臥床，妊娠，手術等）が認められることが多い．また通常では見られない部位での静脈血栓が特徴的である．AT, PC, PSなどの欠乏症であっても，生涯血栓症を発症しない人も存在するため，症状の有無だけでは正確な診断ができない可能性があり，当該因子の測定ならびに遺伝子検査が必要な場合が多い．

　易血栓性に共通の検査所見としてAPTTの短縮，FDPの上昇，血小板機能（凝集能）の亢進などが認められるが，必ずしも特徴的でないことが多い．むしろそれぞれの疾患に対して検査を行い，鑑別することが必要である．先天性血栓性素因を疑う場合，通常の検査に加えてまずAT, PC, PS, プラスミノゲン，フィブリノゲンなどの活性を測定する．抗原量のみの測定の場合，分子異常症を見落とすことがあり注意を要する．診断がつかなければ，さらにヘパリンコファクターII, α_2プラスミンインヒビター，プラスミノゲンアクチベータインヒビター-1などを測定するが，これらの異常が原因となることはごくまれである．

■文　献
1) 村田　満. 血栓性疾患への診断のアプローチ. In: 柴田　昭. エッセンシャル血液病学. 5版. 東京: 医歯薬出版; 1999. p.224-6.
2) 山崎雅英. 血栓性疾患を診た時の考え方. 日本血栓止血学会誌. 2009; 20; 481-3.

〈松井英人　杉本充彦〉

第4章

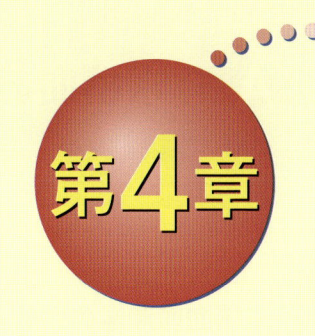

血液疾患診断のための臨床検査

A 末梢血および骨髄穿刺/骨髄生検

1 末梢血血液像の観察と正常末梢血液像

　末梢血液薄層塗抹標本は，血球の量と質に関する様々な情報を得ることができる貴重なものである．本稿では筆者らが日常的に実施している手順と留意点を記述する．

● a. 観察に適した標本

　標本観察に際して標本の状態が悪いと，観察し難いばかりか判定を誤る恐れがある．標本の塗抹・染色状態が良好であることは，標本からの情報を適切に認識・判断するうえで必須条件である．

1）塗抹状態と外観

　塗抹方法は一般的には手引き法（またはウェッジ法，ストリッヒ法）と表現されている用手法が一般的であるが，遠心力を利用して塗抹したスピン法またはスピナー法（図4-1，塗抹標本の比較参照）もある．近年の大型全自動血球分析装置に付属している自動塗抹標本作製部分は，手引き標本と同様の原理で塗抹されたのち染色までが自動で完了する機器が多く，機器による標本作成と染色は検査室の省力化と種々の感染性病原体からの接触が避けられるのでその有用性は高いが，どの施設でもこのような大型機器が使用可能とは限らないので，用手法による標本作成もときとして重要である．図4-1に塗抹標本の状態を示すが，手引き法の場合塗抹の長さはスライドガラスの有効面積の1/2以上～2/3までが望ましい．スピナー標本では手引き法と異なり，どの部位でも均一な塗抹状況になる．また異型リンパ球や白血病細胞などの異常細胞は手引き標本ではしばしば細胞崩壊像として見られることがあるが，その場合スピナー法による標本作製が有効である．塗抹標本作

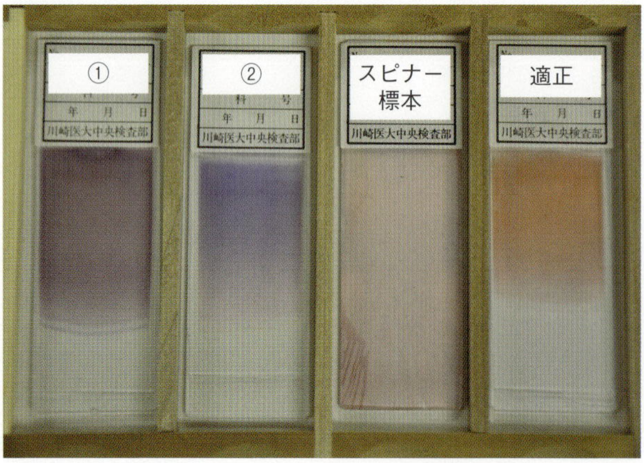

図 4-1　塗抹標本の比較
①：高度の白血球増加検体で青染している．
②：高ガンマグロブリン血症の検体で強く青染している．
スピナー標本：スライドガラス全体に均一に吹き付けられている．
適正：手引き法で適正な長さで，色合いも良好である．

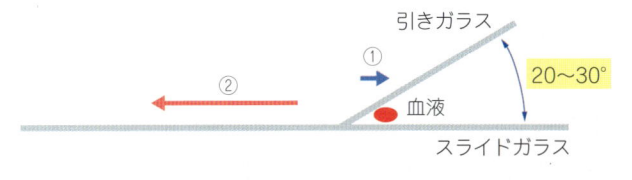

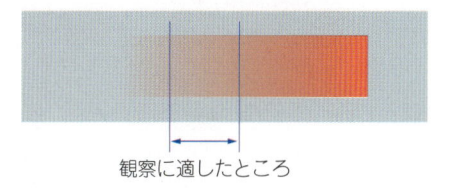

図 4-2　手引き法による塗抹標本作製法と鏡検部位

製時には，塗抹ムラがないこと，引き終わり部分が均一に終われているものや塗抹の途中で止めたり引き上げたりせず，一定の速度・角度で塗抹することが重要である（図 4-2）．

2）標本の染色

a）普通染色

ライト・ギムザ（Wright-Giemsa）染色あるいはメイ・グリュンワルド・ギムザ（May-Grünwald-Giemsa）染色などの二重染色法が一般的である．標本を未染色のままで1週間以上経過させると標本の染色性は青染化傾向が強くなってくるので，特に重要な標本は早く染色し，病理組織標本のように封入して標本箱などに入れて光と遮断することで長期の保存が可能となる．

b）ミエロペルオキシダーゼ（myeloperoxidase：MPO）染色

普通染色に次いで行われる重要な染色であるが，詳細は「2. 骨髄穿刺/骨髄生検」の項を参照していただきたい．

c）好中球アルカリホスファターゼ（neutrophil alkaline phosphatase：NAP）染色

NAPは成熟好中球に発現する酵素で，GPIアンカー蛋白の1つである．重度炎症などG-CSF産生増加時やG-CSF製剤の投与によって発現誘導される．標本染色後，好中球100個について陽性顆粒をもつ好中球の比率（NAP陽性率）を求めるか，または陽性顆粒の数・分布状況を0，Ⅰ～Ⅴの6段階に分類し（図 4-3），それぞれに0～5点を配点して集計した数値（NAPスコア，最高値500）が算出されるが，後者が一般的である．NAPスコアの基準値は施設ごとに設定すべきであるが，おおむね170～300である．慢性骨髄性白血病の慢性期や発作性夜間ヘモグロビン尿症におけるNAPスコア低値は診断的価値がある．

b. 観察の実際

標本観察の前には標本ラベルの記載事項を見て鏡検しようとする標本であるかどうかを確認し，血球計数値を把握してから鏡検することを順守して間違いのないように鏡検しなければならない．

1）弱拡大（総合倍率×40 あるいは×100）の観察

標本観察に慣れていない人ほど中拡大（総合倍率×400）以上にして血球を見たがるが，まずは弱拡大で標本全体，特に標本の引き終わり部分を観察することを推奨したい．引きガラス法にて塗抹された標本の引き終わり部分にフィブリンの析出像や血小板凝集像があれば採血時の不具合の可能性，血小板凝集像の存在はEDTAによる偽性血小板減少症も考える必要がある．次に通常血球観

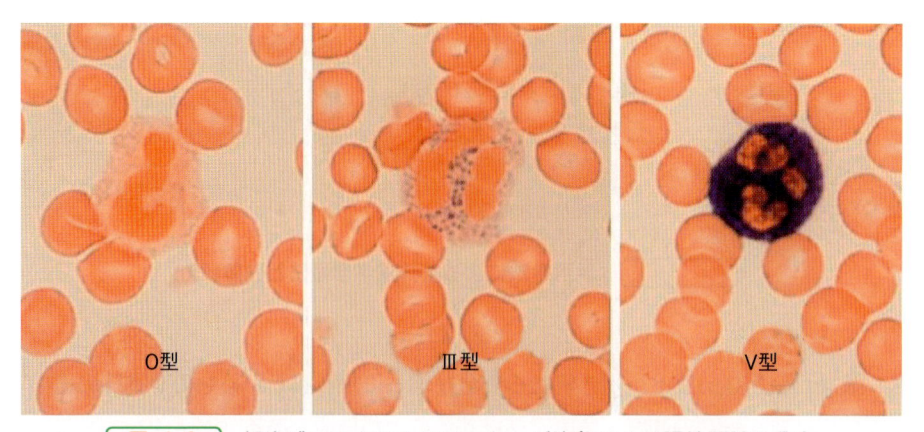

図 4-3 好中球アルカリホスファターゼ染色による陽性顆粒の分布
0型からV型までの6段階のうちで，まったく陰性の0型，中等度に染まるⅢ型，最も濃く染まるV型を例示した．

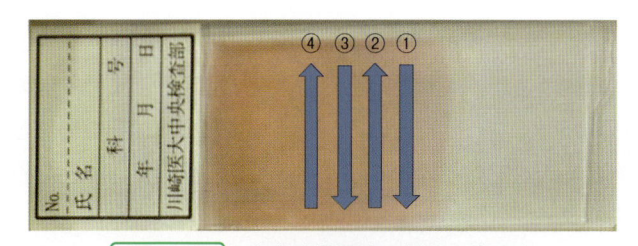

図 4-4 白血球分類時の観察の進め方
中拡大で，矢印のような手順で見渡しながら鏡検を進めていく．

察をする部位を見て白血球の分布状態を見る．

2）中拡大（総合倍率×400）

標本全体を把握したのち，白血球分画算出のために1個1個の同定・分類を実施するわけであるが，塗抹標本の長軸に対して垂直方向に引き終わり部分から引き始め部分に向けて観察していく方法が一般的である（図 4-4）．

3）強拡大（総合倍率×1000）

個々の血球を詳細に観察し，所見を得る．次項にて詳しく述べる．

c. 3 系統の血球の詳細な観察

1）白血球の観察

ここでは健常人末梢血白血球を基本として解説し，あわせて異常細胞についても若干触れることとする．健常成人中最も多い比率を占めるのは好中球であるが，杆状核球と分葉（分節）核球があり，核のくびれの程度によって区別されるが，両者の鑑別基準は必ずしも厳密ではない（図 4-5a, 4-5b）．特殊顆粒を有する好酸球や好塩基球は出現頻度は低いが，形態上鑑別しやすい（図 4-5c, d）．

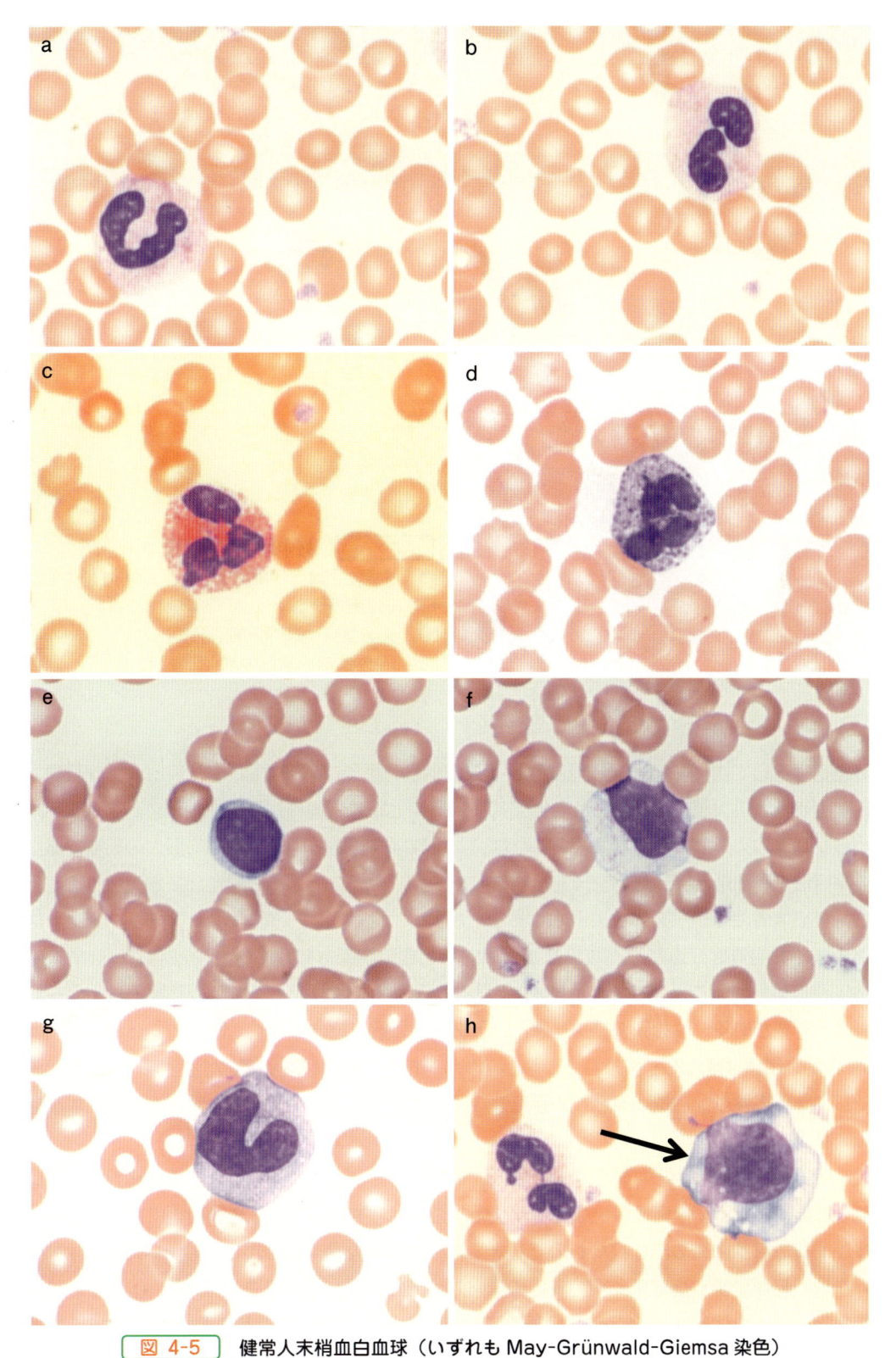

A ● 末梢血および骨髄穿刺/骨髄生検

図 4-5　健常人末梢血白血球（いずれも May-Grünwald-Giemsa 染色）
a. 杆状核好中球，b. 分葉核好中球，c. 好酸球，d. 好塩基球，e. 小リンパ球，f. 大リンパ球（少数のアズール顆粒を有している），g. 単球，h. 異型リンパ球（矢印の細胞）

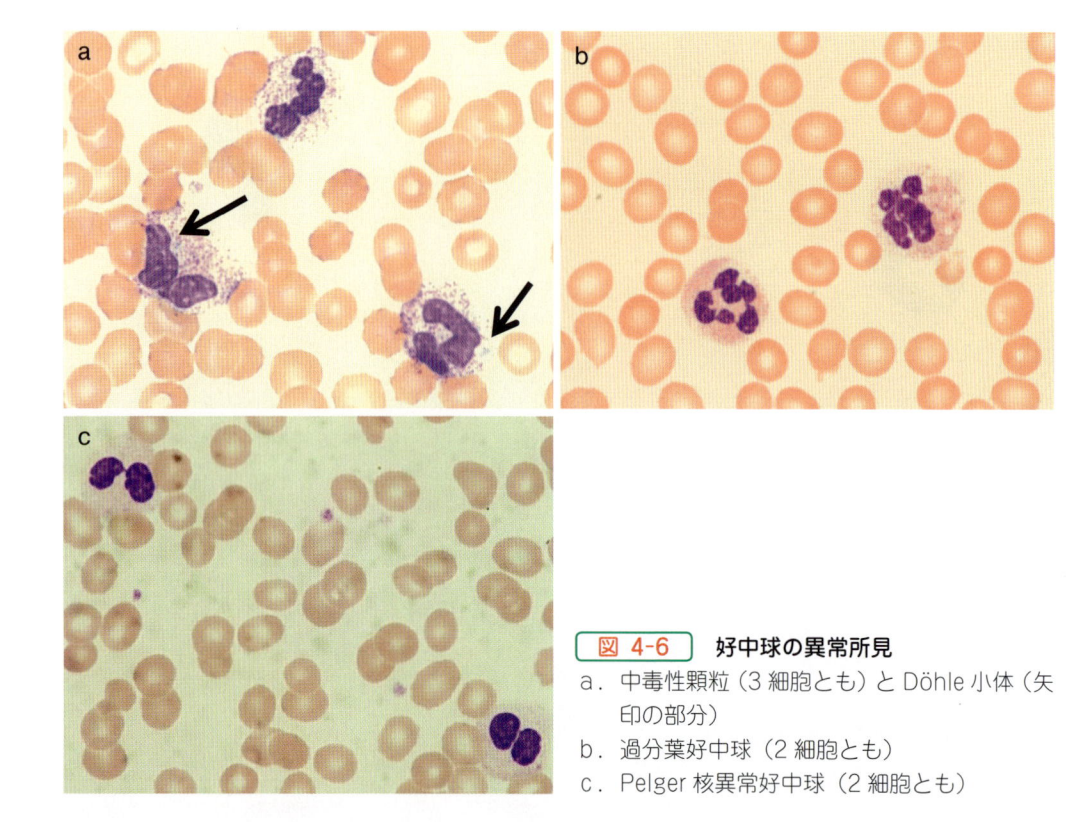

図 4-6　好中球の異常所見
a．中毒性顆粒（3 細胞とも）と Döhle 小体（矢印の部分）
b．過分葉好中球（2 細胞とも）
c．Pelger 核異常好中球（2 細胞とも）

　分画比率として次に多いリンパ球は，サイズの小さい小リンパ球（図 4-5e）と大リンパ球（図 4-5f）があるが，大リンパ球はしばしばアズール好染性顆粒（通称：アズール顆粒）を有する．ただしリンパ球の大小は本質的な意義をもたない．単球は末梢血液中で平均的に最大の細胞であり，核は腎臓形・馬蹄形といった不整形を示すことが多く，微細なアズール顆粒が多数見られることがあり，核網は繊細でレース様と表現されることが多い（図 4-5g）．異型リンパ球（図 4-5h）は一般に大型で細胞質は好塩基性，核網は濃縮傾向でときに明瞭な核小体をもつ細胞で，健常人でも 1〜2％程度見られることがあるが，5％以上見られる場合にはウイルス感染や薬物アレルギーなどを考える必要がある．なお異型リンパ球という名称は誤解を招きやすく，海外では atypical lymphocytes という用語はほとんど使われていない．本邦でも病態を正しく反映させる意味で，従来の異型リンパ球を反応性リンパ球に改名し，腫瘍性（異常）リンパ球という用語と区別する提案が学会レベルで検討されている．
　異常所見については，好中球では中毒性顆粒（toxic granules），Döhle 小体および過分葉好中球がしばしば観察される．中毒性顆粒は好中球回転が通常より早くなったため顆粒中に含まれるムコ多糖類が消費されずに染め出されたもので，好中球顆粒は荒く濃く染め出される．Döhle 小体も同様に好中球回転が早まった結果，細胞質の未成熟な部分が青染しているものである（図 4-6a：中毒性顆粒と Döhle 小体）．May-Hegglin 症候群では Döhle 小体に類似した構造物が好中球内に見られる．好中球の核は 3 分葉が最も多く，5 分葉までが正常であるが巨赤芽球性貧血では 6 分葉以上（核過分葉：hypersegmentation）となる場合がある（図 4-6b）．逆に成熟好中球でありながら核がほと

A ● 末梢血および骨髄穿刺/骨髄生検

| 図 4-7 | 赤血球の大きさと色素性 |

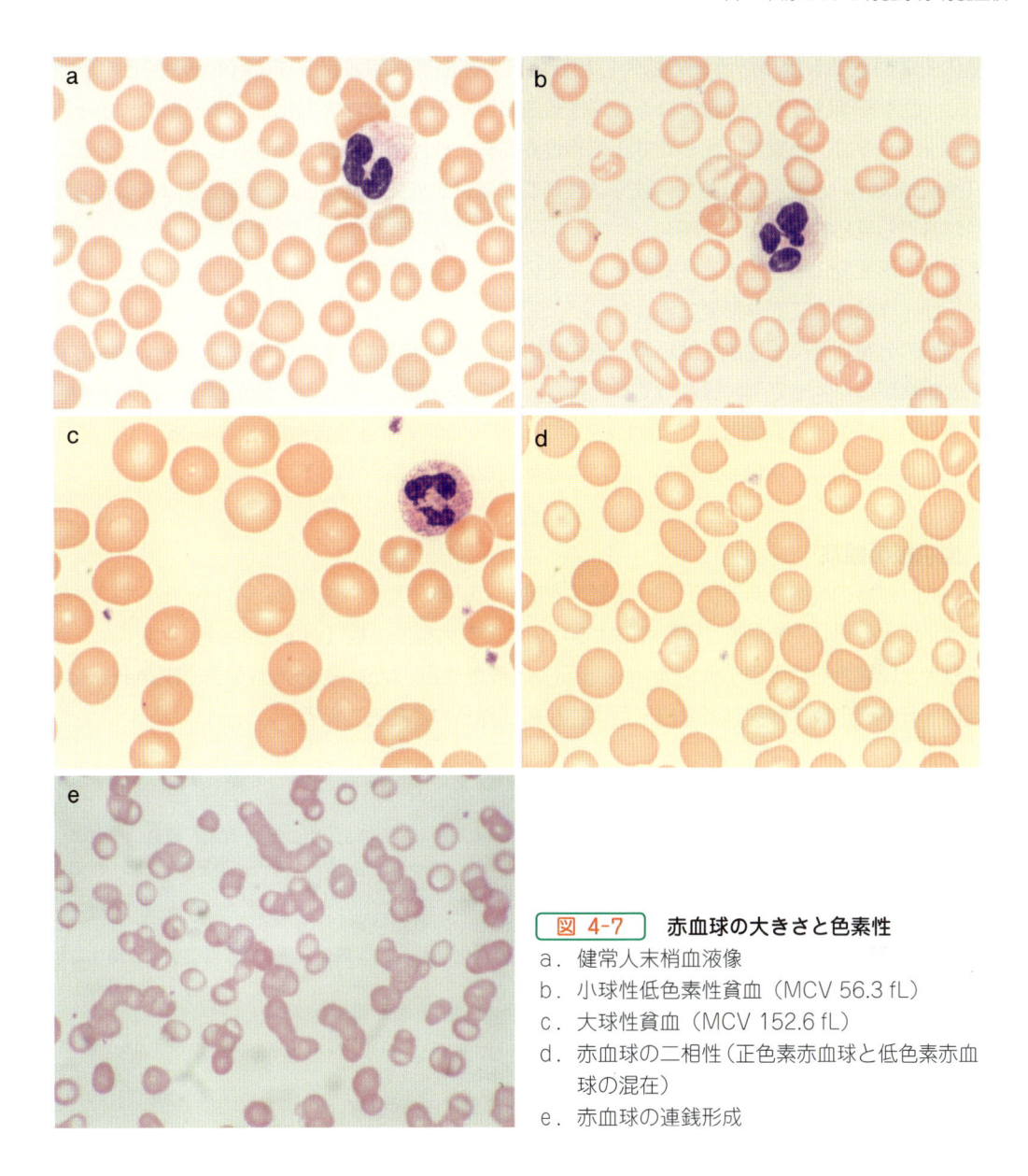

a．健常人末梢血液像
b．小球性低色素性貧血（MCV 56.3 fL）
c．大球性貧血（MCV 152.6 fL）
d．赤血球の二相性（正色素赤血球と低色素赤血球の混在）
e．赤血球の連銭形成

んど分葉しないか 2 分葉までのものを低分葉（hyposegmentation）好中球というが，先天性の場合は家族性 Pelger-Huét 核異常，後天性に出てくる場合は（偽）Pelger 核異常という（図 4-6c）.

2）赤血球の観察

　赤血球の観察は個々の形態異常の有無だけでなく，大きさとその大小不同・形状奇形の頻度の程度を表現する必要がある．健常人赤血球は中央が凹んだ円盤状（discocyte という）で直径は 7〜8 μm であるが，病態により大きさや形態に変化を生じてくる．大きさの指標の基準として分葉核好中球は通常 15 μm 内外なので，健常人赤血球は半分かやや大きいくらいである．正色素性なので中央の淡染部（セントラルパラー：central pallor）は赤血球直径の半分程度までである（図 4-7a）．鉄欠乏性貧血で代表される小球性低色素性貧血では赤血球の大きさは小さくなり，ヘモグロビン含

有量の少ないセントラルパラーの拡大した低色素の赤血球（菲薄赤血球：leptocyte）となる（図 4-7b）．巨赤芽球性貧血で代表される大球性貧血の場合の赤血球は大型化し，卵円形や大小不同が目立つ（図 4-7c）．色素性に関しては正色素性赤血球と低色素性赤血球が混在している状態を二相性（dimorphism）と表現されるが，鉄芽球性貧血の場合や鉄欠乏性貧血の鉄剤投与による回復期の赤血球像でも見られる（図 4-7d）．

赤血球の形態変化はきわめて多彩であり，その多くが溶血性疾患の原因あるいは結果として検出されるが，詳細はここでは割愛する．

赤血球の分布状態にも注意をはらう．赤血球の分布密度は貧血・多血の程度のほか，標本のできばえ，観察部位によって当然異なって見えるが，通常は一様に分布する．分布が明らかに不均一に見える場合は多発性骨髄腫などの高ガンマグロブリン血症による連銭形成（図 4-7e）や，赤血球表面や血漿中の抗体，寒冷凝集素の存在による赤血球凝集の場合がある．

3）血小板の観察

血小板は無核の細胞であるがアズール顆粒を有している．大きさは通常2〜4μmと小さいが産生亢進時には大型化し，赤血球と同程度の大きさのものを大型血小板（large platelet）と表現し，赤血球より大きい場合を巨大血小板（giant platelet）と表現する．May-Hegglin症候群，Bernard-Soulier症候群，骨髄異形成症候群などの際に巨大血小板が見られることがある．

■文　献

1) 見逃してはいけない骨髄スクリーニング所見と末梢血所見．In：巽　典之，監修．ベックマンコールター Study Book シリーズ No.6．東京：ベックマンコールター；2008．p.1-12, 19-27.
2) 川田　勉．健常者の血液像．検査と技術．2009；37：1086-90.
3) 土屋達行．異常血液像．検査と技術．2009；37：1091-100.
4) 日本臨床衛生検査技師会血液形態検査標準化ワーキンググループ．血液形態検査に関する勧告法．1996；45：1659（73）-1671（85）．
5) 東　克己．標本の作製と保存．検査と技術．2009；37：1065-7.
6) Downey H, Mckinlay CA. Acute lymphadenosis compare with acute lymphatic leukemia. Arch Intern Med. 1923; 32: 825-112.
7) Wood TA, Frenkel EP. The atypical lymphocyte. Am J Med. 1967; 42: 923-36.
8) 三輪史郎．末梢白血球異常．In：三輪史郎，共著．血液細胞アトラス．4版．東京：文光堂；1990．p.62-4.
9) 柴田　進．赤血球の形態．In：柴田　進，著．図解血液病学．2版．京都：金芳堂；1991．p.68-71.
10) 通山　薫．血算・血液一般検査．In：日本臨床検査医学会ガイドライン作成委員会，編．臨床検査のガイドライン．東京：宇宙八木堂；2012．p.22-6.
11) 大倉　貢．検査項目編（赤血球数，ヘモグロビン，ヘマトクリット，血小板数，白血球数）．In：市原　清，編著．エビデンスに基づく検査診断実践マニュアル．東京：日本教育研究センター；2011．p.122-45.

〈大倉　貢　通山　薫〉

2 骨髄穿刺/骨髄生検

a. 骨髄検査の目的と適応

　骨髄検査は，血液疾患の診断・評価のみならず，悪性腫瘍や全身性疾患の検索にも重要な検査である．特に血液学的異常の原因が末梢血液検査のみでは診断できない場合には必須の検査となる．
　骨髄穿刺の適応を表 4-1 に示す．このような場合に骨髄穿刺は重要な検査となるが，dry tap のときや悪性腫瘍の骨髄浸潤などを評価するときは，骨髄生検が必須である．骨髄生検の利点を表 4-2 に示す．これらを総合的に判断して，検査の適応を考える．

b. 骨髄検査法の実際，染色法，特殊染色

　まず，骨髄穿刺の手技を説明する．事前に検査の必要性や起こりうる合併症（後述）を患者へ説明し，同意を得ておく．検査の部位には，胸骨，腸骨（後腸骨棘・腸骨稜・前長骨棘），脊椎骨棘突起，脛骨が用いられるが，内科領域では後腸骨棘が一般的で，胸骨も場合によっては選択される．2009 年に日本血液学会から「成人に対する骨髄穿刺の穿刺部位に関する注意」なる声明が出され，安全面から腸骨の選択が推奨されている．後腸骨棘は，安全性が高く生検も行えるが，伏臥位になれない患者や臀部の皮下脂肪が厚い場合は，穿刺が困難となる．胸骨は，高齢者でも造血能が比較的保たれている点や，皮下脂肪が薄いことがメリットであるが，骨折や穿刺針の貫通などの危険がある．また，胸骨での生検は禁忌であり，これらのことを考慮して穿刺部位の選択を行う．出血傾向を認めるとき，穿刺予定部位近辺に炎症がある場合は禁忌となる．
　後腸骨棘で検査を行う場合は，患者を伏臥位にし，骨が平坦で皮下脂肪が少ない場所を選択する．

表 4-1　骨髄検査の目的・適応

1）末梢血球減少がある場合
　　骨髄造血能の評価
　　造血器腫瘍の診断（病型分類も含めて）
2）末梢血球の異常増加あるいは末梢血中に異常細胞が出現した場合
　　造血器腫瘍，他の悪性腫瘍の骨髄転移の有無
3）骨髄感染症の診断（粟粒結核など）
4）先天性代謝異常疾患の診断

表 4-2　骨髄生検の利点

1）細胞密度，特に造血組織の構築や巨核球の分布状況を正確に把握できる
　　巨核球の異形成は生検像のほうがわかりやすい
2）造血組織背景の状況がわかる
　　dry tap の際の線維化の有無と程度，膠様変性など
3）異常な細胞集簇の検出
　　悪性リンパ腫を含めた腫瘍細胞の骨髄転移・浸潤状況の把握
　　肉芽腫形成疾患の組織診断（結核，サルコイドーシスなど）
4）後日追加検討が可能である（免疫組織染色，遺伝子学的検索など）

まず穿刺部を消毒し，皮膚・皮下・骨膜の麻酔を行ってから穿刺を行う．麻酔が効いていれば，穿刺針が骨膜に達してもあまり痛みを訴えることはない．骨膜からさらに穿刺針を進めると，針先が骨質を貫通した時点で急に抵抗が弱くなり，骨髄腔内に到達したことが確認できる．そこで，内筒針を抜いて，骨髄液を採取する．骨髄液を吸引する瞬間に独特の痛みを生じることも，患者に説明しておく．

　検体採取時の注意点として，骨髄塗抹標本用の検体は末梢血混入の影響を極力避ける必要があるため，先に 0.3〜0.4 mL を瞬時に吸引採取し，その後に骨髄染色体分析や表面形質検査用に 2〜5 mL を採取する．塗抹標本用の検体は，採取後すぐに時計皿に出し，手早く有核細胞数・巨核球数カウント用に一部採取し，次いでスライドグラスに塗抹標本を作成する．骨髄液は凝固しやすく俊敏な作業を要するので，臨床検査技師の協力が望ましい．凝固した残血は骨髄クロットとして病理組織検査に提出する．その他に検査があれば，続けて 2〜5 mL 採取する．

　胸骨で骨髄穿刺を行う場合は，患者を仰臥位にして第 2 肋間か胸骨柄の中心部で行う．消毒，局所麻酔，骨髄液採取の手技は後腸骨棘と同様であるが，胸骨は骨質が薄いため慎重に針を進める必要がある．

　骨髄生検は，後腸骨棘で行う．骨髄穿刺と同様に消毒・麻酔を行ってから検査を行う．骨髄穿刺に引き続いて行う場合は，穿刺時にできた皮膚の針穴から生検針を挿入することが可能である．骨膜まで生検針を挿入後，さらに押し進めて先端が骨質を貫通して髄腔内に達した時点で内針を抜き，外套を左右交互に半回転させながら髄腔中を 2〜3 cm 進める．必要な深さに達したら，外套先端の骨髄組織を折るように，針全体を左右に振り動かしてから，少し回転させる．その後，外套を抜去して針先からプローブを挿入して骨髄組織を回収する．骨髄片はホルマリンまたはブアン液固定にまわすが，固定液に入れる前にスタンプ標本を作製しておくと細胞学的評価に有用である．

　次に骨髄塗抹標本の評価について述べる．標本の評価は，細胞密度，脂肪量，骨髄像の順に行う．

1) 細胞密度：有核細胞数の増減で評価する．基準値は 10〜25 万/μL（正形成）でこれ以下を低形成，これ以上を過形成とする．誤差の出やすい検査で，できれば生検標本や骨髄 MRI でも評価することが望ましい．
2) 脂肪量：一般に有核細胞数に反比例することが多い．再生不良性貧血では脂肪髄の増加が特徴的であるが，末梢血混入の影響を受けるため，生検標本での評価が必要となる．
3) 骨髄像：弱拡大で，巨核球・腫瘍細胞の集塊を確認し，その後に強拡大で 1 つずつ細胞を同定する．正常な骨髄像を表 4-3 に示した．検鏡時は，幼若細胞の増加，特定の細胞の減少，血球形態異常，異常細胞の存在，感染微生物の検出に注意する．ただし，詳細な評価には特殊染色が必要になることも多い．

　次に染色法について述べる．May-Grünwald-Giemsa 染色や Wright-Giemsa 染色などが普通染色と呼ばれ，血液塗抹標本の基本的な染色法である．比較的短時間で染色が可能で，得られる情報が多いことから，すべての医師が習得すべき手技と言える．ただし普通染色のみでは診断に至らないこともあり，その場合これから述べる特殊染色が必要になる．

1) ミエロペルオキシダーゼ（myeloperoxidase：MPO）染色

　ペルオキシダーゼは種々の組織中に存在する酵素であるが，血液細胞では発現量に差が認められ

表 4-3　正常骨髄像

有核細胞数（万/μL）			10〜25
骨髄巨核球数（/μL）			50〜150
白血球系	骨髄芽球（判別不能の芽球を含む）		0.4〜2.0%
	好中球	前骨髄球	2〜4%
		骨髄球	8〜15%
		後骨髄球	7〜22%
		杆状核球	9〜15%
		分葉核球	6〜12%
	好酸球		1〜5%
	好塩基球		0〜0.4%
	単球		2〜4%
	核分裂像		まれ
赤芽球系	前赤芽球		0.2〜1.3%
	好塩基性赤芽球		0.5〜2.4%
	多染性赤芽球		9〜19%
	正染性赤芽球		0.4〜3%
	核分裂像		0〜0.5%
リンパ球			10〜18%
形質細胞			0.4〜2.0%
巨核球			まれだが（＋）
細網細胞			0.2〜2.0%
M/E 比			2〜3

（日野, 小宮, Wintrobe など諸家の報告を参考にしたが, 相当幅がある.）

る．このことを利用して，細胞の同定を行うのが MPO 染色である．MPO は血液細胞のうち骨髄球系・単球系細胞にのみ発現している．ただし，幼若な骨髄球系細胞や単球では陽性率が低い．好酸球は強陽性で，好塩基球は本来陽性であるが標本作成後脱色されやすい特徴がある．リンパ系細胞は陰性のため急性骨髄性白血病（AML）と急性リンパ性白血病（ALL）との鑑別に重要であり，芽球の MPO 陽性率が 3% 以上であれば AML，それ未満であれば ALL と判断する．ただし AML のなかでも M0, M7 と M5a の一部では MPO が陰性になるので注意を要する．また，AML（特に M2）や骨髄異形成症候群（MDS）など骨髄系腫瘍における異常クローン由来の好中球が MPO 陰性を示すことがある．なおズダンブラック B 染色は MPO 染色とほぼ同様の意義がある．

2）エステラーゼ（esterase: Es）染色

naphthol AS-D chloroacetate Es（CAE）と α-naphtylbutyrate Es（NBE，α-NB）の 2 種があり，前者は顆粒球に特異的な発現をすることから特異的エステラーゼ，後者は顆粒球，単球系のいずれにも発現するので非特異的エステラーゼとも呼ばれ，しばしば二重染色が施される．単球の NBE はフッ化ナトリウムで阻害されるため，白血病細胞の起源が骨髄球系か単球系かの鑑別に重要であり，AML の M4, M5 の病型診断に必須の染色である．ただし単球性白血病の 10〜20% 例は NBE 陰性で，診断に苦慮することがある．

3）鉄染色

ベルリン青（プルシアン青）法によって，血球内や組織中に存在する非ヘモグロビン鉄を濃青色顆粒として検出する．鉄顆粒のある赤血球を含鉄赤血球（siderocyte），少数の鉄顆粒のある赤芽球を鉄芽球または担鉄赤芽球（sideroblast）という．これらは異常ではないが，通常鉄顆粒はフェリチン集塊として少数存在するにすぎない．ヘム合成障害をきたすと余剰の鉄顆粒が核近傍のミトコンドリア内に蓄積する．この鉄顆粒が核周囲に分布した場合，環状鉄芽球（ring sideroblast）として認識される．従来からの定義は 5 個以上の鉄顆粒が核周囲の 1/3 以上にわたって配列するとされている．環状鉄芽球は先天性鉄芽球性貧血，鉛中毒や抗結核薬など薬物の影響のほか，MDS の 1 病型である refractory anemia with ring sideroblasts（RARS）の特徴的所見である．

4）PAS（periodic acid-Schiff）染色

グリコーゲンやムコ多糖類を検出する染色で，成熟好中球，巨核球は強陽性，リンパ球では多くの場合顆粒状・塊状に染まる．赤白血病や MDS における異常赤芽球がときに PAS 陽性を示し，臨床的意義がある．

5）酸ホスファターゼ染色

血液細胞のリソソーム中に含まれている酵素であるが，臨床的意義があるのは hairy cell leukemia の場合で，酒石酸抵抗性酸ホスファターゼをもつという特徴がある．ただし日本型症例では陰性のことが多い．

c. 骨髄検査の合併症

合併症には，麻酔アレルギー，出血，感染症，神経損傷，骨折などがあるが，多発性骨髄腫や骨粗鬆症などでは，特に骨折のリスクが高く注意が必要である．そして，前にも述べたが，凝固異常による出血傾向，穿刺予定部位周辺の奇形や炎症がある場合は禁忌となる．また，胸骨での生検も禁忌である．できるだけ安全に処置を行うためには，解剖学的に大きな血管枝や神経枝の走行を把握し，穿刺部位を慎重に選択することが重要である．また，症例により骨の厚さが異なるため，骨髄液が採取できないからといって，深く針を進めすぎないことが重要である．

■文　献

1) 14. 血液疾患, 14.5　総論. 4. 臨床検査, 1) 骨髄穿刺・骨髄生検, 2) 特殊染色. In: 矢崎義雄, 総編集. 内科学. 10 版. 東京: 朝倉書店; 2013. p.1896-9.
2) 赤司浩一, 他. 第Ⅳ章　臨床検査・画像検査　1. 骨髄穿刺/骨髄生検. In: 日本血液学会, 編. 血液専門医テキスト　東京: 南江堂; 2011. p.47-52.

〈岡本秀一郎　通山　薫〉

A ● 末梢血および骨髄穿刺/骨髄生検

3 代表的な血液疾患の末梢血/骨髄塗抹像，生検像

　血液疾患の診断には末梢血および骨髄の血液細胞形態の評価が重要な役割を果たす．末梢血の観察には末梢血塗抹標本を用いるが，骨髄の観察には骨髄穿刺検査による骨髄塗抹標本とともに骨髄生検標本（病理組織検査），骨髄生検スタンプ標本などが用いられる．個々の細胞形態の評価には塗抹標本が有用であり，末梢血と骨髄の所見の比較もしやすいが，穿刺および塗抹操作により骨髄の組織構築が失われてしまうことが多く，また細胞密度が非常に高い場合や線維化が強い場合にはdry tapとなることがあるため，細胞密度の正確な評価や腫瘍細胞の集簇像，線維化の評価には骨髄生検標本の観察が必要となる．塗抹標本による血液細胞形態の観察にはWright-Giemsa染色あるいはMay-Glünwald-Giemsa染色などの普通染色（Romanowsky染色）を施した標本を用いるが，特殊染色を施行した標本を同時に評価することにより，細胞の帰属や異形成の正確な評価が可能となる．骨髄生検標本では形態的評価にはHE染色標本を用いるが，必要に応じてGiemsa染色や他の特殊染色，免疫染色などが実施可能であり，白血病やリンパ腫の診断や細胞帰属の評価において有用性が高い．

代表的な血液疾患の所見

1）骨髄増殖性腫瘍（図4-8，図4-9）

　骨髄増殖性腫瘍（MPN）は末梢血・骨髄ともに増生を示す造血器悪性腫瘍である．慢性骨髄性白血病（CML），真性赤血球増加症（PV），本態性血小板血症（ET），原発性骨髄線維症（PMF）が代表的な疾患であり，増生する細胞の系統は疾患ごとに異なるが，本疾患群は芽球の増加を特徴とせず，通常は異形成も明確ではない．慢性骨髄単球性白血病など骨髄の増殖所見と異形成所見をとも

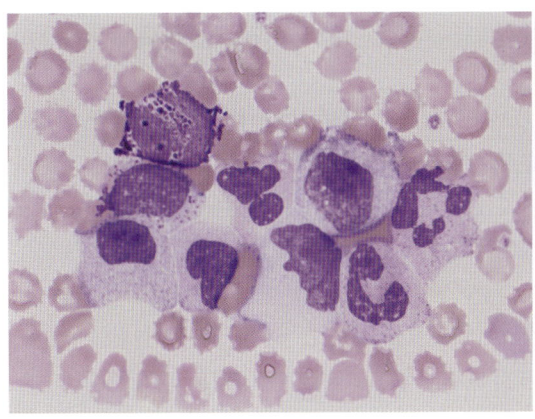

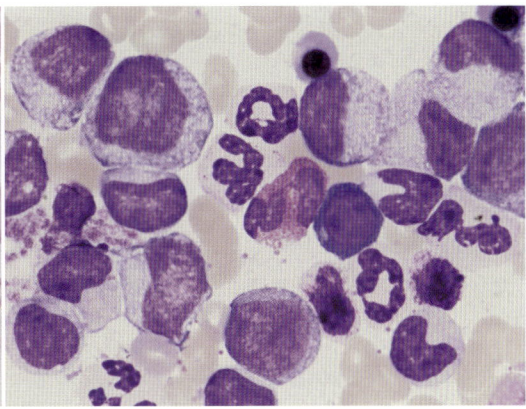

図 4-8

左：慢性骨髄性白血病（慢性期）の末梢血液像（末梢血塗抹標本 Wright-Giemsa染色）
右：慢性骨髄性白血病（慢性期）の骨髄像（骨髄塗抹標本 Wright-Giemsa染色）
末梢血では白血球は増加し，骨髄球などの幼若顆粒球が認められている．好塩基球も見られる．
骨髄は高度過形成で好中球系の各成熟段階の細胞（前骨髄球，骨髄球，後骨髄球）が認められるが，芽球の増加は明らかでない．好塩基球増加も疑われるが，骨髄では末梢血に比べて明確な所見ではないことが多い．

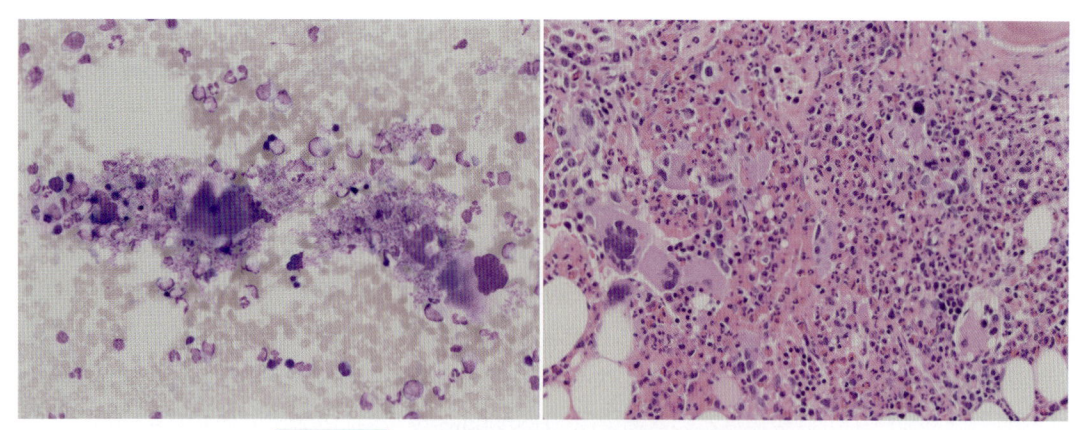

図 4-9　本態性血小板血症の骨髄像・骨髄生検像

（左：骨髄塗抹標本 Wright-Giemsa 染色，右：骨髄生検標本 HE 染色）
骨髄塗抹標本ではそれほど高い細胞密度を示していないが，巨核球は増加し，背景には血小板の集塊像が見られている．巨核球には比較的大型の成熟型が見られており，形態異常は明らかでないと思われる．
骨髄生検は塗抹標本とは異なる症例の標本であるが，過形成性骨髄であり，巨核球も増加している．大型で核分葉の目立つ巨核球も認められる．本症例では線維化を疑う所見も認められている．

に示す疾患は骨髄異形成/骨髄増殖性腫瘍（MDS/MPN）として別のカテゴリーに分類される．

　慢性骨髄性白血病（慢性期）では末梢血の白血球は増加し，幼若顆粒球の出現が認められる．好中球系細胞の増加が優位で骨髄球と分葉核球の増加が目立つことが多いが，少数の芽球を認めることもある．また有核赤血球も見られる．特徴的な所見は好塩基球の増加であり，ほとんどの症例で認められ診断的有用性が高い．また好酸球の増加を認めることも多い．骨髄では好中球系の各成熟段階の細胞の増生が認められるが，異形成は明確ではなく，芽球の明らかな増加も認めない．赤芽球系細胞は相対的に減少傾向を示すが，巨核球は増加を示すことが多い．慢性骨髄性白血病は経過中に移行期を経て芽球期へと進展し，芽球期には芽球比率が20％を超え急性白血病相当の所見を示す（急性転化）．

　真性赤血球増加症は末梢血で赤血球の増加およびヘモグロビンの高値を認める疾患であるが，好中球や血小板の増加を認めることもある．骨髄でも赤芽球を中心として各系統の増生を伴う過形成性骨髄を呈する．本態性血小板血症では主に血小板の増多を特徴とし，末梢血塗抹標本上でも明らかな血小板の増加を認める．骨髄では巨核球の増加が目立ち，比較的大型で核分葉の目立つ成熟型の巨核球が多く認められる．なお，真性赤血球増加症や本態性血小板血症では骨髄穿刺時に dry tap となることが少なくないため，骨髄生検による評価が必要となることが多い．原発性骨髄線維症では末梢血に幼若顆粒球と赤芽球の出現を認める白赤芽球症を呈し，涙滴赤血球の出現を認めるものが典型的な所見であり，骨髄は線維化を呈するが，病期により所見は異なる．病初期では骨髄の線維化も明瞭ではなく，他の骨髄増殖性腫瘍との判別に迷うことが少なくない．骨髄の線維化が進むと骨髄穿刺では dry tap となり，骨髄生検による評価が必須となる．

2）骨髄異形成症候群（図 4-10，図 4-11）

　骨髄異形成症候群（MDS）は末梢血で無効造血による血球減少（典型的には汎血球減少）を示す

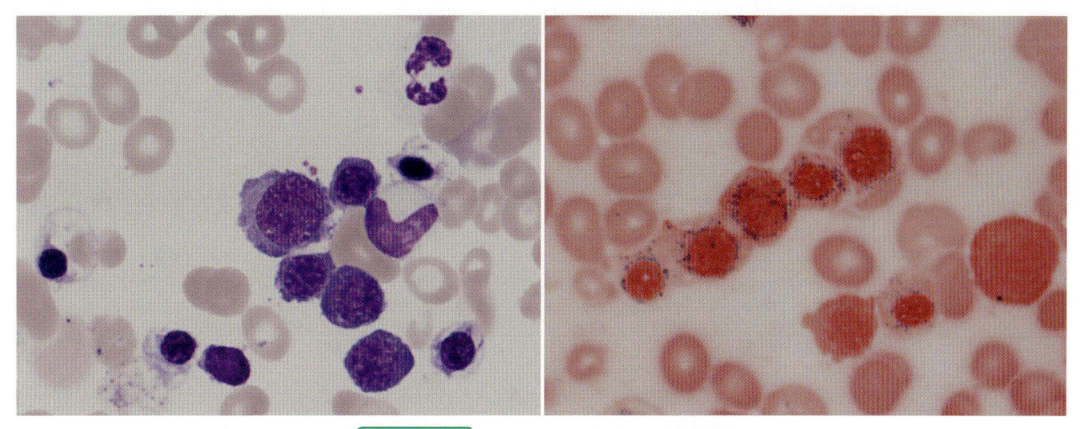

A● 末梢血および骨髄穿刺/骨髄生検

図 4-10　MDS：RARS の骨髄像
(左：骨髄塗抹標本 Wright-Giemsa 染色，右：骨髄塗抹標本　鉄染色)
赤芽球には巨赤芽球様変化が認められ，細胞質の空胞化も目立つ．Fe 染色では核周囲に青色の粗大な鉄顆粒が並ぶ環状鉄芽球が認められている．

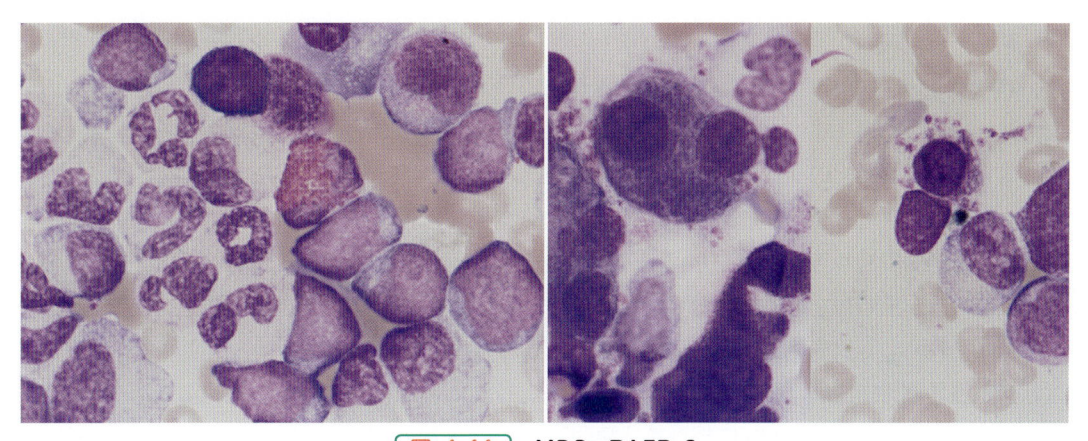

図 4-11　MDS：RAEB-2
(骨髄塗抹標本 Wright-Giemsa 染色)
中型で N/C 比高めの芽球の増加が認められる．好中球は細胞質が白く顆粒が不明瞭であり，細胞質顆粒形成不全（脱顆粒）と考えられる．巨核球には円形分離多核（2 核）および微小巨核球が認められる．

症候群であり，骨髄では異形成を示す細胞の増生により正形成あるいは過形成を呈するが，骨髄採取時の状況により低形成相当に観察される標本となることも少なくなく，また低形成性の MDS も存在するため注意を要する．異形成は 1 血球系統のみに見られるものから造血 3 系統すべてに認められる病型まであり，芽球増多を伴う MDS では末梢血および骨髄で芽球の出現・増加が認められる．MDS の診断にとって重要な異形成所見としては，骨髄球系では低分葉核（偽 Pelger 異常），顆粒減少などが，赤芽球系では多核や核崩壊像，巨赤芽球様変化，環状鉄芽球（鉄染色），PAS 染色陽性赤芽球など，巨核球では微小巨核球や低分葉核，分離多核巨核球などがあげられ，これらの所見を示す細胞が各系統の 10％以上に認められるときに異形成を有すると判断されるが，異形成を疑わせる所見には反応性変化によっても見られるものがあるため，背景の病態（感染症や肝障害など）や薬剤の影響等を含めて慎重に鑑別することが重要である．

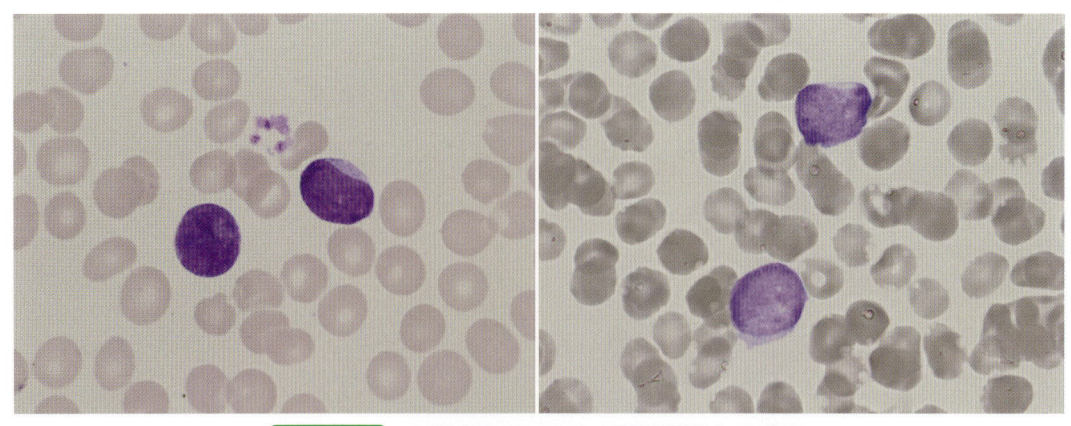

図 4-12 急性骨髄性白血病（微分化型）の骨髄像

（左：骨髄塗抹標本 Wright-Giemsa 染色，右：骨髄塗抹標本 ペルオキシダーゼ染色）
類円形で N/C 比高めの芽球が認められる．ペルオキシダーゼ染色は陰性となり，急性リンパ性白血病との判別に迷う形態であるが，細胞表面マーカー検査により骨髄系芽球であることが確認されている（CD13[+]/33[+]/34[+]）.

3）急性骨髄性白血病

　急性骨髄性白血病（AML）は末梢血あるいは骨髄で骨髄系芽球が 20％以上の増生を示す造血器悪性腫瘍である．末梢血の芽球比率が少ない場合であっても骨髄で著明な芽球増加を認める場合も少なくないため，骨髄検査を実施して評価を行う必要がある．WHO 分類では急性骨髄性白血病は，遺伝子・染色体異常や臨床所見をもとに分類され，それらの特徴の明らかでないものについて FAB 分類に準じた形態所見を軸とした分類が行われているが，ここでは骨髄像との関連に重点を置き，FAB 分類を軸として代表的な病型の骨髄塗抹標本の所見を示す．

a）急性骨髄性白血病（微分化型）（図 4-12）

　FAB 分類における AML：M0 に相当する病型であり，形態的にはやや小型〜中型で N/C 比高めの芽球増加として観察されることが多い．核網は繊細で細胞質には通常は顆粒を認めない．ペルオキシダーゼ染色が陰性（芽球の 3％未満）であるため，急性リンパ性白血病との判別に迷うことがあり，細胞表面マーカー検査等の所見を合わせた評価が必要である．

b）急性骨髄性白血病（未熟型）（図 4-13）

　FAB 分類における M1 に相当する病型である．芽球主体の増生を示す病型であり，成熟型の細胞は少なく，非赤芽球細胞（non-erythroid cells：NEC）の 90％以上を芽球が占める．N/C 比が比較的高めの骨髄芽球の増加を示すものが一般的と考えられるが，N/C 比が低めの芽球や細胞質に少数の顆粒を有する芽球を認めることもある．ペルオキシダーゼは陽性となるが（芽球の 3％以上），陰性であっても Auer 小体を認める場合は本病型と診断可能である．

c）急性骨髄性白血病（成熟型）（図 4-14）

　FAB 分類における M2 に相当する病型である．芽球の増加とともに分化・成熟傾向を示す白血病細胞が混在して認められる病型であり，成熟型の細胞には形態異常を伴うこともある．芽球は NEC の 90％未満であり，ペルオキシダーゼは陽性となる．細胞質に少数の顆粒を有する芽球（typeⅡ blast）が見られることがあり，Auer 小体を有することも少なくない．前骨髄球以降への成熟を示す

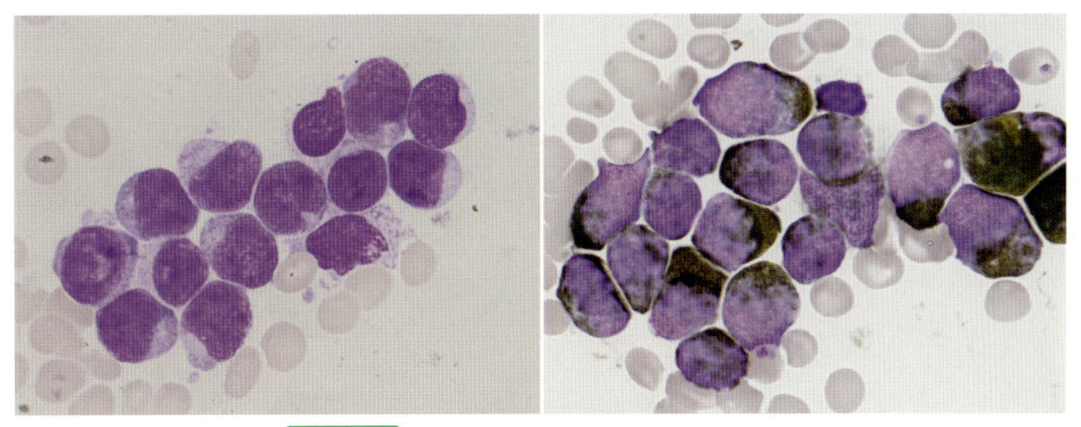

A ● 末梢血および骨髄穿刺/骨髄生検

図 4-13　急性骨髄性白血病（未熟型）の骨髄像

（左：骨髄塗抹標本 Wright-Giemsa 染色，右：骨髄塗抹標本 ペルオキシダーゼ染色）
中型で N/C 比高〜やや低めの芽球の増加が認められており，成熟を伴う白血病細胞はほとんど認められていない．ペルオキシダーゼ染色では陽性となる．

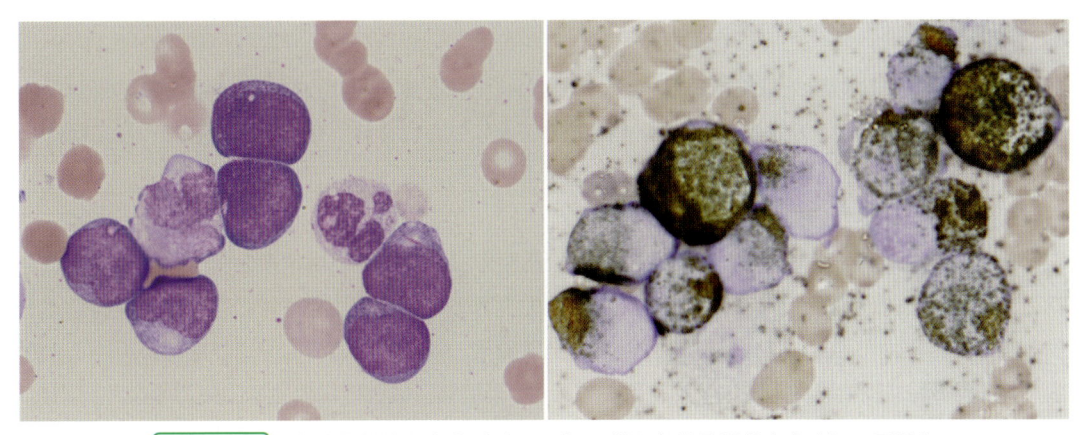

図 4-14　急性骨髄性白血病〔t(8;21) を伴う急性骨髄性白血病〕の骨髄像

（左：骨髄塗抹標本 Wright-Giemsa 染色，右：骨髄塗抹標本 ペルオキシダーゼ染色）
中型で N/C 比高〜やや低めの芽球が増加しているが，成熟型の細胞（写真では後骨髄球と分葉核球）も認められている．細胞質に顆粒を有する芽球が見られており，右端の芽球には Auer 小体が認められる．ペルオキシダーゼは陽性である．本例は t(8;21) の染色体異常を伴う病型であり，Auer 小体は明瞭であり，幼若顆粒球の細胞質顆粒形成不全（本病型では顆粒が溶けたような薄桃色調の細胞質が特徴的である）が認められている．

細胞が 10％以上認められるが，単球系細胞は 20％未満である．WHO 分類において特定の遺伝子・染色体異常を有する白血病として分類される t(8;21) の染色体転座を伴う急性骨髄性白血病は M2 の形態的特徴を示すものが多く，太く長く両端の尖った Auer 小体や細胞質顆粒形成不全を伴う幼若顆粒球の存在などが形態的特徴であり，細胞形態からも判別が可能なことが多い．

d）急性前骨髄球性白血病（図 4-15）

急性前骨髄球性白血病（APL）は FAB 分類では AML：M3 として分類されているが，t(15;17) の染色体異常を認める病型であり，WHO 分類では特定の遺伝子・染色体異常を有する急性骨髄性白血病のなかで分類される．細胞形態では前骨髄球相当の白血病細胞の増生を特徴とし，細胞質に多

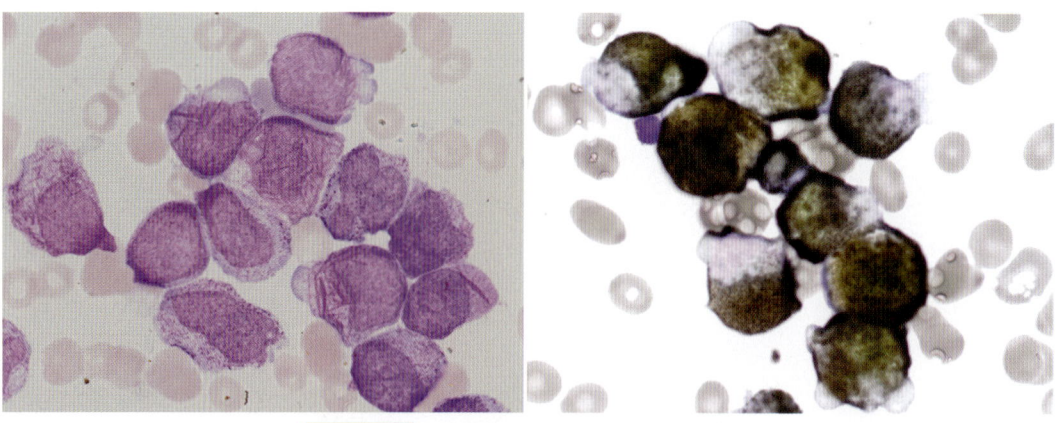

図 4-15 急性前骨髄球性白血病の骨髄像
（左：骨髄塗抹標本 Wright-Giemsa 染色，右：骨髄塗抹標本 ペルオキシダーゼ染色）
細胞質に多数の粗大な顆粒を有する異常な前骨髄球（APL 細胞）が増加しており，細胞質に複数の Auer 小体が束状に見られるファゴット細胞も多く認められている．APL 細胞はペルオキシダーゼ染色にて細胞質に隙間なく強陽性を示している．

数の粗大なアズール顆粒を有するものが目立つ．Auer 小体を認めることが多く，束状の複数の Auer 小体を有するファゴット細胞が出現する．特徴的な重なりあう 2 分葉核を示す細胞も一部に認められる．ペルオキシダーゼは強陽性となり診断的有用性が高い．

e）急性骨髄単球性白血病（図 4-16）

FAB 分類では AML：M4 として分類される．骨髄系の白血病細胞と単球系の白血病細胞がそれぞれ 20％以上を占める病型であり，骨髄系と単球系の両方の特徴を有する芽球の増生を呈することも少なくない．細胞形態では中型〜やや大型で核網は繊細，N/C 比が低めの芽球が認められることが多く，核膜不整や細胞膜の脆弱性を示すこともある．細胞質にはときに偽足様の突起形成を認める．ペルオキシダーゼは陽性であるが，陰性芽球が多く認められることもある．単球系の評価として塗抹標本ではエステラーゼ染色を実施するが，本病型では骨髄系細胞に陽性となるクロロアセテートエステラーゼ（CAE）と単球系細胞に陽性となる非特異的エステラーゼ（NSE）でそれぞれに陽性となる芽球の増加，あるいは両方の染色に陽性を示す芽球の増加が認められる．これらの所見の評価にはエステラーゼ二重染色が有用である．なお，非特異的エステラーゼ染色による単球系の陽性所見はフッ化ナトリウムにより染色性が阻害されることが特徴であるため，フッ化ナトリウム阻害を施行した染色を同時に実施して阻害の有無を確認しなければならない．M4 であっても症例によってはエステラーゼ染色の陽性所見が明確ではないことがあるため，最終的な細胞帰属の判定には細胞表面マーカー検査などの所見を合わせた評価が必要となることが多い．

f）急性単球性白血病（図 4-17）

急性単球性白血病は増生する白血病細胞の 80％以上が単球系であるもので，主に単芽球の増生を認める急性単芽球性白血病（FAB 分類における M5a）と，主に前単球の増生を認める急性単球性白血病（FAB 分類における M5b）が区別される．単芽球は形態的には骨髄芽球に比べて大型で N/C 比が低く，核網は繊細で核小体を有することが多い．細胞質は広く好塩基性で青く染色され，少数の微細な顆粒を有することがある．ペルオキシダーゼは通常は陰性であり，非特異的エステラーゼが

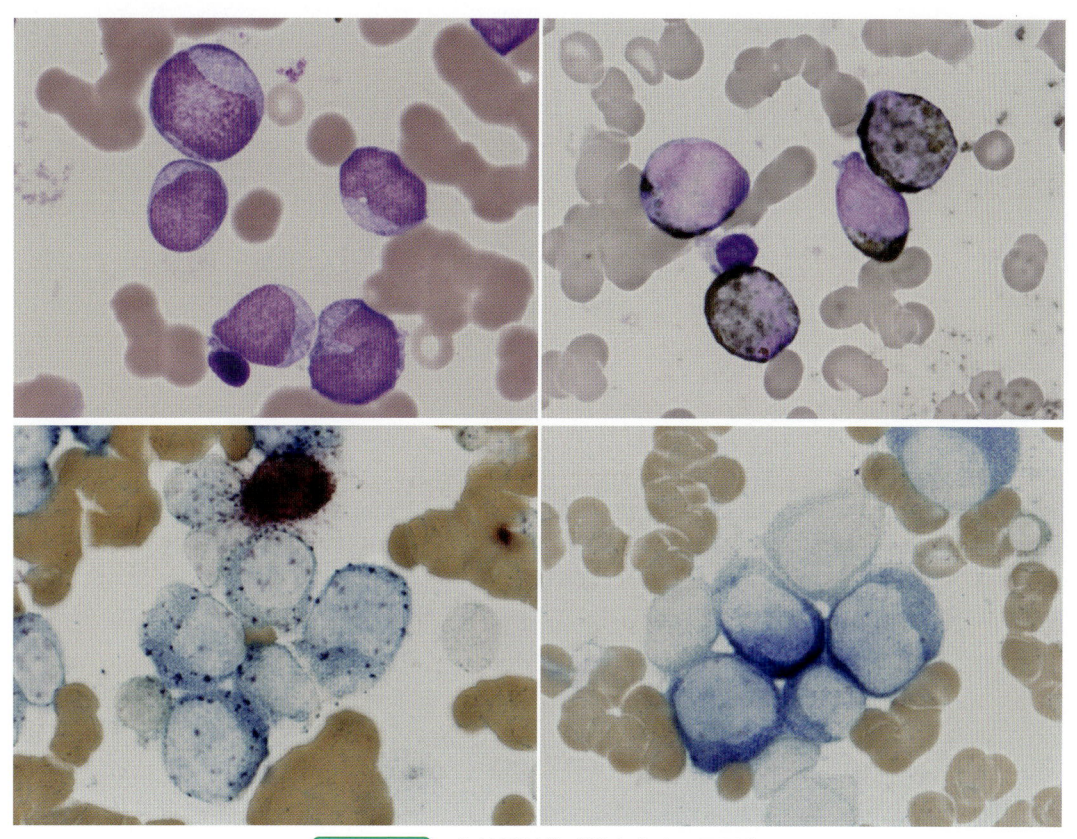

A ● 末梢血および骨髄穿刺/骨髄生検

図 4-16 急性骨髄単球性白血病の骨髄像

（左上：骨髄塗抹標本 Wright-Giemsa 染色，右上：骨髄塗抹標本 ペルオキシダーゼ染色，左下：骨髄塗抹標本 エステラーゼ二重染色，右下：骨髄塗抹標本 エステラーゼ二重染色＋NaF 阻害）
普通染色では中型〜やや大型で N/C 比低めの芽球が認められており，骨髄単球系の芽球を疑わせる．本症例ではペルオキシダーゼは陽性であり，エステラーゼ二重染色にてクロロアセテートエステラーゼ（青）と非特異的エステラーゼ（茶）がともに陽性を示している．NaF 阻害では非特異的エステラーゼは阻害され，標本上陰性化している．

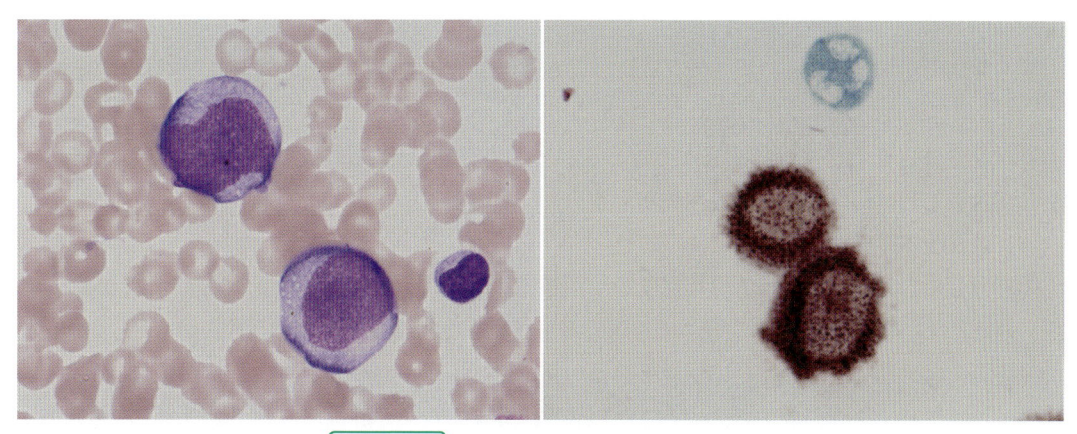

図 4-17 急性単芽球性白血病の骨髄像

（左：骨髄塗抹標本 Wright-Giemsa 染色，右：骨髄塗抹標本 エステラーゼ二重染色）
大型で N/C 比の低い芽球が認められており，単芽球と考えられる．細胞質は好塩基性で顆粒は認めない．エステラーゼ二重染色では芽球は非特異的エステラーゼ強陽性を示している（NaF にて阻害される）．

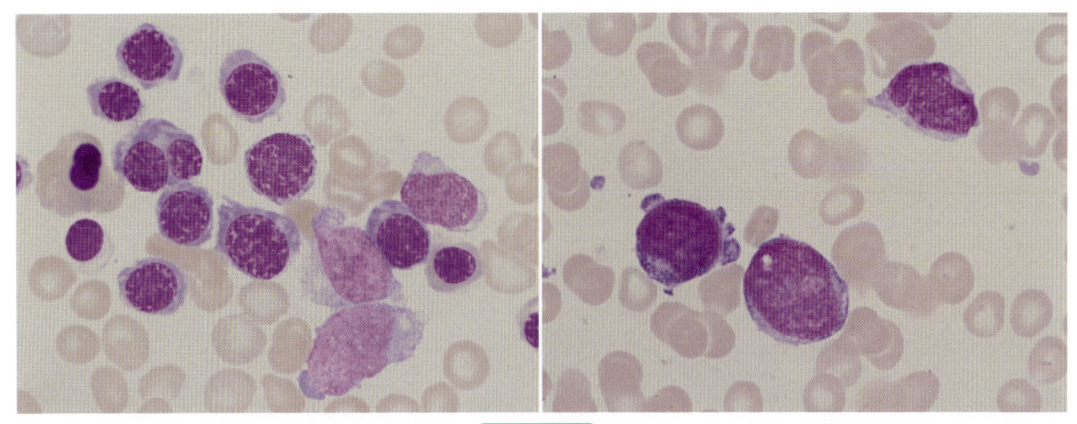

図 4-18

左：急性赤白血病の骨髄像（骨髄塗抹標本 Wright-Giemsa 染色）
右：急性巨核芽球性白血病の骨髄像（骨髄塗抹標本 Wright-Giemsa 染色）
急性赤白血病（M6a 相当）の骨髄では標本上には赤芽球の増加が認められており，N/C 比低めの芽球も多く（写真では右寄りの 3 細胞）見られている．赤芽球には軽度の巨赤芽球様変化が認められている．
急性巨核芽球性白血病（写真右）の骨髄塗抹標本上には 3 個の芽球が認められているが，左側の芽球には bleb 様の細胞質突起が明瞭である．

陽性（しばしば強陽性）を示す．前単球は単芽球よりもやや成熟した細胞であるが，成熟単球より幼若であり，白血病の診断においては芽球相当細胞として扱われる（急性白血病診断の芽球比率に含まれる）．核網は繊細であるが，核膜の不整や切れ込みを示すことが多く，繊細で柔らかい核に皺状の切れ込みを有するものが特徴的である．細胞質には単芽球よりも多く顆粒を認める．前単球にはペルオキシダーゼ陽性となるものも見られる．

g）急性赤白血病（図 4-18 左）

FAB 分類における AML：M6 に相当し，赤芽球の増生と骨髄芽球の増加を示す病型（erythroid/myeloid；M6a）と赤芽球系主体の増生を示す病型（pure erythroid；M6b）が区別される．erythroid/myeloid の M6 では骨髄で赤芽球の増生〔全骨髄有核細胞（ANC）の 50％以上〕を示すが，同時に骨髄系芽球の増加が認められる．赤芽球には巨赤芽球様変化や多核などの異形成を認めることが多く，PAS 染色陽性の赤芽球を認めるものもある．pure erythroid leukemia では前赤芽球相当の幼若な赤芽球を主体とする増生が認められるが，これらの赤芽球は細胞質に空胞を有することが多く，PAS 染色にてしばしば粗大な陽性所見を示す．

h）急性巨核芽球性白血病（図 4-18 右）

FAB 分類における AML：M7 に相当する．巨核球系の芽球（巨核芽球）の増加を示す AML であり，骨髄では中型で N/C 比やや低めの芽球の増加が認められるが，細胞膜の脆弱性を示し，bleb 様の細胞質突起の形成を認めるものが見られる．芽球はペルオキシダーゼ陰性であるが，N/C 比の高いリンパ芽球様の芽球の増加を認めることもあり，芽球の帰属の評価には電子顕微鏡による血小板ペルオキシダーゼの証明や細胞表面マーカー検査による巨核球・血小板系マーカーの発現を確認する必要がある．標本上の巨核球には微小巨核球など異形成を呈するものが見られることがある．

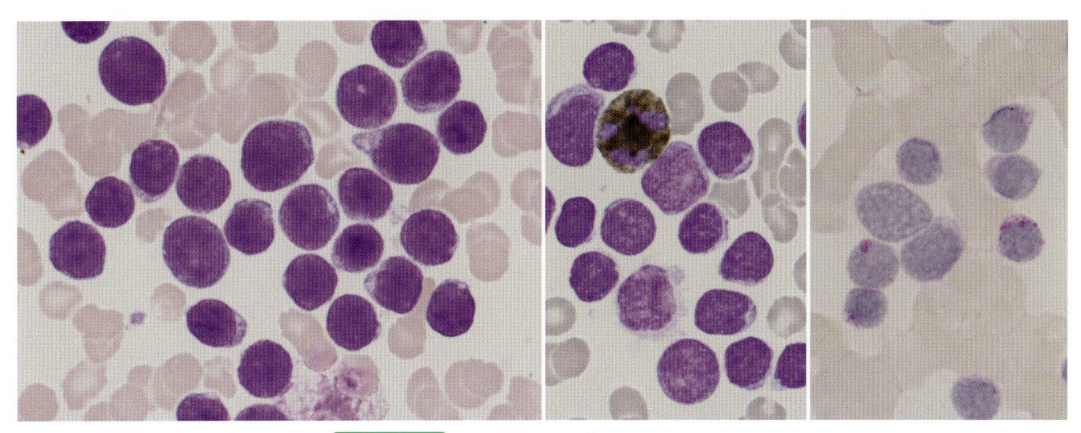

A ● 末梢血および骨髄穿刺/骨髄生検

図 4-19 急性リンパ性白血病の骨髄像

（骨髄塗抹標本 Wright-Giemsa 染色/ペルオキシダーゼ染色/PAS 染色）
小型～中型で N/C 比の高い芽球の増加が認められている．核網は繊細～やや粗荒でリンパ球様に観察されるものも見られる．ペルオキシダーゼは陰性であり，PAS 染色にて粗大顆粒状陽性～滴状陽性を示す芽球が少数ながら認められている．

4）急性リンパ性白血病（図 4-19）

　急性リンパ性白血病（ALL）では末梢血および骨髄でリンパ系芽球の増生が認められる．B 細胞性の芽球の増生を認める B-ALL と T 細胞性の芽球の増生を認める T-ALL が区別されるが，形態学的には両者の明確な区別は困難である．ALL では小型で N/C 比が高く，核網が比較的繊細で核小体の不明瞭な芽球の増加を認めることが多いが，中型～やや大型で N/C 比も低めで核小体を有する芽球の増加を認めることもある．細胞質は弱塩基性～好塩基性で，細胞質には小空胞や少数のアズール顆粒を有することがある．ペルオキシダーゼは陰性であり，PAS 染色にて特徴的な粗大顆粒状～滴状の陽性所見を示す症例が一部に認められる．

5）悪性リンパ腫

　悪性リンパ腫には数多くの病型が存在するが，代表的な病型として，末梢血および骨髄への浸潤を認める頻度が比較的高く，細胞形態に特徴を有する悪性リンパ腫を提示する．

a）慢性リンパ性白血病（図 4-20 左）

　慢性リンパ性白血病（CLL）では末梢血および骨髄に小型で N/C 比が高いリンパ球の増生が認められる．核網は成熟傾向であり，明瞭な核クロマチンの集塊を示すものが見られる．核網のやや幼若なリンパ球や核膜不整を呈するリンパ球，やや大型で明瞭な核小体を有する前リンパ球相当の細胞が少数混在して認められることがあるが，前リンパ球の増加が目立つ症例では前リンパ球性白血病の可能性を考慮する．

b）ヘアリー細胞白血病（図 4-20 右）

　ヘアリー細胞白血病（HCL）では末梢血および骨髄にリンパ腫細胞の浸潤を認めることが多く，塗抹標本上では毛様突起の形成が特徴的である．リンパ腫細胞は中型で類円形あるいはくびれ状の核膜の切れ込みを呈する核を持ち，速やかに塗抹乾燥された標本の引き終わり寄りの塗抹の薄い視野では比較的豊かな細胞質を有する細胞として観察されるが，塗抹の厚めの視野では特徴的な全周

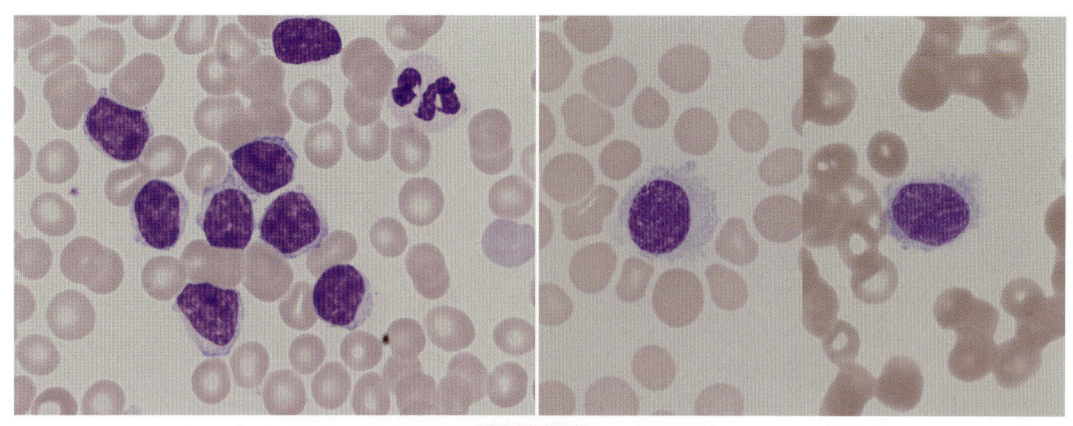

第4章 ● 血液疾患診断のための臨床検査

図 4-20
左：慢性リンパ性白血病の骨髄像（骨髄塗抹標本 Wright-Giemsa 染色）
右：ヘアリー細胞白血病の骨髄浸潤（骨髄塗抹標本 Wright-Giemsa 染色）
慢性リンパ性白血病の骨髄ではやや小型のリンパ球が多く見られており，特徴的な核クロマチンの凝集（ブロック状の凝集パターン）が認められている．
右はヘアリー細胞白血病の骨髄塗抹標本であるが，塗抹の薄い視野では細胞質の広いリンパ球様細胞が観察され，細胞膜の辺縁不整は見られるが，突起の形成は明確ではない（左）．同一標本上のやや厚めの視野では，細胞質が縮小し，細い毛様突起が全周性に認められる特徴的な異型細胞が観察される（右）．

性の毛様突起の形成を認めるようになり，診断的に有用な所見である．HCL では酸性ホスファターゼ染色の酒石酸抵抗性試験（TRAP）が陽性となることも特徴であり，補助診断として有用である．

c）多発性骨髄腫（図 4-21）

多発性骨髄腫の骨髄では異型性を呈する形質細胞の増生が認められる．多発性骨髄腫で認められる異常な形質細胞は，正常の形質細胞と同様に核の偏在を示すことが多いが，核網は幼若で車軸様の核クロマチン凝集は不明瞭となり，核小体を有することも少なくない．細胞質には小空胞や顆粒，封入体などを認めることもあり，大型の異型細胞や2核の形質細胞を認めることが少なくないが，3核以上の異常多核を認めることもある．塗抹標本上では集簇傾向を示すことが多く，標本の引き終わり寄りの視野でより多く観察される傾向があり，著明な集簇像を呈することもある．なお，末梢血に腫瘍性の形質細胞が 20％以上出現しているものは形質細胞白血病と診断される．

d）濾胞性リンパ腫（図 4-22 左）

濾胞性リンパ腫（FL）でも末梢血および骨髄への浸潤を認めることが少なくない．末梢血および骨髄の塗抹標本上では小型で N/C 比の高いリンパ球として観察されることが多く，核膜の切れ込みを伴うものが見られ，特徴的な切り欠き状のくびれを伴うスジ状の核膜の切れ込みを呈するものも認められる．中型〜やや大型で N/C 比が高く，核膜の不整を伴う異型細胞が少数混在して認められることもある．

e）マントル細胞リンパ腫（図 4-22 右）

マントル細胞リンパ腫（MCL）も末梢血および骨髄への浸潤を示す例が少なくない．塗抹標本上では濾胞性リンパ腫同様に核膜の切れ込みを特徴とするリンパ腫細胞が見られることが多いが，中型の細胞で濾胞性リンパ腫に比べてやや大きく，核膜の切れ込みも大きめで線が太い印象に観察される．症例により細胞形態の差が比較的大きく印象が異なることがあるが，同一症例の標本上でも

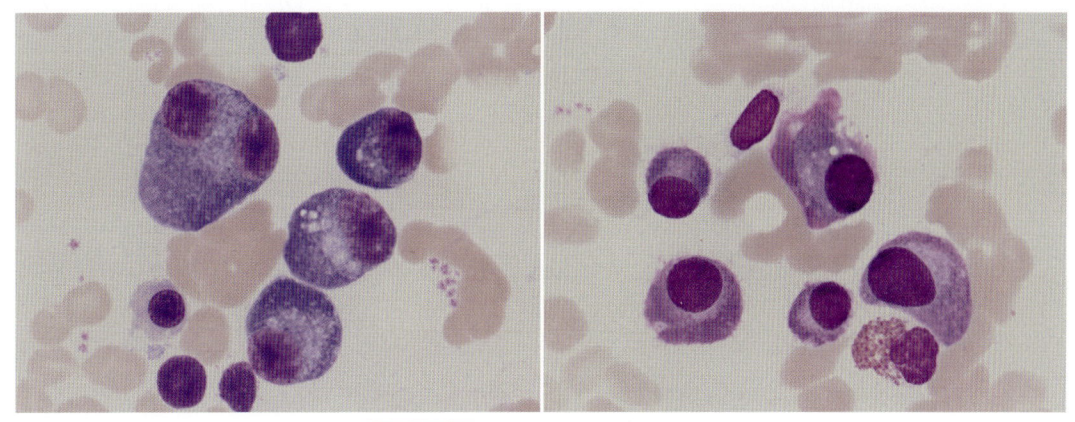

図 4-21　多発性骨髄腫の骨髄像

（骨髄塗抹標本 Wright-Giemsa 染色）
左の症例では大型で核網幼若，核小体明瞭，細胞質好塩基性の異型性の目立つ形質細胞（骨髄腫細胞）が認められており，2核の異型細胞も認められている．右の症例では骨髄腫細胞の細胞質は紅色調を呈し，一部の細胞ではゆらめく炎のように細胞質が広がっているように観察される（火焔細胞）．IgA 型の骨髄腫で比較的多く見られる所見である．

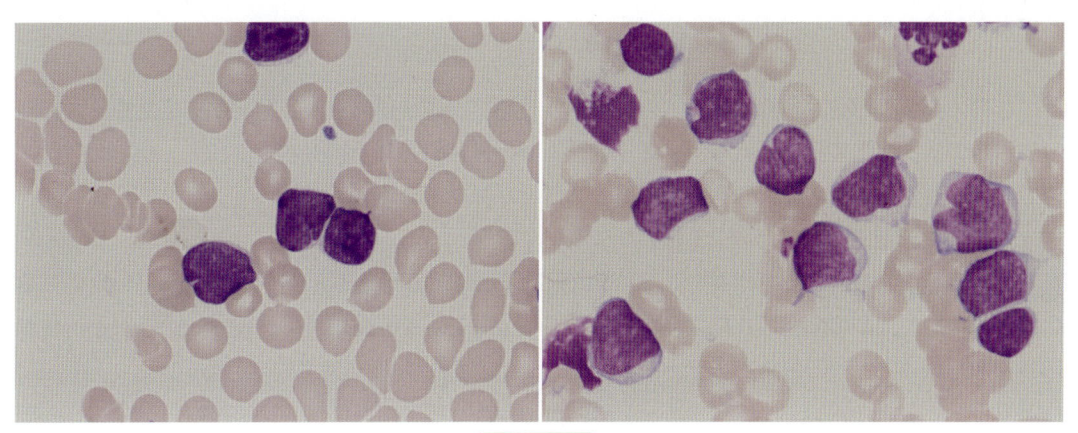

図 4-22

左：濾胞性リンパ腫の骨髄浸潤（骨髄塗抹標本 Wright-Giemsa 染色）
右：マントル細胞リンパ腫の骨髄浸潤（骨髄塗抹標本 Wright-Giemsa 染色）
濾胞性リンパ腫では小型で N/C 比の高いリンパ球様細胞に，鋭い切り欠き上のくびれを伴う細い核膜の切れ込みを示すリンパ腫細胞が特徴的である．一方，マントル細胞リンパ腫のリンパ腫細胞は中型で濾胞性リンパ腫に比べると細胞質もやや広く，核膜の切れ込みも線が太くなる印象である．マントル細胞リンパ腫では芽球様を呈するリンパ腫細胞が見られることもある．

核網の成熟や核膜不整の程度に差があることがあり，核網の比較的繊細な芽球様を呈するリンパ腫細胞が混在することも少なくない．

f）びまん性大細胞リンパ腫（図 4-23 左）

びまん性の増殖を示す大細胞型のリンパ腫にはいくつかの病型が区別される．骨髄への浸潤を認める症例における典型的な塗抹標本上の細胞形態の所見としては，核網が粗荒で核小体明瞭，細胞質好塩基性の大型異型細胞として観察されるものがあげられるが，病型により細胞形態には差があ

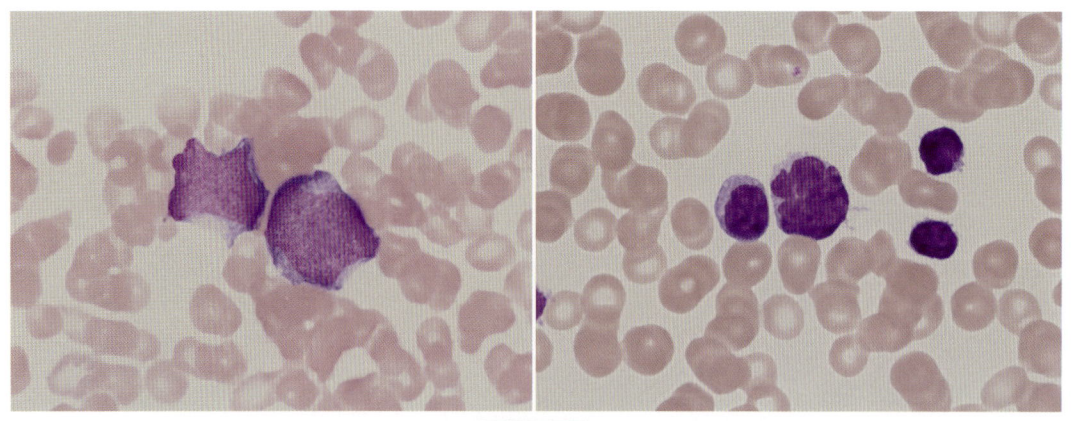

第4章 ● 血液疾患診断のための臨床検査

図 4-23

左：びまん性大細胞リンパ腫の骨髄浸潤（骨髄塗抹標本 Wright-Giemsa 染色）
右：成人 T 細胞白血病の末梢血液像（末梢血塗抹標本 Wright-Giemsa 染色）
写真左はびまん性大細胞リンパ腫の骨髄浸潤を認めた骨髄塗抹標本の所見である．大型で細胞質好塩基性の異型細胞が見られており，核膜の不整が認められる．
写真右は成人 T 細胞白血病患者の末梢血に認められた異型細胞である（写真中央）．やや大型で N/C 比高めのリンパ球様細胞であり，複雑な切れ込みを示す．ATL に特徴的な花弁細胞と考えられる．

る．なお，大型の細胞は塗抹標本では標本の引き終わりと辺縁部に集まる傾向があるため，大細胞リンパ腫の塗抹標本を評価する場合には，細胞形態の観察に適する視野領域に加え，標本の辺縁部まで隈なく観察して異常細胞の有無を確認することが重要である．

g）成人 T 細胞白血病（図 4-23 右）

成人 T 細胞白血病（ATL）では病型により比較的多彩な細胞形態を示すが，核クロマチンの凝集の目立つ中型〜大型の細胞で，核膜の切れ込みや核分葉を示す異型細胞の出現が認められる．核膜の多くの切れ込みと核の分葉を呈する花弁細胞（flower cell）が最も特徴的である．

6）再生不良性貧血（図 4-24 左）

再生不良性貧血では末梢血の各血球成分は減少しているが，明らかな形態異常は認めない．骨髄では塗抹標本は低形成〜高度低形成相当となるが，採取不良や末梢血混入との判別が難しく，慎重な評価が必要となる．塗抹標本上に有核細胞成分が少ない場合でも，形質細胞やマクロファージがある程度認められている場合には骨髄を反映している可能性があると考えられる．造血 3 系統の細胞は減少し，相対的にリンパ球優位の傾向が認められるが，細胞密度を正確に評価するためには骨髄生検の評価が必要である．

7）巨赤芽球性貧血（図 4-24 右）

巨赤芽球性貧血では末梢血は貧血のみではなく汎血球減少の傾向を示すことが多く，典型的には MCV が 120 fL を超える大球性貧血を呈し，好中球には過分葉核好中球を認める．骨髄では赤芽球の増加と巨赤芽球の出現が主な所見であるが，顆粒球系細胞には巨大後骨髄球などの大型の幼若顆粒球の出現が認められ，巨核球も分離多核類似の変化を示すものが見られる．

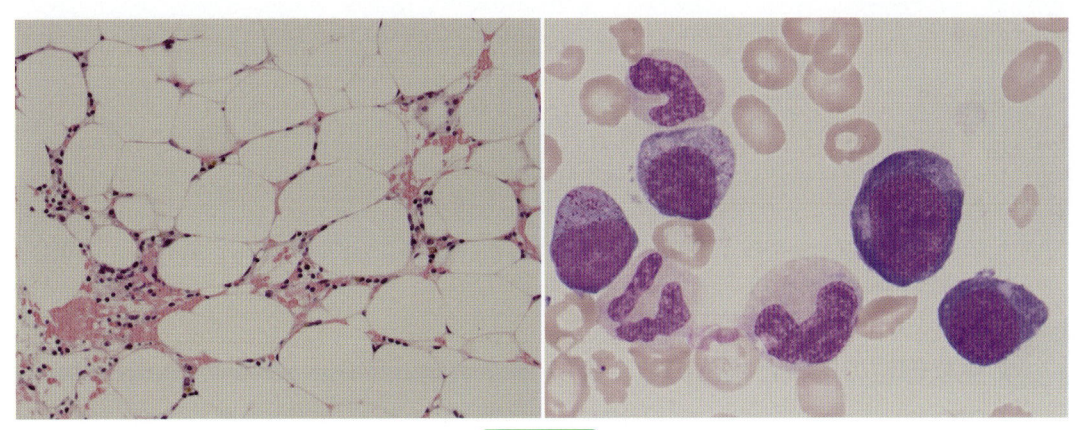

A ● 末梢血および骨髄穿刺/骨髄生検

図 4-24

左：再生不良性貧血の骨髄生検所見（骨髄生検標本 HE 染色）
右：巨赤芽球性貧血の骨髄像（骨髄塗抹標本 Wright-Giemsa 染色）
写真左は再生不良性貧血の骨髄生検標本の所見であり，高度の低形成性骨髄となっている．骨髄の造血細胞成分は減少し，視野の多くを脂肪が占めている．
写真右は巨赤芽球性貧血の骨髄像である．赤芽球の核は斑紋状に白く抜ける巨赤芽球の特徴的な所見を示しており，巨大後骨髄球なども認められている．

■文　献
1) Swerdlow SH, Campo E, Harris NL, et al. WHO classification of tumors of haematopoetic and lymphoid tissues. IARC；2008.

〈三ツ橋雄之〉

B　リンパ節生検

1　生検部位の選択と検体の取り扱い

　リンパ節生検は，リンパ節腫大の原因検索を目的として行われる．特に悪性リンパ腫の診断，さらには病型診断を念頭において生検が行われる場合が多い．リンパ節生検の病理診断は病理医が担うが，臨床医の側にも，1）よい生検部位を選択する，2）鑑別診断のために必要な補助検査を選択し結果を解釈する，3）病理医に臨床情報と補助検査の結果を適切に伝える，など正しい病理診断に至るために大事な役割がある．

a. 生検部位の選択

　リンパ節生検部位は，病変の大きさとアプローチの容易さとを考慮して選択する．リンパ節腫大病変が複数ある場合，より大きい病変を選んで生検することが望ましい．同じリンパ節領域のなかで2〜3 cm以上のリンパ節と1 cm以下のリンパ節が隣接している場合，後者の方が摘出は容易であるが，二次的な反応性病変の可能性がある．ただし4〜5 cm以上の巨大病変を全摘出するのは容易ではない．また巨大病変の一部を切開生検するよりも，2〜3 cm程度のリンパ節全体の切除生検の方が得られる情報が多い．また，巨大病変では内部壊死を伴っていることがあり，この場合，生検の対象としては相対的に相応しくない．表在リンパ節と深部のリンパ節がともに腫大している場合にはアプローチが容易な表在リンパ節の生検を選択することが多い．表在リンパ節の中では鼠径リンパ節の生検が最もリスクが低いが，鼠径リンパ節は健常人でも1〜2 cm程度に腫大していることがあるので，病変径によっては他部位の生検が優先される．

　縦隔巨大腫瘤など手術によるアプローチが困難な場合には，針生検（core needle biopsy）が選択されることもある．しかし，針生検では検体が挫滅して組織診断が困難であることがある．このため診断に十分な検体を確保するためには切除生検・切開生検をなるべく優先させる．なお穿刺吸引細胞診は上皮性悪性腫瘍のリンパ節転移の鑑別時には有用であるが，悪性リンパ腫と反応性病変との鑑別や悪性リンパ腫の組織型の決定のためには不十分である．

b. 検体の取り扱い

　一般的に手術検体は摘出後すみやかにホルマリン固定されるが，悪性リンパ腫の鑑別診断に用いられる補助検査の多くでは生きた組織が必要とされるため，リンパ節生検では検体の一部を生標本として提出することが望ましい．生標本は乾燥しないように，生理食塩水で湿らせた滅菌ガーゼなどに包み滅菌容器に入れた状態で提出する．リンパ節は剪刀もしくは剃刀を用いて図4-25に示すように長軸に対して垂直に厚さ3〜5 mm程度に輪切りにし，①ホルマリン固定，②フローサイトメ

図4-25 リンパ節生検標本の取り扱い

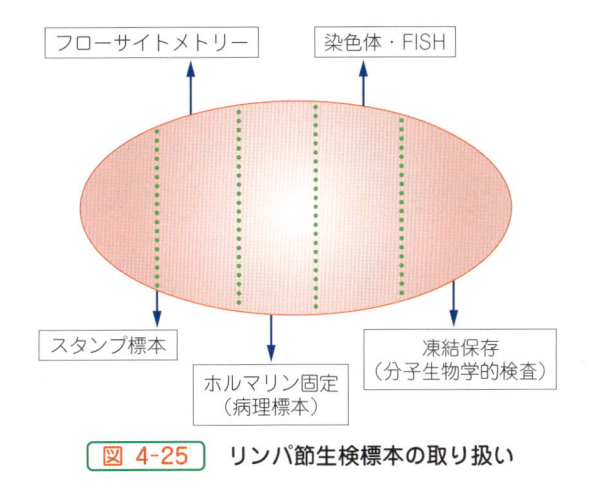

トリー，③染色体・FISH（fluorescent in situ hybridization），④分子生物学的検査（遺伝子検査）のための検体容器にそれぞれ入れる．また，割面をスライドガラスに軽く押し当てたものをメイ・ギムザ染色し，スタンプ標本を作成する．生検の時点では分子生物学的検査の必要性の判断ができないことが多いが，組織をチューブ等に入れ凍結保存しておけば後日検査することが可能である．なお染色体分析は細胞培養後に行われるので，以上のリンパ節検体の処理は無菌的に行うのが理想的である．

リンパ節生検では病理組織診断が最も中心的な役割を果たす．このため，正確に形態観察ができるように中心部を病理検体とすること，そして上記の処理が終了したら病理検体をすみやかにホルマリン固定することが望ましい．

2 生検時の各種検査

リンパ節生検を行う際には，少なくともフローサイトメトリーと染色体分析が行えるように十分量の検体を確保することが望ましい．その他の検査は臨床像や他の検査結果に基づいて選択する．検査項目と，検査可能な検体の組み合わせを表4-4に示す．

a. フローサイトメトリー

フローサイトメトリーは細胞の免疫形質を調べる検査である．細胞表面抗原が主な対象であるが，細胞膜透過性処理により細胞内免疫グロブリン軽鎖（κ，λ），細胞内CD3，TdTなどの細胞内抗原を調べることもできる．免疫形質は病理で行われる免疫組織染色でも調べられるが，フローサイトメトリーはそれと相互補完的に用いられる．フローサイトメトリーの利点として，結果がより早く判明することと，異なる蛍光色素でラベルされた2つ以上の抗体を用いることにより異常細胞での表面マーカー発現の組み合わせを把握しやすいということがあげられる．例えば，2カラーのフローサイトメトリーではCD20陽性のB細胞がCD5またはCD10を同時に発現しているかを直接的に確認できる．また，免疫グロブリン軽鎖（κ，λ）やCD3などの細胞表面での発現はフローサイトメトリーでのみ調べることができる．逆に免疫組織染色は，必要に応じて後日追加検査が可

表 4-4　リンパ節生検時に行う検査（病理検査以外）

検査	検査項目	検査可能な検体
フローサイトメトリー	リンパ球表面抗原（CD2, CD3, CD4, CD5, CD7, CD8, CD10, CD19, CD20, CD30, CD56, κ, λ など）；two-color 解析	生組織
染色体検査	G バンド分染法	生組織
fluorescent in situ hybridization（FISH）	BCL2-IGH, BCL1-IGH（CCND1-IGH）, MYC-IGH, MYC スプリットなど（症例による）	生組織，カルノア固定標本
サザンブロット	IGH 遺伝子 JH 再構成 TCRB 遺伝子 Cβ1 再構成 TCRB 遺伝子 Jβ2 再構成 など（症例による）	生組織・凍結組織
polymerase chain reaction（PCR）	IGH 遺伝子再構成 TCRB, TCRG 遺伝子再構成 など（症例による）	生組織，凍結組織（パラフィン包埋標本から抽出された DNA）

能という利点がある．

b. 染色体分析，fluorescent in situ hybridization（FISH）

　染色体分析では一般的に G バンド分染法を選択する．G バンド分染法で，t(14;18)(q32;q21)，t(11;14)(q13;q32)，8q24 転座などの特異的な異常がみられた場合には病型診断に役立つ．しかし染色体分析は結果を得るまでに 2〜3 週間の時間を要し，腫瘍細胞の増殖速度が遅い場合には分裂像が得られないことがしばしばある．fluorescent in situ hybridization（FISH）では，より迅速に，分裂像が得られない場合でも特異的な染色体転座の有無を確認することができる．濾胞性リンパ腫，マントル細胞リンパ腫，Burkitt リンパ腫ではそれぞれ BCL2-IGH, BCL1（CCND1）-IGH, MYC 転座といった特異的な転座の有無が鑑別診断上有用なので，臨床像や各種検査結果からこれらの病型が疑われる場合には FISH による確認を行うことが勧められる．FISH 検査は消化管内視鏡下生検の検体でも可能である．

c. 分子生物学的検査

　B 細胞や T 細胞に由来する悪性リンパ腫では，腫瘍クローンの細胞がそれぞれ同一の免疫グロブリン遺伝子（IGH），T 細胞受容体遺伝子（TCR）を持つ．このためサザンブロットや polymerase chain reaction（PCR）による B 細胞，T 細胞のクローナリティーの証明が，リンパ腫と反応性病変との鑑別に有用となる．検体中の 5〜10％以上のリンパ球がクローン性である場合にサザンブロットで再構成バンドが認められる．一方，組織中の腫瘍細胞の割合が少ない場合にはリンパ腫でも再構成バンドが認められないことが多い．逆に TCRG, TCRD 遺伝子にはレパートリーが少なく，反応性病変でもサザンブロットで再構成バンドが認められることがある．

　最近，IGH や TCR の PCR がサザンブロットに代わって用いられるようになってきた．PCR には，

サザンブロットに比べて結果が早く得られ，より少ない検体（DNA）量で可能で，クローンの割合が少ない場合にでも検出できるという利点がある．一方で，PCRでは反応性病変でも偽陽性となる可能性がサザンブロットより高い点に注意が必要である．分子生物学的検査にはこのようにさまざまなピットホールがあるので，結果の解釈を行う際には泳動パターンを直接確認したり，臨床像や病理組織像とあわせて総合判断をしたりする必要がある．

Epstein-Barr virus（EBV）関連リンパ腫や成人T細胞白血病/リンパ腫では，それぞれEBV，human T lymphotrophic virus type 1（HTLV1）感染細胞が組織中でクローン性に増殖していることがサザンブロットにより証明できる．

d. 培養検査

感染性リンパ節炎が疑われる際には無菌的に検体を処理したうえで培養検査を提出する．特にリンパ節内部が壊死状である場合はリンパ節結核が疑われるので抗酸菌培養や結核菌PCR検査を提出する．

〈伊豆津宏二〉

3 リンパ節生検の病理組織：正常構造および非腫瘍性病変

リンパ節生検が行われる理由は腫脹したリンパ節の原因解明である．そして，我々病理医がなすべきことは生検されたリンパ節の病理組織検査であり，他の手段で得られたデータや臨床情報などを踏まえて最終診断を得ることである．リンパ節腫脹の原因はさまざまであり，腫瘍性病変あるいは反応性，感染症，代謝異常症などの非腫瘍性病変としてみられる．腫瘍性病変は他稿に委ね，ここでは非腫瘍性病変について反応パターン別に主だった組織像/疾患について述べる．

a. リンパ節の組織構造

非腫瘍性病変の理解には正常リンパ節構造の認識が必要である．図4-26のように，リンパ節は線維性被膜で囲まれ，被膜側から皮質，傍皮質，髄質に分けられる．皮質にはB細胞の分化に重要なリンパ濾胞がみられる．これら濾胞間は傍皮質領域と呼ばれ，T細胞が多く存在する．髄質は形質細胞の豊富な髄索そして髄洞からなっている．

濾胞には胚中心構造のない一次濾胞と胚中心を有する二次濾胞があり，抗原刺激を受けることによって一次濾胞から二次濾胞へと形を変える．胚中心は暗調部と明調部に分けられ（図4-27），前者は大型で，複数個の核小体を有する円形から類円形核からなるcentroblast，後者は少し小さく，核にcleavageを伴うcentrocyteで構成されている．また，特に暗調部にはtingible body macrophageが散見される（図4-27a）．この胚中心の構造，細胞構成は，胚中心が免疫グロブリン遺伝子の体細胞突然変異やクラススイッチなどB細胞にとって重要なイベントが行われる場であることに由来している．B細胞は胚中心で抗原刺激を受け，centroblastからcentrocyteに形を変え，さらに抗体産生細胞，すなわち形質細胞となって胚中心の環境を逸脱し髄質に，また一部はmemory B細胞としてmarginal zoneに至ると考えられている．marginal zoneはmantle zoneの外側に位置している（図4-27b）．この構造は脾臓では明瞭であるが，通常，表在リンパ節では不明瞭であり，リンパ節

図 4-26　リンパ節の構造

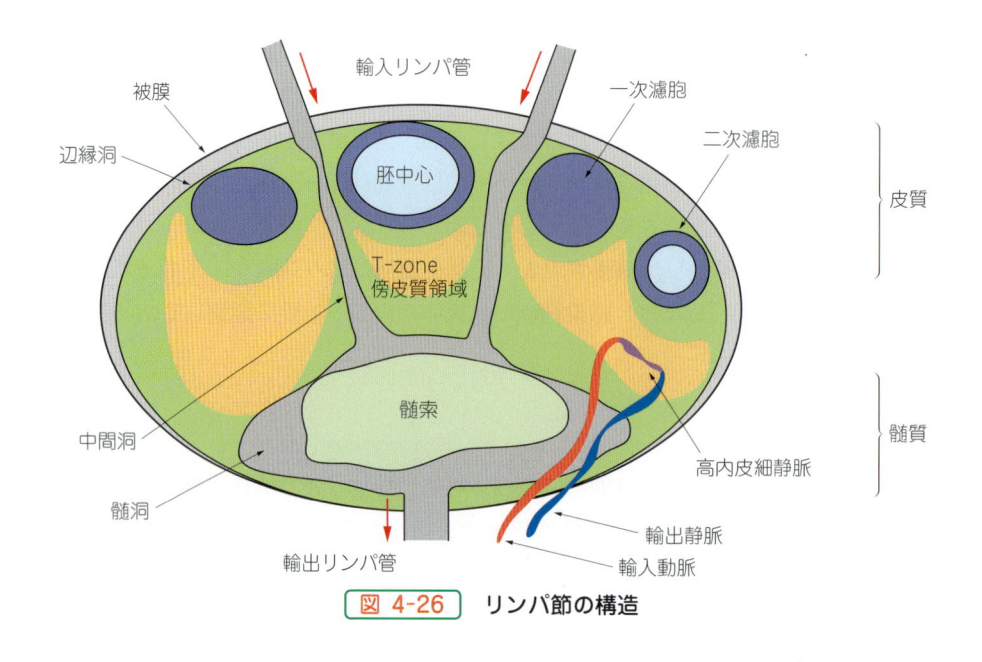

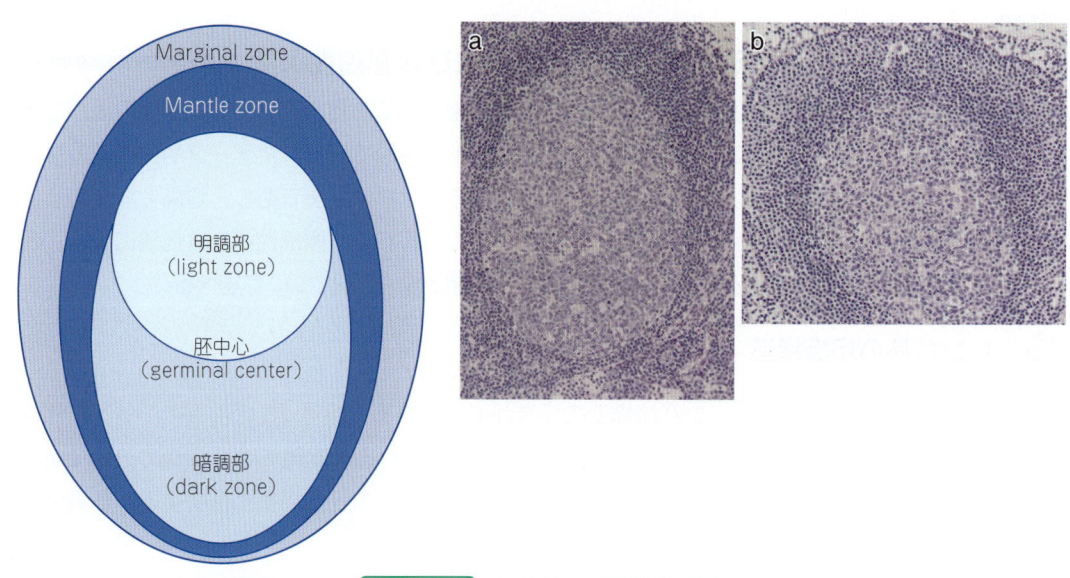

図 4-27　二次リンパ濾胞模式図

a. 表在リンパ節二次濾胞．mantle zone で囲まれた胚中心を中央に認め，下方は暗調部，上方は明調部．暗調部には明るく抜ける部分が散見され，tingible body macrophage の存在が確認される．
b. 腸間膜リンパ節二次濾胞．内側から胚中心，mantle zone, marginal zone が認識される．

では腹腔内，特に腸間膜リンパ節で認識されやすい．

b. 非腫瘍性リンパ節病変でみられる組織学的パターン

　リンパ節は免疫担当細胞によって構成される組織であり，さまざまな原因によって，いろいろな反応パターンを示すことが知られている．そのパターンを表4-5のように分けて考えると理解しや

表 4-5　非腫瘍性リンパ節病変の増殖パターンにみられる組織像/疾患

1. Follicular pattern
    Reactive follicular hyperplasia（RFH）
    Progressive transformation of germinal center（PTGC）
    Mantle zone hyperplasia
    Kimura disease
    Castleman disease
2. Sinus pattern
    Sinus histiocytosis
    Sinus histiocytosis with massive lymphadenopathy
    Proliferation of monocytoid B-cell
    Vascular transformation
3. Diffuse pattern
    Histiocytic necrotizing lymphadenitis
    Drug-induced lymphadenopathy
4. Mixed pattern
    Inflammatory pseudotumor
    Toxoplasmic lymphadenitis
    Granulomatous lymphadenitis
        Dermatopathic lymphadenopathy
        Tuberculosis
        Sarcoidosis
        Sarcoid-like reaction
        Cat-scratch disease
        Tularemia
        Yersinia mesenteric lymphadenitis
    Infectious mononucleosis
    Other viral lymphadenitis
        Herpes virus
        Measles virus
        Humal immunodeficiency virus

すい．すなわち，follicular pattern は B 細胞の反応を，sinus pattren は組織球反応を，diffuse pattern や mixed pattern の多くは T 細胞の反応を主体としており，多くの感染性疾患が後者のパターンを呈する．

1）follicular pattern（濾胞パターン）

a）reactive follicular hyperplasia（反応性濾胞過形成）

この形の代表であり，何らかの反応によって二次濾胞あるいは胚中心が数，大きさを増す像と理解される．濾胞性リンパ腫との鑑別を要する症例もあるが，増生する濾胞の大小不同，不正な形を示し，胚中心には暗調部，明調部の極性を認め，tingible body macrophage の存在も確認されることで鑑別される（図 4-28a）．

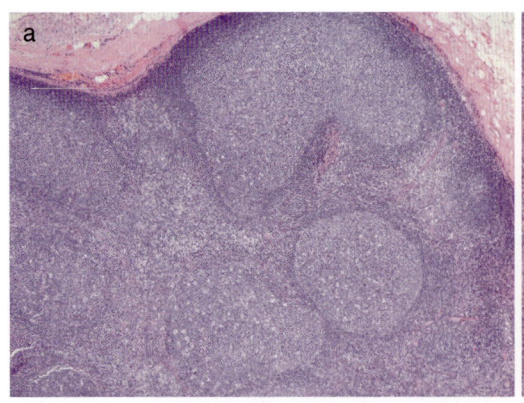

図 4-28a reactive follicular hyperplasia
不正な形をした大小の濾胞の増生がみられる．極性は保たれており，tingible body macrophage の存在もうかがえる．

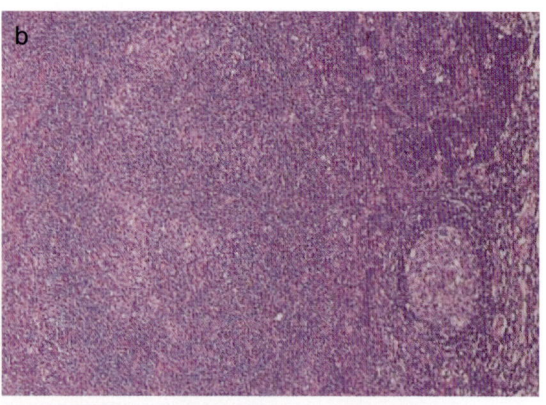

図 4-28b progressive transformation of germinal center
非常に大型の濾胞構造を認め，mantle zone の拡大とともに，その細胞は胚中心構造内に進入し，胚中心がいくつもあるようにみえる．

b）progressive transformation of germinal center（進展性胚中心異形成）

その原因は明らかにされていないが，以前より結節性リンパ球優位型 Hodgkin リンパ腫への移行が推測されているものである．単発あるいは多発性に大きな濾胞構造がみられ，そのなかにはいくつかの胚中心構造が認められ，拡大した mantle zone が胚中心を分けるようにのびてきている像を思わせる．多くの症例で follicular hyperplasia の像を背景に伴う（図 4-28b）．

2）sinus pattern（洞パターン）

a）sinus histiocytosis（洞組織球症）

拡大したリンパ洞内に組織球を多数認めるもので，しばしば遭遇する組織像である．多くは原因不明であるが，感染症や悪性腫瘍の所属リンパ節にみられることが多く，感染症，特にウイルスに原因する血球貪食症候群もその1つである．また，溶血性貧血や輸血後には赤血球やヘモジデリン貪食をみることもある．

b）sinus histiocytosis with massive lymphadenopathy

Rosai-Dorfman 病とも称され，本邦ではまれな原因不明の疾患である．拡張した洞内には主にリンパ球，そして赤血球，好中球，形質細胞などを emperipolesis する S-100 陽性組織球の充満を認める．

3）diffuse pattern（びまん性パターン）

a）histiocytic necrotizing lymphadenitis（組織球性壊死性リンパ節炎）

菊池-藤本病として知られる本邦に多い疾患であり，小児期，思春期での発生頻度が高い．地図状の壊死をみ，核片（apoptotic body）を伴うリンパ節炎であり，種々の程度に大型リンパ球や組織球が介在する（図 4-29a, b）．前者は $CD8^+$ 細胞傷害性 T 細胞が多く，後者には $CD4^+CD123^+MPO^-$ の plasmacytoid dendritic cell と $CD123^-CD68^+MPO^+$ 組織球がみられ，前者は血管周囲に多く壊死

| 図 4-29a | histiocytic necrotizing lymphadenitis
リンパ節に不規則な地図状壊死を認める.

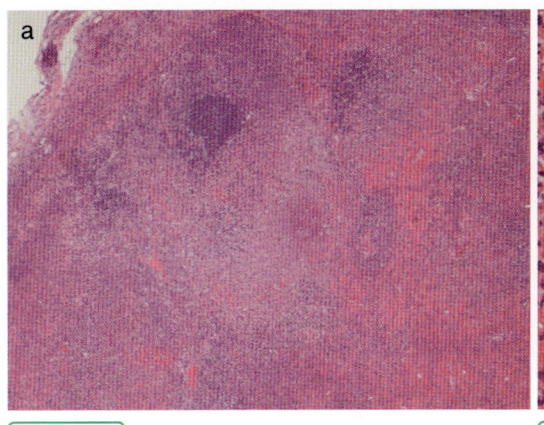

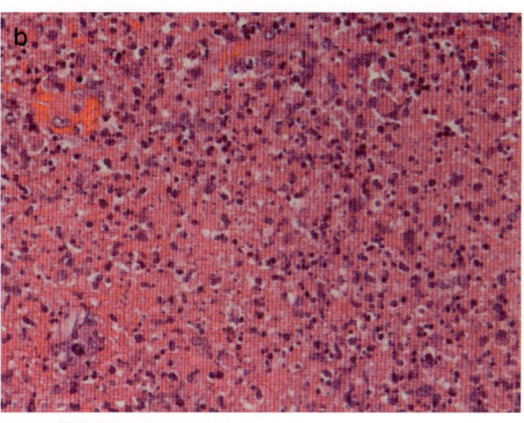

| 図 4-29b | histiocytic necrotizing lymphadenitis
壊死病巣には核片（apoptotic body）をみるも, 好中球はみられない.

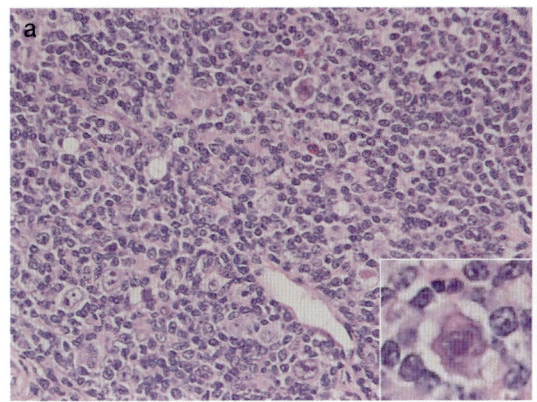

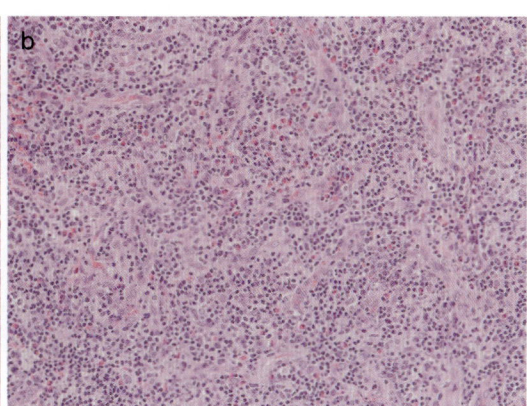

| 図 4-30a | drug-induced lymphadenopthy
抗てんかん薬服用でみられたリンパ節腫脹. 大型のHodgkin細胞に似た細胞を認める（inset）.

| 図 4-30b | drug-induced lymphadenopthy
消炎剤服用でみられたリンパ節腫脹. リンパ節本来の構造は消失し, 背景に血管の増生がみられ, リンパ球, 好酸球などの浸潤をみる.

周囲にはみられない. なお, 肉芽腫の像や好中球浸潤は通常認められない.

　b）drug-induced lymphadenopathy（薬剤関連リンパ節症）

　薬剤による全身性過敏反応として生じるリンパ節病変であり, その組織像には特異的所見はなく, 多彩である. 正常構造を保持する過形成性変化から正常構造の破壊を伴いリンパ腫を思わせる像まで認められ, Hodgkinリンパ腫あるいは血管免疫芽球性T細胞リンパ腫などと鑑別を要する症例が知られている（図 4-30a, b）.

4）mixed pattern（混合パターン）

　このなかには*Toxoplasma*リンパ節炎や, 結核, 猫ひっかき病などの肉芽腫性リンパ節炎やヘルペスウイルス群によるウイルス性リンパ節炎など多くの感染性疾患が含まれている. そのほかに皮

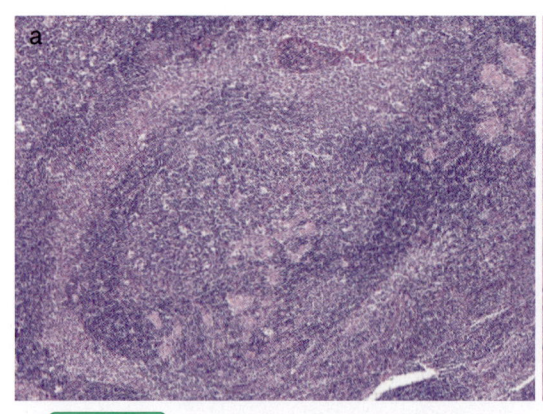

図 4-31a toxoplasma lymphadenitis
follicular hyperplasia, proliferation of monocytoid B-cell, small epithelioid cell clusters が trias として知られ，特に epithelioid cell cluster を胚中心に認める像は特徴的と言われている．

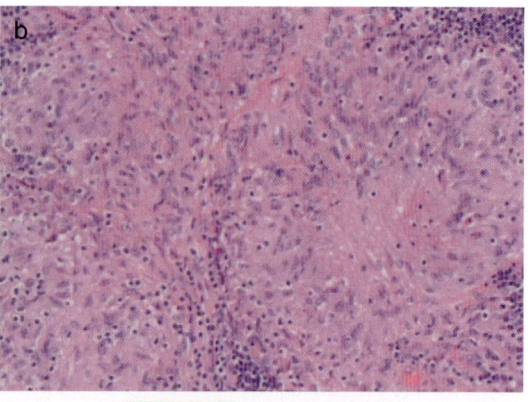

図 4-31b tuberculosis
壊死を伴う類上皮細胞肉芽腫性病変で，各々の肉芽は融合性である．

膚病性リンパ節症，サルコイドーシス様反応など日常診療業務でしばしば遭遇するものもある．

a）toxoplasmic lymphadenitis（トキソプラスマリンパ節炎）

Toxoplasma gondii 感染により，濾胞過形成，monocytoid B 細胞増生，類上皮細胞の小集塊の増生を病理組織学的特徴とするリンパ節炎である（図 4-31a）．

b）granulomatous lymphadenitis（肉芽腫性リンパ節炎）

結核，サルコイドーシス，猫ひっかき病，野兎病，エルシニア腸間膜リンパ節炎などがあげられる．前 2 者はしばしば組織学的に鑑別が問題になるが，結核でしばしばみられる乾酪壊死（凝固壊死）や肉芽腫の融合傾向などの認識が鑑別に重要である（図 4-31b）．他のものはすべて好中球性膿瘍を伴う類上皮細胞肉芽腫の形成を特徴としている．

皮膚病性リンパ節症はアトピーなど様々な皮膚疾患に伴うリンパ節の免疫性反応性病変として知られており，皮質および傍皮質領域に拡がる病変を形成する．Langerhans 細胞や interdigitating reticulum cell，そしてマクロファージの増生からなり，マクロファージはメラニン，脂質，ヘモジデリンなどを貪食している（図 4-32a）．

サルコイド様反応は何らかの基礎疾患に基づいて，罹患臓器所属リンパ節にみられ，特にがんで郭清されたリンパ節に遭遇することがある．サルコイドーシスと似た類上皮細胞肉芽腫の形成であるが，通常，結節は小さく，類上皮細胞はその数が少なく疎である．

c）viral lymphadenitis（ウイルス性リンパ節炎）

原因として Epstein-Barr virus による infectious mononucleosis は有名であるが，そのほかのヘルペスウイルス群の herpes simplex virus，cytomegalovirus，varicella zoster virus によるリンパ節炎も知られており，レトロウイルスである human immunodeficiency virus も原因の 1 つとして忘れてはならない．これらは多くの場合，臨床的に判断されることが多く，生検で遭遇することはほとんどないのが現状であろう．infectious mononucleosis では Hodgkin/Reed-Sternberg 様細胞の出現から，Hodgkin リンパ腫との鑑別が，他のヘルペスウイルスでは大型の免疫芽球の増生による傍皮質領域

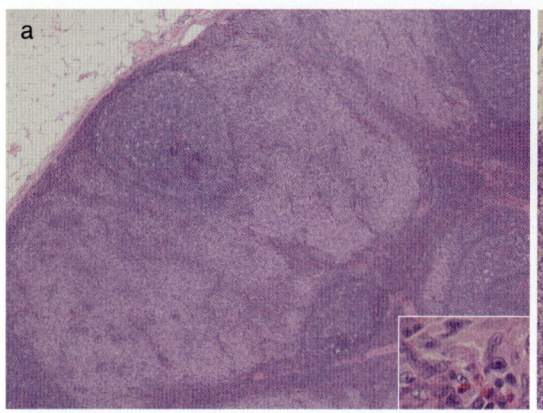

図 4-32a dermatopathic lymphadenopathy
傍皮質領域が明るく，拡大する像がみられる．
inset：拡大した病変部には Langerhans 細胞（核に皺をみる）などの抗原提示細胞の増生がみられる．

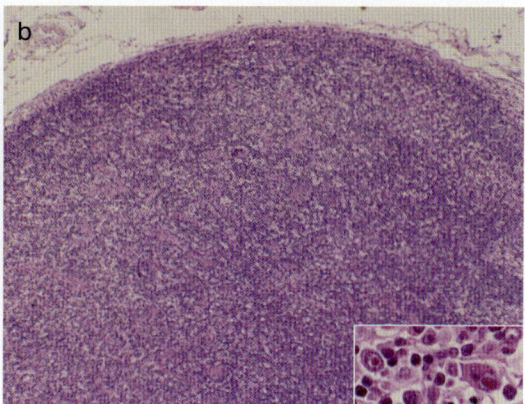

図 4-32b herpes simplex lymphadenitis
濾胞構造は萎縮，消失し，傍皮質領域の著明な拡大を認める．
inset：拡大した傍皮質領域には大型の核内封入体細胞が散見される．

の拡大が認められリンパ腫との鑑別を強いられることもあり留意しておかねばならない（図 4-32b）．

■文　献

1) King DW, editor. Atlas of nontumor pathology(7). Benign and reactive conditions of lymph node and spleen. Washington DC：AFIP；2009.
2) Ioachim HL, Medeiros LJ, editors. Ioachim's lymph node pathology. 4th ed. Philadelphia：Lippincott Williams & Wilkins；2009.
3) 田丸淳一，小島　勝，編．リンパ節非腫瘍性疾患のみかたⅠ．病理と臨床．2007；25：114-61.
4) 田丸淳一，小島　勝，編．リンパ節非腫瘍性疾患のみかたⅡ．病理と臨床．2007；25：207-50.

〈田丸淳一〉

C 溶血検査

　赤血球が病的に破壊されて赤血球寿命が短縮する病態を溶血，溶血による赤血球減少が骨髄の代償性赤芽球産生を凌駕すると貧血が現れ溶血性貧血と呼ばれる．通常，自覚症状より溶血所見が早く現れる．また感染症に伴う一過性溶血亢進や造血抑制により症状や所見が明白になり発見につながることがある．

1 溶血所見と溶血性貧血

　溶血性疾患では基礎疾患，異常赤血球，赤血球抗体，溶血増悪因子（感染症や薬剤）などが関与し，個々の疾患に特有な溶血を呈する．溶血後の代謝は老化赤血球処理過程と重なり，溶血の程度に依存して，黄疸，貧血，代償性赤芽球産生，胆石などの二次的変化を生じる．溶血性貧血の診断には一般検査に紛れる溶血所見を1つでも拾い上げて診断基準（表 4-6）[1]に照合する．

　破壊赤血球から出る乳酸脱水素酵素（LDH：アイソザイム1型と2型）やAST（GOT）などの酵素は血中で増える．ヘモグロビンはハプトグロビンと結合して肝臓など網内系へ運ばれて処理される．ハプトグロビンは生産が消費に追いつかず血中値は低下する．血管内溶血の場合，過剰の血中遊離ヘモグロビンは尿中へ排泄される（ヘモグロビン尿やヘモジデリン尿）．ヘモグロビンの鉄やペプチドは再利用され，ヘムは代謝されて間接ビリルビンになり，続いて直接ビリルビンとなるか，組織へ沈着して黄疸を呈する．ビリルビン代謝が進むとウロビリノゲンに変わり便や尿へ排泄され

表 4-6　溶血性貧血の診断基準（厚生労働省特発性造血障害調査研究班平成16年度改訂）
（小峰光博，他．臨床血液．2006; 47: 116-36）[1]

1. 臨床所見として，通常，貧血と黄疸を認め，しばしば脾腫を触知する．ヘモグロビン尿や胆石を伴うことがある．
2. 以下の検査所見がみられる．
   1) ヘモグロビン濃度低下
   2) 網赤血球増加
   3) 血清間接ビリルビン値上昇
   4) 尿中・便中ウロビリン体増加
   5) 血清ハプトグロビン値低下
   6) 骨髄赤芽球増加
3. 貧血と黄疸を伴うが，溶血を主因としない他の疾患（巨赤芽球性貧血，骨髄異形成症候群，赤白血病，congenital dyserythropoietic anemia，肝胆道疾患，体質性黄疸など）を除外する．
4. 1, 2によって溶血性貧血を疑い，3によって他疾患を除外し，診断の確実性を増す．しかし，溶血性貧血の診断だけでは不十分であり，特異性の高い検査によって病型を確定する．

表 4-7　主要溶血性疾患

先天性
1）赤血球膜異常症
球状赤血球症，楕円赤血球症，有口赤血球症，ほか
2）赤血球酵素異常症
ピルビン酸キナーゼ欠損症，グルコース-6-リン酸脱水素酵素欠損症，
ピリミジン 5′-ヌクレオチダーゼ欠損症，ほか
3）ヘモグロビン異常症
サラセミア，不安定ヘモグロビン症，鎌状赤血球症，ほか
4）ポルフィリン異常症
骨髄性ポルフィリン症
後天性
1）免疫性溶血
自己免疫性溶血性貧血，発作性寒冷ヘモグロビン尿症，寒冷凝集素症
同種抗体による新生児溶血性貧血，不適合輸血，薬剤性溶血性貧血
2）発作性夜間ヘモグロビン尿症（PNH）
3）赤血球破砕症候群
溶血性尿毒症症候群，血栓性血小板減少性紫斑病，播種性血管内凝固，
行軍ヘモグロビン尿症，全身性転移がん，ほか
4）その他
脾機能亢進症，蛇毒，鉛，感染症，火傷

る．直接ビリルビン排泄増加はビリルビン胆石を生じる．血管内溶血で多量のヘモグロビンなどが体外排泄されると鉄欠乏に陥る．一方，骨髄では代償性赤芽球産生亢進により末梢血網赤血球が増加する．この代償が不完全なら貧血が発生する．また赤血球より大きい網赤血球が増加すると正球性から大球性貧血へ傾き，溶血性貧血が常に正球性とは限らない．血管外溶血疾患では脾腫を認めることがある．溶血指標としては血清のハプトグロビン減少とLDH増加が優れる．血管内溶血では遊離ヘモグロビンが血中に存在するため貧血の程度の評価にはヘモグロビン値より赤血球数がよい．

以上の所見は，溶血の診断に加え，溶血の程度や経過の判断などに有用である．なお，骨髄異形成症候群，鉄芽球性貧血，巨赤芽球性貧血などに見られる異常赤芽球の骨髄内破壊（無効造血）は溶血所見と貧血を呈するが，溶血を主因としないため溶血性疾患から除外されている．

溶血性疾患の分類と発生頻度は鑑別診断に使える．溶血は発生部位により血管内と血管外の溶血に区別され，また溶血性貧血を生じる疾患は先天性と後天性に分類される（表 4-7）．日本では後天性の自己免疫性溶血性貧血，発作性夜間ヘモグロビン尿症（PNH），そして先天性の遺伝性球状赤血球症の比率が高い（図 4-33）[2,3]．他に赤血球破壊症候群〔血栓性血小板減少性紫斑病（TTP），溶血性尿毒症症候群（HUS），播種性血管内凝固（DIC）など〕が続く．溶血の原因は先天性疾患では赤血球自体に，後天性の場合は赤血球外に多い．例外的に，PNHは後天性だが赤血球膜異常が原因である．

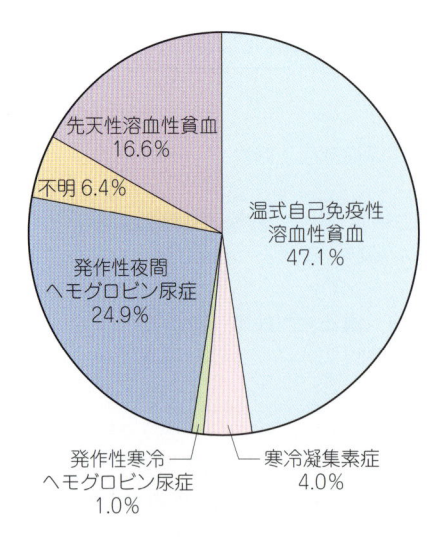

図4-33 日本の溶血性疾患の比率
（大野良之. 厚生省研究班平成11年度報告書. 2000. p.31-88)[3]
平成10年度厚生省疫学調査研究班による全国調査で得られた溶血性疾患の割合

温式自己免疫性溶血性貧血 47.1%
発作性夜間ヘモグロビン尿症 24.9%
先天性溶血性貧血 16.6%
不明 6.4%
寒冷凝集素症 4.0%
発作性寒冷ヘモグロビン尿症 1.0%

2 溶血に関する検査と溶血の鑑別

ここでは主な溶血性疾患の鑑別検査を述べる[1,2,4-8].

1）末梢血塗抹標本での赤血球形態観察

球状や楕円の赤血球は遺伝性の球状赤血球症や楕円赤血球症，標的赤血球はサラセミアやヘモグロビン異常症，涙滴赤血球はサラセミア，鎌状赤血球はヘモグロビンS症，断片化赤血球は赤血球破砕症候群，ウニ状赤血球は先天性ピルビン酸キナーゼ（PK）欠損症，好塩基性斑点赤血球はピリミジン5′-ヌクレオチダーゼ（P5N）欠損症や鉛中毒，Heinz小体は不安定ヘモグロビン症などで認められる．

2）赤血球の浸透圧抵抗試験

患者赤血球を様々な程度の低張緩衝液に入れて赤血球への水分流入による溶血を誘発する．遺伝性球状赤血球や楕円赤血球は水分取り込み容量に余裕がなく，正常赤血球に比べて容易に溶血する（浸透圧抵抗低下）．サラセミアなどの小球性赤血球は逆に水分取り込みに余裕があり，正常赤血球に比べて低張緩衝液に耐え，溶血しにくい（浸透圧抵抗亢進）．

3）赤血球の酵素解析

先天性溶血の鑑別に，例えばグルコース-6-リン酸脱水素酵素（G6PD）活性，PK活性，P5N活性を測定する．診断確定には遺伝子解析を要し，通常は熟練施設に依頼する．

4）ヘモグロビン性状解析

異常ヘモグロビン症はグロビンのアミノ酸組成に異常があり，赤血球内で沈殿してHeinz小体を形成し，溶血を招く．ヘモグロビンの質的異常のため化学的性状が不安定になり，加熱（熱安定性試験）やイソプロパノール（イソパノール試験）に対する感受性が亢進し，赤血球内で変性・沈殿

しやすい．電気泳動も病的ヘモグロビンを検出できる．一方，グロビン鎖の量的不均衡によるサラセミア症候群ではグロビンのα鎖と非α（例，β）鎖の発現量の不均衡により正常4量体のヘモグロビン形成にあずかれないグロビン分子は不安定で，変性，凝集，沈殿し，結果的に溶血や循環障害を招く．

5）赤血球抗体の検出

a）Coombs 試験（抗グロブリン試験）

自己免疫性溶血性貧血（AIHA）で陽性となる．直接 Coombs 試験は赤血球結合の抗体と補体を，間接 Coombs 試験では血中遊離抗体を赤血球凝集にて検出する．Coombs 試薬は抗ヒト免疫グロブリン抗体を含んでおり，自己抗体（温式では主にIgG）や補体（主にC3とC4）を検出する．通常，赤血球1個あたりのIgG結合量は Coombs 試験陽性で500個以上，健常人赤血球では100個以下である．この中間量でも溶血が認められることがある（Coombs 試験陰性 AIHA，AIHA の約1割）．

b）寒冷凝集素

大半は IgM 型抗体であり，血液型抗原の I や i と反応する．4℃で赤血球結合活性が高く，補体活性化と血管内溶血を引き起こす．通常，特発性慢性型では単クローン性で凝集価は数万以上に達する．続発性はウイルス感染に伴うことが多く一般に多クローン性である．

c）Donath-Landsteiner 抗体（2相性溶血素）

主に血液型 P 抗原と反応する IgG で，発作性寒冷ヘモグロビン尿症で現れる．補体活性化能が高く，寒冷条件で赤血球と結合して補体結合を促し，体温域で抗体は離れ，補体活性化に伴い血管内溶血が発生する．

6）PNH 赤血球検出[7,8]

a）溶血試験

Ham 試験では pH 6.5 付近に弱酸性化した血清中において，赤血球膜上で補体第2経路が活性化され，補体に弱い PNH 赤血球が選択的に溶血する．また，hereditary erythroblastic multinuclearity associated with a positive acidified serum test（HEMPAS）や先天性 CD59 単独欠損症などは偽陽性を示す．一方，砂糖水試験では砂糖水を血清に加えて等浸透圧かつ低電解質（低イオン強度）状態を作り，赤血球への補体結合（活性化）を促し，補体感受性の PNH 赤血球を溶血させる．溶血試験では溶血度10%以上を陽性とする．

b）フローサイトメトリー

PNH 赤血球の特徴として崩壊促進因子 decay-accelerating factor（DAF）や CD59 など glycosylphosphatidylinositol（GPI）結合型の血球膜蛋白（GPI 蛋白）が欠損する．GPI 蛋白に対する抗体を用いて赤血球を標識し，その結合量（標識蛍光強度に反映される）により GPI 蛋白発現程度を評価する．溶血試験に比べて赤血球以外の血球解析も可能であり，PNH 血球の種類と割合，欠損分子の種類と欠損程度がわかる（図 4-34）．DAF と CD59 を同時欠損する PNH 赤血球および PNH 顆粒球を検出すると診断確定の精度が上がる．ちなみに，PNH 診断には GPI 蛋白欠損血球の割合の確認が必須であり，一部に見られる GPI 蛋白陽性の正常血球の割合の表示は検査結果としては不適切である．先天性疾患（HEMPAS，CD59 単独欠損症など）との鑑別も可能である．

図 4-34 フローサイトメトリーによる PNH 診断（中熊秀喜．臨床血液．2012; 53: 1516-27[8]．一部改変）

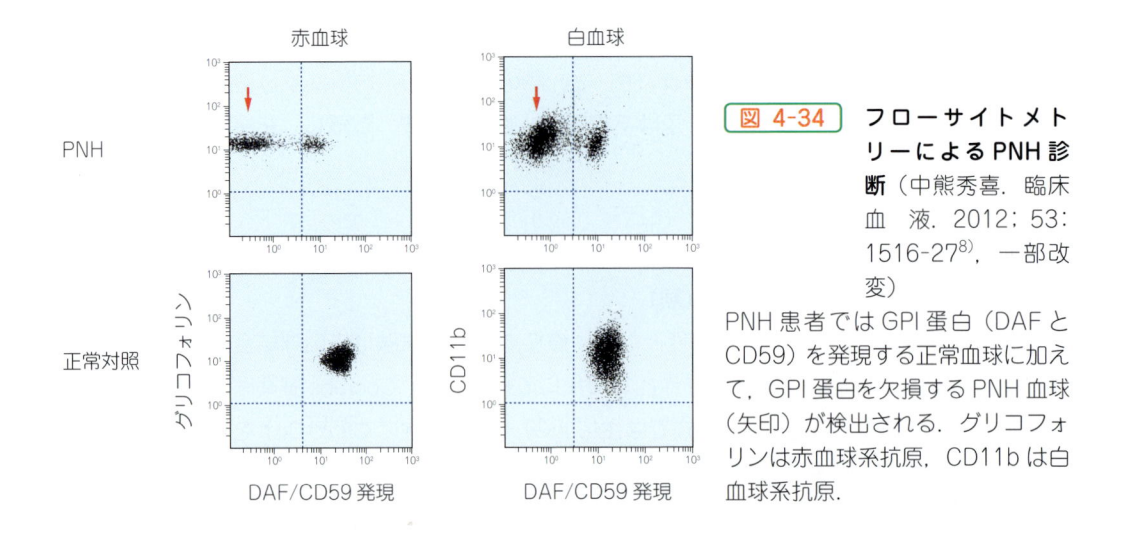

PNH 患者では GPI 蛋白（DAF と CD59）を発現する正常血球に加えて，GPI 蛋白を欠損する PNH 血球（矢印）が検出される．グリコフォリンは赤血球系抗原，CD11b は白血球系抗原．

7）その他

血液型不適合の輸血や妊娠における病的溶血では双方の血液型を確認する．次に，感染症は免疫賦活を介して溶血を亢進させ，潜在的溶血でも顕性化する．特にヒトパルボウイルス B19 感染は溶血を亢進させるだけでなく赤芽球産生を阻害するため，溶血患者では貧血が重症化する．IgM 特異抗体または PCR によるウイルス DNA 検出で診断をつける．

おわりに

溶血が軽い場合は骨髄造血性代償のおかげで貧血を生じることはなく見逃されやすい．この間にも溶血性臓器障害は進行する．溶血の病態生理学に難解なものはなく，日常診療の一般検査を入念に点検，また溶血性疾患を常に念頭におく習慣が早期発見と患者救済につながる．

■文　献

1) 小峰光博, 梶井英治, 亀崎豊実．自己免疫性溶血性貧血診療の参照ガイド．臨床血液．2006; 47: 116-36.
2) 小峰光博．溶血性貧血の病態生理：Overview．血液・腫瘍科．2009; 59: 241-8.
3) 大野良之．溶血性貧血．厚生省研究班平成 11 年度報告書（特定疾患治療研究事業未対象疾患の疫学像を把握するための調査研究班）．2000．p.31-88.
4) 上妻行則, 二宮治彦．溶血に関する検査．In：金倉　譲，監修．血液診療エキスパート　貧血．東京：中外医学社；2009．p.48-53.
5) 菅野　仁, 服部幸夫, 原野昭雄．赤血球に関する検査．In：浅野茂隆，他，編．三輪血液病学．3 版．東京：文光堂；2005．p.1909-44.
6) 八幡義人．赤血球膜異常症．In：浅野茂隆，他編．三輪血液病学．3 版．東京：文光堂；2005．p.1044-134.
7) 西村純一, 金倉　譲．発作性夜間ヘモグロビン尿症．In：「難治性貧血の診療ガイド」編集委員会，編．難治性貧血の診療ガイド．東京：南江堂；2011．p.93-130.
8) 中熊秀喜．発作性夜間ヘモグロビン尿症の病態と治療．臨床血液．2012; 53: 1516-27.

〈中熊秀喜　花岡伸佳〉

D 表面マーカー検査

a. 表面マーカー検査の目的

　フローサイトメトリーを用いた表面マーカー検査は細胞膜表面や細胞質に存在する抗原をモノクローナル抗体の反応性によって検出する検査で，細胞の系統（lineage）帰属や細胞の分化段階を決定することが可能である．現在，①造血腫瘍の免疫表現型病型診断（immunophenotyping），②造血器腫瘍の微少残存病変の検出，③リンパ球サブセットによる免疫不全の診断，④発作性夜間ヘモグロビン尿症の診断，⑤造血幹細胞移植時の幹細胞の採取量の測定，などに有用な検査として普及している．

b. フローサイトメーターによる表面形質検査

1）フローサイトメーター（flow cytometry：FCM）

　FCMとは，末梢血，骨髄血，リンパ節等から得られた細胞浮遊液に蛍光標識したモノクローナル抗体を反応させ，レーザー光を照射して生じる散乱光と蛍光輝度を同時に計測し，その情報をコンピュータ処理する方法である．前方散乱光（forward scatter：FSC）は細胞の大きさを反映し，側方散乱光（side scatter：SSC）は細胞内密度や構造の複雑さを反映しており，スキャッタグラムを作成して細胞集団を視覚化し，解析する（図4-35）．生の細胞浮遊液を用いるため，検体採取時は凝集しないように十分注意し，速やかに検査を行う．

2）CD（cluster of differentiation）分類

　細胞表面マーカー解析に使用される抗体は，現在200種類以上がCD（cluster of differentiation）分類され，同じ抗原を認識する抗体には同じ番号がついている．T/NK細胞関連抗原，B細胞関連抗原，骨髄球・単球・血小板関連抗原，幹細胞抗原などの細胞系統以外に，non-lineage cell関連抗原として，活性化抗原，細胞接着因子，サイトカイン・ケモカインレセプターなど，多彩である．造血器腫瘍表面形質解析に比較的よく使用されるCD分類を，T細胞系（図4-36），B細胞系（図4-37），骨髄・単球系（図4-38）の正常な分化成熟段階に合わせて表示した．

3）解析法

　現在，細胞表面マーカーの検査は，シングルカラーではなく，マルチカラーが主流で，3カラー解析法（3種類の蛍光標識抗体を同時に反応させ解析する）が普及しているが，8カラー解析も可能である．細胞集団の解析は，細胞の大きさ（FSC）と細胞内構造（SSC）を用いるFSC/SSC gating法と，リンパ球と造血器腫瘍のCD45の蛍光輝度が異なることを利用したCD45/SSC gatingが

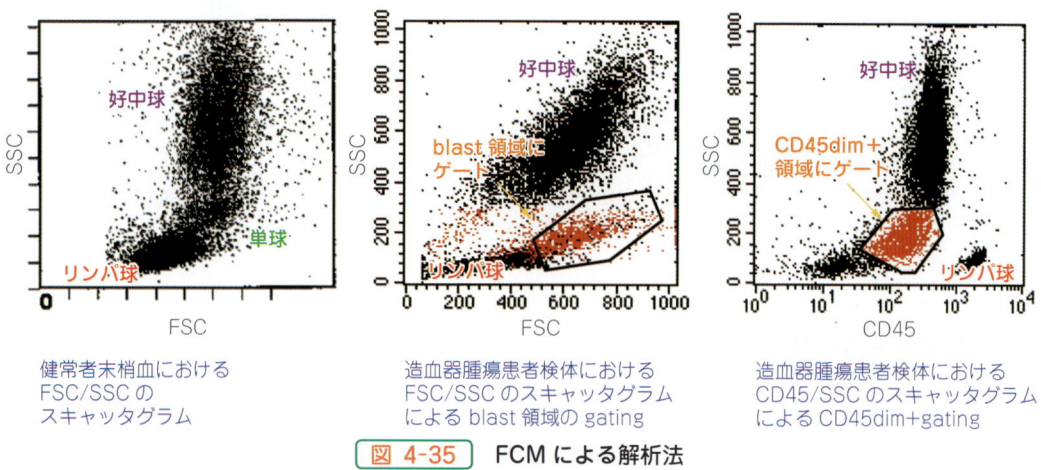

第4章 ● 血液疾患診断のための臨床検査

健常者末梢血における
FSC/SSCの
スキャッタグラム

造血器腫瘍患者検体における
FSC/SSCのスキャッタグラム
によるblast領域のgating

造血器腫瘍患者検体における
CD45/SSCのスキャッタグラム
によるCD45dim+gating

図 4-35　FCMによる解析法
FSC/SSC gating法とCD45/SSC gating法

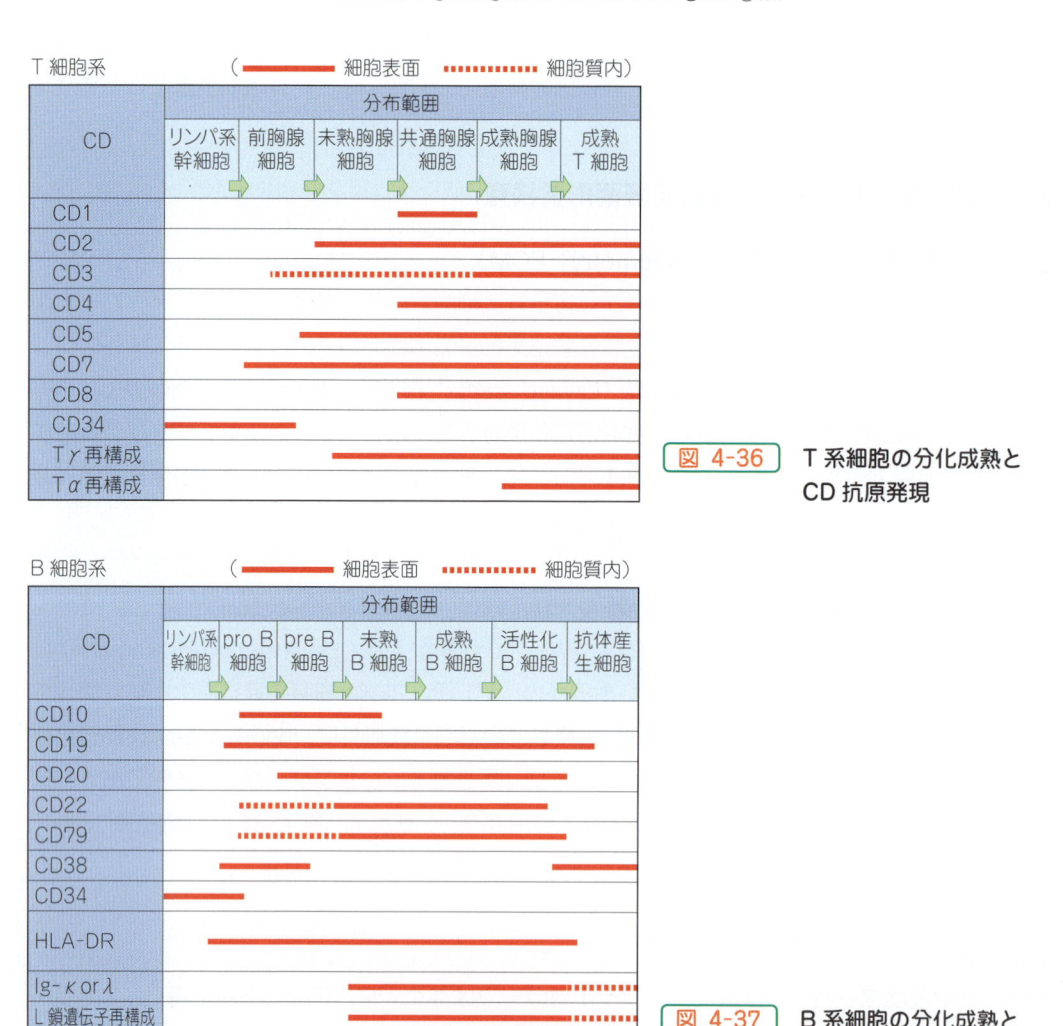

図 4-36　T系細胞の分化成熟と
CD抗原発現

図 4-37　B系細胞の分化成熟と
CD抗原発現

● 138

図 4-38 骨髄および単球系細胞の分化成熟と CD 抗原発現

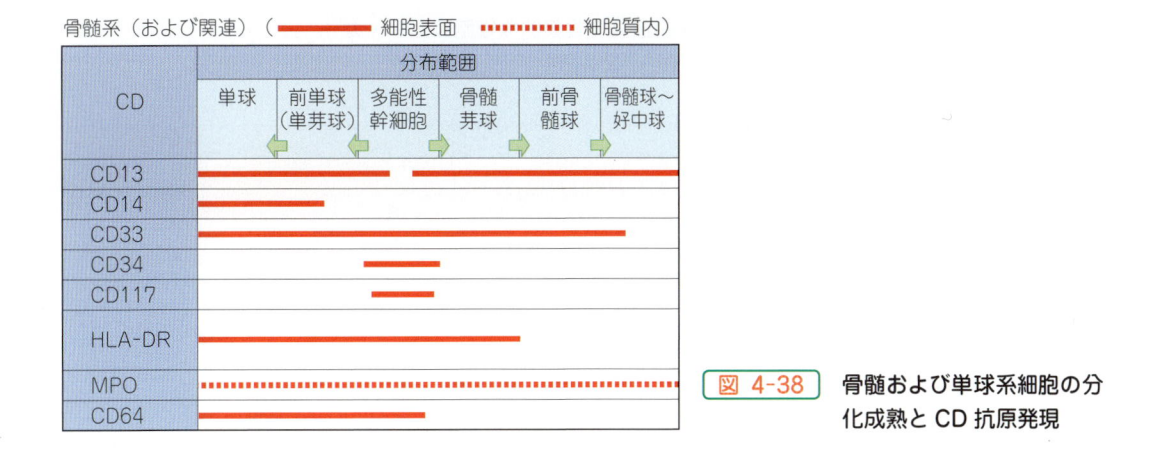

普及している（図 4-35）．形質細胞の解析には CD38 gating を用いるなど，解析する細胞により，gating 法を工夫することが重要である．

4）細胞質内抗原解析

造血器腫瘍細胞の診断には，細胞質内に発現する抗原の同定も細胞帰属を診断するうえで重要である．T 細胞系では cyCD3，B 細胞系では，cyIgM や免疫グロブリン軽鎖（cyκ/cyλ），cyCD22，cyCD79a，骨髄単球系では cyMPO（myeloperoxidase）が，早い分化段階で細胞質内に発現している．

c. 造血器腫瘍の細胞表面マーカー検査

造血器腫瘍の診断は，形態学的検査，表面マーカー検査，染色体/遺伝子検査を行うことにより，より正確な診断や分類が可能となった．表面マーカーによる診断は免疫表現型病型診断（immunophenotyping）と呼ばれ，正常細胞の分化段階と同一の抗原を示す場合と正常分化段階では発現しない異常抗原を発現する場合がある．異常抗原の発現は疾患特異的なことが多く，治療後のモニタリングとして微量の残存腫瘍（minimum residual disease：MRD）の有無の同定に有用である．

1）急性白血病（表 4-8）

新 WHO 分類における急性白血病の分類は，特異的染色体異常を呈する急性白血病は責任病態となる染色体・遺伝子異常が同定されている．その他の FAB 分類を踏襲した分類は，形態的特徴を中心に，ペルオキシダーゼ染色やエステラーゼ染色により診断されるが，リンパ系腫瘍のみならず，すべての造血器腫瘍で免疫表現型が記載されている．

T-ALL は，CD19 などの B 細胞系や CD13/33 の骨髄球系のマーカーが陰性で，CD2・CD5・CD7 の未熟から成熟 T 細胞に出現するマーカーが発現する．B-ALL は，CD10・CD19・CD20 の検出が必要であるが，ときに CD13 陽性のこともある．

急性骨髄性白血病では，幹細胞系の CD34/DR，骨髄系の CD13/33 を発現することが多いが，特異的染色体異常を呈する AML は表面マーカーも特徴的である．8;21 転座型 AML（M2）は，CD13/CD33/CD34/DR の骨髄幹細胞マーカーとともにリンパ系マーカーと思われている CD19 を弱く発

表 4-8　急性白血病の代表的な細胞表面マーカー

CD	急性リンパ性白血病（ALL） T リンパ芽球 T-ALL	B リンパ芽球 B-ALL	急性骨髄性白血病（AML） 特異的染色体異常を呈する AML t(8;21)	t(15;17)	inv(16), t(16;16)	FAB 分類を踏襲したその他の AML M0	M1, M2	M4	M5	M6	M7
CD2	+	−	−/+	−/+	−/+	−	−	−/+	−/+	−	−
cyCD3	+/−	−	−	−	−	−	−	−	−	−	−
CD4	−/+	−	−	−	dim+	−	−	−/+	−/+	−	−
CD5	+/−	−	−	−	−	−	−	−	−	−	−
CD7	+	−	−	−	−/+	−/+	−/+	−/+	−/+	−/+	+/−
CD8	−/+	−	−	−	−	−	−	−	−	−	−
CD10	−/+	+	−	−	−	−	−/+	−	−/+	−	−
CD13	−/+	−/+	+	+	+	+/−	+	+	+/−	+	+/−
CD14	−	−	−	−	+	−	−	+/−	+/−	+/−	−
CD19	−	+	dim+	−	−	−	−	−	−	−	−
CD20	−	−/+	−	−	−	−	−	−	−	−	−
CD22	−	+	−	−	−	−	−	−	−	−	−
CD23	−	−	−	−	−	−	−	−	−	−	−
CD33	−	−	+	+	+	+/−	+	+	+/−	+	+/−
CD34	+/−	+	+	−/+	+	+/−	+/−	+	−	+	−/+
CD38	−	+/−	+	+	−	−	+/−	−	−	+/−	−
HLA-DR	−	+	+	−	+	+/−	+/−	+	+	+	+
CD56	−	−	+/−	−	+/−	−	−/+	+/−	+/−	−	−
その他	TdT			CD64		TdT, cyMPO				CD235a	CD41/42/61

■ 濃いバックは特に特徴的なマーカー

現する．15；17 転座型 APL（M3）では，CD13/CD33/CD38 のみ陽性で顆粒球系細胞が本来有する DR や CD34 幹細胞マーカーが陰性となる．Inv(16)/t(16;16) AMMoL（M4 eo）では，CD13/CD33/CD34/DR に単球系マーカーの CD4dim＋/CD14/CD64 が陽性で，増多している好酸球は CD294 陽性である．M1 は CD7/CD13/CD34/DR/TdT のマーカーを呈する群や，M2 は CD56/CD13/CD33 の NK/骨髄系ハイブリッド群なども提唱されている．このように正常の分化とは異なるマーカーを発現する腫瘍細胞では，治療後の腫瘍細胞の残存を同定することが容易となり，CD45/SSC gating 法を併用することにより，1%以下の微小残存腫瘍（minimum residual disease：MRD）の診断が可能である．

　AML の診断はミエロペルオキシダーゼ（MPO）染色陽性が診断根拠となるが，MPO 染色陰性の M0 の診断には，cyMPO や CD13・CD33 の検索が重要である．単球系では，骨髄系マーカー陽性のうえに，単球に特徴的 CD4dim＋や CD14 や CD64 を発現することが多い．赤白血病では，赤芽球マーカーの CD235a を，巨核芽球性白血病血小板マーカーの CD41＋/42＋/61＋を発現することが多い．また，異なる系統の抗原を同時に発現する急性混合性白血病は，2 系統における各々のポイントが 2 ポイント以上必要なスコアリングシステムを用いて診断する（表 4-9 EGIL 提唱のス

D ● 表面マーカー検査

表 4-9 EGIL (European Group for the Immunologic Classification of Leukemia) によって提唱された急性混合性白血病診断のためのスコアリングシステム

2 系列のそれぞれにおいて 2 ポイント以上（計 4 ポイント以上）のときに biphenotypic leukemia とする.

ポイント	B 細胞系	T 細胞系	骨髄系
2	CD79a Cyt IgM CytCD22	CD3 (m/cyt) anti-TCR (α/β) anti-TCR (γ/δ)	anti-MPO
1	CD19 CD10 CD20	CD2 CD5 CD8 CD10	CD117 (c-kit) CD13 CD33 CD65s
0.5	TdT CD24	TdT CD7 CD1a	CD14 CD15 CD64

表 4-10 成熟 B 細胞腫瘍の表面マーカー

CD	CLL/SLL, B-PLL	LPL	SMZL	HCL	PCM	MALT lymphoma	FCL	MCL	DLBL	BL
CD5	+	−	−	−	−	−	−	+	+/−	−
CD10	−	−	−	−	−	−	+	−	+/−	+
CD11c	+		+/−	+			−	−		
CD19	+	+	+	+	−	+	+	+	+	+
CD20	dim+	+	+	+	−/+	+	+	+	+	+
CD23	+	−	−	−	−/+		+/−	−		
CD38	−/+	+	−/+	−/+	++	−/+	−/+	−/+	−/+	+
HLA-DR	+	+	+	+	−/+	+	+	+	+/−	+
CD103	−			+						
FMC7	−/+			+				+		
CD79a	+	+	+	+		+	+	+	+	+
s-Ig	+	+	+	+	−	+	+	+	+/−	+
その他				CD25+	CD56+/ 118+		BCL-2	cyclin D1		

CLL/SLL: chronic lymphocytic leukemia/small lymphocytic lymphoma, B-PLL: B-cell prolymphocytic leukemia, LPL: lymphoplasmacytic lymphoma, SMZL: splenic marginal zone B-cell lymphoma, HCL: hairy cell leukemia, PCM: plasma cell myeloma, MALT: extranodal marginal zone lymphoma, FCL: follicular center lymphoma, MCL: mantle cell lymphoma, DLBL: diffuse large B-cell lymphoma, BL: Burkitt lymphoma/leukemia

　■ 濃いバックは特に特徴的な必須のマーカー

コアリングシステム参照).

2）成熟 B 細胞腫瘍（表 4-10）

　成熟 B 細胞腫瘍は形質細胞腫も含め多彩であるが，大部分は細胞表面にイムノグロブリンを発現

表 4-11　代表的な成熟 T 細胞・NK 細胞腫瘍表面マーカー

	TPLL	T-LGL	agg. NK	ATLL	MF/SS	ALCL	その他の T/NK-cell lymphoma
CD2	+	+	+	+	+	+/−	+〜−
CD3	+	+	−	+	+	−/+	−
cyCD3	+	+	−/+	+	+	+	−〜+
CD4	+〜−	−/+	−	+	+	+/−	−/+
CD5	+	+	−	+	+	−/+	−/+
CD7	+	−/+	−	−	−/+	−	−
CD8	−〜+	+/−	−	−	−	−/+	−/+
CD25	−	−	−	+	−	+/−	−
CD56	−	+	+	−	−	+/−	+/−
CD57	−	+	−	−	−	−	−/+
その他	4+8+	TCRγδ				CD30+	

TPLL: T prolymphocytic leukemia, T-LGL: T cell lage granular lymphocyte leukemia, agg. NK: aggressive NK-cell leukemia, ATLL: adult T-cell leukemia/lymphoma, MF: mycosis fungoides, SS: Sézary syndrome, ALCL: anaplastic large cell lymphoma

　濃いバックは特に特徴的な必須のマーカー

しており，κ/λ 鎖でモノクロナリティが同定可能である．CD20＋CD5＋CD23−は MCL（mantle cell lymphoma），CD20＋CD5-CD10＋は FL（follicular lymphoma）か BL（Burkitt lymphoma）であり，B-CLL の CD20＋CD5＋CD23＋と鑑別可能である．HCL（hairy cell leukemia）は CD11c の陽性率が高く CD5-/CD10-であり CD103＋FMC7＋である．骨髄腫は形態的に鑑別が可能であるが CD19-CD20-CD56＋CD118＋CD38＋＋で，CD38 陽性細胞を解析する gating 法が用いられる．

3）成熟 T 細胞・NK 細胞腫瘍（表 4-11）

　T 細胞系関連抗原としては，CD2, CD5, CD7 が用いられる．T 細胞性悪性リンパ腫は，表面マーカーの解析のみで証明することが困難で TCR 遺伝子解析を併用することもある．CD4＋成人 T 細胞性白血病は，CD25 が高頻度に発現される．CD2＋CD3-の腫瘍は LGL（large granular lymphocyte）を呈する NK（natural killer）細胞に由来すると考えられ，CD16, CD56, CD57 のいずれかが陽性となる．

4）診断・治療との関わり

　新 WHO 分類では，核型診断や遺伝子診断が必要とされるが，いずれも結果が出るまでに時間がかかる．その点，細胞表面形質の分析は迅速性に優れ，形態学的診断との両輪で，染色体・遺伝子異常までも推測可能な診断が得られる．しかし，造血器腫瘍では典型的な表面マーカーを呈する病態もあるが，必ず，非定型な発現をする腫瘍もあることに留意したい．近年開発された抗体治療の適応には，表面マーカーの診断が前提となる．B-悪性リンパ腫には CD20 抗体療法（リツキシマブ），難治性 CD33AML には CD33 抗体療法が保険適用となっているが，現在次々と開発中である．

d. リンパ球サブセット

　健常人の末梢血のリンパ球は，T 細胞（66〜89％）と B 細胞（4〜13％）と NK 細胞（4〜33％）から構成され，T 細胞は胸腺由来で細胞性免疫を，B 細胞は骨髄由来で液性免疫を担当している．成熟 T 細胞は CD3 陽性で，亜分画として，CD4（helper/inducer T：25〜54％）と CD8（suppressor/cytotoxic T：23〜56％）があり，CD4 はさらに Th1 型と Th2 型と機能が分化している．B 細胞は CD19，NK 細胞は CD56/16 を発現している．これらは互いにネットワークを形成し，免疫応答を巧みに制御している．AIDS を発症する HIV 感染症では，特に CD4 陽性細胞数に応じて，免疫能の低下が示唆され，一般に CD4 陽性 T 細胞が 200/μL 以下になると日和見感染症が発症しやすくなるため，定期的な CD4 絶対数の測定が必要である．その他では，先天性免疫不全症やリンパ系造血器腫瘍やステロイドなどの治療で変化し，自己免疫疾患やウイルス疾患でも T/B 細胞比率や CD4/8 比（0.5〜2.9）が変化し，診断補助に有用なことがある．

■文　献

1) Bene MC, Lacombe F. 4 Differential leukocyte analysis. In: Kottke-Marchant K, Davis BH, editors. Laboratory hematology practice. 1st ed. Oxford, UK: Blackwell Publishing; 2012. p.33-47.
2) 川合陽子，木崎昌弘．分類不能の急性骨髄性白血病．In: 押味和夫，監修．WHO 分類第 4 版による白血病・リンパ系腫瘍の病態学．東京: 中外医学社; 2009. p.130-44.
3) 米山彰子．4. フローサイトメトリー（細胞表面マーカー），第Ⅳ章　血液検査法．In: 日本検査血液学会，編．スタンダード検査血液学．2 版．東京: 医歯薬出版; 2008. p.190-7.
4) 池本敏行．2. 細胞表面マーカー（白血病のフェノタイピング）．検査と技術．2010; 38: 948-53.
5) 日本臨床検査標準協議会．FCM-WG: フローサイトメトリーによる造血器腫瘍細胞表面抗原検査に関するガイドライン（JCCLS H2-P・V-1.0）．JCCLS. 2003; 18: 69-107.

〈川合陽子〉

E 造血器腫瘍における染色体分析

1 染色体検査法（分染法，FISH法，SKY法）

　臨床検査として確立している染色体分染法はG染色である．キナクリンマスタードを用いるQ染色では，染色から分析まで数時間で結果が得られるが，解像力はG染色に劣る．蛍光 in situ ハイブリダイゼーション（FISH）と多色蛍光染色体解析（spectral karyotyping：SKY）は，マーカー染色体の起源の同定や複雑核型の解析に有用である．

a. G染色法

　標準的な染色体分染法はトリプシン処理後にギムザ染色を行うG染色法（GTG）である．高精度分染法では，前中期分裂像を効率的に回収し，伸展した染色体のG染色によってハプロイドあたり550〜800のバンドが観察できる．しかし，血液腫瘍では分裂後期染色体であることが多いため，300バンドレベルが平均的である．G染色法で鮮明なバンドを描出するためには，作製したスライド標本を熱処理（通常，65℃で120分間），染色体蛋白質を変性し形状を保持することが重要である．

　G染色法では，微細な異常，マーカー染色体起源，複雑な構造異常などの同定が困難であり，結果の客観性が乏しい．また，分析細胞が少数の場合には，モザイクとして存在する小集団の異常クローンを検出できない．これらの問題点はFISH法やSKY法で克服できる．

b. FISH法

　FISHでは，標識プローブDNAと染色体DNAを1本鎖に変性させたのち再会合，相補性のある部位を蛍光シグナルとして検出する double-color FISH（DC-FISH）が臨床検査法として確立している．転座，逆位，挿入，欠失などの染色体再構成の切断点領域に，波長の異なる蛍光色素で標識した2種類のプローブを設定し，シグナルの融合やスプリットとして検出する．

　プローブは，以下の3種類に分類される．①反復配列プローブ（テロメアとセントロメア）（repeat-sequence probes），②染色体特定部位のプローブ（region-specific probes），③染色体ペインティングプローブ（whole chromosome painting probes）である．②としては，BACクローンを用いることがほとんどである．①，②，③を適当に組み合わせて同時に用いることができる．間期核DC-FISHでは偽陽性の細胞は1〜5％の頻度で認められる．蛍光シグナルの直径は，プローブのサイズによって異なるが，BACを用いる場合には0.5〜1 μm であるので観察細胞が小さければ偽陽性の頻度は高くなる．通常，DC-FISHのカットオフ値は3〜10％であり，シグナルのスプリットより融合を検出する場合の感度が高い．しかし，1,000個の細胞を算定しても 10^{-3} オーダーの感度を

得ることは困難である．ハイブリダイゼーション効率は80〜90％以上あることが望ましい．DC-FISHでは，ホルマリン固定のパラフィン包埋切片上でもシグナルを検出することが可能であり，悪性リンパ腫の日常診療に適している（組織FISH）．

c. SKY法

各々の常染色体と性染色体を特有の色調で識別する技術がSKY法である[1]．蛍光標識を直接ラベルしたヌクレオチドでDNAを標識し，その種類と混合比を変えて調整された市販のプローブミックスを用いる．SKY法は，複雑な核型異常の同定に加えて，サイズと染色性が類似するバンド間に生じた転座の解析に威力を発揮する．検出限界は3〜5Mb（染色体バンド1個分）であり，反復配列に由来するシグナルをCot1 DNAで抑制するため，動原体領域と染色体末端部の評価は不可能である．染色体末端部の再構成と転座相手は，部位特異的プローブを用いるFISHとSKYを同時に行うことによって同定できる．

染色体腕内に生じた，欠失，重複，逆位をSKY法で解析する場合には，対比染色のDAPI像を反転強調したバンドを参考にして切断点を同定する．また，転座によって隣接した蛍光は，境界領域で重なり合成された色調を呈し，染色体挿入として検出されるため注意を要する[2]．

2 異常の判定方法

a. 核型記載の国際規約とクローンの定義

ヒト染色体は大きさと動原体の位置によって常染色体のA群からG群，性染色体のXYに分類される．A群（no.1-no.3），B群（no.4-no.5），C群（no.6-no.12,），D群（no.13-no.15），E群（no.16-no.18），F群（n0.19-no.20），G群（no.21-no.22）である．これらの名称は，起源不明の染色体を表すときに用いられ，例えば「A群サイズのマーカー染色体」というように表現される．染色体異常と核型（karyotype）の記載は国際規約であるISCN（2009）：An International System for Human Cytogenetic Nomenclatureに従って行われる[3]．**表4-12**に核型と構造異常の表記に関する代表的な記号と略号の意味を示した．核型は染色体を大きい順にA群からG群，さらに性染色体を配列したものであり，1個の細胞に由来し生物種に固有である．核型の模式図はideogramといわれる．

クローンは単一細胞から派生した細胞集団と定義される．腫瘍が増殖する過程でサブクローンが発生するため，1つのクローン内で核型が完全には一致しない場合もある．細胞遺伝学的クローンの判定は，2個以上の細胞に同一の染色体異常が認められる場合に行われる．モノソミーの判定には，同一の異常を3個以上の細胞に認める必要がある．細胞遺伝学的クローンの判定には，分析細胞数，異常の種類，培養条件などを考慮する必要がある．特に分析細胞数はクローンサイズの評価だけではなく，クローンの存在そのものの判定に重要な影響を及ぼす．すなわち，G染色法で一般に行われる20個の分裂像の解析では，統計学的に14％以下のサイズのクローンは検出できない．一方，10％以下のクローンを検出するためには29細胞以上の解析を要する[4]．クローン性の細胞遺伝学的な定義は，染色体構造異常と数的増加で同じ異常を2個以上の分裂像に検出した場合，モノ

表 4-12 核型記載の用語（ISCN 2009）

記号	意味		記載例
t	Translocation	転座	t(9;22)(q34;q11.2)
inv	Inversion	逆位	inv(16)(p13q22)
ins	Insertion	挿入	ins(5;2)(p14;q22q312)
del	Deletion	欠失	del(5)(q13q33)
dup	Duplication	重複	dup(1)(q22q25)
iso	Isochromosome	同腕染色体	i(17)(q10)
dic	Dicentric chromosome	二動原体染色体	dic(1;7)(q10;p10)
idic	Isodicentric chromosome	同腕二動原体染色体	idic(17)(p11)
r	Ring chromosome	環状染色体	r(7)(p22q36)
mar	Marker chromosome	マーカー染色体	+1〜5mar, +mar2x3,
der	Derivative chromosome	派生染色体	der(18)t(14;18)(q32;q21)
ider	Isoderivative chromosome	同腕派生染色体	ider(20)(q10)del(20)(q11q13) ider(18)(q10)der(18)t(14;18)(q32;q21)
add	Additional material of unknown origin	過剰部分付加染色体	add(12)(p13)

ソミーなどの数的減少は3個以上の場合とされる．したがって，少数の分裂像の解析で，単一細胞に検出された染色体異常（single cell abnormality: SCA）はクローンを形成している可能性が高い．特に，病型特異的なSCAには診断的な意義があり，間期核FISH法によるクローン性の評価が望ましい．

b. 細胞遺伝学的多クローン性

　MDSやCMLの治療後には，初診時から認められる染色体異常は消失した後に，新たな染色体異常が非関連性クローン（unrelated clone）として出現することがまれでない[5,6]．5q−syndromeのレナリドミド治療後に一過性に認められる非クローン性あるいはクローン性の非関連性染色体異常には，トリソミー8，モノソミー7，t(12;16)(p13;p13.3)，7q転座などが報告されている[5]．CMLでは，Ph陰性の核板に染色体異常の認められる頻度は約6％（21/342例）であり，トリソミー8が最も多く32％，次いで，モノソミー7，20q−，モノソミー5，7q−などである．これらの異常は，MDSで高頻度に認められる染色体異常である．

　一方，未治療の血液腫瘍でも非常にまれに非関連性クローンが認められる（細胞遺伝学的多クローン性）[7]．非関連性クローンがt(8;21)やt(15;17)などの均衡型転座の組み合わせで検出されることはない．ほとんどは不均衡転座，欠失，異数性であり，その多くはMDSで報告されている異常であり，ほとんどは核型進展による付加的異常としても認められるものである．これらの現象は，細胞遺伝学的にはまったく異なるクローンが，共通したゲノム変異あるいはエピゲノム変異を有する白血病幹細胞に由来することを示唆している．

3 造血器腫瘍の染色体異常とクロモスリプシス

　染色体異常は数的異常と構造異常に大別され，数的異常には異数性と倍数性の変化がある．染色体構造の再構成には，①転座，逆位，挿入，②欠失，③homogeneously staining region（hsr）とdouble minute chromosome（dmin）があり，各々の染色体異常は切断点や欠失の領域に含まれる遺伝子に変異が生じていることが多い．実際，我々は，切断点の詳細な解析から，DHLにおける高頻度の *CDKN2A/2B* の欠失とメチル化[8]や，多発性骨髄腫における新規キメラ遺伝子である *PVT1-NBEA* と *PVT1-WWOX* を見出した[9]．

　血液腫瘍の染色体異常は血液腫瘍の病型診断と予後推定だけでなく，次世代シークエンサー法によって得られた新知見を臨床応用するうえで非常に重要な研究基盤になると考えられる．血液腫瘍の染色体構造異常の詳細と臨床的意義については各論で述べられるので，本稿では，染色体異数性の腫瘍化への関与と，hsr，dminの分子遺伝学的意義とその形成に関与する新規メカニズムである"chromothripshis（クロモスリプシス）"について概説する[10]．

a. 染色体異数性と腫瘍化

　染色体異数性は固形がんにおける腫瘍化の初期変化である可能性が指摘されていた[11]．血液腫瘍では，−7（若年性骨髄単球性白血病，骨髄異形成症候群），＋8（骨髄系腫瘍），＋12（慢性リンパ性白血病）などが単独異常として認められる（表4-13）．また，多発性骨髄腫（MM）では，奇数番号の染色体に異数性を認める高2倍体性（hyperdiploid：HD）が，免疫グロブリン遺伝子転座とともに腫瘍化の初期変化として注目されている．しかし，異数性によって脱制御される遺伝子の特定は困難であり，トリソミー4を示す急性骨髄性白血病（M2，M）で変異 *KIT* やDown症のマウスモデルで *Erg* の遺伝子量増加の報告があるものの，知見は限定的である．異数性による腫瘍化メカニズムは多様であり，がん抑制遺伝子の欠失，変異がん遺伝子の増幅，過剰な遺伝的不安定性などが複雑に関与していると考えられる．全ゲノムの解析から，腫瘍化の初期過程における異数性の生物学的意義に関する研究が加速している[12]．

b. Hsr，dmin とクロモスリプシス

　腫瘍細胞では生存に好都合な遺伝子が染色体小断片として増幅される場合があり，細胞遺伝学的には，染色体に組み込まれるhsrと，動原体を持たず独立して存在するdminとして観察される（図4-39a）．血液腫瘍におけるhsrやdminの頻度は＜1％とされ，8q24における *MYC* と11q23における *MLL* の増幅が報告されているが，分子生物学的解析は遅れている．通常の細胞遺伝学的手法では検出できないエピゾームによる遺伝子増幅も報告されており，T細胞性の急性リンパ性白血病の約6％でエピゾームによる *NUP214-ABL1* の増幅が報告されている[13]．

　このような遺伝子増幅に関与するhsr，dmin，エピゾームの形成に"クロモスリプシス"の関与することが示唆されている．クロモスリプシスは，染色体の1～2本あるいは一部が断片化，再結合して元に戻る過程で一挙に改変され，結果として数十～数百カ所のDNA再構成が生じる現象である（図4-40a）．次世代シークエンサーとSNPアレイによる慢性リンパ性白血病の全ゲノム解析で初めて明らかにされたもので，すべてのがんで認められその頻度は2～3％とされる[10]．MMでは

表 4-13　血液腫瘍で高頻度に認められる異数性（Gordon DJ, et al. Nat Rev Genet. 2012; 13: 189-203[12]改変）

chromosome	gains disease	%	losses disease	%
1	MM	5.7		
3	MM	21		
	DLBCL	12.7		
4	ALL	10.3		
5	MM	21.8		
6	ALL	11.3		
7			AML	14
			JMML	60
8	AML	20.0		
	CML	31.3		
9	MM	24.2		
	PV	24.7		
10	ALL	9.5	MM	3.6
11	MM	21.3		
12	CLL	34.5	MM	2.9
13	AML	21.5	MM	13.5
14	ALL	10.9		
15	MM	24.4		
16			MM	3.6
	ALL	8.9		
18	ALL	10.2		
19	MM	24.4		
	CML	9.8		
21	ALL	20.0		
	AMgkL	35.1		
22	ALL	4.2		
X	ALL	12.4		
	FL	12.4		

クロモスリプシスによると考えられる異常が 1.3％の頻度で認められ，急激な経過に関与すること報告されている[14]．

c. クロモスリプシスの分子機構：小核モデル

　クロモスリプシスの分子機構として，小核形成の関与が報告されている（小核モデル）[15]．小核はDNAの複製と修復に傷害を有する高発がん性遺伝病であるブルーム症候群（RecQ ファミリーDNA ヘリカーゼの *BLM* 遺伝子変異）や Fanconi 貧血（*FANCM* 遺伝子の変異）で高頻度に認められる．また，骨髄異形成症候群（MDS）や二次性白血病では，小核は核異型の指標の1つとして診断に重要な所見である（図 4-39b〜d）．

　小核は分裂後期遅延（anaphase lagging）によって形成され，異数性の原因とされている．クロ

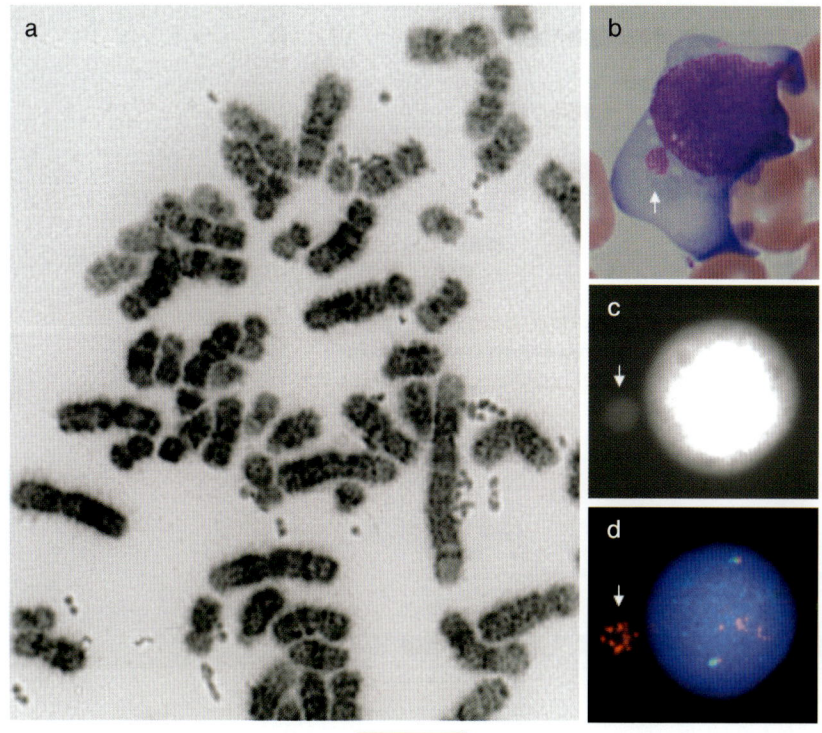

E● 造血器腫瘍における染色体分析

図 4-39
a．double minute chromosome．胃がん細胞株で認められた dmin．
b．小核の May-Giemsa 染色所見．核から突出する小核（→）．
c．小核の DAPI 染色所見（→）．
d．c に示した細胞の FISH 所見．8q24 由来の赤いシグナルの増幅を認める（→）．

モスリプシスの小核モデルでは，小核内の染色体やその断片が細胞分裂期に粉砕され（pulverization），粉々になった DNA は再び元の核に取り込まれ，その結果，数十〜数百の DNA 再構成が形成されるというものである．まれに親核に取り込まれない場合があり，残存して dmin となり，遺伝子増幅に関与するとされる．分裂期に小核内の染色体に pulverization が生じるメカニズムとして，早熟染色体凝縮（premature chromosome condensation：PCC）が示唆されている．PCC は S 期染色体 DNA が細胞融合によって分裂シグナルに曝露される際に生じる現象であり，40 年以上前に初めて記載された[16]．小核では DNA 複製・修復の異常あるいは遅延が報告されている．クロモスリプシスは遺伝子の再構成，増幅，欠失の形成に関与する新しいメカニズムとして注目されている（図 4-40）．

■文　献

1) Schrock E, du Manoir S, Veldman T, et al. Multicolor spectral karyotyping of human chromosomes. Science. 1996；273：494-7.
2) Lee C, Gisselsson D, Jin C, et al. Limitations of chromosome classification by multicolor karyotyping. Am J Hum Genet. 2001；68：1043-7.
3) Shaffer LG, Slovak ML, Campbell LJ, editors. ISCN(2009)：An International System for Human Cytogenetic Nomenclature. Basel：S. Karger；2009.

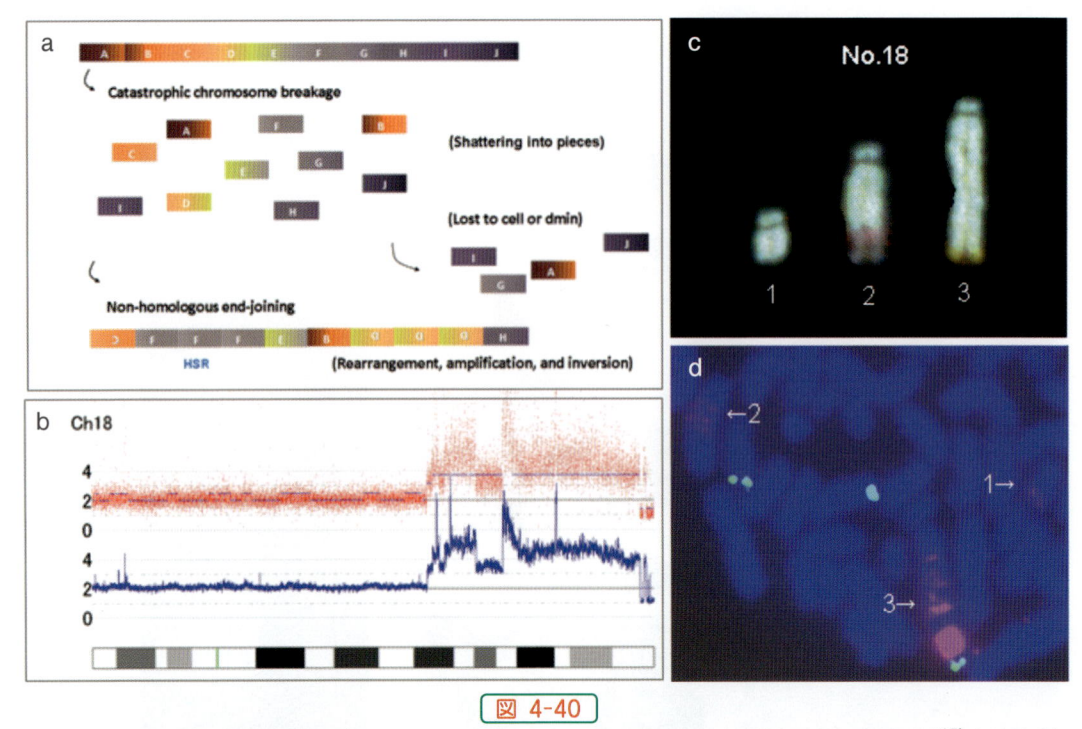

第4章 ● 血液疾患診断のための臨床検査

図 4-40

a．クロモスリプシスの模式図（Forment JV, et al. Nat Rev Cancer. 2012; 12: 663-70[15]より改変）
b．18qの増幅を認めた Burkitt-like lymphoma のゲノムアレイ所見
c．bに示した症例の部分 SKY 像．18q の hsr を認める．左から，1 は正常 18 番染色体，2 と 3 が hsr(18)
d．c と同一症例の FISH 所見（赤：BCL2，緑：IGH）．BCL2 の増幅は 1 で顕著であり，2 では軽度である．赤いシグナルの観察されない部分では，b に示した 18q 増幅部分に含まれる BCL2 以外の遺伝子が増幅していると考えられる．

4) Hook EB. Exclusion of chromosomal mosaicism: tables of 90%, 95% and 99% confidence limits and comments on use. Am J Hum Genet. 1977; 29: 94-7.
5) List A, Kurtin S, Roe DJ, et al. Efficacy of lenalidomide in myelodysplastic syndromes. N Engl J Med. 2005; 352: 549-57.
6) Medina J, Kantarjian H, Talpaz M, et al. Chromosomal abnormalities in Philadelphia chromosome-negative metaphases appearing during imatinib mesylate therapy in patients with Philadelphia chromosome-positive chronic myelogenous leukemia in chronic phase. Cancer. 2003; 98: 1905-11.
7) Johansson B, Billström R, Broberg K, et al. Cytogenetic polyclonality in hematologic malignancies. Genes Chromosomes Cancer. 1999; 24: 222-9.
8) Tsutsumi Y, Chinen Y, Sakamoto N, et al. Deletion or methylation of CDKN2A/2B and PVT1 rearrangement occur frequently in highly aggressive B-cell lymphomas harboring 8q24 abnormality. Leuk Lymphoma. 2013 May 9.[Epub ahead of print]
9) Nagoshi H, Taki T, Hanamura I, et al. Frequent PVT1 rearrangement and novel chimeric genes PVT1-NBEA and PVT1-WWOX occur in multiple myeloma with 8q24 abnormality. Cancer Res. 2012; 72: 4954-62.
10) Stephens PJ, Greenman CD, Fu B, et al. Massive genomic rearrangement acquired in a single catastrophic event during cancer development. Cell. 2011; 144: 27-40.
11) Tsutsui T, Maizumi H, McLachlan JA, et al. Aneuploidy induction and cell transformation by diethylstilbestrol: a possible chromosomal mechanism in carcinogenesis. Cancer Res. 1983;

43: 3814-21.
12) Gordon DJ, Resio B, Pellman D. Causes and consequences of aneuploidy in cancer. Nat Rev Genet. 2012; 13: 189-203.
13) Graux C, Cools J, Melotte C, et al. Fusion of NUP214 to ABL1 on amplified episomes in T-cell acute lymphoblastic leukemia. Nat Genet. 2004; 36: 1084-9.
14) Magrangeas F, Avet-Loiseau H, Munshi NC, et al. Chromothripsis identifies a rare and aggressive entity among newly diagnosed multiple myeloma patients. Blood. 2011; 118: 675-8.
15) Forment JV, Kaidi A, Jackson SP. Chromothripsis and cancer: causes and consequences of chromosome shattering. Nat Rev Cancer. 2012; 12: 663-70.
16) Johnson RT, Rao PN. Mammalian cell fusion: induction of premature chromosome condensation in interphase nuclei. Nature. 1970; 226: 717-22.

〈谷脇雅史　知念良顕　名越久朗〉

F 分子生物学的検査

1 概 説

a. 遺伝子異常の種類

　造血器腫瘍は，造血幹細胞または前駆細胞に由来する悪性疾患で，細胞の増殖や分化に関る遺伝子の異常により発生する．染色体異常（転座など）やそれに起因する遺伝子異常が認められ，転座に起因する遺伝子異常には，キメラ mRNA をつくる融合遺伝子の場合と近傍遺伝子の発現が亢進する場合がある．前者は骨髄性の白血病，後者はリンパ系腫瘍に見られる．その他，点変異（塩基数の変化を伴わない1塩基の置換），欠失（deletion），挿入（insertion）（DNA 断片の重複 duplication を含む）がある．

　染色体異常を伴わない骨髄系腫瘍で，細胞増殖に関与する class Ⅰ，細胞分化や続くアポトーシスの障害に関与する class Ⅱに加え，エピジェネティクス修飾に関与する class Ⅲ，がん抑制遺伝子に属する class Ⅳおよび RNA スプライシングに関与する class Ⅴに分類される遺伝子の変異が明らかとなってきた．class Ⅰには FLT3 内の長さ変異（FLT3-ITD）またはミスセンス変異（FLT3-TKD），KIT，RAS，PTPN11，JAK2 の点変異，class Ⅱには NPM1，CEBPA の点変異，class Ⅲには TET2，IDH1，IDH2，DNMT3A，ASXL1，EZH2 の点変異，class Ⅳには CDKN2A，TP53，WT1 などの変異，class Ⅴには SF3B1，SRSF2，U2AF35/U2AF1，ZRSR2 などの変異があげられる．

　一部のリンパ系腫瘍の発生には，ウイルス（HTLV-1，Epstein-Barr ウイルスなど）など外来微生物の関与が知られている．

　薬物治療反応性の差の一部は生体内の薬物代謝の遺伝的多様性に起因する．1塩基変異多型（single nucleotide polymporphisms：SNPs）など多型を指標としたファーマコゲノミクス検査が利用されている．

b. 分子生物学的検査の分類

　分子生物学的検査は，その測定原理から，核酸プローブ法と核酸増幅法の2つに分類される．核酸プローブ法では，特定の遺伝子または遺伝子領域に相補的な核酸断片をプローブとして，標的のDNA や RNA とのハイブリダイゼーションにより遺伝子異常の同定を行う．古典的には DNA の（大きな）構造解析にサザンブロット・ハイブリダイゼーション（サザンブロット）法がある．キメラ遺伝子，微細な領域欠失の検出に FISH（fluorescence in situ hybridization）（蛍光 in situ ハイブリダイゼーション）法が利用されている．遺伝子解析が成立するには，検出対象とする遺伝子情報単位のサイズとの関係で適切な解析法を選択することが重要である（図 4-41）．

F ● 分子生物学的検査

図 4-41 遺伝子情報単位と遺伝子解析法
CGH: comparative genomic hybridization

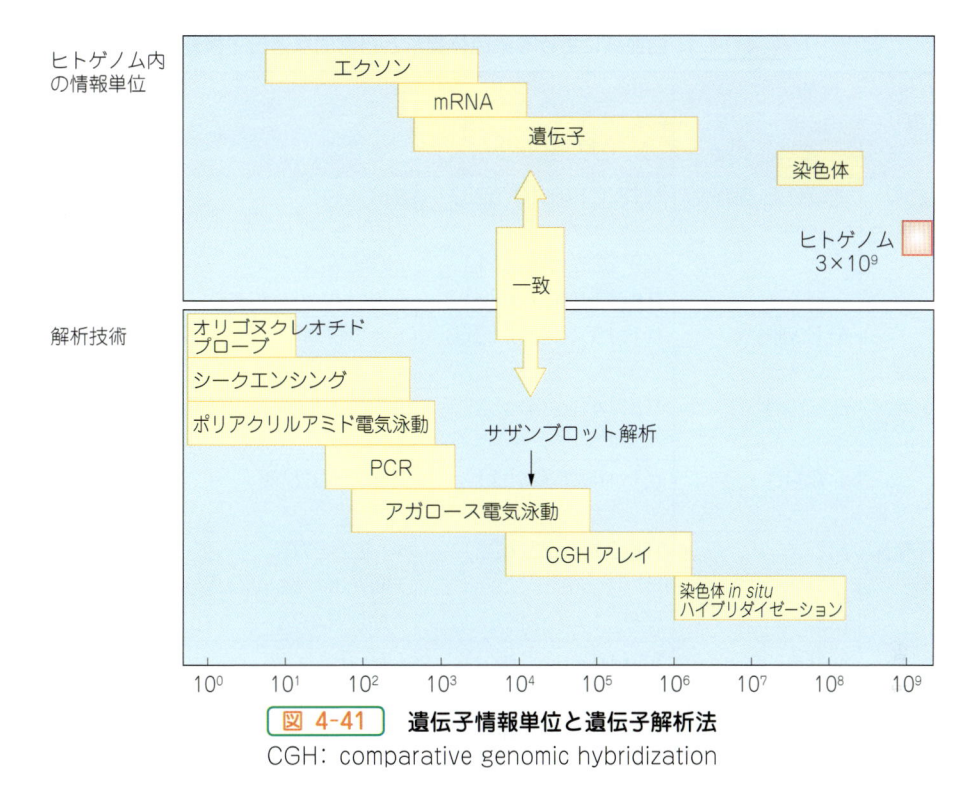

　標的核酸増幅法の1つであるポリメラーゼ連鎖反応（polymerase chain reaction：PCR）または reverse transcription（RT）-PCR 法は，それぞれ特定の DNA または RNA 塩基配列情報を標的として特異的に高度に増幅する．PCR 法は，少量の検体から高感度で迅速に，定量的測定，変異検出が可能で，測定の自動化や各種の体液・組織検体，保存検体からの検出が可能など多くの利点がある．
　白血病と悪性リンパ腫の日常的検査として，PCR 法，サザンブロット・ハイブリダイゼーション法，FISH 法の選択的な利用法は，表 4-14，15 のごとくである．

2　検査方法

a. PCR 法

　PCR 法では，標的遺伝子領域の両端に相補的な DNA 小断片（プライマー）を反応開始点として，DNA ポリメラーゼで標的遺伝子の相補鎖（cDNA）を合成する操作を反復し，30 回の反復反応で 10〜100 万倍以上のコピーを合成する．RT-PCR 法では，mRNA から逆転写にて合成した cDNA を増幅することで mRNA 情報を増幅検出する（図 4-42）．
　PCR の変法として，multiplex PCR は，複数組のプライマーを混合して用いて複数の標的遺伝子（変異）を同時に増幅検出する．nested PCR は，1 度増幅した PCR 産物において，1 回目のプライマーペアより内側に設定したプライマーペアを用いて増幅の感度と特異度を上げる．in situ PCR は組織内の遺伝子または mRNA 発現の局在を増幅検出する．gap PCR は，遺伝子の欠失を挟むよう設

表 4-14　白血病における染色体異常と日常的な遺伝子検査

病型	形態（FAB），細胞表面形質に基づく分類	染色体異常（WHO分類）	遺伝子異常（WHO分類）	検出法
急性リンパ性白血病	前駆性B細胞性	t(12;21)(p13;q22)	TEL-AML1 (ETV6-RUNX1)	RT-PCR
		t(9;22)(q34;q11)	BCR-ABL1	RT-PCR
		t(4;11)(q21;q23)	MLL-AF4	RT-PCR
	前B細胞性	t(1;19)(q23;p13.3)	E2A-PBX1 (TCF3-PBX1)	RT-PCR
	B細胞性	t(8;14)(q24;q32)	MYC-IGH	FISH, サザンブロット
	T細胞性	t(1;14)(p32;q11)	TAL1-TCR	FISH, サザンブロット
急性骨髄性白血病	M2	t(8;21)(q22;q22)	AML1-ETO (RUNX1-RUNX1T1)	RT-PCR
	M3	t(15;17)(q22;q21)	PML-RARA	RT-PCR
	M4Eo	inv(16)(p13;q22)/t(16;16)(p13.1;q22)	CBFβ-MYHII	RT-PCR
	M2/M4	t(6;9)(p23;q34)	DEK-NUP214	RT-PCR
	M5	t(9;11)(p21;q23)	MLL-AF9	RT-PCR
	M2/M4/M7	inv(3)(q21q26.2)/t(3;3)(q21;q26.2)	RPN1-EVI1	RT-PCR
	M7	t(1;22)(p13;q13)	RBM15-MKL1	RT-PCR
慢性骨髄性白血病		t(9;22)(q34;q11)	BCR-ABL1	RT-PCR

FISH: fluorescence *in situ* hybridization（蛍光 *in situ* ハイブリダイゼーション），
RT-PCR: reverse transcription-polymerase chain reaction

表 4-15　悪性リンパ腫における染色体異常と日常的な遺伝子検査

病型	染色体異常	遺伝子異常	検出法
濾胞性	t(14;18)(q32;q21)	IGH-BCL2	PCR, FISH
Burkitt	t(8;14)(q24;q32)	MYC-IGH	FISH, サザンブロット
	t(2;8)(p12;q24)	IGK-MYC	FISH, サザンブロット
	t(8;22)(q24;q11)	MYC-IGΛ	FISH, サザンブロット
マントル細胞性	t(11;14)(q13;q32)	CCND1-IGH	PCR
びまん性大細胞型B細胞	t(3q27)	BCL6	FISH, サザンブロット
未分化大細胞型	t(2;5)(p23;q35)	NPM-ALK	RT-PCR

FISH: fluorescence *in situ* hybridization（蛍光 *in situ* ハイブリダイゼーション），
RT-PCR: reverse transcription-polymerase chain reaction

定したプライマーにて欠失変異の有無を検出する．long PCRでは，長いサイズ（〜40 kb）の標的領域を精度高く増幅する増幅酵素を用いて標的遺伝子領域の解析を行う．

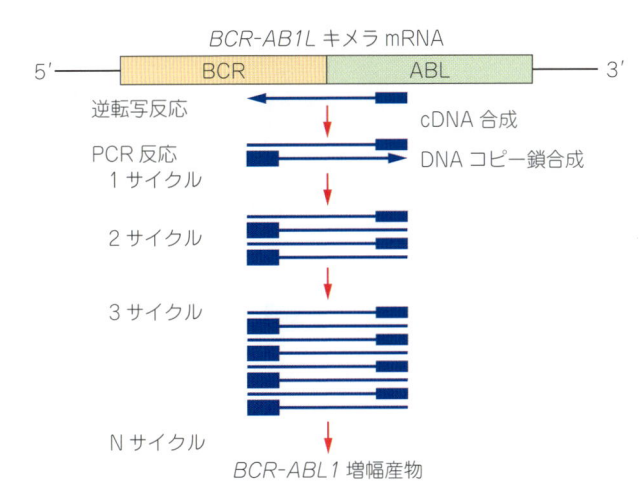

図 4-42　RT-PCR 法による BCR-ABL1 キメラ mRNA の検出

RT-PCR 法では，BCR-ABL1 キメラ mRNA から逆転写にて合成した cDNA を増幅する．BCR-ABL1 領域の両端に相補的な DNA 小断片（プライマー）を反応開始点として，DNA ポリメラーゼで標的遺伝子の相補鎖 cDNA を合成する操作を反復し，コピーを高度増幅する．

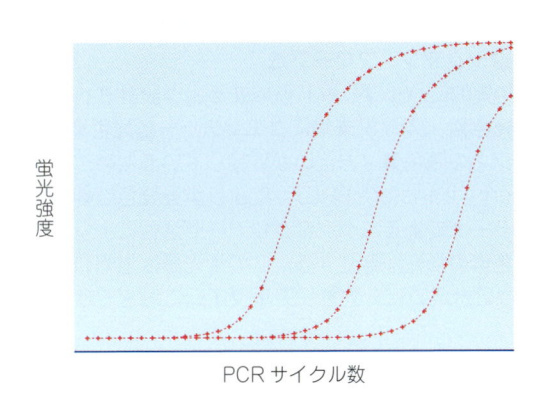

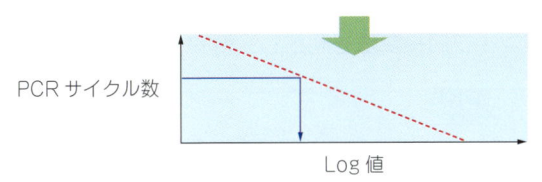

図 4-43a　リアルタイム PCR 法による遺伝子定量の原理

目的検体のコピー数は既知コピー数のスタンダードの希釈系列を用いた PCR 増幅曲線から検量線を作成し，これを基準にして算出する．

b. リアルタイム PCR 法

　リアルタイム PCR（RT-PCR）法は，迅速検出，定量的測定，融合遺伝子や点変異の検出に用いられる．リアルタイム PCR では，合成コピー数を増幅中に経時的測定し特定コピー数に達するサイクル数で標的核酸の初期量を知る（図 4-43a）．

　PCR 増幅中の合成コピー数を検出する測定原理には，大きく分けて，2 本鎖 DNA に結合しているときのみ蛍光を発するインターカレータ（SYBR グリーンなど）を用いるインターカレーション PCR 法（カイネティック PCR 法ともいう）と配列特異的なオリゴヌクレオチドプローブとのハイブリッド形成により蛍光を発するよう設計したプローブ法がある．後者には，タックマン（Taqman）・プローブ法（5'エクソヌクレアーゼ法）とハイブリダイゼーション・プローブ法がある（図 4-43b, c）．

　リアルタイム PCR 法では，2 本鎖 DNA コピー鎖が 1 本鎖に解離する温度の違いを知るメルティ

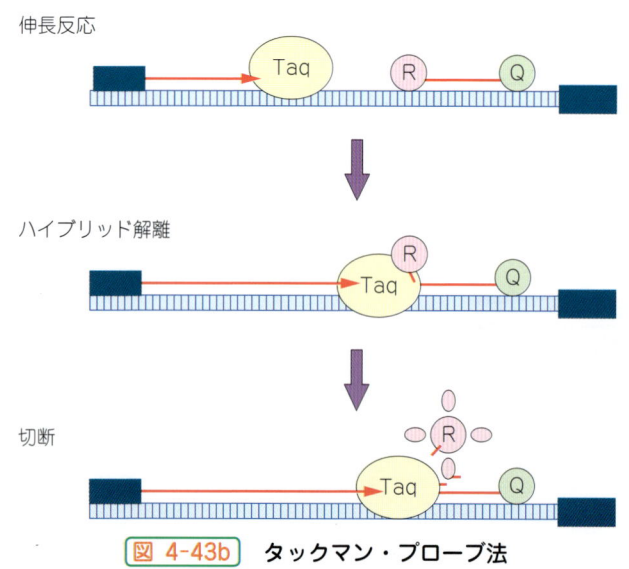

図 4-43b タックマン・プローブ法

タックマン・プローブは，鋳型 DNA 配列に特異的にハイブリッド形成するよう設計されたオリゴヌクレオチドプローブで，5′末端にレポータ蛍光色素（R），3′末端にクエンチャー蛍光色素（Q）が標識されている．ハイブリッド形成したプローブ上の両色素はお互いが近接しているため，蛍光共鳴エネルギー移動（fluorescence resonance energy transfer：FRET）により蛍光発色は抑制されている．コピー鎖伸長反応時に Taq DNA ポリメラーゼによるエクソヌクレアーゼ活性によりプローブが遊離する際，両色素の間隔が離れてレポータ色素の蛍光が発生する．この蛍光量は増幅コピー数に比例しており，蛍光強度の変化から PCR 増幅中に合成コピー数をリアルタイムに測定できる．ボックス（■）はプライマーを示す．

ング・カーブ融解曲線（melting curve）やタックマン・プローブ法を利用し，変異や多型を検出することができる（図 4-43d）．

c. その他の核酸増幅法

検出標的の増幅技術は大別すると，①RNA を鋳型とし T7 RNA ポリメラーゼを利用した方法，②DNA ポリメラーゼの鎖置換活性を利用した方法がある．①には transcription-mediated amplification（TMA），nucleic acid sequence-based amplification（NASBA），transcription reverse transcription concerted reaction（TRC）などがある．これらは，1 本鎖 RNA 情報の迅速な増幅法として有用で，高い感度が得られる．

d. 点変異とシークエンス解析

a）既知の変異

既知の変異の検出法は，大きく分けて，PCR など増幅技術を用いる方法と PCR に依存しない方法がある．前者では，まず標的となる塩基配列を増幅し，続いて変異の確認を行う（リアルタイム PCR 参照）．PCR に依存しない検出技術として，Invader 法，Padlock probe 法，マススペクトロメトリー，Smart 法などが開発されている．

F● 分子生物学的検査

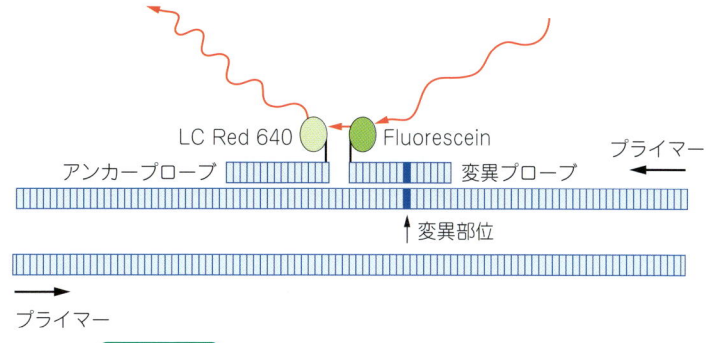

図 4-43c　ハイブリダイゼーション・プローブ法

ハイブリダイゼーション・プローブ法では，鋳型 DNA 配列内で変異のない領域にハイブリッド形成するアンカープローブと変異領域配列に相補的な変異プローブの 2 つプローブを隣接するよう設計し，それぞれを蛍光色素で標識する．青色光源によってレポータ色素（フルオレセイン）が励起され，波長のやや長い緑色の蛍光を発する．この蛍光エネルギーは，蛍光共鳴エネルギー転移によって，もう 1 つの隣接したハイブリダイゼーション・プローブに結合したクエンチャー蛍光色素を励起する．

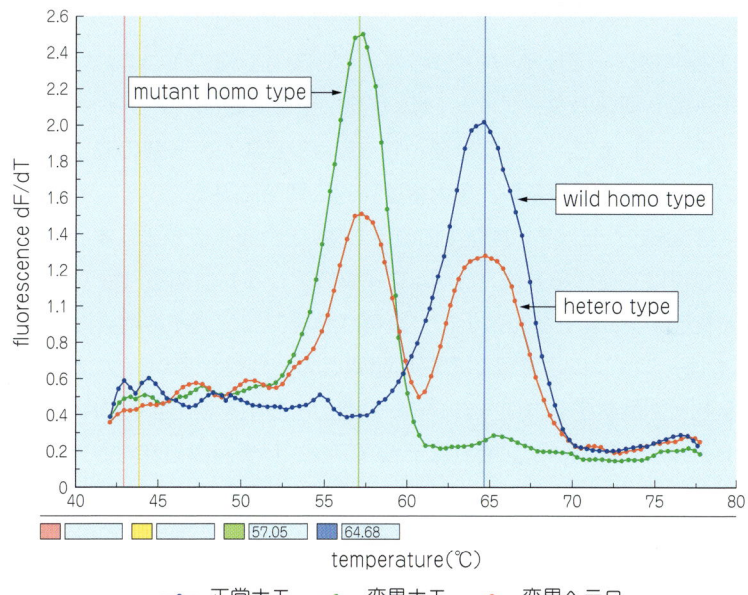

図 4-43d　ハイブリダイゼーション・プローブ法での融解曲線を利用した 1 塩基変異検出

融解曲線解析において，温度が上昇し変異プローブが解離すると，2 つのプローブ間隔が離れ蛍光が減少する．プローブが標的 DNA の塩基配列に完全に相補的である場合の融解温度は，ミスマッチのある DNA に結合しているときより高くなる．変異が存在すると，より低い温度でプローブが解離し蛍光が減少する．

b）シークエンス解析

未知変異のスクリーニングや確認にはシークエンス解析が行われる．一般的方法として，ジデオキシヌクレオチド法またはサンガー（Sanger）法は，DNA 合成反応におけるジデオキシヌクレオチドの競合阻害を利用している．鋳型 DNA に結合したプライマーを起点とした，DNA ポリメラーゼ

による相補鎖 DNA 合成時において，4 種類のジデオキシヌクレオチド（ddATP, ddCTP, ddGTP, ddTTP）を加えると，それらの取り込まれた DNA 鎖の伸長反応が停止する．このシークエンス反応をサーマルサイクラーによる温度サイクルにて繰り返す．シークエンス反応物は，キャピラリー電気泳動等によって伸長反応が停止した長さ順に泳動され，異なる蛍光色素で標識された 4 種類のジデオキシヌクレオチドの取り込まれた順番を検出することにより，塩基配列を知ることができる（ダイターミネータ法）．

e. サザンブロット・ハイブリダイゼーション法

サザンブロット・ハイブリダイゼーション法は，特異的なプローブが利用できるゲノム DNA 断片の内部または周辺の制限部位をマップ化することにより，遺伝子がゲノム内でどのように構成されているかを知るために用いる．造血器疾患においてサザンブロット・ハイブリダイゼーション法は，大きなサイズまたは未知の欠失および再構成，キメラ遺伝子など大きな構造異常の解析の検出に用いられる（図 4-44a, b）．

f. DNA マイクロアレイ法

DNA マイクロアレイ法は，アレイ・ハイブリダイゼーション法の 1 つで，ガラスやシリコンなど固相基盤上に数千〜数万種類のターゲット DNA が高い密度で整列（アレイ）状に配列された DNA マイクロアレイ（チップ）上で，ハイブリダイゼーションにより，多数の遺伝子の発現パターンの変化や塩基配列の違い（点変異や多型）を大量並列的に同時にみる．

アレイ作製法には，大きく分けて，基盤上に直接 DNA を合成する方法（オリゴヌクレオチドアレイ）と機械的に張り付けて並べる方法（cDNA マイクロアレイ）がある（図 4-45）．前者は主に変異，SNPs と遺伝子発現プロファイル解析に，後者は発現プロファイル解析に用いられる．前者では，ハイブリダイゼーションによる既知の塩基配列との一致性からシーケンシングが可能である（resequence）．薬物代謝酵素チトクローム P450 の遺伝子多型を検出する DNA マイクロアレイ（オリゴヌクレオチドアレイ）を用いた診断システム（アンプリチップ CYP450：CYP2D6，2C19）が

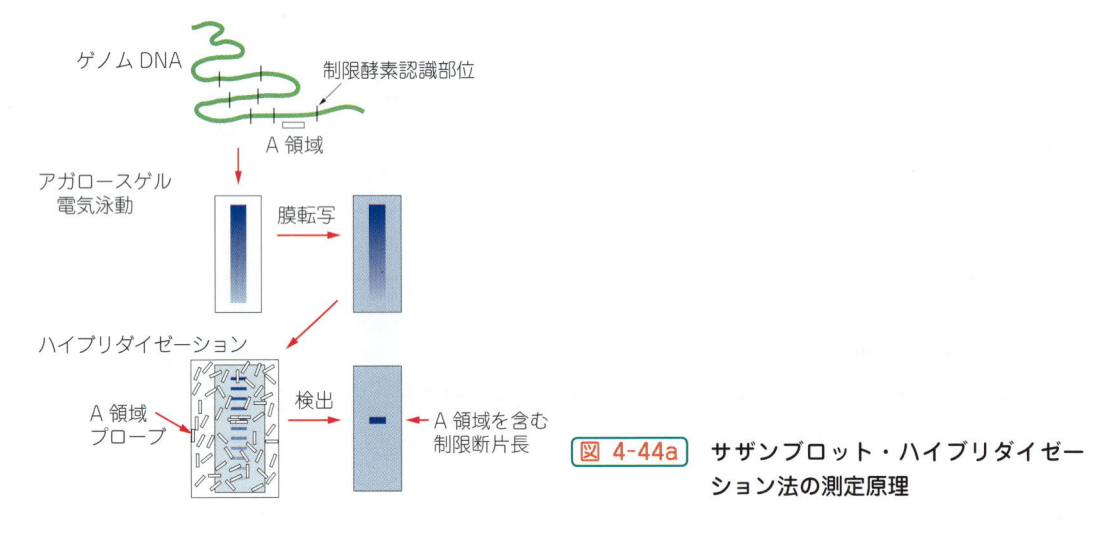

図 4-44a　サザンブロット・ハイブリダイゼーション法の測定原理

(1) TCR遺伝子

生殖細胞系列

再構成遺伝子

(2) サザンブロット
解析結果

正常細胞
(生殖細胞系列)

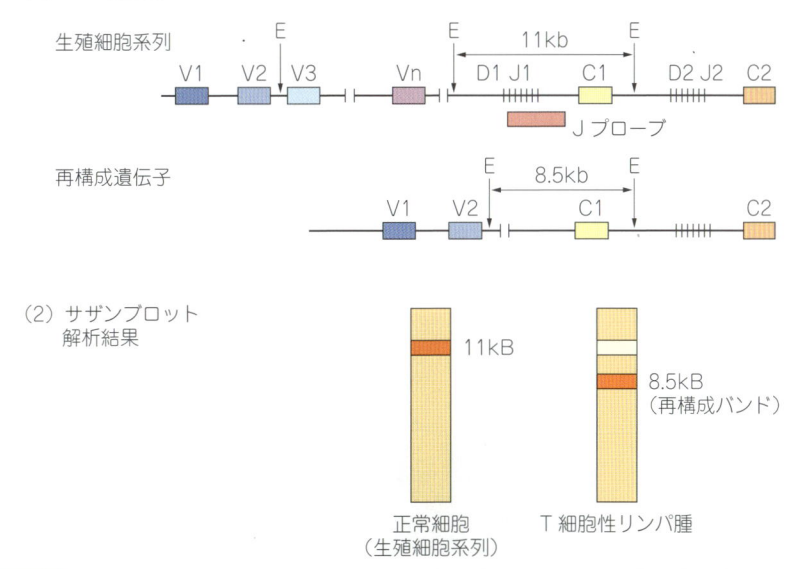

T細胞性リンパ腫

図 4-44b　T細胞受容体（TCR）遺伝子のサザンブロット・ハイブリダイゼーション解析

増殖したT細胞が腫瘍性（単クローン性）か反応性かを鑑別するT細胞受容体（TCR）遺伝子のサザンブロット・ハイブリダイゼーション解析を示す．TCRにはα，β，γ，δ鎖があり，それぞれ染色体 14q11，7q34-q36，7p15，14q11.2 上に位置する．TCRβ遺伝子は可変部位をコードする Variable（V），Diversity（D），Joining（J）および定常部 Constant（C）の遺伝子群からなり，T細胞分化の過程において再構成される．制限酵素（E: EcoR1）でゲノムDNAを切断し，ゲル電気泳動後に膜転写し，遺伝子各領域（TCRγ，TCRδ，TCRβCβ1，TCRβJβ1，TCRβJβ2，TCRγJγ，TCRδJδ1）のcDNAをプローブ（Jプローブなど）として用い，単クローン性の遺伝子再構成の有無を判定する．腫瘍細胞は単クローン性であり，再構成の際の結合部の塩基配列は個々の症例で同一となる．このため，制限酵素で切断される遺伝子断片の長さは一定となり，生殖細胞系列とは異なる移動度のバンド（再構成バンド）として示される．

利用できる．ハイスループットの遺伝子発現プロファイリングは，造血器腫瘍など病型の分類（class prediction）と治療反応性（class discovery）の指標として用いられる．

g. その他の網羅的ゲノム解析

a）CGHアレイとSNPアレイ

比較ゲノムハイブリダイゼーション（comparative genomic hybridization：CGH）アレイ解析は，DNA断片（プローブ）を整列（アレイ）させた基板上で，腫瘍検体と対照のゲノムDNAをハイブリダイゼーションし比較することにより，ゲノムDNAの欠失・増幅領域を網羅的に調べる．

SNPアレイは，基板上のアレル特異的オリゴヌクレオチドプローブを用いて数万～数十万カ所のSNPについて大規模な並列タイピングを網羅的に行うために開発された．腫瘍検体と対照（またはリファレンス）のゲノムDNAを比較することにより，コピー数の定量が可能である．ハイブリダイゼーションにてアレル特異的にゲノムコピー数を定量解析することで，ヘテロ接合性消失（loss of heterozygosity：LOH）に加え，片親性ダイソミー（uniparental disomy：UPD）や染色体異数性の検出が可能である．

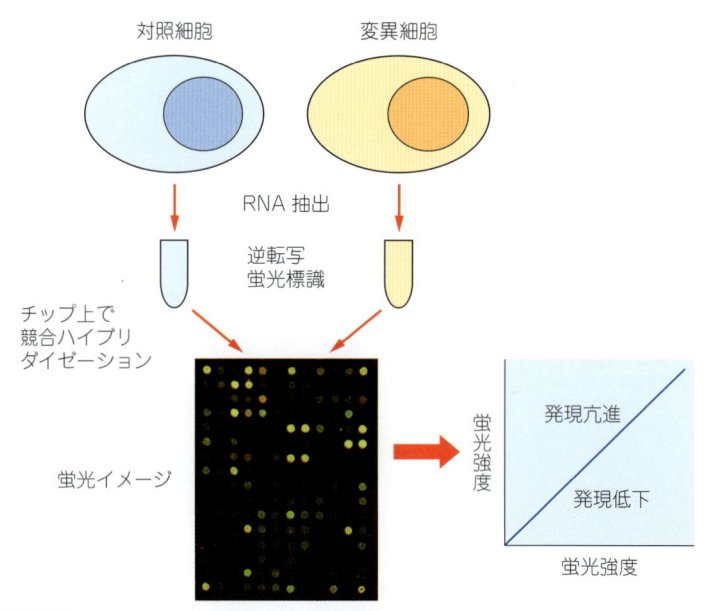

図 4-45 cDNA マイクロアレイによる変異細胞の遺伝子発現プロファイル解析

cDNA マイクロアレイによる測定は，アレイ作製（スポッティング），ハイブリダイゼーション，スキャンニングからなる．まず，cDNA プローブは，cDNA クローンセットから PCR にて増幅し小型のチップ上にスポッティングにて配列する．対照（正常）細胞および変異細胞から抽出した mRNA は，逆転写にてそれぞれ異なる蛍光色素に標識（赤，緑）した後，cDNA プローブを配列させたチップ上でハイブリダイゼーションさせる．ハイブリダイゼーションパターンは，スキャナーで蛍光強度として取り込まれ，その像からデータが抽出され解析される．赤と緑の蛍光強度の比から，変異細胞における遺伝子発現の上昇または低下を知ることができる．

b）次世代シーケンサーによるゲノム解析・エクソーム解析

　次世代シーケンサーは，従来のサンガー法（ジデオキシ法）によるマルチキャピラリー自動シーケンサーと比べ，1 回のランで数千万〜数十億 bp と膨大な塩基配列情報を高速度で得ることができ，ヒトの全ゲノム解析も可能である．その測定原理は，検体から抽出したゲノム DNA を断片化してライブラリーを作製し，その DNA 断片を鋳型として担体表面上に固定化し，PCR 増幅後，DNA ポリメラーゼによる鎖伸長反応で 1 塩基ずつ取り込まれる際のシグナルを検出し，塩基配列を決定する．ゲノム配列決定では，各断片の塩基配列の単位リードをリファレンス配列にマップして比較するリシーケンス（resequence）解析を行う．疾患関連変異を効率良く同定するため，全エクソン（エクソーム）解析では，ゲノムの 2% 程度のサイズのエクソンのみキャプチャーし，塩基配列決定を行う．次世代シーケンサーは，エピゲノムやトランスクリプトームなどにも応用可能である．

3 白血病の遺伝子検査

　急性白血病での染色体転座の結果，2 つの遺伝子内の切断点においてお互いが融合し，キメラ遺伝子さらにキメラ mRNA を生じる．これを検出指標（転座マーカー）として核酸増幅法は，白血病の病型診断（**表 4-14**）や治療後の微小残存病変（minimal residual disease：MRD）のモニタリング

F ● 分子生物学的検査

表 4-16 急性白血病における分子マーカーの検出

分子マーカー	頻度	検出感度
形態検査	100%	$1〜5×10^{-2}$
染色体検査	70%	$1〜5×10^{-2}$
分子形質検査		
転座マーカー		$10^{-3}〜10^{-6}$
急性骨髄性白血病	40〜50%	(FISH $1×10^{-2}$)
急性リンパ性白血病	30%	
WT1	AML 90%, ALL 5〜10%	$>10^{-4}$
FLT3	AML 20〜30%	10^{-3}
TCR, IGH	ALL 70〜80%	$>10^{-4}$
免疫表面形質検査		
フローサイトメトリー	ALL 90%, AML 85%	$10^{-3}〜10^{-4}$

AML: acute myeloid leukaemia, ALL: acute lymphoblastic leukaemia, FISH: fluorescence in situ hybridization

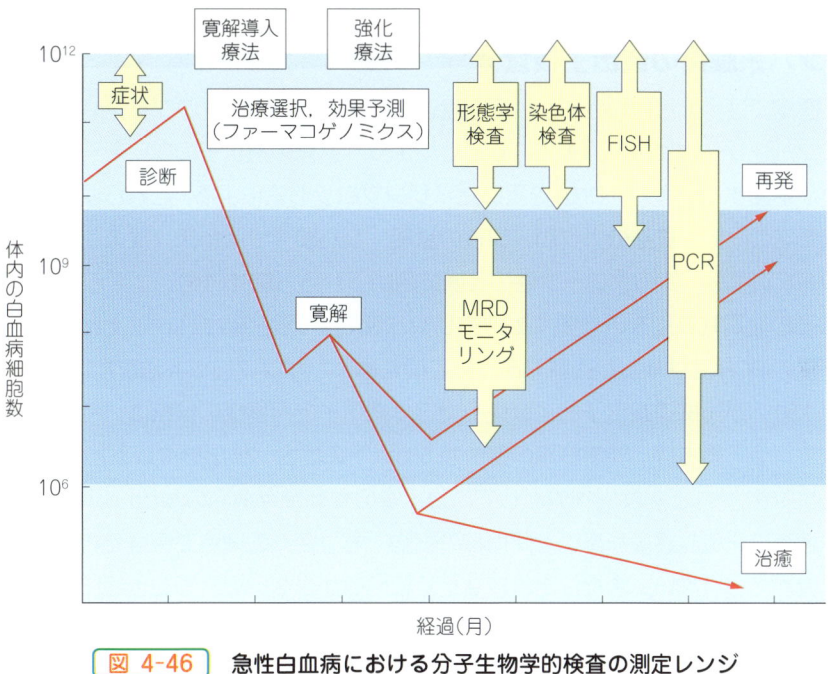

図 4-46 急性白血病における分子生物学的検査の測定レンジ
MRD: minimal residual disease

など広く利用されている．抗がん薬による寛解導入療法後または造血幹細胞移植後のMRDの高感度モニタリングは，治療効果判定，疾患予後，寛解導入療法後の個別化治療計画，再発の早期発見，移植後の治療介入（ドナーリンパ球輸注など），さらに自家骨髄移植用に採取された幹細胞の質評価の指標となる．

　転座マーカーは骨髄性の40〜50%，リンパ性の30%の症例で利用できる（表4-16）．その他MRDの分子マーカーとして，遺伝子発現マーカー（WT1発現など），FLT3変異，抗原受容体遺伝

子などがある．白血病細胞の分子マーカーの検出法として，PCR 法，FISH 法などの測定法があり，それぞれ検出感度が異なる．PCR 法は，10^{-3}〜10^{-6}の高感度の MRD 検出が可能である．FISH 法は定量性があるものの，検出感度は低く（10^{-2}），一定頻度で出現するシグナルの重なりによる偽陽性のため治療後の完全寛解の判定ができない．検査法の利用は，病型診断や MRD の動態など検査目的ごとに適切な測定感度と測定レンジを有する測定法を選択することが大切である（図 4-46）．

慢性骨髄性白血病のチロシンキナーゼ阻害薬の治療モニタリング時の評価には，MMR（major molecular response）（3-log 以上の低下）までの定量，その後 CMR（complete molecular response）の判定のための *BCR-ABL1* 陰性の確認が必要となる．前者は，PCR 法や TMA 法などの定量的核酸増幅検査，後者は nested PCR 法による．また，染色体検査または FISH 法による CCyR（complete cytogenetic response）と MMR 後の付加染色体異常のモニタリングが推奨されている．invader 法は，慢性骨髄性白血病のニロチニブ治療における黄疸のリスク指標となる UDP-グルクロン酸転移酵素（UDP-gluculonosyl transferase：UGT）をコードする遺伝子 *UGT1A1* 多型の検査に利用されている．

4 リンパ系腫瘍の遺伝子検査

リンパ系腫瘍では，染色体転座により切断点近傍の遺伝子が免疫グロブリンや T 細胞受容体遺伝子などのエンハンサー領域内に挿入されることにより，対側の遺伝子のプロモータ活性が増強し，遺伝子発現が増加する．高分子 DNA を用いたサザンブロット法による，これら遺伝子の再構成の解析は，細胞系統の同定，細胞の単クローン性の証明，がん関連ウイルス（成人 T 細胞性白血病・リンパ腫での HTLV-1 など）のクローン性の証明に用いられる（図 4-44）．

近傍遺伝子の発現亢進型を示す多くの悪性リンパ腫で，切断点は数 kb 以上と長い距離にまたがるため，通常の PCR では検出が困難である．このため，サザンブロット法または FISH 法が用いられる（表 4-15）．がん関連遺伝子および免疫受容体遺伝子の再構成の検索は，PCR 法またはサザンブロット法で行う．後者は，腫瘍細胞の割合が 5% 以下の場合，検出感度以下となる．PCR 法では t(14;18)(q32;q21) などを検出標的として，治療後の骨髄残存病変の検出に用いられる．FISH 法は，染色体検査に比較し感度が高い．間期核の細胞でも，各々の細胞で観察できるため，染色体検査で細胞分裂がえられない，または治療後などで細胞数が少ない場合でも迅速に検査できる．

多発性骨髄腫では，予後に関係する染色体異常がある．特に 17p13（TP53）欠失，t(4;14)(p16;q32) を伴う 13 番欠失で予後不良となる．これらは，染色体検査での検出率は低いため，FISH 法が用いられる．

■ 文　献

1) Muruti A, Brecqueville M, Devillier R, et al. Myeloid malignancies: Mutations, models and management. BMC Cancer. 2012; 12: 304.
2) 横田昇平，編．血液・固形腫瘍診断マニュアル．改訂版．大阪：フジメディカル出版；2002.
3) 押味和夫，監修．WHO 分類第 4 版による白血病・リンパ系腫瘍の病態学．東京：中外医学社；2009.

〈宮地勇人〉

G 血小板機能検査，凝固線溶系検査

1 血小板機能検査

a. 出血時間

　出血時間は通常 Duke 法が一般的で，耳朶に小切開を加え，30 秒ごとに濾紙をあて，止血されるまでの時間を測定する．通常 1〜3 分が正常値である．出血時間は一次止血異常のための検査であり，血小板数，血小板機能，および血管壁の脆弱性に左右される．血小板数が 5 万/μL 以下と明らかに低下している際には検査の意義はない．また，出血時間は，手技の個人差などから標準化されていない．明らかに延長の際には異常といえるが，出血時間が正常だからといって一次止血異常を否定はできない．血小板数や凝固検査が正常な出血傾向に遭遇した際には血小板機能検査を行う．

b. 血小板機能検査

　血小板機能検査としては Born らによって開発された透過度法が標準的である．主として，血小板数が正常の一次止血異常に遭遇した際に血小板機能異常症を疑い，検査を行う．全血から遠心操作により血小板多血漿を得て，血小板刺激物質を加える．血小板活性化に伴い血小板が凝集すると光透過性が亢進する．この光透過度を定量化し，凝集能を評価する（図 4-47）．乳び血漿，ならびに血小板数が 10 万/μL 以下の場合は検査の解釈が困難となる．また，標準化された検査ではないために，正常コントロールをおいて検査をすることが望ましい．

　検査に用いる血小板刺激物質としては，リストセチン，コラーゲン，ADP が一般的である．ADP による血小板凝集は，凝集が時間経過とともに解離する一次凝集と不可逆的に凝集反応が進行する二次凝集に分けられる．リストセチンは血小板 GPⅠb/Ⅸ/Ⅴと von Willebrand 因子（VWF）の評価，ADP，コラーゲンは血小板活性化に伴う GPⅡb/Ⅲa とフィブリノーゲンによる血小板凝集を評価する．VWF が欠損する VWD や GPⅠb が欠損する Bernard-Soulier 症候群ではリストセチン凝集が低下する（図 4-47）．逆に，血小板無力症では ADP やコラーゲン凝集が欠損する（図 4-47）．抗血小板薬や NSAIDs 内服では ADP による二次凝集を認めず，コラーゲン凝集が欠如する．

2 凝固線溶系検査

a. 活性化部分トロンボプラスチン時間（APTT）とプロトロンビン時間（PT）

　APTT，PT は，それぞれ内因系凝固反応と外因系凝固反応を評価する検査である（第 1 章 B-3．

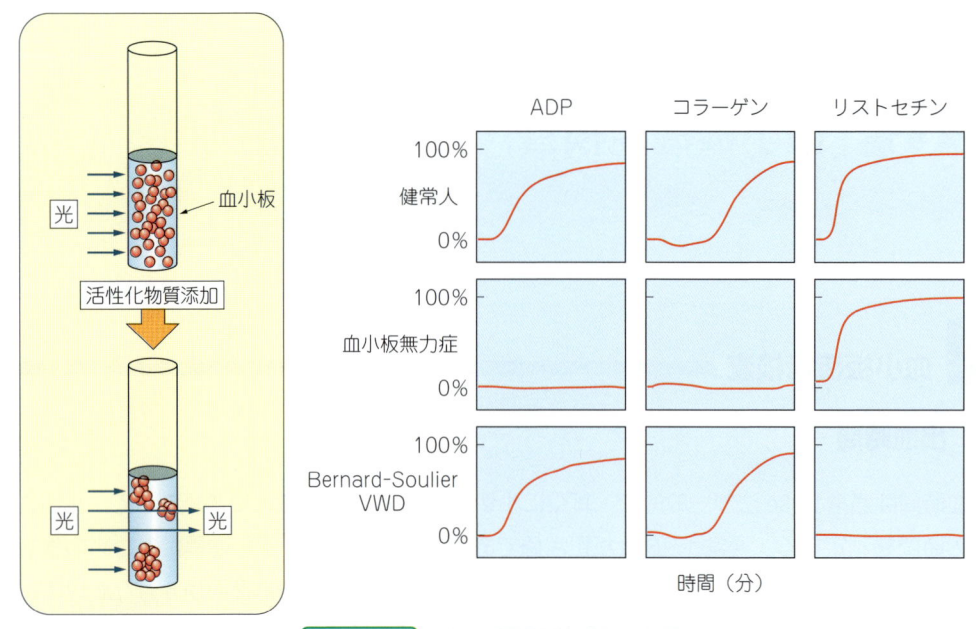

図 4-47　血小板凝集能検査の原理

血小板多血漿に血小板活性化物質を入れると血小板凝集に伴い光透過性が亢進する．血小板凝集能はこの光透過性を定量化する（左）．代表的な疾患の凝集能パターンを示す（右）．
VWD: von Willebrand病.

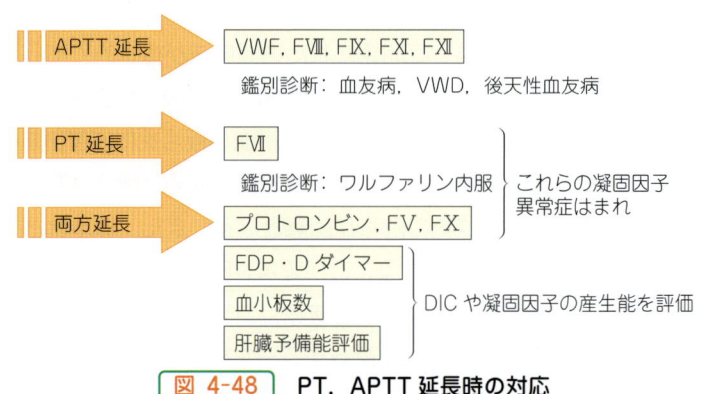

図 4-48　PT，APTT 延長時の対応

PT，APTT 延長時には，それぞれ対応する凝固因子を測定する．APTT 単独延長の場合は，血友病，von Willebrand 病（VWD），ならびに後天性血友病が重要である．PT，APTT の両者が延長している場合には，凝固因子の産生能（肝臓予備能），DIC の有無を鑑別する．血友病以外の凝固因子欠乏症に遭遇する機会はまれである．

止血機構，18頁参照）．血小板数とともに出血傾向のスクリーニングとして最も用いられている（図 4-48）．PT と APTT の組み合わせで，欠損する凝固因子を推定する．PT，APTT が両者ともに延長していれば，まず，凝固因子全体の産生低下や播種性血管内凝固症候群（DIC）による消費性低下を考慮する．両者が否定的であれば，共通系の凝固因子活性を測定する（プロトロンビン，血液凝固第Ⅴ因子（FV），血液凝固第Ⅹ因子（FX））．PT の延長はワルファリン内服，および FⅦ欠損を

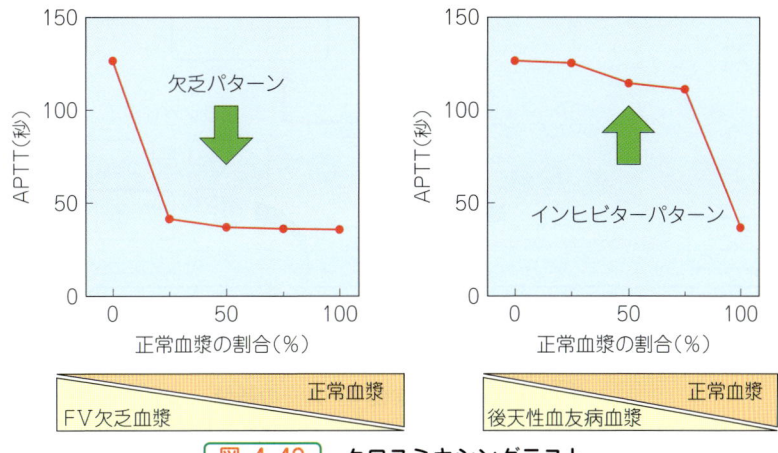

図 4-49　クロスミキシングテスト

血液凝固第V因子欠乏血漿（左），または後天性血友病患者血漿（右）に正常血漿を一定の割合で混合し，2時間後にAPTTを測定した．因子欠乏の場合，25％程度の正常血漿が存在するとAPTTは正常に近づくが，インヒビターの場合には正常化しない．

考える．出血傾向の診断上，最も重要なのはAPTT単独延長である．鑑別疾患として血友病（FVIII，またはFIX欠損症），後天性血友病（後天性FVIIIインヒビター），VWDがある．血友病A，後天性血友病，ならびにVWDは，ともにFVIII活性が低下し，APTTが延長するが，問診や家族歴，クロスミキシングテスト，凝固因子インヒビター値，ならびにVWF活性を測定しこれらを鑑別する．

b. クロスミキシングテスト（交差混合試験）

APTTやPTの延長に遭遇した際に，凝固因子の欠損，または凝固因子活性に対する阻害物質（インヒビター）によるかを判断するときにクロスミキシングテスト（交差混合試験）を行う．これは，患者血漿と正常血漿を一定の割合で混合し，一定時間後（通常2時間）にAPTTやPTを測定する．典型的な凝固因子欠乏症の場合，25％程度の活性が存在すれば，これらの検査は正常値に近くなる（図4-49）．一方，阻害物質が存在する場合には延長したままである（図4-49）．

c. ループスアンチコアグラント（LA）

混合試験でインヒビターパターンを呈した際に問題となるのがLAの存在である．LAとは試験管内でのリン脂質上での凝固因子反応を阻害する物質（抗体）である．抗リン脂質抗体症候群の診断のための検査である．他の凝固因子インヒビターと異なり，その阻害パターンが即時型であることが特徴であり，交差混合試験で混合直後から，PTやAPTTの延長を認める．LA陽性で出血傾向がなく，特異的な凝固因子活性の低下がない場合には，LAによる凝固延長であり出血傾向には結びつかないと判断する．

d. FDPとDダイマー

FDPやDダイマーはフィブリン血栓の線溶による分解産物である（図4-50）．これらは血栓形成

図 4-50 血栓性マーカーの種類

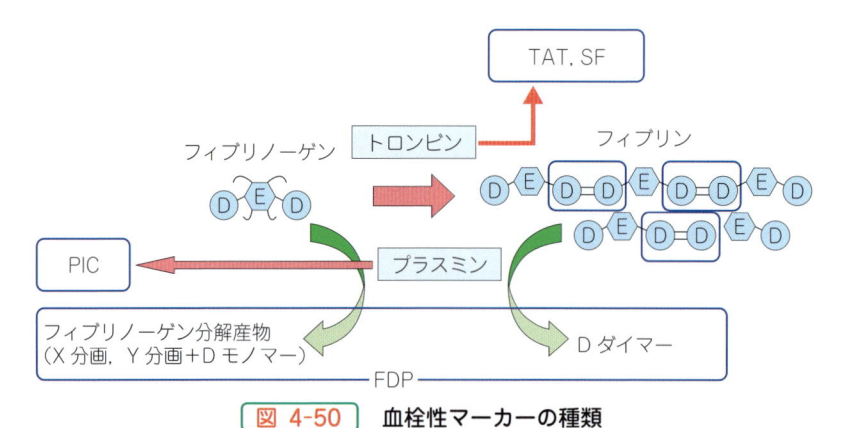

血液凝固亢進の指標としてトロンビン・アンチトロンビン複合体（TAT），ならびに可溶性フィブリン複合体（SF）がある．プラスミン・α_2PI 複合体（PIC）はプラスミン生成の指標であり，線溶活性の上昇を意味する．FDP，ならびに D ダイマーはともにフィブリン血栓が，プラスミンで分解されたことを意味する．D ダイマーは純粋に架橋結合したフィブリン血栓由来であるが，FDP は架橋結合しないフィブリン・フィブリノゲンの分解産物をも測定する．線溶活性が上昇した DIC の場合，PIC の高値，FDP と D ダイマー比の解離を認める．

に伴う線溶活性を評価する検査である．D ダイマーは最終的に FXIII により架橋結合されたフィブリン血栓由来であるが，FDP はフィブリノゲンの血栓形成過程の分解産物を含む．そのため，血栓形成によらない線溶活性が上昇する病態，特に前骨髄球性白血病（APL）や前立腺がんなどによる DIC の際は D ダイマーと比較して FDP が高値となる．両者を組み合わせることで，DIC の病態把握が可能である．

■ 文　献

1) 大森　司．血小板・凝固検査異常の外来対応における留意点．血液内科．2012; 64: 709-17.
2) 大森　司．出血傾向・血小板減少症の鑑別診断．一般内科医がみる血液疾患．Medicina．2011; 48: 1704-9.
3) 北島　勲．凝固・線溶と臨床検査．In: 日本血栓止血学会，編．わかりやすい血栓と止血の臨床．東京: 南江堂; 2011. p.10-4.
4) 金子　誠．血小板機能異常症の診断と対応．In: 日本血栓止血学会，編．わかりやすい血栓と止血の臨床．東京: 南江堂; 2011. p.48-54.

〈大森　司〉

H 血液疾患診断/治療効果判定のための画像検査

1 血液疾患における画像検査の役割

　悪性リンパ腫や多発性骨髄腫などの造血器腫瘍では，疾患の発見，病期決定，治療効果判定，寛解後の経過観察など様々な場面において画像診断が重要な役割を果たしている．悪性リンパ腫の診療には CT（computed tomography），MRI（magnetic resonance imaging），超音波検査などのさまざまな画像検査が以前より用いられてきたが，最近，^{18}F-FDG（fluorodeoxyglucose）を核種として用いる核医学検査である PET（positron emission tomography）や PET-CT（positron emission tomography and computed tomography）が診療に広く取り入れられるようになってきた．

a. CT，MRI

1）CT

　CT は悪性リンパ腫の診療における中心的な画像検査である．悪性リンパ腫の病期診断，治療効果判定，経過観察を目的とする CT では，主なリンパ節領域と胸部・腹部の節外臓器の病変の有無を網羅的に確認するため，胸部から鼠径・大腿部までの体幹部全体を撮影部位に含める．また，特に禁忌がない限り静注ヨード造影剤を用いることが望ましい．造影剤によってリンパ節と血管や消化管などとの区別が容易となる他，肝脾内の腫瘤性病変の検出が容易となる（図 4-51）．
　リンパ腫によるリンパ節病変として特異的な CT 所見がないので，生理的なリンパ節腫大と病的なものとの鑑別は CT では必ずしも容易ではないが，リンパ腫の治療効果判定規準では，最大径が

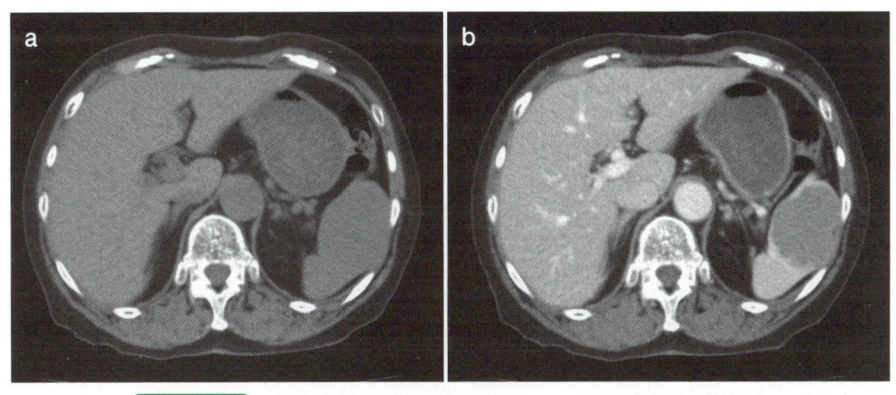

図 4-51 びまん性大細胞型 B 細胞リンパ腫の患者の腹部 CT
a．単純 CT では脾臓の一部が腫大しているのがみられる．
b．造影により脾内の腫瘤性病変が明瞭となる．

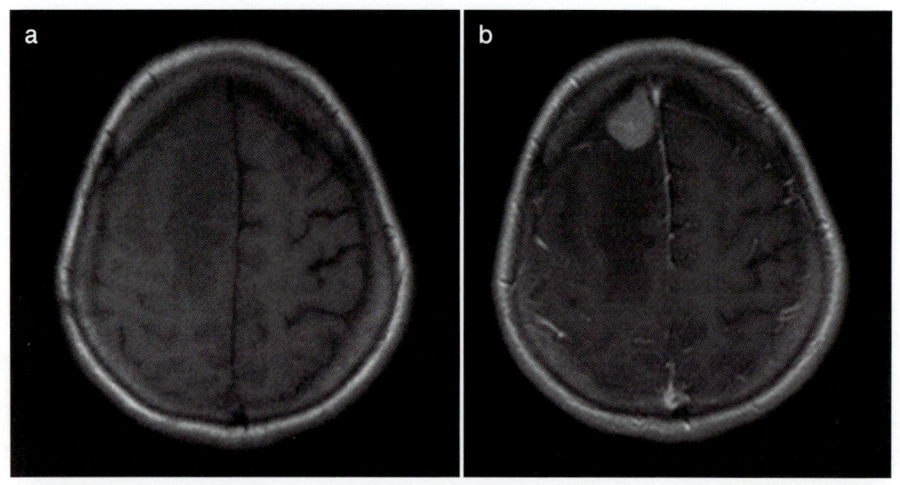

図 4-52 中枢神経リンパ腫（びまん性大細胞型 B 細胞リンパ腫）の患者の脳 MRI（T1 強調像）
a．単純 MRI では右前頭葉に不明瞭な低信号がみられる．
b．ガドリニウム造影により腫瘤性病変が明瞭に確認できる．

1.5 cm 以上の場合を腫大リンパ節と定義している[1]．血管周囲のリンパ節が複数腫大し，それぞれが癒合することによって腫瘤内を血管が貫通する像がみられることがしばしばあり，悪性リンパ腫による腫瘤性病変の特徴的な CT 所見とされている．

2）MRI

MRI は放射線を用いないという長所のある画像検査だが，少なくとも体幹部のリンパ節病変の評価を目的とする場合には，CT と比較して撮影時間が長く，得られる情報も多くない．一方，中枢神経系，脊柱管内，頭頸部，骨盤内，骨などの病変を評価する際には他の画像検査より有用性が高い．脳・脊髄内の病変や髄膜病変を疑う場合にはガドリニウム造影剤を用いることで病変の検出力が高まる（図 4-52）．造血器腫瘍の患者が，麻痺や膀胱直腸障害など脊髄圧迫を示唆する症状を呈した場合には，緊急脊髄 MRI により脊髄・馬尾の病変や硬膜外から脊柱管内に進展した病変の評価することが治療方針の決定のため有用である．

多発性骨髄腫の患者では，従来，単純 X 線写真によって溶骨病変の有無を確認することが多かったが，MRI を用いることでより高感度に骨病変の検出が可能となる[2,3]．多発性骨髄腫による病変は，病変の程度にもよるが，一般的に T1 強調画像で低信号，T2 強調画像で高信号を呈する．

造血器腫瘍以外では，汎血球減少症の患者での骨髄における細胞密度（cellularity）の評価に MRI が用いられている．典型的な再生不良性貧血では，脂肪髄化のため胸腰椎 MRI の T1 強調画像で均一な高信号，脂肪抑制画像〔STIR（short T1 inversion-recovery）法〕で均一な低信号を示す．

b. シンチグラム

悪性リンパ腫の病期診断のための検査として，クエン酸ガリウム（[67]Ga）を核種として用いるシンチグラフィーが従来広く用いられていた．クエン酸ガリウムは血清中のトランスフェリンと結合

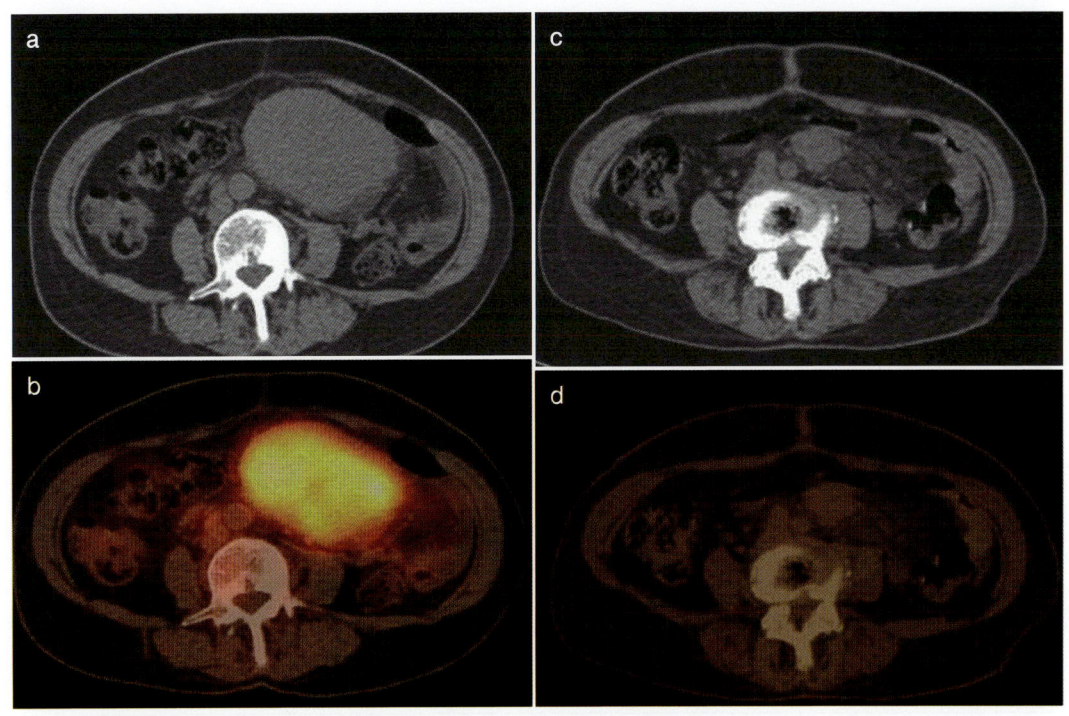

図 4-53 びまん性大細胞型 B 細胞リンパ腫の患者の腹部 CT（上段），PET/CT（下段）
a，b．治療前に傍大動脈領域から腸間膜領域に連続する巨大腫瘤が認められ，PET 陽性である．
c，d．治療後に残存する傍大動脈の軟部腫瘤は PET 陰性で，リンパ腫の治療効果判定規準では完全奏効と判断される．

して，細胞表面のトランスフェリン受容体より腫瘍細胞内に取り込まれるが，腫瘍組織への集積の機序は解明されていない．核種の静注から 48〜72 時間後に撮像を行うが，^{67}Ga が腸管に排泄されるので，腸管内の便中の^{67}Ga と組織への集積との区別を容易にするため，^{67}Ga 静注後，撮像まで緩下剤を用いる．single photon emission computed tomography（SPECT）を用いることにより，断層面での読影が可能となり，病変の検出力や空間分解能の改善が期待できる．しかし，ガリウムシンチグラフィーではリンパ腫でも低悪性度リンパ腫では集積像が認められないことが多く，また空間分解能が PET に比べると低いという問題がある．このため，リンパ腫患者における核医学検査としてガリウムシンチグラフィーが用いられることは少なくなってきた．

c. PET

ブドウ糖の類似体である^{18}F-FDG を核種に用いた PET が悪性リンパ腫の病期決定，治療効果判定，治療開始早期の予後予測，寛解後の経過観察などさまざまな診療場面で用いられている[4]．多発性骨髄腫でも病変の評価に PET が用いられるようになってきた[3,5]．現在は PET と CT のそれぞれの画像を同一の装置で同時に撮影し融合画像を用いて診断を行う PET-CT が広く用いられている（図 4-53）．PET は^{18}F-FDG 静注後の体内分布を画像化する検査であるが，一般的に腫瘍細胞で解糖系が亢進していることを反映して腫瘍組織に FDG が集積する．悪性リンパ腫の中でも病型により FDG 集積の程度に差があり，びまん性大細胞型 B 細胞リンパ腫（DLBCL）のような増殖の速いアグ

表 4-17　リンパ腫治療効果判定国際ワークショップ規準（抜粋）(Cheson BD, et al. J Clin Oncol. 2007; 25: 579-86)[1]

	定義	リンパ節病変
完全奏効（CR）	すべてのリンパ腫病変の消失	1）FDG-avid な疾患・治療前 PET 陽性の場合：PET 陰性化，腫瘍径の縮小は問わない． 2）FDG 集積が多様な疾患と PET 陰性例：CT にて LN 病変が正常サイズまで縮小
部分奏効（PR）	測定可能病変が縮小し新規病変を認めない	LN 病変の SPD が≧50％縮小 1）FDG-avid な疾患・治療前 PET 陽性の場合：元の病変が PET 陽性 2）FDG 集積が多様な疾患と PET 陰性例：CT にて LN 病変が縮小
安定（SD）	CR/PR または PD 以外	FDG-avid な疾患・治療前 PET 陽性の場合：元の病変が PET 陽性で新規病変なし FDG 集積が多様な疾患と PET 陰性例：元の病変が CT，PET で不変
再発または進行（PD）	新規病変の出現または元の病変が最小状態から≧50％の増大	＞1.5 cm の新規病変の出現，SPD≧50％の増加，短径＞1 cm の病変の長径≧50％増加 FDG-avid な疾患・治療前 PET 陽性の場合：これらの病変が PET 陽性

SPD（sum of the products of the greatest diameters）：病変径の 2 方向積和

　アグレッシブリンパ腫は，濾胞性リンパ腫のように増殖の遅いインドレントリンパ腫に比べて FDG 集積が高い．各病変の FDG 集積の程度は standardized uptake value（SUV）という半定量的な値で記載されるが，アグレッシブリンパ腫はインドレントリンパ腫よりも高い SUV を示すことが多い．その他，Hodgkin リンパ腫（HL），マントル細胞リンパ腫，T 細胞リンパ腫などの病型でも FDG が集積し PET 陽性となる．一方，粘膜関連リンパ組織（MALT）リンパ腫や小リンパ球性リンパ腫などのインドレントリンパ腫では PET 陰性となることが多い．

　PET では，CT などの従来の画像検査と比べて高感度に病変を検出することができる．このため FDG 集積を示す病型では PET が病期診断に用いられる．しかし PET 陽性病変が必ずしもリンパ腫病変というわけではなく，感染症，炎症性疾患，重複がんなどのリンパ腫以外の病態を反映している可能性もある．

　リンパ腫の患者の治療効果判定では，従来 CT が中心的な役割を果たしてきたが，治療終了時に残存腫瘤が認められた場合，その viability の評価が追加治療の必要性を検討するうえで重要となる．PET は CT で認められた残存腫瘤の viability の評価に有用であり，DLBCL や HL などの病型では治療効果判定時に完全奏効（CR）と判断をする際には PET による評価が必須とされる．CT で残存腫瘤が認められる場合，PET 陰性であれば CR，PET 陽性であれば非 CR と定義される（図4-53, 表4-17）[1]．DLBCL や HL に対する初回治療終了時に PET 陽性の残存腫瘤が認められた患者では追加治療を行わない場合，早期再燃が多いが，残存腫瘤があっても PET 陰性の場合には追加治療を行わなくとも再発が少ない．化学療法後の効果判定 PET は，治療後の炎症および治癒機転を反映した FDG 集積による偽陽性の可能性を排除するため，原則として最終化学療法から 6～8

週間,最低でも3週間間隔を空けて行うことが推奨されている.同様に放射線療法終了後の効果判定 PET は治療終了から 8〜12 週間空けて行うことが推奨されている[6].また,治療効果判定の際の PET では＞1.5 cm の病変は縦隔大血管プール (mediastinal blood pool) より高集積の場合,≦1.5 cm の病変は周囲よりも高集積の場合に PET 陽性と定義されている[6].

■文　献

1) Cheson BD, Pfistner B, Juweid ME, et al. Revised response criteria for malignant lymphoma. J Clin Oncol. 2007; 25: 579-86.
2) Walker R, Barlogie B, Haessler J, et al. Magnetic resonance imaging in multiple myeloma: diagnostic and clinical implications. J Clin Oncol. 2007; 25: 1121-8.
3) The International Non-Hodgkin's Lymphoma Prognostic Factors Project. A predictive model for aggressive non-Hodgkin's lymphoma. N Engl J Med. 1993; 329: 987-94.
4) Cheson BD. Role of functional imaging in the management of lymphoma. J Clin Oncol. 2011; 29: 1844-54.
5) Zamagni E, Cavo M. The role of imaging techniques in the management of multiple myeloma. Br J Haematol. 2012; 159: 499-513.
6) Juweid ME, Wiseman GA, Vose JM, et al. Response assessment of aggressive non-Hodgkin's lymphoma by integrated International Workshop Criteria and fluorine-18-fluorodeoxyglucose positron emission tomography. J Clin Oncol. 2005; 23: 4652-61.

〈伊豆津宏二〉

第5章

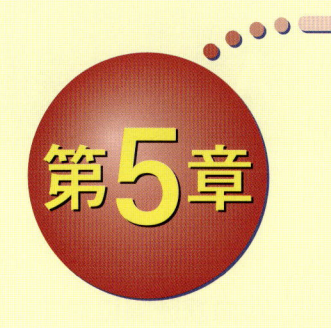

血液疾患の治療

A 血液疾患へのアプローチ：治療の進め方

1 造血器腫瘍に対する治療計画の立案と患者・家族への説明

　診断が確定した後には，治療計画を立て具体的な治療法やそれに伴う薬剤の副作用，効果，予後などを患者にわかりやすく説明する必要がある．血液疾患には，貧血や出血性疾患のような良性疾患から，白血病，悪性リンパ腫，多発性骨髄腫のような造血器腫瘍（血液がん）まで様々な疾患があり，当然ながら良性疾患と造血器腫瘍では患者への説明の仕方も異なってくる．特に，造血器腫瘍に関しては，丁寧な説明と継続したケアが必要であり，単に医学的な問題のみならず患者の精神的な問題や社会的背景も問題になることも多い．さらに，造血器腫瘍に関しては多くの疾患に患者会が存在し，より良い医療を求めて医療者と患者の双方の立場から努力がなされている．本稿においては，こうした状況を鑑み，造血器腫瘍における治療計画の立て方や患者への説明について概説したい．

a. 造血器腫瘍に対する治療に際して

　造血器腫瘍の治療はこれまでのエビデンスに基づいて原疾患を適切に治療するとともに，治療の過程で伴ってくる合併症をいかに上手くコントロールするかが重要である．そのために，医療者は複数の専門医で協議して evidence based medicine（EBM）を実践し，その内容を患者に十分に理解していただきインフォームドコンセントを文書にてとる必要がある．その過程で，造血器腫瘍の治療では，患者に強度の肉体的かつ精神的負担を強いることもあり，患者自身が判断に苦慮する場合も往々にして存在する．特に，原病の再発時や臨床試験として新規治療薬を用いる場合などは，患者が他の専門医にセカンドオピニオンを希望する場合は迅速かつ適切に対応する必要がある．

b. evidence based medicine（EBM）

　治療方針はその時点での最も適切な evidence に基づき，個々の患者の状況に合わせて決定されるべきであり，それを実践するのが EBM である[1]．そのために，医療者は対象となる疾患のこれまでの治療法や最新の治療成績，新たな治療法の開発状況とその成績，わが国の医療状況に見合った治療へのコンセンサス，ガイドラインなどについて，常に最新の知識を得るように努めなくてはならない．医療は日進月歩であり，昨日までの常識が今日は違っているなどということもしばしばあるために，医療者は常に最新の情報を文献，学会などを通して得なければならない．

　a）治療の目標をどこに置くのか
　治癒を目的にする場合と，高齢者や合併症のために治療ではなく病勢コントロールを図り最善の quality of life（QOL）を保つことを目標とする場合では，自ずとその治療方針は変わってくる．適切

表 5-1　エビデンスレベル

Level	内容
1a	ランダム化比較試験のメタアナリシス
1b	少なくとも1つのランダム化比較試験
2a	ランダム割付を伴わない同時コントロールを伴うコホート研究 （前向き研究，prospective study，concurrent cohort study など）
2b	ランダム割付を伴わない同時コントロールを伴うコホート研究 （historical cohort study，retrospective cohort study など）
3	ケースコントロール研究（後ろ向き研究）
4	処置前後の比較などの前後比較，対象群を伴わない研究
5	症例報告，ケースシリーズ
6	専門家個人の意見（専門家委員会報告を含む）

な EBM を実践するためには，まず現在の患者の状態や状況を正確に把握し，どのような治療法を選択すべきかを考えるべきである．

b）適切な文献検索と文献の批判的解釈

治療目標に沿った客観的事実を，それまでに出版された文献から検索する必要があるが，その結論に関しては批判的に評価しなくてはならない．特に重要なことは，エビデンスレベルの高い臨床研究に基づいて治療を決定することである[2]．質の高い臨床研究とは，一般的には，大規模な前向きな無作為比較研究である（表 5-1）．現在では，多くの情報が瞬時に得られるようになった．これらの情報を適宜整理し，適切に評価判断する能力を医療者は身につけるべきである．

c）患者へのフィードバック

文献検索で得られた多くの情報から，当該患者の治療目標に沿った治療方針を決定するのに最適の情報を判断し選択する必要がある．エビデンスレベルの高い臨床研究でも，対象患者，年齢，対象疾患の状況，わが国の保険制度との違いなどで，エビデンスをそのまま利用できないことも往々にしてあるので，得られた文献検索の結果と実際の患者の状況や状態を加味した総合的な判断を医療者は行い EBM を実践して行く必要がある．

d）治療計画の立案

これまでに得られた情報をもとに，治療目標に即した治療計画を立てる．現在の患者の状況や社会的背景，家族関係なども考慮し，その時点で最良と思われる治療計画を立案し，医療者および患者双方の理解の上に実践することが必要である．治療計画には短期的な目標と長期的な目標を立てる場合がある．例えば，急性白血病治療の短期目標はまず寛解導入であるが，長期的には造血幹細胞移植で治癒を目指すのか，あるいは化学療法を用いるのかなど，初期治療の効果や様々な要因で異なってくることがあるので，治療の節目節目で治療計画を見直すことも重要である．

c. インフォームドコンセント（informed consent）

造血器腫瘍の治療に際して重要なことは，医師が治療開始前に疾患に関する診断名や治療法，合併症，予後など真実をすべて患者に告知し，その内容について十分に説明を行い患者の同意を得ることである[3]．このように医師が医療行為について患者に説明し，患者が理解した上で同意するこ

とをインフォームドコンセントと言う．インフォームドコンセントをとる場合に説明する内容としては，①診断と疾患の内容およびEBMに基づいた選択される治療法とその目的，②治療成績，治療によって得られる利益と不利益（薬剤の副作用なども含む）（riskとbenefit），③その他の治療法の可能性，④治療を行わない場合の予後，⑤入院や治療期間の見通し，などである．医師はすべての情報を開示し，患者は自発的に理解し同意することがインフォームドコンセントの前提として重要である．患者が理解し，選択した治療法について同意した場合は文書で記録を残しておく．また，インフォームドコンセントをとる場合は，医師と患者のみで行うのでなく，医療者からは医師のみでなく治療を担当する医療チームとして看護師，薬剤師も同席する方が望ましいし，患者も家族，特にキーパーソンとなり得る家族は必ず同席していただくようにする．

d. セカンドオピニオン（second opinion）

患者が判断に迷いセカンドオピニオンを希望する場合は，速やかに対応すべきである．造血器腫瘍のなかでも急性白血病などは診断後すぐに治療を開始しなくてはならない場合も多いので，迅速に対応する必要がある．患者がセカンドオピニオンを受けるに必要なデータはすべて揃えて依頼する必要がある．その際に，こちらの診断や治療計画についてはきちんと記載し，依頼を受けた医師が問題点と状況を正確に把握できるようにすることも重要である．

■文　献

1) Maggio LA, Tannery NH, Chen HC, et al. Evidence-based medicine training in undergraduate medical education: a review and critique of the literature published 2006-11. Acad Med. 2013; 88: 1022-8.
2) 田嶼尚子．EBMと診療ガイドライン．In：門脇　孝，他編．カラー版内科学．東京：西村書店；2012．p.19-21.
3) Treleaven J, Gadd E, Cullis J, et al. Guidelines on obtaining consent for systemic anti-cancer therapy in adults. Hematology. 2012; 17: 249-54.

〈木崎昌弘〉

B 造血器腫瘍の治療法

1 抗腫瘍薬

a. 抗がん薬の分類と作用機序

　抗腫瘍薬は，非特異的に殺細胞効果を示す従来の抗がん薬のほか，がんの分子異常の解明に伴い，その分子を特異的に阻害する化合物や抗体が開発され分子標的薬が多数加わった．

　抗腫瘍薬の作用機序は多岐にわたり作用機序のみの分類は困難であることから，一般的な分類は作用機序に基づくものと由来物質によるものとが混在している（表5-2）．従来の殺細胞作用薬は細胞の DNA 合成や細胞分裂を阻害することにより効果を示し，その作用部位により細胞周期特異的なものと非特異的なものに分かれる（図5-1, 2）．ホルモン類は直接の殺細胞効果はないが，特異的なホルモンにより細胞増殖が亢進する腫瘍に使用される．その他生物製剤としてサイトカインがあり，直接細胞増殖を抑制するものと免疫細胞を活性化させることによる間接的な効果を利用するものがある．本稿では造血器腫瘍に使用する分子標的薬以外の薬剤を中心に概説する．

b. 各論

1）殺細胞作用薬

a）アルキル化薬

　ナイトロジェンマスタードは最初に開発された抗がん薬であり，アルキル基が DNA と結合し，DNA 合成と細胞分裂を阻害し，殺細胞効果を示す．反応基を2つ持つアルキル化薬では DNA の鎖間，鎖内にクロスリンクを形成し，殺細胞効果をもたらす．シクロホスファミドはプロドラッグであり P450（CYP2B）により代謝され活性体となる．細胞周期非依存性である．白血病，リンパ腫，乳がん，固形腫瘍等を適用として広く用いられる．副作用は骨髄抑制，粘膜障害，脱毛，生殖障害が主であり，晩期毒性として白血病誘発がある．特徴的な副作用としてはシクロスホスファミドでは代謝産物のアクロレインによる出血性膀胱炎がある．

b）白金配位化合物

　シスプラチン，カルボプラチンは塩素が水と置換され DNA のグアニン間，グアニン・アデニン間で架橋を形成する．その結果，DNA の複製，転写が阻害されアポトーシスが誘導される．シスプラチンは固形腫瘍に対するキードラッグとして多くの腫瘍に使用される．細胞周期非依存性である．副作用は腎障害が強く，シスプラチンでは予防的に投与前に生理食塩水により塩素利尿を行う必要がある．また聴力障害，嘔吐，神経障害がある．カルボプラチンは腎毒性は少ないもののクレアチニンクリアランスを用いて用量調節を行う．骨髄抑制はやや強い．

表 5-2　抗腫瘍薬の分類*

殺細胞作用薬	
アルキル化薬	シクロホスファミド（CPA），メルファラン（L-PAM），ラニムスチン（MCNU），ブスルファン（BUS），ダカルバジン（DTIC）
白金配位化合物	シスプラチン（CDDP），カルボプラチン（CBDCA），オキザリプラチン
代謝拮抗薬	
葉酸代謝拮抗薬	メトトレキサート（MTX），ペメトレキセド
シチジン代謝拮抗薬	シタラビン（Ara-C），ゲムシタビン（GEM）
プリン代謝拮抗薬	メルカプトプリン（6MP），フルダラビン（FLU），クラドリビン（2-CdA）
抗がん抗生物質	
アントラサイクリン系	ダウノルビシン（DNR），ドキソルビシン（DXR），イダルビシン（IPR），ミトキサントロン（MIT）
その他	ブレオマイシン（BLM）
トポイソメラーゼ阻害薬	エトポシド（VP-16），イリノテカン（CPT-11）
ビンカアルカロイド類	ビンクリスチン（VCR），ビンブラスチン（VLB），ビンデシン（VDS）
タキサン系	パクリタキセル（TXL），ドセタキセル（TXT）
その他	ヒドロキシウレア（HU）
ホルモン医薬	
グルココルチコイド	プレドニゾロン（PSL）
生物学的応答調節薬	
インターフェロン	インターフェロン-α（IFN-α），インターフェロン-β（IFN-β）

*造血器腫瘍に使用される薬剤を中心に記載

c）代謝拮抗薬

核酸の生合成や分解時に競合的阻害により正常な核酸合成を阻害することにより抗腫瘍効果を示す．葉酸代謝拮抗薬，ピリミジン代謝拮抗薬，シチジン代謝拮抗薬，プリン代謝拮抗薬がある．細胞周期では主としてS期に作用する．

（1）葉酸代謝拮抗薬

メトトレキサートは，ジヒドロ葉酸還元酵素を阻害し，チミジル酸プリンの合成を減少させる．メトトレキサートの作用は還元型葉酸補酵素であるロイコボリンにより解除されるので，作用時間を調整することができる．またメトトレキサートは高用量では髄液に移行し髄液腔内にも直接投与できる．急性リンパ性白血病，リンパ腫，骨肉腫に有効性が高い．骨髄抑制と消化管粘膜障害が主である．腎障害にも注意を要する．

（2）シチジン代謝拮抗薬

シタラビンはその活性化代謝産物がDNA取り込み時にデオキシシチジン三リン酸に拮抗し，さらにDNAポリメラーゼを阻害する．急性骨髄性白血病の治療に必須の薬剤であり，骨髄抑制は強い．アザシチジンとデシタビンは，DNA脱メチル化薬として骨髄異形成症候群に有効性を示し，エ

B ● 造血器腫瘍の治療法

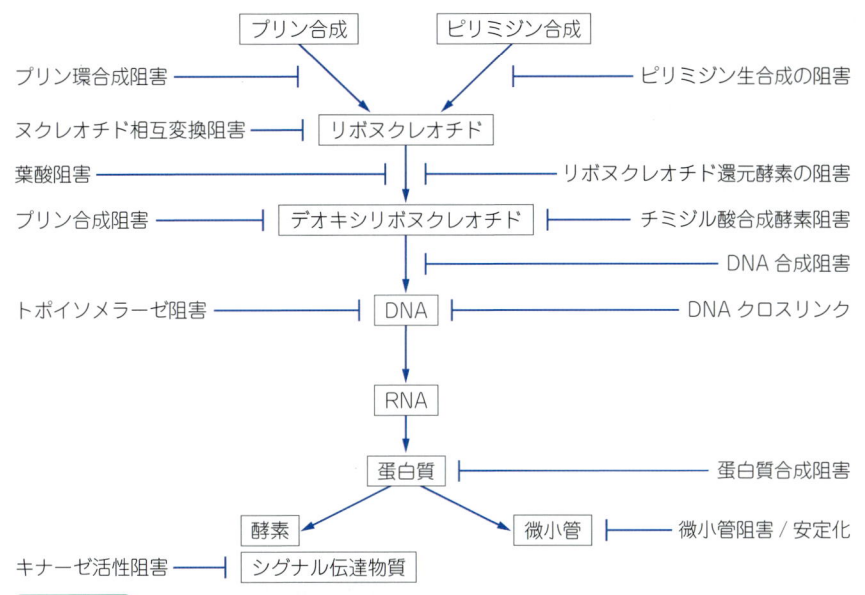

図 5-1 抗腫瘍薬の作用機序（高折修二，監訳．グッドマン・ギルマン薬理書．薬物療法の基礎と臨床．11版．東京：廣川書店；2007[1]より改変）

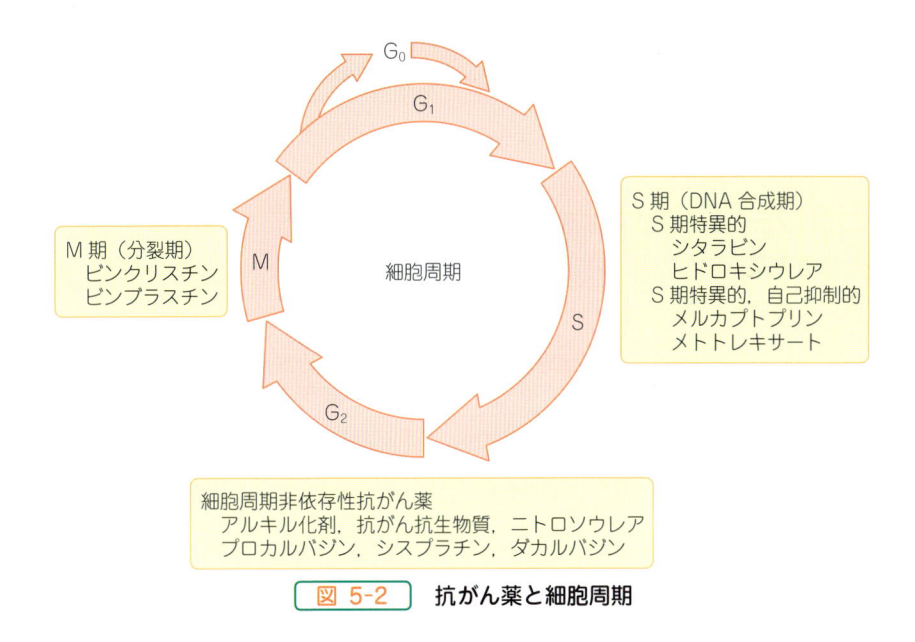

図 5-2 抗がん薬と細胞周期

ピジェネティック治療薬として知られる．ゲムシタビンは膵臓がん，非小細胞肺がんに重要な薬剤であるが，最近リンパ腫にも保険適用となった．副作用は骨髄抑制である．

(3) プリン代謝拮抗薬

フルダラビン，クラドリビンはその活性化代謝産物が DNA または RNA 合成・機能を阻害する．低悪性度リンパ腫に使用され骨髄抑制がある．

d）抗がん抗生物質

（1）アントラサイクリン系抗生物質

4 員環と糖を持った化学構造をアントラサイクリンと称し，ダウノルビシン，ドキソルビシン，イダルビシン，ミトキサントロンがある．いずれも真菌由来またはその誘導体である．これらは DNA の塩基対間に挿入し，DNA 合成を阻害する．さらにトポイソメラーゼ II と DNA との複合体を生じ DNA の再結合が阻害されアポトーシスを誘導する．またキノン基によってフリーラジカルを生じ，DNA を阻害する．ダウノルビシン，イダルビシンは急性白血病に，ドキソルビシンは白血病，悪性リンパ腫，乳がんなどの固形腫瘍の主要薬である．副作用は骨髄抑制が強い．アントラサイクリン系薬剤の重大な副作用は心筋障害で，総投与量は制限される．

e）トポイソメラーゼ阻害薬

トポイソメラーゼは DNA 鎖の切断と再結合の触媒反応を行う．I 型は短鎖切断と再結合を行い，II 型は二重鎖切断と再結合を行う．

（1）エトポシド

エトポシドは，トポイソメラーゼ II と DNA との 3 者複合体を形成し，DNA 再結合を阻害する．白血病，リンパ腫，肺がんに使用される．白血球減少は強く脱毛を生ずる．使用後早期に現れる二次性白血病にも注意を要する．

（2）カンプトテシン類

イリノテカン，トポテカンはトポイソメラーゼ I を阻害し，DNA 再結合を阻害し，殺細胞効果を示す．S 期に特異的な薬剤である．イリノテカンの代謝はグルクロン酸結合に関連する酵素の多型により異なり，激しい下痢を生ずる．肺がん，卵巣がん，胃がん，大腸がんの他，リンパ腫などに使用される．イリノテカンの副作用は遅延性下痢である．

f）有糸分裂阻害薬

（1）ビンカアルカロイド類

ニチニチソウ（植物）の抽出物由来の薬剤としてビンクリスチン，ビンブラスチン，ビンデシンなどがあり，有糸分裂の際にチューブリンの重合を妨げ微小管形成を阻害する．ビンクリスチンは白血病，リンパ腫，ビノレルビンは肺がん，乳がんに適応がある．主として M 期に作用する．ビンクリスチンは末梢神経障害，腸管麻痺が強く，ビンブラスチンは骨髄抑制がやや強い．SIADH も時に生ずる．

2）ホルモン医薬

ホルモン医薬は，ホルモンに対する受容体を持ち，それにより増殖，機能が依存している前立腺，乳腺などの臓器のがんに有効である．前立腺がんに対しては，抗アンドロゲン療法が，乳がんに対しては抗エストロゲン療法が実施される．グルココルチコイドはリンパ球の溶解作用，分裂を阻害する作用があり，その殺細胞効果によりリンパ性白血病，リンパ腫の治療に用いられる．

3）生物学的応答調節薬

生物製剤として生体に作用して間接的に抗腫瘍効果を発揮するものと直接腫瘍細胞に作用するものがある．インターフェロン（IFN）は α，β，γ 型があり，腫瘍細胞に対する直接の増殖抑制と生

体の免疫細胞を介する biological response modifier（BRM）作用により抗腫瘍効果を示す．IFN-α は腎がん，慢性骨髄性白血病，多発性骨髄腫に，IFN-β はメラノーマ，グリオーマに適用がある．副作用はインフルエンザ様症状の他，うつ，間質性肺炎に注意が必要である．

c. 副作用対策

1）悪心・嘔吐

　悪心・嘔吐は化学療法の有害事象のうち患者にとって最も大きな苦痛の1つである．発生頻度，重症度は薬剤，併用薬，投与スケジュール，年齢，性別，過去の化学療法時の悪心・嘔吐の経験などが関係する．

　嘔吐の発症機序としては，①chemoreceptor trigger zone（CTZ），②末梢性経路（消化管），③大脳皮質からの刺激がそれぞれ延髄外側網様体に位置する嘔吐中枢（vomiting center）へ伝わり，腹筋，横隔膜筋，呼吸筋の急激な収縮により生ずる（図5-3）．CTZ は第4脳室最後野にあり，血液脳関門外のため抗がん薬やその代謝物が直接作用する．そこには嘔吐に関与する神経受容体であるドーパミンタイプ2（D_2）受容体とセロトニンタイプ3（$5-HT_3$）受容体が分布する．消化管では抗がん薬により粘膜の腸クロム親和性細胞（enterochromaffin cell：EC 細胞）からセロトニンが産生され，消化管の $5-HT_3$ 受容体を介して迷走神経または CTZ を経て嘔吐中枢を刺激する．また消化管のサブスタンスP（SP）が脳幹や迷走神経のニューロキノンタイプ1（NK-1）受容体に結合し遅発性嘔吐に関連することも知られている．大脳皮質は心理的な要因などにより嘔吐中枢を刺激する．化学療法による悪心・嘔吐は発症時期により予測性（治療前），急性（24時間以内），遅発性（24時間以降）に分類される．現在，ASCO および癌治療学会等から制吐剤適正使用ガイドラインが出されている．抗がん薬の種類により催吐性リスクは高度，中等度，軽度，最小度に分類され，制吐薬の予防投与はそれぞれ，高度リスク薬剤では NK1 受容体拮抗薬（アプレピタント），$5HT_3$ 受容体拮抗薬，デキサメタゾンの3者併用，中等度リスクでは $5HT_3$ 受容体拮抗薬とデキサメタゾンの2者併用，軽度リスクではデキサメタゾンが推奨されている．急性には $5HT_3$ 受容体拮抗薬，NK1 受容体拮抗薬が有効であり，遅発性には NK1 受容体拮抗薬および $5HT_3$ 受容体拮抗薬のうちパラノセトロンが有効である．

2）粘膜障害

　口腔粘膜は細胞回転が速く化学療法の影響を受けやすい．粘膜障害は投与後数日～10日目によく発生する．発症機序は抗がん薬の直接の細胞分裂阻害，フリーラジカル産生による粘膜損傷，口腔細菌感染，低栄養などにより生ずる．アルキル化剤，メトトレキサート，アントラサイクリン系薬剤，ビンカアルカロイド，エトポシド，カルボプラチンが口内炎発生頻度の高い抗がん薬である．口腔内の清潔による予防が第1であり，含嗽，冷却，保湿，禁煙などが重要である．治療は，口腔ケア，鎮痛薬，粘膜保護が中心となる．

3）下痢・便秘

　抗がん薬による下痢は，発症時期により投与当日の早発性と数日～2週間後に生ずる遅発性がある．早発性は抗がん薬による自律神経刺激によるコリン作動性の下痢が主であり，遅発性は消化管

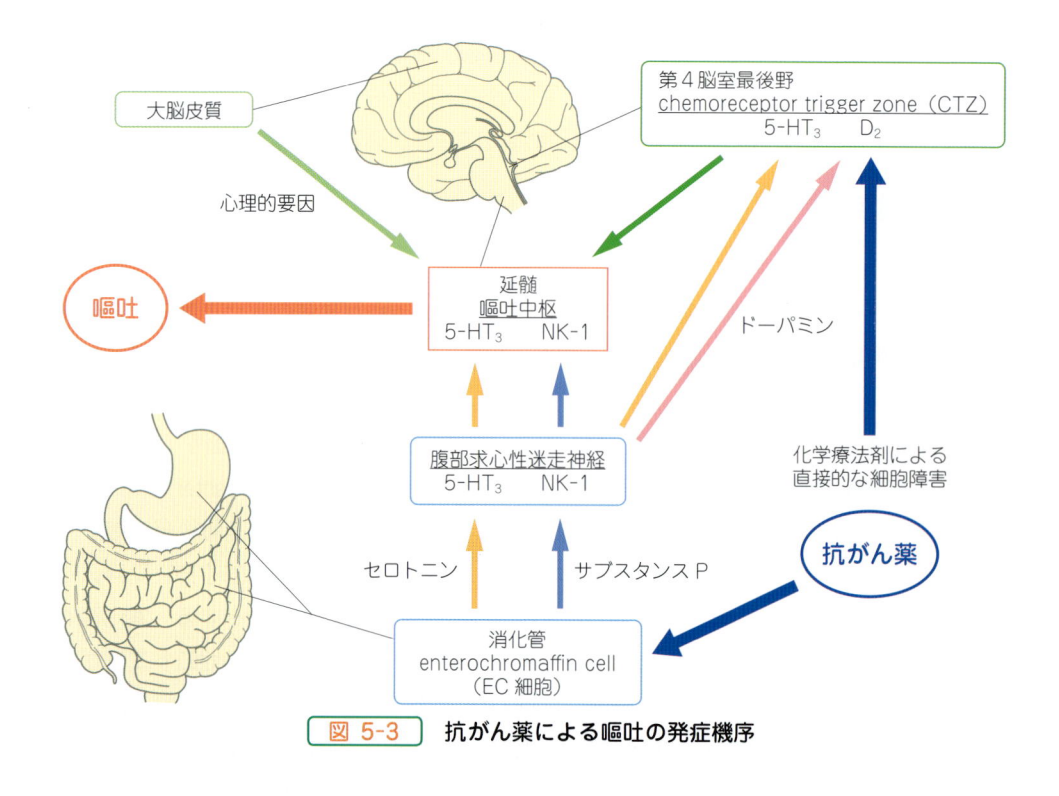

図 5-3 抗がん薬による嘔吐の発症機序

粘膜障害や白血球減少に伴う腸管感染症によると考えられる．イリノテカンは両者の機序によると考えられ，シスプラチンは遅発性である．治療にはロペラミドなどが用いられる．

　抗がん薬の多くが便秘や麻痺性イレウスを生ずる可能性がある．ビンカアルカロイドは神経細胞の微小管障害による自律神経性の腸管麻痺を生ずる．その他エトポシド，シスプラチンも便秘を生じやすい．一般にがん患者は，活動不良，長期臥床，麻薬などの薬剤使用，身体的障害により便秘を生じやすい．その予防のため種々の下剤をうまく投与して便通をコントロールする．

4）腫瘍崩壊症候群（tumor lysis syndrome：TLS）

　TLS は，腫瘍細胞の急速な崩壊により細胞内成分またはその代謝産物が体内に蓄積し，尿酸・リン・カリウムの上昇，乳酸アシドーシス，急性腎不全を生ずる病態である．腫瘍量が多く，薬剤や放射線に感受性の高い腫瘍（Burkitt リンパ腫，リンパ芽球性リンパ腫，急性白血病など）の治療開始時には TLS 予防が必要である．また治療前に腎障害，高尿酸血症がある場合も高リスクである．高リスク群では利尿と尿酸分解酵素ラスブリカーゼ，中間リスク群では利尿と尿酸生成阻害薬アロプリノールが推奨される．アロプリノールでは代謝物のキサンチンの尿中排泄が増大し，キサンチン腎症に注意を要する．

5）血管外漏出

　抗がん薬の多くは，血管外漏出により皮膚壊死を生ずる．抗がん薬の種類により障害程度は異なり，vesicant（びらん性）drug は細胞の壊死，腫瘍を形成する薬剤であり，irritant（刺激性）drug は局所炎症にとどまる薬剤である．ハイリスク群のアントラサイクリン系薬剤やビンカアルカロイド

などが血管外漏出を起こした場合は，投与を中止し，残存薬剤を吸引除去し，DMSO，ヒアルロニターゼを投与する．またステロイドを皮下注射し，冷却（アントラサイクリン）または保温（ビンカアルカロイド）する．点滴は固定の容易な太い静脈の選択が重要である．

6）その他

抗がん薬では骨髄抑制，発熱性好中球減少症，心毒性，肺毒性，肝毒性，神経毒性，不妊，二次発がんなど重篤な種々の有害事象が起こり得るが，これらを熟知し予防を図り，発症時には迅速で適切な治療が必要である．

■文　献
1）高折修二，監訳．グッドマン・ギルマン薬理書．薬物療法の基礎と臨床．11版．東京：廣川書店；2007.
2）日本臨床腫瘍学会，編．新臨床腫瘍学．2版．東京：南江堂；2006.

〈大西一功〉

2　分子標的治療薬の作用機序と副作用

a．血液疾患に対する分子標的治療薬：総論

分子標的療法とは腫瘍細胞における特定の分子あるいは分子病態を標的として開発され，より効果的で副作用の少ない腫瘍特異的な治療効果を得ようとするものである．血液疾患における分子標的療法は（図5-4），急性前骨髄球性白血病におけるオールトランスレチノイン酸（ATRA）に始まり，ABLキナーゼを選択的に阻害するイマチニブメシル酸塩（グリベック®），B細胞リンパ腫に広く発現するCD20を標的とした抗CD20抗体などが画期的な成功例として知られている[1-3]．これらの結果は，分子標的療法ではどの標的分子・薬剤・対象病型を選択するのかがきわめて重要であることを示唆している．

近年の分子生物学的手法の進歩，特に網羅的遺伝子解析の結果より，造血器悪性腫瘍においてもがん遺伝子もしくはがん抑制遺伝子の染色体転座，点突然変異，挿入，欠失，重複などに伴う遺伝子の活性化や失活の蓄積により腫瘍化をきたすことが明らかとなってきている．今後これらの知見から明らかとなった細胞内チロシンキナーゼ，セリン/スレオニンキナーゼ，GTP結合蛋白質などのシグナル伝達分子，エピジェネティックな制御に関連する転写因子などが標的となり様々な薬剤が開発されてくると予想される．しかし，数多くの遺伝子異常の蓄積から腫瘍が発生していることからわかるように，単一の分子を標的とした治療法ではいずれ効果をエスケープするような耐性を獲得することが予想され，十分な治療効果が得られなくなることが予想される．今後はより有効な組み合わせによる治療を検討しより高い治療効果を得る工夫が必要となると考えられる．

第5章 ● 血液疾患の治療

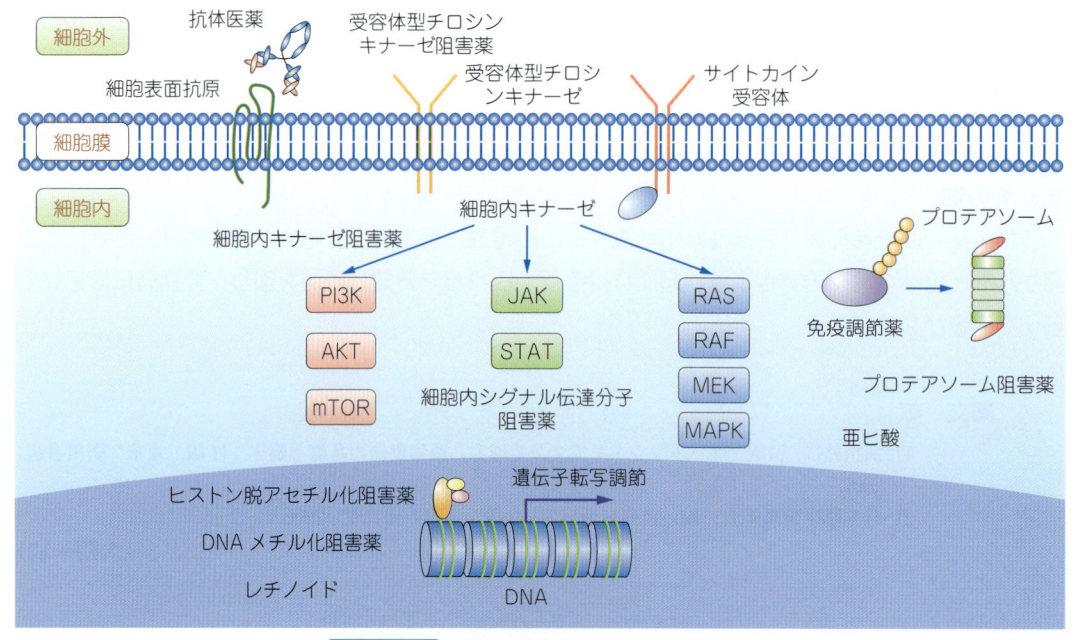

図5-4 血液疾患における分子標的薬

b. 抗体医薬

作用機序

　抗体自体が細胞表面の標的分子に結合する非修飾型と，抗体に放射性物質や抗腫瘍薬を結合させた共役型に大別される（表5-3）．非修飾型のものとしては，CD20に対するリツキシマブ，オファツムマブなどがあり，共役型のものとしては，CD20抗体にイットリウム90を標識したゼヴァリン®やCD30に対する抗体に微小管重合阻害薬であるMMAEを結合させたSGN-35（brentuximab vedotin）がある．非修飾型の抗体医薬の作用機序は，①NK細胞やマクロファージなどFcレセプターを持つエフェクター細胞を介して標的細胞を傷害する抗体依存性細胞傷害活性（ADCC），②補体系を活性化させることにより細胞傷害活性を発揮する補体依存性細胞傷害活性（CDC），③標的のリガンドに結合しシグナルを伝達することにより細胞傷害活性を発揮する直接細胞死作用に大別され，一般的にADCCが主たる作用機序であると考えられている．共役型の抗体医薬については，結合する薬剤の効果も期待され，SGN-35については再発・難治性のHodgkinリンパ腫および未分化大細胞型リンパ腫（ALCL）を対象にした臨床第Ⅱ相試験において，単剤できわめて高い有効率を示し，その効果が期待されている[4,5]．

副作用

　抗体医薬は一般的に副作用が少ないが，モノクローナル抗体投与後に起こる特徴的な有害事象としてinfusion reactionがある．薬剤投与中もしくは投与後24時間までに起こる有害事象の総称で，通常のアレルギー反応とは異なり，初回投与時に生じやすく，2回目以降の投与では発症しないことも多い．軽症～中等症では，発熱，悪寒，悪心，頭痛，疼痛，瘙痒，発疹，咳嗽，虚脱感，血管浮腫などを生じ，重症例では，低血圧，血管浮腫，低酸素血症，気管支痙攣，急性呼吸促迫症候群

B● 造血器腫瘍の治療法

表 5-3　血液疾患における主な抗体医薬

	標的分子	抗体医薬	付加薬剤
非修飾型	CD20	rituximab	
	CD20	ofatumumab	
	CD20	obinutuzumab	
	CD20	ocuratuzumab	
	CD20	veltuzumab	
	CD22	epuratuzumab	
	CD40	SGN-40	
	CD52	alemtuzumab	
	CD80	galiximab	
	CCR4	mogamulizumab	
共役型	CD19	SAR3419	maytansinoid
	CD20	Iburitumomab tiuxetan	Yttrium-90
	CD22	inotuzumab ozogamicin	calicheamicin
	CD30	brentuximab vedotin	MMAE
	CD33	gemtuzumab ozogamicin	calicheamicin
	CD74	milatuzumab doxorubicin	doxorubicin
	CD138	BT062	maytansinoid

などが見られ，死亡に至った例も報告されている．より重篤化する危険因子として，血液中に腫瘍細胞量の多い患者，脾腫を伴う患者，心機能，肺機能障害を有する患者などがあげられている．そのほか，B型肝炎ウイルスキャリア患者における抗CD20抗体医薬使用中もしくは使用後におけるB型肝炎ウイルスの再活性化に伴う劇症肝炎や肝炎の増悪はよく知られた副作用であり，肝不全による死亡例も報告されていることから，HBV-DNA量のモニタリングに細心の注意が必要とされる．

c. シグナル伝達阻害薬

作用機序

　シグナル伝達阻害薬は，遺伝子の転座，点突然変異，欠失などにより恒常的に活性化したチロシンキナーゼやシグナル伝達分子を阻害することで効果を発揮する．造血器悪性腫瘍におけるシグナル伝達阻害薬の標的としては，受容体型チロシンキナーゼとしてFLT3，KIT，PDGFR，NPM-ALK，細胞内キナーゼとしてBCR-ABL，JAK2，mTOR，PKC，BTK，細胞内シグナル伝達分子としてSTAT，ファルネシルトランスフェラーゼなどがあげられ，各々標的に対する治療薬が開発されている（表5-4）．

a）受容体型チロシンキナーゼ阻害薬

　FLT3やKITの活性化型遺伝子変異は多くの白血病で認められており，FLT3は急性骨髄性白血病の発症に関わる遺伝子のなかで最も高頻度に変異を認める遺伝子である[6]．FLT3に対する選択的阻害薬としてAC220，ソラフェニブ，midostaurinなどが阻害活性を有するが，特にAC220は高いFLT3選択性とキナーゼ阻害活性で着目されている．KIT阻害薬としてイマチニブ，ニロチニブ（タシグナ®），ダサチニブ（スプリセル®），スニチニブ（スーテント®），ソラフェニブが阻害活性を有するが，白血病における治療効果は限定的である．PDGFRに対してはイマチニブ，ダサチニブ，

表 5-4 血液疾患における主なシグナル伝達阻害薬

標的分子	阻害薬
受容体型チロシンキナーゼ阻害薬	
FLT3	AC220, sorafenib, midostaurin
KIT	imatinib, nilotinib, dasatinib, sunitinib, sorafenib
PDGFR	imatninb, dasatinib, INNO-406
NPM1-ALK	crizotinib
細胞内キナーゼ阻害薬	
BCR-ABL	imatinib, dasatinic, nilotinib, ponatinib etc.
JAK	ruxolitinib, lestaurtinib, pacritinib, TG101348
mTOR	temsirolimus, everolimus, ridaforolimus
Bruton's tyrosine kinase	ibrutinib
PI3K	GS1101, IPI-145
PKC	enzastaurin, AEB071
シグナル伝達分子阻害薬	
STAT	OPB-51602, STA-21, IS3 295
ファルネシルトランスフェラーゼ	tipifarnib, lonafarnib, BMS-214662

INNO-406 が阻害活性を有している．未分化大細胞型悪性リンパ腫において認められる NPM1-ALK では，融合蛋白における NPM1 が 2 量体を形成し恒常的にチロシンキナーゼが活性化する．ALK キナーゼ阻害薬であるクリゾチニブ（ザーコリ®）は，NPM1-ALK 陽性の未分化大細胞型リンパ腫に対して治療効果を示す報告がなされており，今後の臨床試験の結果に興味が持たれる[7]．

b）細胞内キナーゼ阻害薬

BCR-ABL は融合蛋白を形成することにより，恒常的なチロシンキナーゼ活性を有し，下流分子にシグナルを伝達して細胞増殖やゲノム不安定性を引き起こす．BCR-ABL に対する阻害薬は，BCR-ABL のチロシンキナーゼ活性に必要な ATP 結合部位に阻害薬が入り込むことにより酵素活性を阻害する．イマチニブ，ニロチニブ，ダサチニブがすでに本邦にて使用されているが，それらに耐性を示す T315I 変異を持つ BCR-ABL に対しても有効な薬剤（ponatinib など）が開発中である[8]．JAK キナーゼはサイトカイン受容体や受容体型チロシンキナーゼにより活性化され，STAT，RAS/MAPK，PI3K/AKT などの下流シグナルを活性化させる．JAK1，JAK2，JAK3 および TYK2 の 4 種類が存在し，JAK2 は骨髄増殖性腫瘍において JAK2V617F 変異が高頻度に認められることから，治療標的として薬剤開発が進んでいる．mTOR は細胞質内に存在するセリン/スレオニンキナーゼであり，それぞれ raptor と rictor を含む mTORC1 と mTORC2 という複合体を形成し，下流シグナルをリン酸化することでアポトーシスや細胞増殖，血管新生などの多岐の作用を制御する．テムシロリムス（トーリセル®）は本邦では根治切除不能または転移性の腎細胞がんに承認されているが，治療抵抗性マントル細胞リンパ腫に対して有効性が報告されている[9,10]．その他悪性リンパ腫における B 細胞レセプターシグナルの活性化に関わる BTK（Bruton's tyrosine kinase）や PKC（protein kinase C）を阻害する薬剤として，それぞれ PCI-32765（ibrutinib）や enzastaurin などが開発中である．

c）細胞内シグナル伝達分子阻害薬

　STATはJAKやSRCなどの非受容体型チロシンキナーゼにより活性化され，2量体を形成し，核内へ移行し転写因子として作用する．造血器腫瘍においてはSTAT1，3，5の関与が知られており，STATの2量体形成や核内移行を阻害する薬剤が開発中である．ファルネシルトランスフェラーゼはRAS C末端に存在するシステイン残基にプレニル基を付加する酵素であり，プレニル化はRASの活性化に必須で，白血病においてRAS変異が高頻度に認められることから，従来より重要な治療標的であると考えられてきた．現在までに白血病を中心にZARNESTRA（tipifarnib, R115777），lonafarnib（SCH66336），BMS-214662に対して臨床試験が行われたもののいずれもFDAによる承認には至っていない．

■副作用■

　シグナル伝達阻害薬における副作用は従来の副作用である骨髄抑制や消化器症状の他に，高血圧や皮疹，手足症候群，肝機能異常など標的分子を阻害することに生じる副作用をしばしば認める．標的分子に対する親和性などにより毒性の頻度や強度に差異が見られる．

d．レチノイド，亜ヒ酸

■作用機序■

　急性前骨髄球性白血病は，顆粒球の分化・成熟に必要なレチノイン酸受容体（retinoic acid receptor-α：*RAR-α*）遺伝子とがん抑制遺伝子として働く*PML*遺伝子の転座遺伝子産物であるPML-RARαキメラ蛋白が，コリプレッサーを介してヒストン脱アセチル化酵素と結合してヒストンを脱アセチル化し標的遺伝子の転写を抑制した結果，顆粒球の分化が前骨髄球レベルでの停止し発病に至ることが知られている（図5-5）[11]．

　ビタミンAであるトレチノイン（ATRA）や合成レチノイドであるタミバロテン（アムノレイク®）は薬理濃度存在下において，コリプレッサーの代わりにコアクチベーターをリクルートし，コアクチベーターにヒストンアセチル化酵素が結合した結果，標的遺伝子の転写活性化をもたらし顆粒球分化を誘導し治療効果を発揮する．

　arsenic trioxide（ATO）の作用機序は完全には明らかにされていないが，①高濃度存在下におけるアポトーシス誘導および低濃度存在下におけるAPL細胞の分化誘導，②SUMO化によるPML-RARαキメラ蛋白質の分解，③テロメラーゼ遺伝子抑制，④血管新生抑制作用などを介して治療効果をもたらすものと考えられている．

■副作用■

　レチノイドやATOには重要な副作用として催奇形性があり，妊婦もしくは妊娠している可能性のある女性には投与することは禁忌である．そのほか治療開始後，発熱，呼吸困難，胸水貯留，ARDSに類似した間質性肺炎，肺うっ血，心囊液貯留，肝不全，腎不全などの多臓器不全をきたすAPL分化症候群を生じることがあり，症状が出現した際には副腎皮質ホルモン剤の適切な使用などの処置が必要となる．そのほか脂質代謝障害による高トリグリセリド血症，発疹を高率にきたすことが知られている．さらに肝機能障害もしばしば経験される副作用である．

　また，ATOにおける重篤な非血液毒性としてQT延長，完全房室ブロックなどの不整脈を引き起こすことがあり，特にQT延長はtorsade de pointes（TdP）タイプの致死的な心室性不整脈を引き

図 5-5　ATRA の作用機構

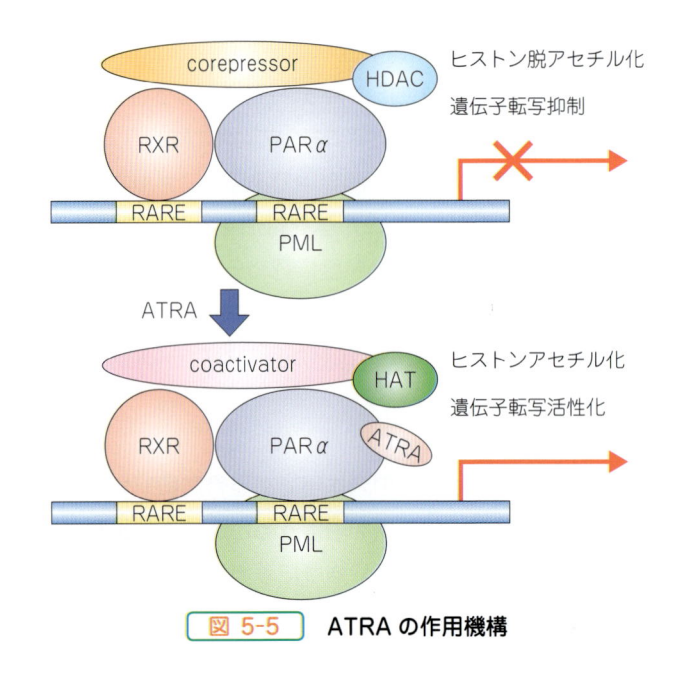

起こすことがあるため，投与中においては心電図モニターなどによる監視，頻回の 12 誘導心電図などを行うとともに K，Ca，Mg などの電解質濃度に留意し，適宜補正する必要がある．

e. プロテアソーム阻害薬

■作用機序■

　ユビキチン-プロテアソーム経路は，真核細胞における様々な蛋白質の分解を制御し，細胞増殖，アポトーシス，DNA 修復などの生体内の恒常性に深く関与している．基質蛋白質にユビキチンを付加するユビキチン系とポリユビキチン化した基質蛋白質を分解するプロテアソーム系に大別されるが，プロテアソーム阻害薬はプロテアソーム系における基質蛋白質分解に関わる 20S プロテアソームの β サブユニットの活性中心と結合してプロテアソームを特異的に阻害する(表 5-5)．一般的にがん細胞は正常細胞と比較してプロテアソーム活性が亢進しており，プロテアソームを阻害することによってアポトーシスが誘導され抗腫瘍効果がもたらされる[12]．

　抗腫瘍機序は明らかではないが，IκB の分解を阻害することにより NF-κB の活性化を阻害することや，小胞体ストレス応答をもたらし，細胞死を誘導することが報告されている．

■副作用■

　ボルテゾミブの用量制限毒性（DLT）は下痢と末梢神経障害であり，末梢神経障害はボルテゾミブを使用するうえで薬剤の忍容性を左右する重要な副作用である．そのほか胃腸症状，血小板減少や貧血などの血球減少，全身倦怠感などが認められる．末梢神経障害はユビキチン化された蛋白質の蓄積による後根神経節の障害であると想定されているが，週 2 回投与から週 1 回投与への変更，静注から皮下注への投与経路の変更などにより，副作用の発症率の減少および患者の薬剤への忍容性の向上が期待される．血小板減少については，自発的に回復し輸血によるサポートが必要となるケースも少ないことから，現在では血小板が減少している患者に対しても用いられている．そのほ

表 5-5 プロテアソーム阻害薬の主な特徴（Moreau P, et al. Blood. 2012; 120: 947-59[12]）より改変）

特徴	bortezomib	MLN9708	carfilzomib	marizomib
活性部分	boronate	boronate	epoxyketone	β-lactone
阻害サブユニット	β5, β1	β5	β5	β5, β2
IC50（nM）				
キモトリプシン	2.4〜7.9	3.4	6	3.5
トリプシン	590〜4200	3500	3600	28
カスパーゼ	24〜74	31	2400	430
結合動態	可逆的	可逆的	不可逆的	不可逆的
投与経路	静注/皮下注	経口/静注	静注	静注

かMLN9708においては血小板減少，好中球減少，全身倦怠感，皮疹が報告され，末梢神経障害はボルテゾミブと比較して軽いと報告されている．carfilzomibにおいても血球減少を中心にboronatesと同様の副作用が報告されているが，marizomibについてはDLTとして可逆的で一過性の幻覚，意識変容などの精神症状が報告され，今後の臨床試験の結果が注視される．

f. 免疫調節薬

■作用機序■

現在臨床応用されているサリドマイドおよびレナリドミドの作用機序は完全には解明されていないが，a）血管新生抑制作用，b）TNF-αの阻害，c）IκBキナーゼの阻害によるNF-κBの活性化抑制，d）サイトカイン産生抑制作用，e）細胞接着因子発現抑制作用，f）NK細胞やT細胞の増殖刺激，活性化T細胞におけるIL-2およびIFN-γ産生を誘導する免疫調節作用，g）細胞死誘導などの作用が*in vitro*および*in vivo*の実験系より想定されている．レナリドミドはT細胞増殖刺激作用やIL-2やIFN-γ産生作用はサリドマイドより強力で，NK細胞活性作用も強力であることから抗体医薬との併用療法が期待されている．最近これらの免疫調節薬がユビキチンリガーゼ複合体を形成する蛋白cereblonに結合した結果，抗腫瘍効果を発揮し，さらにその発現が治療効果と相関することが報告され着目されている[13,14]．

■副作用■

催奇形性があることから，安全管理基準の遵守が必要でTERMS®もしくはRevMate®登録下において治療を行う．サリドマイドの副作用として眠気，便秘，口内乾燥が認められる．また深部静脈血栓症が3〜10％に生じるとされ，特にデキサメサゾンを大量に併用する場合リスクがさらに上昇するため，海外においては，リスク因子（肥満，静脈血栓塞栓症の既往，CVカテ挿入もしくはペースメーカー挿入，心疾患，慢性腎疾患，麻痺もしくは低ADL状態，外科手術もしくは外傷，麻酔，エリスロポエチンの使用，血液凝固異常，骨髄腫の新規診断，過粘稠症候群）がある場合に，0〜1のリスク因子に対しては，アスピリンの内服，2以上のリスク因子を持つ症例に対しては，PT-INRの目標を2〜3としたワルファリンの使用が推奨されている（Palumbo Leukemia. 2008）．レナリドミドは，サリドマイドと比較して，傾眠，便秘，末梢神経障害の副作用は少ないが，好中球減少，疲労，筋痙攣，血小板減少などの副作用があり，血球減少により減量や休薬が必要となる症例が多

い．深部静脈血栓症に関してはデキサメサゾン併用時にリスクが上昇するため，サリドマイドと同様の対応が求められる．

g. ヒストン脱アセチル化阻害薬

作用機序

　遺伝子の発現調節はヒストン蛋白のメチル化やアセチル化，DNAのメチル化などの化学修飾によって制御されている．ヒストン脱アセチル化酵素阻害薬（HDACi）は遺伝子の転写が抑制される脱アセチル化を阻害することで，異常に抑制された遺伝子の転写を活性化することで効果を発揮する．化学構造からヒドロキサム酸〔ボリノスタット（ゾリンザ®），trichostatin A，panbinostat，belinostatなど〕，ベンズアミド（MS-275，MGCD0103），環状ペプチド（romidepsin），短鎖脂肪酸（バルプロ酸，フェニル酪酸ナトリウム）などに大別され，ヒドロキサム酸はclass IとclassⅡA，classⅡBのpan HDACiとして作用し，ベンズアミドはclass I，romidepsinはclass IのHDAC1およびHDAC2を阻害する．本邦で臨床応用されているボリノスタットはHDACの触媒ポケットに直接結合し，その酵素活性をIC50≦86 nMで阻害する[15]．

副作用

　ボリノスタットは，海外で行われた治験においてCTCL患者86例中80例に何らかの副作用を認め，主な副作用は下痢（46.5％），疲労感（45.3％），悪心（38.4％），食欲不振（34.9％），血小板減少症（25.6％），味覚異常（23.3％）であった．特筆すべき注意点として，肺塞栓症（4.7％），深部静脈血栓症（1.2％）との報告があり，投与中においては凝固指標の測定に留意する必要がある．

h. DNAメチル化阻害薬

作用機序

　多くのがん細胞では，がん抑制遺伝子やDNA修復酵素遺伝子などの遺伝子プロモーター領域のCPGアイランドにあるシトシンがDNAメチル基転移酵素（DNA methyltransferase：DNMT）によりメチル化され，遺伝子の発現は不可逆的に強く抑制されている（gene silencing）．DNMT阻害薬であるアザシチジン（5-azacitidine）とdecitabine（5-aza-2'-deoxycitidine）の2剤は，MDSに対する治療薬として米国で認可され，本邦ではアザシチジン（ビダーザ®）が2011年1月に製造販売承認され，高リスクMDS患者を中心に用いられている．

　DNMT阻害薬はその2剤ともにシタラビンと同様にシトシン環の5位炭素が窒素に置換されたピリミジンアナログであり，高用量においては代謝拮抗薬としてDNA合成を阻害し，低用量においてはDNA合成を阻害することなく，脱メチル化薬として作用する．アザシチジンは主として細胞内でリン酸化過程を経てAza-CTPとなりRNAに取り込まれるが，一部がリボヌクレオチドリダクターゼによるデオキシ体への変換反応を経てAza-dCTPとなりDNAに組み込まれることで効果を発揮する．DNMTがCPGアイランドのシトシンに結合し，その5位炭素にメチル基を付加しシトシンメチル化をもたらすのに対し，アザシチジンおよびdecitabineに対して結合したDNMTはその5位炭素が窒素に置換されているため，メチル基を付加することができず最終的に分解される．アザシチジンやdecitabineがDNAに組み込まれた腫瘍細胞は，複製された後もその組み込みが保持されていくため，結果的に腫瘍細胞は低メチル化状態が誘導され，gene silencingが解除され抗腫瘍効果が

もたらされると考えられている[16].

■副作用

主な副作用は骨髄抑制であり，好中球減少（発熱性好中球減少を含む），血小板減少，白血球減少，ヘモグロビン減少が高頻度に認められる．そのほかの非血液毒性としては，倦怠感，発熱，ALT増加，食欲不振，注射部位反応などであるが，肝機能障害が高率に認められることに注意が必要である．また市販後において間質性肺疾患が報告されていることにも留意する必要がある．

■文 献

1) Druker BJ, Talpaz M, Resta DJ, et al. Efficacy and safety of a specific inhibitor of the BCR-ABL tyrosine kinase in chronic myeloid leukemia. N Engl J Med. 2001; 344: 1031-7.
2) Fenaux P, Castaigne S, Dombret H, et al. All-transretinoic acid followed by intensive chemotherapy gives a high complete remission rate and may prolong remissions in newly diagnosed acute promyelocytic leukemia: a pilot study on 26 cases. Blood. 1992; 80: 2176-81.
3) Coiffier B, Lepage E, Briere J, et al. CHOP chemotherapy plus rituximab compared with CHOP alone in elderly patients with diffuse large-B-cell lymphoma. N Engl J Med. 2002; 346: 235-42.
4) Younes A, Gopal AK, Smith SE, et al. Results of a pivotal phase II study of brentuximab vedotin for patients with relapsed or refractory Hodgkin's lymphoma. J Clin Oncol. 2012; 30: 2183-9.
5) Pro B, Advani R, Brice P, et al. Brentuximab vedotin (SGN-35) in patients with relapsed or refractory systemic anaplastic large-cell lymphoma: results of a phase II study. J Clin Oncol. 2012; 30: 2190-6.
6) Cancer Genome Atlas Research Network. Genomic and epigenomic landscapes of adult de novo acute myeloid leukemia. N Engl J Med. 2013; 368: 2059-74.
7) Gambacorti-Passerini C, Messa C, Pogliani EM. Crizotinib in anaplastic large-cell lymphoma. N Engl J Med. 2011; 364: 775-6.
8) Cortes JE, Kantarjian H, Shah NP, et al. Ponatinib in refractory Philadelphia chromosome-positive leukemias. N Engl J Med. 2012; 367: 2075-88.
9) Hess G, Herbrecht R, Romaguera J, et al. Phase III study to evaluate temsirolimus compared with investigator's choice therapy for the treatment of relapsed or refractory mantle cell lymphoma. J Clin Oncol. 2009; 27: 3822-9.
10) Witzig TE, Geyer SM, Ghobrial I, et al. Phase II trial of single-agent temsirolimus (CCI-779) for relapsed mantle cell lymphoma. J Clin Oncol. 2005; 23: 5347-56.
11) Tomita A, Kiyoi H, Naoe T. Mechanisms of action and resistance to all-trans retinoic acid (ATRA) and arsenic trioxide (AsO) in acute promyelocytic leukemia. Int J Hematol. 2013; 97: 717-25.
12) Moreau P, Richardson PG, Cavo M, et al. Proteasome inhibitors in multiple myeloma: 10 years later. Blood. 2012; 120: 947-59.
13) Ito T, Ando H, Suzuki T, et al. Identification of a primary target of thalidomide teratogenicity. Science. 2010; 327: 1345-50.
14) Broyl A, Kuiper R, van Duin M, et al. High cereblon expression is associated with better survival in patients with newly diagnosed multiple myeloma treated with thalidomide maintenance. Blood. 2013; 121: 624-7.
15) Witt O, Deubzer HE, Milde T, et al. HDAC family: What are the cancer relevant targets? Cancer Lett. 2009; 277: 8-21.
16) Yoo CB, Jones PA. Epigenetic therapy of cancer: past, present and future. Nat Rev Drug Discov. 2006; 5: 37-50.

〈島田和之　直江知樹〉

3 造血因子：作用機序，適応，使用法

造血発生は様々な液性因子（造血因子）により調節を受けている[1]．これらの造血因子のうち，わが国において医薬品として使用可能なものは，エリスロポエチン（EPO），G-CSF および M-CSF である．また，トロンボポエチン（TPO）についてはサイトカインそのものではないが，同等に生物学的効果を発揮する TPO 作動薬が開発され臨床でも使用されている．

● a. G-CSF

1）G-CSF の産生と作用機序

G-CSF は顆粒球系前駆細胞に作用し，その増殖，生存および成熟を誘導する．また，好中球に作用し貪食能やスーパーオキサイドの産生を促すなど，その機能を活性化する作用を持つ．また，G-CSF は骨髄内の造血幹細胞ニッチにおいて作用し，造血幹細胞とニッチ構成細胞（骨芽細胞）との会合を抑制する．これにより，G-CSF は造血幹細胞を末梢血中に動員する[2]．

G-CSF の産生は，主に組織の線維芽細胞やマクロファージにより行われる．また，炎症部位においては，IL-1，IL-6 あるいは TNF-α などの炎症性サイトカインにより刺激を受けた血管内皮細胞からも産生される．

2）G-CSF 製剤

現在，わが国では 3 種類の G-CSF 製剤（レノグラスチム，フィルグラスチムおよびナルトグラスチム）が使用可能であるが，それぞれで適応範囲が異なるため注意が必要である．長時間作動する pegfilgrastim については，海外ではすでに使用がなされており，日本においても臨床試験が進められている．また，フィルグラスチムと同等の作用を持つとされるバイオシミラーも開発されている．

3）G-CSF の適応と使用方法

a）がん化学療法時の G-CSF の使用

がん化学療法後の G-CSF の使用方法については，ASCO（2006 年）[3]や EORTC（2010 年）[4]などのガイドラインが発表されている．わが国においても，2001 年にがん治療学会から G-CSF 適正使用ガイドラインが発表されている．また 2012 年に日本臨床腫瘍学会から出版された発熱性好中球減少症（FN）診療ガイドラインにも G-CSF の使用方法についての記載がある．実臨床においても，これらのガイドラインを参照することが望まれる．

G-CSF の使用方法としては，好中球減少をきたすことを予想し，化学療法直後（通常は 24〜72 時間後）より投与を行う予防的投与と，実際に好中球減少をきたした後に投与を開始する治療的投与の 2 つの方法がある．さらに，予防的投与としては，初回の化学療法後から G-CSF を用いる一次予防と，初回化学療法にて好中球減少を認めたため，2 サイクル目以後から投与を行う二次予防に分けられる（図 5-6）．

①**一次予防**：がん化学療法後の好中球減少時に，一次予防として用いることにより発熱性好中球減少症のリスクを低下させるとのメタアナリシスの結果がある．このため，多くのガイドライ

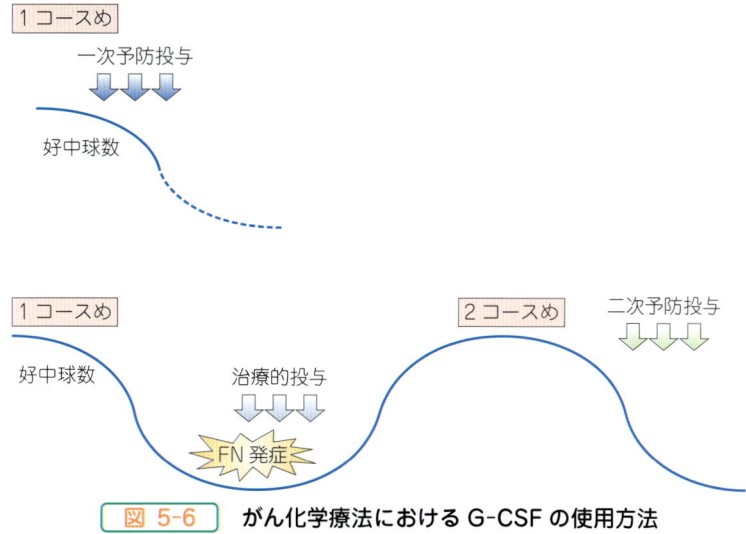

図 5-6 がん化学療法における G-CSF の使用方法

FN の発症のリスクが 20％以上と予想される化学療法を施行する場合に，1 コースめの治療終了後から G-CSF を投与することを一次予防投与とよぶ．これに対して，1 コースめで FN を発症した場合，それ以後のコースの治療終了後に G-CSF を投与する場合は，二次予防投与とよぶ．FN 発症時に G-CSF を使用する場合は，治療的投与とよぶ．

ンでは，施行する化学療法のレジメンの FN 発症リスクが 20％以上である場合には一次予防を行うことを推奨している．血液腫瘍領域では悪性リンパ腫に対する DHAP 療法，Hyper-CVAD 療法，ICE 療法などがこれに相当する．FN のリスクが 10〜20％と想定される場合には，症例ごとのリスクも勘案する．FN リスクを上昇させる要因としては，年齢（65 歳以上），PS 低下，この化学療法にて FN を発症した既往がある，進行期などが指摘されている．この群には Hodgkin リンパ腫に対する ABVD 療法や B 細胞性リンパ腫の標準治療である R-CHOP 療法が含まれる．FN の発症リスクが 10％未満と想定される化学療法では，一次予防は一般的には推奨されていない（図 5-7）．

② **二次予防**: 初回の化学療法後に FN を発症した場合には，以後のコースにおける FN 発症のリスクも高いことが予想される．このため，2 コース目以後に予防的に G-CSF の投与を行うことも推奨される．ただし，好中球減少はきたしたものの FN を発症しなかった場合には，その限りではない．

③ **治療的投与**: 感染症を発症していない，単なる好中球減少における G-CSF の使用は推奨されていない．固形がんや悪性リンパ腫において化学療法後に FN を発症した際に，抗生剤などの治療に加えて G-CSF を使用することが死亡率を低下させるかについては，相反する報告があり，有用性は確立されていない．このため，FN 例に一律に G-CSF を用いるのではなく，通常の抗生剤治療で効果が得られない場合や，敗血症などの重篤な感染症などにおいてのみ使用が推奨されている．

④ **治療強度を維持することを目的とした G-CSF の使用**: 固形がんや悪性リンパ腫において，抗がん剤の治療密度（dose-dense）や治療強度（dose-intensity）を維持することが生存率の改善

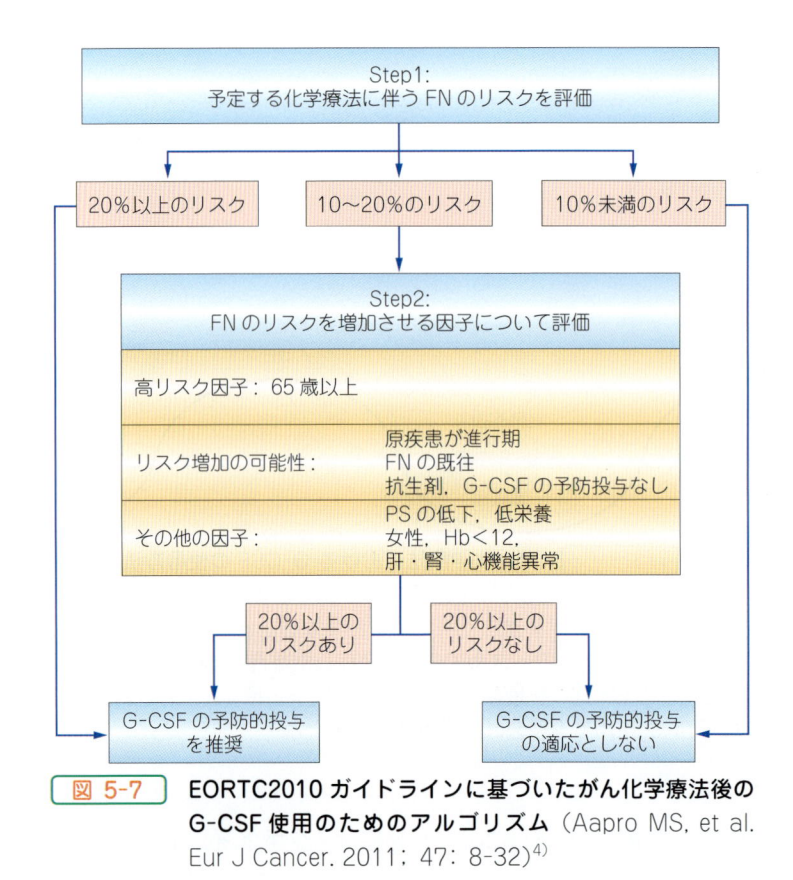

図 5-7 EORTC2010 ガイドラインに基づいたがん化学療法後の G-CSF 使用のためのアルゴリズム (Aapro MS, et al. Eur J Cancer. 2011; 47: 8-32)[4]

につながる場合には G-CSF の使用が推奨される．一方，化学療法の目的が緩和的な場合には，G-CSF の使用ではなく，抗がん剤の使用量やスケジュールを変更することが推奨されている．

b）造血幹細胞移植後の G-CSF の使用

自家および同種造血幹細胞移植後にも白血球造血の回復を目的に G-CSF が用いられる．自家移植後の G-CSF は好中球減少期間の短縮，抗生剤使用量の減少および入院期間の短縮効果が確認されている．同種移植後の G-CSF 使用に関しては，生着期間の短縮効果は確認されるものの，2004年に EBMT から，G-CSF の使用と GVHD の増悪，移植関連死の増加との関連を示唆する発表がなされた．ただし，これを否定する報告もあり，G-CSF の有用性およびリスクとの関連については，その後も決着がついていない．同種移植に用いる造血幹細胞の種類により，G-CSF が異なる作用を示すことも想定されている．このため，日本造血幹細胞移植学会が 2012 年に発表したガイドラインでは，一律な予防的 G-CSF の投与は推奨されていない．

c）骨髄不全症に対する G-CSF

わが国では，骨髄異形成症候群（MDS）や再生不良性貧血に伴う好中球減少症に対しても G-CSF の適応が認められている．ただし，好中球の改善効果は期待できるものの，生存率の改善や感染の併発を軽減する効果については，明確となっていない．逆に，モノソミー 7 を有する MDS 例では AML への移行を促進するとの報告もある．これより，骨髄不全症においても，一律に G-CSF を長期間使用することは推奨されていない．

d）造血幹細胞の末梢血中への動員

自家移植のための末梢血中造血幹細胞採取を目的として，G-CSFは単独あるいは化学療法との併用により広く使用されている．また，同種移植においてもドナーからの造血幹細胞採取を目的として用いられている．現在までのところ，G-CSF使用に伴うドナーからの白血病が増加するとの報告はない．

b. エリスロポエチン

1）エリスロポエチンの産生と作用機序

エリスロポエチン（erythropoietin：EPO）は主に（90％以上）腎臓の傍尿細管間質細胞から産生される．腎臓におけるEPOの産生は，低酸素応答転写因子の制御下にあり，酸素分圧の変化に応じた調節を受けている．これに対して約10％のEPOは肝臓から，ほぼ恒常的に産生されている．EPOは赤芽球系前駆細胞に作用し，その成熟を促す．なお，最近では，神経細胞や網膜細胞においてもEPOが作用していることが明らかになりつつある．

2）EPO製剤

遺伝子組換え型ヒトEPO製剤としてエポエチンアルファ，エポエチンベータの2種類がある．また，持続作用型製剤としてダルベポエチンαとエポエチンベータペゴルが開発されている．これらの製剤は，赤血球造血刺激因子製剤（ESA；erythropoiesis stimulating agent）と総称される．

3）ESAの適応と使用方法

わが国では，これらのESAは腎性貧血に対してのみ適応が認められている．一方，海外では再生不良性貧血や低リスクMDSに対してもESAが使用されている．特に，EPO濃度が500未満の低リスクMDS症例ではその有用性が認められている[5]．欧米ではがん化学療法後の貧血に対してもESAが広く使用されている．しかし，血栓症などの合併症の問題やESA使用により生存期間が逆に短縮する可能性があることが指摘されている．このため，2010年に，米国血液学会（ASH）/米国臨床腫瘍学会（ASCO）から，輸血とESAの双方の利点/欠点を十分検討した後に使用すべきとの勧告がなされた[6]．

c. トロンボポエチン

1）トロンボポエチンの産生と作用機序

トロンボポエチン（thrombopoietin：TPO）は巨核球系前駆細胞に作用し，その増殖，生存および成熟を促す．また，血小板にも作用しその機能を亢進させる．さらに，TPOは造血幹細胞の自己複製能の維持にも必須であり，TPOあるいはそのレセプター（c-mpl）をノックアウトした動物モデルではすべての造血系に異常をきたす．ヒトでも，c-mplの異常により再生不良性貧血様の病態をきたすことが知られている．

TPOの約50％は肝臓で産生されている．この他，腎臓や骨格筋，骨髄間質細胞などからの産生も認められる．TPOの血中レベルは，主にTPOが巨核球や血小板上のレセプターに結合し，クリアランスされることにより調節されている．実際に，TPOレベルと血小板数は逆相関を認める．加え

て，IL-6などの炎症性サイトカインにより肝臓からのTPO産生が増加する．これは，炎症時の血小板増加の要因と考えられている[1]．

2）TPO製剤

TPOそのものを用いた製剤として，1990年代半ばに遺伝子組換えTPO（rHU-TPO）とポリエチレングリコール化TPO製剤（PEG-rHuMGDF）が開発された．しかし，臨床試験において中和抗体が出現した症例がみられ，かつこれらの症例では内因性のTPOの機能も抑制され高度の血小板減少をきたしたため，TPO製剤の開発は中断された．現在では，TPOのレセプターと結合して作用するが，TPOとはまったく異なる分子構造を持つTPO作動薬が開発され，臨床応用に至っている．TPO作動薬には，ペプチド化合部のロミプロスチムと低分子化合物のエルトロンボパグの2製剤がある．

3）TPO製剤の適応と使用方法

ロミプロスチムとエルトロンボパグはどちらも，特発性血小板減少性紫斑病（primary immune thrombocytopenia；ITP）の治療薬として使用が認められている．海外および国内のITP治療のガイドラインでは，ステロイド剤が無効あるいは依存例に対するセカンドライン治療の選択肢の1つとして位置づけられている[7,8]．

■文　献

1) Kaushansky K. Lineage-specific hematopoietic growth factors. N Engl J Med. 2006; 354: 2034-45.
2) To LB, Levesque J-P, Herbert KE. How I treat patients who mobilize hematopoietic stem cells poorly. Blood. 2011; 118: 4530-40.
3) Smith TJ, Khatcheressian J, Lyman GH, et al. 2006 Update of recommendations for the use of white blood cell growth factors: An Evidence-Based Clinical Practice Guideline. J Clin Oncol. 2006; 24: 3187-205.
4) Aapro MS, Bohlius J, Cameron DA, et al. 2010 update of EORTC guidelines for the use of granulocyte-colony stimulating factor to reduce the incidence of chemotherapy-induced febrile neutropenia in adult patients with lymphoproliferative disorders and solid tumours. Eur J Cancer. 2011; 47: 8-32.
5) Santini V. Treatment of low-risk myelodysplastic syndrome: Hematopoietic growth factors erythropoietins and thrombopoietins. Semin Hematol. 2012; 49: 295-303.
6) Rizzo JD, Brouwers M, Hurley P, et al. American Society of Hematology/American Society of Clinical Oncology clinical practice guideline update on the use of epoetin and darbepoetin in adult patients with cancer. Blood. 2010; 116: 4045-59.
7) Neunert C, Lim W, Crowther M, et al. The American Society of Hematology 2011 evidence-based practice guideline for immune thrombocytopenia. Blood. 2011; 117: 4190-207.
8) 藤村欣吾，宮川義隆，倉田義之，他．成人特発性血小板減少性紫斑病治療の参照ガイド　2012年版．臨床血液．2012; 53: 433-42.

〈桐戸敬太〉

B ● 造血器腫瘍の治療法

4　造血器腫瘍に対する放射線療法の適応と有害事象

a. 放射線療法の特色・適応

　放射線治療は化学療法とは異なり，手術療法とならび局所療法で，悪性腫瘍に対する治療の柱として位置付けられている．放射線治療の特色は，①いかなる部位にも照射可能であり，②機能・形態の温存が可能，③高齢者や合併症（心障害，腎機能障害など）を有する患者に対する治療が可能な点である．従来のX線シミュレータによる2次元的放射線治療から近年は，CT/MRI画像をもとに3次元治療計画が行われ，腫瘍に対してより均一で，リスク臓器への有害事象を軽減する治療が可能となっている．正常骨髄細胞やリンパ球に対する放射線感受性は高く，これらが腫瘍化した細胞に対しても高感受性を示す．放射線治療の良い適応となるのは，悪性リンパ腫，形質細胞腫，多発性骨髄腫などである．化学療法と異なり局所治療であるため，局所制御を目的とした場合に力を発揮する治療法である．白血病では骨髄移植の際の全身照射や予防的全脳照射として，放射線治療が用いられる場合がある．悪性リンパ腫においては化学療法後に放射線治療が行われるが，効果判定にはPET/CTが有用である．

b. 放射線の照射効果に関する生物学

　分裂旺盛で低分化な腫瘍細胞は一般に放射線感受性が高い．細胞死のメカニズムとしてはアポトーシスとネクローシスの2つに分類される．アポトーシスは固形がんでは10～20％程度に過ぎないが，リンパ系腫瘍などの放射線感受性が高い腫瘍で多く認められ，照射数時間後から細胞死が見られ始める．リンパ腫細胞に対する in vitro での細胞生残率曲線はD_0値（平均致死線量）が1 Gy程度であり，他の固形がん細胞に比べ小さく，加えて低線量域での放射線感受性は固形がん細胞に比べ顕著に良好である．

c. 疾患別治療方針

1）Hodgkinリンパ腫

　Hodgkinリンパ腫は若年者にも多くみられ，長期生存が見込まれることから有害事象などにも十分配慮して，治療方針を決定する必要がある．放射線治療は化学療法施行後の併用療法として行われ，限局期に対して適応がある．従来よりⅠ-Ⅱ期に対しては，放射線治療は標準療法として治療方針に組み込まれてきた．放射線単独での局所制御が良好であり，ABVD療法などの化学療法後に行われる放射線治療は，involved field radiotherapy（IFRT）で行われる．リスク群毎に適切な化学療法のコース数と照射線量を選択して治療を行う．まずHodgkinリンパ腫においては予後良好群と予後不良群に分けて治療方針を立てる．Ⅰ-Ⅱ期で予後良好群の場合，化学療法ABVD 2コース施行後にIFRT 20 Gyを行う．完全奏効（CR）率は95％以上，8年生存割合は95％程である[1]．Ⅰ-Ⅱ期で予後不良群ではAVBD 4コース後にIFRT 30 Gyを照射するのが標準的治療である．進行期（巨大腫瘤や節外病変を有するⅡB・Ⅲ期）はABVD 6～8コース施行し，残存病変があればIFRT 30 Gyを行う[2]．化学療法が施行困難な場合には，放射線単独療法となり，マントル照射や逆Y照射などの extended field radiotherapy を行う．

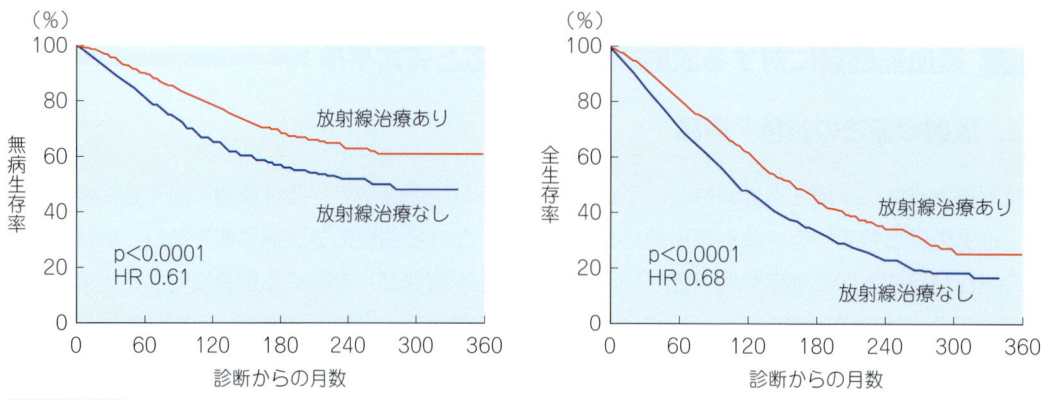

図 5-8 Ⅰ-Ⅱ期低悪性度濾胞性リンパ腫の治療成績（Pugh TJ, et al. Cancer. 2010; 116: 3843-51[3]より改変）
放射線治療を施行することで，全生存率ならびに無病生存率の改善が認められる．

2）非 Hodgkin リンパ腫

非 Hodgkin リンパ腫は濾胞型とびまん型に分類される．放射線治療による局所治療効果は高いが，有害事象が生活の質へ及ぼす影響に配慮して，適応を判断することが重要である．新鮮例に対する放射線治療による局所制御率は高く，照射野内再発の頻度は低い．

a）低悪性度濾胞性リンパ腫

Ⅰ期ならびに，巨大腫瘤がなく1照射野で治療できるⅡ期は放射線治療が標準治療である[3]（図5-8）．IFRT での10年無増悪生存割合は50〜60％である．30 Gy が標準であるが，巨大腫瘍に対しては 36 Gy が適切であるとされており，40 Gy 以上の照射は不必要である．照射野内再発は5％程度であり，初回再燃部位が照射野外の領域リンパ節であるのは約80％である．進行期の有症状例では局所照射（2×2 Gy）が症状緩和に有効である．

b）びまん性大細胞型 B 細胞リンパ腫

本邦で最も多く認められるリンパ腫である．あらゆる臓器に発症する．ⅠA 期，ⅡA 期に対する標準治療は，予後因子別に化学療法の適切な強度を選択し，化学療法後に 30〜45 Gy の放射線治療を施行する．CHOP 3 コース＋局所照射対 CHOP 8 コースの比較試験では両群に差が認められない．リツキシマブが使用されて以降の臨床試験の結果から，R-CHOP 療法 3 コース＋IFRT[4]，もしくは R-CHOP 療法 6 コース±IFRT が標準治療と考えられる．また化学療法後の地固め放射線治療の有用性も報告されている[5]（図 5-9）．高齢者や合併症を有し化学療法が困難な患者に対しては，放射線単独療法の適応がある．

c）鼻腔原発悪性リンパ腫

鼻腔リンパ腫は NK/T 細胞リンパ腫が多い．中悪性度リンパ腫に準じた CHOP 療法に引き続く放射線治療では有効性が乏しい．よって中悪性度リンパ腫に比べ，比較的高線量（50 Gy）での放射線治療を行う．限局期例に対し 2/3DeVIC 療法併用での放射線治療が行われる[6]．

d）胃原発悪性リンパ腫

MALT リンパ腫，びまん性大細胞型 B 細胞リンパ腫がほぼ同等の割合で認められる．手術療法は例外的な場合に限られる．限局期の MALT リンパ腫でピロリ菌陽性の場合，除菌療法がまず行われ

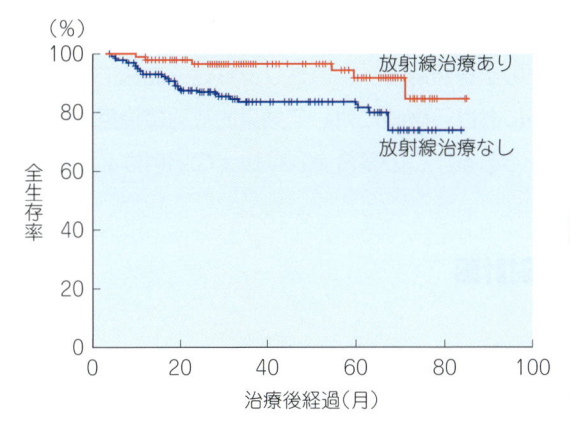

図 5-9 R-CHOP 療法後の地固め放射線治療の意義 (Phan J, et al. J Clin Oncol. 2010; 28: 4170-6[5])より改変）
R-CHOP 6〜8 コース施行後に地固め放射線治療を施行した群が，全生存率ならびに無増悪生存率のいずれも良好

る．放射線治療は通常 30 Gy を用いる．びまん性大細胞型 B 細胞リンパ腫は節性リンパ腫と同様の治療方針となる．

e）中枢神経系悪性リンパ腫

病理組織型はびまん性大細胞型 B 細胞リンパ腫がほとんどを占める．画像所見は造影 CT，MRI で均一に造影される腫瘤像を呈するが，mass effect は少ない．放射線治療はかつて全脳照射＋局所ブースト照射が標準的に行われてきた．しかし脳以外の悪性リンパ腫と異なり，再燃が多い．また認知機能障害への懸念等から，拡大局所照射も行われる．現在は大量メトトレキサート（MTX）療法が行われている．治療効果が CR 例に対しては全脳照射 30 Gy 程度，部分奏効（PR）例には全脳照射 30 Gy ＋局所ブースト照射 10 Gy などが行われる．ただし至適な線量は定まっていない．

3）骨髄腫

放射線感受性は良好であり，有症状病変に対する局所的放射線治療の適応がある．多発性骨髄腫に対しては有症状病変に対して姑息緩和的に，一方，孤立性形質細胞腫に対しては根治的放射線治療が施行される．

a）孤立性形質細胞腫

根治治療として放射線治療が行われる．局所制御割合は 90％程度である．通常 45〜50 Gy/5 週で治療されることが多い．骨孤立性形質細胞腫の 10 年生存率は 50〜70％程度，髄外性形質細胞腫の 10 年生存率は 70〜80％程度である[7]．

b）多発性骨髄腫

多発性病変であっても，症状の原因となる病巣に対して放射線治療が用いられる．腫瘍による疼痛，脊髄圧迫または神経根圧迫に対する姑息・緩和的放射線治療の適応がある．骨髄腫の頭蓋骨ならびに，頭蓋底病変による神経圧迫症状の改善目的でも，放射線治療が用いられる．腫瘍に限局した照射野を用いた放射線治療により，疼痛改善効果は完全消失が 20〜60％，症状軽快が 30〜70％程度期待でき[7]，無効例は少ない．腫瘍脊髄圧迫に対しては，10 分割以上の分割照射（例：30 Gy/10 分割）を用いた方が局所制御は良好である．

4）白血病

放射線治療は，①造血幹細胞移植の前処置としての全身照射と，②急性リンパ性白血病における予防的全脳照射が行われる．また慢性骨髄性白血病における脾腫に対して姑息的放射線治療が行われる．効果は良好であることから少ない線量で十分である．この場合 20 Gy 以上の照射は必要としない．

d. 放射線療法の実際：種類，照射野，照射計画

1）放射線治療の種類

放射線治療は外部照射，イブリツモマブチウキセタン（ゼヴァリン®）などのアイソトープ治療（内部照射）からなる．外部照射は通常ライナックを用いた局所照射が主体となる．造血幹細胞移植の場合には全身照射を用いる．近年，強度変調放射線治療（IMRT）をはじめとする高精度放射線治療の進歩が著しい．IMRT は頭頸部領域において，リスク臓器である脊髄や唾液腺を避け，リンパ節領域に対する均一な照射を可能にすることから，悪性リンパ腫に対しても有用である．ただし，定位放射線照射や粒子線治療が血液腫瘍に対して適応となることはほとんどない．通常の放射線治療に用いる線質は X 線と電子線であるが，後者は皮膚病変の治療の際に用いられる．

2）放射線治療における標的の設定

放射線治療は局所療法であるため，治療計画を行う際には標的の設定ならびに，適切な照射方法の選択が重要である．照射する標的の全体積を標的体積（target volume）と呼ぶ．標的体積は肉眼的腫瘍体積（gross tumor volume：GTV），臨床標的体積（clinical target volume：CTV），計画標的体積（planning target volume：PTV）からなる（図 5-10）．GTV は化学療法施行直前に施行された CT，MRI，PET/CT 画像等で同定できる病変となる．この GTV に腫瘍の顕微鏡的浸潤範囲や，領域リンパ節を含めたものを CTV と呼ぶ．

a）Hodgkin リンパ腫

照射野は involved field radiotherapy（IFRT）と，マントル照射などの extended field radiotherapy（EFRT）に分けられる（図 5-11）．Hodgkin リンパ腫における照射野は，現在では involved field radiotherapy（IFRT）が標準となってきている．IFRT は化学療法前に病変が存在したリンパ節領域を CTV とする．放射線治療単独であれば EFRT となり，連続したリンパ節領域を系統的に照射する．ただし非常に大きな照射野となることが多い．

b）非 Hodgkin リンパ腫

適切な標的体積（target volume）についての大規模な臨床試験はなく，明確な基準はないが一般に IFRT が行われる．臨床試験や施設ごとに基準を修正して用いられている．

c）鼻腔原発悪性リンパ腫

CTV は腫瘍を含む鼻腔全体とし，上咽頭や口蓋を含める．眼球・レンズや視神経・視交叉の線量に注意を払い治療計画を行う（図 5-12）．3 次元放射線治療計画で多門照射を用いる．

d）胃悪性リンパ腫

CTV は胃全体（＋腫大リンパ節）とする．胃の形状の変化を抑えるため，空腹時に治療計画を行う．近隣の肝臓や腎臓の線量に配慮する必要がある．

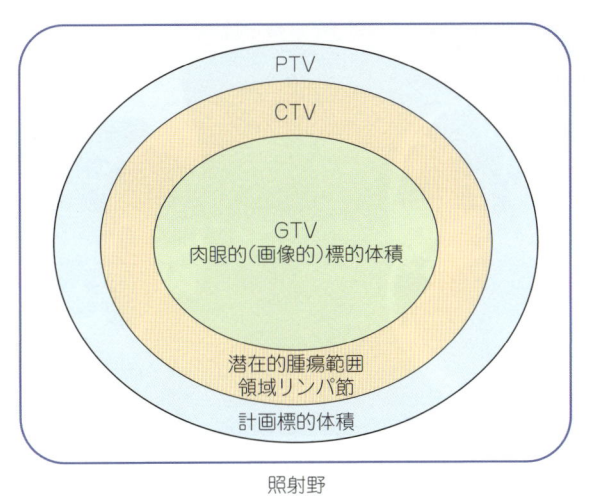

図 5-10　放射線治療の標的体積

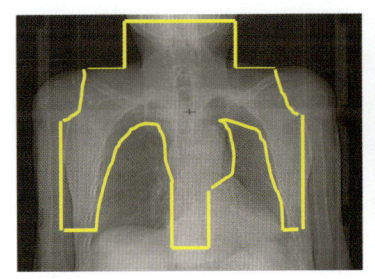

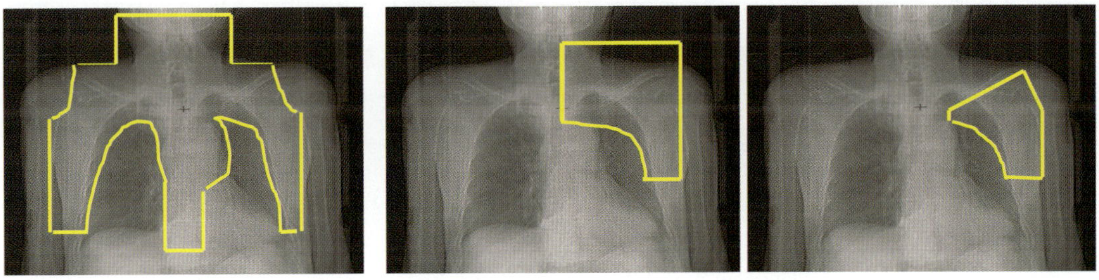

図 5-11　Hodgkin リンパ腫に対する照射野

extended field
マントル照射野

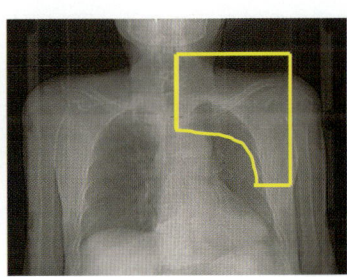

involved field

e）中枢神経系悪性リンパ腫

化学療法後の PR 例に対して放射線治療が推奨される．CTV は全脳（±眼球）もしくは化学療法前の造影される腫瘤病変である．

f）皮膚原発悪性リンパ腫

電子線を用いた放射線治療を行う．菌状息肉症では 20〜30 Gy，皮膚転移に対する姑息照射では 30 Gy 以上が推奨される．

g）白血病

造血幹細胞移植の前に全身照射が行われ，線量は 12 Gy（3 Gy/日×4 日，2 Gy×2/日×3 日などのスケジュール）程度である．

3）放射線療法に伴う有害事象とその対策

放射線治療は局所療法であるため，有害事象は原則として照射野に一致して認められる．一般的に固型がんに対する治療に比べ，用いられる線量が低いため，晩期有害事象を起こすリスクは少ない（通常，脊髄の耐容線量以下である）．ただし 30〜40 Gy では粘膜炎や唾液腺障害は起こるので，治療中の経過を注意深く観察する．晩期の唾液腺障害は持続的な口腔乾燥を起こし QOL の低下に

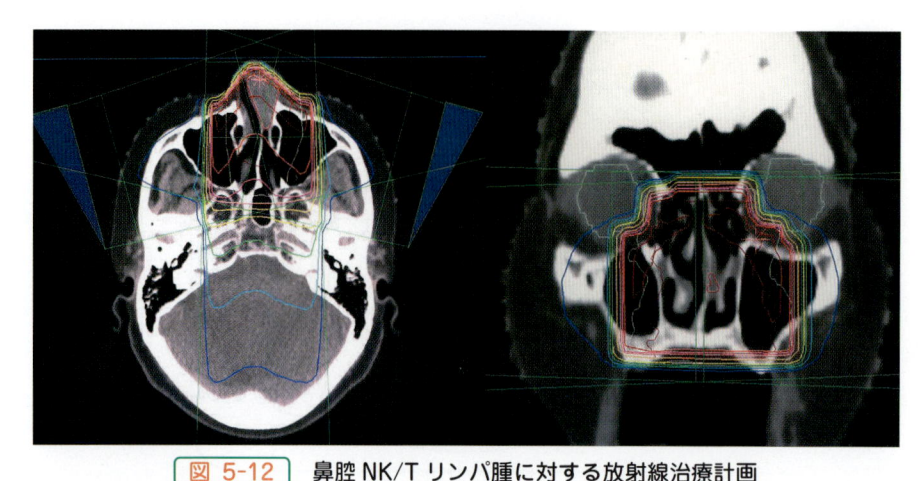

図 5-12　鼻腔 NK/T リンパ腫に対する放射線治療計画
3 次元放射線治療計画により，3 門照射を用い，リスク臓器への影響を抑えている．

つながるので，唾液腺への照射線量の低減を工夫する．照射野が大きいほど急性期有害事象は起こりやすいため，同じ線量でも照射部位，照射野サイズによって注意が必要である．若年女性の場合には乳房への照射を避ける必要がある．マントル照射のように大きな照射野となる場合，放射線肺臓炎，心毒性に注意が必要である．また小児の場合は発育障害を考慮しなければならない．

■文　献

1) Engert A, Plütschow A, Eich HT, et al. Reduced treatment intensity in patients with early-stage Hodgkin's lymphoma. N Engl J Med. 2010; 363: 640-52.
2) Ogura M, Itoh K, Kinoshita T, et al. Phase II study of ABVD therapy for newly diagnosed clinical stage II-IV Hodgkin lymphoma: Japan Clinical Oncology Group study (JCOG 9305). Int J Hematol. 2010; 92: 713-24.
3) Pugh TJ, Ballonoff A, Newman F, et al. Improved survival in patients with early stage low-grade follicular lymphoma treated with radiation. Cancer. 2010; 116: 3843-51.
4) Persky DO, Unger JM, Spier CM, et al. Phase II study of rituximab plus three cycles of CHOP and involved-field radiotherapy for patients with limited-stage aggressive B-cell lymphoma: Southwest Oncology Group study 0014. J Clin Oncol. 2008; 26: 2258-63.
5) Phan J, Mazloom A, Medeiros LJ, et al. Benefit of consolidative radiation therapy in patients with diffuse large B-cell lymphoma treated with R-CHOP chemotherapy. J Clin Oncol. 2010; 28: 4170-6.
6) Yamaguchi M, Tobinai K, Oguchi M, et al. Phase I/II study of concurrent chemoradiotherapy for localized nasal NK/T-cell lymphoma: Japan Clinical Oncology Group Study JCOG 0211. J Clin Oncol. 2009; 27: 5594-600.
7) 髙橋健夫. 多発性骨髄腫に対する放射線治療. In: 木崎昌弘, 編. 多発性骨髄腫治療マニュアル. 東京: 南江堂; 2012. p.176-82.

〈髙橋健夫〉

5 造血器腫瘍における疼痛への対応

　がん疼痛は造血器腫瘍をはじめとするがんで最も多くみられる症状の1つであり，造血器腫瘍患者においても多発性骨髄腫での骨痛をはじめとして約半数に認められる．がん疼痛のコントロールの成否は患者のQOLだけではなく治療の継続や予後にも多大な影響を及ぼすため，治療成績の向上のためにもがん疼痛のコントロールに精通することが重要である．

■分　類■

　がん疼痛は，病態生理によって大きく侵害受容性疼痛と神経障害性疼痛に分けられる（表5-6）．侵害受容性疼痛は皮膚，筋肉，骨，結合組織といった体性組織や臓器への障害によって生じる痛みであり，さらに体性痛と内臓痛に分けられる．体性痛は疼痛の部位が限局し，内臓痛は疼痛がより広範囲に認められる．神経障害性疼痛は末梢神経や中枢神経への障害によって生じる疼痛である．また，痛みのパターンによる分類では，1日のうち12時間以上継続する持続痛と一過性の痛みである突出痛がある．内臓痛に対してはオピオイドが効きやすい一方で体性痛ではオピオイドよりむしろNSAIDsやアセトアミノフェンが効果的な場合があり，神経障害性疼痛は難治性のため鎮痛補助薬が必要になることが多い．

■評　価■

　疼痛のコントロールには病態生理の把握が重要である．そのため，疼痛の性状，部位，持続時間，発症時期，放散痛の有無など疼痛に関する情報以外に，造血器腫瘍の治療経過などの病歴聴取，身体所見，血液検査，画像検査などによる包括的な評価が必要となる．疼痛は主観的であるため重症度の評価は患者ごとに患者自身が行うのが標準的である．評価方法としては疼痛を0（疼痛なし）から10（考えられうる最大の疼痛）までの数字で表すnumerical rating scale（NRS）が一般的である．

表 5-6　がん疼痛の分類

侵害受容性疼痛 (nociceptive pain)	体性痛（somatic pain） 「刺すような」 「ズキズキした」 「叩くような」	深部体性痛 (deep somatic pain)	骨髄中での造血細胞の増殖，骨髄壊死，骨痛，骨融解，椎体の圧迫骨折，中枢神経浸潤による脳圧亢進
		表在性体性痛 (superficial somatic pain)	口腔粘膜障害（化学療法，GVHD），慢性GVHDによる眼障害，腫瘍の皮膚浸潤
	内蔵痛（visceral pain） 「ぎゅっと絞られるような」		肝脾腫，出血性膀胱炎，消化管の粘膜障害，消化管GVHD，好中球減少時の細菌性腸炎
神経障害性疼痛 (neuropathic pain) 「焼けるような」 「打たれるような」	末梢性		ビンカアルカロイドの使用，帯状疱疹後神経痛，アミロイドーシス
	中枢性		腫瘍による脊髄圧迫，腫瘍の中枢神経浸潤
突出痛 (breakthrough pain)	随伴痛（incident pain）		骨破壊，粘膜障害

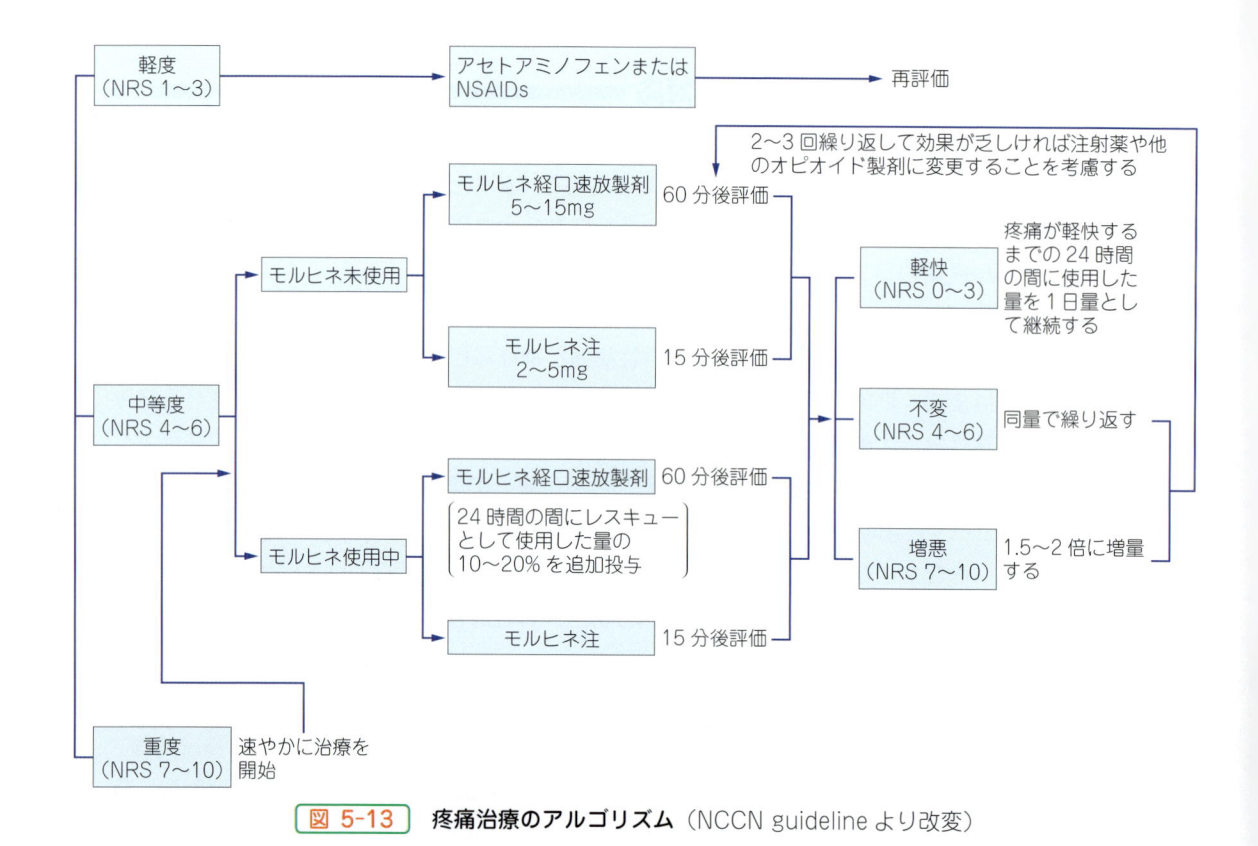

図 5-13 疼痛治療のアルゴリズム（NCCN guideline より改変）

疼痛は変動するために治療中も頻回に評価を行うことが重要である．

治　療

　薬物療法は WHO 方式がん疼痛治療法（3 段階除痛ラダー）に準じて行い，全身状態，臓器障害の有無，がん疼痛の病態生理などによって，個々の患者に合った治療戦略を立てることが重要である．疼痛が軽度（NRS 1～3）の場合には NSAIDs やアセトアミノフェンにて加療を開始する．造血器腫瘍においては血小板減少を合併していることが多いため NSAIDs の使用については注意を要する．疼痛が中等度以上（NRS 4～10）であればオピオイドの投与を開始する（図 5-13）．中等度であれば弱オピオイドであるトラマドールを開始しても良い．トラマドールはオピオイドの作用以外にセロトニンとノルエピネフリンの再取り込みを阻害することによって疼痛刺激の伝導を抑制する．効果が不十分であれば強オピオイドが必要になるが，まず速放製剤にて疼痛の改善を図ってから徐放剤に変更する．フェンタニル経皮吸収製剤では多発性骨髄腫のような腎機能障害の合併例にも使用できる．突出痛には速放製剤で対応するが，突出痛が強い場合にはフェンタニル口腔粘膜吸収剤が有効である（表 5-7）．オピオイドの副作用により十分量を投与できないときや鎮痛効果が不十分なときにはオピオイドローテーションを行う．変更するオピオイドの量は，現在使用中のオピオイドの 1 日量から換算表（表 5-8）を用いて計算を行う．オピオイドローテーションに加えて病態生理に応じて鎮痛補助薬の追加も考慮する（表 5-9）．オピオイド使用中は副作用に留意するとともに，嘔気や便秘についてはオピオイド開始時からの予防が必要となる（表 5-10）．

表 5-7 オピオイド鎮痛薬のプロファイル（Niscola P, et al. Ann Hematol. 2006；85：439-501[2]より改変）

	薬剤名	主な代謝経路	モルヒネ経口製剤に対する強度（モルヒネ経口製剤を1）	効果持続（時間）	用法・用量
弱オピオイド	コデイン　経口製剤	肝臓（CYP2D6）	0.1	3〜6	20 mg/回，8 時間ごと内服
	トラマドール　経口製剤	肝臓（CYP2D6）	0.2	4〜6	25〜100 mg/回，6 時間ごと内服
	ブプレノルフィン　経皮吸収製剤	肝臓（CYP3A4）	60	72	35〜90 μg/時間，72 時間ごと貼り換え
強オピオイド	モルヒネ　経口速放製剤	肝臓（グルクロン酸抱合）	1	3〜6	5〜10 mg/回，4 時間ごと内服
	モルヒネ　経口徐放剤（12 時間）			8〜12	10〜60 mg/回，12 時間ごと内服
	モルヒネ　経口徐放剤（24 時間）			24	20〜120 mg/回，24 時間ごと内服
	フェンタニル　経皮吸収製剤	肝臓（CYP3A4）	150	72	25 μg/時間，72 時間ごと貼り換え
	フェンタニル　口腔粘膜吸収製剤			0.5〜1	50〜800 μg/回，15 分または 30 分後に同一量*
	オキシコドン　経口製剤	肝臓（CYP3A4, CYP2D6）	1.5〜2	3〜4	2.5〜20 mg/回，4 時間ごと内服
	オキシコドン　経口徐放剤			12	5〜40 mg/回，12 時間ごと内服
	メサドン　経口製剤	肝臓（CYP3A4, CYP2B6）	5〜10	13〜58	5 mg/回，4 時間ごと内服

*初回は必ず最小量から開始

表 5-8 オピオイド鎮痛薬の換算表

経口製剤/座薬	モルヒネ経口製剤（mg）	30	60	120	180	240	300
	オキシコドン経口製剤（mg）	20	40	80	120	160	200
	モルヒネ座薬（mg）	(20)	40	80	120	160	200
フェンタニル経皮吸収製剤*	デュロテップ MT パッチ®（mg）	2.1	4.2	4.2	8.4	12.6	12.6
	フェントステープ®（mg）	1	2	4	6		
	ワンデュロパッチ®（mg）	0.84	1.7	1.7	3.4	5	5
注射薬	モルヒネ注（mg）	15	30	60	90	120	150
	フェンタニル注（mg）	0.3	0.6	1.2	1.8	2.4	3
	オキシコドン注（mg）	15	30	60	90	120	150
弱オピオイド	コデイン経口製剤（mg）	180					
	トラマドール注/経口製剤（mg）	150	300				
	ブプレノルフィン座薬（mg）	0.6	1.2				

*フェンタニル経皮吸収製剤については添付文書の換算表を参照

第5章 ● 血液疾患の治療

表 5-9 鎮痛補助薬

補助薬の種類	対象となる疼痛の性状	薬品名	開始量（1日量）	維持量（1日量）	増量間隔
抗うつ薬	神経障害性疼痛 焼けるような痛み 持続する痛み	アミトリプチリン	10～30 mg	40～60 mg	1～7日
		アモキサピン	10～25 mg	40～60 mg	1～7日
		ノルトリプチリン	10～25 mg	40～60 mg	1～7日
		パロキセチン	10～20 mg	20～40 mg	7日
		フルボキサミン	50 mg	50～150 mg	4～7日
抗痙攣薬	神経障害性疼痛 刺すような痛み 鋭い痛み 間欠的な痛み	カルバマゼピン	100～200 mg	600 mg	1～7日
		バルプロ酸	200～400 mg	400～800 mg	1～7日
		フェニトイン	100 mg	200～300 mg	1～7日
		ガバペンチン	600 mg	600～2400 mg	1～7日
		クロナゼパム	0.5 mg	2～6 mg	1～7日
抗不整脈薬	神経障害性疼痛	メキシレチン	150～300 mg	150～300 mg	1～7日
抗不安薬	筋攣縮による痛み	ジアゼパム	2～5 mg	2～15 mg	1～7日
副腎皮質ホルモン	腫瘍の神経への圧迫	デキサメタゾン	0.5～2 mg	0.5～10 mg	1～7日

表 5-10 オピオイドによる副作用と治療薬

	分類	薬品名	1回投与量	投与回数
嘔気・嘔吐	ドパミン受容体拮抗薬	プロクロルペラジン錠	5 mg	3回
		ハロペリドール錠	0.75 mg	1～2回
		クロルプロマジン錠	5～12.5 mg	1～3回
	消化管蠕動亢進	メトクロプラミド錠	5～10 mg	2～3回
		ドンペリドン錠	5～10 mg	2～3回
	抗ヒスタミン剤	ジフェンヒドラミン錠	40 mg	3回
	非定型抗精神病薬	リスペリドン錠	0.5～4 mg	3回
		オランザピン錠	2.5～5 mg	1回 就寝前
便秘	浸透性下剤	酸化マグネシウム錠	0.5～1 g	2～3回
		ラクツロース液	10～20 mL	1～3回
	大腸刺激性下剤	センノシド錠	1～4錠	1～2回
		ピコスルファートナトリウム液/錠	10滴/1～3錠	2～3回
せん妄	ドパミン受容体拮抗薬	ハロペリドール錠	0.75 mg	1～2回
		ハロペリドール注	2.5～5 mg	1～2回
	非定型抗精神病薬	クエチアピン錠	25 mg	2～3回
		オランザピン錠	2.5～5 mg	1回 就寝前
呼吸抑制	オピオイド受容体拮抗薬	ナロキソン注	0.01～0.08 mg	30～60分毎静注
排尿障害	コリン作動薬	ジスチグミン錠	5 mg	1回
	$α_1$受容体遮断薬	タムスロシン錠	0.2 mg	1回

■鎮痛薬以外の治療■

多発性骨髄腫では骨痛に加えて椎体の圧迫骨折（図5-14）などによって疼痛コントロールにしばしば難渋する．疼痛に対する治療として原疾患に対する治療や鎮痛薬の投与以外にビスホスホ

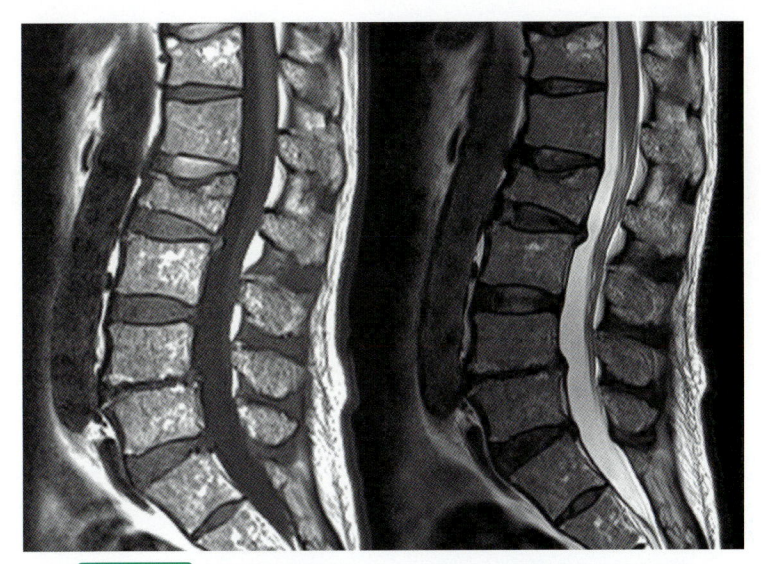

図 5-14 多発性骨髄腫における椎体圧迫骨折の MRI 画像
T1 強調像と T2 強調像において全般的に信号が低下しており，L1 椎体は楔状に変形している．

ネート製剤の投与，放射線治療，椎体形成術などがある．ビスホスホネート製剤によって骨痛や骨折などの骨関連事象が有意に減少するため骨痛を有する例では使用が推奨されている．しかし，合併症として顎骨壊死（osteonecrosis of the jaw：ONJ）がありいったん発症すると難治性であるため，その使用に際しては，投与前の歯科へのコンサルテーションなど ONJ の発症予防に努めることが重要である．限局した疼痛であれば放射線治療も有効な手段であり 8 Gy の 1 回照射が推奨されている．椎体形成術では疼痛の改善例も報告されているが，合併症や限定的な効果の面から治療適応は限られている．

■文　献
1) Swarm R, Abernethy AP, Weinstein SM；NCCN Adult Cancer Pain, et al. Adult cancer pain. J Natl Compr Canc Netw. 2010；8：1046-86.
2) Niscola P, Scaramucci L, De Fabritiis P, et al. Opioids in pain management of blood-related malignancies. Ann Hematol. 2006；85：489-501.
3) Snowden JA, Ahmedzai SH, Bird JM, et al. Guidelines for supportive care in multiple myeloma 2011. Br J Haematol. 2011；154：76-103.
4) Kyle RA, Yee GC, Anderson K, et al. American Society of Clinical Oncology 2007 clinical practice guideline update on the role of bisphosphonates in multiple myeloma. J Clin Oncol. 2007；25：2464-72.

〈多林孝之〉

6　造血器腫瘍における救急対応

造血器腫瘍の初期診療では，血液学的に救急対応が必要な病態（hematological emergency）にしばしば遭遇する（表5-11）．このような緊急病態は対応が遅れると致命的になり得るため，病態に

第5章 ● 血液疾患の治療

表 5-11　血液学的緊急病態（hematological emergencies）

代謝	・高カルシウム血症（hypercalcemia） ・腫瘍崩壊症候群（tumor lysis syndrome：TLS）
神経	・脊髄圧迫（spinal cord compression） ・頭蓋内圧亢進症（increased intracranial pressure）
循環	・心タンポナーデ（cardiac tamoponade） ・上大静脈症候群（superior vena cava syndrome：SVC syndrome）
血液	・過粘稠度症候群（hyperviscosity syndrome） ・播種性血管内凝固症候群（disseminated intravascular coagulation：DIC）
感染症	・発熱性好中球減少症（febrile neutropenia）

応じた即効性のある対症療法の他，原疾患自体に対する治療を速やかに開始することが重要である．

a. 脊髄圧迫

リスクが高い造血器腫瘍
多発性骨髄腫，形質細胞腫，悪性リンパ腫

発症機序
腫瘍が椎体に転移することにより発症する．腫瘍の硬膜外静脈への浸潤に伴って生じるうっ血・浮腫から始まり，腫瘍の増大とともに直接的な圧迫へと進展していく．

症　状
背部痛が初発症状となることが多い．病状が進行すると脊髄麻痺症状を引き起こす．下肢筋力低下などの運動障害，知覚障害，膀胱直腸障害の順に進展する場合が多い．

診　断
単純X線写真とMRIが有効である．神経症状が出現後の診断は容易であるが，早期診断を逸すると後遺症を残す場合が多い．脊髄麻痺症状が出現する前に診断をつけることが肝要である．

治　療
多発性骨髄腫では，局所の放射線照射が第1選択である．疼痛コントロールには麻薬が用いられる．悪性リンパ腫では，化学療法を早期に開始することによって症状が改善する場合が多い．

b. 上大静脈症候群

リスクが高い造血器腫瘍
悪性リンパ腫

発症機序
①腫瘤による上大静脈の圧排，②上大静脈壁への腫瘍の浸潤，③上大静脈内の血栓形成，などによって上大静脈の血流が遮断され，頭頸部を含む上半身から心臓への静脈還流が障害されることによって発症する．上大静脈（superior vena cava：SVC）症候群を合併する原因疾患としては肺がんが圧倒的多数を占めるが，悪性リンパ腫もそれに続く[1]．また，最近ではカテーテル留置に伴う血栓が原因となる頻度も高くなりつつある．

■症　状■

主な症状は，息切れ，上半身の浮腫，吐き気，意識障害，喘鳴，チアノーゼなどである．これらの症状は急性あるいは亜急性に出現するが，病理組織の悪性度，閉塞の速さや部位，側副血行路の発達程度などによって重症度は様々である．

■診　断■

CTやMRIが用いられる．病理診断が得られていないなら，CTガイド下生検や縦隔鏡を用いた生検を行うべきである．正確な病理診断は治療前には必須である．

■治　療■

悪性リンパ腫に伴うSVC症候群では原疾患に対する化学療法あるいは放射線照射を早急に開始することが肝要である[2]．悪性リンパ腫患者には病理診断に応じた適切な化学療法を行うことで，通常，速やかに症状の改善が得られる．緊急時には診断確定前にステロイド剤投与や放射線照射を行う場合もあるが，診断のための検体採取は終わらせておくべきである．固形がんでは血管内バルーン療法やステント療法によって血管内閉塞の解除を試みることもあるが，化学療法が奏効しやすい悪性リンパ腫では一般的ではない．SVC症候群の原因が血栓の場合，抗血栓療法が行われる．なお，対症的に上半身の挙上，酸素投与，利尿薬投与を行うが，血栓発症のリスクが高まる脱水状態にはならないよう注意が必要である．

c. 高カルシウム血症

■リスクが高い造血器腫瘍■

成人T細胞白血病/リンパ腫（adult T cell leukemia/lymphoma：ATLL），多発性骨髄腫

■発症機序■

担癌患者が高カルシウム（Ca）血症[3]を引き起こす原因として，①腫瘍細胞が産生する液性因子（主に副甲状腺ホルモン関連蛋白 parathyroid hormone-related protein：PTHrP）が全身性に骨吸収を亢進する機序（humoral hypercalcemia of malignancy：HHM）と，②腫瘍の骨転移（骨浸潤）によりサイトカイン（IL-1，IL-6，TNF-α，PGE2，MIP-1αなど）やPTHrPの産生を介して局所での骨吸収を亢進する機序（local osteolytic hypercalcemia：LOH）の2つが考えられている．それぞれの特徴を表5-12にまとめた．ATLの高Ca血症はHHM，多発性骨髄腫のそれはLOHが主な原因とされるが，実際には両方の機序が様々な程度に関与している．

■症　状■

血清Ca値の上昇に伴い臨床症状が変化する（表5-13）．ただし，徐々に進行する例では臨床症状が乏しく，発見が遅れることがあるので注意が必要である．

■診　断■

血清Ca値の正常値はおおよそ8.5～10 mg/dLであるが，血清アルブミン値が低値の場合，血清Ca値は見かけ上低くなるため，"Ca測定値（mg/dL）＋4－アルブミン値（g/dL）"で求めたCa補正値（mg/dL）を使用する．原発性副甲状腺機能亢進症の除外と発症機序の分類には，副甲状腺ホルモン（parathyroid hormone：PTH），PTHrP，1,25(OH$_2$)Dの測定が有用である．鑑別診断の方法を表5-12に示す．

表 5-12 高 Ca 血症のタイプ

		原発性副甲状腺機能亢進症	MAH (malignancy-associated hypercalcemia)		
	分類		HHM		LOH
	頻度		80%		20%
	病態	PTH 過剰産生	全身性		局所性
			PTHrP 過剰産生	$1,25(OH)_2D$ 過剰産生	骨吸収サイトカイン産生 PTHrP 局所産生
検査所見	Ca	↑	↑	↑	↑
	P	↓	↓	→〜↑	→〜↑
	PTH	↑	↓	↓	↓
	PTHrP	→	↑	→	→
	$1,25(OH)_2D$	↑	↓	↑	↓
代表的な疾患			成人T細胞白血病/リンパ腫	(一部の)悪性リンパ腫	多発性骨髄腫

HHM: humoral hypercalcemia of malignancy, LOH: local osteolytic hypercalcemia

表 5-13 高 Ca 血症の症状

血清 Ca 値 (正常値 8.5〜10 mg/dL)	臨床症状
≧12 mg/dL	食欲不振,倦怠感
≧13 mg/dL	多尿,多飲,口渇,嘔気,嘔吐,脱力,傾眠傾向
≧15 mg/dL	意識障害,昏睡,急性腎不全

■治　療■

　高 Ca 血症合併時は,抗利尿ホルモン (ADH) 作用の低下による尿の濃縮力低下の結果,多尿となり脱水状態を伴っていることが多いので,生理食塩水による補液を行う.心臓負荷が大きい場合は,Ca 排泄作用も期待できるループ利尿薬を用いて利尿をかける.サイアザイド系利尿薬は腎尿細管 Ca 再吸収を促進するため使用するべきではない.重篤な症状が発現している際は,即効性を期待してカルシトニンを点滴静注する.ただし,カルシトニンは効果持続時間が短く,繰り返し投与により効果が減弱する.長期的なコントロールにはビスホスホネート製剤であるパミドロネートあるいはゾレドロン酸を投与する.作用発現まで 3 日間程要するものの,効果は 2 週間以上持続する.一方,再投与が必要な場合は少なくとも 1 週間以上間隔をあける.

d. 抗がん薬治療による腫瘍崩壊症候群

　これまで述べてきた病態はいずれも診断時(治療前)にはすでに発症しているが,腫瘍崩壊症候群 (tumor lysis syndrome: TLS) は,通常,原疾患の治療開始後に生ずる.

■リスクが高い造血器腫瘍■

　TLS をきたしやすい造血器腫瘍を表 5-14 にまとめた[4].細胞増殖能が高く,化学療法や放射線照射に感受性が高い腫瘍が合併しやすい.また,腫瘍量が多い場合や治療前に脱水や腎機能障害を

表 5-14　TLS を発症しやすい主な造血器腫瘍 (Coiffier B, et al. J Clin Oncol. 2008; 26: 2767-78[4]より改変)

	高リスク	中リスク	低リスク
NHL	Burkitt リンパ腫 リンパ芽球性リンパ腫	びまん性大細胞型 B 細胞リンパ腫	低悪性度リンパ腫
ALL	WBC≧100,000	50,000≦WBC＜100,000	WBC≦50,000
AML	WBC≧50,000 単芽球性	10,000≦WBC＜50,000	WBC≦10,000
CLL	（該当なし）	10,000≦WBC＜100,000 ＋フルダラビン投与	WBC≦10,000
CML myeloma	（該当なし）	急激な増殖 ＋期待以上の早期治療効果	左記以外

TLS: tumor lysis syndrome, NHL: non-Hodgkin's lymphoma,
ALL: acute lymphoblastic leukemia, AML: acute myeloid leukemia,
CLL: chronic lymphocytic leukemia, CML: chronic myeloid leukemia.

有する場合も発症リスクが増す．

発症機序

化学療法などの治療後，腫瘍の急速な崩壊により細胞内のカリウム（K），リン（P），核酸が大量に血液中に流出し，高K血症，高P血症（それに伴って低Ca血症）および高尿酸血症をきたし，致死性不整脈や急性腎不全などを引き起こす病態である．TLS は治療が奏効したときにこそ認める病態である．なお，増殖能の高い腫瘍では腫瘍の自然崩壊によって治療前に出現することがあり，注意が必要である．

症　状

TLS の多くは化学療法開始後 12～72 時間以内に発症する．表 5-15 に示したように，TLS では高K血症，高P血症，低Ca血症，高尿酸血症に起因する神経筋症状，不整脈，腎不全などの症状を認める．

診　断

表 5-16 に示した Cairo-Bishop による分類と診断基準が用いられることが多い[5]．TLS は検査値異常のみから診断される laboratory TLS（LTLS）と，これに臨床症状を加えた clinical TLS（CTLS）に分類される．

予　防

治療開始前に TLS の発症リスクを評価し，発症を予防することが重要である．TLS の発症リスクは 3 段階に分類されており，低リスク群に対する補液＋利尿をベースとし，中リスク群には尿酸生成阻害薬（アロプリノール）の経口投与，高リスク群には遺伝子組換え型尿酸分解酵素阻害薬（ラスブリカーゼ）の点滴投与が推奨されている．

腫瘍細胞の崩壊により大量に発生した K，尿酸，P を体外に排出し，さらに尿酸血症やリン酸カルシウム塩の尿細管への沈着を予防するために，化学療法開始 24～48 時間前から 2～3 L/m²/日以上の補液が推奨されている．また，80～100 mL/時以上の尿量確保が推奨され，必要に応じてフロセミドなどの利尿薬が投与される．なお，かつては尿酸の排出促進をねらって炭酸水素ナトリウム

表 5-15 TLS の症状と治療

	高 K 血症	高 P 血症	低 Ca 血症	高尿酸血症
定義	K≧5.0 mEq/L	P≧5.0 mg/dL	補正 Ca＜8.5 mg/dL	尿酸≧7.0 mg/dL
危険域	K≧6.0 mEq/L	P≧6.5 mg/dL	補正 Ca＜7.0 mg/dL	尿酸≧8.0 mg/dL
（化学療法開始後の）出現時間	6～72 時間	24～48 時間	高 P 血症に続発	48～72 時間
主な症状	神経筋症状（筋力低下・知覚異常） 消化器症状（嘔気・嘔吐・下痢） 致死性不整脈	乏尿 低 Ca 血症（リン酸カルシウムを形成）	テタニー 痙攣	消化器症状（悪心，嘔吐，下痢） 腎不全症状（浮腫，乏尿）
心電図	T 波先鋭化，QT 間隔の短縮，QRS 幅の増大，心室性不整脈		T 波減高 QT 延長 伝導障害	
治療	イオン交換樹脂 グルコース-インスリン（GI）療法 グルコン酸カルシウム	水酸化アルミニウム	通常，Ca の補充はしない（テタニーなど出現時のみ使用）	アロプリノール ラスブリカーゼ

表 5-16 TLS の分類と診断基準 (Cairo MS, et al. Br J Haematol. 2004; 127: 3-11[5]より改変)

Laboratory TLS (LTLS)：治療前 3 日から治療後 7 日に以下の 2 項目以上を満たす			
検査項目	測定値	または	基準値からの変化
尿酸	≧8 mg/dL		25％以上の上昇
K	≧6 mEq/L		
P	≧4.5 mg/dL（成人） ≧6.5 mg/dL（小児）		
Ca	≦7 mg/dL		25％以上の減少
Clinical TLS (CTLS)：LTLS＋以下のいずれかを満たす			
①血清 Cr 上昇（基準値の 1.5 倍以上） ②不整脈，突然死 ③痙攣			

が投与されていたが，その効果は懐疑的で，現在はむしろリン酸カルシウムの析出が問題となっている．

■ 治　療

　TLS を発症した場合，高 K 血症，高 P 血症，低 Ca 血症，高尿酸血症に対する治療が必要となる．高 K 血症に対してはグルコース-インスリン療法を行う．効果発現までの時間は 30 分である．イオン交換樹脂は腸管からの K の排泄を促すが，効果発現までに数時間を要し即効性がない．一方，致死性不整脈出現時など一刻を争う時は，グルコン酸 Ca の静脈注射を用いる．ただし，効果持続時間は短い．

　低 Ca 血症があっても通常は Ca 製剤の投与を行わない．低 Ca 血症に伴うテタニー症状等がある場合のみ，グルコン酸 Ca が投与される．

なお，重症例はいずれも透析の対象となる．

■文　献
1) Wilson LD, Detterbeck FC, Yahalom J. Clinical practice. Superior vena cava syndrome with malignant causes. N Engl J Med. 2007；356：1862-9.
2) Yu JB, Wilson LD, Detterbeck FC. Superior vena cava syndrome—a proposed classification system and algorithm for management. J Thorac Oncol. 2008；3：811-4.
3) Sargent JT, Smith OP. Haematological emergencies managing hypercalcaemia in adults and children with haematological disorders. Br J Haematol. 2010；149：465-77.
4) Coiffier B, Altman A, Pui CH, et al. Guidelines for the management of pediatric and adult tumor lysis syndrome: an evidence-based review. J Clin Oncol. 2008；26：2767-78.
5) Cairo MS, Bishop M. Tumour lysis syndrome: new therapeutic strategies and classification. Br J Haematol. 2004；127：3-11.

〈山﨑宏人〉

7　造血器腫瘍の治療と肝炎ウイルス再活性化：現状と対策

a. 造血器腫瘍治療における，B型肝炎ウイルスおよびC型肝炎の再活性化

　B型肝炎ウイルス（HBV）の再活性化は，がん化学療法・免疫抑制療法後の合併症として，一部の症例においては劇症肝炎に至り，致死的な経過をたどることが報告されている．従来，HBs抗原陽性例において多数報告されてきたが，抗CD20モノクローナル抗体であるリツキシマブをはじめとする分子標的治療薬の導入によって，HBs抗原陰性例からの再活性化（de novo B型肝炎）が報告されるようになった．

　一方，C型肝炎ウイルス（HCV）の再活性化による肝炎については劇症化することがきわめてまれであるが，がん化学療法後の長期フォローアップデータは限られていて，免疫抑制によるHCV-RNA増加によって，肝硬変・肝がんへの進展など予後への影響は十分解析されていない．

b. B型肝炎の自然経過とHBV再活性化の臨床経過

　HBVに感染すると，成人例の大半が急性肝炎の経過をたどる．まず血中のHBV-DNAが検出可能となり，その約5週間後からHBs抗原が検出できるようになる．HBV感染した肝細胞への免疫応答によって，肝炎・肝障害を発症し，一定期間が経過すると，HBs抗原が検出感度未満となり，続いてHBV-DNAも検出感度未満となる．何らかの介入がない限り，一般にこの状態は維持され，HBV-DNAの再増幅は認められないため，"既往感染"または"治癒"したと判断される（HBs抗原陰性例のうち，HBc抗体陽性 and/or HBs抗体陽性）．しかしながら，B型急性肝炎から数カ月から数年が経過し，HBs抗体（中和抗体）が出現した後もHBVは肝臓や末梢血単核球中に微量ながら存在[1]しており，がん化学療法による免疫抑制状態においてHBVが再増殖・再活性化してくる可能性がある．

c. がん化学療法中のHBV再活性化のリスク分類と関連するリスク因子

B型慢性肝炎と同様，HBV再活性化における病態生理は，HBVの増殖と宿主の免疫応答のバランスに依存している．すなわち，がん化学療法前のHBV感染状態およびがん化学療法に起因する免疫抑制状態が再活性化の重要なリスク因子となる．前者においては，HBV関連マーカーであるHBs抗原，HBe抗原，HBc抗体およびHBs抗体の有無，HBV-DNA量が重要と報告されている．後者においては，ステロイド併用化学療法，リツキシマブ＋ステロイド併用化学療法，造血幹細胞移植療法（同種＞自家）などが報告されている．

HBs抗原陽性例において，がん化学療法を施行した場合，24〜53％のHBV再活性化頻度が報告されている．Yeoらは，193例のHBs抗原陽性悪性腫瘍症例に対してがん化学療法を施行し，24％（47例）の症例が再活性化し，肝炎に至ったと報告した[2]．さらにLauらはHBs抗原陽性悪性リンパ腫30例を抗ウイルス薬の予防投与の有無によって2群に割付け，がん化学療法を施行したところ，予防投与群では再活性化は0％であったのに対し，非予防投与群では8例（53％）において再活性化が起こることが報告された[3]．

HBs抗原陽性例に比較して，HBs抗原陰性例からのHBV再活性化報告は限られていて，造血幹細胞移植以外の設定においては，HBV再活性化ハイリスク群とは認識されてこなかった．しかしながら，リツキシマブが導入されて以降，HBs抗原陰性例のうち，HBc抗体陽性あるいはHBs抗体陽性（既往感染例）においてHBV再活性化（de novo B型肝炎）が問題となってきた[4]．2006年，HuiらはHBs抗原陰性の悪性リンパ腫244例に全身化学療法を施行し，HBV再活性化肝炎の発症頻度はリツキシマブ＋ステロイド併用レジメンでは12.2％（6/49例）であったのに対し，リツキシマブ＋ステロイド以外のレジメンでは1.0％（2/195例）であり，多変量解析によって初めてリツキシマブ＋ステロイド併用化学療法がリスク因子であることを示した[5]．また，Yeoらは，HBs抗原陰性のびまん性大細胞型B細胞リンパ腫80例に対し，CHOPあるいはR-CHOP療法を施行し，HBc抗体陽性かつR-CHOP療法を受けた21例中5例（23.8％）が再活性化したことを報告した[6]．これらの報告をもとに，がん化学療法後のHBV再活性化リスク分類をまとめた（図5-15）[7]．

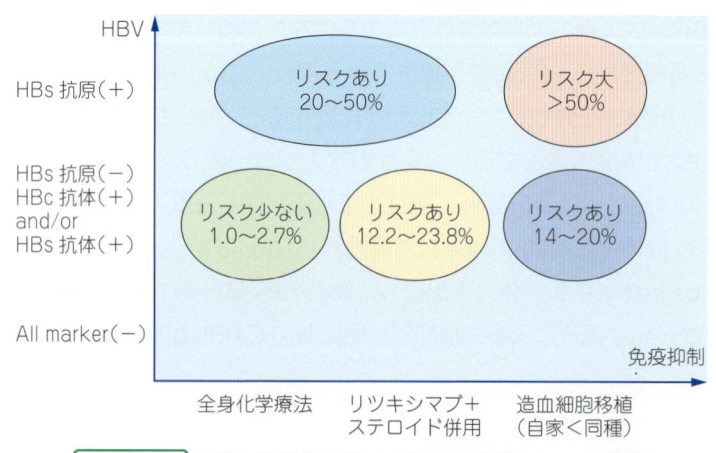

図 5-15 がん化学療法後のHBV再活性化リスク分類

B ● 造血器腫瘍の治療法

　また，リツキシマブ以外の造血器腫瘍領域のがん分子標的治療薬としては，アレムツズマブ（抗CD52モノクローナル抗体）[8]，ロミデプシン（ヒストン脱アセチル化酵素阻害薬）[9]，ボルテゾミブ（プロテオソーム阻害薬）[10]およびモガムリズマブ（抗CCR4モノクローナル抗体）[11]などがde novo B型肝炎との関連が報告されている．

　造血幹細胞移植には自家および同種移植があるが，いずれにおいても免疫の再構築が起こるため，HBV再活性化との関連が数多く報告されている[12-14]．特に急性・慢性GVHDの発症やその治療薬であるステロイドや免疫抑制薬を併用する同種造血幹細胞移植例では免疫の再構築が遷延することがあり，移植後数年経過してからHBV再活性化が起こりうることに留意する必要がある[13,15]．

● d．がん化学療法中のHBV再活性化対策

　がん化学療法開始前のスクリーニング検査としてHBs抗原を測定し，HBs抗原陰性の場合にはHBc抗体およびHBs抗体の測定が重要であり，いずれか陽性の場合にはHBV-DNA定量検査を行い，HBV再活性化リスクを判断する[7,16,17]．いずれの検査においても感度の高い検査方法で行うことが望ましい．ただし，すでに初回治療が施行されている場合には，がん化学療法によって抗体価が低下し，既往感染と判別できない例が存在することに留意する必要がある．また，HBs抗体単独陽性例で，かつHBVワクチン接種歴が明らかな場合にはHBV再活性化リスクはないと判断し，通常の対応とする．

1）HBs抗原陽性例に対するHBV再活性化対策：抗ウイルス薬の予防投与

　詳細は厚生労働省研究班および日本肝臓学会による免疫抑制・化学療法により発症するガイドライン（図5-16）[16,17]に譲るが，治療前スクリーニング検査によるHBs抗原陽性例においては，がん化学療法開始前（できるだけ早期に）核酸アナログを開始する（予防投与）．核酸アナログは抗ウイルス作用および耐性株出現率の観点からエンテカビルが第1選択肢と考えられる．HBs抗原陽性例においては，すでに肝障害を呈している症例や肝硬変・肝がんを合併している症例も含まれており，肝臓専門医にコンサルトすることが望ましい．特に，HBV-DNA量が高い症例においては，がん化学療法開始後早期に肝障害が増悪することが報告されており，核酸アナログによる抗ウイルス効果が十分に得られるまでは，がん化学療法の延期やステロイド併用を避けるなどの対応を考慮する．また，核酸アナログの予防投与期間に関するエビデンスは限られているが，がん化学療法中および終了後少なくとも12カ月間は継続する．特に核酸アナログ予防投与終了後においては，HBV-DNAモニタリングを行うことにより，再活性化する症例を見逃さないことが重要である．

　また，治療前スクリーニング検査によって，HBs抗原陰性例のうち，HBc抗体陽性あるいはHBs抗体陽性例のなかで，HBV-DNA定量検査が治療前にすでに"検出感度以上"の症例（occult infection）においては，HBs抗原陽性例と同様に核酸アナログの予防投与を行うべきである[7,16,17]．

2）HBV既往感染例におけるHBV再活性化対策：HBV-DNAモニタリングによるpreemptive antiviral therapy

　詳細はガイドライン（図5-16）[16,17]に譲るが，HBV既往感染例のうち，造血器腫瘍を対象とするがん化学療法施行例においては，"月1回"のHBV-DNA定量検査を行い，HBV-DNA定量検査にお

第 5 章 ● 血液疾患の治療

```
                    スクリーニング（全例）注1)
                         HBs 抗原
            ┌───────────────┴───────────────┐
       HBs 抗原(＋)注2)                HBs 抗原(－)
            │                              │
            │                         HBc 抗体，HBs 抗体
            │                    ┌─────────┴─────────┐
            │              HBc 抗体(＋)または HBs 抗体(＋)   HBc 抗体(－)かつ HBs 抗体(－)注3)
            │                         │                    │
     HBe 抗原，HBe 抗体，           HBV DNA 定量注4)           通常の対応
     HBV DNA 定量              ┌─────┴─────┐
            │            2.1 log copies/mL 以上  2.1 log copies/mL 未満
            │                  │                    │
            │                  │              モニタリング         注5)a.b.c
            │                  │          HBV DNA 定量  1回/1～3カ月
            │                  │          AST/ALT     1回/1～3カ月
            │                  │         （治療内容を考慮して間隔・期間を検討する）
        注6)│            注6)│                  │
            │                  │          ┌───────┴───────┐
            │                  │    2.1 log copies/mL 以上   2.1 log copies/mL 未満
    注2),8),9),10)              │          │                      ↑
            ▼                  ▼          ▼                      │
        核酸アナログ投与  ◀──── 注7)
```

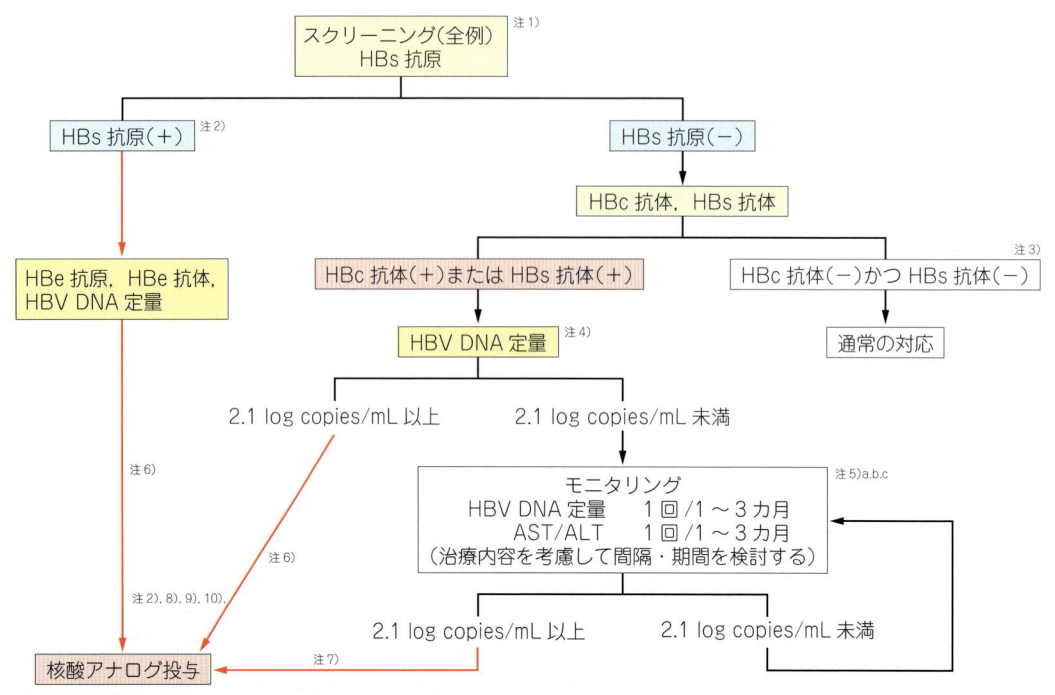

図 5-16 免疫抑制・化学療法により発症するB型肝炎対策ガイドライン（日本肝臓学会肝炎診療ガイドライン作成委員会．B型肝炎治療ガイドライン（第1.1版）肝臓．2013: 54; 402-72)[17]

<補足>
血液悪性疾患に対する強力な化学療法中あるいは終了後に，HBs 抗原陽性あるいは HBs 抗原陰性例の一部に HBV 再活性化により B 型肝炎が発症し，そのなかには劇症化する症例があり，注意が必要である．また，血液悪性疾患または固形がんに対する通常の化学療法およびリウマチ性疾患・膠原病などの自己免疫疾患に対する免疫抑制療法においても HBV 再活性化のリスクを考慮して対応する必要がある．通常の化学療法および免疫抑制療法においては，HBV 再活性化，肝炎の発症，劇症化の頻度は明らかでなく，ガイドラインに関するエビデンスは十分ではない．また，核酸アナログ投与による劇症化予防効果を完全に保証するものではない．

注1) 免疫抑制・化学療法前に，HBV キャリアおよび既往感染者をスクリーニングする．まず HBs 抗原を測定して，HBV キャリアかどうか確認する．HBs 抗原陰性の場合には，HBc 抗体および HBs 抗体を測定して，既往感染者かどうか確認する．HBs 抗原・HBc 抗体および HBs 抗体の測定は，高感度の測定法を用いて検査することが望ましい．
注2) HBs 抗原陽性例は肝臓専門医にコンサルトすること．すべての症例で核酸アナログ投与にあたっては肝臓専門医にコンサルトするのが望ましい
注3) 初回化学療法開始時に HBc 抗体，HBs 抗体未測定の再治療例およびすでに免疫抑制療法が開始されている例では，抗体価が低下している場合があり，HBV DNA 定量検査などによる精査が望ましい．
注4) 既往感染者の場合は，リアルタイム PCR 法により HBV DNA をスクリーニングする．
注5)
 a．リツキシマブ・ステロイド，フルダラビンを用いる化学療法および造血幹細胞移植例は，既往感染者からの HBV 再活性化の高リスクであり，注意が必要である．治療中および治療終了後少なくとも 12 カ月の間，HBV DNA を月1回モニタリングする．造血幹細胞移植例は，移植後長期間のモニタリングが必要である．

（次ページにつづく）

b．通常の化学療法においても頻度は少ないながら，HBV 再活性化のリスクがある．HBV DNA 量のモニタリングは 1～3 カ月ごとを目安とし，治療内容を考慮して間隔および期間を検討する．血液悪性疾患においては慎重な対応が望ましい．

c．副腎皮質ステロイド，免疫抑制薬，免疫抑制作用あるいは免疫修飾作用を有する分子標的治療薬による免疫抑制療法においても，HBV 再活性化のリスクがある．免疫抑制療法では，治療開始後および治療内容の変更後少なくとも 6 カ月間は，月 1 回の HBV DNA 量のモニタリングが望ましい．6 カ月後以降は，治療内容を考慮して間隔および期間を検討する．

注 6) 免疫抑制・化学療法を開始する前，できるだけ早期に投与を開始するのが望ましい．

注 7) 免疫抑制・化学療法中あるいは治療終了後に，HBV DNA が 2.1 log copies/mL 以上になった時点でただちに投与を開始する．免疫抑制・化学療法中の場合，免疫抑制薬や免疫抑制作用のある抗腫瘍薬はただちに投与を中止せず，対応を肝臓専門医と相談するのが望ましい．

注 8) 核酸アナログはエンテカビルの使用を推奨する．

注 9) 下記の条件を満たす場合には核酸アナログ投与の終了を検討してよい．
スクリーニング時に HBs 抗原陽性例では B 型慢性肝炎における核酸アナログ投与終了基準を満たす場合．スクリーニング時に HBc 抗体陽性または HBs 抗体陽性例では，
(1) 免疫抑制・化学療法終了後，少なくとも 12 カ月間は投与を継続すること．
(2) この継続期間中に ALT（GPT）が正常化していること（ただし HBV 以外に ALT 異常の原因がある場合は除く）．
(3) この継続期間中に HBV DNA が持続陰性化していること．

注 10) 核酸アナログ投与終了後少なくとも 12 カ月間は，HBV DNA モニタリングを含めて厳重に経過観察する．経過観察方法は各核酸アナログの使用上の注意に基づく．経過観察中に HBV DNA が 2.1 log copies/mL 以上になった時点でただちに投与を再開する．

いて "2.1 log コピー/mL 以上" になった時点で，核酸アナログの投与を開始する（preemptive antiviral therapy）[16,17]．我々の調べた範囲内では，造血幹細胞移植例を除き，これまで報告された既往感染例からの発症遅発例はがん化学療法終了後 1 年が最長の報告であった[18,19]．以上より，HBV-DNA モニタリング期間は治療終了後少なくとも 1 年間とするのが妥当と考えられる．

e. がん化学療法中の C 型肝炎ウイルス再活性化への対策

C 型肝炎ウイルス（HCV）は HBV に比べて，再活性化肝炎が劇症化することがきわめてまれである[20]．しかしながら，がん化学療法による免疫抑制状態下において HCV-RNA 量は上昇していること[21]，まれではあるが劇症化すること[22]が報告されていることから全身化学療法終了後の免疫回復期の肝障害には注意する必要がある．また，肝移植後，免疫抑制薬使用下では HCV は急激に増殖し，比較的短期間で肝硬変に至ることが報告されている．現状では，がん化学療法による免疫抑制状態下における長期間フォローアップデータは限られているが，肝硬変・肝がんによる予後への影響は十分解析されておらず，化学療法後も厳重なフォローが必要である．

また，C 型慢性肝炎の治療成績は年々向上しており，抗ウイルス薬（リバビリン）とペグ化されたインターフェロンとの併用により，ウイルス遺伝子型によっては高率に治癒が期待できる．一般に C 型慢性肝炎の治療期間は，1 型では 48 週，2 および 3 型では 24 週であり，それぞれで 40～50％および 70～80％の著効（ウイルス排除）が得られている[20]．さらに最近，直接ウイルス蛋白を標的とした薬剤（direct-acting antiviral agents）が登場し，インターフェロンとの併用やインターフェロンを含まない内服治療のみでも高い治療効果が得られることが報告され[23-25]，抗 HCV 療法

の適応や開始時期についても選択肢の幅が広がることが予想される．すなわち，これまでは治療効果を考慮して，がん化学療法に先行してC型慢性肝炎治療を行うことが望まれていたが，上記のインターフェロンfreeの内服治療はがん化学療法と同時あるいは治療開始後でも十分に投与可能であり，高い治療効果が期待される．

■文　献

1) Rehermann B, Ferrari C, Pasquinelli C, et al. The hepatitis B virus persists for decades after patients'recovery from acute viral hepatitis despite active maintenance of a cytotoxic T-lymphocyte response. Nature Medicine 1996; 2: 1104-8.
2) Yeo W, Chan PK, Ho WM, et al. Lamivudine for the prevention of hepatitis B virus reactivation in hepatitis B s-antigen seropositive cancer patients undergoing cytotoxic chemotherapy. J Clin Oncol. 2004; 22: 927-34.
3) Lau GK, Yiu HH, Fong DY, et al. Early is superior to deferred preemptive lamivudine therapy for hepatitis B patients undergoing chemotherapy. Gastroenterology. 2003; 125: 1742-9.
4) Dervite I, Hober D, Morel P. Acute hepatitis B in a patient with antibodies to hepatitis B surface antigen who was receiving rituximab. N Engl J Med. 2001; 344: 68-9.
5) Hui CK, Cheung WW, Zhang HY, et al. Kinetics and risk of de novo hepatitis B infection in HBsAg-negative patients undergoing cytotoxic chemotherapy. Gastroenterology. 2006; 131: 59-68.
6) Yeo W, Chan TC, Leung NW, et al. Hepatitis B virus reactivation in lymphoma patients with prior resolved hepatitis B undergoing anticancer therapy with or without rituximab. J Clin Oncol. 2009; 27: 605-11.
7) Kusumoto S, Tanaka Y, Mizokami M, et al. Reactivation of hepatitis B virus following systemic chemotherapy for malignant lymphoma. Int J Hematol. 2009; 90: 13-23.
8) Iannitto E, Minardi V, Calvaruso G, et al. Hepatitis B virus reactivation and alemtuzumab therapy. Eur J Haematol. 2005; 74: 254-8.
9) Ritchie D, Piekarz RL, Blombery P, et al. Reactivation of DNA viruses in association with histone deacetylase inhibitor therapy: a case series report. Haematologica. 2009; 94: 1618-22.
10) Tanaka H, Sakuma I, Hashimoto S, et al. Hepatitis B reactivation in a multiple myeloma patient with resolved hepatitis B infection during bortezomib therapy: Case Report. J Clin Exp Hematop. 2012; 52: 67-9.
11) Nakano N, Kusumoto S, Tanaka Y, et al. Reactivation of hepatitis B virus in a patient with adult T-cell leukemia-lymphoma receiving the anti-CC chemokine receptor 4 antibody mogamulizumab. Hepatol Res. 2013.(in press)
12) Dhedin N, Douvin C, Kuentz M, et al. Reverse seroconversion of hepatitis B after allogeneic bone marrow transplantation: a retrospective study of 37 patients with pretransplant anti-HBs and anti-HBc. Transplantation. 1998; 66: 616-9.
13) Matsue K, Aoki T, Odawara J, et al. High risk of hepatitis B-virus reactivation after hematopoietic cell transplantation in hepatitis B core antibody-positive patients. Eur J Haematol. 2009; 83: 357-64.
14) Yoshida T, Kusumoto S, Inagaki A, et al. Reactivation of hepatitis B virus in HBsAg-negative patients with multiple myeloma: two case reports. Int J Hematol. 2010; 91: 844-9.
15) Oshima K, Sato M, Okuda S, et al. Reverse seroconversion of hepatitis B virus after allogeneic hematopoietic stem cell transplantation in the absence of chronic graft-versus-host disease. Hematology. 2009; 14: 73-5.
16) Oketani M, Ido A, Uto H, et al. Prevention of hepatitis B virus reactivation in patients receiving immunosuppressive therapy or chemotherapy. Hepatol Res. 2012; 42: 627-36.
17) 日本肝臓学会肝炎診療ガイドライン作成委員会．B型肝炎治療ガイドライン（第1.1版）．肝臓．2013; 54: 402-72.

18) Garcia-Rodriguez MJ, Canales MA, Hernandez-Maraver D, et al. Late reactivation of resolved hepatitis B virus infection: an increasing complication post rituximab-based regimens treatment? Am J Hematol. 2008; 83: 673-5.
19) Zoppoli G, Bruzzone B, Caligiuri P, et al. From a medical mistake to a clinical warning: the case of HBV mutant virus reactivation in haematological patients. Br J Haematol. 2009; 144: 969-70.
20) Firpi RJ, Nelson DR. Management of viral hepatitis in hematologic malignancies. Blood reviews. 2008; 22: 117-26.
21) Ennishi D, Maeda Y, Niitsu N, et al. Hepatic toxicity and prognosis in hepatitis C virus-infected patients with diffuse large B-cell lymphoma treated with rituximab-containing chemotherapy regimens: a Japanese multicenter analysis. Blood. 2010; 116: 5119-25.
22) Vento S, Cainelli F, Mirandola F, et al. Fulminant hepatitis on withdrawal of chemotherapy in carriers of hepatitis C virus. Lancet. 1996; 347: 92-3.
23) Chayama K, Takahashi S, Toyota J, et al. Dual therapy with the nonstructural protein 5A inhibitor, daclatasvir, and the nonstructural protein 3 protease inhibitor, asunaprevir, in hepatitis C virus genotype 1b-infected null responders. Hepatology. 2012; 55: 742-8.
24) Lawitz E, Mangia A, Wyles D, et al. Sofosbuvir for previously untreated chronic hepatitis C infection. N Engl J Med. 2013; 368: 1878-87.
25) Jacobson IM, Gordon SC, Kowdley KV, et al. Sofosbuvir for hepatitis C genotype 2 or 3 in patients without treatment options. N Engl J Med. 2013; 368: 1867-77.

〈楠本 茂　田中靖人〉

C 造血幹細胞移植

1 造血幹細胞移植の種類（図5-17, 18）

a. 造血幹細胞の由来での分類

- 自家移植（autologous）
- 同種移植（allogeneic）
- 同系移植（syngeneic）

　自家移植では，あらかじめ採取し凍結・保存された自身の造血幹細胞を，大量化学療法もしくは大量化学・放射線療法により破壊された造血機能を救援するために解凍・輸注する．自家移植において期待できる抗腫瘍効果は，移植前処置の抗がん薬や放射線照射による効果のみである．また，採取した移植片に腫瘍細胞が混入する可能性もあり，移植後再発の原因となる可能性もある．

　一方，同種移植では移植片に腫瘍細胞が混入する可能性はないという利点のほか，ドナー由来の免疫担当細胞が宿主の残存腫瘍細胞を異物と認識して免疫学的に排除する効果（graft-versus-leukemia/lymphoma：GVL効果）も期待できる．一方で，GVHD（graft-versus-host disease）をはじめとする同種移植特有の合併症や，さらにGVHDの発症そのものやその予防や治療のための免疫抑制薬投与により重篤な感染症が起こるリスクがある．そのため，自家移植より同種移植のほうが移植に関連した死亡（treatment-related mortality：TRM）が高くなる．

　以上から，自家移植か同種移植かの選択に際しては，同種移植による抗腫瘍効果の増強とTRMの増加のバランスを考慮する必要がある．化学療法や放射線に対する感受性が高く，それらにより高い確率で根治が期待できる疾患では自家移植が推奨されるが，前処置による根治の可能性が低い疾

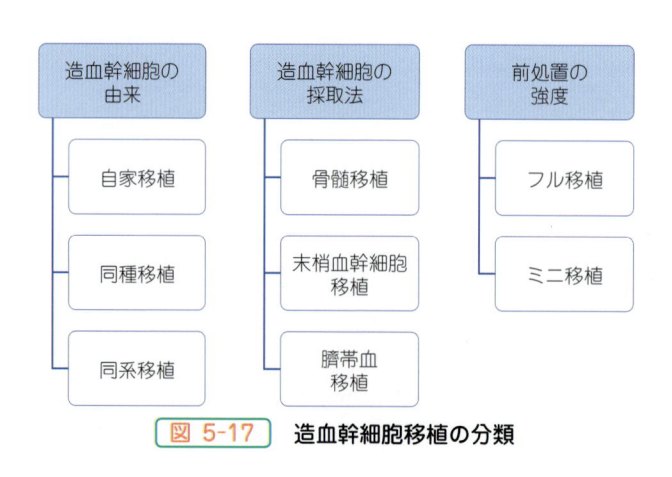

図 5-17　造血幹細胞移植の分類

図 5-18 造血幹細胞移植の流れ

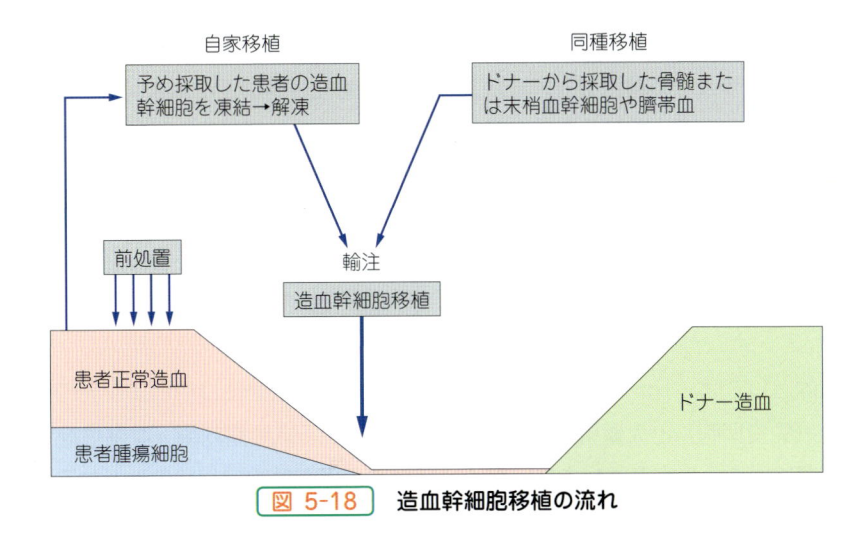

患や，GVL 効果を期待しやすい疾患，移植片への腫瘍細胞の混入が移植後再発に影響を及ぼすことが予想される疾患では同種移植が優先される．

同系移植では一卵性双生児の健康な一方から他方へ移植を行う．患者のドナーの組織適合性は HLA を含めて完全に一致しているため，移植後に GVHD や GVL 効果などの同種免疫反応は生じない．

b. 造血幹細胞の採取法での分類

- 骨髄移植（bone marrow transplantation：BMT）
- 末梢血幹細胞移植（peripheral blood stem cell transplantation：PBSCT）
- 臍帯血移植（cord blood transplantation：CBT）

造血幹細胞の多くは骨髄に存在する．そのため従来の造血幹細胞では骨髄を用いてきた．BMT では，全身麻酔下で両側腸骨を穿刺することで患者体重あたり 15 mL の骨髄液を採取する．同種 PBSC 採取では健常ドナーに G-CSF を投与することで末梢血に造血幹細胞を動員する．自家 PBSC 採取では G-CSF のみの場合もあるが，化学療法後の造血回復時に G-CSF を投与することでさらに多くの造血幹細胞が骨髄から動員される．末梢血に動員された造血幹細胞は血球成分分離装置により採取される．

自家移植において BMT と比較し PBSCT では，移植片採取に全身麻酔が不要であること，骨髄より大量の造血機能を採取することができ，移植後の血球回復が速やかであること，移植片への腫瘍細胞の混入が少ない可能性があること，などの利点がある．現在では自家移植のほとんどで PBSCT となっている．

同種移植では，BMT と比較して PBSCT ではより大量の造血幹細胞およびリンパ球が輸注されるため，速やかな造血回復，高い GVL 効果が期待される．一方で急性 GVHD の増加の可能性，慢性 GVHD の頻度および重症度の増加が指摘されている．

臍帯血（CB）は分娩直後の新生児の血液であり，多くの造血幹細胞が含まれていることが明らかとなった．臍帯血は児および母体にまったくリスクなく採取することが可能である．また臍帯血は，

凍結保存されているためコーディネート期間が短く至適な時期に同種移植が行えること，厳密なHLAの一致が不要であるため適当なドナーが見つかる可能性が高いこと，などの利点もある．しかし，他のソースと比較して，生着不全や生着遅延が多く，GVL効果が弱い可能性があること，移植後免疫再構築が遅延あるいは不十分な可能性などの欠点がある．

c. 前処置の強度による分類

- フル移植
- ミニ移植

前処置の目的としては，ドナー細胞が拒絶されずに生着するためにレシピエントの同種免疫応答を抑えること（免疫抑制）と大量抗がん薬/放射線照射による抗腫瘍効果（腫瘍根絶）があげられる．自家移植では同種免疫応答は起きないため，前処置の意義は腫瘍根絶のみとなる．

a）フル移植

造血幹細胞輸注によるサポートなしでは造血が回復しない，骨髄破壊的前処置（myeloablative conditioning）を指す．一般的には，全身放射線照射（total body irradiation：TBI）とシクロフォスファミド（CY）の組み合わせや，ブスルファン（BU）とCYの組み合わせを指すことが多い．

b）ミニ移植

造血幹細胞輸注によるサポートなしで28日以内に造血が回復する，あるいは造血回復時に混合キメリズムが得られるような真の骨髄非破壊的前処置（non-myeloablative conditioning：NMA）と，NMAと骨髄破壊的前処置との中間に位置するようなreduced-intensity conditioning（RIC）に分類される．免疫抑制力の強いフルダラビンを含んだ前処置が主である．毒性は弱いが免疫抑制力の強い前処置を用いることによりドナーの生着を導き，前処置により腫瘍の根絶には至らないがGVL効果による抗腫瘍効果を利用した治療である．これによりフル移植では毒性が強く耐えられない高齢者や臓器障害を有する患者にも同種移植の適応が広がった．ただし，GVL効果のみでは腫瘍の根絶は困難であり，GVL効果が発揮されるまでに腫瘍量をできるだけ減少させることは重要である．よって患者の状態に応じて毒性の許容される範囲内で抗腫瘍効果が最も期待できる前処置を選択すべきである．

2 わが国の造血幹細胞移植の動向と骨髄/臍帯血バンク

1970年代に開始されたわが国の骨髄移植は，80年代には治療法として確立され，1990年代から2000年代には移植細胞源，ドナー，移植前処置などにおいて多様化が著しく，移植数も増加の一途をたどっている（図5-19）．造血幹細胞移植学会の平成24年度全国調査報告書をみてみると，ドナー別移植数の推移は自家移植では1990年代には増加傾向であったが，2000年代にはほぼ一定の数で推移している．一方，同種移植は一貫して増加の一途を辿っている．1980年代までの同種移植におけるドナーはHLA一致の同胞がほとんどであったが，1990年代前半に非血縁者間BMTが，1990年代後半に非血縁者間CBTが開始され，非血縁者間の移植は増加し続けている．1999年には非血縁者間移植が血縁者間移植を上回った．

造血幹細胞源の推移に関しては1980年代には自家移植は骨髄を移植細胞源としていたが，1990

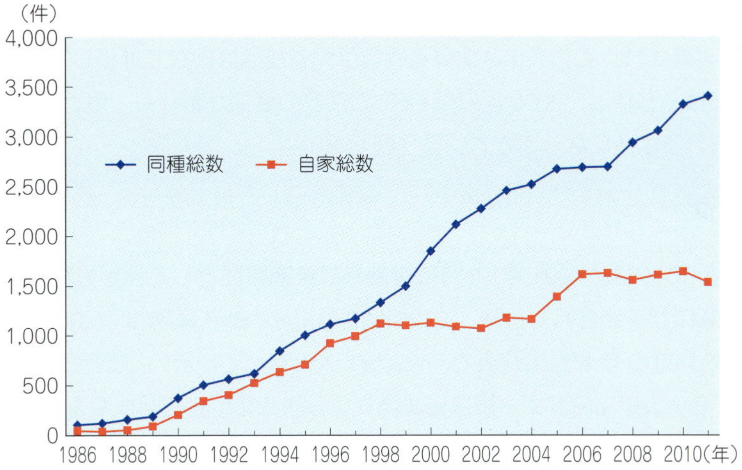

C ● 造血幹細胞移植

図 5-19　わが国における年別の自家移植と同種移植の施行件数

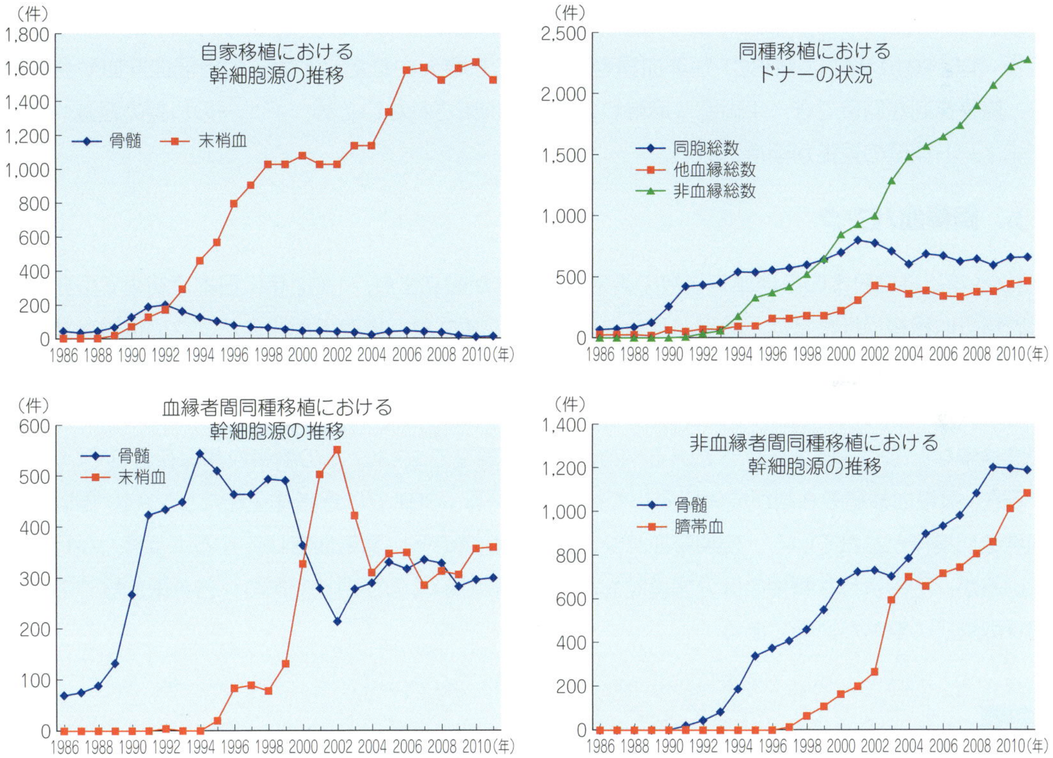

図 5-20　造血幹細胞移植の種類別の幹細胞源の推移

年代に入り徐々に PBSC による移植が増加した．採取方法の簡便さ，患者負担の減少，移植後の造血回復の早さなどの利点により，2000 年代にはほとんどが PBSCT となっている．同種移植においても移植細胞源は 1980 年代には BM のみであったが，1990 年代後半に血縁者間の PBSCT と非血縁者間の CBT は増加し始め，2001 年には血縁者間において PBSCT が BMT を上回った．造血回復の早さや特に進行期の移植例において GVL 効果の増強を期待して PBSCT が増加してきた背景があ

223

るが，慢性 GVHD が重症化する例が多く，GVL 効果も BMT と大差がないことから，標準リスク例において BMT が見直され，ここ数年は血縁者間では両者がほぼ同数で推移している．

非血縁者間における移植は，2000 年以降 CBT の件数の増加が著しく，最近では BMT と CBT がほぼ同数で実施されるようになってきている（図 5-20）．

a. 骨髄バンク

日本の公的骨髄バンクは，1991 年 12 月に骨髄移植推進財団として発足した．1993 年に骨髄バンクとして初の BMT が実施されて以降，2012 年 12 月には，BMT 例数は 15,000 件に到達した．また，登録ドナー数は 2013 年 3 月末時点で，429,677 人となっている[1]．患者登録後，最初の適合検索（6 抗原一致）で 1 人以上のドナー候補者が見つかる割合を示す初回検索適合率は，2011 年度で 95.1％であった．しかしそのうち実際に移植が行われた割合は 55.8％にとどまる[1]．この移植率を高めるために，今後も，多くのドナー登録の啓蒙活動とともに，コーディネート期間を短縮する努力が行われている．2004 年 8 月に骨髄移植推進財団はコーディネート迅速コースを設けた．これにより，それ以前にドナー指定から移植までに要した日数（中央値）139 日は，124 日に短縮された[1]．また 2010 年には PBSCT が非血縁者間移植にも導入された．ドナーの自己血貯血や全身麻酔，腸骨穿刺を回避でき，手術室・麻酔科の事情に拘束されないため，ドナーの負担の軽減やコーディネート期間の短縮が期待される．

b. 臍帯血バンク

1995 年以降に日本の各地域で複数の臍帯血バンクが設立され，1997 年に日本で初めての非血縁者間臍帯血移植が行われた．臍帯血バンクの規模を充実させ，既存の臍帯血バンクの情報を共有管理するために，1999 年 8 月に日本さい帯血バンクネットワークが設立された．2013 年 4 月現在で 8 つの公的臍帯血バンクが保存する臍帯血の HLA 情報を共有し，全国一元管理および適合臍帯血の公開検索などのサービスを行っている．2013 年 4 月現在で 25,327 本の臍帯血が保存されている[2]．

現在，臍帯血移植の 8 割が成人に対して行われている．CBT では患者体重あたり 2×10^7 個以上の細胞数が指標とされている．各臍帯血バンクでは細胞数の多い臍帯血を保存するよう努力が行われているが，そのような臍帯血は公開後間もなく使われていくのが現状であり，各採取施設での臍帯血採取継続の努力が必要である．

3 造血幹細胞移植の原理

造血器腫瘍は抗がん薬や放射線照射に対する感受性が高く，用量依存性に抗腫瘍効果を期待できる疾患である．抗がん薬や放射線照射は投与量/投与線量を増加させていくと，ある一定の投与量において何らかの毒性（用量規定毒性 dose limiting toxicity：DLT）のためそれ以上の増量が不可能となる．多くの抗がん薬において DLT は骨髄抑制である．造血幹細胞移植では，患者自身（自家移植）または他人（同種移植）から採取した造血幹細胞を輸注し造血機能を補い骨髄抑制を克服することで，最大耐用量（maximum tolerable dose：MTD）を上回る大量の抗がん薬投与や放射線照射が可能となり，高い抗腫瘍効果を得ることができる．

■文　献
1) 骨髄移植推進財団ホームページ　http://www.jmdp.or.jp/
2) 日本さい帯血バンクネットワーク　http://www.j-cord.gr.jp/
3) 造血幹細胞移植学会　平成24年度全国調査報告書　http://www.jshct.com/report_recent/

〈金政佑典　大橋一輝〉

4　造血幹細胞移植に必要なHLAの基礎知識

a. HLAとは

　ほとんどの脊椎動物には，主要組織適合性抗原（major histocompatibility complex：MHC）と呼ばれる非常に多型に富む遺伝子領域を持ち，細胞膜貫通型糖蛋白であるMHC抗原をコードしている．MHC抗原は，細胞内の蛋白の断片をペプチドとして細胞表面に提示し，それをT細胞が認識し，免疫反応が惹起される．このように，MHCは獲得免疫のトリガーとしての役割を担っている．ヒトにおけるMHCのことをhuman leukocyte antigen（HLA）と呼ぶ．HLAにはclass Iとclass IIがあり，その特徴を図5-21に示す．T細胞は自己のHLAに提示された抗原を認識するが，それ以外にも非自己のHLAを持つ細胞を異物とみなし攻撃するという性質を持つ．これが同種移植においてドナーと患者間のHLAを適合させる必要性の根拠となる．HLA以外の組織適合抗原をマイナー抗原と呼ぶ．主にHLAに提示されるペプチドの多型（single nucleotide polymorphisms：SNPs）に由来しており，HLA適合移植でも拒絶やGVHDが見られるのはマイナー抗原が原因とされる．まだ研究段階であり実際の移植においてマイナー抗原の違いを勘案するまでには到っていない．

b. HLA抗原検索法

　前の項で述べたようにHLAは非常に多型に富むが，その多型を同定する作業をタイピングとよぶ．1990年代は各種HLA抗原に対する抗体のセットを使用し，抗原抗体反応によって抗原の種類

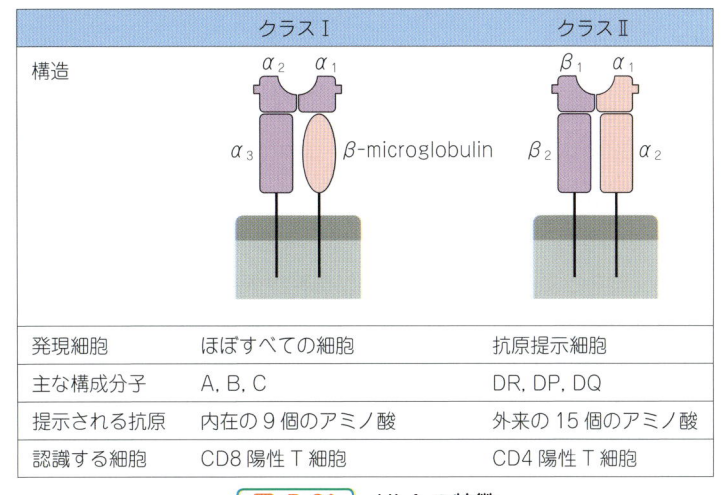

	クラスI	クラスII
構造	α_2 α_1 / α_3 β-microglobulin	β_1 α_1 / β_2 α_2
発現細胞	ほぼすべての細胞	抗原提示細胞
主な構成分子	A, B, C	DR, DP, DQ
提示される抗原	内在の9個のアミノ酸	外来の15個のアミノ酸
認識する細胞	CD8陽性T細胞	CD4陽性T細胞

図5-21　HLAの特徴

第5章 ● 血液疾患の治療

```
        小分類   非翻訳領域の
               多型
          ↓    ↓
        A*02:01:01:01
         ↑         ↑
        大分類   翻訳領域のアミノ酸置換を
               伴わない多型
```

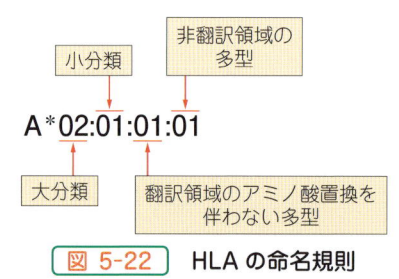

図 5-22　HLA の命名規則

HLA 遺伝子名に続き*を記載し，コロンで区切って2桁（ときに3桁）の大分類，小分類が続く．HLA には補体遺伝子を含むため C 座には Cw と「w」をつけて区別するが，この表記では「w」を記載しない．大分類はおもに血清法によって認識されたもので，ここまでのタイピングを low resolution という．小分類はおのおのの大分類に属する抗原をさらに細かく分けるもので，DNA タイピングによって細分化が進んだ．ここまで行うタイピングを high resolution とよぶ．移植では原則として high resolution でタイピングを行う．さらに続けてアミノ酸置換を伴わない多型や非翻訳領域の多型を記載することがあるが，蛋白質に違いが生じない多型であるため臨床的意義はない．

を同定する「血清学的タイピング」が主流であった．しかし約10年前から DNA を抽出して各種の方法で多型を同定する「DNA タイピング」が行われるようになると，より高精度な判定が可能となり HLA 多型が細分化された．HLA 型の表記法はこのような判定法の進歩を反映して以下のように表示することになっている（図 5-22）．

ドナー検索のためには，まず患者本人のタイピングを行い，同胞など血縁者のドナー候補がいる場合には血縁者のタイピングを行う．その結果血縁者にドナー候補がいない場合には，骨髄バンクや臍帯血バンクに登録された情報を用いてドナー候補を検索する．日本赤十字社中央骨髄データセンターの造血幹細胞適合検索サービスのホームページ（http://search.bmdc.jrc.or.jp/web/pbcmp/）では，骨髄バンク・臍帯血バンク両者に登録されたドナーの情報を一括して検索できる web サービスを提供しており，患者の HLA 型と体重を入力すると，HLA の適合度の高いドナーが表示される．

c. HLA の遺伝

HLA は第6染色体短腕上にまとまってコードされている．HLA はヒトゲノムのなかで最も組換え頻度の少ない（これを連鎖不平衡が強いと表現する）箇所であり，原則として HLA 座のセットがまとまって遺伝する．ここでは片親から由来する HLA のセットのことをハプロタイプと呼ぶが，両親から2本のハプロタイプのうち1本ずつ引き継ぐため，同胞間では 1/4 の確率で同じハプロタイプを引き継ぐことになる（図 5-23 参照）．また同胞が患者以外に2人いる場合は，少なくともどちらかと適合する確率は 7/16 となる．造血細胞移植において HLA 一致同胞は最も条件の良いドナーでありそれ以外のドナーを代替ドナーと呼ぶ．

d. HLA 一致度と移植成績

造血幹細胞移植では，HLA のうち最低限 A, B, Cw（以上 class I）と，DRB1（class II）の4つ

図 5-23　HLA の遺伝

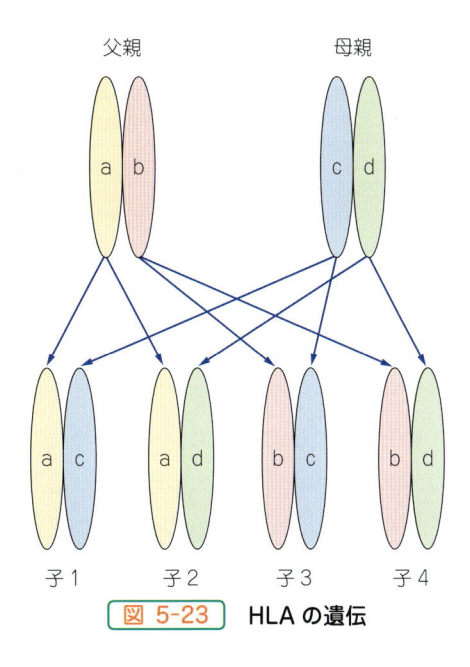

表 5-17　HLA の一致度と移植成績

移植対象疾患	5年生存率 適合 対 不適合	有意差（log-rank 検定）
AML 第1寛解期	60±5% 対 54±7%	p＝0.0641
ALL 第1寛解期	64±5% 対 54±6%	p＝0.0004
CML 第1慢性期	65±5% 対 47±6%	p＝0.0001
MDS	44±5% 対 34±5%	p＝0.0006
再生不良性貧血	72±7% 対 67±6%	p＝0.23

の座位（おのおの 2 本ずつあるため 8 つの locus となる）を調べる．原則として DNA タイピングによる high resolution でタイピングを行うが，同胞間移植の場合はアレルの組み合わせによっては DNA タイピングを省略することができる．レシピエントが有する HLA 分子をドナーが有していない場合を移植片対宿主（graft versus host：GVH）方向の不適合，ドナーが有する HLA 分子をレシピエントが有していない場合を宿主対移植片（host versus graft：HVG）方向の不適合とよぶ．例えばドナーが A2 のみを有しており（A2 のホモ），レシピエントが A2，A24 を有している場合，ドナー由来のリンパ球はレシピエントの A24 を異物とみなし攻撃する．これが移植片対宿主病（graft versus host disease：GVHD）を起こす免疫反応である．逆にドナーが A2，A24 を有しておりレシピエントが A2 のみを有していた場合，レシピエントのリンパ球はドナーの A24 を攻撃するため，HVG 方向不適合となる．この場合移植片の拒絶（rejection）が生じる危険性が高くなる．近年は，DNA タイピングによる不適合を移植前に認識することが可能となり，生着予防や GVHD 予防を強化するなどの対策を講じることで成績の低下を小さくすることが可能となっている．骨髄移植推進財団 2007 年度集計による非血縁者間移植の成績では，HLA の適合度（DNA タイピングによる）による全生存率に表 5-17 のような差が見られている．

■ 文　献

1) 日本組織適合性学会ホームページ（http://jshi.umin.ac.jp/standarization/index.html）
2) 骨髄移植推進財団ホームページ（http://www.jmdp.or.jp/medical/）

5 幹細胞の採取法と輸注法

　わが国では1年間におよそ5,000件の造血幹細胞移植が行われている．そのうち約1,500件が自家移植であり残りの約3,500件が同種移植（他人からの移植．一卵性双生児間の移植を同系移植と呼び，区別することがある）である．現在，同種移植に用いられる幹細胞ソースとして，骨髄，末梢血，臍帯血の3種類があり，表5-18にそれぞれのソースの特徴をまとめた．同種移植は健常ドナーに対して侵襲を加えるため，事故を防止する最大限の配慮が必要である．そのためドナーの健康状態には厳しい基準を設けてそれをクリアした場合のみ幹細胞を提供する．図5-24に，非血縁者間の幹細胞採取の流れを示す．ドナーは，骨髄と末梢血幹細胞のどちらを提供するかを選択することができる．

表 5-18　同種移植の幹細胞ソースの特徴

	骨髄移植	末梢血幹細胞移植	臍帯血移植
HLA適合の必要	原則一致		不一致でも可
GVHD	普通	慢性GVHDは多い	少ない
非血縁者間の移植までに要する時間	通常4～6カ月		速やか
生着の速さ	普通	速い	遅く，生着不全のリスクが高い
ドナーリンパ球輸注	可能		不可能
ドナー負担	大きい	比較的小さい	ない

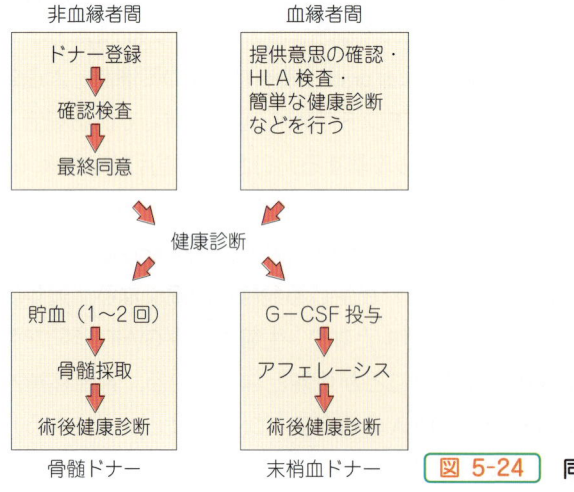

図 5-24　同種造血幹細胞採取の流れ

a. 骨髄採取と輸注

骨髄採取は，造血幹細胞を含む骨髄液を腸骨に穿刺した針より吸引して採取する方法である．2011年の本邦の同種骨髄移植は，同胞間297件，その他の血縁者間121件，非血縁者間1,185件で合計1,603件が行われている．

1）自己血貯血

骨髄採取は一度に約400〜1,000 mL程度の骨髄液を採取するため，そのままではドナーは貧血となる．そのため，採取前に予め自己血を貯血しておく．貯血量はドナーや患者の体重，ドナーヘモグロビン値に応じて計算され，1〜2回にわけて1回あたり原則200 mLもしくは400 mLを貯血する．貯血は1週間に1回までとし骨髄採取7日前には完了しておく．自己血貯血に伴う主な合併症は血管迷走神経反射，穿刺時の内出血・神経損傷である．

2）骨髄採取

基本的に気管内挿管・全身麻酔のもと，経験豊富な医師の監督のもと3〜4名のチームで行われる．腹臥位にする際に末梢神経損傷を起こさないように除圧枕を使用する．タイムアウトと，術野の消毒を行い，採取開始と同時に自己血の輸血を開始する．抗凝固剤入り希釈液として，ヘパリン化生理食塩水を準備する．採取は，まず触診にて十分に骨盤の形状を確認し，ディスポ針を使用して上後腸骨棘を目指して垂直に穿刺し，骨の感触を確認して5 mm〜1 cm進め，内針を抜いて1回あたり3〜5 mLの骨髄液を吸引する．採取後，内針を戻して5 mm程度進めてから再度採取し，同一部位で2〜3回採取する．採取速度は30分あたり500 mL以下となるように注意する．途中細胞数のカウントを行い，目標細胞数に到達するために必要な採取量の見込みを計算する．骨髄には骨片や脂肪塊が混入しているので，フィルターを用いて濾過を行い，移送用のバックに移す．その際バックの破損に備え，複数のバックに分けて保存することが望ましい．

3）輸注法

原則として骨髄は凍結を経ずに輸注を行う．事前にヒドロコルチゾンを投与してアレルギー反応の予防を行う．血液型が一致しておりクロスマッチも陰性の場合は骨髄液をそのまま輸注する．血液型が不一致の場合やクロスマッチが陽性の場合は赤血球除去（患者血漿中にドナー赤血球に対する自然抗体が存在する場合：例としてドナーA型，患者O型など．major mismatchという）もしくは血漿除去（ドナー血漿中に患者赤血球に対する自然抗体が存在する場合：例としてドナーO型，患者A型など．minor mismatchという）を行う．その結果約200 mLに濃縮される．血液型異型輸血の場合はハプトグロビン4,000単位を輸注してもよいが残存赤血球が10〜20 mL程度であれば不要とされている．残存赤血球の溶血による赤褐色尿が出ることがある．投与中はバイタルをモニターしておく．

b. 末梢血幹細胞採取と輸注

通常骨髄内に存在している造血幹細胞をG-CSFの投与によって末梢血に動員して，細胞分離装

表 5-19　G-CSF 投与時の副作用

症状	程度	副作用判定基準（Grade）	G-CSF 投与量調整
骨痛	自制不能	4	50％減量 24 時間後改善なければ投与中止
頭痛	自制不能	4	50％減量 24 時間後改善なければ投与中止
吐き気	経口による飲食物摂取不可能	≧3	投与中止
嘔吐	24 時間で 2～5 回嘔吐 24 時間で 6 回以上嘔吐	2 ≧3	50％減量 投与中止
身体反応	痛みもしくは腫れを伴う炎症・静脈炎		50％減量 24 時間後改善なければ投与中止

置を用いて採取する．全身麻酔を必要とせずドナーの肉体的負担が軽いことや骨髄より生着が早いことが特徴であり，血縁者間の移植では以前より行われていたが，2010 年よりバンクを通じた非血縁者間移植でも開始された．

1）G-CSF による造血幹細胞の動員

　G-CSF としてグラン®（400 μg/m²/day）もしくはノイトロジン®（10 μg/kg/day）の皮下注が使用可能である．上記の量を 1 日 1 回投与もしくは 2 回投与とする．採取施設で投与するが，かならずしも入院で行う必要はない．採取初日は動員効率を考慮して採取開始 3 時間前に G-CSF を投与するのが望ましい．G-CSF 投与による副作用として，骨痛，関節痛，発熱，皮疹，頭痛，倦怠感，嘔気・嘔吐，肝酵素上昇，クレアチニン上昇，CRP 上昇などがある．疼痛に対してはアスピリンを避けアセトアミノフェンを使用する．まれではあるが，G-CSF によるショックや間質性肺炎，血圧低下の報告がある．また，G-CSF 投与後の健常者ドナーに急性白血病が発症した事例があるが，一般人口の発症率を上回るものではないため，G-CSF 投与との因果関係は否定的と考えられている．骨髄移植推進財団ではドナー有害事象の種類と程度に応じて表 5-19 のような対処を行うことにしており，血縁者間の場合も参考にする．

2）アフェレーシス

　G-CSF 投与開始後 4～5 日目に採取を開始する．血管を 2 本確保し，片方を脱血に他方を返血に用いて，連続血球分離装置に接続する．血管は原則として肘や前腕の血管を用いるが太い血管が確保できなければ鼡径から大腿静脈穿刺を行う．目標 CD34 陽性細胞数は患者の体重あたり 2.0×10^6 個/kg である．採取後 CD34 陽性細胞数を計測し，目標に達していなければ G-CSF の投与を継続し翌日もアフェレーシスを行う．しかし 7 日目以降の採取は行わない．アフェレーシスに伴う副作用として全身倦怠感，抗凝固剤として用いるクエン酸による四肢のしびれ，血管迷走神経反射（めまい，吐き気，嘔吐）などがみられる．血管迷走神経反射は高度の徐脈が出現し，心停止にいたる

ことがあるので，アフェレーシス中は ECG モニターを行い，万全の体制を整える．血管迷走神経反射が出現した場合にはアフェレーシスの速度を落とす．四肢のしびれにはグルコン酸カルシウムの静注が有効である．アフェレーシスでは血小板も採取されるため，血小板値の低下をきたすことがある．直後の血小板が 8 万/μL 以下となった場合には，多血小板血漿を作成してドナーに戻す．

3）輸　注

末梢血は採取時に赤血球や血漿が除去されているので血液型の不一致は問題にならない．骨髄移植の場合と同様にアレルギー反応の予防のためにヒドロコルチゾンを投与しておく．CD34 細胞数が過大（患者の体重あたり 8.0×10^6 個/kg 以上）のときは急性 GVHD のリスクが増すという報告があり，輸注細胞数はそれ以下にとどめておく．解凍時の細胞障害を少なくするためには，急速に解凍することが必要である．そのため患者のベッドサイドに 37℃の恒温槽を用意し，末梢血幹細胞を液体窒素にいれて運搬した後に恒温槽で解凍してから輸注を行う．細胞保護薬として用いる DMSO の作用で頭痛や吐き気を生じることがある．

c. 臍帯血採取と輸注

1980 年代に臍帯血に造血幹細胞が多数含まれていることがわかり，1988 年に世界で最初の臍帯血移植が行われた．わが国では 1990 年代半ばから開始され，臍帯血バンクの整備が進み，年間約 1,100 件の臍帯血移植が行われている（2011 年）．現在，8 カ所の臍帯血バンクに合計約 25,000 本の臍帯血が保存されている．

1）臍帯血採取

実際の採取は各調剤バンクが認定した約 100 カ所の提携産科施設で行っている．分娩が終わり臍帯を切断した後に臍帯静脈に穿刺をして胎盤および臍帯からの血液を採取する．胎盤が子宮内に残った状態で採取をする場合と，胎盤を娩出してから採取をする場合とがある．通常約 80 mL の臍帯血が採取される．採取後は臍帯血バンクで細胞処理を行った後に液体窒素で保存を行う．非血縁者の骨髄・末梢血ドナーと一括して検索を行うことができる．

2）輸　注

臍帯血を利用するには登録移植病院として認定される必要がある．臍帯血バンクネットワークのホームページから臍帯血の申し込みを行い，移植施設に搬入する．移植直前まで液体窒素で保存しておき，ベッドサイドに用意した 37℃の恒温槽で速やかに解凍して緩徐に静注する．輸注時の注意は末梢血の場合とほぼ同じである．この場合も血液型の不適合は輸注時の操作上問題にならない．

6　同種造血幹細胞移植の適応

同種造血幹細胞移植の適応は，以下の要素によって決めることができる．すなわち，a. 疾患の特性，b. 患者の状態，c. 得られるドナーの種類である．

a. 疾患の特性

　疾患による同種移植の適応は，対照となる治療（もしくは経過観察）と比較して，移植を行う方が生命予後の延長や疾患の進行を遅らせるなどの臨床的なメリットが得られるというエビデンスに基づいて決定される．しかし明確なエビデンスが存在しない場合やエビデンスによって結論が異なる場合も多く，適応が確立している疾患の状態は多くない．移植技術の進歩によって適応は拡大する傾向にあるが，慢性骨髄性白血病のように薬物治療の進歩によって適応が大幅に縮小することもある．詳細は各疾患の治療の項目に譲るが，大まかに述べると以下のようになる．

　同種造血幹細胞移植の適応
- 急性骨髄性白血病：第2寛解期以降，化学療法抵抗性の症例，予後不良群の第1寛解期で考慮するが，予後中間群の第1寛解期でも考慮することがある．ただし急性前骨髄球性白血病（APL）では第1寛解期では移植を行わず第2寛解期では自家移植を優先するため，同種移植の適応は進行期に限定される．
- 急性リンパ性白血病：何らかのリスク因子を有する場合は第1寛解期で行うが若年成人の場合は行わないことがある．第2寛解期以降は適応となるが成績は悪い．
- 骨髄異形成症候群：IPSS Int-2以上の比較的高リスクの場合や，輸血依存・出血・感染症など，骨髄不全による症状が強い場合に行う．
- 慢性骨髄性白血病：T315Iなどチロシンキナーゼ阻害薬が無効な変異を有する場合や，移行期・急性転化期を経た場合に適応となる．
- 再生不良性貧血：重症以上もしくは輸血依存中等症の場合に適応とする．ただしHLA一致同胞が得られない場合は免疫抑制療法を優先する．
- 悪性リンパ腫：組織型と化学治療への抵抗性によって適応は異なる．成人T細胞性白血病/リンパ腫やリンパ芽球性リンパ腫など一部の組織型では積極的に適応を考慮する．

b. 患者の状態

　造血幹細胞移植は約10〜40％の移植関連死亡を伴う毒性の強い治療であり，それに耐えられる体力や臓器機能を有していることが必要である．主に年齢，performance status（PS），併存疾患の有無によって判断する．減弱した前処置（reduced intensity conditioning regimen：RIST）を用いることで，高齢，併存疾患など比較的条件の悪い患者に対する移植の適応が拡大しているが，その際には抗腫瘍効果も減弱するため再発率が高くなる可能性がある．併存疾患の移植成績への影響はHematopoietic Cell Transplant-Co-morbidity Index（HCT-CI）という指標で定量化され（表5-20），このスコアが高いと非再発死亡が増加し全生存率が低下することが示されているため，移植成績の低下の目安とすることができる（図5-25）．

c. 得られるドナーの種類

　造血幹細胞はHLA一致同胞から提供を受けることが望ましいが，高齢者への移植の適応拡大や（必然的に同胞も高齢となる），少子化のために，HLA一致同胞からの提供が困難な症例が増加すると考えられる．その際には代替ドナーを探す必要があるが，最近HLA8座のDNA型適合であれば非

表 5-20　HCT-CI の内容と配点

併存疾患	定義	配点
不整脈	心房細動，心房粗動，洞不全症候群，心室性不整脈	1
心疾患	冠動脈疾患，心筋梗塞，うっ血性心不全，EF≦50%	1
弁膜症	弁膜症（MVP 以外）	3
呼吸機能（中）	DLCO and/or FEV1.0：66～80%，軽労作時の呼吸苦	2
呼吸機能（重）	DLCO and/or FEV1.0：≦65%，呼吸苦（安静時）または酸素投与	3
肝機能（軽）	慢性肝炎，T. Bil：1～1.5×ULN，AST/ALT：1～2.5×ULN	1
肝機能（中～重）	肝硬変，T. Bil：>1.5×ULN，AST/ALT：>2.5×ULN	3
腎機能	cre>2.0 mg/dL，現在の透析，腎移植の既往	2
悪性腫瘍	悪性腫瘍の既往歴（皮膚がんは悪性黒色腫のみ含む）	3
膠原病	SLE，RA，PM，MCTD，リウマチ性多発筋痛症	2
消化性潰瘍	薬物治療を要する	2
炎症性腸疾患	クローン病，潰瘍性大腸炎	1
脳血管障害	一過性脳虚血発作もしくは脳血管イベント	1
精神疾患	精神科受診や治療が必要なうつや不安障害	1
糖尿病	インスリンや経口糖尿病薬による治療を要する	1
肥満	BMI 35 以上	1
感染症	day 0 の時点以降に抗生物質での加療継続が必要	1

ULN：upper limit of normal

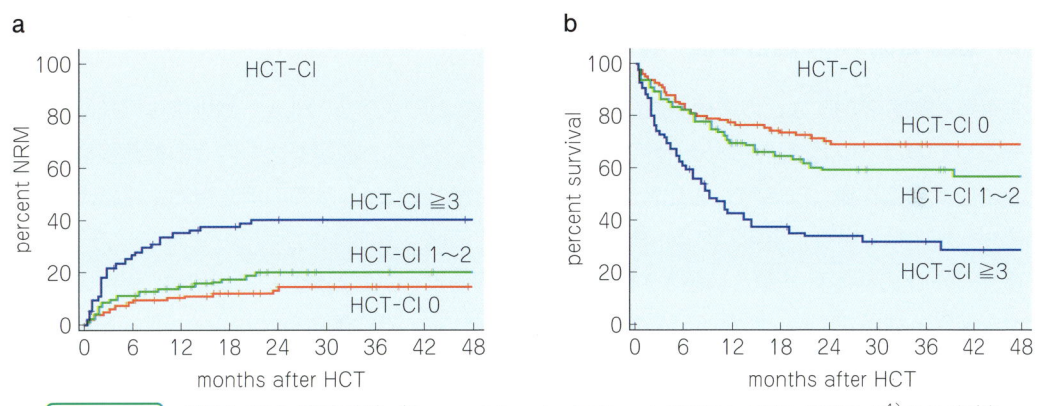

図 5-25　HCT-CI と移植成績（Sorror ML, et al. Blood. 2005；106：2912-9[1)]から改変）
表 5-20 に示した HCT-CI スコアの合計点と，非再発死亡率（a）と全生存率（b）の関係を示した．HCT-CI が高いと非再発死亡が増加する．

血縁者からでも血縁者間移植と遜色ない成績となることが報告され，有力な候補となる．それらが得られない場合には HLA 1 抗原不適合の非血縁，臍帯血などから探すことになるが，移植成績が低下する可能性がありそれを含めて移植適応を検討する必要がある．臍帯血は 2 抗原までの HLA 不適合であれば使用可能であるが，患者の体重あたり $2×10^7$/kg 以上の有核細胞数があるものを使用することが望ましいことに注意が必要である．HLA 多座不一致移植の開発もすすんでいるが，まだ研究段階である．

■文　献
1) Sorror ML, Maris MB, Storb R, et al. Hematopoietic cell transplantation (HCT)-specific comorbidity index: a new tool for risk assessment before allogeneic HCT. Blood. 2005; 106: 2912-19.

〈南谷泰仁〉

7 同種造血幹細胞移植の実際

a．ドナーソース

　家族内にHLA一致の健常者が存在する場合は，ドナーとしての第1選択となる．移植細胞ソースとして骨髄細胞を用いた場合は慢性GVHDのリスクは低く，末梢血幹細胞を用いた場合は，生着は早くなる．血縁者内にHLA一致ドナーが存在しない場合には，①HLA1抗原不一致あるいはHLA半合致（血清型2〜3抗原不一致）の血縁ドナー，②HLA一致あるいはHLA1抗原不一致の非血縁骨髄・末梢血幹細胞ドナー，③臍帯血，のなかから選択することになり，同種移植の適応がある患者のほとんどでドナーが見つかる時代となった（表5-21）．骨髄バンクあるいは臍帯血バンクを利用する場合，前者では移植までに時間を要しGVHDのリスクが高いが，後者では生着不全と造血回復に時間がかかるため感染症のリスクが高くなる，という特徴を踏まえて選択することとなる．

b．血縁者間HLA適合移植：骨髄，末梢血

　生存率，重症GVHDなどの移植関連合併症の発症率などの点から，HLA一致同胞は同種移植のドナーとしてのゴールデンスタンダードであることに変わりない．血縁ドナー内での骨髄移植（BMT）と末梢血幹細胞移植（PBSCT）の比較は，2000年前後に欧米から多くの前方視的比較臨床試験の結果が報告されている．後発であるPBSCTではBMTに比べ造血回復が明らかに速い一方で，重篤な慢性GVHDの発症率が高い．期待された白血病抑制効果（GVL効果）については，報告によって様々な結果となっている．わが国での観察研究では，PBSCTでは重症急性GVHD（Ⅲ〜Ⅳ度）およ

表5-21　わが国で同種移植に用いられているドナーソース

血縁/非血縁	HLA適合度	細胞源
血縁ドナー		
	一致	骨髄
		末梢血
	1抗原不一致（血清型）	骨髄
	半合致（血清型）	末梢血（T細胞除去）
		骨髄
非血縁ドナー		
	一致	骨髄
		末梢血
	1抗原不一致（血清型）	骨髄
	一致〜2抗原不一致（血清型）	臍帯血

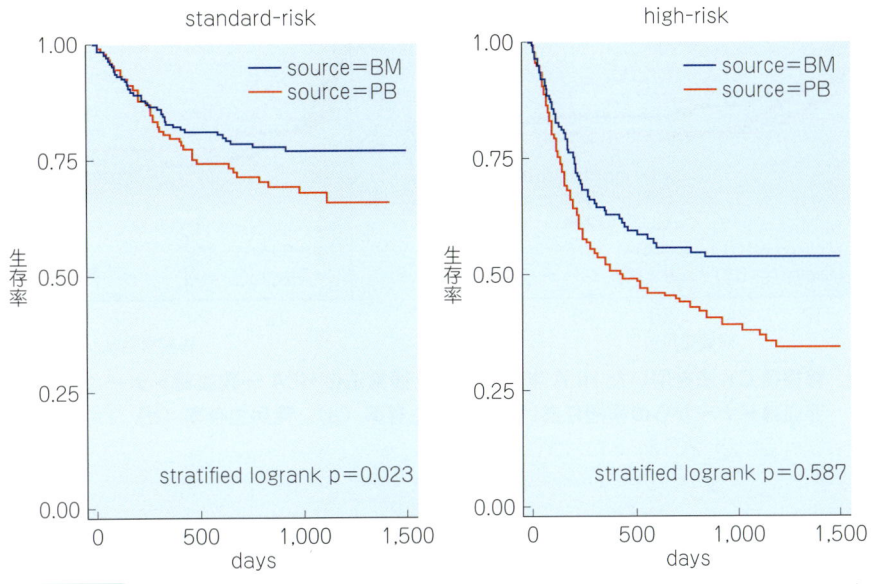

図 5-26 BMT および PBSCT の特徴と，わが国における BMT と PBSCT での生存率

(Nagafuji K, et al. Int J Hematol. 2010; 91: 855-64)[1]

BMT の利点：GVHD（特に慢性）のリスクが低い
PBSCT の利点：造血回復が早い

び全身型慢性 GVHD の発症頻度が有意に高かったが，再発率には違いは認めなかった[1]．その結果，標準リスク群での移植後生存率は BMT が明らかに良好，高リスク群では両群間に差を認めなかった（図 5-26）．

c. 血縁者間 HLA 非適合移植

　血縁ドナーからの同種移植では，一般的には HLA1 抗原不適合までがドナーとして許容される．一方で，最近は 2 抗原以上不適合の血縁ドナーからも移植が行われるようになり，特に親から遺伝する HLA ハプロタイプの片方が一致するが他方が不一致である血縁ドナーからの移植（HLA 半合致移植）が，HLA 適合ドナーが得られない患者に対する方法として 90 年代後半に欧州で開発された．G-CSF により動員されたドナー末梢血単核細胞から CD34 陽性分画に純化した造血幹細胞が用いられることが多いが，この方法では移植直後の T 細胞の回復は不良である一方で NK 細胞が抗腫瘍効果を担い，特に急性骨髄性白血病の場合はキラー活性抑制シグナルを伝える受容体（killer cell immunoglobulin-like receptor：KIR）が不適合であるドナーからの移植により移植片対白血病（graft-versus-leukemia：GVL）効果が得られ，有意に再発率の減少および生存率の向上が得られることが明らかにされた．一方で，体外で細胞処理が必要となる煩雑さと，移植後の感染症と原疾患の再発が高率であることが依然として問題である．最近では，強力な免疫抑制療法とともに HLA 半合致ドナーの骨髄を用いる方法も試みられており，わが国では一部の施設で試験的に行われている．さらに，HLA 半合致移植後に制御性 T 細胞を投与する方法や，G-CSF 投与後の HLA 半合致ドナーから骨髄を採取し移植する方法，HLA 半合致移植後 3 日目および 4 日目に大量のシクロホスファミド

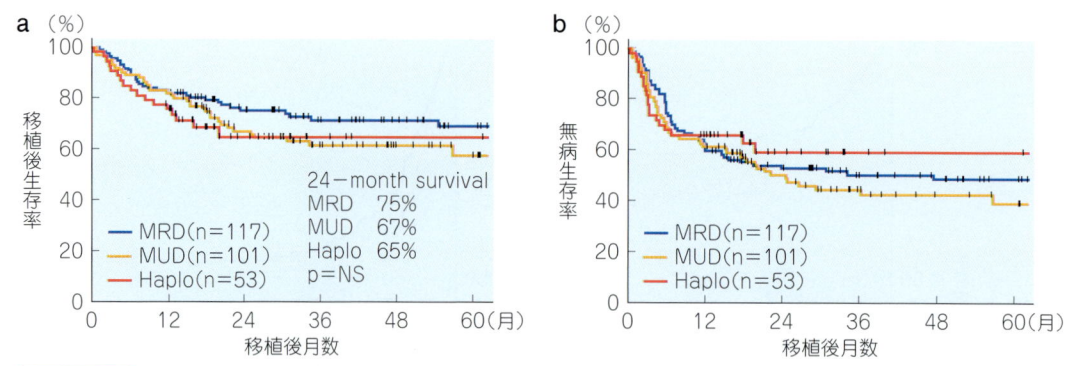

図 5-27　移植後 CY 法を用いた HLA 半合致移植と通常法の HLA 一致血縁ドナー，および HLA 一致非血縁ドナーからの移植における移植後生存率（a），無病生存率（b）（Bashey A, et al. J Clin Oncol. 2013; 31: 1310-6)[2]

（CY，50 mg/kg×2 日）を投与する方法（図 5-27)[2]などが開発され，今後，HLA 半合致移植法のさらなる改良と発展が予想されている．

● d. 非血縁者間同種移植

1993 年に日本骨髄バンクでの最初の移植が行われたのち，この 20 年間で累積移植数は 15,000 例を超え，成績向上に結びつく有用な情報の蓄積が進んでいる．登録ドナー数は現在，40 万人を超えているが，HLA 完全一致ドナーが得られない患者が少なからず存在するため HLA 不適合移植も多く，特に遺伝子型での不適合の許容範囲についても一定の理解が得られている．初期（1990 年代）の解析では欧米での結果と異なり，わが国では HLA-A および-B におけるアリル型不適合が重症 GVHD 発症率や生存率などの移植成績に影響していたが，HLA-C，-DR 遺伝子型の不適合は影響がなかったと結論された．その後，わが国の移植医はこの情報に基づいたドナー選択を行った結果，最近の再解析では，むしろ HLA-C，-DR の不一致が移植成績に負の影響を与えていることが明らかになった[3]．また，同じ抗原におけるアリルレベルでの不一致でも，重症 GVHD の発症など移植成績に影響を与える不一致の組み合わせと影響が出ない組み合わせがあることも明らかなっている（図 5-28）．

非血縁ドナーからの細胞ソースとしては，欧米では PBSCT が主流となっているが，最近になって BMT と PBSCT を比較した第Ⅲ相臨床試験の結果が明らかになり，2 年全生存率は，PBSCT 群で 51％，BMT 群では 46％で有意差は認めず（p＝0.29），慢性 GVHD 発症率（2 年）は，PBSCT 群で 53％，BMT 群では 41％と，PBSCT では慢性 GVHD のリスクを増加させる（p＝0.01）ことが明らかにされた（図 5-29)[4]．

● e. 臍帯血移植

現在，わが国の臍帯血バンクから約 30,000 ユニットの臍帯血が入手可能となっており，臍帯血移植は毎年 1,000 例以上が実施され，累計でも 10,000 例を超えている．

当初は必要細胞数が少なくてすむ小児が主な対象とされたが，近年は成人に対する移植例が全体の約 8 割を占めている．急速に普及した理由としては，供給の迅速性に優れているため適切な時期

mismatch combination, donor-patient	n	HR(95% CI)	p
A0206-A0201	131	1.78(1.32-2.41)	<0.001
A0206-A0207	27	3.45(2.09-5.70)	<0.001
A2602-A2601	21	3.35(1.89-5.91)	<0.001
A2603-A2601	35	2.17(1.29-3.64)	0.003
B1501-B1507	19	3.34(1.85-5.99)	<0.001
C0303-C1502	25	3.22(1.75-5.89)	<0.001
C0304-C0801	69	2.34(1.55-3.52)	<0.001
C0401-C0303	42	2.81(1.72-4.60)	<0.001
C0801-C0303	80	2.32(1.58-3.40)	<0.001
C1402-C0304	23	3.66(2.00-6.68)	<0.001
C1502-C0304	27	3.77(2.20-6.47)	<0.001
C1502-C1402	50	4.97(3.41-7.25)	<0.001
DR0405-DR0403	53	2.13(1.28-3.53)	0.003
(DR1403-DQ0301)-(DR1401-DQ0502)	19	2.81(1.44-5.51)	0.002
DP0301-DP0501	49	2.41(1.49-3.89)	<0.001
DP0501-DP0901	71	2.03(1.30-3.16)	0.002

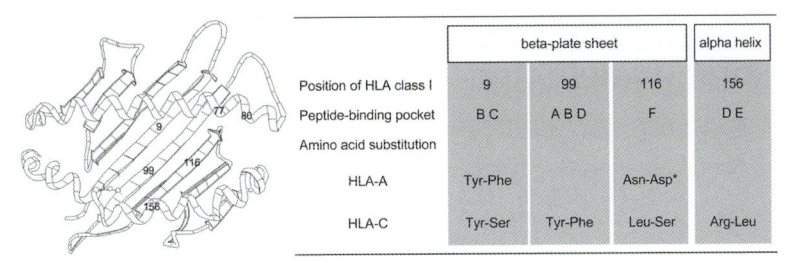

	beta-plate sheet			alpha helix
Position of HLA class I	9	99	116	156
Peptide-binding pocket	B C	A B D	F	D E
Amino acid substitution				
HLA-A	Tyr-Phe		Asn-Asp*	
HLA-C	Tyr-Ser	Tyr-Phe	Leu-Ser	Arg-Leu

図 5-28 重症急性 GVHD 発症率と相関のあるミスマッチの組み合わせ
（Kawase T, et al. Blood. 2007; 110: 2235-41）

HLA class I において特定のアミノ酸が position 9, 77, 116, 156 で置換されることにより重度の急性 GVHD 発症のリスクを有意に上昇させる.

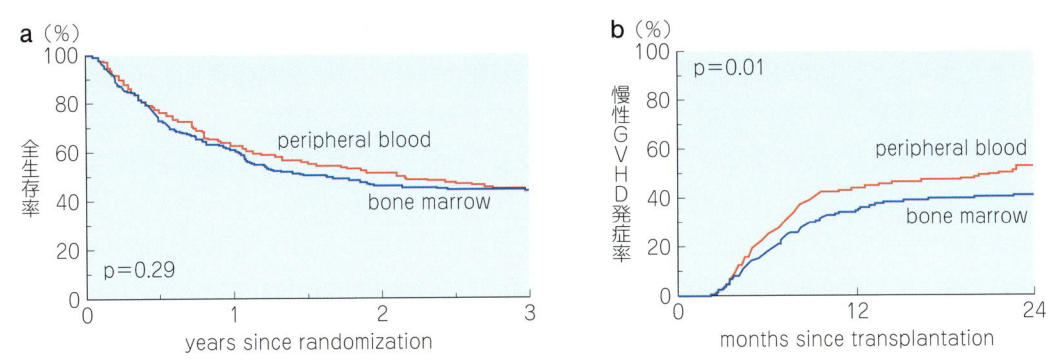

図 5-29 非血縁ドナーからの骨髄移植と末梢血幹細胞移植との比較（Anasetti C, et al. N Engl J Med. 2012; 367: 1487-96）[4]
a. PBSCT と BMT の全生存率の比較, b. PBSCT と BMT の慢性 GVHD 発症率の比較

表 5-22　非血縁ドナーからの臍帯血移植および骨髄移植の特徴

臍帯血移植の利点	骨髄移植の利点
● 短期間で移植細胞が入手可能 ● 重症（慢性）GVHDのリスクが低い ● HLA不一致でも移植可能 ● 新生児・母体に対して医学的・心理的な負担がない	● 生着の確実性が高く，早い ● 感染症に対応しやすい ● 経験が多い ● 同一ドナーからの細胞療法が可能

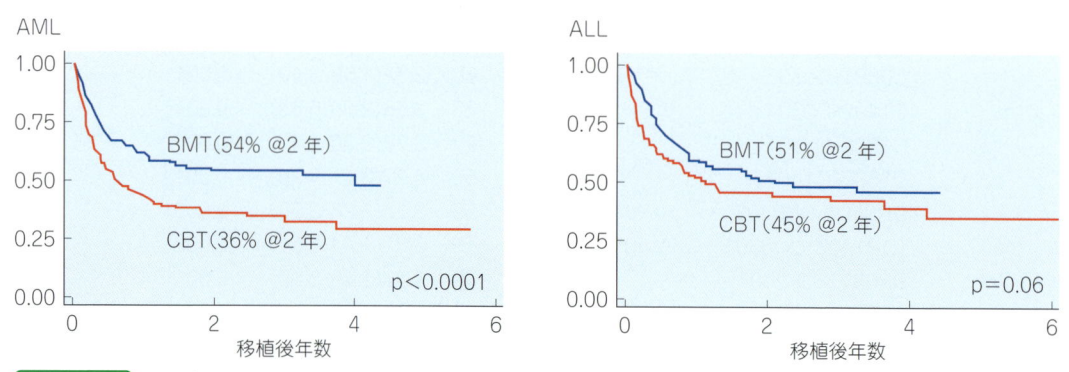

図 5-30　わが国における標準的強度の前処置を用いた急性白血病に対する移植後無病生存率：非血縁骨髄移植と臍帯血移植との比較（Atsuta Y, et al. Blood. 2009; 113: 1631-8）[7]

に移植が可能であり，移植片対宿主病（GVHD）が重症化しにくいこと，HLAが厳密に一致していなくても比較的安全に移植が可能であり，相対的に少ないドナープールで多くの移植適応患者をカバーできる点，などがあげられる．一方で，生着不全の危険性が高いこと，造血回復に時間がかかるため移植後に感染症の発症率が高いこと，などが問題となっている（表5-22）．

臍帯血ユニットを選択する場合，候補となるHLA-A抗原，-B抗原，-C抗原の合計6抗原中，不一致抗原数が2抗原以内の臍帯血の中から，有核細胞が患者体重1kg当たり2×10^7以上の臍帯血を選択することになるが，このなかでも細胞数がより多いものを選択する．検索画面からは有核細胞数の他に，CD34陽性細胞数とコロニー数の情報を得ることができるが，CD34陽性細胞数と移植後の造血回復速度との相関を示す報告が多い．骨髄移植と異なり，成人患者の場合はHLAの一致度は移植成績に影響しない傾向が強いため[5]選択の際には細胞数を優先するが，抗HLA抗体陽性の場合は生着に負の影響を及ぼすため[6]，抗体が対応する不一致抗原を含まない臍帯血を選択すべきである．

前処置や免疫抑制など移植の方法は，骨髄移植と基本的には変わらない．比較的高齢患者が対象の場合には，治療関連毒性の軽減目的で強度を軽減した前処置法も用いられているが，移植後再発のリスクは高くなる．また，骨髄・末梢血移植に比べて臍帯血移植の場合は，造血回復・免疫再構築の立ち上がりが遅い傾向にあるため，感染症対策は厳重に行う必要がある．一方，重症GVHDの発症頻度は低く，移植後の免疫抑制時は比較的早期に減量可能である．

臍帯血移植の成績を非血縁骨髄移植と比較してみると，臍帯血移植後の生存率は非血縁骨髄移植とほぼ同等，あるいは若干不良である．2009年にわが国から報告された成人の急性白血病患者に対する初回移植として標準強度の前処置を用いた場合の2年無病生存率は，急性骨髄性白血病では臍

帯血移植で 42%，骨髄移植では 54%で骨髄移植が統計学的に有意に良好であったが，急性リンパ性白血病患者に対する移植では，臍帯血 46%，骨髄 44%と差は認めなかった（図 5-30）．急性骨髄性白血病では，臍帯血移植後早期の非再発死亡率が高いことが生存率低下の主因であった[7]．臍帯血移植の対象疾患は急性白血病が約半数を占めており，他の疾患でも移植成績は急性白血病とほぼ同様である．

■文　献

1) Nagafuji K, Matsuo K, Teshima T, et al. Peripheral blood stem cell versus bone marrow transplantation from HLA-identical sibling donors in patients with leukemia: a propensity score-based comparison from the Japan Society for Hematopoietic Stem Cell Transplantation registry. Int J Hematol. 2010; 91: 855-64.
2) Bashey A, Zhang X, Sizemore CA, et al. T-cell-replete HLA-haploidentical hematopoietic transplantation for hematologic malignancies using post-transplantation cyclophosphamide results in outcomes equivalent to those of contemporaneous HLA-matched related and unrelated donor transplantation. J Clin Oncol. 2013; 31: 1310-6.
3) Kanda Y, Kanda J, Atsuta Y, et al. Impact of a single human leucocyte antigen (HLA) allele mismatch on the outcome of unrelated bone marrow transplantation over two time periods. A retrospective analysis of 3003 patients from the HLA Working Group of the Japan Society for Blood and Marrow Transplantation. Br J Haematol. 2013; 161: 566-77.
4) Anasetti C, Logan BR, Lee SJ, et al. Peripheral-blood stem cells versus bone marrow from unrelated donors. N Engl J Med. 2012; 367: 1487-96.
5) Atsuta Y, Kanda J, Takanashi M, et al. HLA Working Group of the Japan Society for Hematopoietic Cell Transplantation. Different effects of HLA disparity on transplant outcomes after single-unit cord blood transplantation between pediatric and adult patients with leukemia. Haematologica. 2013; 98: 814-22.
6) Takanashi M, Atsuta Y, Fujiwara K, et al. The impact of anti-HLA antibodies on unrelated cord blood transplantations. Blood. 2010; 116: 2839-46.
7) Atsuta Y, Suzuki R, Nagamura-Inoue T, et al. Disease-specific analyses of unrelated cord blood transplantation compared with unrelated bone marrow transplantation in adult patients with acute leukemia. Blood. 2009; 113: 1631-8.

8 同種造血幹細胞移植における移植前処置

a. 骨髄破壊的前処置

同種移植における前処置の目的は抗腫瘍作用と免疫抑制による拒絶抑制である．そのために放射線照射やシクロホスファミド（CY）などの強力な免疫抑制効果をもつ（リンパ系に対して感受性が高い）薬剤の組み合わせが用いられる．CY（120 mg/kg）＋全身放射線照射（TBI; 12 Gy）やブスルファン（BU; 16 mg/kg）＋CY（120 mg/kg）が標準療法である．臍帯血移植では生着の担保を目的として，TBI/CY 法をもとに TBI 増量あるいは，フルダラビンやシタラビンの追加などが試みられている．一方で，再発抑制目的で TBI/CY や BU/CY に他の化学療法薬を加える強化レジメンが開発されてきたが，標準療法と比べて明らかな効果は得られていない．

TBI/CY と BU/CY の比較を目的とした後方視的観察研究では，両群間で差を認めない，あるいは骨髄性白血病では TBI 群で良い無病生存が得られる傾向にある，というメタアナリシスの結果が報

```
CIBMTR study  SC09-01
    対象：      骨髄性腫瘍（AML, MDS, CML, n=1483）
    ivBU 群：BU(>9 ㎎ / kg)+CY/ Flu (n=1025)
    TBI 群： TBI(≧8Gy)+CY/VP-16 （n= 458）
```

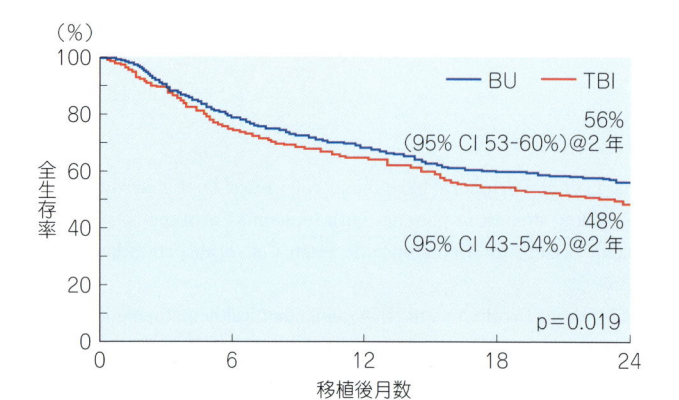

BU: 56% (95% CI 53-60%)@2年
TBI: 48% (95% CI 43-54%)@2年
p=0.019

多変量解析の結果：

	ivBU 群の相対危険度 (TBI 群を 1.00 とする)	p 値
再発	0.93(0.77-1.14)	0.49
TRM	0.80(0.60-1.08)	0.14
全死亡	0.82(0.68-0.98)	0.03

図 5-31 骨髄性腫瘍に対する TBI/CY と ivBU/CY とを比較した多施設共同前向きコホート試験
(Bredeson C, et al. CIBMTR/ASBMT BMT tandem meeting. 2013)[1]

告がされている．一方で，最近，骨髄性腫瘍を対象とした多施設共同前向きコホート試験（n＝1,483）が遂行され，2年生存率では TBI 群 48％に対して BU 群で 56％で（図5-31），特に急性骨髄性白血病で有意差（2年全生存率 BU 群 57％，TBI 群 46％，p＝0.003）を認め，注目されている[1]．

b. 骨髄非破壊的前処置

「ミニ移植」は非骨髄破壊的（non-myeloablative）な前処置，あるいは強度を減弱した（reduced-intensity）前処置を用いる同種移植の通称であり，患者が高齢や臓器障害のために標準的強度の前処置を用いた場合では移植関連死亡が高くなるため本法が適応となることが多い．造血幹細胞を移植しなくても自己の造血回復が期待できる程度の前処置を用いる場合は骨髄非破壊的前処置とされ，移植細胞を生着させるための免疫抑制が主な目的であるため，抗腫瘍効果は「標準的前処置」の場合ほどは期待されない．また，移植後にドナーとレシピエント由来の細胞が混在する状態（混合キメラ）が生じることがあり，そのような場合はドナーの末梢血から採取したリンパ球の追加投与を行うことによって，より確実なドナー細胞の生着を促す場合がある．レジメンとしては様々な方法についての報告がなされているが，少量のフルダラビン（FLU），BU，メルファラン（MEL），CY や TBI を組み合わせることが多い（図5-32）．全体を通じて最適な方法はいまだ確立されておらず，摸索が続いている状態だが，近年，施行数は急激な増加を示しており，低悪性度リンパ腫など GVT 効果が得られやすい疾患では比較的その効果が期待されている．一方で，非特異的な免疫反応に頼るため，標準強度の前処置を用いた場合に比べ抗腫瘍効果には一定の限界があり，進行病期で行っ

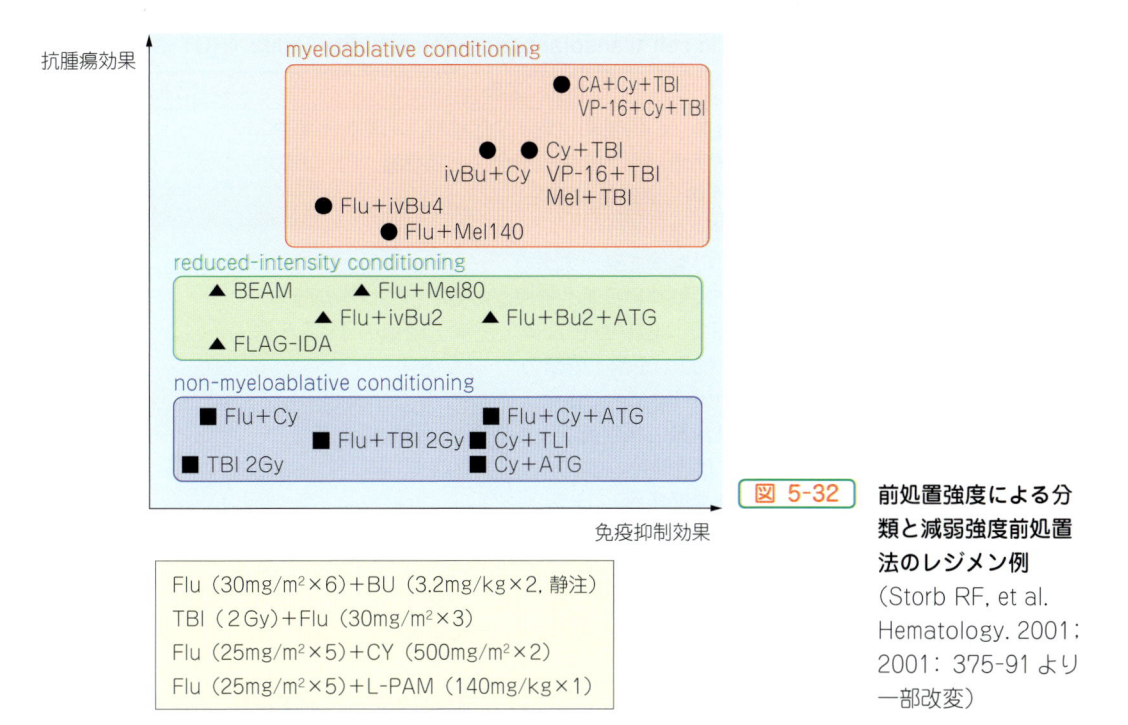

図 5-32 前処置強度による分類と減弱強度前処置法のレジメン例

（Storb RF, et al. Hematology. 2001; 2001: 375-91 より一部改変）

myeloablative conditioning
- CA+Cy+TBI
- VP-16+Cy+TBI
- Cy+TBI
- ivBu+Cy
- VP-16+TBI
- Mel+TBI
- Flu+ivBu4
- Flu+Mel140

reduced-intensity conditioning
- BEAM
- Flu+Mel80
- Flu+ivBu2
- Flu+Bu2+ATG
- FLAG-IDA

non-myeloablative conditioning
- Flu+Cy
- Flu+Cy+ATG
- Flu+TBI 2Gy
- Cy+TLI
- TBI 2Gy
- Cy+ATG

縦軸：抗腫瘍効果　横軸：免疫抑制効果

Flu（30 mg/m²×6）+BU（3.2 mg/kg×2，静注）
TBI（2 Gy）+Flu（30 mg/m²×3）
Flu（25 mg/m²×5）+CY（500 mg/m²×2）
Flu（25 mg/m²×5）+L-PAM（140 mg/kg×1）

た移植の場合は一般に移植後再発率は高い．

c. 骨髄非破壊的移植（ミニ移植）の適応と実際

　同種移植適応のある疾患をもち，患者状態が許せば通常は標準強度（骨髄破壊的）前処置を選択するが，年齢（通常は 55～60 歳以上）や臓器の許容レベル・患者 comorbidity（表 5-23）をみて，標準強度の前処置が困難な場合には減弱強度前処置の検討を行う．ここに示す HCT-CI は移植療法による合併症に起因する死亡（TRM）を減らすために，そのリスクを予測することを目的として作成されたものであり，スコアが高い患者では有意に TRM の上昇および生存率の低下を認めることから[2]，移植適応を考える際にこのシステムを用いて患者状態を評価する必要がある．

　高齢者に多く，同種移植以外に治癒を目指すことのできる治療法が存在しない疾患である骨髄異形成症候群では，実際に減弱強度前処置法を用いた同種移植が行われることが多い．60～70 歳の de novo MDS 患者を対象としてマルコフモデルを用いた臨床決断分析による国際共同研究の報告によれば，国際予後スコアリングシステム（IPSS）リスク分類で low/intermediate-1 の場合では，移植を受けた場合での平均余命期間が 38 カ月であったのに対し，移植以外の方法を選択した場合では 77 カ月であった．一方，intermediate-2/high では，移植を選択した場合で 36 カ月，移植以外の方法では 28 カ月と有意に予後を改善させており（図 5-33），進行期の高齢者 MDS に対する減弱強度前処置を用いた同種移植の有用性を示唆している．

　さらに最近，60 歳以下の第 1 寛解期の急性骨髄性白血病患者に対する同種移植の前方視的ランダム化第 III 相臨床試験によって減弱強度前処置法（TBI 2 Gy＋フルダラビン 150 mg/m²）と標準強度前処置法（TBI 12 Gy＋CY 120 mg/kg）との比較が行われた（図 5-34）．同種移植は HLA 一致同胞または，HLA9/10 抗原以上一致（アリルレベル）の非血縁ドナーを用いて行われ，195 名が参加し

第5章 ● 血液疾患の治療

表 5-23 hematopoietic cell transplantation-comorbidity index（HCT-CI）

合併症	定義	HCT-CI スコア
不整脈	心房細動，心房粗動，洞不全症候群，心室性不整脈	1
心疾患	冠動脈疾患，うっ血性心不全，心筋梗塞，EF<50%	1
炎症性腸疾患	Crohn病，潰瘍性大腸炎	1
糖尿病	薬物療法あり	1
脳血管障害	一過性の脳虚血発作を含む	1
精神疾患	移植時に精神科受診や治療が必要なうつや不安障害	1
肝機能障害（軽度）	慢性肝炎，ビリルビン値：正常上限値の1〜1.5倍，AST/ALT：正常上限値の1〜2.5倍	1
肥満	BMI>35 kg/m² （成人）	1
感染症	前処置前後に抗生剤による治療が必要な場合	1
膠原病	SLE，慢性関節リウマチ，多発性筋炎，MCTD，リウマチ性多発筋痛症	2
消化性潰瘍	薬物療法あり	2
腎機能障害（中等度/重度）	血清クレアチニン値>2 mg/dL，透析中，腎移植の既往	2
呼吸機能障害（中等度）	DLco and/or FEV₁ 66〜80%，軽労作で息切れ	2
固形腫瘍の既往	治療の既往あり（非メラノーマ性皮膚がんを除く）	3
心臓弁膜疾患	（無症候性僧房弁逸脱症を除く）	3
肺機能障害（重度）	DLco and/or FEV₁<65%，安静時息切れ，酸素投与必要	3
肝機能障害（中等度/重度）	肝硬変，ビリルビン値：正常上限値の1.5倍以上，AST/ALT：正常上限値の2.5倍以上	3

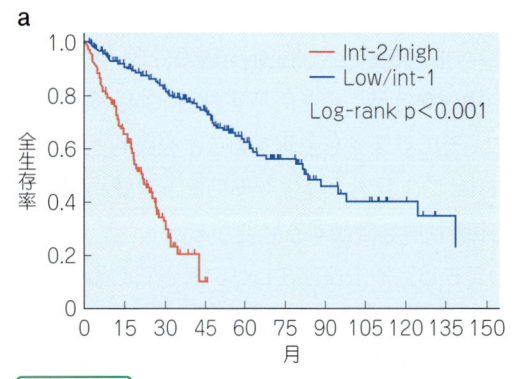

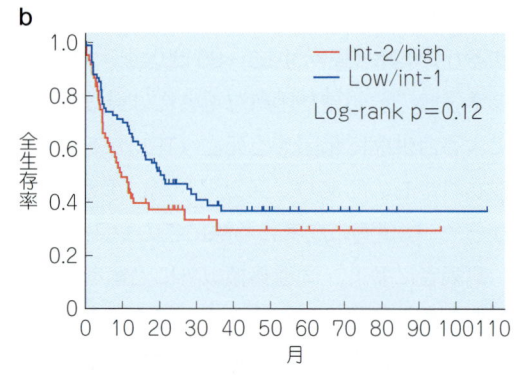

図 5-33 骨髄異形成症候群高齢患者に対する減弱強度前処置法による同種移植の役割（Koreth J, et al. J Clin Oncol. 2013; 31: 2662-70）[3]
a. 同種移植を行わなかった場合の全生存率，b. 同種移植を行った場合の全生存率

たこの臨床研究では，3年無病生存率は減弱強度レジメンで58%，標準強度レジメンで56%であった．また，3年全生存率は減弱レジメンで61%，標準レジメンで58%と，いずれも両前処置法間で統計的に有意差は認めなかった[4]．化学療法群との比較試験など今後さらに望まれる臨床試験はあるものの，このように非進行病期の若年患者に対する減弱強度前処置を用いた同種移植の位置づけも変わりつつある．

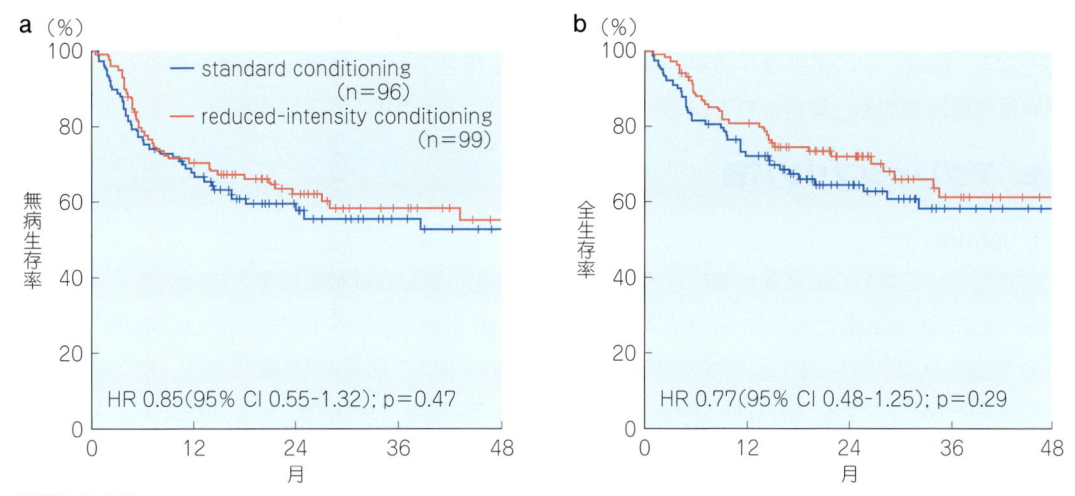

図 5-34 第1寛解期の急性骨髄性白血病に対する標準強度の前処置と減弱強度の前処置を行った場合における移植後無病生存率（a）と全生存率（b）（Bornhäuser M, et al. Lancet Oncol. 2012; 13: 1035-44)[4]

■ 文　献

1) Bredeson C, et al. CIBMTR/ASBMT BMT tandem meeting. 2013.
2) Sorror ML, Maris MB, Storb R, et al. Hematopoietic cell transplantation (HCT)-specific comorbidity index: a new tool for risk assessment before allogeneic HCT. Blood. 2005; 106: 2912-9.
3) Koreth J, Pidala J, Perez WS, et al. Role of reduced-intensity conditioning allogeneic hematopoietic stem-cell transplantation in older patients with de novo myelodysplastic syndromes: an international collaborative decision analysis. J Clin Oncol. 2013; 31: 2662-70.
4) Bornhäuser M, Kienast J, Trenschel R, et al. Reduced-intensity conditioning versus standard conditioning before allogeneic haemopoietic cell transplantation in patients with acute myeloid leukaemia in first complete remission: a prospective, open-label randomised phase 3 trial. Lancet Oncol. 2012; 13: 1035-44.

〈高橋　聡〉

9　自家末梢血幹細胞移植

a. 急性骨髄性白血病（AML）

　欧州の HOVON/SAKK-AML29＋42 試験では，16～60 歳の初発 AML の寛解後療法としての自家末梢血幹細胞移植（auto-PBSCT）と化学療法の比較が行われた[1]．2 コースの地固め療法後に，auto-PBSCT 群と第 3 コースの地固め療法を実施する群に割り付けされた．auto-PBSCT 群では有意に再発率が低下したが，全生存率には差がみられなかった（表 5-24）．化学療法群では再発後により多くの症例が auto-PBSCT や同種移植により救済されることがその理由とされる．本試験は従来の多くの試験と異なり，BMT でなく PBSCT が実施され，90％以上の高い治療完遂率が達成され，移植関連毒性も低かった点において，現在の実臨床に合致した内容である．したがって，現時点では AML における寛解後療法としての auto-PBSCT は推奨されない．

一方，急性前骨髄性白血病の第 2 寛解期には分子学的寛解が達成されていれば auto-PBSCT の適応となる．移植片中の微少残存病変が陰性であれば，7 年全生存率が 60％と同種移植後の 52％に比べ有意に良好であると報告されている[2]．

b. アグレッシブリンパ腫

1）upfront

これについては多くの試験が実施されてきたが，最近の 2 つの試験の結果を紹介する．ドイツの DSHNHL2002-1 試験では，18～60 歳の IPI high と high-intermediate（H/HI）群の初発アグレッシブ B 細胞性リンパ腫に対する寛解後療法としての auto-PBSCT の意義を検討した[3]．8 サイクルの R-CHOEP-14 と 4 サイクルの R-MegaCHOEP の比較で，後者は複数回の auto-PBSCT によって造血救済が行われた．しかし，R-MegaCHOEP 群で毒性が高く，全生存率が有意に低かった．

一方，米国の Intergroup SWOG S9704 試験では，T 細胞リンパ腫を含むアグレッシブリンパ腫の IPI H/HI に対し，CHOP あるいは CHOP-R 5 コース後に PR 以上の奏効が得られた 253 例が 3 コースの化学療法追加群（化学療法 8 コース）と 1 コースの化学療法追加後の auto-PBSCT 群（化学療法 6 コース＋auto-PBSCT）に割り付けられた．無増悪生存率は auto-PBSCT 群が有意に良好であったが，全生存率に差はみられなかった（図 5-35a，b）．化学療法後の再発例が auto-PBSCT によって救済されることが理由とされる．しかし IPI high の患者に限った解析では PBSCT 群で無病生存率，全生存率ともに有意に高かった（図 5-35c）．この結果は学会発表に基づいたもので（Stiff, et al. ASCO 2011），論文化を待ちたい．フランスの GOELAMS グループは upfront auto-PBSCT の有用性を示唆する報告をしたが，この結果に基づいた大規模な GOELAMS 075 試験では，逆に否定的な中間解析の結果が学会報告されており，これも論文化を待ちたい．ESMO ガイドラインには IPI H/HI の若年者 DLBCL の治療の選択肢として他の治療法とともに auto-PBSCT があげられている[4]．

マントル細胞リンパ腫（MCL）では 65 歳以下では auto-PBSCT による地固め療法が標準治療とされる（図 5-36）[5]．しかしそれ以上であっても良好な成績が報告されており，年齢だけで auto-PBSCT の可能性を排除すべきではない[6]．MCL の化学療法には R-CHOP やより強化した R-hyper-CVAD 療法などが用いられ，現時点では後者による寛解導入療法後の auto-PBSCT が推奨されている[7]．しかし，MCL IPI（MIPI）で層別化すると，auto-PBSCT を実施する限りにおいて，両者にさほど大きな成績の差はみられないとの報告もある[8]．

表 5-24　第 1 寛解期 AML に対する auto-PBCT と化学療法の比較（HOVON/SAAK）

	再発率	5 年無再発生存率	非再発死亡率	5 年全生存率
化学療法	70％	29％	1％	41％
auto-PBSCT	58％	38％	4％	44％
P 値	0.02	0.065	0.02	0.86

16～60 歳の第 1 寛解期 AML で，2 コースの地固め療法後に，auto-PBSCT 群（n＝258）と第 3 コースの地固め療法を実施する群（n＝259）に割り付けされた．auto-PBSCT 群では有意に再発率が低下したが，全生存率には差がみられなかった（Vellenga E, et al. Blood. 2011; 118: 6037-42[1]）より著者作成）．

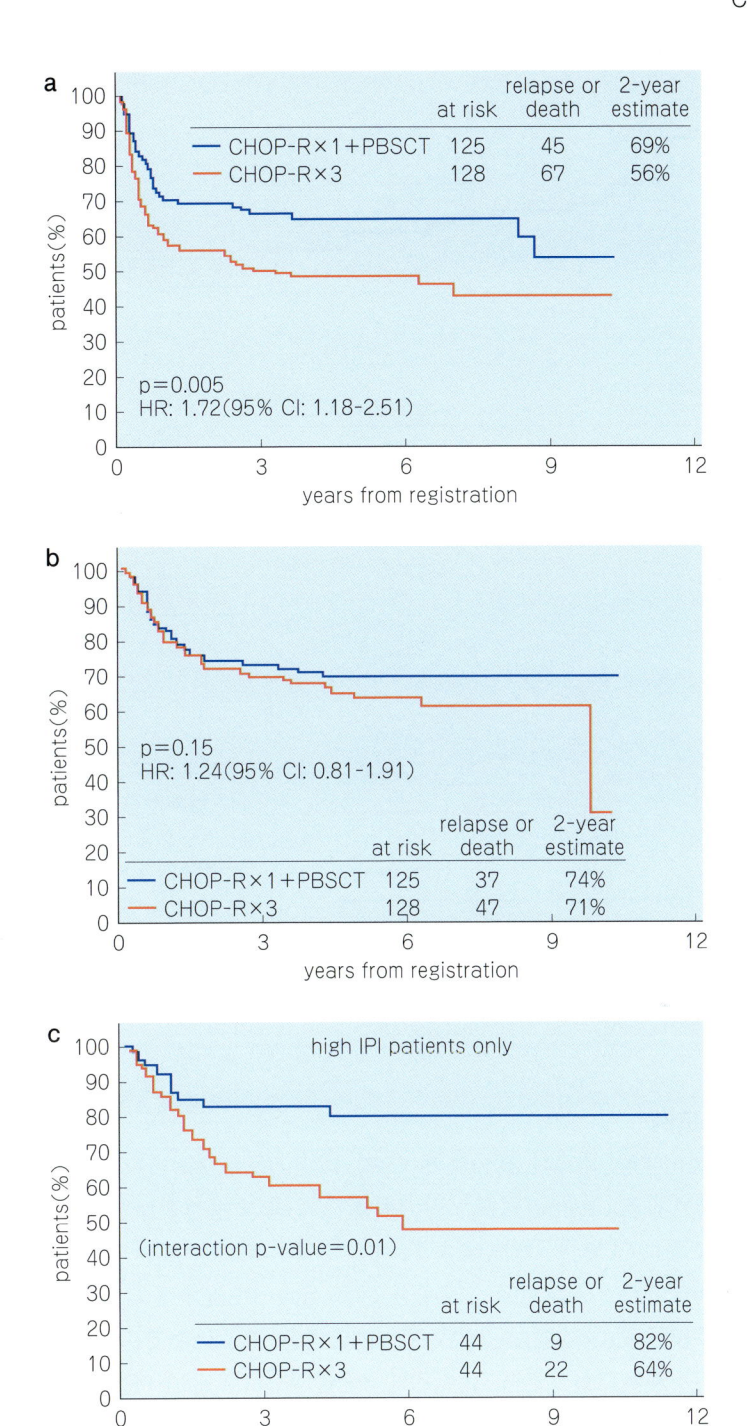

図 5-35 アグレッシブリンパ腫に対する upfront auto-PBSCT の成績

IPI high-intermediate あるいは high risk のアグレッシブリンパ腫 370 例のうち，CHOP あるいは CHOP-R 5 コース後に PR 以上の奏効が得られた 253 例が 3 コースの化学療法追加群（n=128）と auto-PBSCT 群（n=125）に割り付けられた．a．2 年無増悪生存率，b．2 年期待全生存率，c．high risk 群のみの 2 年期待全生存率．
(http://www.newevidence.com/oncology/entries/Randomized_phase_III_U_S_Canadian_intergroup/)

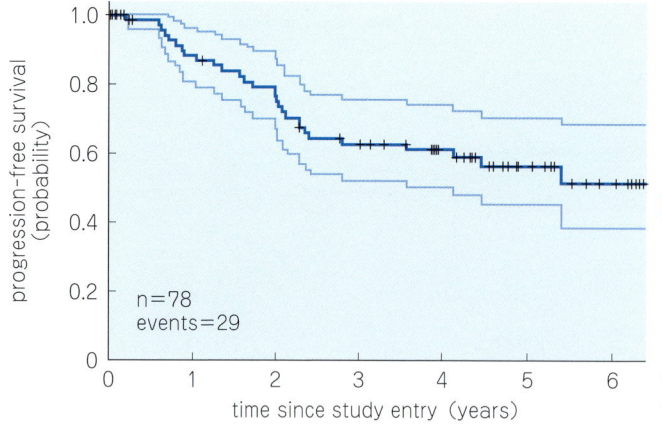

図 5-36 マントル細胞リンパ腫に対する upfront auto-PBSCT の成績（Damon LE, et al. J Clin Oncol. 2009; 27: 6101-8)[5]
CALGB59909 試験での intention-to-treat 解析による無増悪生存率

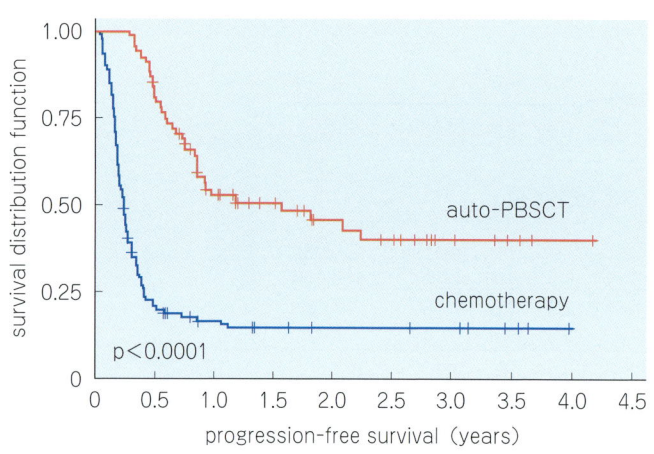

図 5-37 再発 DLBCL に対する auto-PBSCT の成績（Philip T, et al. N Engl J Med. 1995; 333: 1540-5[9]より改変）
リツキシマブを含む初回化学療法を受け，診断から 1 年以内に再発した例で，R-ICE あるいは R-DHAP による救済化学療法によって PR 以上の奏効がえられ，auto-PBSCT を実施した例（n＝68）の無増悪生存率は，auto-PBSCT が実施できなかった例（n＝119）よりも有意に高かった．

2）再発，治療抵抗例

　再発例では，救援化学療法に対し部分奏効（PR）以上の反応が得られた化学療法感受性例では auto-PBSCT が推奨される．Parma 試験がその根拠で，5 年全生存率が 53％と化学療法単独群の 32％に比較し有意に優れていた[9]．本試験はリツキシマブ上市以前，auto-BMT の時代のデータである．リツキシマブ時代の CORAL グループの報告では，auto-PBSCT 後の 3 年無増悪生存率は 53％であった[10]．予後不良因子は，診断から 12 カ月以内の再発，初回治療でのリツキシマブ使用であった．このような予後不良例であっても，化学療法感受性があれば auto-PBSCT 後の 3 年無増悪生存率は 39％と，移植を受けなかった，または受けることができなかった群の 14％より優れていた（図 5-37）．

　初回化学療法に対する治療抵抗例に対しても auto-PBSCT の適応がある．Memorial Sloan-Kettering Cancer Center からの報告では，T 細胞リンパ腫を含むアグレッシブリンパ腫において，初回化学療法に対する寛解導入不応例と PR 例に対し，3 コースの ICE 療法を行い，化学療法感受性が認められた 43 例に対し auto-BMT/PBSCT が実施された．3 年全生存率 53％，無イベント生存率 44％であり，寛解導入不応例と部分寛解例では差がみられなかった[11]．スペインのグループは DLBCL の

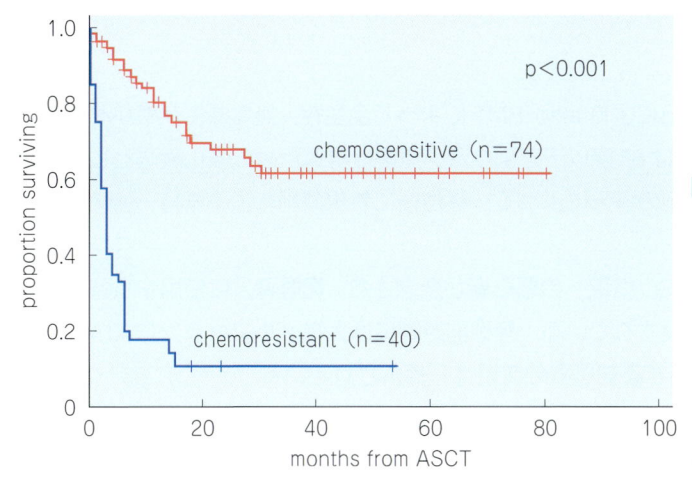

図 5-38 再発 DLBCL に対する auto-PBSCT の成績
(Kewalramani T, et al. Blood. 2000 ; 96 : 2399-404)[11]
DLBCL の初回化学療法後の PR 例と治療抵抗例に対し auto-BMT/PBSCT が実施された．移植前の化学療法感受性に基づいた移植後全生存率．

初回化学療法後の PR 例と治療抵抗例に対し auto-BMT/PBSCT を実施し，移植前の化学療法に対する感受性によって移植成績を比較しているが，化学療法不応性例では auto-PBSCT によっても治療は極めて困難である（図 5-38）[12]．化学療法感受性群では auto-PBSCT の成績は B 細胞性リンパ腫と T 細胞性リンパ腫でほぼ同等であるが，T 細胞性リンパ腫はそもそも救援化学療法に対し抵抗性が多いため，auto-PBSCT の積極的適応とならない例が多い．

c. 濾胞性リンパ腫（FL）

再発 FL では auto-PBSCT は治療オプションの 1 つである．しかし，多くの臨床研究で無増悪生存期間の延長が示されているものの，全生存率の改善までは示されていない．最近のリツキシマブ時代における第 1 再発期 FL を対象とした GELA/GOELAMS FL2000 研究では，auto-PBSCT 群の 3 年全生存率は 92％と移植を受けなかった 63％より有意に高かった[13]．EBMT の最近の報告では，移植後のリツキシマブによる維持療法は無増悪生存期間を延長するが，全生存率の改善はみられていない[14]．一方，移植前のリツキシマブの投与による in vivo purging の有用性は示されなかった．
FL の形質転換例に対しては，リツキシマブを用いた救援化学療法後に auto-PBSCT を受けた例の 3 年生存率 71％と，リツキシマブ以前の 47％より改善している[15]．

d. Hodgkin リンパ腫

Hodgkin リンパ腫では再発，治療抵抗性例に auto-PBSCT の適応がある．化学療法感受性の再発例に対し，dexa-BEAM 化学療法と auto-PBSCT の成績が比較され，治療成功生存率は後者が有意に高く，auto-PBSCT の効果が証明された[16]．Sirohi らは再発，治療抵抗性例の移植時の化学療法感受性と移植成績の関連を検討した．10 年生存率は移植時 CR 例で 72％，PR 例で 54％，治療抵抗性で 11％であり，一部の治療抵抗性例に長期生存がみられることは注目される[17]．イタリアのグループは ABVD 療法と BEACOPP 療法による初回治療の効果を比較した．7 年無増悪生存率は 73％対 85％で後者が良好であるが，全生存率では 84％対 89％で差がみられていない[18]．この試験では治療抵抗性あるいは再発例に対する auto-PBSCT がプロトコルに組み込まれており，そのサルベージ効果の高さを示した結果として注目される．

e. 多発性骨髄腫

多発性骨髄腫では 1996 年に Attal らにより auto-BMT によって全生存，無増悪生存率が改善することが報告されて以来，auto-PBSCT は 65 歳以下でより深い寛解を得るための強化療法として位置づけられている[19]．その後の新規薬剤の導入によって，移植後に新規薬剤による維持・強化療法を追加することが主流になりつつある．

新規薬剤のうちレナリドミドは PBSC 採取への悪影響が懸念され，寛解導入に使用する際には早期に PBSC 採取を実施することが推奨されている．移植前処置には大量メルファラン（200 mg/m^2）が用いられるが，ボルテゾミブを併用する前処置の有用性も報告されている[20]．一方，65〜70 歳の高齢者でも，減量メルファラン（100 mg/m^2）を用いた auto-PBSCT の有用性も報告されている[21]．auto-PBSCT を 2 回連続実施する tandem auto-PBSCT は，新規薬剤の導入によってその意義を失いつつある．その他，AL アミロイドーシス，POEMS 症候群に対する auto-PBSCT の有効性も報告されている．

■ 文　献

1) Vellenga E, van Putten W, Ossenkoppele GJ, et al. Autologous peripheral blood stem cell transplantation for acute myeloid leukemia. Blood. 2011; 118: 6037-42.
2) de Botton S, Fawaz A, Chevret S, et al. Autologous and allogeneic stem-cell transplantation as salvage treatment of acute promyelocytic leukemia initially treated with all-trans-retinoic acid: a retrospective analysis of the European acute promyelocytic leukemia group. J Clin Oncol. 2005; 23: 120-6.
3) Schmitz N, Nickelsen M, Ziepert M, et al. Conventional chemotherapy (CHOEP-14) with rituximab or high-dose chemotherapy (MegaCHOEP) with rituximab for young, high-risk patients with aggressive B-cell lymphoma: an open-label, randomised, phase 3 trial (DSHNHL 2002-1). Lancet Oncol. 2012; 13: 1250-9.
4) Ghielmini M, Vitolo U, Kimby E, et al. ESMO Guidelines consensus conference on malignant lymphoma 2011 part 1: diffuse large B-cell lymphoma (DLBCL), follicular lymphoma (FL) and chronic lymphocytic leukemia (CLL). Ann Oncol. 2013; 24: 561-76.
5) Damon LE, Johnson JL, Niedzwiecki D, et al. Immunochemotherapy and autologous stem-cell transplantation for untreated patients with mantle-cell lymphoma: CALGB 59909. J Clin Oncol. 2009; 27: 6101-8.
6) Jantunen E, Canals C, Attal M, Thomson K, et al. Autologous stem-cell transplantation in patients with mantle cell lymphoma beyond 65 years of age: a study from the European Group for Blood and Marrow Transplantation (EBMT). Ann Oncol. 2012; 23: 166-71.
7) Chaudhary L, Kharfan-Dabaja MA, Hari P, et al. Is hematopoietic cell transplantation still a valid option for mantle cell lymphoma in first remission in the chemoimmunotherapy-era? Bone Marrow Transplant. 2013. (online)
8) Budde LE, Guthrie KA, Till BG, et al. Mantle cell lymphoma international prognostic index but not pretransplantation induction regimen predicts survival for patients with mantle-cell lymphoma receiving high-dose therapy and autologous stem-cell transplantation. J Clin Oncol. 2011; 29: 3023-9.
9) Philip T, Guglielmi C, Hagenbeek A, et al. Autologous bone marrow transplantation as compared with salvage chemotherapy in relapses of chemotherapy-sensitive non-Hodgkin's lymphoma. N Engl J Med. 1995; 333: 1540-5.
10) Gisselbrecht C, Glass B, Mounier N, et al. Salvage regimens with autologous transplantation for

relapsed large B-cell lymphoma in the rituximab era. J Clin Oncol. 2010; 28: 4184-90.
11) Kewalramani T, Zelenetz AD, Hedrick EE, et al. High-dose chemoradiotherapy and autologous stem cell transplantation for patients with primary refractory aggressive non-Hodgkin lymphoma: an intention-to-treat analysis. Blood. 2000; 96: 2399-404.
12) Rodriguez J, Caballero MD, Gutierrez A, et al. Autologous stem-cell transplantation in diffuse large B-cell non-Hodgkin's lymphoma not achieving complete response after induction chemotherapy: the GEL/TAMO experience. Ann Oncol. 2004; 15: 1504-9.
13) Le Gouill S, De Guibert S, Planche L, et al. Impact of the use of autologous stem cell transplantation at first relapse both in naive and previously rituximab exposed follicular lymphoma patients treated in the GELA/GOELAMS FL2000 study. Haematologica. 2011; 96: 1128-35.
14) Pettengell R, Schmitz N, Gisselbrecht C, et al. Rituximab purging and/or maintenance in patients undergoing autologous transplantation for relapsed follicular lymphoma: A Prospective Randomized Trial from the Lymphoma Working Party of the European Group for Blood and Marrow Transplantation. J Clin Oncol. 2013; 30: 1624-30.
15) Villa D, Crump M, Keating A, et al. Outcome of patients with transformed indolent non-Hodgkin lymphoma referred for autologous stem-cell transplantation. Ann Oncol. 2013; 24: 1603-9.
16) Schmitz N, Pfistner B, Sextro M, et al. Aggressive conventional chemotherapy compared with high-dose chemotherapy with autologous haemopoietic stem-cell transplantation for relapsed chemosensitive Hodgkin's disease: a randomised trial. Lancet. 2002; 359: 2065-71.
17) Sirohi B, Cunningham D, Powles R, et al. Long-term outcome of autologous stem-cell transplantation in relapsed or refractory Hodgkin's lymphoma. Ann Oncol. 2008; 19: 1312-9.
18) Viviani S, Zinzani PL, Rambaldi A, et al. ABVD versus BEACOPP for Hodgkin's lymphoma when high-dose salvage is planned. N Engl J Med. 2011; 365: 203-12.
19) Koreth J, Cutler CS, Djulbegovic B, et al. High-dose therapy with single autologous transplantation versus chemotherapy for newly diagnosed multiple myeloma: A systematic review and meta-analysis of randomized controlled trials. Biol Blood Marrow Transplant. 2007; 13: 183-96.
20) Roussel M, Moreau P, Huynh A, et al. Bortezomib and high-dose melphalan as conditioning regimen before autologous stem cell transplantation in patients with de novo multiple myeloma: a phase 2 study of the Intergroupe Francophone du Myelome (IFM). Blood. 2010; 115: 32-7.
21) Palumbo A, Bringhen S, Petrucci MT, et al. Intermediate-dose melphalan improves survival of myeloma patients aged 50 to 70: results of a randomized controlled trial. Blood. 2004; 104: 3052-7.

10 移植片対宿主病（GVHD）と GVL 効果

a. 急性 GVHD

1）病態生理

　急性 GVHD はドナー由来のアロ応答性 T 細胞によって発症する．ドナー T 細胞は，主にリンパ節，Peyer 板などの二次リンパ組織において，レシピエント由来の抗原提示細胞（antigen-presenting cell：APC）によって提示されるアロ抗原を認識し活性化される（図 5-39）[1,2]．血液細胞由来の APC は移植後ドナー由来に置換され，このドナー APC や，血管内皮細胞などの非血液細胞由来 APC も GVHD の発症に関わる[3]．T 細胞活性化の過程は，移植前処置によって起こる炎症によって増強される．抗原刺激を受けた CD4 陽性 T 細胞はヘルパー T（Th）細胞に，CD8 陽性 T 細胞は Th 細胞のヘ

ループのもと，細胞障害性分子を発現するキラーT細胞，CTLへと分化し，炎症性サイトカインとともに組織ダメージを起こし，急性GVHDが発症する．

2）急性GVHDの診断

古典的には移植後100日を境とし，急性GVHDと慢性GVHDに分類される．一方，100日以降に発症する遅発性急性GVHDや，100日以前に発症する慢性GVHDもある（表5-25）[4]．また，急性GVHDと慢性GVHDの両者の徴候を持つ重複型GVHDは慢性GVHDの範疇で取り扱われる．

典型的急性GVHDでは，白血球の生着前後に，紅色丘疹が多くは手掌，足底にはじまり，重症化すると全身皮膚から粘膜へと拡大し，中毒性表皮壊死症様となる．皮膚GVHDに類似した皮疹は，生着症候群や薬剤の副作用でもみられ，その確定診断には生検による病理学的診断が必要である．

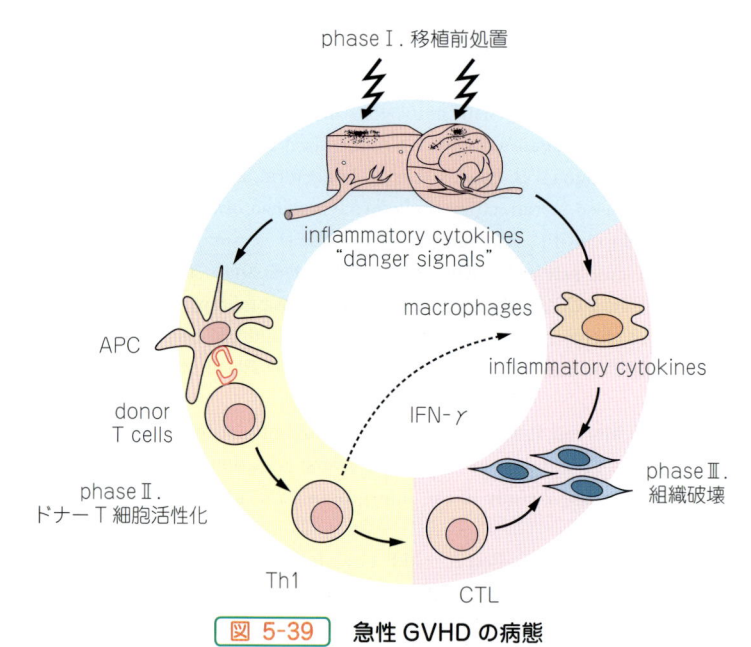

図 5-39 急性GVHDの病態

phaseⅠでは移植前処置はホストの組織に炎症を惹起し，phaseⅡでのDCによるドナーT細胞へのアロ抗原提示を促進する．活性化されたT細胞はTh1細胞となりCTLを誘導し細胞傷害を起こす．一方，傷害された腸管粘膜からLPSなどの免疫刺激分子が血中に流入し，IFN-γによりプライムされたマクロファージからTNF-αなどの炎症性サイトカインが産生され，phaseⅢではCTLやサイトカインによる組織傷害が発生し，GVHDが発症する．

表 5-25 GVHDの分類

分類	亜分類	発症時期	急性GVHD症状	慢性GVHD症状
急性GVHD	古典的	100日以内	あり	なし
	持続型，再燃型，遅発型	100日以降	あり	なし
慢性GVHD	古典的	規定なし	なし	あり
	重複型	規定なし	あり	あり

しかし，臨床的に GVHD の皮疹として典型的な場合には皮膚生検は必須ではなく，診断のために治療をいたずらに遅らせることは避ける[5]．

　肝 GVHD は多くの場合胆道系優位の肝機能障害を呈すが，肝炎型急性 GVHD もみられる．移植後1 カ月以内の肝障害の場合，他臓器に GVHD の徴候がない場合は他の原因を考えるが，それ以降の胆道系酵素を主体とした肝機能異常は急性 GVHD と診断しうる．鑑別には，移植前処置毒性，薬剤の副作用，肝類洞閉塞症候群（SOS，VOD とも呼ばれる），ウイルス性肝炎などがある．肝 GVHD 単独では腹水や肝不全はまれである．

　消化管の重症度Ⅱ度 GVHD は胃症状が主体のⅡa と，下痢が主体のⅡb とに細分類される場合もある．遷延する食思不振や嘔気がみられればⅡa 型の GVHD を疑い，積極的に内視鏡による生検を実施する．サイトメガロウイルス（CMV）胃腸炎ではウイルス抗原血症の陽性率は 50％程度と高くなく，皮膚生検で GVHD と診断されていても内視鏡による組織診断が推奨される．また GVHD とCMV 腸炎の合併がまれではないため，全大腸検査の実施が望ましいが，困難な場合には GVHD 診断率の比較的高い S 状結腸，直腸での生検を考慮する．

　急性 GVHD の全身症状として，サイトカインストームによる発熱，倦怠感や毛細管漏出症候群による浮腫，体重増加を伴う．特に白血球が生着する前に発症する超急性 GVHD ではこのような全身症状と皮膚 GVHD が高度で，しばしば呼吸困難を伴い，"生着症候群"との鑑別が困難な場合も多い．骨髄破壊的前処置，全身放射線照射は古典的急性 GVHD のリスクである一方[6]，骨髄非破壊的前処置法を用いた移植では，非典型的な GVHD の発症がみられる場合がある．

3）GVHD 予防

　GVHD 予防法には薬剤による"pharmacological GVHD prophylaxis"と，T 細胞除去法とがある．前者としてはカルシニューリン阻害薬であるシクロスポリン（CSP）あるいはタクロリムス（TAC）と短期メトトレキサート（MTX）の併用療法が標準である．従来の CSP＋MTX と TAC＋MTX の比較試験では，TAC 群で急性 GVHD の発症頻度がやや低いものの，慢性 GVHD や生存率には有意差は認められていない．これらの試験では骨髄破壊的前処置法を用いた骨髄移植（bone marrow transplantation：BMT）例が対象であり，末梢血幹細胞移植（peripheral blood stem cell transplantation：PBSCT），臍帯血移植（cord blood transplantation：CBT），や骨髄非破壊的前処置を用いた移植での両者の比較試験は行われていない．急性 GHVD がなければカルシニューリン阻害薬は移植後 6 カ月で中止する方法が標準的である[7]．

　カルシニューリン阻害薬は他の薬剤との相互作用が多く，特に抗真菌薬によって血中濃度が上昇し，抗結核薬によって血中濃度が低下する．カルシニューリン阻害薬の副作用として腎障害，肝機能，胃腸障害，高血圧，糖尿病，高脂血症，振戦，頭痛がある．重大な神経系合併症として脳症がある．後頭葉が侵され，視覚異常や精神症状，意識レベルの低下がみられる．calcineurin-inhibitor induced pain syndrome では四肢の異常感覚，激痛で発症し，鎮痛はきわめて困難で遷延しやすい．

　MTX の投与量の原法は 15 mg/m^2（day 1），10 mg/m^2（day 3，6，11）であるが，10 mg/m^2，6〜7 mg/m^2 の減量法も一般化している．最近では，5 mg/m^2 の mini-MTX 法も行われる．MTX に替えて保険適応外ではあるが粘膜障害が軽度で，生着遅延作用が弱いミコフェノール酸モフェチル（MMF）が特に CBT において使用されている[8]．一方，非血縁者間 PBSCT ではその GVHD 抑制作

用はMTXに劣る[9]．PBSCTでは，標準的GVHD予防法に抗胸腺細胞グロブリン（ATG）を加えることで，急性および慢性GVHD，慢性肺障害の減少が報告され注目されている．

T細胞除去法では純化CD34陽性細胞移植にATGを投与することで，薬剤によるGVHD予防なしにGVHD抑制が可能となった．T細胞除去移植に共通する問題点は依然として免疫不全と再発の増加であるが，急性白血病第1寛解期の移植に限れば，非再発死亡率，再発率ともに標準的な移植と大きな差はない[10]．

一方，米国では移植後シクロホスファミド（CY）によるGVHD予防の臨床研究が行われている．移植後，免疫抑制薬をフリーとし，アロ応答性T細胞の活性化を許容し，day −3，−4にCY 50 mg/kgを投与することにより，静止期にあるT細胞を温存しながらアロ応答性T細胞のみを選択的に除去する試みである[11]．

4）急性GVHDの治療

GVHDが発病した場合，各臓器の重症度をステージ分類し，全身的な重症度を判定し，治療適応を決定する（図5-40）．一般的に重症度Ⅱ度以上が治療適応であるが，個々の患者の状況を加味したうえで，総合的に治療開始の時期と治療方法が決定される．ただし重症化すると治療反応性が低下するため，進行の速い例ではすみやかに治療を開始する．軽症例では局所療法とともに，カルシニューリン阻害薬の血中濃度の適正化を試みる．ステロイド外用は，顔面，陰部や幼小児，高齢者では強力ステロイドの長期使用はできる限り避ける．Ⅱ度以上の例ではメチルプレドニゾロン（mPSL）またはプレドニゾロン（PSL）1～2 mg/kgが推奨される．特に胃症状が主体のⅡa型では，保険適応外であるが，非吸収性（一部は吸収される）ステロイド剤であるベクロメタゾンプロピオン酸エステル（BDP）による，全身性ステロイド減量効果によって移植成績に好影響を及ぼす[12]．ステロイドを含めた2剤併用療法も試みられてきたが，現時点でステロイド単剤を超える成績は報告されていない．

ステロイド減量中の増悪では，PSL 1 mg/kg以下の場合，まずステロイドの再増量を考慮する．PSL 1 mg/kg以上で増悪した場合や，ステロイド初期治療無効例では二次治療に移行する．これに

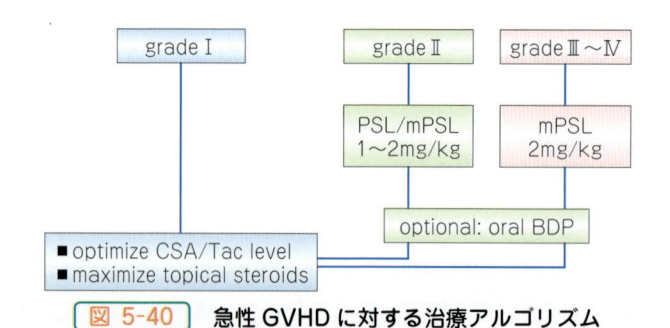

図 5-40　急性GVHDに対する治療アルゴリズム
軽症のⅠ度では，まず局所療法とともに，カルシニューリン阻害薬の血中濃度の適正化を試みる．Ⅱ度ではmPSLまたはPSL 1 mg/kgが，Ⅲ度以上では2 mg/kgが推奨される．非吸収性BDPは消化管GVHDの局所療法としての位置づけである．

は体外循環式光化学療法（extracorporeal photopheresis：ECP），抗 tumor necrosis factor-α（TNF-α）療法，MMF，抗 IL-2 抗体，ATG，アレムツズマブ，MTX，間葉系幹細胞（mesenchymal stem cell：MSC）などがある[13]．しかし，症状の多様性，重篤性，治療の緊急性からランダム化試験の実施は非現実的であり，エビデンスはほとんどない．そのため欧米においてもすべての治療法が認可されているわけではなく，重症例に対する非認可薬剤の人道的使用（compassionate use）が行われているのが現状である．このような選択肢の多くをとれないわが国では，ステロイドパルス療法が第 2 選択の 1 つとして多用されるが，非再発死亡率が 50％にも達することから欧米では行われなくなりつつある[7]．

ECP は体外に取り出した末梢血単核球に光感受性を高める 8-メトキシソラレン処理を行った後に長波長紫外線に曝露し，アポトーシスを誘導したのちに体内へ戻す治療法である．その作用機序は不明な点が多いが制御性 T 細胞が誘導される可能性が示唆されている．本法で免疫抑制薬と比べ感染症のリスクを高めない利点が指摘される．

MSC は骨髄などに存在し，骨芽細胞，軟骨細胞，脂肪細胞など間葉系に属する細胞への分化能をもった細胞で，多様な免疫抑制作用を有する．欧州における多施設共同第 II 相試験ではステロイド抵抗性急性 GVHD に対し，約 70％の奏効率が報告されている．MSC 自体の免疫原性は低いため HLA の適合性は問われない点が大きな利点であり，第三者の骨髄より作成された Prochymal® の小児例に対する有用性が報告されている．MSC はその由来細胞，培養方法によって性状が異なり，最適な MSC 作製技術の確立が望まれる．

b. 慢性 GVHD

1）病態生理

慢性 GVHD の抑制が唯一達成されるのは ATG 投与や T 細胞除去のみであることから，アロ応答性ドナー T 細胞が慢性 GVHD の責任細胞であると考えられる．しかし，慢性 GVHD は単なる急性 GVHD の終末像ではなく，より多彩な免疫細胞が動員されて起こる疾患群と考えられている．線維化には tumor growth factor（TGF）-β や platelet-derived growth factor（PDGF）などのサイトカインの関与が示唆されている．また，細胞性免疫とともに液性免疫もその病態形成に関与している可能性が示唆され，ドナー T 細胞の Th2 応答性の関与も示唆される．慢性 GVHD 患者では制御性 T 細胞（Treg）の減少も指摘され，抑制機構不全が慢性 GVHD の発症に関与すると考えられている．このように慢性 GVHD は急性 GVHD に比較して，より多彩な免疫病態によって，多様な病像を呈するものと考えられる．したがって，単一の細胞群，分子の標的ではその治療は困難であろうと想像される．

2）慢性 GVHD の診断

急性 GVHD が皮膚，腸管，肝臓病変を主体とするのに対し，慢性 GVHD は広く皮膚，粘膜，腺組織を侵し，皮膚萎縮，色素沈着，硬化や，口内炎，眼球乾燥，肺障害，食欲低下，下痢，るい瘦，肝障害，免疫異常など多彩な症状を呈す．慢性 GVHD は NIH consensus development project が提唱した診断基準を用いて診断する[4]．急性 GVHD では認められない臨床症状をその特異度に応じて "診断的徴候" と "特徴的徴候" に分類する（表 5-26）．診断的徴候が最低 1 つ，あるいは，生検や他

表 5-26 慢性 GVHD の臨床徴候

	診断的徴候	特徴的徴候
皮膚, 爪	多型皮膚萎縮, 扁平苔癬様変化, 硬化性病変	色素脱失, 爪萎縮, 変形, 剥離, 脱毛, 頭皮鱗屑
口 腔	扁平苔癬様変化, 開口障害	ドライマウス, 潰瘍
眼 球		ドライアイ
性 器	扁平苔癬様変化, 腟狭窄	びらん, 潰瘍
消化管	食道狭窄	
肺	生検診断された閉塞性細気管支炎	肺機能, 画像診断された閉塞性細気管支炎
筋, 関節	筋膜炎, 関節拘縮	筋炎

の検査で支持される特徴的徴候が 1 つ以上あり, 他の疾患が除外される場合に慢性 GVHD と診断される.

慢性 GVHD は, 急性 GVHD の先行なしに発症する de novo 型, 急性 GVHD から進展する progressive 型, 急性 GVHD がいったん終息した後に発症する interrupted（quiescent）型などがあり, 病変分布によって限局型と全身型に, 重要度によって軽症, 中等症, 重症に分類される[4,14].

3）慢性 GVHD の治療

軽症例では原則として局所療法を選択するが, 中等症以上や血小板減少など予後不良因子を有する症例では全身療法の適応となる. PSL 1 mg/kg 以下で開始, より緩徐に減量する[14]. またステロイド減量効果を期待して, カルシニューリン阻害薬の併用が推奨される. 二次治療として, ECP は特に皮膚, 口腔, 肝 GVHD に有効とされ, リツキシマブは特に皮膚, 筋, 血液異常に対し, イマチニブは強皮症, 肺病変に対し有効とされる[14]. 治療効果の判断には, 短期的な治療効果は必ずしも予後を反映しないため, 長期的な視点が必要となる. また効果判定の際には, 可逆性の病変と不可逆性の病変とに区別して判定する. 萎縮・線維化など不可逆性の変化を伴う病変に対する治療目標は, 病変の進行を遅らせること, 生活の質の向上, 感染の合併を防ぐことであり, 深追いをしてむやみに免疫抑制を強化しないよう注意する. 慢性 GVHD では造血・免疫系も標的となり, さらに長期のステロイド治療が加わることで高度の免疫不全状態を呈する. このような感染症と GVHD の悪循環を遮断するためにもステロイド全身投与は必要最小限にとどめる必要がある[15]. 小児では慢性 GVHD やステロイド剤の長期投与は成長や副作用の点から深刻な問題であり, そのマネジメントは最近の総説を参照されたい[16].

c. GVL 効果

GVL 効果は主にアロ応答性 T 細胞によるが, HLA-C 不適合では NK 細胞も GVL 効果を発揮しうる[17]. GVL 効果は, 必ずしも GVHD が発症しなくても期待できる. HLA 適合同胞間移植における GVHD 非発症例における再発率が, 双子間移植後あるい T 細胞除去骨髄移植後よりも低い. 国際造血細胞移植登録の白血病の多数例の解析では, GVL 効果は急性 GVHD よりも, 慢性 GVHD とより関連する[18]. シアトルでの骨髄非破壊的移植の検討や, わが国の HLA 適合同胞間骨髄移植の解析でも同様な結果がえられている[19]. 一方, GVHD の発症により移植関連死亡が増加するため, 生存率

に対する好影響がみられたのは治療介入の必要ない程度の軽症の GVHD 発症例のみである[14,15]．GVL を期待するあまり，GVHD の治療を意図的に不十分にすることは慎むべきであろう．最近のシアトルの解析によると，急性あるいは慢性 GVHD の発症は移植後 18 カ月以降の再発低下と関連するものの，移植後早期再発の抑制効果は見られないとしている[20]．一方，GVHD 非発症例では免疫抑制薬の中止には，早期再発抑制効果が認められ，カルシニューリン阻害薬の投与も必要最低限とする．

　悪性リンパ腫においては，ドナーリンパ球輸注の成績から濾胞性リンパ腫，Hodgkin リンパ腫に対する GVL 効果が示唆されているが，びまん性大細胞型リンパ腫では GVHD による再発抑制効果は白血病の場合ほど明確でない[21]．

■文　献

1) Shlomchik WD, Couzens MS, Tang CB, et al. Prevention of graft versus host disease by inactivation of host antigen-presenting cells. Science. 1999; 285: 412-5.
2) Teshima T, Ordemann R, Reddy P, et al. Acute graft-versus-host disease does not require alloantigen expression on host epithelium. Nat Med. 2002; 8: 575-81.
3) Koyama M, Kuns RD, Olver SD, et al. Recipient nonhematopoietic antigen-presenting cells are sufficient to induce lethal acute graft-versus-host disease. Nat Med. 2012; 18: 135-42.
4) Filipovich AH, Weisdorf D, Pavletic S, et al. National Institutes of Health consensus development project on criteria for clinical trials in chronic graft-versus-host disease: I. Diagnosis and staging working group report. Biol Blood Marrow Transplant. 2005; 11: 945-56.
5) Kharfan-Dabaja MA, Cutler CS. Rituximab for prevention and treatment of graft-versus-host disease. Int J Hematol. 2011; 93: 578-85.
6) Jagasia M, Arora M, Flowers ME, et al. Risk factors for acute GVHD and survival after hematopoietic cell transplantation. Blood. 2012; 119: 296-307.
7) Ruutu T, van Biezen A, Hertenstein B, et al. Prophylaxis and treatment of GVHD after allogeneic haematopoietic SCT: a survey of centre strategies by the European Group for Blood and Marrow Transplantation. Bone Marrow Transplant. 2012; 47: 1459-64.
8) Iida M, Fukuda T, Ikegame K, et al. Use of mycophenolate mofetil in patients received allogeneic hematopoietic stem cell transplantation in Japan. Int J Hematol. 2011; 93: 523-31.
9) Perkins J, Field T, Kim J, et al. A randomized phase II trial comparing tacrolimus and mycophenolate mofetil to tacrolimus and methotrexate for acute graft-versus-host disease prophylaxis. Biol Blood Marrow Transplant. 2010; 16: 937-47.
10) Pasquini MC, Devine S, Mendizabal A, et al. Comparative outcomes of donor graft CD34$^+$ selection and immune suppressive therapy as graft-versus-host disease prophylaxis for patients with acute myeloid leukemia in complete remission undergoing HLA-matched sibling allogeneic hematopoietic cell transplantation. J Clin Oncol. 2012; 30: 3194-201.
11) Brunstein CG, Fuchs EJ, Carter SL, et al. Alternative donor transplantation after reduced intensity conditioning: results of parallel phase 2 trials using partially HLA-mismatched related bone marrow or unrelated double umbilical cord blood grafts. Blood. 2011; 118: 282-8.
12) Gooley TA, Chien JW, Pergam SA, et al. Reduced mortality after allogeneic hematopoietic-cell transplantation. N Engl J Med. 2010; 363: 2091-101.
13) Dignan FL, Clark A, Amrolia P, et al. Diagnosis and management of acute graft-versus-host disease. Br J Haematol. 2012; 158: 30-45.
14) Dignan FL, Amrolia P, Clark A, et al. Diagnosis and management of chronic graft-versus-host disease. Br J Haematol. 2012; 158: 46-61.
15) Olivieri A, Locatelli F, Zecca M, et al. Imatinib for refractory chronic graft-versus-host disease with fibrotic features. Blood. 2009; 114: 709-18.

16) Jacobsohn DA. Optimal management of chronic graft-versus-host disease in children. Br J Haematol. 2010; 150: 278-92.
17) Kawase T, Matsuo K, Kashiwase K, et al. HLA mismatch combinations associated with decreased risk of relapse: implications for the molecular mechanism. Blood. 2009; 113: 2851-8.
18) Ringden O, Pavletic SZ, Anasetti C, et al. The graft-versus-leukemia effect using matched unrelated donors is not superior to HLA-identical siblings for hematopoietic stem cell transplantation. Blood. 2009; 113: 3110-8.
19) Kanda Y, Izutsu K, Hirai H, et al. Effect of graft-versus-host disease on the outcome of bone marrow transplantation from an HLA-identical sibling donor using GVHD prophylaxis with cyclosporin A and methotrexate. Leukemia. 2004; 18: 1013-9.
20) Inamoto Y, Flowers ME, Lee SJ, et al. Influence of immunosuppressive treatment on risk of recurrent malignancy after allogeneic hematopoietic cell transplantation. Blood. 2011; 118: 456-63.
21) Chakraverty R, Mackinnon S. Allogeneic transplantation for lymphoma. J Clin Oncol. 2011; 29: 1855-63.

〈豊嶋崇徳〉

11 造血幹細胞移植に特有な合併症

　造血幹細胞移植の合併症には移植後の免疫不全による感染症，前処置による臓器障害，移植片対宿主病（graft-versus-host disease：GVHD）およびそれに対する治療による有害事象，長期生存者における晩期合併症などがある．感染症および移植片対宿主病に関しては別稿で触れられているため，本稿ではそれ以外の造血幹細胞移植（主に同種造血幹細胞移植）に特有な合併症について述べる．

a. 移植後1カ月以内の早期合併症

　前処置開始から生着までの期間は主に好中球減少による感染症および臓器障害が問題となる．臓器障害の原因として前処置に使用される全身放射線照射（total body irradiation：TBI），抗がん薬に加え，感染症に対して使用される抗菌薬，抗真菌薬，抗ウイルス薬，移植片対宿主病予防に使用される免疫抑制薬（シクロスポリン，タクロリムス，メトトレキサートなど）があげられる．臓器障害のなかで粘膜障害は痛みや経口摂取困難などの苦痛から患者のquality of life（QOL）を低下させるだけなく，細菌や真菌の侵入路となり，感染症の原因ともなるため，その管理は非常に重要である．

1）粘膜障害

　粘膜障害を惹起する最も重要な治療は，TBI，抗がん薬，そしてGVHD予防に使用されるメトトレキサートである．粘膜障害が惹起されると，口であれば口内炎，消化管であれば激しい下痢，腹痛を引き起こすことになる．粘膜障害が生じると口腔ケアや経口摂取を困難にし，低栄養を進行させ，患者の全身状態を悪化させるためにその対策は重要である．粘膜障害が中等度から高度になった場合には，疼痛を軽減するために局所麻酔薬を含んだ含嗽薬の使用や，疼痛および下痢を軽減するため麻薬製剤の使用を検討する．ただし，モルヒネは腸管蠕動を強力に抑えて麻痺性イレウスを

誘発する可能性があり，その用量は慎重に決定する．疼痛管理が目的であればフェンタネストを選択するのが望ましい．

口内炎の予防策として移植前に歯科・口腔外科と連携して感染巣の処置や患者に対して口腔ケア指導を行うことが肝要である．口内炎発症時も適切な口腔ケアを継続することで早期の改善および二次感染予防が期待できる．その際，含嗽にはアルコールを含むポビドンヨード製剤は控えた方がよい．ブラッシングにはスポンジ製剤を使用するなどして可能な限り刺激を避けるように心がける．また唾液分泌低下を伴い口腔内乾燥を併発していることも多いため，医薬品あるいは医薬部外品の口腔内保湿製剤の頻回な使用は疼痛・増悪軽減効果が期待できる．

粘膜障害，主に口内炎を軽減するための工夫がこれまで数多くなされてきた．そのなかで多発性骨髄腫に対する自家移植の前処置および強度減弱前処置の一薬剤として使用されるメルファランによる口内炎予防に口腔内冷却療法がある．有害事象もなく安価で施行できるものであり，可能な限り実践すべきであろう[1,2]．海外では pallifermin（keratinocyte growth factor）が前処置の粘膜障害軽減のための薬剤として承認されているがわが国では未承認である．

2）VOD/SOS

VOD/SOS は veno-occlusive disease/sinusoidal obstruction syndrome のことで，表記として以前は VOD が使用されていたが，最近は SOS が広く使用されている．造血幹細胞移植の前処置の肝毒性の1つとして肝類洞の障害・閉塞をきたすもので，黄疸，有痛性肝腫大，腹水/体重増加を特徴とする．

■病　態■

VOD/SOS の病態はいまだ不明な点が多いが，大量の化学療法（主にアルキル化剤）や放射線による肝類洞の内皮障害に始まると考えられている．この内皮障害により内皮細胞，星細胞，Kupffer 細胞などが剥離し，類洞を閉塞し，また局所凝固亢進が引き起こされ，肝静脈の血栓性閉塞も進み，肝細胞の虚血・壊死が進行する．特に薬剤を代謝するチトクローム P450 のレベルが高い zone 3 が内皮障害を惹起する代謝産物が蓄積しやすいと考えられる．

■危険因子■

移植前の肝機能異常・肝疾患の罹患（HCV 肝炎，ヘモクロマトーシスなど），造血細胞移植歴，腹部・肝臓への放射線照射歴，ゲムツズマブオゾガマイシン（GO）投与歴，移植前処置の薬剤（ブスルファン），前処置以外の薬剤（アムホテリシン B，メトトレキサートなど）などがあげられる．前処置の薬剤としてブスルファンがあげられているが，経口の場合には代謝の個人差により血中濃度が異なり，血中濃度が高い症例では高率に発症することが知られている．現在はこのような個人差が少ない静注製剤が使用されている．

なお GO の投与は移植後の原疾患再発に対して投与した場合にも VOD/SOS を高率に合併する．

■診　断■

2つの診断基準がある（表 5-27）．若干の違いはあるが，ともに移植後およそ1カ月以内の黄疸，肝腫大，腹水・体重増加という体液貯留が項目としてあげられている．ただし，移植後には VOD/SOS でなくとも肝腫大や体重増加はしばしばみられるため，以下に示すような他の項目を考慮して，総合的に診断をする必要がある．

表 5-27　VOD/SOS の診断基準

McDonald らの基準：移植後 30 日以内に下記のうちの 2 所見も満たす 　黄疸（総ビリルビン 2 mg/dL 以上） 　肝腫大と右季肋部痛 　腹水あるいは原因不明の体重増加（2％以上）
Jones らの基準：移植後 3 週以内に 2 mg/dL 以上の高ビリルビン血症＋以下のうちの 2 つ以上 　肝腫大 　腹水 　5％以上の体重増加

a）検査値

　診断基準には血清ビリルビン値以外には検査値が項目としてあげられていない．造血幹細胞移植後には様々な薬剤によりビリルビン値上昇や肝酵素上昇を認めることは多いが，VOD/SOS の場合，ビリルビン値に加え，γGTP，ALP の上昇も伴うことが特徴である．病態が進行すると AST/ALT の上昇も伴うことなり，肝不全のさらなる進行を意味する．また VOD/SOS では輸血不応性の高度な血小板減少が出現し，診断の一助となる．

b）その他の所見

　腹部超音波，腹部 CT は肝腫大，腹水の有無を評価するのに有効である．VOD/SOS は臨床的に診断されるため，診断に苦慮するような場合を除き，病理組織学的検査は必須ではない．

予防法

　確立した予防法はないが，以下のような薬剤が予防目的使用されている．

1）ウルソデオキシコール酸
2）低用量ヘパリン（100〜150 U/kg/日の持続静注）
3）低分子ヘパリン（75 U/kg/日の持続静注）

治療法

a）支持療法

- 塩分および水分制限
- 利尿薬
  →ただし，体液貯留にもかかわらず血管内脱水の状態になっていることが多く，利尿薬の使用は最小限にする．高用量の利尿薬使用は腎機能悪化を招く．
- 赤血球輸血，新鮮凍結血漿，アルブミン製剤による血管内浸透圧維持
- 少量ドパミンによる腎血流維持
- 高ビリルビン血症に対するビリルビン吸着
- 肝不全・腎不全に対する血漿交換，血液透析，CHDF

b）組織プラスミノゲンアクチベータ

　有効性を示唆する報告もあるが，重篤な出血の副作用の可能性がある[3,4]．またアンチトロンビンⅢとの併用による効果の報告もある．

c）リコンビナントトロンボモジュリン

　最近，わが国で播種性血管内凝固症（DIC）に保険収載されたトロンボモジュリン製剤の VOD/

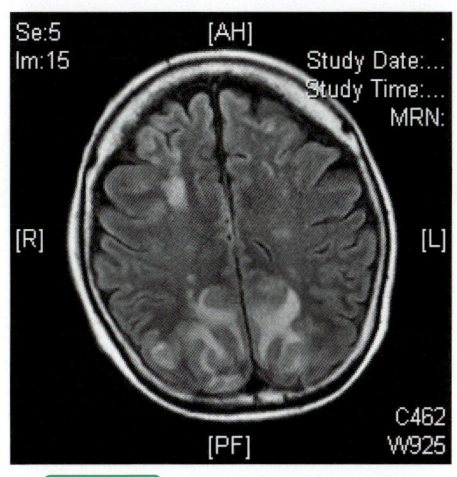

図 5-41　PRES 症例の MRI 画像

表 5-28　PRES 発症の危険因子

カルシニューリン阻害薬の投与
全身放射線照射を含む前処置
高血圧
低マグネシウム血症
高脂血症

SOS への有効例が報告されている．保険適応外ではあるものの，安全性が高く，その効果が期待される[5]．

d）defibrotide（本邦未承認）

抗血栓，抗虚血，抗炎症作用を有し，類洞の内皮細胞の保護作用が考えられている．重症 VOD/SOS の多数例の検討で有効性が報告されている[6,7]．

e）transjugular intrahepatic portosystemic shunts（TIPS）

門脈圧亢進に対する処置としては有効であるが，長期予後は良くない．

f）肝移植

不可逆的な肝不全となれば唯一の治療法である．

3）posterior reversible encephalopathy syndrome（PRES）

造血幹細胞移植後 1 カ月以内に多くみられる可逆性の脳浮腫を主病態とした疾患病態である．造血幹細胞以外では高度な高血圧などが原因となることがあるが，造血幹細胞移植ではカルシニューリン阻害薬（シクロスポリンやタクロリムス）が原因となる．カルシニューリン阻害薬による血管内皮障害，血圧上昇などが誘因になると考えられている．ただし，これらの薬剤の血中濃度とは相関しないと考えられている．症状としては頭痛，視覚異常，皮質盲，痙攣，意識障害があり，前兆として高血圧（必ずしも高度でない）を伴うことが多い[8]．画像上は後頭葉を中心とした皮質・皮質下の浮腫が確認され，MRI が感度がよい（図 5-41）．ただし，後頭葉に所見がない非典型例もあり，注意が必要である．治療はカルシニューリン阻害薬の中止と降圧療法が中心となる．疾患名どおり大部分が可逆的であるが，カルシニューリン阻害薬を中止することによるその後の GVHD が予後を大きく左右する[9]．発症の危険因子としては表 5-28 に示したようなものが報告されているが，報告により差異があり，カルシニューリン阻害薬と高血圧以外は確立した危険因子ではない．

b. 生着前後から移植後 1 年以内の合併症

1）非感染性呼吸器合併症

■病態と診断■

　造血幹細胞移植後には高率に呼吸器合併症を発症する．その多くは感染症であるが，感染症以外の合併症を非感染性呼吸器合併症（non-infectious pulmonary complication）と称する．その原因としては前処置による肺障害やドナー細胞の生着に伴う免疫反応・サイトカインがあげられるが，おそらく単一の原因によるものではないと考えられている．表 5-29 に示したような疾患があげられるが，その他にも間質性肺炎の病態となることもあり，その臨床病態は多様である[10]．どの場合でも感染症を否定する必要があり，そのために以下のような項目が米国の基準では必要とされている：BAL 液による培養，細胞診，蛍光抗体法，PCR などを用いた細菌（抗酸菌を含む），真菌，ウイルス（サイトメガロウイルスおよび他のヘルペスウイルス属，RS ウイルス，インフルエンザウイルス，パラインフルエンザウイルス，アデノウイルスなど），ニューモシスティス・カリニなどに対する検査[11]．これらの検査を全症例で実施することは困難であり，わが国では一般的に実施可能な検査で感染症を否定して診断がなされているのが現状である．

■治療と予後■

　一般的に治療の第 1 選択はステロイドの全身投与である．ステロイドに対する反応が良好な COP/BOOP を除き，予後は不良である．いったん，ステロイドが著効しても，再燃することがあり，注意が必要である．IPS では tumor necrosis factor-α（TNF-α）阻害薬の有効性が報告されているがわが国では保険適応外である[12]．BO は慢性 GVHD の兆候の 1 つとして分類されており，細気管支腔の閉塞による呼吸器障害である．症状としては咳，息切れ，呼吸困難が出現し，呼吸機能

表 5-29　非感染性呼吸器合併症

idiopathic pneumonia syndrome（IPS）
diffuse aloveolar hemorrhage（DAH）
peri-engraftment respiratory distress syndrome（PERDS）
bronchiolitis obliterans（BO）
cryptogenic pneumonitis/bronchiolitis obliterans with organizing pneumonia（COP/BOOP）

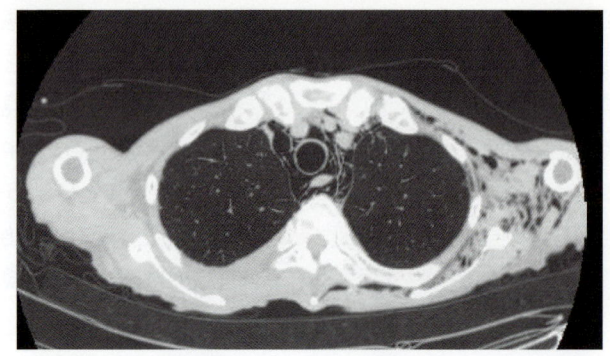

図 5-42　縦隔気腫と皮下気腫を認める BO 症例の胸部 CT 画像

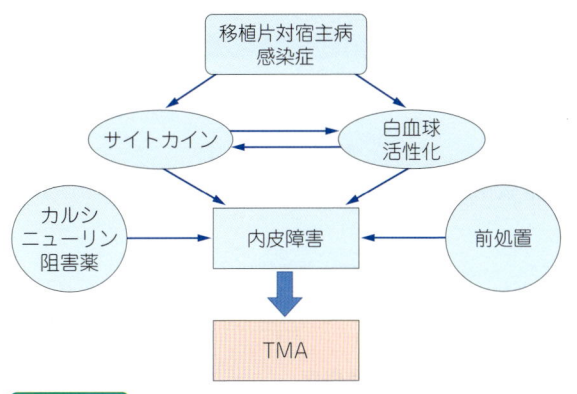

表 5-30	TMA の診断に必要な所見
末梢血塗抹標本にて破砕赤血球の増加 貧血の進行 血清 LDH 上昇 血小板低下 血清ハプトグロビンの低下 Coombs 試験は陰性	

図 5-43 内皮障害にTMA発症と種々の要因との関連（森 毅彦, 他. 臨床血液. 2000；41：496-9[13]から改変）

で1秒量・率が低下し，胸部CTでは吸気・呼気時にてモザイクパターンを呈するエアトラッピングの所見を認める．ステロイドや各種免疫抑制薬が試みられているが，その有効性は低く，きわめて予後不良である．エアリークによる気胸，縦隔気腫，皮下気腫を合併することがある（図5-42）．

2）throbotic microangiopathy（TMA）

TMAの病態は血管内皮障害により細動脈に血小板血栓が生じ，血管内溶血，消費性血小板減少，循環障害による臓器障害をもたらすものである[13]．一般的にはTMAが基礎病態にある疾患は血栓性血小板減少性紫斑病と溶血性尿毒症症候群であるが，移植に関連したTMAはtransplantation-associated TMA（TA-TMA）と称され，特殊な位置づけがなされている．TA-TMAの原因となる血管内皮障害は前処置，カルシニューリン阻害薬，GVHD，感染症などが報告されており，特にカルシニューリン阻害薬とGVHDの発症が大きく関与していると考えられる（図5-43）[13]．TA-TMAでは血栓性血小板減少性紫斑病と溶血性尿毒症症候群にみられる腎障害や中枢神経障害以外に，腸管TMAという疾患概念がわが国から提唱されている[14]．

■診 断■

TA-TMAの診断には末梢血塗抹標本にて破砕赤血球の増加，貧血の進行，血清LDH上昇，血小板低下，血清ハプトグロビンの低下が必須となる（表5-30）．一般的に凝固線溶系に異常は伴わないか軽度で，免疫学的な溶血を否定するためにCoombs試験は陰性を確認する．診断基準が報告されているが，その有用性は確立しておらず，これらの検査所見から総合的に診断する必要がある[15-17]．TA-TMAでは特発性血栓性血小板減少性紫斑病の診断および治療法の決定の根拠となるADAMTS-13活性は低下しない．

■治 療■

血栓性血小板減少性紫斑病と溶血性尿毒症症候群とは異なり，TA-TMAの有効な治療法は確立していない．カルシニューリン阻害薬の減量・中止，新鮮凍結血漿やアンチトロンビン製剤の投与で軽快する症例もある[18]．重症例には血漿交換療法が試みられ，有効例が散発的に報告されているが，その効果は限定的である．TA-TMAの誘因となった移植片対宿主病，感染症の治療が重要であ

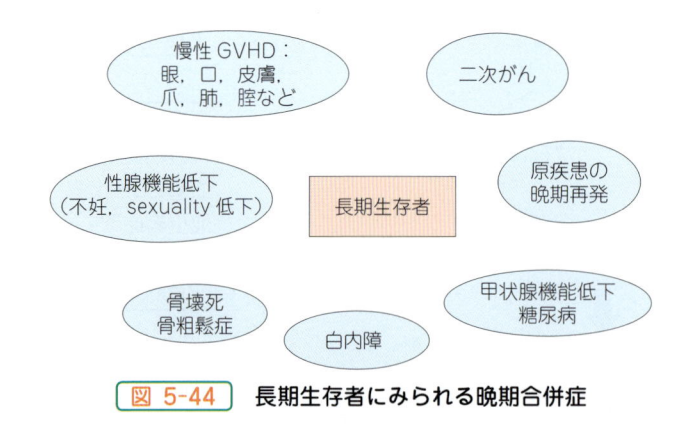

図 5-44 長期生存者にみられる晩期合併症

る.最近,リコンビナントトロンボモジュリンの TA-TMA に対する有効例が報告されており,有効な薬剤がない現在,その効果が期待される[19,20].

c. 移植後晩期合併症

　移植技術や支持療法の進歩により移植成績は飛躍的に向上しており,その結果,多くの患者で長期生存が期待できるようになっている.しかし,これらの長期生存者は前処置で全身放射線照射や大量抗がん薬の投与を受け,また,慢性 GVHD による影響が身体にみられることが少なくない.これらの合併症は多岐にわたり,長期生存者の QOL,ときには生命予後を大きく左右する(図 5-44).慢性 GVHD については他稿に譲り,その他の臓器障害と二次がんについて述べる.

1)臓器障害
a)筋骨格系
　最も頻度が高い筋骨格系の障害は骨壊死である.骨壊死は患者の activity of daily(ADL)を著しく低下させる.累積発症率が 10％以上とする報告もあり,その危険因子として最も重要なのは移植後のステロイド投与である.その他,全身放射線照射も危険因子と考えられている.
　骨粗鬆症も重要な障害であり,こちらもステロイドの投与が最大の危険因子である.また女性では卵巣機能廃絶もそれを助長する.

b)眼
　眼の晩期合併症でも最も高頻度なのは慢性 GVHD によるものである.それ以外では白内障があり,TBI を含む移植前処置およびステロイド投与が危険因子である.これらの危険因子を有する場合の累積発症率は 50％となる.

c)性腺機能低下
　前処置により男性,女性ともに高度な性腺機能低下がみられる.そのため,高率に永久的な不妊症となる.TBI,ブスルファン,メルファランはその毒性が特に強いことが知られている.女性の場合には不妊に加え,骨粗鬆症なども問題となる.不妊症への対策として移植前に精子保存,卵子保存が試みられるが,それまでの治療や血球低下などが理由で採取・保存できないことも多い.従来は受精卵の保存が基本であったが,現在では未受精卵の保存技術も開発され,施行され始めている.

女性の場合，卵巣機能低下に加え，慢性 GVHD の兆候として外分泌腺障害が進行して腟乾燥・閉鎖に至ることもあり，sexuality の低下につながる．

2）二次がん

長期生存者では固形腫瘍（二次がん）が移植後 10 年間に 2〜6％程度発症すると推定される[21-23]．健常人の 2〜3 倍程度高く，特に慢性 GVHD が発症する口腔，食道，皮膚のがんが多くみられ，その関連が指摘されている．

■文　献

1) Mori T, Yamazaki R, Aisa Y, et al. Brief oral cryotherapy for the prevention of high-dose melphalan-induced stomatitis in allogeneic hematopoietic stem cell transplant recipients. Support Care Cancer. 2006; 14: 392-5.
2) Peterson DE, Ohrn K, Bowen J, et al. Mucositis Study Group of the Multinational Association of Supportive Care in Cancer/International Society of Oral Oncology (MASCC/ISOO). Systematic review of oral cryotherapy for management of oral mucositis caused by cancer therapy. Support Care Cancer. 2013; 21: 327-32.
3) Baglin TP, Harper P, Marcus RE. Veno-occlusive disease of the liver complicating ABMT successfully treated with recombinant tissue plasminogen activator (rt-PA). Bone Marrow Transplant. 1990; 5: 439-41.
4) Bearman SI, Lee JL, Barón AE, et al. Treatment of hepatic venocclusive disease with recombinant human tissue plasminogen activator and heparin in 42 marrow transplant patients. Blood. 1997; 89: 1501-6.
5) Ohwada C, Takeuchi M, Kawaguchi T, et al. Successful treatment with recombinant soluble thrombomodulin of two cases of sinusoidal obstructive syndrome/hepatic veno-occlusive disease after bone marrow transplantation. Am J Hematol. 2011; 86: 886-8.
6) Richardson PG, Murakami C, Jin Z, et al. Multi-institutional use of defibrotide in 88 patients after stem cell transplantation with severe veno-occlusive disease and multisystem organ failure: response without significant toxicity in a high-risk population and factors predictive of outcome. Blood. 2002; 100: 4337-43. Epub 2002 Aug 1.
7) Corbacioglu S, Greil J, Peters C, et al. Defibrotide in the treatment of children with veno-occlusive disease (VOD): a retrospective multicentre study demonstrates therapeutic efficacy upon early intervention. Bone Marrow Transplant. 2004; 33: 189-95.
8) 相佐好伸，森　毅彦，清水隆之，他．同種造血幹細胞移植後の posterior reversible encephalopathy syndrome に関する後方視的検討．臨床血液．2009; 50: 9-15.
9) Chohan R, Vij R, Adkins D, Blum W, et al. Long-term outcomes of allogeneic stem cell transplant recipients after calcineurin inhibitor-induced neurotoxicity. Br J Haematol. 2003; 123: 110-3.
10) Afessa B, Peters SG. Noninfectious pneumonitis after blood and marrow transplant. Curr Opin Oncol. 2008; 20: 227-33.
11) Panoskaltsis-Mortari A, Griese M, Madtes DK, et al. American Thoracic Society Committee on Idiopathic Pneumonia Syndrome. An official American Thoracic Society research statement: noninfectious lung injury after hematopoietic stem cell transplantation: idiopathic pneumonia syndrome. Am J Respir Crit Care Med. 2011; 183: 1262-79.
12) Yanik GA, Ho VT, Levine JE, et al. The impact of soluble tumor necrosis factor receptor etanercept on the treatment of idiopathic pneumonia syndrome after allogeneic hematopoietic stem cell transplantation. Blood. 2008; 112: 3073-81.
13) 森　毅彦，池田康夫．TMA における血液凝固を中心とした臨床病態．臨床血液．2000; 41: 496-9.
14) Nishida T, Hamaguchi M, Hirabayashi N, et al. Intestinal thrombotic microangiopathy after allo-

geneic bone marrow transplantation: a clinical imitator of acute enteric graft-versus-host disease. Bone Marrow Transplant. 2004; 33: 1143-50.
15) Ho VT, Cutler C, Carter S, et al. Blood and marrow transplant clinical trials network toxicity committee consensus summary: thrombotic microangiopathy after hematopoietic stem cell transplantation. Biol Blood Marrow Transplant. 2005; 11: 571-5.
16) Ruutu T, Barosi G, Benjamin RJ, et al. European Group for Blood and Marrow Transplantation; European LeukemiaNet. Diagnostic criteria for hematopoietic stem cell transplant-associated microangiopathy: results of a consensus process by an International Working Group. Haematologica. 2007; 92: 95-100.
17) Cho BS, Yahng SA, Lee SE, et al. Validation of recently proposed consensus criteria for thrombotic microangiopathy after allogeneic hematopoietic stem-cell transplantation. Transplantation. 2010; 90: 918-26.
18) Mori T, Okamoto S, Watanabe R, et al. Successful treatment of bone marrow transplant--associated thrombotic microangiopathy with antithrombin-Ⅲ. Am J Med. 2002; 112: 81-2.
19) Sakai M, Ikezoe T, Bandobashi K, et al. Successful treatment of transplantation-associated thrombotic microangiopathy with recombinant human soluble thrombomodulin. Bone Marrow Transplant. 2010; 45: 803-5.
20) Inoue Y, Kosugi S, Miura I, et al. Successful treatment of refractory acute GVHD complicated by severe intestinal transplant-associated thrombotic microangiopathy using recombinant-thrombomodulin. Thromb Res. 2011; 127: 603-4.
21) Shimada K, Yokozawa T, Atsuta Y, et al. Solid tumors after hematopoietic stem cell transplantation in Japan: incidence, risk factors and prognosis. Bone Marrow Transplant. 2005; 36: 115-21.
22) Tichelli A, Rovó A, Passweg J, et al. Late Effects Working Party of the European Group for Blood and Marrow Transplantation. Late complications after hematopoietic stem cell transplantation. Expert Rev Hematol. 2009; 2: 583-601.
23) Yokota A, Ozawa S, Masanori T, et al. Kanto Study Group for Cell Therapy (KSGCT). Secondary solid tumors after allogeneic hematopoietic SCT in Japan. Bone Marrow Transplant. 2012; 47: 95-100.

〈佐分利益穂　森　毅彦〉

12 血液疾患における移植の適応と治療成績

a. 移植の適応

　造血幹細胞移植は通常の化学療法や放射線治療，免疫抑制療法より高毒性であり，適応は，それ以外の治療法より生存期間や生活の質が上回る場合に限られる．また，幹細胞源（骨髄・末梢血幹細胞・臍帯血）・前処置の選択は，移植施設の移植実績や無菌室，放射線照射装置の有無，骨髄・臍帯血バンク認定施設，臨床試験などにより異なる．施設の移植実績や疾患毎の移植成績は，日本造血細胞移植学会ウェブページの全国調査報告書から参照できる（表 5-31, 32）[1]．なお，生存率には一定の誤差があり，各移植法の優劣を示すものではない．日本造血細胞移植学会ガイドライン（表 5-33）[2]を参考に，症例毎に移植適応を検討する．同種造血幹細胞移植計画後，移植前の全身状態と合併症（comorbidity）を評価し，HCT-CI スコア[3]を算出する．HCT-CI スコア合計が 3 点以上の場合，予後は著しく不良であり，造血幹細胞移植を行うべきか慎重に判断する．HCT-CI は多発性骨髄腫に対する自家造血幹細胞移植前の評価にも役立つ．

表 5-31　造血幹細胞移植後生存率（16歳未満）

疾　患	病　期	自家移植 1年(%)	自家移植 5年(%)	血縁者間骨髄移植 1年(%)	血縁者間骨髄移植 5年(%)	血縁者間末梢血幹細胞移植 1年(%)	血縁者間末梢血幹細胞移植 5年(%)	非血縁者間骨髄移植 1年(%)	非血縁者間骨髄移植 5年(%)	同種臍帯血移植 1年(%)	同種臍帯血移植 5年(%)
急性骨髄性白血病	第1寛解期	94	70	90	75	77	63	83	67	83	67
	第2寛解期	76	57	88	62	87	73	79	61	81	61
	第3寛解期以降	—	—	67	67	50	50	—	—	80	80
	非寛解期	42	16	47	28	38	22	45	27	42	23
急性リンパ性白血病（Ph陽性または陰性）	第1寛解期	93	74	87	72	90	51	88	77	84	68
	第2寛解期	82	54	81	63	85	54	75	60	71	51
	第3寛解期以降	65	35	63	42	40	20	57	35	65	27
	非寛解期	36	21	42	21	40	18	51	28	48	28
急性リンパ性白血病（Ph陽性）	第1寛解期	—	—	81	56	100	25	88	69	81	71
	第2寛解期	—	—	63	25	—	—	57	57	80	20
	第3寛解期以降	—	—	—	—	—	—	—	—	—	—
	非寛解期	—	—	59	12	57	14	47	14	50	20
慢性骨髄性白血病	第1慢性期	—	—	90	85	85	68	80	73	100	80
	第2慢性期	—	—	83	67	50	50	78	78	67	67
	移行期	—	—	80	60	100	—	67	56	—	—
	急性転化期	—	—	44	—	—	—	57	43	100	100
骨髄異形成症候群	RA/RARS	—	—	87	83	67	67	92	92	88	75
	RAEB/RAEBt	—	—	78	58	89	56	75	60	69	69
骨髄増殖性疾患	若年性骨髄単球性白血病	—	—	76	61	82	82	79	67	78	59
	慢性骨髄単球性白血病	—	—	64	50	—	—	86	69	11	—
	骨髄線維症	—	—	100	100	—	—	—	—	—	—
非Hodgkinリンパ腫	第1寛解期	97	91								
	第2寛解期	60	54								
	第3寛解期以降	50	38	lymphoblastic lymphomaの1年73%・5年63%							
	第1部分寛解期	—	—								
	第2部分寛解期	—	—								
	非寛解期	35	27								
Hodgkinリンパ腫	第1寛解期	100	100	—								
	第2寛解期	88	88	—								
	第3寛解期以降	100	100	—								
	第1部分寛解期	50	—	—								
	第2部分寛解期	100	—	—								
	非寛解期	50	50	—								
神経芽細胞腫		82	53	—								
横紋筋肉腫		80	50	—								

表 5-31　つづき

疾患	病期	自家移植 1年(%)	自家移植 5年(%)	血縁者間骨髄移植 1年(%)	血縁者間骨髄移植 5年(%)	血縁者間末梢血幹細胞移植 1年(%)	血縁者間末梢血幹細胞移植 5年(%)	非血縁者間骨髄移植 1年(%)	非血縁者間骨髄移植 5年(%)	同種臍帯血移植 1年(%)	同種臍帯血移植 5年(%)
中枢神経腫瘍		77	52	—	—	—	—	—	—	—	—
肝芽腫		80	63	—	—	—	—	—	—	—	—
胚細胞腫瘍		84	64	—	—	—	—	—	—	—	—
Wilms 腫瘍		84	73	—	—	—	—	—	—	—	—
Ewing 腫		72	47	—	—	—	—	—	—	—	—
骨肉腫		75	57	—	—	—	—	—	—	—	—
再生不良性貧血		—	—	95	93	92	83	89	87	66	60
Fanconi 貧血		—	—	92	86	100	100	90	88	40	40
ムコ多糖症		—	—	97	97	—	—	91	84	78	78
原発性免疫不全		—	—	70	61	43	43	60	40	80	70
Wiskott-Aldrich 症候群		—	—	88	79	50	50	97	85	90	87
Diamond-Blackfan 貧血		全体で 1 年 94%・5 年 94%									
先天性好中球減少症		全体で 1 年 100%・5 年 82%									
慢性肉芽腫症		全体で 1 年 84%・5 年 76%									

「—」はデータがないことを示す.

b. 急性骨髄性白血病

　成人例は NCCN ガイドラインや JALSG スコアリングにより予後分類を行い，日本造血細胞移植学会ガイドライン（表 5-33）を参考に移植適応を判断する．特に地固め療法後微小残存病変（MRD）陽性の場合，化学療法後再発の可能性が高く，同種造血幹細胞移植を考慮すべきと思われる．移植前の地固め療法回数や 55 歳以上の移植適応には明確な指針はない．第 1 寛解期の急性前骨髄性白血病は分化誘導療法を含む化学療法により 70〜80% の無病生存が期待できるので，第 1 寛解期の移植適応はない．小児急性骨髄性白血病の場合，高リスク群でも化学療法により 50〜60% に長期生存が期待できる．寛解導入療法数，7 モノソミー，5q−，t(16;21)，Ph など予後不良染色体異常，FLT3-ITD 陽性など予後不良因子を十分吟味したうえで，症例毎に同種造血幹細胞移植の適応を考慮する．

c. 急性リンパ性白血病

　HLA 適合骨髄・末梢血ドナーを有する 55 歳以下の第 1・第 2 寛解期例は，同種造血幹細胞移植が標準治療と考えられる．自家造血幹細胞移植の適応，MRD 検査の有用性は不明である．55 歳から 65 歳も同種移植は考慮されるが，治療関連毒性が懸念される．65 歳以上は原則移植適応外と考えられる．骨髄 vs 末梢血，HLA 適合血縁 vs 1 座不適合血縁は同等の成績が期待できる．臍帯血移

表 5-32　造血幹細胞移植後生存率（16 歳以上）

疾患	病期	自家移植 1年(%)	自家移植 5年(%)	血縁者間骨髄移植 1年(%)	血縁者間骨髄移植 5年(%)	血縁者間末梢血幹細胞移植 1年(%)	血縁者間末梢血幹細胞移植 5年(%)	非血縁者間骨髄移植 1年(%)	非血縁者間骨髄移植 5年(%)	同種臍帯血移植 1年(%)	同種臍帯血移植 5年(%)
急性骨髄性白血病	第1寛解期	85	65	81	62	77	53	76	59	63	49
	第2寛解期	88	41	74	57	79	54	73	56	69	56
	第3寛解期以降	72	55	66	38	70	62	45	43	61	29
	非寛解期	41	23	42	24	39	39	19	17	35	21
急性リンパ性白血病（Ph陽性または陰性）	第1寛解期	75	41	81	59	75	50	77	58	72	55
	第2寛解期	51	19	72	40	64	35	64	39	59	40
	第3寛解期以降	75	33	47	22	67	33	46	26	86	61
	非寛解期	15	5	38	16	37	14	35	17	32	12
急性リンパ性白血病（Ph陽性）	第1寛解期	—	—	76	54	69	43	75	56	69	52
	第2寛解期	—	—	60	22	48	14	57	34	50	29
	第3寛解期以降	—	—	50	50	—	—	33	33	75	50
	非寛解期	—	—	30	16	38	16	37	17	23	13
慢性骨髄性白血病	第1慢性期	—	—	84	75	80	70	69	59	72	55
	第2慢性期	—	—	72	52	65	49	65	50	79	54
	移行期	—	—	65	46	71	54	64	68	63	34
	急性転化期	—	—	45	24	41	26	41	22	38	25
骨髄異形成症候群	RA/RARS	—	—	83	71	72	57	73	63	63	52
	RAEB/RAEBt	—	—	71	51	62	38	57	43	42	29
骨髄増殖性疾患	若年性骨髄単球性白血病	—	—	50	50	—	—	—	—	—	—
	慢性骨髄単球性白血病	—	—	61	44	59	38	57	30	11	—
	骨髄線維症	—	—	75	66	55	46	49	34	43	—
非Hodgkinリンパ腫	第1寛解期	90	76								
	第2寛解期	85	61								
	第3寛解期以降	82	48								
	第1部分寛解期	77	60								
	第2部分寛解期	72	53								
	非寛解期	55	37								
	40歳未満	—	—	63	51	54	38	69	56	48	43
	40歳以上	—	—	55	43	50	36	55	44	35	28
Hodgkinリンパ腫	第1寛解期	95	81	71	53	62	39	77	51	35	9
	第2寛解期	94	75								
	第3寛解期以降	92	62								
	第1部分寛解期	82	57								
	第2部分寛解期	95	56								
	非寛解期	79	60								

表 5-32　つづき

疾患	病期	自家移植 1年(%)	自家移植 5年(%)	血縁者間骨髄移植 1年(%)	血縁者間骨髄移植 5年(%)	血縁者間末梢血幹細胞移植 1年(%)	血縁者間末梢血幹細胞移植 5年(%)	非血縁者間骨髄移植 1年(%)	非血縁者間骨髄移植 5年(%)	同種臍帯血移植 1年(%)	同種臍帯血移植 5年(%)
多発性骨髄腫	CR/PR/MR	94	58	70	31	72	51	72	55	―	―
多発性骨髄腫	NC/PD	82	44	62	15	38	7	47	23	―	―
乳がん		84	49	―	―	―	―	―	―	―	―
卵巣がん		80	43	―	―	―	―	―	―	―	―
肺がん		63	21	―	―	―	―	―	―	―	―
胚細胞腫瘍		77	59	―	―	―	―	―	―	―	―
再生不良性貧血		―	―	87	83	74	62	72	64	60	55

「―」はデータがないことを示す.

植の有用性は不明である．Ph 陽性急性リンパ性白血病に対する移植後予防的チロシンキナーゼ阻害薬（TKI）の効果は不確かで，薬剤毒性や移植合併症のため TKI 継続が難しい場合も多い．ただし，移植後分子再発は TKI のよい適応と考えられる．再発・難治急性リンパ性白血病は，同種造血幹細胞移植が唯一の根治療法と考えられる．

小児急性リンパ性白血病は化学療法だけでも長期生存が期待できるため，第 1 寛解期低リスク・標準リスクは移植適応とならない（表 5-33）．ただし，高リスク，再発・難治例は同種造血幹細胞移植の適応が考慮される．

d. 骨髄異形成症候群

国際予後判定指数（IPSS）low/intermediate-I など低リスク骨髄異形成症候群を除き，同種造血幹細胞移植が標準治療である（表 5-33）．自家造血幹細胞移植の適応はない．移植前の DNA メチル化阻害薬使用による移植成績への好影響が報告されている．移植後使用による移植片対宿主病予防効果，再発予防効果も報告されている．小児の場合も輸血が必要な症例や二次性の場合，同種移植の絶対適応と考えられる．

e. 慢性骨髄性白血病

慢性期は TKI で長期生存が期待できるので，移植適応は否定的である．第 2 世代 TKI 治療による治療抵抗例，特に T315I 変異発現例は同種造血幹細胞移植の適応と考えられる．移行期も同種造血幹細胞移植の適応が考慮されるが，診断から 12 カ月以内，Hb＞10 g/dL，末梢血芽球＜5％の低リスク例は，TKI 単独治療でも長期生存が期待できる．移行期は付加的染色体異常や抵抗性変異の有無も含め症例毎に移植適応を考慮すべきである．同種造血幹細胞移植は可能な限り TKI により白血病細胞を減らしてから実施する．TKI 耐性変異例への移植後分子再発に TKI の効果は期待できず，ドナーリンパ球輸注療法を考慮すべきと思われる．

表 5-33　移植の適応

S: standard care　移植が標準治療（合併症，QOL など不利益も検討し総合的に決定）
CO: clinical option　移植を考慮してもよい場合
Dev: developmental　開発中であり，臨床試験として実施すべき
GNR: generally not recommended　一般的には勧められない
AML: 急性骨髄性白血病
ALL: 急性リンパ性白血病
MDS: 骨髄異形成症候群
CML: 慢性骨髄性白血病

（1）55 歳以下の急性骨髄性白血病（急性前骨髄性白血病を除く）

予後分類		同種移植			自家移植
		HLA 適合同胞	HLA 適合非血縁	臍帯血	
第 1 寛解期	低リスク	GNR	GNR	GNR	Dev
	標準リスク	S	CO	GNR	Dev
	高リスク	S	S	CO	Dev
第 2 以降の寛解期		S	S	S	GNR
再発進行期/寛解導入不応期		CO	CO	CO	GNR

（2）55 歳以下の急性前骨髄性白血病

MRD: 微小残存病変

予後分類		同種移植			自家移植
		HLA 適合同胞	HLA 適合非血縁	臍帯血	
第 1 寛解期	MRD 陰性	GNR	GNR	GNR	GNR
第 2 寛解期	MRD 陰性	GNR	GNR	GNR	S
再発進行期/寛解導入不応期		CO	CO	CO	GNR

（3）小児急性リンパ性白血病

超早期：診断後 18 カ月未満の再発
早期：診断後 18 カ月以降，治療開始後 6 カ月未満の再発
後期：治療終了後 6 カ月以降の再発

				HLA 適合同胞	HLA 適合非血縁	臍帯血
第 1 寛解期	低リスク・標準リスク			GNR	GNR	GNR
	高リスク		Ph	S	S	S
			t(4;11)	S	S	S
			MLL（乳児）	S	S	S
第 2 寛解期	B-precursor	骨髄単独再発	超早期・早期	S	S	S
			後期	CO	CO	CO
		骨髄髄外同時期再発	超早期	S	S	S
			早期・後期	CO	CO	CO
	T-ALL			S	S	S
第 3 寛解期以降				S	S	S

表 5-33 つづき

(4) 成人骨髄異形成症候群
IPSS：国際予後判定指数

IPSS	病型	HLA適合同胞	HLA適合非血縁	臍帯血
low	RA/RARS	CO	CO	Dev
intermediate-I	RA/RCMD/RS	CO	CO	Dev
	RAEB-I	CO	CO	Dev
intermediate-II	RA/RCMD/RAEB-I	S	S	CO
	RAEB-II	S	S	CO
high	RAEB-I/II	S	S	CO
proliferate CMML		S	S	CO
therapy-related MDS		S	S	CO
AML transformed from primary MDS		S	S	CO

(5) 小児骨髄異形成症候群

	病型	HLA適合同胞	HLA適合非血縁	臍帯血
一次性	RA（輸血依存）	S	S	S
	RAEB1（輸血依存）	S	S	S
	RAEB2	S	S	S
	RAEBT	S	S	S
	JMML	S	S	S
二次性		S	S	S
先天性疾患随伴		原疾患により異なる		

(6) 小児悪性リンパ腫

組織型	リスク	HLA適合同胞	HLA適合非血縁	臍帯血
リンパ芽球性リンパ腫	first line	GNR	GNR	GNR
	治療抵抗・再発	CO	CO	CO/Dev
Burkittリンパ腫	first line	GNR	GNR	GNR
	治療抵抗・再発	CO	CO	CO/Dev
びまん性大細胞型B細胞リンパ腫	first line	GNR	GNR	GNR
	治療抵抗・再発	CO	CO	CO/Dev
未分化大細胞リンパ腫	first line	GNR	GNR	GNR
	治療抵抗・再発	CO	CO	CO/Dev
Hodgkinリンパ腫	first line	GNR	GNR	GNR
	治療抵抗・再発	CO/Dev	CO/Dev	CO/Dev

(7) 多発性骨髄腫

病期	自家移植	HLA適合同胞	HLA適合非血縁
40歳以上65歳未満			
初発	S	GNR	GNR
再発	CO	Dev	Dev
治療抵抗性	GNR	GNR	GNR
40歳未満			
初発・再発	S	CO	CO
65歳以上	GNR	GNR	GNR

表 5-33　つづき

(8) HLA 不適合血縁者間移植

疾患	病期	推奨度
CML	第 1 慢性期	GNR
	第 2 以降慢性期	Dev
	移行期	Dev
	急性転化期	Dev
AML・ALL	第 1 寛解期	GNR
	第 2 以降寛解期	Dev
	非寛解期	Dev
MDS	low	GNR
	intermediate-I	GNR
	intermediate-II	Dev
	high	Dev
悪性リンパ腫	寛解期	GNR
	sensitive relapse	GNR
	resistant relapse	GNR
	自家移植後再発	Dev

(9) 再生不良性貧血

重症度	年齢	HLA 適合同胞	HLA 適合非血縁	臍帯血
初回治療				
G-CSF に反応しない好中球 0 の劇症型	40 歳未満	S	CO	CO
	40～60 歳	S	CO	CO
	60 歳以上	CO	Dev	Dev
Stage 3～5	20 歳未満	S	GNR	GNR
	20～40 歳	CO	GNR	GNR
	40～60 歳	GNR	GNR	GNR
	60 歳以上	GNR	GNR	GNR
免疫抑制療法不応例				
重症度	年齢	HLA 適合同胞	HLA 適合非血縁	臍帯血
Stage 3～5	40 歳未満	S	CO	CO
	40～60 歳	S	CO	CO
	60 歳以上	CO	CO	CO

(10) 小児再生不良性貧血

重症度	HLA 適合同胞	HLA 適合非血縁	HLA 不適合非血縁臍帯血
初回治療例			
最重症・重症	S	GNR	GNR
中等症	GNR	GNR	GNR
免疫抑制療法不応例（6 カ月間の観察期間の後に判定）			
最重症・重症	S	S	Dev
中等症	GNR	GNR	GNR

f. 悪性リンパ腫

　成人T細胞白血病/リンパ腫の場合，CCR4抗体薬（モガムリズマブ）など化学療法の治療成績は向上しているが，長期生存には同種造血幹細胞移植が必要と考えられる．治療関連毒性が懸念されるため，通常は骨髄非破壊的前処置を用いる．自家移植の有用性は否定的である．

　濾胞性リンパ腫は，CD20抗体薬（リツキシマブ），ベンダムスチンなど新規薬剤により化学療法の治療成績は向上している．化学療法後再発・難治例，形質転換例は，^{90}Y・イブリツモマブチウキセタンとともに自家移植の適応も考慮される．自家移植後二次性骨髄異形成症候群・白血病の危険性に留意する．同種移植は治療関連死亡も多く，有用性，適応は依然不明である．

　びまん性大細胞型B細胞リンパ腫の場合，再発・難治で化学療法感受性を有する場合，自家移植の適応となる．初発高リスクびまん性大細胞型B細胞リンパ腫に対する自家移植の有用性は不明である．自家移植後再発，自家末梢血幹細胞動員不良，化学療法不応の場合同種移植が検討されるが，有用性に関する根拠は十分と言えない．

　マントル細胞リンパ腫の予後は不良であり，第1寛解期でも自家移植の適応となる．再発例には同種移植も考慮される．

　Burkittリンパ腫に対する化学療法の治療成績は向上しており，第1寛解期の移植適応は否定的である．自家・同種ともに，Burkittリンパ腫への移植適応は不明である．

　T/NK細胞リンパ腫に対する自家・同種移植の有用性は明らかではなく，適応も病型毎に検討する必要がある．自家移植の治療成績が不良である病型に対しては，同種移植の適応も考慮される．

　Hodgkinリンパ腫に対する化学療法の治療成績は良好で，長期生存率は70〜90％に達している．再発・難治例で，化学療法感受性を有する場合，自家移植の適応が考慮される．自家移植後再発，自家末梢血幹細胞動員不良，化学療法不応の場合同種移植が検討されるが，有用性は依然不明である．

　初発小児悪性リンパ腫は化学療法により長期生存が期待できるため，第1選択の治療とは言えない（表5-33）．ただし，再発・難治例は予後不良であり，造血細胞移植も治療選択肢の1つと考えられる．

g. 多発性骨髄腫

　新規薬剤の適応拡大とともに薬物療法の成績は向上しており，今後の臨床研究結果によっては表5-33の移植適応も大きく変わる可能性がある．自家末梢血幹細胞移植後very good partial response（VGPR）やnear complete response（nCR）に到達しない症例は，再度自家移植を行うタンデム移植が有用とされてきた．ただしタンデム移植は治療関連死亡を高める恐れがあり，今後は新規薬剤による移植後強化・維持療法へシフトしていくと思われる．65歳以上の高齢者に対する自家移植の有用性は今のところ明らかではない．13q−，t(4;11)は自家移植の予後不良因子であるが，ボルテゾミブ，レナリドミド治療では予後因子にならないとされている．自家移植，新規薬剤も含めた再発難治例で40歳未満の場合，緩和的前処置同種造血幹細胞移植の適応が考慮される．ただし治療関連死亡や再発も多い．特にno change（NC）やprogressive disease（PD）といった治療抵抗例の同種移植後長期生存率は低い（表5-32）．

h. 再生不良性貧血

　輸血依存性成人再生不良性貧血の移植適応は，再生不良性貧血の診療ガイド[4]と日本造血細胞移植学会ガイドライン（表5-33）により判断する．G-CSF 投与後も好中球 0 の劇症型は重症感染症を合併していることも多く，免疫抑制療法自体困難である．適切なドナーが見出せた時点で速やかに同種造血幹細胞移植を実施するのが望ましい．臍帯血移植の適応も考慮される．Stage 3〜5 の初発例でも，HLA 一致血縁ドナーを有する 20 歳未満患者は同種造血幹細胞移植が勧められる．20〜40 歳でも考慮すべきと思われる．40 歳以上の患者は免疫抑制療法が第 1 選択だが，移植関連死亡の危険性が低ければ，50 歳まで移植適応を広げてもよいとする意見もある．免疫抑制療法無効例や再発例も同種造血幹細胞移植の適応が考慮される．なお，末梢血幹細胞移植は慢性 GVHD が増え生存率が低下する恐れがある．骨髄採取が困難，患者・ドナー間の体格差（ドナーが小柄），活動性感染症の存在または移植後早期致死的感染症の懸念があるなどの場合を除き骨髄移植が望まれる．特に移植前処置に抗胸腺グロブリン（ATG）を用いない場合異性間移植は同性間移植より治療成績が劣るとの報告があるが，現在移植前処置に ATG はほぼ必須であり，現時点で考慮すべきか不明である．

　最重症・重症小児再生不良性貧血の場合，初発例，再発難治例にかかわらず HLA 適合ドナーが得られれば同種移植が勧められる．一方中等症例は免疫抑制療法の効果が期待できるため，同種移植の適応となる場合は少ない．

■文　献

1) 日本造血細胞移植学会全国調査報告書．http://www.jshct.com/report/index.shtml. Accessed 2013 May 1.
2) 日本造血細胞移植学会ガイドライン．http://www.jshct.com/guideline/. Accessed 2013 May 1.
3) Sorror ML, Maris MB, Storb R, et al. Hematopoietic cell transplantation (HCT)-specific comorbidity index: a new tool for risk assessment before allogeneic HCT. Blood. 2005; 106: 2912-9. PubMed PMID: 15994282. PubMed Central PMCID: 1895304. Epub 2005/07/05. eng.
4) 再生不良性貧血の診断基準と診療の参照ガイド．http://www.jichi.ac.jp/zoketsushogaihan/aa.pdf. Accessed 2013 May 1.

〈高見昭良〉

D 血液疾患に合併する感染症

1 血液疾患に合併する感染症の特徴

a. 免疫不全因子と感染症

　血液疾患患者は免疫力が抑制された状態になりやすく，しばしば感染症を合併する．しかし，単に免疫不全状態としてまとめてしまうのではなく，より詳細に免疫不全因子について検討する必要がある．例えば抗がん薬の投与などによる消化管粘膜障害は消化管に常在する細菌や真菌（特にカンジダ）の体内侵入による感染症を誘発する．貪食機能を有する好中球やマクロファージの数的あるいは質的異常も全身性真菌感染症の重要な危険因子となる．数的な異常は再生不良性貧血や骨髄異形成症候群などの骨髄不全症や悪性腫瘍に対する抗がん化学療法後にしばしば見られる．一方，骨髄異形成症候群やステロイド投与患者において好中球やマクロファージの貪食機能が低下し，質的な異常を呈する．免疫グロブリンの低下は先天性免疫不全の他に多発性骨髄腫患者，リツキシマブやボルテゾミブの投与後などに観察される．一方，プリン拮抗薬の投与後などには細胞性免疫不全がみられる．ステロイドの投与はこれらの様々な因子に幅広く影響を与える．

　好中球は 500/μL 未満になると感染症が増加し，100/μL 未満となるとさらにリスクが高まることが知られている[1]．好中球は細菌や真菌を貪食，殺菌する働きを持ち，特に細胞外で増殖する細菌や真菌に対して中心的に働くので，好中球減少時にはブドウ球菌，連鎖球菌，肺炎球菌，腸球菌，腸内のグラム陰性桿菌，緑膿菌などのブドウ糖非発酵グラム陰性桿菌などの細胞外寄生菌や，アスペルギルス，カンジダ，ムーコルなどの真菌による感染症が増加する．

　一方，液性免疫能は血清免疫グロブリン G（IgG）濃度で評価する．細菌に対する特異的抗体は菌体に結合して貪食細胞の貪食作用を促進する．特に肺炎球菌，髄膜炎菌，インフルエンザ杆菌などの莢膜を有する細菌（莢膜被包菌）は，貪食作用に抵抗性を示すので，莢膜に特異抗体が結合し，補体の活性化を生じることが必要である．ウイルスに対する特異抗体は中和作用によってウイルスの細胞侵入を予防したり，抗体依存性細胞傷害作用（ADCC）によって NK 細胞などによる感染細胞の破壊を促進したりする．したがって，液性免疫不全（IgG 500 mg/dL 未満）の状態では細胞外増殖菌やウイルス感染症が増加する．脾臓摘出後の液性免疫不全では肺炎球菌や髄膜炎菌が，補体欠損（あるいは発作性夜間血色素尿症に対するエクリズマブ投与後）では髄膜炎菌や淋菌が問題になることが多いので，あらかじめワクチン接種を行うなどの対策が重要である．B 型肝炎ウイルスのキャリアあるいは既感染者（HBs 抗体陽性あるいは HBc 抗体陽性）に対して化学療法，ステロイドの投与，リツキシマブの投与を行う際には，ウイルスが再活性化して重篤な肝炎を生じる可能性があるのでウイルス DNA のモニターを行いながら抗ウイルス薬の投与を行う．

D● 血液疾患に合併する感染症

表 5-34　免疫不全因子と感染症

障害システム	皮膚・粘膜	貪食細胞	補体	液性免疫	細胞性免疫
防御メカニズム	物理的バリア リゾチームやラクトフェリンの分泌 IgA の分泌	好中球やマクロファージによる病原体の貪食と殺菌 感染部位への遊走，接着	オプソニン化 ウイルスの不活化 貪食細胞の遊走 溶菌作用	補体活性化 ADCC 等 貪食作用促進 病原体の殺菌，不活化	感染細胞の破壊（細胞傷害活性） NK 活性 マクロファージ活性化 特異的抗体産生促進
主な病態	外傷，熱傷，褥瘡 外科的処置 放射線照射 薬剤（抗がん薬，TEN） 血管留置カテーテル	好中球減少（血液疾患，薬剤，アルコール，ビタミン B_{12} 欠乏，葉酸欠乏，ウイルス感染症など） 遊走能低下（糖尿病，リウマチ，ステロイド，熱傷，アルコールなど）	脾摘後 鎌状赤血球症 SLE 低栄養	脾摘後 多発性骨髄腫 悪性リンパ腫 慢性リンパ性白血病 薬剤（ステロイド，リツキシマブ，ボルテゾミブなど） 慢性 GVHD	AIDS 臓器移植 造血幹細胞移植 悪性リンパ腫 薬剤（ステロイド，免疫抑制薬，プリン拮抗薬など）
主な病原体	一般細菌（ブドウ球菌，腸球菌，緑膿菌，グラム陰性杆菌など） カンジダ	一般細菌（ブドウ球菌，連鎖球菌，肺炎球菌，腸球菌，緑膿菌，その他のグラム陰性杆菌など） 真菌（カンジダ，アスペルギルス，ムーコル）	一般細菌（主にグラム陽性菌と莢膜被包菌）	一般細菌（主にグラム陽性菌と莢膜被包菌） ウイルス感染症	細胞内寄生菌（抗酸菌，リステリア，マイコバクテリア，レジオネラ，ノカルジア） ウイルス 真菌（ニューモシスチス・イロベチーを含む） 原虫（カリニ，トキソプラズマなど）

　細胞性免疫能は末梢血の CD4 陽性 T 細胞数，CD8 陽性 T 細胞数などで評価することができる．CD4 陽性 T 細胞はサイトカインの産生を介して抗原特異的抗体産生の促進，マクロファージなどによる細胞内寄生菌の貪食の促進，細胞傷害性 T 細胞の活性化を促す．また，CD8 陽性細胞傷害性 T 細胞はウイルス感染細胞などを破壊する．したがって，細胞性免疫不全状態では抗原特異的抗体産生能の低下，マクロファージの活性化障害，細胞傷害性 T 細胞の機能低下などのために，ウイルス感染症，真菌感染症，原虫感染症が増加する．

　このように，患者がどのような免疫不全因子を有するかによって罹患しやすい病原体を予測することができるため，予防対策，早期診断のための検査，治療薬の決定に役立てることができる（表5-34）．

● b. 造血器腫瘍に合併する免疫不全因子と感染症

　造血器腫瘍患者における免疫抑制因子として頻度が高いのは，好中球の減少，化学療法による粘膜障害，中心静脈カテーテルの留置などがあげられる．いずれも細菌，真菌感染症の増加につなが

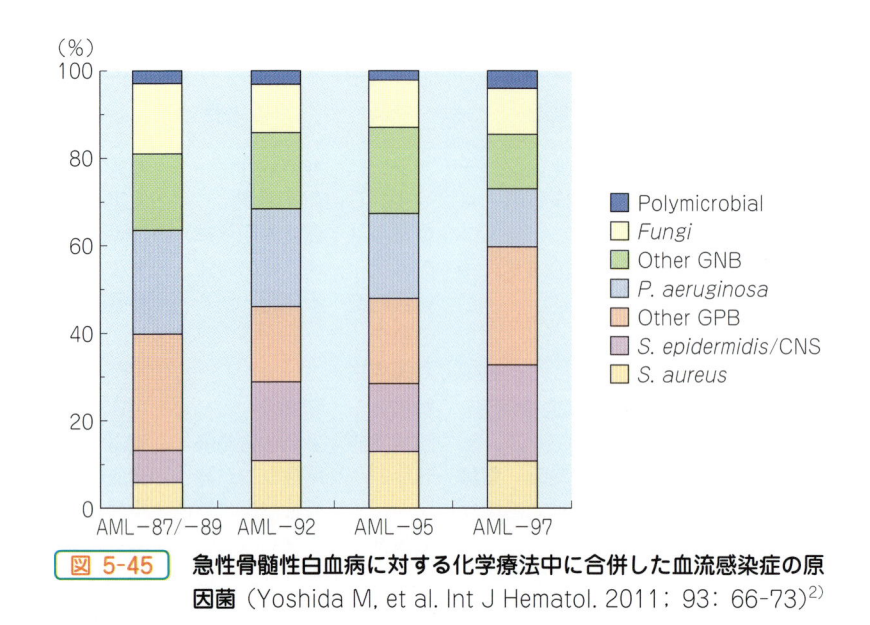

図 5-45　急性骨髄性白血病に対する化学療法中に合併した血流感染症の原因菌 (Yoshida M, et al. Int J Hematol. 2011; 93: 66-73)[2]

る因子である．その他に，腫瘍の特徴や化学療法に用いる薬剤によって，様々な免疫抑制因子が発生する可能性がある．たとえば多発性骨髄腫や悪性リンパ腫では疾患による液性免疫不全状態が存在することがあり，さらにリツキシマブやボルテゾミブなどの投与は液性免疫不全を増悪させる．成人T細胞性白血病は高度な細胞性免疫不全を伴う．また，プリン拮抗薬の投与は細胞性免疫を低下させることが知られている．ステロイドの投与も様々な免疫抑制因子を顕在化させる．

　吉田らは成人白血病治療共同研究グループ（JALSG）において1987年から2001年の間に化学療法を受けた2,585例の急性骨髄性白血病患者の感染症について調査した[2]．251例（9.7%）に血流感染症が観察され，内訳はグラム陽性菌が49%，グラム陰性菌が36%，真菌が12%，重複感染が3%であった．特に緑膿菌（20%），表皮ブドウ球菌（12%），黄色ブドウ球菌（10%）の頻度が高かった．ただし，1980年代に開始された臨床試験（AML-87，AML-89）に登録された患者ではグラム陽性菌とグラム陰性菌の頻度が同程度（40%，41%）であったのに対して，1990年代後半に開始されたAML-97試験に登録された患者ではグラム陽性菌が59%，グラム陰性菌が26%とグラム陰性菌感染症の割合が低下しており，その原因としてはキノロンの予防投与の増加の影響が考えられる（図5-45）．

　肺炎は433症例（16.8%）に観察され，このうちの123例は原因菌が同定されていた．グラム陽性菌が27%，グラム陰性菌が23%，真菌が36%，重複感染が15%で，特にアスペルギルス（19%），ブドウ球菌（13%），緑膿菌（12%）の頻度が高かった．急性骨髄性白血病は侵襲性肺アスペルギルス症の合併頻度が最も高い疾患として知られており，特に寛解導入療法中に頻度が高い[3,4]．

c. 同種造血幹細胞移植に合併する免疫不全因子と感染症

　同種造血幹細胞移植後はこれらの免疫不全因子がさらに複雑に絡み合って出現する．移植後早期の好中球減少期間および粘膜障害の時期に続いて，免疫抑制薬の投与や急性GVHDの発症による細胞性免疫の回復遷延，GVHDの治療としてのステロイドの投与による好中球，単球，マクロファー

D ● 血液疾患に合併する感染症

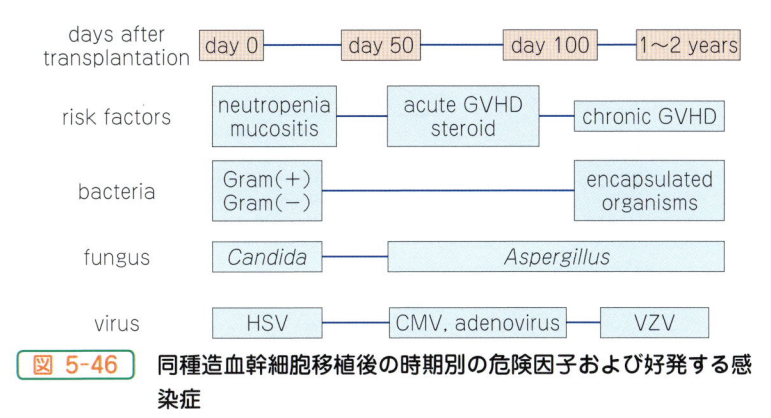

days after transplantation	day 0	day 50	day 100	1～2 years
risk factors	neutropenia mucositis	acute GVHD steroid		chronic GVHD
bacteria	Gram(+) Gram(−)			encapsulated organisms
fungus	Candida		Aspergillus	
virus	HSV	CMV, adenovirus		VZV

図 5-46 同種造血幹細胞移植後の時期別の危険因子および好発する感染症

同種造血幹細胞移植後は様々な免疫不全因子が複雑に絡み合って出現する．

ジなどの貪食細胞の機能低下，慢性 GVHD の発症に伴う液性免疫の回復遷延など，様々な因子による免疫不全状態が遷延する．図 5-46 に同種造血幹細胞移植患者の，移植後の各時期に対応した感染症の危険因子，好発感染症を示す．

　造血幹細胞移植患者では，通常の化学療法における感染症対策に加えて，単純疱疹ウイルス，水痘・帯状疱疹ウイルス，サイトメガロウイルスなどのヘルペス科ウイルス感染症の対策やニューモシスチス肺炎の対策が必須である．これらの感染症に対しては予防薬の投与，あるいは先制攻撃的治療（サイトメガロウイルス抗原血症をモニターして高リスク患者に抗ウイルス薬を投与する）などの対策によって致死的感染症はほぼ完全に抑制することに成功している[5,6]．臍帯血移植や HLA 不適合移植などの特に細胞性免疫能の低下が強い移植においては HHV-6 や EB ウイルスなどのその他のヘルペス科ウイルス，アデノウイルスなどの感染症も増加することが知られている．

2 感染症の予防と治療

a. 治療環境

　免疫抑制患者の感染対策で最も重要なのは患者，医療スタッフ，面会者の手洗い消毒である．患者本人は病室外ではマスクを着用する．医療スタッフの日常的な帽子，マスク，サンダルの履き替えは推奨されていないが，飛沫感染対策のために医療スタッフも必要に応じてマスクを着用する．致死的感染症であり，かつ発症後の治療の困難な侵襲性肺アスペルギルス症については，HEPA フィルターを用いた無菌送風が予防に有効であることが知られている．造血幹細胞移植後早期に HEPA フィルターによる層流（ラミナエアフロー）のない部屋で管理するとアスペルギルス症の発症頻度は 5 倍以上に上昇した[7]．部屋の床や壁，患者の生活物品を消毒・滅菌する必要はない．入浴や口腔内の保清は好中球減少期間にも推奨されている．

　好中球減少期間は調理（加熱）された食事だけに限定し，生肉，生魚，生卵などを禁止する．次亜塩素酸ナトリウムでの消毒後に十分に流水で洗浄した生野菜や皮の厚い果物は可とする．乳製品は殺菌表示されているものを選択する．缶詰，缶ジュース，レトルト食品などは許可する．食事管

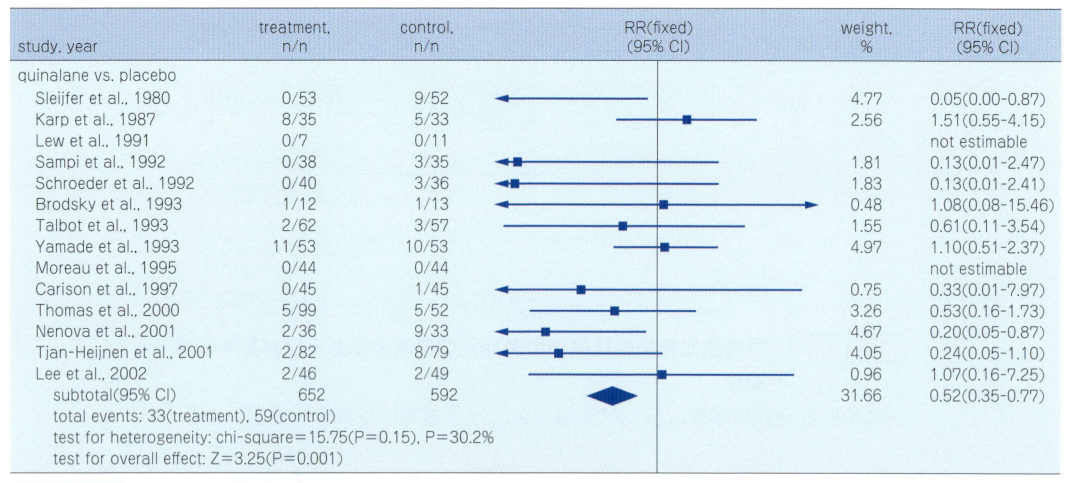

study, year	treatment, n/n	control, n/n	RR(fixed) (95% CI)	weight, %	RR(fixed) (95% CI)
quinalane vs. placebo					
Sleijfer et al., 1980	0/53	9/52		4.77	0.05(0.00-0.87)
Karp et al., 1987	8/35	5/33		2.56	1.51(0.55-4.15)
Lew et al., 1991	0/7	0/11			not estimable
Sampi et al., 1992	0/38	3/35		1.81	0.13(0.01-2.47)
Schroeder et al., 1992	0/40	3/36		1.83	0.13(0.01-2.41)
Brodsky et al., 1993	1/12	1/13		0.48	1.08(0.08-15.46)
Talbot et al., 1993	2/62	3/57		1.55	0.61(0.11-3.54)
Yamade et al., 1993	11/53	10/53		4.97	1.10(0.51-2.37)
Moreau et al., 1995	0/44	0/44			not estimable
Carison et al., 1997	0/45	1/45		0.75	0.33(0.01-7.97)
Thomas et al., 2000	5/99	5/52		3.26	0.53(0.16-1.73)
Nenova et al., 2001	2/36	9/33		4.67	0.20(0.05-0.87)
Tjan-Heijnen et al., 2001	2/82	8/79		4.05	0.24(0.05-1.10)
Lee et al., 2002	2/46	2/49		0.96	1.07(0.16-7.25)
subtotal(95% CI)	652	592		31.66	0.52(0.35-0.77)
total events: 33(treatment), 59(control)					
test for heterogeneity: chi-square=15.75(P=0.15), P=30.2%					
test for overall effect: Z=3.25(P=0.001)					

図 5-47 キノロン系抗菌薬とプラセボを比較した無作為割付け比較試験のメタアナリシス（Gafter-Gvili A, et al. Ann Intern Med. 2005; 142: 979-95）[8]

理については造血細胞移植学会の移植後早期の感染管理ガイドラインが参考になる（http://www.jshct.com/guideline/pdf/kansenkanri.pdf）．一般に，病院食など1日750食以上を提供する調理施設では，HACCP（Hazard Analysis Critical Control Point）に基づいた「大量調理施設衛生管理マニュアル」が適用されており，原材料の受け入れや下処理段階における管理を徹底すること，加熱調理食品については中心部まで十分加熱し，食中毒菌等を死滅させること，加熱調理後の食品および非加熱調理食品の二次汚染防止を徹底すること，食中毒菌が付着した場合に菌の増殖を防ぐため，原材料および調理後の食品の温度管理を徹底すること，などが指示されている．このマニュアルを遵守した食事は化学療法中も安全であると考えられる．

b. 細菌感染予防

　化学療法後は，好中球減少に加えて消化管粘膜障害を生じるため，消化管に常在する細菌や真菌がしばしば血管内に侵入し菌血症を発症する．そのため，経口抗菌薬を予防投与する試みが行われてきた．特に近年の研究ではキノロンの予防投与の有効性が評価されてきた．1990年代に公表されたメタアナリシスでは，キノロンの予防投与は感染症を減少させるものの，死亡率の低下にはつながらなかったため，米国感染症学会（IDSA）のガイドラインでも予防投与は推奨されていなかった[8]．しかし，2005年に発表されたメタアナリシスでは，キノロン系抗菌薬の予防投与によって死亡率が有意に低下することが示された（相対危険度0.52，95%信頼区間0.35-0.77，図5-47）．この結果を受けて，最新のIDSAガイドラインは好中球数が100/μL以下となる期間が7日間を超えて持続することが予測される患者に対してフルオロキノロン系薬の予防投与を考慮することを推奨している[9,10]．

　しかし，耐性菌の出現は避けることができないため，各施設においてどのような耐性株が出現しつつあるかを常にモニターする必要がある．また，好中球数が500/μL以上まで回復したら速やかに中止する．好中球減少中の発熱に対して静注の抗菌薬を開始する場合にも予防的に投与していた経口抗菌薬は中止する．

顆粒球コロニー刺激因子（G-CSF）を投与することによって好中球減少期間を短縮することが可能である．それによって化学療法の間隔を短縮して治療効果を高める試みも行われている．しかし，好中球減少時のG-CSFのルーチン投与の利益を否定するデータも多く，その妥当性は，抗菌薬の予防投与と同様に，予測される好中球減少の程度や期間に依存する．ガイドラインでは発熱性好中球減少症の発症リスクが20％以上の場合（高齢者や進行期患者などでは10％以上の場合）にG-CSFの予防投与が推奨されている[10]．G-CSFは骨髄性白血病においてはG-CSF受容体を有する白血病細胞を増殖させることが危惧されたが，少なくとも寛解期の投与では悪影響は示されていない．

c. 真菌感染予防

免疫抑制患者の全身性真菌感染症で，もっとも頻度の高い原因真菌はカンジダとアスペルギルスである．フルコナゾールの普及によってカンジダ症の発症は抑制されたが，アスペルギルス症の増加は続いた．しかし，2000年代に入って数々の抗糸状菌薬が使用できるようになり，アスペルギルス症の増加も頭打ちとなっている．カンジダは腸管に定着しやすいが，好中球減少などの免疫抑制と抗がん薬などによる消化管粘膜障害によって血管内に侵入しやすくなり，血流を介して多臓器に播種する．中心静脈カテーテル感染症の頻度も高い．一方，アスペルギルスは土壌や空中などの自然環境に存在する糸状菌属である．アスペルギルスの分生子は空気中に浮遊するため，それを吸入することによって経気道的に感染する．好中球減少患者やステロイドの投与を受けている患者においては，アスペルギルスは血管や肺組織に侵襲し，血管内に侵入した後に多臓器に播種することが多い．

また，免疫抑制患者の増加，アスペルギルス症対策の改善によって，接合菌症（ムーコル症）が増加している．アスペルギルス症と比較すると決して頻度は高くないが，肺アスペルギルス症と類似した臨床像を示す（ただしアスペルギルス・ガラクトマンナン抗原は陰性）ので，免疫力が高度に抑制された患者においては念頭に置く必要がある．

造血器腫瘍患者に対する抗真菌薬の予防投与として最も広く用いられているのはフルコナゾール（FCZ）である．骨髄移植患者のみを対象とした無作為割付け比較試験ではFCZの予防投与はプラセボと比較して全身性真菌感染症の軽減のみならず，生存率が改善する可能性も示されている[11-13]．一方，一般化学療法を含めて16の無作為割付け比較試験のメタアナリシスを行ったところ，FCZの予防投与によって全身性真菌感染症の減少が観察されたのは，コントロール群（FCZ非投与群）での全身性真菌感染症発症頻度が10％以上の無作為割付け比較試験のみであった（図5-48）[14]．このことから，FCZの予防投与は好中球減少期間が長く持続する（7〜14日以上）と予測される患者に限定すべきであろう．

また，FCZの弱点はアスペルギルスに対して無効であることとカンジダの一部（*C. Krusei*や*T. glabrata*）に対する効果が弱いことである．イトラコナゾール（ITCZ）はアスペルギルスを含め，より広域スペクトラムな抗真菌活性を有している．そこで，同種造血幹細胞移植後の真菌感染症予防として，FCZとITCZを比較した2つの無作為割付け比較試験の結果が報告された[15,16]．

Winstonらの報告では*C. Krusei*, *T. glabrata*, アスペルギルス属による感染症の発症はFCZ群で15例に認められたのに対し，ITCZ群では4例のみに抑制された．移植後の侵襲性真菌感染症の累積発症頻度は，移植後早期の好中球減少期には両群に差が認められないが，移植後2カ月から3カ

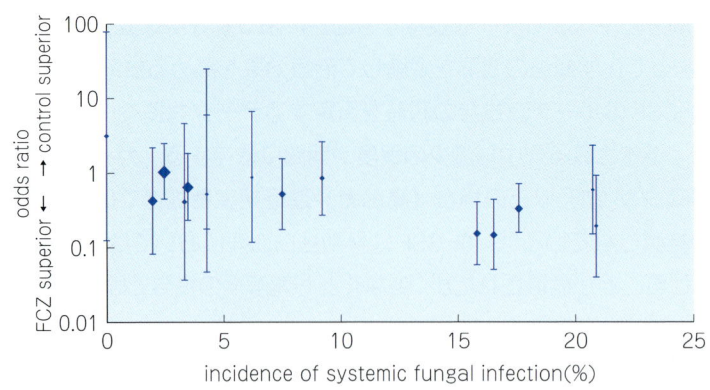

図 5-48 フルコナゾールの予防投与の全身性真菌感染症の発症頻度への影響（Kanda Y, et al. Cancer. 2000; 89: 1611-25）[14]

X軸は対照群（FCZ非投与群）における全身性真菌感染症発症頻度を示す．FCZの予防投与によって全身性真菌感染症の減少が観察されたのは対照群での全身性真菌感染症発症頻度が10％以上のRCTのみであった．

月にかけて，すなわち急性GVHDに対してステロイドを投与する時期に両群間に侵襲性真菌感染症の発症頻度の差が生じる．この結果から，移植後早期の好中球減少期間については，安全性の高いFCZによる予防を行うことは妥当であると考えられるが，GVHDに対してステロイドの投与を受けている患者においては，アスペルギルスを含めてより幅広いスペクトラムを有する抗真菌薬の投与を行うか，あるいは定期的に胸部単純CTやアスペルギルスGM抗原を測定することによって早期発見に努めるべきであろう．

d. 発熱性好中球減少症（FN）の治療

好中球減少中の発熱（発熱性好中球減少症，febrile neutropenia：FN）に対しては速やかな対応が必要である．FNは，好中球減少は好中球数が500/μL未満，あるいは1000/μL未満で今後48時間以内に500/μL未満への減少が予測される状態，発熱は腋窩検温で37.5℃以上あるいは口腔検温で38.0℃の状態として定義される．FNに対する診療ガイドラインが米国のInfectious Diseases Society of America（IDSA）および日本臨床腫瘍学会から公表されている[9]．

FNの半分以上は感染症が原因であり，また好中球数100/μL未満の患者の少なくとも1/5は菌血症を合併していると考えられている．そのため，FN患者に対する検査は，感染症を前提として行われる．感染部位としては，化学療法によって粘膜障害を受ける消化管がしばしば問題となるが，その他にも中心静脈カテーテル，歯周囲，咽頭，気道，尿路，肛門周囲なども感染巣になりやすい．好中球減少患者では，発赤，疼痛，腫脹などの炎症所見が明確にならない場合が多いが，それでも症状の聴取や，これらの部位の入念な診察が必要である．

同時に，血液検査，尿検査，胸部X線写真に加えて，血液培養，尿培養などの培養検査を提出する．血液培養は抗菌薬投与前に採取することが望ましい．成人の菌血症では血液中の菌量は1～10 cfu/mL程度であるため，採取血液量は10 mL以上が望ましいが，ボトルの規定量以上の血液量は

感度を低下させる．また，感度の上昇とコンタミネーションの否定のため，最低2セットの血液培養を採取する．IDSAの中心静脈カテーテル感染症のガイドラインでは，中心静脈カテーテルが留置されている場合には，1セットはカテーテルから，1セットを末梢から採取することが推奨されている．定量培養で末梢血のサンプルとカテーテルのサンプルの菌量を比較することによってカテーテル感染症の診断が容易になるが，定量培養でなくとも培養提出から陽性化までの時間差（2時間以上）によって菌量の差を推測することも妥当であることが示されている．黄色ブドウ球菌，緑膿菌，セレウス菌，真菌，抗酸菌などのカテーテル感染症の場合，皮下トンネルの感染の場合，敗血症の症状が存在する場合，血栓を伴う場合などはただちにカテーテルを抜去する必要がある．一方，コアグラーゼ陰性ブドウ球菌などによるカテーテル感染症で，カテーテルを抜去せずに治療する場合には，各ルーメンから交互に抗生物質を投与する．

　FNの多くの原因は感染症であり，しばしば急速に進行するため，上記のような検査を行いながらも，その検査結果を待たずに，ただちに経験的な広域抗菌薬の投与（empiric therapy）を開始する必要がある．IDSAのガイドラインでは症状，呼吸器合併症の有無，脱水の有無，年齢などに基づくリスク分類（MASCCスコア）によって低リスクであれば一定の条件下で経口抗菌薬での治療が可能であるとしている．例えば，リンパ腫の外来化学療法などでは，重症感染症または合併症の徴候がなく，医療機関への迅速なアクセスが確保されている，施設が救急対応可能である，在宅介護者が存在するなどの条件が満たされているような低リスク患者であれば経口抗菌薬での治療を検討してもよい．しかし，急性白血病に対する化学療法では，ほとんどの患者は入院管理されているため，静注抗菌薬が投与される（図5-49）．

　初期治療の静注抗菌薬としてはセフェピム，カルバペネム，ピペラシリン/タゾバクタムの単剤投与が推奨される．ただし，カテーテル関連感染症，皮膚・軟部組織感染症，循環動態不安定などの場合には，一次治療としてバンコマイシンを併用する．敗血症性ショックや緑膿菌感染症が疑われる場合はアミノ配糖体（キノロンの予防投与が行われていない場合はキノロンでも可）を併用する．また，基質特異性拡張型βラクタマーゼ（ESBL）産生菌の保菌患者に対しては初期治療としてカルバペネムを選択する．

　3〜5日以内に解熱した場合，起因菌が判明していれば，その感受性に対応して抗菌薬を変更する．そして，好中球が500/μLを超えるまで，かつ，その感染症に対して推奨されている治療期間を満たすまで継続する．3〜5日以内に解熱したものの起因菌が不明であれば，初期投与の好中球が500/μLを超えるまで継続するが，低リスクの場合は無熱の状態が1週間以上経過した時点で予防的抗菌薬に戻すことを検討しても良い．初期抗菌薬開始後3〜5日で解熱が認められない場合には，FN発症時と同様の検査を繰り返すとともに，もし，起因菌が判明していれば，その起因菌に対して有効な薬剤に変更する．起因菌が不明の場合は，患者の状態が安定していれば，初期治療の薬剤を継続投与しても良いが，状態に増悪が認められる場合には，カルバペネムへの変更などを考慮する．口腔粘膜障害やカテーテル感染症などグラム陽性菌の感染症が強く疑われる場合にはバンコマイシンの投与を検討する．カルバペネムが長期に投与されている場合には*Stenotrophomonas maltophilia*（しばしば高度耐性）の出現に注意が必要である．また，後述するように真菌に対する治療を検討する必要がある．

第5章 ● 血液疾患の治療

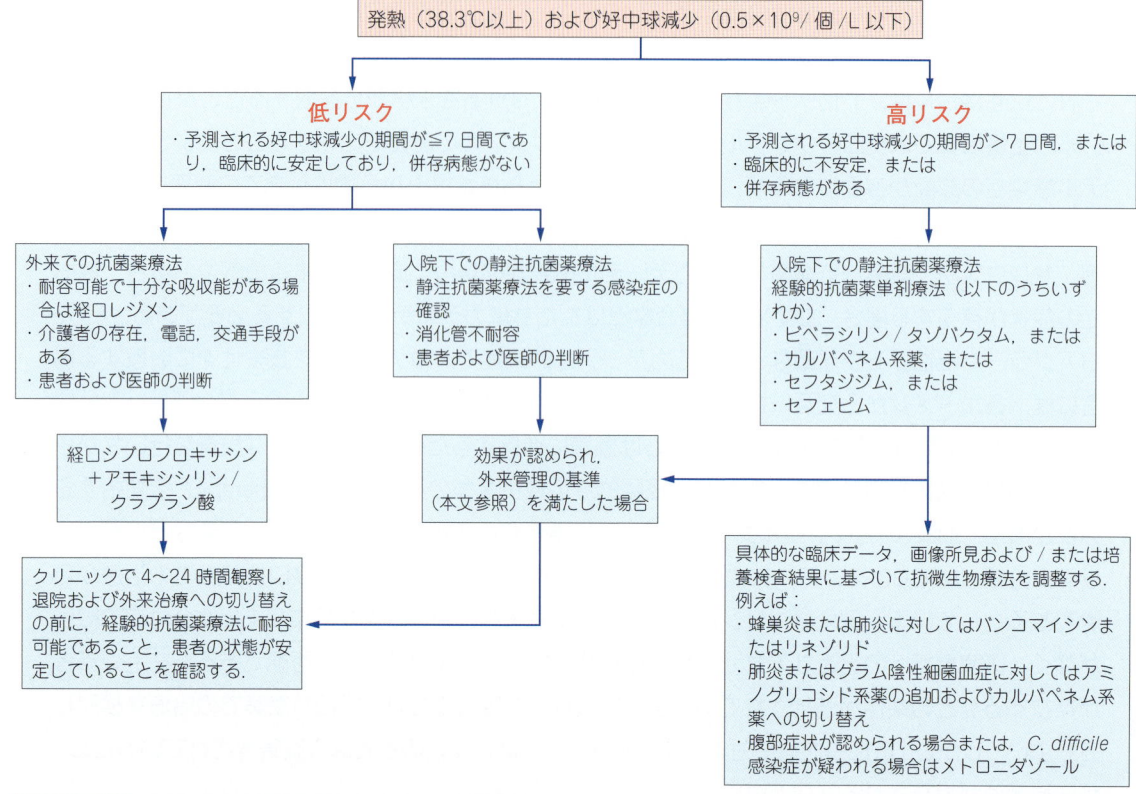

```
                ┌─────────────────────────────────────────┐
                │ 発熱（38.3℃以上）および好中球減少（0.5×10⁹/個/L以下） │
                └─────────────────────────────────────────┘
                        │                              │
            ┌───────────┘                              └───────────┐
            ▼                                                      ▼
  ┌──────────────────────┐                          ┌──────────────────────┐
  │       低リスク         │                          │       高リスク         │
  │・予測される好中球減少   │                          │・予測される好中球減少   │
  │ の期間が≦7日間であ    │                          │ の期間が>7日間，または │
  │ り，臨床的に安定して   │                          │・臨床的に不安定，または │
  │ おり，併存病態がない   │                          │・併存病態がある        │
  └──────────────────────┘                          └──────────────────────┘
```

図 5-49 **発熱および好中球減少に対する初期管理** (Freifeld AG, et al. Clin Infect Dis. 2011; 52: e56-93)[9]
＊推奨事項を支持するデータが限定的.
ANC: 好中球絶対数, CT: コンピュータ断層撮影法, MRI: 核磁気共鳴画像

e. 遷延するFNに対する真菌感染症対策

　広域スペクトラムを有する抗細菌性抗菌薬による治療を行っているにもかかわらず，FNが4〜7日以上持続あるいは再燃していて，かつ好中球の回復がすぐには期待できない場合には，経験的な抗真菌薬の投与を検討することが推奨されている[17]. FNの持続に対する経験的な抗真菌薬投与としては，アムビゾーム（L-AMB）が標準治療薬として位置づけられていたが[18]，ITCZやカスポファンギン（CPFG）でも同等の効果が期待することが示され[19,20]，国内ではミカファンギン（MCFG）がその安全性を理由に広く用いられている．ボリコナゾール（VCZ）はL-AMBとの比較試験で非劣性を示すことができなかったが，むしろbreakthrough infectionは有意に少なく，有効性が劣るということは考えにくい[21]．すなわち，経験的な抗真菌薬の投与としては，多くの薬剤が横並びに位置づけられていると考えてよい．その選択は毒性を中心に検討することになる．ただし，予防的に用いている抗真菌薬とはクラスを変更する（アゾール系→エキノキャンディン系など）．

　しかし，経験的な抗真菌薬の投与の根拠となっているのは1980年代に発表された2つのRCTのみである[22,23]．また，抗真菌薬が予防投与されている場合は，例えばFCZの投与中であれば経験的な抗真菌薬の投与の時点で考慮する必要があるのはFCZ耐性のカンジダとアスペルギルスの感染症である．すなわち，よりスペクトラムが広く，アスペルギルスに対しても有効性を持つ抗糸状菌

薬への変更を検討することになる．ただし，アスペルギルス症が多発するのは好中球減少期間が3週間を越える場合であり[24]，より早期に好中球の回復が期待できる患者においては必ずしも発熱の持続だけをトリガーとした経験的な抗真菌療法（正確には抗糸状菌療法）は必要ないかもしれない（経験的抗真菌治療を受ける患者のうち，本当に真菌症を有する患者は10%程度と考えられている）．そこで，遷延するFNに加えて，肺野異常影（できれば胸部単純CT）あるいはGM抗原やβ-D-グルカンの上昇があれば抗真菌薬をより広域スペクトラムなものに変更するという先制治療（preemptive therapy）が提唱されている[25,26]．不必要な抗糸状菌薬の投与を減少させてコストや毒性の低下が期待されるが，このような方法が成立するかどうかは治療法や環境によって左右されるため[27]，例えば急性白血病の寛解導入療法後や臍帯血移植後などのように好中球減少の遷延が予測される場合や周囲で工事が行われているような場合には，経験的に抗糸状菌薬へ変更することを，あるいは予防的に抗糸状菌薬を投与することを検討する必要がある．

真菌感染症の診断はEORTC/MSGのrevised criteriaに従って行う[28]．probableあるいはprovenのアスペルギルス症の診断が得られた場合，あるいは画像から侵襲性肺アスペルギルス症が強く疑われた場合にはボリコナゾールが第1選択となるが，無効例（特にアスペルギルス抗原陰性例）では接合菌感染症（主にムーコル症）を考えてアムビゾームへの変更を検討する．ボリコナゾールは吸収効率の高い薬剤であるが，血中濃度の個人差が大きいため最初は静注で開始するほうがよい．また，適宜血中濃度の測定を行う．日本TDM学会の「抗菌薬TDMガイドライン」が参考になる．

f. その他の感染症に対する対策

リンパ球系の腫瘍性疾患に対する化学療法時，ステロイドの長期大量投与時，フルダラビンやクラドリビンの投与後，および同種造血幹細胞移植後患者に対しては，ニューモシスチス肺炎の予防のためにST合剤の予防投与を行う．急性骨髄性白血病に対する化学療法時は予防投与は不要である．リンパ腫に対する化学療法中に予防投与が必要かどうかは意見が分かれるところであるが，リツキサンを併用した場合にニューモシスチス肺炎が増加するという可能性が示唆されている．投与期間，投与の必要性については末梢血CD4陽性細胞数が参考となる．

結核の既往のある症例にステロイドを投与する場合には予防的なイソニアジド（1日300〜400 mg）の投与を検討する．末梢神経障害の予防のためビタミンB_6を併用する．多発性骨髄腫に対するボルテゾミブを用いた治療後，リンパ腫に対するベンダムスチンを用いた治療後，急性リンパ性白血病に対するHyperCVAD療法後，造血幹細胞移植後などに水痘・帯状疱疹ウイルス，単純疱疹ウイルスの再活性化がしばしば認められるため，抗ウイルス薬の予防投与を行う．アシクロビル1日200 mgの連日投与が有効である．

同種造血幹細胞移植後のサイトメガロウイルス（CMV）感染症，特に間質性肺炎はいったん発症すると致死率が高いため，様々な発症予防法が試みられている．ガンシクロビル（GCV）はCMV感染症の予防・治療の中心的薬剤であるが，造血幹細胞移植症例全例にGCVを予防投与した研究では，CMV感染症は減少したものの，GCVの副作用として骨髄抑制を合併し，細菌・真菌感染症が多発したため，生存率の改善は得られなかった[29,30]．そこで，移植後定期的にCMV感染をモニターし，CMVの再活性化を認めた症例にのみGCVを投与して予防するという先制攻撃的治療が行われている（preemptive therapy）[31]．CMV感染のモニター方法としてはCMV抗原血症検査（C7-HRP

法あるいは C10/C11 法）が国内で広く用いられている．CMV 抗原血症検査は，末梢血白血球を CMV に対する抗体を用いて免疫染色し，高感度にかつ定量的に評価する検査である．造血幹細胞移植後などの高リスク患者に対しては抗原血症検査を 1 週間に 1～2 回行い，ある閾値を超えた時点で GCV を開始する．至適な閾値はまだ不明であるが，例えば HLA 適合同胞間移植では CMV 陽性細胞数が C10/C11 法で 2 スライド合計 20 個以上，その他の移植では 2 スライド合計 3 個以上などの閾値が用いられている[32]．GCV の投与量は治療量の半量の 5 mg/kg の 1 日 1 回投与（Level I）で開始し，その後に陽性細胞数が増加した場合にのみ 1 日 2 回投与（Level II）に増量するという方法が広く行われている[5]．GCV は吸収効率が改善された経口薬であるバルガンシクロビルによって代替することができる．

B 型肝炎ウイルスキャリアあるいは既感染者に対して免疫抑制力の強い薬剤を投与したり造血幹細胞移植を行ったりすると，ウイルスが増殖し，その後に免疫抑制が解除されたときに急激に肝炎を発症することがある．特に造血幹細胞移植患者やリツキシマブの投与を行う患者の場合はすでに HBs 抗体陽性，すなわち seroconversion 後の患者においても，高度の免疫抑制によって再活性化（reverse seroconversion）を生じ，肝炎を発症するリスクが高い．そこで，スクリーニングとして全例に HBs 抗原，HBc 抗体，HBs 抗体の検査を行う．HBs 抗原が陽性の場合は HBe 抗原，HBe 抗体，HBV-DNA 定量検査を行うとともにエンテカビルを開始する．HBs 抗原は陰性であるが HBc 抗体あるいは HBs 抗体が陽性の場合は HBV-DNA 定量検査を追加し，HBV-DNA が陽性の場合はエンテカビルを開始し，陰性の場合は月に 1 回の HBV-DNA 定量検査を行い，陽性化したらエンテカビルを開始する．HBV-DNA のモニターは治療終了後少なくとも 12 カ月まで継続するが，造血幹細胞移植後はさらに長期のモニターが必要である．厚生労働省の研究班から「免疫抑制・化学療法により発症する B 型肝炎対策ガイドライン」が公表されている．

造血器腫瘍患者，その家族，医療従事者は不活化インフルエンザワクチンの接種を毎年行うべきである．化学療法継続中の場合は最終治療から 1 週間以上経過してからで，かつ次の治療の 2 週間以上前に接種することが勧められている[9]．また，造血器腫瘍患者がインフルエンザに曝露した場合はワクチン接種状況にかかわらず 5 日間の曝露後治療を行う．RS ウイルスは造血幹細胞移植後に難治性の間質性肺炎を生じる．冬季に流行することがあり，有効な治療法はないため，医療従事者からの院内感染を含め，予防対策（飛沫感染および接触感染対策）が必要である．パラインフルエンザウイルスも移植後 100 日以内に 18% の患者において気道から検出され[33]，重篤な合併症を生じうるが，やはり現時点では有効な抗ウイルス薬はない．造血幹細胞移植患者が咳嗽，鼻閉などの症状，あるいは画像での肺浸潤を呈した場合は鼻咽頭スワブなどで気道ウイルス（インフルエンザ，パラインフルエンザ，アデノウイルス，RS ウイルス，メタニューモウイルス）の検査を行うことが望まれるが[9]，日本国内では費用の面で困難である．インフルエンザが疑われる場合には検査結果を待たずに抗ウイルス薬を開始する．パラインフルエンザウイルスやアデノウイルスに対してはリバビリンの吸入や全身投与が行われることがあるが有効性は明らかではない．アデノウイルスに対してはシドフォビルがしばしば用いられている．アデノウイルス（特に type 11）は造血幹細胞移植後の出血性膀胱炎の原因ウイルス（type 11）としても知られている[34]．JC ウイルスや BK ウイルスなどのポリオーマウイルスも出血性膀胱炎の原因となりえるが，無症候の患者の尿からも検出されるため，解釈は注意が必要である[35]．

EBウイルスは造血幹細胞移植の2～3カ月後に好発する移植後リンパ増殖性疾患（PTLD）の原因ウイルスである．T細胞除去移植，ATGの投与後など高度な免疫抑制状態が危険因子となる．発症例には免疫抑制薬の減量・中止，放射線照射，化学療法，リツキシマブなどによる治療が行われるが，血漿中のEBウイルス量をモニターしてウイルス量が増加したらリツキシマブを投与するというpreemptive therapyも試みられている[36]．HHV-6は突発性発疹の原因ウイルスとして知られているが，移植後（特に臍帯血移植後に）早期の意識障害の原因の1つとして，HHV-6脳症が認められる．診断基準，治療法は明確にはされていないが，見当識障害や短期記憶障害が特徴的な症状である．移植後の意識障害患者で，髄液のPCRでHHV-6が検出された場合にはGCVあるいはホスカルネットの投与を開始する．移植後に意識障害がない患者では髄液からHHV-6が検出されることはまれである[37]．末梢血のHHV-6の定量による先制攻撃的治療が試みられたが，ウイルス量は急激に増加するため発症予防は容易ではない．なお，アシクロビルはHHV-6脳症の予防には役立たない[37]．

■文　献

1) 斧　康雄．易感染性をきたす生体防御機構の欠損．感染症誌．2006；80：475-9.
2) Yoshida M, Akiyama N, Fujita H, et al. Analysis of bacteremia/fungemia and pneumonia accompanying acute myelogenous leukemia from 1987 to 2001 in the Japan Adult Leukemia Study Group. Int J Hematol. 2011; 93: 66-73.
3) Pagano L, Caira M, Candoni A, et al. The epidemiology of fungal infections in patients with hematologic malignancies: the SEIFEM-2004 study. Haematologica. 2006; 91: 1068-75.
4) Pagano L, Caira M, Candoni A, et al. Invasive aspergillosis in patients with acute myeloid leukemia: a SEIFEM-2008 registry study. Haematologica. 2010; 95: 644-50.
5) Kanda Y, Mineishi S, Saito T, et al. Response-oriented preemptive therapy against cytomegalovirus disease with low-dose ganciclovir: a prospective evaluation. Transplantation. 2002; 73: 568-72.
6) Kanda Y, Mineishi S, Saito T, et al. Long-term low-dose acyclovir against varicella-zoster virus reactivation after allogeneic hematopoietic stem cell transplantation. Bone Marrow Transplant. 2001; 28: 689-92.
7) Wald A, Leisenring W, van Burik JA, et al. Epidemiology of Aspergillus infections in a large cohort of patients undergoing bone marrow transplantation. J Infect Dis. 1997; 175: 1459-66.
8) Gafter-Gvili A, Fraser A, Paul M, et al. Meta-analysis: antibiotic prophylaxis reduces mortality in neutropenic patients. Ann Intern Med. 2005; 142: 979-95.
9) Freifeld AG, Bow EJ, Sepkowitz KA, et al. Clinical practice guideline for the use of antimicrobial agents in neutropenic patients with cancer: 2010 update by the infectious diseases society of america. Clin Infect Dis. 2011; 52: e56-93.
10) 日本臨床腫瘍学会，編．発熱性好中球減少症（FN）診療ガイドライン．東京：南江堂；2012.
11) Goodman JL, Winston DJ, Greenfield RA, et al. A controlled trial of fluconazole to prevent fungal infections in patients undergoing bone marrow transplantation. N Engl J Med. 1992; 326: 845-51.
12) Slavin MA, Osborne B, Adams R, et al. Efficacy and safety of fluconazole prophylaxis for fungal infections after marrow transplantation--a prospective, randomized, double-blind study. J Infect Dis. 1995; 171: 1545-52.
13) Marr KA, Seidel K, Slavin MA, et al. Prolonged fluconazole prophylaxis is associated with persistent protection against candidiasis-related death in allogeneic marrow transplant recipients: long-term follow-up of a randomized, placebo-controlled trial. Blood. 2000; 96: 2055-61.
14) Kanda Y, Yamamoto R, Chizuka A, et al. Prophylactic action of oral fluconazole against fungal

infection in neutropenic patients. A meta-analysis of 16 randomized, controlled trials. Cancer. 2000; 89: 1611-25.
15) Marr KA, Crippa F, Leisenring W, et al. Itraconazole versus fluconazole for prevention of fungal infections in patients receiving allogeneic stem cell transplants. Blood. 2004; 103: 1527-33.
16) Winston DJ, Maziarz RT, Chandrasekar PH, et al. Intravenous and oral itraconazole versus intravenous and oral fluconazole for long-term antifungal prophylaxis in allogeneic hematopoietic stem-cell transplant recipients. A multicenter, randomized trial. Ann Intern Med. 2003; 138: 705-13.
17) Hughes WT, Armstrong D, Bodey GP, et al. 2002 guidelines for the use of antimicrobial agents in neutropenic patients with cancer. Clin Infect Dis. 2002; 34: 730-51.
18) Walsh TJ, Finberg RW, Arndt C, et al. Liposomal amphotericin B for empirical therapy in patients with persistent fever and neutropenia. National Institute of Allergy and Infectious Diseases Mycoses Study Group. N Engl J Med. 1999; 340: 764-71.
19) Boogaerts M, Winston DJ, Bow EJ, et al. Intravenous and oral itraconazole versus intravenous amphotericin B deoxycholate as empirical antifungal therapy for persistent fever in neutropenic patients with cancer who are receiving broad-spectrum antibacterial therapy. A randomized, controlled trial. Ann Intern Med. 2001; 135: 412-22.
20) Walsh TJ, Teppler H, Donowitz GR, et al. Caspofungin versus liposomal amphotericin B for empirical antifungal therapy in patients with persistent fever and neutropenia. N Engl J Med. 2004; 351: 1391-402.
21) Walsh TJ, Pappas P, Winston DJ, et al. Voriconazole compared with liposomal amphotericin B for empirical antifungal therapy in patients with neutropenia and persistent fever. N Engl J Med. 2002; 346: 225-34.
22) Pizzo PA, Robichaud KJ, Gill FA, et al. Empiric antibiotic and antifungal therapy for cancer patients with prolonged fever and granulocytopenia. Am J Med. 1982; 72: 101-11.
23) EORTC International Antimicrobial Therapy Cooperative Group. Empiric antifungal therapy in febrile granulocytopenic patients. Am J Med. 1989; 86: 668-72.
24) Gerson SL, Talbot GH, Hurwitz S, et al. Prolonged granulocytopenia: the major risk factor for invasive pulmonary aspergillosis in patients with acute leukemia. Ann Intern Med. 1984; 100: 345-51.
25) Maertens J, Theunissen K, Verhoef G, et al. Galactomannan and computed tomography-based preemptive antifungal therapy in neutropenic patients at high risk for invasive fungal infection: a prospective feasibility study. Clin Infect Dis. 2005; 41: 1242-50.
26) Oshima K, Kanda Y, Asano-Mori Y, et al. Presumptive treatment strategy for aspergillosis in allogeneic haematopoietic stem cell transplant recipients. J Antimicrob Chemother. 2007; 60: 350-5.
27) Cordonnier C, Pautas C, Maury S, et al. Empirical versus preemptive antifungal therapy for high-risk, febrile, neutropenic patients: a randomized, controlled trial. Clin Infect Dis. 2009; 48: 1042-51.
28) De Pauw B, Walsh TJ, Donnelly JP, et al. Revised definitions of invasive fungal disease from the European Organization for Research and Treatment of Cancer/Invasive Fungal Infections Cooperative Group and the National Institute of Allergy and Infectious Diseases Mycoses Study Group (EORTC/MSG) Consensus Group. Clin Infect Dis. 2008; 46: 1813-21.
29) Goodrich JM, Bowden RA, Fisher L, et al. Ganciclovir prophylaxis to prevent cytomegalovirus disease after allogeneic marrow transplant. Ann Intern Med. 1993; 118: 173-8.
30) Winston DJ, Ho WG, Bartoni K, et al. Ganciclovir prophylaxis of cytomegalovirus infection and disease in allogeneic bone marrow transplant recipients. Results of a placebo-controlled, double-blind trial. Ann Intern Med. 1993; 118: 179-84.
31) Boeckh M, Gooley TA, Myerson D, et al. Cytomegalovirus pp65 antigenemia-guided early treatment with ganciclovir versus ganciclovir at engraftment after allogeneic marrow transplantation: a randomized double-blind study. Blood. 1996; 88: 4063-71.

32) Kanda Y, Yamashita T, Mori T, et al. A randomized controlled trial of plasma real-time PCR and antigenemia assay for monitoring CMV infection after unrelated BMT. Bone Marrow Transplant. 2010; 45: 1325-32.
33) Peck AJ, Englund JA, Kuypers J, et al. Respiratory virus infection among hematopoietic cell transplant recipients: evidence for asymptomatic parainfluenza virus infection. Blood. 2007; 110: 1681-8.
34) Asano Y, Kanda Y, Ogawa N, et al. Male predominance among Japanese adult patients with late-onset hemorrhagic cystitis after hematopoietic stem cell transplantation. Bone Marrow Transplant. 2003; 32: 1175-9.
35) Akiyama H, Kurosu T, Sakashita C, et al. Adenovirus is a key pathogen in hemorrhagic cystitis associated with bone marrow transplantation. Clin Infect Dis. 2001; 32: 1325-30.
36) van Esser JW, Niesters HG, van der Holt B, et al. Prevention of Epstein-Barr virus-lymphoproliferative disease by molecular monitoring and preemptive rituximab in high-risk patients after allogeneic stem cell transplantation. Blood. 2002; 99: 4364-9.
37) Wang FZ, Linde A, Hagglund H, et al. Human herpesvirus 6 DNA in cerebrospinal fluid specimens from allogeneic bone marrow transplant patients: does it have clinical significance? Clin Infect Dis. 1999; 28: 562-8.

〈神田善伸〉

E 輸 血

1 血液型と輸血

　ABO血液型は1901年Landsteinerによって発見されたが，現在でも輸血医学上最も重要な血液型である．その後，Rh血液型が発見された．輸血を行うに当たり，ABO血液型とRho（D）抗原の同定は必須の検査である．

a. 主要な血液型

　現在，約300種類以上の血液型の存在が知られている．赤血球抗原のエピトープは，糖鎖系抗原と蛋白質系抗原に分類される．糖鎖系血液型にはABO，Lewis，P，Ii等があり，蛋白質系血液型にはMNSs，Rh，Kell，Duffy等がある．糖鎖系抗原は，糖蛋白質または糖脂質の糖鎖で構成されている．

1）ABO血液型

　ABO血液型の遺伝子A，B，Oは，第9番染色体に存在する．A，B抗原の前駆物質となるのがH（O）抗原である．A遺伝子とB遺伝子がコードする転移酵素により，H（O）抗原にA抗原とB抗原が付加される．ABH抗原（型物質）は赤血球膜以外の上皮細胞や血管内皮細胞にも発現しており，分泌型のヒトでは，唾液や胃液などの分泌液にA抗原とB抗原の型物質が分泌される．

2）Rh血液型

　現在，45種類のRh抗原が知られており，これらの多くは質的にも量的にも違いがある．輸血の臨床で重要なRh抗原は，D，C，E，c，eの5種類の抗原である．D抗原の免疫原性は最も強く，D陰性患者にD陽性赤血球を輸血した場合，80％以上の患者で抗D抗体が産生される．輸血前，必ずD抗原を検査しなければならない．

b. 血液型の検査

　輸血前にABO血液型とRho（D）血液型を確定する．血液型を確定するためには，異なる時点で別検体を2回検査することが必須である．ABO血液型では，赤血球に存在する抗原と血清中に存在する抗体との間に規則がある．例えば，赤血球にA抗原が存在する場合，血清中には抗B抗体が存在する．赤血球の抗原を判定する試験をオモテ試験，血清中の抗体を判定する試験をウラ試験と言うが，両試験を実施しABO血液型を判定する（図5-50）．オモテ試験には試験管法とスライド法がある．オモテ試験とウラ試験が一致しない場合原因を検索する．Rho（D）血液型の検査法として

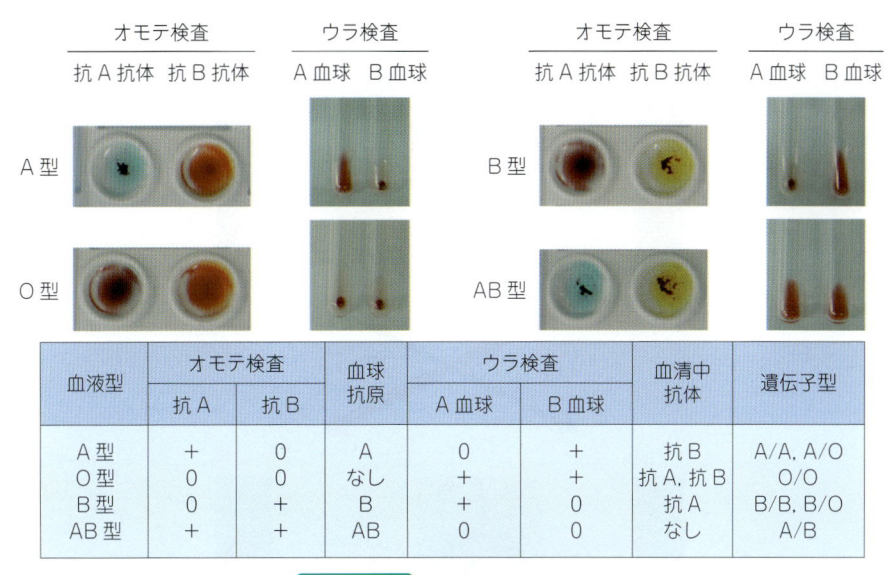

図 5-50 ABO 血液型検査
オモテ検査はスライド法，ウラ検査は試験管法を用いた．試薬の抗 A 抗体は青色，抗 B 抗体は黄色に着色されている．

血液型	オモテ検査 抗A	オモテ検査 抗B	血球抗原	ウラ検査 A血球	ウラ検査 B血球	血清中抗体	遺伝子型
A 型	+	0	A	0	+	抗B	A/A, A/O
O 型	0	0	なし	+	+	抗A, 抗B	O/O
B 型	0	+	B	+	0	抗A	B/B, B/O
AB 型	+	+	AB	0	0	なし	A/B

は，試験管法とスライド法があり，市販の抗 D 試薬を用いて D 抗原の有無を検査する．D 陰性者には D 陰性の血液製剤を輸血するが，D 陽性者に D 陰性の血液製剤を輸血しても臨床的にまったく問題はない．

c. 交差適合試験（クロスマッチ）

　交差適合試験の意義は，ABO 血液型不適合輸血を防止すること，および臨床的に影響する不規則抗体の有無を確認し，輸血副作用を未然に防ぐことである．交差適合試験は，血液型検査とは別の時点で採血した検体を用いて実施するのが原則である．患者血清（血漿）と輸血製剤の赤血球の反応を観察するのが主試験，患者赤血球と輸血製剤の血清（血漿）の反応を観察するのが副試験と言う（図 5-51）．不規則抗体の検出方法は，37℃で反応する臨床的意義が高い IgG 抗体を検出するため，間接抗グロブリン試験を含む方法を用いなければならない．通常，事前に不規則抗体スクリーニング検査を実施するのが望ましい．臨床的意義のある不規則抗体を保有する患者の場合，対応抗原陰性の赤血球濃厚液を準備し交差適合試験を行う．赤血球の混入がほとんどない血小板濃厚液や新鮮凍結血漿製剤は，交差適合試験を省略しても良い．

d. 不規則抗体，HLA 抗体

1）不規則抗体

　不規則抗体とは，ABO 血液型以外の赤血球抗原に対する抗体を言う．不規則抗体は，自然に保有している場合と輸血や妊娠で免疫され産生される場合がある．通常，前者は IgM 抗体，後者は IgG 抗体である．IgM 抗体は，低温反応性の冷式抗体のため，体内で溶血を起こすことはまれである．一方，IgG 抗体は 37℃で反応するため，体内で溶血性副作用を起こす可能性が高く，臨床的意義が

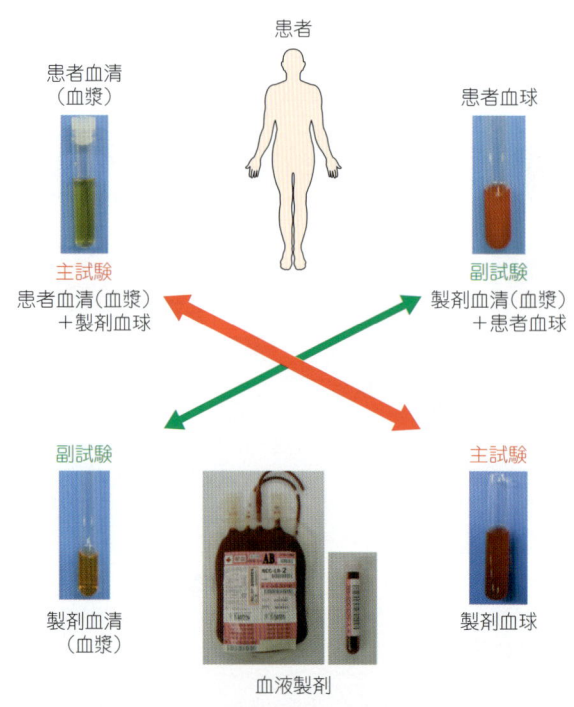

図 5-51 交差適合試験（クロスマッチ）
臨床的意義が高い IgG 抗体を検出できる検査法（間接抗グロブリン試験等）を用いる．患者血清の代わりに，患者血漿を使っても良い．主試験の方が副試験より重要である．

表 5-35 適合血（抗原陰性血）の選択基準

- 臨床的意義あり
抗原陰性血選択の必要がある抗体
　・抗 Rh，抗 Duffy，抗 Kidd，抗 Diego，抗 Kell，抗 S，抗 s 等
反応性により抗原陰性血選択の必要がある抗体
　・抗 Le[a]，抗 M
- 臨床的意義なし
抗原陰性血選択の必要がない抗体
　・抗 Le[b]，抗 P$_1$，抗 N，抗 Xg[a]，抗 Bg[a]，抗 JMH 等

高い（表 5-35）．その場合，対応抗原陰性の赤血球濃厚液を準備する必要がある．

2）HLA 抗体

　HLA-A, B, C 座抗原は class I 抗原と言われ，有核細胞や血小板に存在する．DP, DQ, DR 座抗原は class II 抗原と言われ，B 細胞と活性化 T 細胞に存在する．血小板輸血を頻回に受けると，血小板輸血の反応性が著しく低下し，血小板輸血不応状態になることがある．原因の多くは，輸血製剤中の白血球や血小板の HLA 抗原の感作によって HLA 抗体が産生され，輸血された血小板の HLA 抗原と反応するためである．血小板輸血不応状態では，HLA 適合血小板を輸血することで輸血効果が

期待できる.

2 血液製剤の適正使用

2003年9月,「安全な血液製剤の安定供給の確保等に関する法律」(血液法)が公布され,医療関係者は血液製剤を適正に使用する責務があることが明記された(表5-36).血液製剤を適正に使用するためには,「血液製剤の使用指針」(2009年2月一部改正)に従い,血液製剤を使用することが必要である.血液疾患にかかわる血液製剤の使用指針を表5-37に示す.血液製剤を適正に使用したにもかかわらず健康被害が生じた場合には,独立行政法人医薬品医療機器総合機構の生物由来製

表 5-36　安全な血液製剤の安定供給の確保等に関する法律

法律の目的	血液事業の運営指針となる基本理念	血液事業に携わる関係者の責務
血液製剤の ・安全性の向上 ・安定供給の確保 ・適正使用の推進 ⇩ 国民の 保健衛生の向上	①血液製剤の安全性の向上 ②献血による国内自給の原則,安定供給の確保 ③適正使用の推進 ④血液事業運営に係る公正の確保と透明性の向上	【国】安全性向上・安定供給確保に関する基本的・総合的施策の策定・実施 【地方公共団体】献血に関する住民の理解,献血受入を円滑にするための措置 【採血事業者】献血受入の推進,安全性向上・安定供給確保への協力,献血者等の保護 【製造・輸入業者等】安全な血液製剤の安定的・適切な供給,安全性向上のための技術開発と情報収集・提供 【医療関係者】適切な使用の責務,安全性に関する情報収集・提供の責務

表 5-37　血液疾患に対する輸血用血液製剤の使用指針

血液製剤
赤血球濃厚液 　●慢性貧血:Hb値7g/dL 血小板濃厚液 　●急性白血病・悪性リンパ腫など:血小板数1〜2万/μL 　●再生不良性貧血・骨髄異形成症候群:血小板数5千/μL 　●造血幹細胞移植:血小板数1〜2万/μL 　●播種性血管内凝固(DIC):血小板数5万/μL 新鮮凍結血漿 　●播種性血管内凝固(DIC) 　　PT,APTTの延長〔①PTは(i)INR 2.0以上,(ii)30%以下/②APTTは(i)各医療機関における基準の上限の2倍以上,(ii)25%以下〕,フィブリノゲン値が100mg/dL以下 　●L-アスパラギナーゼ投与後 　　フィブリノゲン値が100mg/dL以下 　●血栓性血小板減少性紫斑病(TTP) 　　血漿交換療法時の置換液

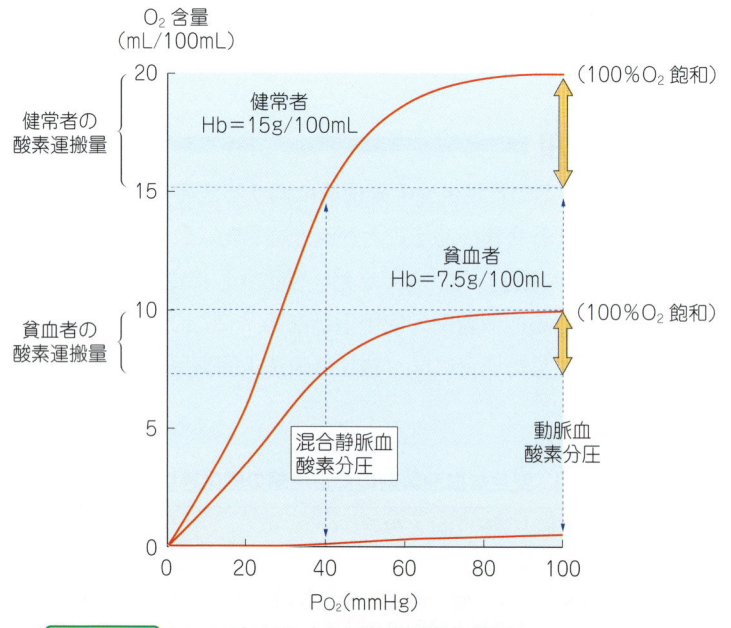

図 5-52 ヘモグロビン酸素飽和解離曲線 (http://www.lab. toho-u.ac.jp/med/physi1/respi/respi8/respi8.html より一部改変)
貧血があると，末梢への酸素供給が減少する．

品感染等被害救済制度に申請し，医療費等の給付を受けることができる．

　血液製剤は，最初の 15 分間は 1 mL/分の速度で投与し，問題がなければ，その後は 5 mL/分に速度を上げ投与する．輸血開始から 5 分間はベットサイドで患者の状態を確認し，15 分後および輸血終了後，患者の状態を確認する．

a. 赤血球濃厚液（red blood cell concentrate：RCC）

　赤血球補充の第一義的な目的は，末梢循環系へ十分な酸素を供給することである．血液疾患においては，ゆっくりと貧血が進行するため，ヘモグロビン（Hb）7 g/dL 以下で RCC を輸血する．この輸血開始時の値は，トリガー値と呼ばれる．欧米でも類似の Hb トリガー値が設けられており，米国では Hb 7〜8 g/dL が RCC 輸血のトリガー値である[1]．ヘモグロビン酸素解離曲線によると，健常人では，血液 100 mL 当たり約 5 mL の酸素を含んだ血液が末梢に供給される．Hb 7.5 g/dL の貧血患者では，それが約 2 mL と低下する（図 5-52）．Hb 7 g/dL 以下になると，酸素供給がさらに低下し，末梢組織が酸素不足になることが理解される．

b. 血小板濃厚液（platelet concentrate：PC）

　血小板はそれ自身が止血にかかわるばかりでなく，血小板に含まれる増殖因子が血管内皮細胞の維持に作用している．血小板が低下すると，隣り合った内皮細胞の gap junction が緩み，血管内皮細胞に隙間を生じ自然に出血を起こしやすくなる（図 5-53）[2]．血管内皮細胞の gap junction の維持には，1 日に $7.1 \times 10^3 /\mu L$ の血小板が必要と言われている[2]．PC を最も多く使用するのは，血液疾患である．急性白血病や造血幹細胞移植における PC 輸血は，予防投与が原則である．PC 輸血の

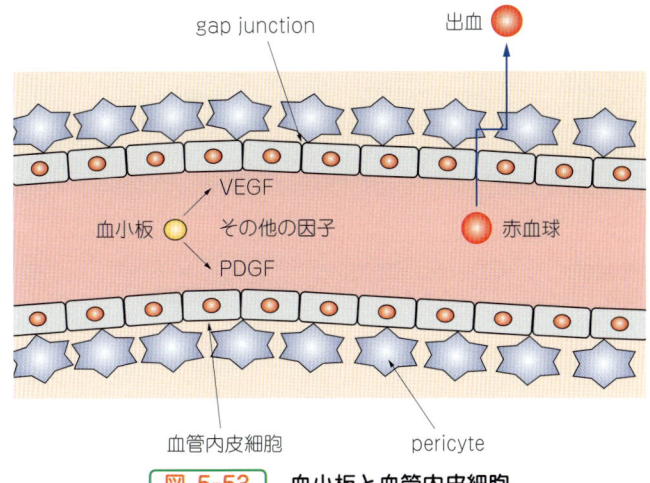

図 5-53 血小板と血管内皮細胞
血小板から放出される血管内皮細胞増殖因子（VEGF）や血小板由来成長因子（PDGF）は，血管内皮細胞と gap junction の恒常性の維持に作用している．

　予防投与とは，出血の有無にかかわらず，トリガー値より血小板数が低下したら PC 輸血を行う医療行為である．

　急性白血病や造血幹細胞移植における PC 輸血の血小板トリガー値は，血小板 1～2 万/μL である（表 5-37）．欧米では，PC 輸血の血小板トリガー値が 1 万/μL と 2 万/μL で，ランダム化比較試験を行い，両者で中等度以上の出血の頻度に差を認めなかったため，PC 輸血の血小板トリガー値は 1 万/μL である[3]．最近，コクランレビューが発表されたが，PC 輸血の血小板トリガー値 1 万/μL と 2 万/μL で，両者の出血のリスクが同等であることは，それほど決定的ではないと述べられている（図 5-54）[3]．また，このレビューが発表された時点で，PC の予防的投与の意義は明らかではないとされたが，その後発表されたランダム化比較試験では，PC の予防投与が出血防止に有用であることが示された[4]．慢性に経過している血小板減少症（再生不良性貧血等）では，他に出血傾向をきたす合併症がない場合には，血小板数が 5 千～1 万/μL であっても，PC 輸血は極力避けるべきであるとされている．

c. 新鮮凍結血漿（fresh frozen plasma：FFP）

　FFP は，凝固因子の補充を主目的として投与する．また，血漿交換時の置換液としても用いる．血液疾患で，FFP の投与が必要となるのは，播種性血管内凝固症候群（disseminated intravascular coagulation：DIC），L アスパラギナーゼ投与後の低フィブリノゲン血症，血栓性血小板減少性紫斑病（thrombotic thrombocytopenic purpura：TTP）等である．FFP の投与に当たり，凝固検査が必要である（表 5-37）．

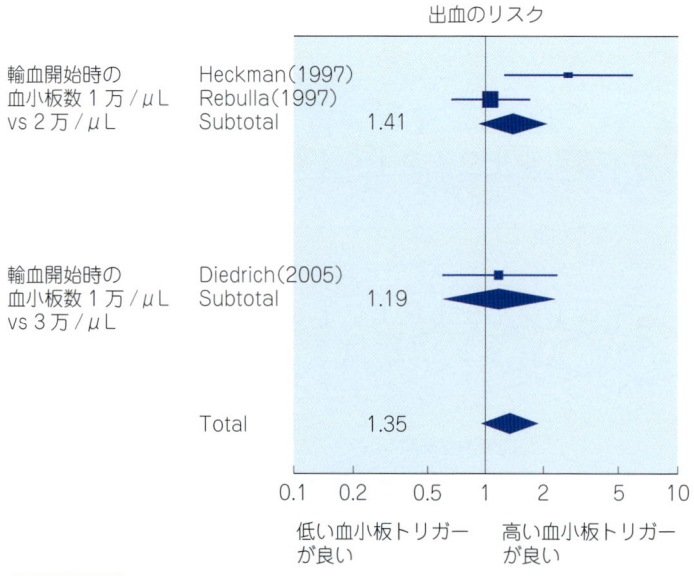

図 5-54 血小板数と出血のリスクのメタ解析（Estcourt L, et al. Cochrane Database Syst Rev. 2012; 16: 5: CD004269[3]より一部改変）
輸血開始時の血小板数1万/μL，2万/μL，3万/μL で，出血のリスクに差はない．

3　血液製剤の種類と適応

　献血で得られた血液から，血液製剤と血漿分画製剤が作られる．血液製剤の大部分は，血液成分製剤のRCC，PC，FFPである．採血後，白血球除去フィルターを通し，混入する白血球を減少させており，保存前白血球除去（leukocyte reduced：LR）と呼ばれる．混入する白血球は，輸血副作用（抗HLA抗体産生，発熱，ウイルス感染等）に関係するからである．すべての血液製剤はLR処理が行われ，血液製剤名-LRと標記される．血液製剤と血漿分画製剤は薬事法によって特定生物由来製品に指定され，原産国や献血・非献血等が表示されている（図5-55）．感染症対策として，日本赤十字社は，B型肝炎ウイルス（HBV），C型肝炎ウイルス（HCV），ヒト免疫不全ウイルス（HIV）について，20人分の検体をまとめ，核酸増幅検査でHBV，HCV，HIVを検査し，陰性を確認後血液製剤として出庫している．

a. 赤血球製剤による輸血とその適応

　採血した血液から白血球を除去し，遠心後血漿の大部分を除去し，赤血層に赤血球保存用添加液（MAP液）を加えたのが，RCC-LRである．200 mL採血由来はRCC-LR1（1単位，約140 mL，含有Hbは約26.5 g），400 mL採血由来はRCC-LR2（2単位，約280 mL，含有Hbは約53 g）である．2〜6℃で保存し，保存期間は採血後21日である．体重50 kgの患者に，RCC-LR2を1袋輸血すると，Hbは約1.5 g増加する．輸血後GVHDを予防するため，必ず放射線照射を行う．前述したように，血液疾患におけるRCC輸血開始のHbトリガー値は，7 g/dLである（表5-37）．

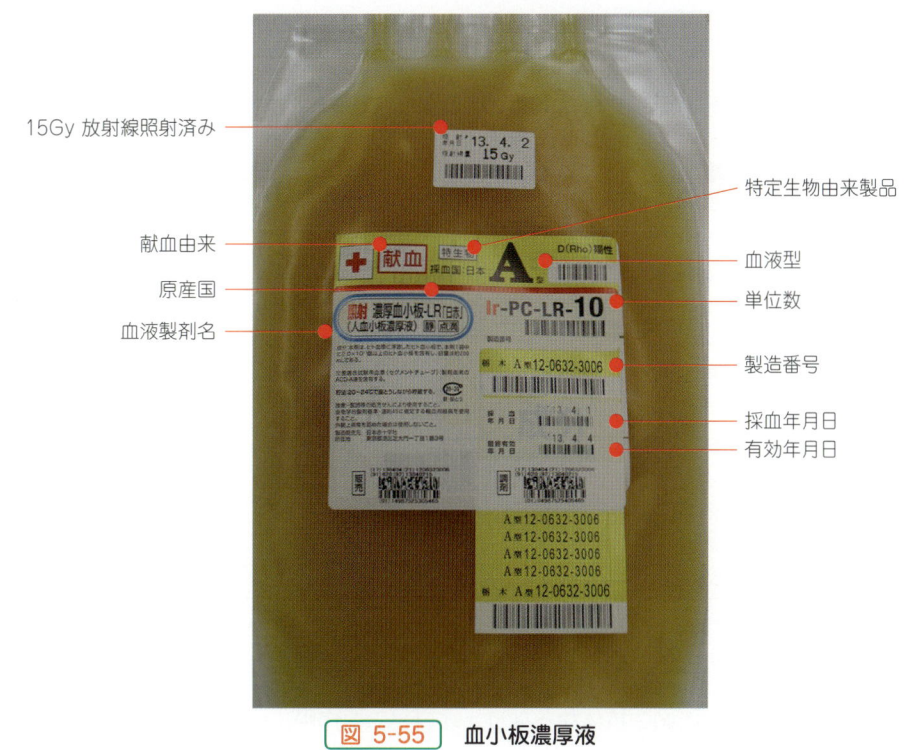

図 5-55 血小板濃厚液
日本赤十字社の製剤名は，照射濃厚血小板-LR である．

b. 血小板製剤による輸血とその適応

PC は，主に成分採血装置によって採取された血小板から作られた血液製剤で，PC-LR と標記される（図 5-55）．1 単位の容量は約 20 mL で，$0.2×10^{11}$ 以上の血小板が含まれる．PC は，20〜24℃で水平振盪しながら保存し，有効期間は採血後 4 日間である．PC のバッグはガス透過性があり，振盪することによりバッグ内外のガス交換を促し，PC 内の乳酸の産生を抑制する．乳酸は pH を低下させ，血小板の機能を障害する．低温（4℃）も血小板の機能を障害する．通常，1 回に PC-LR-10 1 袋（10 単位，約 200 mL）を投与する．体重 50 kg の患者に PC-LR-10 を 1 袋輸血すると，血小板は約 3.8 万/μL 増加する．

PC は出血の予防目的に投与する（表 5-37）．PC の投与が禁忌とされるのは，TTP とヘパリン起因性血小板減少症である．抗 HLA 抗体による血小板輸血不応状態に対しては，HLA 適合血小板が有効であり，この製剤を血液センターに発注することができる．PC はしばしばアレルギー反応（蕁麻疹，発疹等）を引き起こすが，PC を洗浄し血漿成分を除去することによって，この反応を防止できる．洗浄 PC は血液センターでは製造しないので，自施設で PC を洗浄する必要がある．

c. 血漿分画製剤の適応

血漿分画製剤には，アルブミン，免疫グロブリン，血液凝固因子製剤等がある（表 5-38）．内科でのアルブミンの適応は，低アルブミン血症による種々の病態である．投与の目安は，上記の症状に加え，急性の場合，血清アルブミンが 3.0 g/dL 以下，慢性の場合，血清アルブミンが 2.5 g/dL 以

表 5-38 血液疾患に対する血漿分画製剤の使用指針

アルブミン
- 肝硬変に伴う難治性腹水，難治性の浮腫，肺水腫を伴うネフローゼ症候群，血漿交換法，肺水腫や著明な浮腫
必要投与量（g）＝期待上昇濃度（g/dL）×循環血漿量（0.4dL/kg）×2.5

免疫グロブリン
- 重症感染症
  1日5g，3日間
- 特発性血小板減少性紫斑病
  200〜400 mg/kg，5日間
- 低または無ガンマグロブリン血症
  200〜600 mg/kg，3〜4週間隔

血友病関連凝固因子製剤
アンチトロビンⅢ製剤
活性化プロテインC製剤
ハプトグロビン製剤
フィブリノゲン製剤

下である．

　免疫グロブリン製剤は主に IgG 抗体からなり，オプソニン作用，免疫溶菌作用，ウイルスの中和作用，ADCC 活性を有する．血液疾患に対しては，抗生剤と併用し重症感染症の治療や特発性血小板減少性紫斑病の治療等に用いられる．

　その他，血友病関連凝固因子製剤（第Ⅷ因子製剤，第Ⅸ因子製剤，インヒビター製剤），アンチトロビンⅢ製剤，活性化プロテインC製剤，ハプトグロビン製剤，フィブリノゲン製剤がある．

d. 顆粒球輸血の適応

　顆粒球輸血は，好中球減少によって生じた難治性の細菌または真菌感染症に対し行われる．造血が回復し，好中球が十分に産生されるまでの間の繋ぎの治療法である．最も良い適応は，がん化学療法と造血幹細胞移植後の好中球減少症による細菌・真菌感染症である．血縁ドナーに，顆粒球コロニー刺激因子とデキサメタゾンを投与し，血液成分採血装置を用いて，またはバッグ法によって顆粒球を採取する．採取した顆粒球は，輸血後 GVHD を予防するため，投与前に 15〜50 Gy の放射線照射を行う．本治療は保険未承認の治療のため，施行前に施設の倫理委員会の承認を得る必要がある．

4　輸血による副作用と合併症

　輸血副作用は，輸血後に1日以内に起きる急性副作用とそれ以降に起こる遅発性副作用に分けると理解しやすい．最近，輸血副作用の症状と発症時間とを関係づけた診断項目表が発表されているので，それを用いて輸血副作用を診断することができる（表5-39）．毎年，日本赤十字社から輸血副作用の件数と詳細が発表されるが，実際の輸血副作用はもっと多いと考えられてきた．軽い輸血副作用を含めた輸血副作用の多施設による輸血副作用の全数調査によると，1バッグ当たりの輸血

E● 輸 血

表 5-39　症状，発症時間と輸血副作用との関係

	診断名（疑い）								
	アレルギー反応（重症）	TRALI	輸血関連循環過負担（TACO）	輸血後GVHD	輸血後紫斑病（PTP）	急性溶血性	遅延性溶血性	細菌感染症
発症時間の目安（輸血開始後）	24時間以内	6時間以内	6時間以内	1〜6週間	5〜12日	24時間以内	1〜28日以内	4時間以内
1) 発熱								
2) 悪寒・戦慄								
3) 熱感・ほてり								
4) 瘙痒感・かゆみ								
5) 発赤・顔面紅潮								
6) 発疹・蕁麻疹								
7) 呼吸困難								
8) 嘔気・嘔吐								
9) 胸痛・腹痛・腰背部痛								
10) 頭痛・頭重感								
11) 血圧低下								
12) 血圧上昇								
13) 動悸・頻脈								
14) 血管痛								
15) 意識障害								
16) 赤褐色尿（血色素尿）								
17) その他					［出血斑］			
検査項目	トリプターゼ	抗白血球抗体						
留意事項		診断基準に準拠	診断基準に準拠	診断基準に準拠	診断基準に準拠			

1〜16の項目をもとに，輸血副作用を鑑別する．青はしばしば認められる症状，赤はその副作用に必須の症状である．
輸血副作用対応ガイド（www.jstmct.or.jp/jstmct/Document/Guideline/Ref19-2.pdf）より，一部改変

　副作用の頻度は，RCC 0.79%，FFP 1.19%，PC 5.36%であり，PCで最も副作用が多いことが判明した[5]．

a. 急性輸血副作用

　重篤な病態である急性溶血性副作用，アナフィラキシーショック，細菌感染症，輸血関連急性肺障害（transfusion-related acute lung injury：TRALI），輸血関連循環過負荷（transfusion-associated

表 5-40　TRALI と TACO との鑑別（岡崎　仁．臨床血液．2012；53：1776-83[7]）より改変）

特徴	TRALI	TACO
体温	発熱（＋／－）	変化なし
血圧	低下	上昇
呼吸器症状	急性呼吸障害	急性呼吸障害
頸静脈	不変	怒張（＋／－）
聴診	ラ音	ラ音，心音 S3 聴取（＋／－）
胸部 X 線	両側肺浸潤影	両側肺浸潤影
左室駆出率	正常または低下	低下
肺動脈楔入圧	≦18 mmHg	＞18 mmHg
利尿薬への反応	ほとんどなし	あり
白血球数	一過性の減少	不変
BNP	＜200 pg/mL	＞1,200 pg/mL

TRALI：輸血関連急性肺障害，TACO：輸血関連循環過負荷

circulatory overload：TACO）を表 5-39 に従い鑑別する．

1）急性溶血性副作用

　ABO 不適合輸血で，交差適合試験の主試験陽性の場合に起こる．多くは医療過誤である．輸血された赤血球に，患者の IgM の抗 A 抗体や抗 B 抗体が結合し，補体が活性化され，赤血球は破壊される（血管内溶血）．その結果，ショック，DIC，急性腎不全が起こる．1 施設からの報告ではあるが，50 mL 以下の異型輸血では，死亡例はなかったとの報告がある[6]．投与された赤血球およびその破壊産物を取り除くには，交換輸血しかない．

2）輸血関連急性肺障害と輸血関連循環過負荷

　TRALI は輸血によって引き起こされる非心原性の肺水腫である[7]．輸血後 6 時間までに発症し，呼吸困難，頻脈，悪寒，発熱，血圧低下，チアノーゼ，低酸素血症が出現し，胸部 X 線検査では両肺に浸潤影を認めるが，心陰影の拡大はない．TRALI の原因として，血液製剤中の抗白血球抗体（抗 HLA 抗体や抗顆粒球抗体）の関与が示唆されている．抗白血球抗体は，患者の好中球に結合すると，好中球は活性化し凝集し，肺の毛細血管を栓塞し，血管内皮細胞を障害する．その他の発症要因として，保存期間中に血液製剤中に蓄積する活性化脂質や患者側の重症度があげられている．TRALI と鑑別を要する病態に TACO がある[7]．TACO とは輸血によって引き起こされた心不全で，心不全の症状（呼吸困難，起座呼吸，頻脈，血圧上昇）と胸部 X 線では心拡大と肺の浸潤影が認められる．TACO では，利尿薬等の心不全に対する治療が有効である．TRALI と TACO は症状と検査結果から総合的に判断する（表 5-40）．米国における RCC 輸血後の副作用の頻度は，TRALI は約 2 万回に 1 回であるが，TACO は約 100 回に 1 回（1％）と多く（図 5-56），日常診療では TACO に遭遇する可能性が高いことに留意する必要がある．

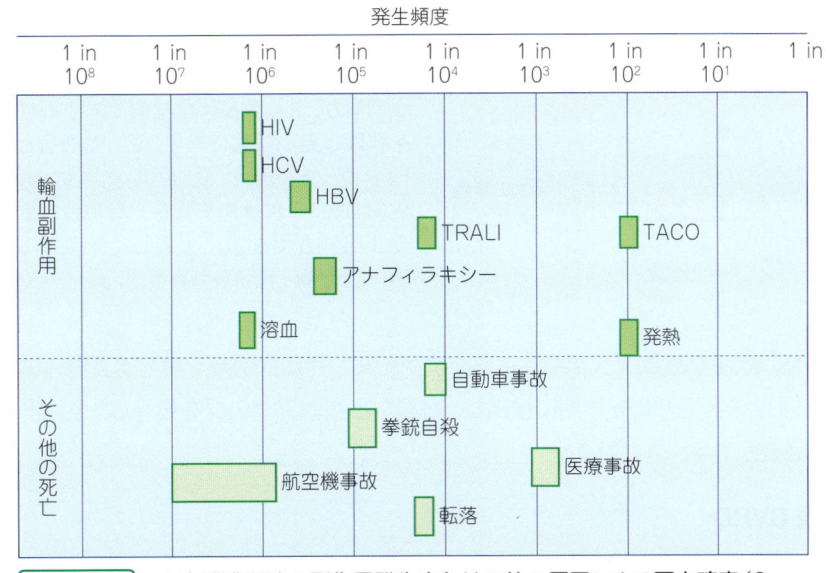

図 5-56 赤血球濃厚液の副作用発生率とその他の原因による死亡確率（Carson JL, et al. Ann Intern Med. 2012；157：49-58[1]より一部改変）
TRALI の頻度に比べ TACO の頻度が高いことは注目に値する．

3）アレルギー反応

実際に最もよく遭遇するのは，蕁麻疹，発疹，瘙痒感等のアレルギー反応である．患者生命予後には関係せず，抗ヒスタミン薬やステロイド剤の投与により速やかに改善する．繰り返しアレルギー反応を起こす場合には，輸血前に予防的に抗ヒスタミン薬やステロイド剤を投与する．多くは原因不明である．

皮膚や粘膜のアレルギー症状に加え，気道狭窄症状や昇圧薬の投与を必要とする重篤な低血圧を認める場合は，アナフィラキシー反応と呼ばれ，アナフィラキシーショックに準じた治療が必要である．

4）発熱性非溶血性輸血副作用

輸血中または輸血後数時間して起こる 38℃以上または，輸血前より 1℃以上の体温上昇を言う．他の原因が否定されることが必要である．血液製剤バック内で産生されたサイトカイン等が原因として考えられている．アセトアミノフェンやステロイド剤を投与する．

b. 輸血後感染症

日本赤十字社の報告によると，2011 年に発生した輸血感染症は，B 型肝炎 13 例，ヒトパルボウイルス B19 感染 1 例，細菌感染 1 例であった．現在の 20 プール検体での核酸増幅検査後の推定感染リスクは，HBV 感染で 13 万回に 1 回，HCV 感染と HIV 感染はほぼ 0 である[8]．輸血療法の実施に関する指針に従い，所定の輸血前感染症検査を行い，輸血後 3 カ月を目処に，所定の輸血後感染症検査を行う．また，この指針に従い，輸血部門では輸血前の血清または血漿を凍結保存することが必要である．現在問題となっているのは，輸血後の HBV 感染より，HBV の再活性化による急性

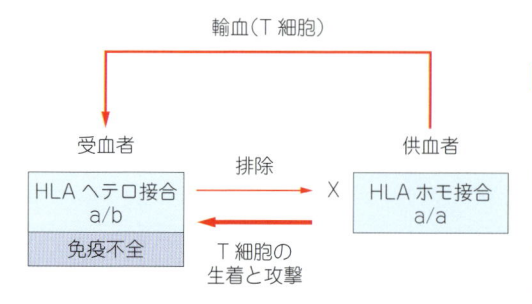

図 5-57 輸血後 GVHD
受血者が，1）免疫不全状態で輸血されたT細胞を排除し難い状態にあり，2）受血者と供血者のHLAが一方向適合（受血者のHLAはヘテロ接合，供血者のHLAはホモ接合）の場合，血液製剤中のT細胞が受血者に生着し，受血者の皮膚，肝臓，消化管，骨髄を障害する．

肝炎や劇症肝炎の発症である．リツキシマブ，抗がん薬，免疫抑制薬を投与する場合には，ガイドラインに従いHBVの再活性化を早期に検出し，必要なら核酸アナログを投与し，急性肝炎や劇症肝炎を予防する必要がある．

c. 輸血後 GVHD

輸血後 GVHD は，血液製剤に含まれるT細胞が，輸血を受けた患者の体内で排除されることなく増殖し，患者の皮膚，消化管，肝臓，骨髄を障害し，死に至らしめる疾患である．患者が免疫不全の状態にあり，血液製剤のリンパ球のHLAと患者のHLAが一方向適合の場合起こりやすい（図5-57）．FFPを除くすべての血液製剤は，投与前に 15〜50 Gy の放射線照射を行うことによって，血液製剤に障害を与えることなくリンパ球を不活化し，輸血後 GVHD を予防できる．最近では，輸血後 GVHD 発症の報告はない．放射線照射後，赤血球が壊れやすくなり，カリウム濃度の増加が認められる．カリウムの増加が好ましくない患者（小児，腎不全患者等）に対しては，輸血直前の放射線照射が勧められる．

d. その他の副作用

遅発性溶血性輸血副作用，輸血後紫斑病，輸血後鉄過剰症等がある．過去の輸血や妊娠で赤血球抗原に感作された患者に，その抗原陽性の赤血球が輸血されると，輸血数日後からその抗原に対する抗体（IgGの不規則抗体）が急速に産生され，溶血（血管外溶血）を起こす（表5-39，遅延性溶血性）．これが，遅発性溶血である．根本的な治療はなく，急性溶血性副作用に準じ，主に腎不全対策を行う．

5 血漿交換の適応と実際

健康保険上血漿交換が適応となる血液疾患は，多発性骨髄腫，マクログロブリン血症，TTP，溶血性尿毒症症候群の4疾患である．多発性骨髄腫とマクログロブリン血症では，血漿浄化によりこの過剰に産生された腫瘍蛋白を除去し，腫瘍蛋白に関連した様々な症状を改善することができる．IgMは分子量が大きく過粘度症候群を起こしやすいが，一方その大半が血管内に分布しているため，血漿浄化による除去が容易である．IgGやIgAは分子量が小さいので過粘度症候群を起こしにくいが，血管外に分布する部分が多いため血漿浄化で除去してもすぐに血中の値が再上昇する．TTPではADAMTS13に対する自己抗体（インヒビター）が存在し，ADAMTS13活性が著減する．血漿交

換療法によって，インヒビターを除去し，新鮮凍結血漿に含まれる ADAMTS13 を補充することができる．

　血漿交換療法は，①単純血漿交換療法，②二重濾過血漿交換療法，③血漿吸着療法の 3 つに分けられる．単純血漿交換療法は，血球成分と血漿成分に分離した後，分離した血漿をすべて廃棄し，代わりに新鮮凍結血漿を補充する治療法で，TTP に用いられる．二重濾過血漿交換療法は，血漿成分分離器を用いて分離した血漿から病因物質を分離除去し，他の血清蛋白は患者に戻す治療法で，マクログロブリン血症と多発性骨髄腫に用いられる．血漿吸着療法は，分離した血漿を特定の吸着器に通し選択的に病因物質を除去する治療法で，LDL 吸着療法等がある．

■文　献

1) Carson JL, Grossman BJ, Kleinman S, et al. Red blood cell transfusion: a clinical practice guideline from the AABB. Ann Intern Med. 2012; 157: 49-58.
2) Verheul HM, Pinedo HM. Possible molecular mechanisms involved in the toxicity of angiogenesis inhibition. Nat Rev Cancer. 2007; 7: 475-85.
3) Estcourt L, Stanworth S, Doree C, et al. Prophylactic platelet transfusion for prevention of bleeding in patients with haematological disorders after chemotherapy and stem cell transplantation. Cochrane Database Syst Rev. 2012; 16; 5: CD004269.
4) Wandt H, Schaefer-Eckart K, et al. Therapeutic platelet transfusion versus routine prophylactic transfusion in patients with haematological malignancies: an open-label, multicentre, randomised study. Lancet. 2012; 380: 1309-16.
5) 加藤栄史, 高本　滋, 小高千加子, 他. パイロット研究による輸血副作用の解析―我国における包括的なヘモビジランスの構築に向けて. 日本輸血細胞治療学会誌. 2011; 57: 178-83.
6) Janatpour KA, Kalmin ND, Jensen HM, et al. Clinical outcomes of ABO-incompatible RBC transfusions. Am J Clin Pathol. 2008; 129: 276-81.
7) 岡崎　仁. 輸血関連急性肺障害（TRALI）. 臨床血液. 2012; 53: 1776-83.
8) 日本赤十字社. 輸血情報（0506-89）.

〈室井一男　岸野光司〉

F 血液疾患に対する遺伝子治療の現状と今後の展望

　造血幹細胞遺伝子治療を行ったX連鎖重症複合免疫不全症（X-linked severe combined immunodeficiency：X-SCID）患者において，次々に白血病が発生したことは，遺伝子治療全般に大きな影響を与えた．レトロウイルスベクターを用いた造血幹細胞遺伝子治療では，挿入変異による発がんリスクが無視できないと認識されるようになり，また様々な遺伝子治療の成功例がごく一部に限られていたことから，遺伝子治療研究は長らく停滞することとなった．しかし2009年頃から，副腎白質ジストロフィー，Leber先天性黒内障，血友病，パーキンソン病などに対する遺伝子治療の臨床的有効性が示されるようになり，再び遺伝子治療法に対する期待が膨らむようになっている．

　がん遺伝子治療に関しては，B細胞性腫瘍に対する遺伝子操作T細胞療法（engineered T cell therapy）の臨床開発が最近にわかに注目されている．すなわち，T細胞の腫瘍ターゲティング効率を高めるため，キメラ抗原受容体（chimeric antigen receptor：CAR）を発現させた患者T細胞を体外増幅して輸注するという養子免疫遺伝子療法で，明瞭な治療効果が得られている．

a. 造血幹細胞遺伝子治療

　アデノシンデアミナーゼ（adenosine deaminase：ADA）欠損症，慢性肉芽腫症，Fanconi貧血，Gaucher病などに対して，造血幹細胞を標的とした遺伝子治療が米国を中心に90年代に実施された．しかしながら，造血幹細胞への遺伝子導入効率が不十分であったことなど，様々な理由により，いずれも不成功に終わっていた．このような低迷が続く中で，種々のインターロイキン受容体に共通するサブユニット＝コモンガンマ鎖（γc）遺伝子の異常に基づくX-SCIDに対する造血幹細胞遺伝子治療の劇的な治療効果が，フランスのグループにより2000年に報告された．造血幹細胞にレトロウイルスベクターを用いて正常γc遺伝子を導入し，前処置なしにそのまま自家移植したところ，それまで著減していたT細胞とNK細胞が順調に増加し，免疫能の正常化が認められた．この臨床研究は遺伝子治療単独での治療効果をクリアに示した最初のもので，輝かしい成果であった．この成功を背景に，イタリアのグループもADA欠損症に対する造血幹細胞遺伝子治療を成功させた．この場合は，遺伝子導入した造血幹細胞を移植する際に軽い前処置を行った点がポイントと考えられた（図5-58）．

　ところがその後，遺伝子治療を受けたX-SCID患児が2〜3年経ってからT細胞性白血病を次々と発症し，大問題となった．いずれの場合も，ベクターゲノムが第11番染色体短腕に位置する*LMO2*（*LIM domain only-2*）遺伝子のところに組み込まれ（挿入変異），この遺伝子を人為的に活性化したことが判明した．レトロウイルスベクターを用いたX-SCID遺伝子治療での重大な副作用は，1）挿入変異によるがん関連遺伝子の活性化に加えて，2）遺伝子導入に成功したリンパ球系の細胞が体内で活発に増殖するようになったために，がん化のステップが進みやすかったこと（多段階発がん

F ● 血液疾患に対する遺伝子治療の現状と今後の展望

図 5-58 造血幹細胞遺伝子治療の方法
(Leboulch P. Nature. 2013; 500: 280-2 より改変)

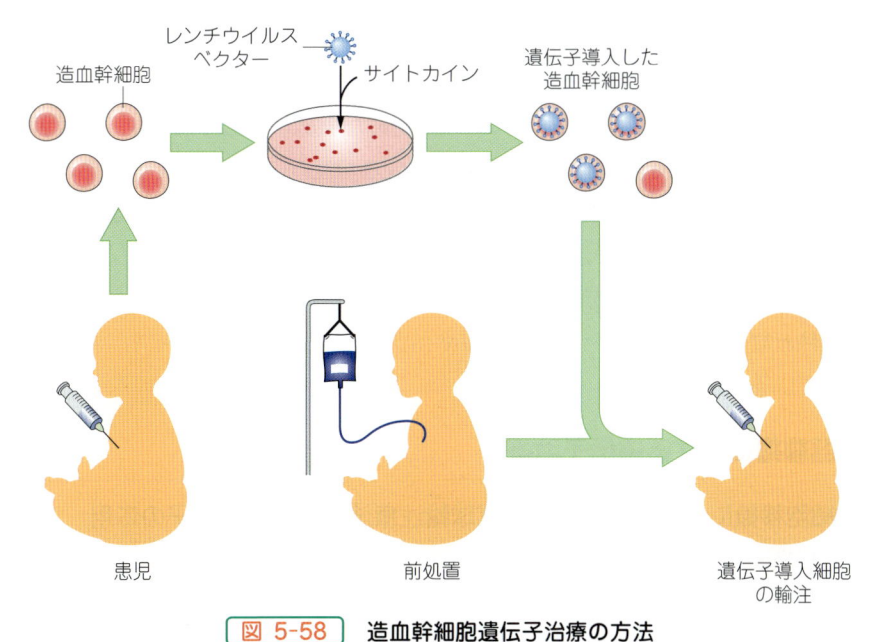

の進行) などを原因としてあげることができる．この副作用は遺伝子治療という方法自体が引き起こした深刻なものであり，その後の遺伝子治療臨床研究全般の長期的停滞を招くこととなった．

ただし，造血幹細胞遺伝子治療を行った症例の長期フォローアップの成績はかなり良好なものであることが判明し，その再評価が行われている．イタリアの ADA 欠損症患者 10 例の遺伝子治療では，観察期間中央値 4 年後に 8 例で酵素補充療法が不要となり，白血病の発症もなかった[1]．またフランスの X-SCID 患者 9 例に対する遺伝子治療の結果，追跡期間中央値 9 年で 8 例が生存しており (白血病を発症した 4 例では，その治療を行い，3 例が生存)，7 例では免疫学的な再構築も認められた[2]．このことから，重症免疫不全症に対する造血幹細胞遺伝子治療は造血幹細胞移植に匹敵する臨床効果があり，適切なドナーがいない場合には治療選択肢になると考えられている．

なお，造血幹細胞を標的とする遺伝子導入ベクターは，これまで使用されてきたレトロウイルスベクターに代わって，より安全性が高く，主に静止期にある造血幹細胞への遺伝子導入効率も高いと考えられるレンチウイルスベクターが最近は用いられるようになっている．Wiskott-Aldrich 症候群などのいくつかの疾患で，レンチウイルスベクターを使った造血幹細胞遺伝子治療の成功例が報告され始めている[3]．

● b．血友病に対する遺伝子治療

血友病の場合は，凝固因子が正常の 1%以上あれば臨床的効果が認められること，また血中レベルの厳密な制御が不要であることから，遺伝子治療の対象疾患として適していると考えられている．このような蛋白質補充遺伝子療法への応用に適した遺伝子導入用ベクターとして，アデノ随伴ウイルス (adeno-associated virus: AAV) に由来するベクターが用いられている．AAV は病原性を持たないことが，安全性の観点から大きな利点となっている．また，AAV ベクターは，神経細胞・

筋細胞・肝細胞などの非分裂細胞に効率よく遺伝子導入でき，そのような細胞では遺伝子発現が長期間（年の単位）持続することが知られている．まず，治療遺伝子のサイズが小さい血友病B（凝固第Ⅸ因子活性の低下）に対する遺伝子治療の臨床研究が実施された．当初は，第Ⅸ因子遺伝子を搭載した2型AAVベクターを筋注する臨床研究が実施されたが，効果は不十分であった．その後，本来の第Ⅸ因子の産生部位である肝臓に遺伝子導入する方針に変更され，肝細胞に親和性の高い8型AAVベクターを静注する遺伝子治療臨床研究が実施されたところ，有効性が確認されるようになった[4]．ただし，AAVベクターを静注する方法では，AAVに対する中和抗体が陰性であることが対象患者の条件となっている．また，大量のAAVベクターを必要とすることも，実用化が遅れている理由となっている．

c. 造血器腫瘍に対する遺伝子治療

1）造血幹細胞移植におけるドナーリンパ球輸注療法への自殺遺伝子の応用

造血幹細胞移植後の再発白血病に対するドナーリンパ球輸注療法（免疫療法の一種）への応用として，ドナーリンパ球にヘルペスウイルス・チミジンキナーゼ（HSV-TK）遺伝子などの自殺遺伝子を安全装置として組み込んでおく方法（重症の移植片対宿主病GVHDが出現した場合に，ガンシクロビルの注射によりドナーリンパ球を速やかに破壊・排除する）も検討されている．なお，自殺遺伝子としては，最近では，アポトーシスを誘導する遺伝子も検討されている．

2）遺伝子操作T細胞を用いた養子免疫遺伝子療法

がんに対する免疫療法の1つとして，患者自身のT細胞を体外培養により大量に増やし，患者に戻すという養子免疫療法が試みられてきた．しかしながら，煩雑なわりには明らかな有効性は認められず，がんに対する治療法としては確立された医療技術となっていない．そこで，腫瘍ターゲティング効率の改善を目的に，CARあるいは腫瘍特異的T細胞受容体（T cell receptor：TCR）を発現させたT細胞を体外増幅して用いる養子免疫遺伝子療法の開発が進められている．

CARを発現させたT細胞を用いるT-body法は，標的となるがん細胞の表面抗原に対する抗体のFab部分を単鎖抗体の形で利用し，それとCD3ζ鎖のキメラ分子（キメラ抗原受容体）をT細胞に発現させる方法である（図5-59）．また，増殖/活性化シグナルが効率良く伝わるように，CD28などの副刺激シグナル発生ユニットをさらに組み合わせる工夫（第2世代CAR）が行われている．一方，がん特異抗原に対するTCRの遺伝子をクローニングし，そのTCRのα鎖およびβ鎖をT細胞に発現させる方法では，MHC（major histocompatibility complex）拘束性のために特定のHLAを有する患者に対象が限定されてしまうこと，がん細胞ではMHCの発現が低下している場合があること，また内因性TCRの発現を抑えることが望ましく複雑な技術が必要となることなど，問題点も多い．

CARテクノロジーの応用では，再発あるいは難治性のB細胞性腫瘍を対象として，CD19抗原を認識するCARを発現させたT細胞を用いる養子免疫遺伝子療法（図5-60）の臨床開発が行われている．米国では，慢性リンパ性白血病（CLL）[5]や急性リンパ性白血病（ALL）[6]，悪性リンパ腫で治療効果が確認されている．なお，この治療法では正常B細胞も破壊されてしまうため，その対策として免疫グロブリンの補充療法が行われている．

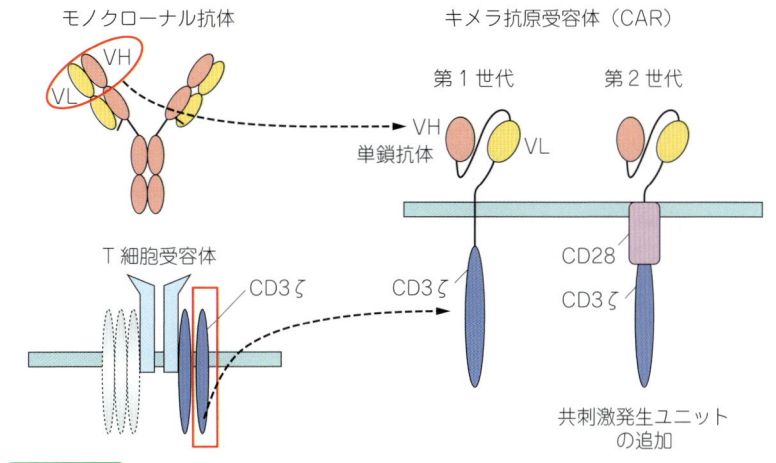

図 5-59 キメラ抗原受容体（CAR: chimeric antigen receptor）の構造

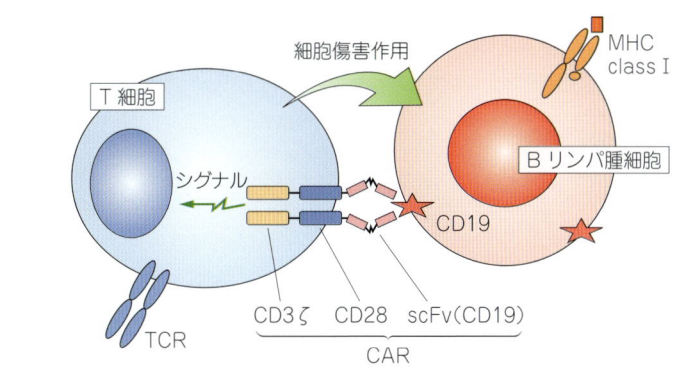

図 5-60 CD19 抗原を標的とした CAR 発現 T 細胞による B リンパ腫細胞の破壊

d. 今後の展望

　造血幹細胞遺伝子治療では，遺伝子導入用ベクターの安全性をさらに高めることと，遺伝子導入効率を実用域まで高めることが課題である．対象疾患としては，遺伝子導入細胞の体内増殖/生存優位性がみられる重症免疫不全症のような疾患の場合に治療効果を期待できる．正常遺伝子の入った血液細胞が体内で優位性を獲得しないタイプの対象疾患（慢性肉芽腫症など）では，何らかの工夫が必要であると考えられている．

　血友病 B の遺伝子治療では，8 型 AAV に対する中和抗体を有する患者の場合の対策が検討されている．また，患者数の多い血友病 A（凝固第Ⅷ因子活性の低下）に対しては，治療遺伝子を小型の AAV ベクターに搭載するための方法が検討されている．

　CAR テクノロジーを用いた養子免疫遺伝子療法のさらなる効果増強のためには，次の段階として，抗腫瘍性サイトカイン遺伝子などの治療遺伝子を併用していく方向性が模索されており，その場合には安全性確保のために自殺遺伝子を組み合わせることが検討されている．また，難治性の成人 T 細胞性白血病（ATL）を対象とした CAR の開発も今後の検討課題である．

■文　献

1) Aiuti A, Cattaneo F, Galimberti S, et al. Gene therapy for immunodeficiency due to adenosine deaminase deficiency. N Engl J Med. 2009; 360: 447-58.
2) Hacein-Bey-Abina S, Hauer J, Lim A, et al. Efficacy of gene therapy for X-linked severe combined immunodeficiency. N Engl J Med. 2010; 363: 355-64.
3) Aiuti A, Biasco L, Scaramuzza S, et al. Lentiviral hematopoietic stem cell gene therapy in patients with Wiskott-Aldrich syndrome. Science. 2013; 341: 1233151-1-12.
4) Nathwani AC, Tuddenham EG, Rangarajan S, et al. Adenovirus-associated virus vector-mediated gene transfer in hemophilia B. N Engl J Med. 2011; 365: 2357-65.
5) Kalos M, Levine BL, Porter DL, et al. T cells with chimeric antigen receptors have potent antitumor effects and can establish memory in patients with advanced leukemia. Sci Transl Med. 2011; 3: 95ra73.
6) Taylor C, Olszewska M, Borquez-Ojeda O, et al. CD19-targeted T cells rapidly induce molecular remissions in adults with chemotherapy-refractory acute lymphoblastic leukemia. Sci Transl Med. 2013; 5: 177ra38.

〈小澤敬也〉

G 再生医療の現状と血液疾患への応用

1 再生医療と幹細胞

　再生医療とは，日本大百科事典によると「病気やけがで失われた臓器や組織を再生させる医療」と書かれている．一方，臓器移植とは，「本来存在している部位から臓器をいったん摘出し，同一またはほかの個体にそれを移す」ことをいう．すなわち，臓器移植の場合すでにできあがっている臓器を取り出し，そのままの状態で別の部位または個体に移す（移植する）ことを意味するのであるが，再生医療の場合には，主に未分化な細胞などを培養するなどの工程を経て臓器や組織を新たに作り出し，それを移植する医療である．新たな臓器や組織を生み出すためには，自己複製により未分化なまま増殖すること，必要な組織に分化する能力（多能性）を持つこと，この 2 つの性質をもつ「幹細胞」を必要とする（図 5-61）．

　1961 年カナダの Till と McCulloch は，放射線照射したマウスの脾臓に血球のコロニーができることから造血幹細胞の存在を見出した[1]．ヒトの血液細胞には赤血球，血小板と多種類の白血球が存在するが，それらはすべて同一の細胞から産生される，すなわち造血幹細胞は多能性をもつことが証明された．さらに造血幹細胞は，1 日数千億個の細胞を作り出しながら，ヒトの一生涯にわたって枯渇しないために，自らを複製する能力（自己複製能）を持つ．やがて血液のみでなくすべての臓器がこの「幹細胞システム」によって構築されていることが明らかにされ，幹細胞の研究は急速に進展し，再生医療の歴史が始まった．

　胚性幹細胞（embryonic stem cells，ES 細胞）は，動物の発生初期段階である胚盤胞の胚の一部に属する内部細胞塊より得られる幹細胞株である（図 5-62）．理論上すべての組織に分化する多能

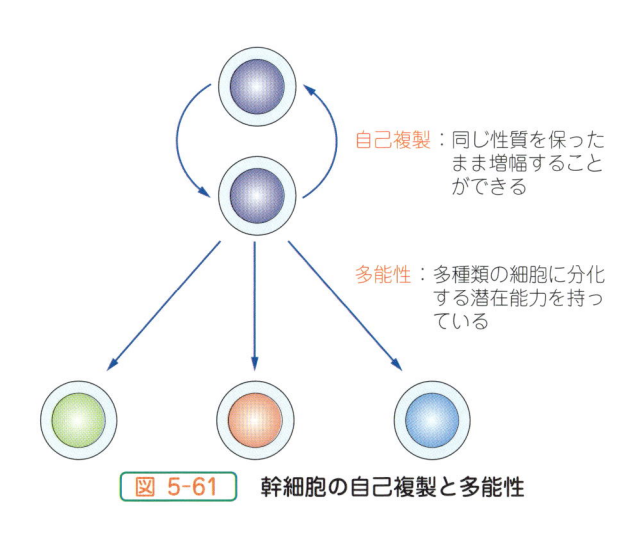

図 5-61　幹細胞の自己複製と多能性

自己複製：同じ性質を保ったまま増幅することができる

多能性：多種類の細胞に分化する潜在能力を持っている

図 5-62　ES 細胞

図 5-63　iPS 細胞の作成

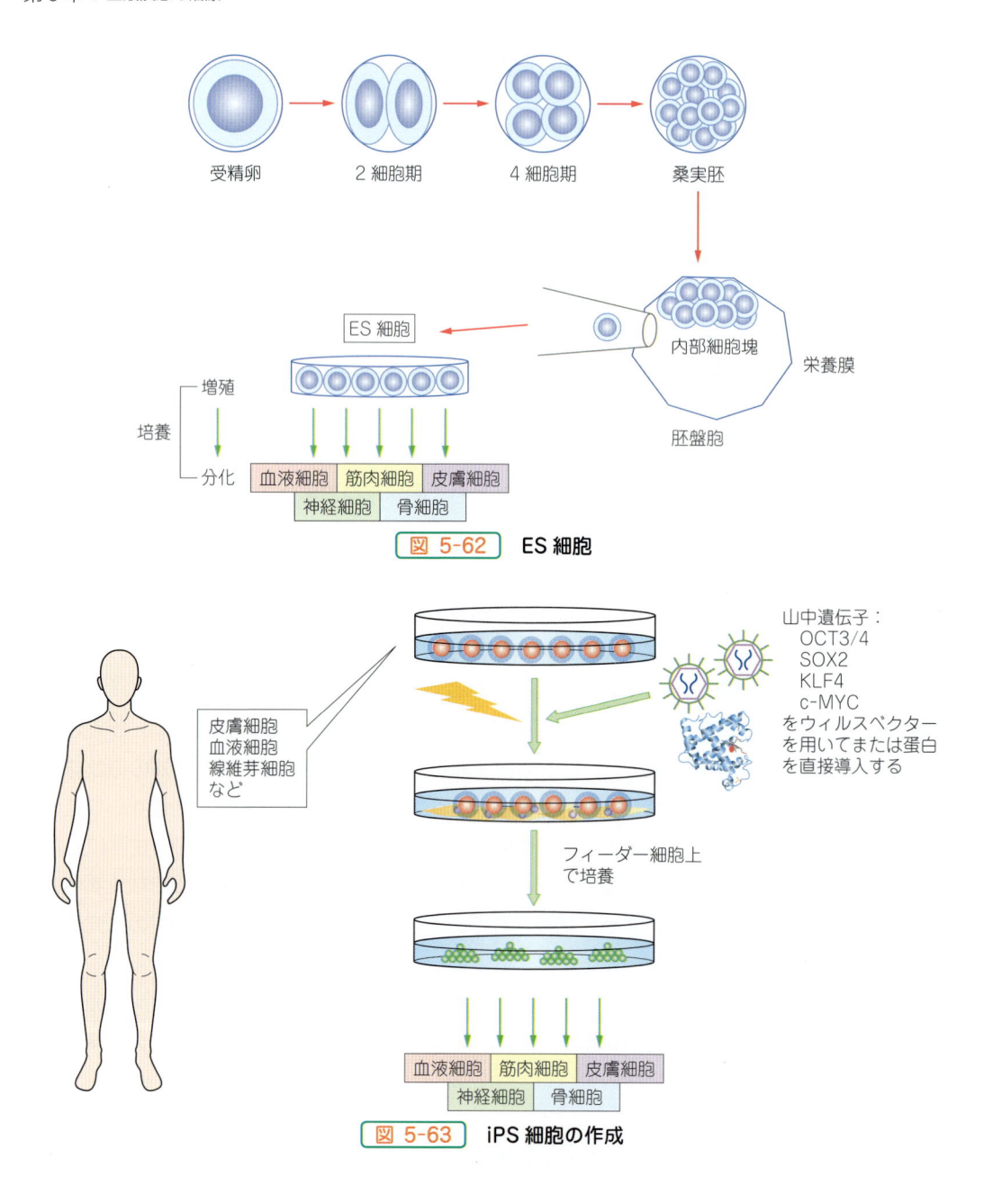

性を保ちつつ，無限に増殖させることができるため，再生医療への応用が注目されているが，ES 細胞は受精卵を材料として用いることから，生命の萌芽を破壊することへの倫理的問題をはらんでおり，今なお社会的議論に決着がついていないのが現状である．一方，2006 年 Yamanaka らは，マウスの皮膚細胞線維芽細胞に Oct3/4，Sox2，Klf4，c-Myc の 4 遺伝子を導入することによりすべてのエピジェネティックな情報が解除（reprogramming）され，ES 細胞と酷似した形態で同様の多能性と増殖能を持つ細胞が得られることを発表し，これを人工多能性幹細胞（induced pluripotent stem cells，iPS 細胞）と名付けた[2]．その後，Yamanaka ら[3]，Thomson ら[4]，Daley ら[5]のグループが相次いでヒト iPS 細胞の樹立を発表し，ヒトの体細胞から iPS 細胞が樹立可能であることが示された

（図 5-63）．iPS 細胞は，ES 細胞で問題になっていた生命倫理問題を克服することができると同時に，自己細胞を用いることが可能であることから，これまで臓器移植において問題となっていた拒絶反応をも回避することができる．しかし，iPS 細胞は，発がん遺伝子 c-Myc を用いること，遺伝子導入に用いられるレトロウイルスは遺伝子を染色体のランダムな位置に挿入するため，内在性の発がん遺伝子を活性化する可能性もあることからがん化する危険性が指摘されている．現在では，がん遺伝子を用いずに iPS 細胞を樹立する方法，レトロウイルスを用いずに iPS 細胞を作成する方法が開発され，臨床応用への距離は着実に縮んでいるといえる．

　幹細胞の研究開発が進むなか，再生医療への期待は日々増大しているが，ES 細胞，iPS 細胞といった多能性幹細胞は，上記のような問題がいまだ解決し切れていないことから再生医療への臨床応用はいまだごく一部に限られている．一方，組織幹細胞，間葉系幹細胞の臨床応用は，皮膚，骨，軟骨，心筋，神経など多方面で実用化されている．

2　血液疾患への再生医療応用

　血液細胞は，恒常性を保つために，前述のように日々数千億個の細胞が入れ替わり，補充されている．そのため，ドナーに比較的大きな影響を与えることなく移植が可能であり，輸血や造血幹細胞移植が古くから行われてきた．しかし，いずれも拒絶や移植片対宿主反応（graft versus host disease：GVHD）が問題となり，特に造血幹細胞移植においてはドナーの選択に制限があるだけでなく，副作用が強いことから患者の予後に大きな影響を与えている．これらの問題を克服するためにも再生医療への期待は大きい．これまで再生医療において広く用いられてきた間葉系幹細胞に血液細胞への分化能がないことから，血液疾患分野における再生医療はこれまであまり実用化されていないのが事実である．しかし，ES 細胞や iPS 細胞の利用が可能となれば，血液疾患への応用も大きく進展することが予想される．

a. 間葉系幹細胞による GVHD の治療

　造血幹細胞移植療法は，造血器悪性腫瘍に対する根治的療法として広く行われているが，様々な治療関連合併症を起こし，そのため死に到ることもしばしばである．なかでも GVHD は，免疫抑制薬でも反応がみられない場合があり，その場合は他に有効な治療法がない．

　間葉系幹細胞（mesenchymal stem cell：MSC）は，骨髄中に存在する非造血系幹細胞で，脂肪細胞や骨細胞，筋細胞などの中胚葉系の細胞に分化する能力を持つ．少量の骨髄細胞より体外培養により容易に増幅できるため，現在，再生医療には盛んに用いられている（図 5-64）．一方，MSC は T 細胞の増殖を抑えるなど強力な免疫抑制作用を持つことが示された．このことから体外増幅した MSC をステロイド抵抗性の GVHD に対し臨床応用する試みがなされ，劇的な効果も報告されている[6]．MSC は HLA classⅡ分子を持たないことから，免疫原性がほとんど問題とならない．そのため，他家移植でも血液型や HLA を合わせる必要がなく，大量生産で凍結保存が可能であることから緊急時にもすぐに使うことができる．すでに欧州，アメリカで医薬品としての治験が行われており，本邦においても第Ⅱ/Ⅲ相試験が始まっている．さらに 2012 年，オサイリス社はカナダにおいて小児におけるステロイド抵抗性 GVHD に対する治療薬として MSC 製剤（Prochymal®）の承認を得た

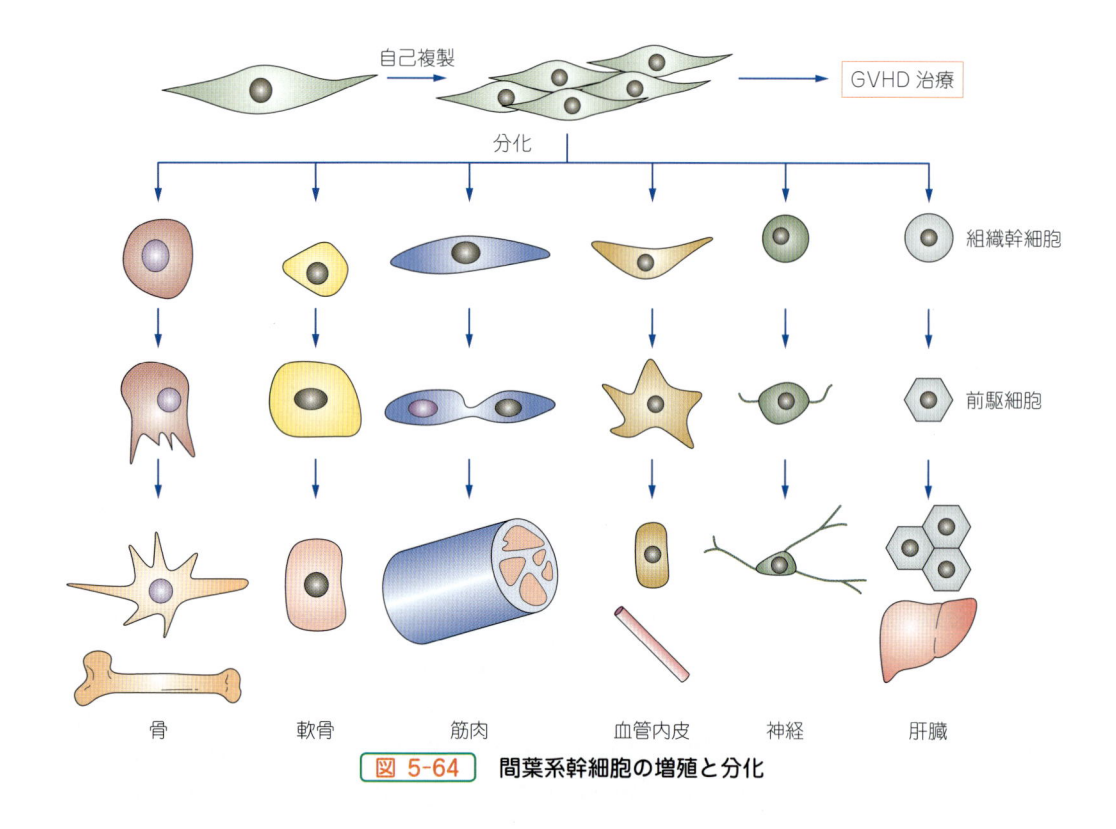

図 5-64　間葉系幹細胞の増殖と分化

　と発表した．MSC による細胞治療は，急性 GVHD に対する効果は多く報告されているが，慢性 GVHD に対する報告は少ない．MSC の GVHD に対する効果にはばらつきがあり，MSC の品質が均一でないことが原因と考えられている．世界的に MSC の均一化が急がれているところである．
　GVHD の治療については，制御性 T 細胞（Treg）の移植も注目されている（図 5-65）．MSC の免疫抑制作用について，Th1 および Th17 の抑制効果は認められるが Treg に影響はないと報告された[7]．一方，慢性 GVHD の病態には，Th2，Th17，Treg の関与が報告されており，動物において同種抗原により誘導された Treg を輸注することにより慢性 GVHD の防止に効果があったと報告された[8]．ヒトにおいても，GVHD 予防として Treg を体外で増幅して輸注する治療法の第 I 相試験が臍帯血移植を対象に行われ，安全性が確認されている[9]．また，HLA 半合致ハプロ移植において，Treg と CD34 陽性細胞・CD4 陽性/CD25 陰性細胞（Tcon）を同時に移植する方法での臨床試験が行われ[10]，予防的免疫抑制療法が行われなかったにもかかわらず，II 度の急性 GVHD が 26 例中 2 例に認められたのみで慢性 GVHD は 1 例のみであった．さらに，サイトメガロウイルス感染の発生率は減少し，また再発の高リスク患者 14 名において再発は 1 例のみであったと報告している．本治療法においては，Treg が，感染のリスクをあげず，また GVL 効果を保ったまま，GVHD を強く抑制していることを示した．
　今後，MSC や Treg のより効果的な培養法や投与法が確立されることにより，移植医療がさらに安全なものとなることが期待される．

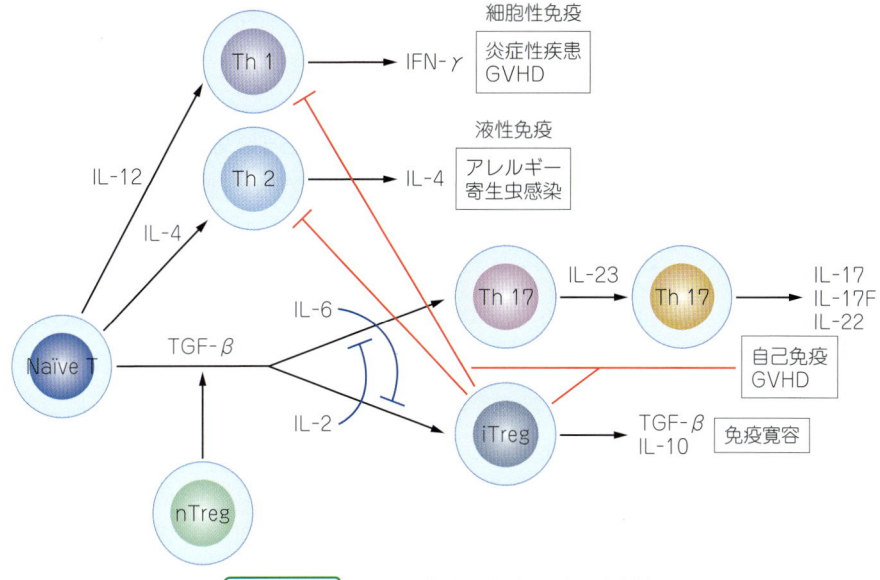

図 5-65 CD4 陽性 T 細胞の分化と機能
Th1: ヘルパー T 細胞 Type 1, Th2: ヘルパー T 細胞 Type 2,
nTreg: 内在性制御性 T 細胞, iTreg: 誘導性制御性 T 細胞

b. がん免疫療法における細胞治療

がんに対する免疫細胞治療には，樹状細胞，NK 細胞，$\gamma\delta$T 細胞，$\alpha\beta$T 細胞，CTL が用いられている．いずれも体外でサイトカインなどの刺激により増殖させ，患者の体内に戻すことにより免疫力全体を高めることを目的とする．また，樹状細胞，CTL 細胞などは，体内・体外で特定のがん抗原に曝露することによりがん細胞特異的な免疫を誘導させることができる．抗原の刺激には以下の方法が用いられている．

① *in vitro* で患者由来のがん組織を刺激する：摘出したがん組織や腹水，胸水などにより樹状細胞を刺激する．樹状細胞が認識するためにはがん組織での MHC クラス I 分子の発現が必要である．

② *in vitro* で人工合成のがんペプチド（蛋白）を刺激する：ペプチドの認識は，特定の HLA に拘束されるため，一致した HLA を持つ患者のみが対象となる．

③ 遺伝子導入による抗原刺激：樹状細胞に抗原をコードする遺伝子を導入することにより，樹状細胞への持続的な抗原供給を行う．また，人工合成よりも長いペプチド〜蛋白を発現させることが可能である．遺伝子導入効率をあげるため，改変アデノウイルス，センダイウイルスを用いるなどの工夫がなされている．

ベルギーの Berneman らのグループは，WT1 の mRNA を導入した樹状細胞を化学療法後の急性骨髄性白血病患者に投与する第 I / II 相試験を行い，再発予防に役立ったと報告している[11]．

c. iPS 細胞を用いた再生医療

1）遺伝性疾患における iPS 細胞治療

2007 年 Hanna らは，鎌状赤血球貧血モデルマウスの皮膚から iPS 細胞を作成し，遺伝子操作を行ったうえで再び同じ疾患マウスに移植することによって治療を行ったと Science に報告した（図5-63）．

さらに，2009 年米国ソーク研究所とスペイン再生医学センターのグループが，世界で初めて Fanconi 貧血（FA）患者の体細胞から iPS 細胞の樹立に成功したと報告した[12]．FA は，常染色体劣性遺伝を示し，造血幹細胞の減少により骨髄不全に至る疾患である．当初，患者由来の iPS 細胞を樹立するために患者皮膚から初代線維芽細胞を培養し，いわゆる山中遺伝子をレトロウイルスを用いて導入したが，FA では染色体の不安定性があるため，直接遺伝子を導入する方法では iPS 細胞を樹立することができなかった．そのため，彼らは，DNA 修復にかかわる FA の原因遺伝子 *FANCA* や *FANCD2* を患者皮膚からの初代線維芽細胞にあらかじめレンチウイルスで導入した後，4 遺伝子を導入することによって iPS 細胞を樹立した．結局樹立した患者由来の iPS 細胞は，正常細胞と同様の修復能を有し，造血細胞の分化能も正常であり，FA 疾患としての表現型は失われている "disease-free" iPS であることが示され，これらの遺伝子の単独の異常により疾患を形成することが明らかになった．と同時に，これらの iPS 細胞を FA の治療に用いる可能性が示唆されている．

2）iPS 細胞による血小板の産生

京都大学江藤らは，東京大学細胞治療研究センターとの共同開発で，ES 細胞や iPS 細胞を含むヒト多能性幹細胞から in vitro で巨核球と血小板を大量に作る技術を開発した[13]．彼らは，c-Myc と BMI1 を一時的に過剰発現させることにより巨核球細胞株を無限に増殖させることができることを示し，不死化した巨核球細胞株から大量の血小板を必要に応じて産生できるとしている．血小板はこれまで輸血に頼っているが，寿命が短く安定供給ができない場合も少なくはない．また，血小板抗体を有するレシピエントなど特定の HLA を持つ輸血血小板を必要とする場合には，HLA の型によってはほとんど血小板の供給が困難である場合もある．一方，血小板は核を有しないことから，iPS 細胞を用いた再生医療において最も問題となっているがん化のリスクがないと考えられ，iPS 細胞による血小板産生の早期の臨床応用が期待されている．現状では，1 人分の血小板を産生するために大量のサイトカインを必要とし，非常に高価であることから実用化へのハードルはまだまだ高いが，今後，ヒト iPS 細胞から高品質な血小板をさらに大量に作成することができるようになれば，それらの問題を克服しうると考えられる．

3）iPS 細胞から造血幹細胞の獲得

これまで iPS 細胞や ES 細胞から移植可能な造血幹細胞を得ることは困難であるとされてきた．しかし，Nakauchi らはヒトおよびマウスの iPS 細胞を X-linked severe combined immunodeficiency（X-SCID）マウスに移植してできた奇形腫（teratoma）に造血幹細胞が含まれており，それらが骨髄に移動し，正常造血に寄与することを示した．さらに teratoma から造血幹細胞を取り出し，致死量放射線照射マウスに移植したところ，造血再構築を認めたと発表した[14]．teratoma をヒトに移植

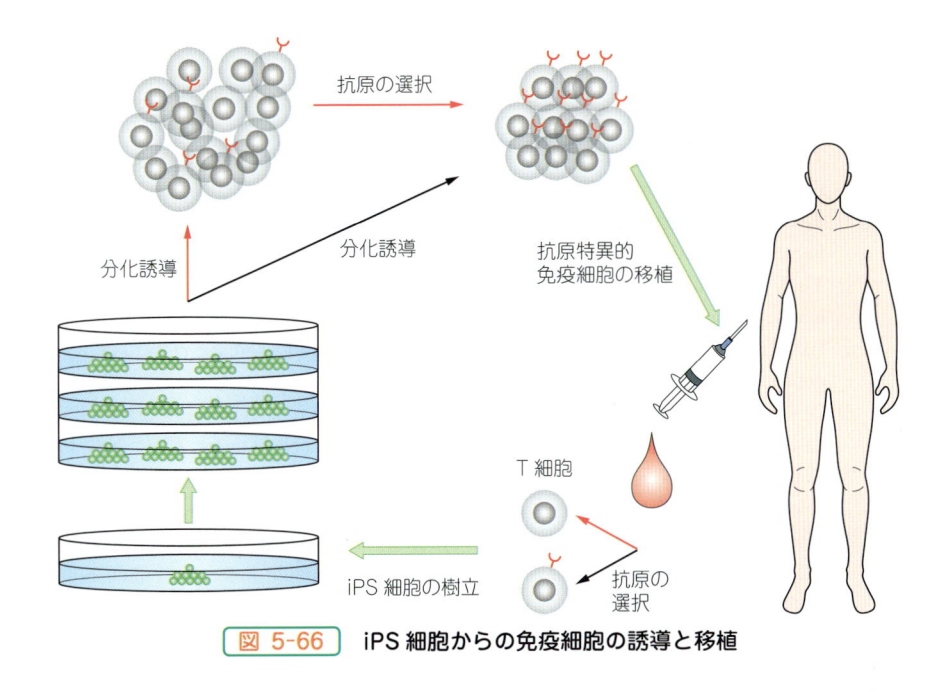

図 5-66　iPS 細胞からの免疫細胞の誘導と移植

するにはまだまだ多くの障壁があるが，再生不良性貧血や白血病・リンパ腫で行われてきた骨髄移植や臍帯血移植に取って代わり，拒絶，GVHD がなく，免疫抑制薬を必要としない新たな治療法の足がかりになると報告している．

4）iPS 細胞から免疫細胞への分化と利用

　iPS 細胞から T 細胞，B 細胞や樹状細胞を誘導し，腫瘍免疫や感染症の治療に利用する可能性についてはこれまでいくつか実験レベルで試みられている．そうして作成したリンパ球や樹状細胞からがんや感染微生物に特異的な抗原を認識する細胞を選択する，あるいはがん特異的な抗原を認識する T 細胞から iPS 細胞を作成し再び T 細胞に分化させ，より効率的に腫瘍免疫を誘導する方法も確立されている（図 5-66）．

　また，Nakauchi らは，AIDS 患者の体内にある CD8 陽性 T 細胞を誘導し，目的の抗原に対する細胞障害性 T 細胞を分化誘導することができたと発表した．AIDS 患者の体内では CD8 陽性の T 細胞も老化・疲弊しており十分な機能を発揮できない．彼らはこの方法により再生して若返らせた T 細胞を移植するという新たな免疫細胞療法につながると報告している[15]．

最後に

　ES 細胞や iPS 細胞の臨床応用には，倫理的な問題や造腫瘍性の問題があり，また，高品質の細胞・組織製剤を安定して供給できるにはまだまだ乗り越えなければならないハードルがいくつもある．多くの難病に苦しむ患者の再生医療への期待は大きく，その期待に応えるためには医学研究だけではなく，培養技術の医工学的開発，培養のためのインフラの整備，法的・経済的環境の構築などあらゆる分野からの総合的なアプローチが必要とされている．

■文　献

1) Till JE, McCulloch EA. A direct measurement of the radiation sensitivity of normal mouse bone marrow cells. Radiat Res. 1961; 14: 213-22.
2) Takahashi K, Yamanaka S. Induction of pluripotent stem cells from mouse embryonic and adult fibroblast cultures by defined factors. Cell. 2006; 126: 663-76.
3) Takahashi K, Tanabe K, Yamanaka S, et al. Induction of pluripotent stem cells from adult human fibroblasts by defined factors. Cell. 2007; 131: 861-72.
4) Yu J, Vodyanik MA, Smuga-Otto K, et al. Induced pluripotent stem cell lines derived from human somatic cells. Science. 2007; 318: 1917-20.
5) Park IH, Zhao R, Daley GQ, et al. Reprogramming of human somatic cells to pluripotency with defined factors. Nature. 2007; 2007; 451: 141-6.
6) Le Blanc K, Rasmusson I, Sundberg B, et al. Treatment of severe acute graft-versus-host disease with third party haploidentical mesenchymal stem cells. Lancet. 2004; 363: 1439-41.
7) Tatara R, Ozaki K, Kikuchi Y, et al. Mesenchymal stromal cells inhibit Th17 but not regulatory T-cell differentiation. Cytotherapy. 2011; 13: 686-94.
8) Giorgini A, Noble A. Blockade of chronic graft-versus-host disease by alloantigen-induced $CD4^+CD25^+Foxp3^+$ regulatory T cells in nonlymphopenic hosts. J Leukoc Biol. 2007; 82: 1053-61.
9) Brunstein CG, Miller JS, Cao Q, et al. Infusion of ex vivo expanded T regulatory cells in adults transplanted with umbilical cord blood: safety profile and detection kinetics. Blood. 2011; 117: 1061-70.
10) Di Ianni M, Falzetti F, Carotti A, et al. Tregs prevent GVHD and promote immune reconstitution in HLA-haploidentical transplantation. Blood. 2011; 117: 3921-8.
11) Van Tendeloo VF, Van de Velde A, Berneman ZN, et al. Induction of complete and molecular remissions in acute myeloid leukemia by Wilms'tumor 1 antigen-targeted dendritic cell vaccination. Proc Natl Acad Sci U S A. 2010; 107: 13824-9.
12) Raya A, Rodríguez-Pizà I, Izpisúa Belmonte JC, et al. Disease-corrected haematopoietic progenitors from Fanconi anaemia induced pluripotent stem cells. Nature. 2009; 460: 53-9.
13) Takayama N, Eto K. Pluripotent stem cells reveal the developmental biology of human megakaryocytes and provide a source of platelets for clinical application. Cell Mol Life Sci. 2012; 69: 3419-28.
14) Suzuki N, Yamazaki S, Nakauchi H, et al. Generation of engraftable hematopoietic stem cells from induced pluripotent stem cells by way of teratoma formation. Mol Ther. 2013.[Epub ahead of print]
15) Nishimura T, Eto K, Nakauchi H, et al. Generation of rejuvenated antigen-specific T cells by reprogramming to pluripotency and redifferentiation. Cell Stem Cell. 2013; 12: 114-26.

〈江副幸子　金倉　譲〉

第6章

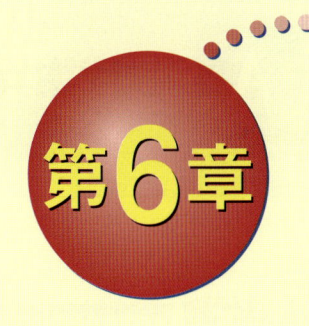

赤血球系疾患

A 鉄代謝異常による貧血

1 鉄代謝

　鉄は，ヘモグロビンの酸素運搬機能を担う重要な元素であるとともに，エネルギー産生，薬物代謝，酸化還元反応，細胞増殖などの生命維持機能に必須の元素である．その一方で，鉄は過剰になると毒性の強いラジカルを産生し細胞障害の原因になるきわめて毒性の高い元素でもある．

　体内の鉄の総量は 3 〜 4 g であり，そのおよそ 70％は赤血球に含まれるヘモグロビン鉄として利用されている．残りの 30％がミオグロビン，電子伝達系，代謝酵素の補欠分子としてのヘム鉄および網内系細胞の貯蔵鉄として存在している[1]．鉄はリサイクルシステムで利用されており，体内で利用される鉄のほとんどは，老化して処理された赤血球由来の再利用鉄で，その量は 1 日あたり 20〜25 mg とされる．一方で，新たに腸管から吸収される 1 日あたりの鉄量は 1〜2 mg と少なく，失われる量も月経を除けば汗や粘膜，上皮細胞の剝離によるごく限られた量である（図6-1）．

　体内の鉄代謝を制御している中心分子はヘプシジンと呼ばれる肝臓から分泌されるペプチドホル

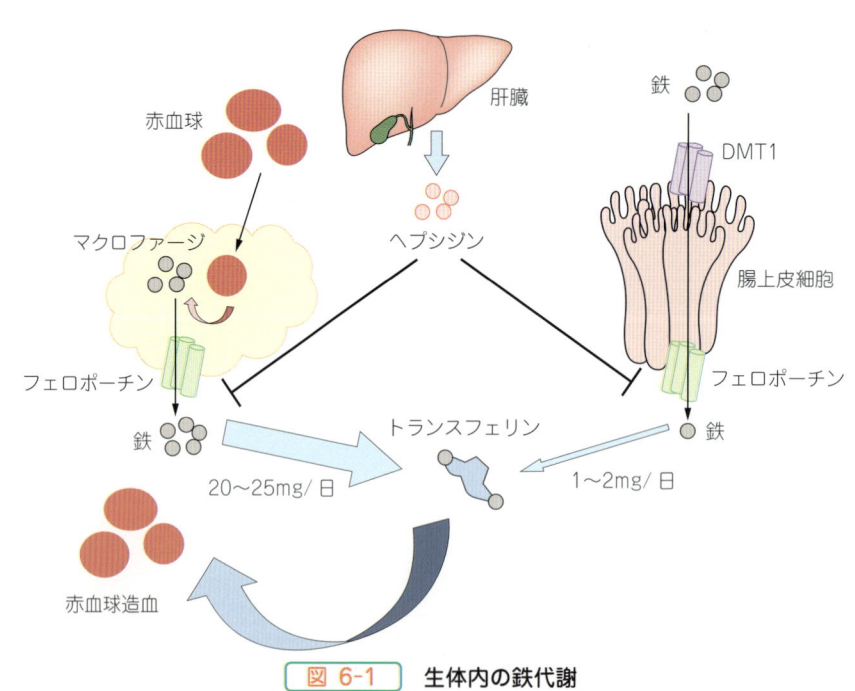

図 6-1　生体内の鉄代謝
ヘプシジンは，腸管の鉄吸収，マクロファージからの鉄排出を制御し，生体内の利用鉄量を調節する．鉄の大部分は，再利用でまかなわれている．

モンである．十二指腸から吸収された鉄は腸上皮細胞から血液中に排出され，処理された赤血球のヘモグロビン由来の鉄はマクロファージから血液中に排出される．この鉄を排出するポンプは腸上皮細胞，マクロファージで共通の分子で，フェロポーチンというトランスポーターである．ヘプシジンはこのフェロポーチンに結合しリソゾームでの分解へと導く[2]（図 6-1）．したがって，ヘプシジンンの分泌量が高まれば，フェロポーチンの発現が低下し，血中に排出される利用可能な鉄が減少する．逆にヘプシジンンの分泌量が低下するとフェロポーチンの発現が高まり利用可能な鉄の量が増加することになる．このヘプシジンの発現は，体内の鉄飽和度，炎症，造血など鉄の代謝にかかわる複数の要因により総合的に調節されている．

2 鉄欠乏性貧血

鉄代謝異常による貧血で最も重要な貧血は，鉄欠乏性貧血である．前述の通り，鉄はプールされて利用されており，通常その喪失はごくわずかであるため，不足することはない．ただし，月経などで定期的に鉄が失われると，元来食事からの鉄吸収は少量であるため，容易に鉄欠乏に傾くことになる．したがって，月経のある女性の約半数が鉄欠乏状態にあり，20％が貧血に至っていると考えられている．本邦でこの年代の女性が約2000万人とすると，400万人が鉄欠乏性貧血ということになり，日常で最も診る機会の多い貧血といえる．

月経による喪失の他，生理的な機序として鉄欠乏の原因となるものは，成長期，妊娠においては需要の増加があげられる．一方で，閉経後や成長期以降の男性については，生理的な鉄の喪失や不足機序が存在しないため，鉄欠乏がみられた場合は，病的な出血が存在することになる．したがって，これらの群の鉄欠乏性貧血については，消化管検査を含めた出血源の精査が必須である．

鉄欠乏性貧血の症状としては，貧血一般に認められる動悸，息切れ，倦怠感，めまい，頭痛といった症状と，鉄欠乏性貧血に特徴的に認められる spoon nail と呼ばれる爪の非薄化，平坦化，また，舌炎や Plummer-Vinson 症候群として知られる嚥下困難・異物感といった症状があげられる．

鉄欠乏性貧血の検査所見としては，まず小球性貧血があげられる．また，赤血球形態では central pallor などの所見が認められる（図 6-2）．この他，小球性貧血を呈する貧血は，遺伝性鉄芽球性貧血，サラセミアなどのまれな遺伝性貧血，および長期の炎症に伴う貧血程度であり，日常診療で小球性貧血を診た場合は鉄欠乏性貧血である可能性がきわめて高い．小球性貧血の所見に加え，TIBC，UIBC の上昇，血清鉄の低下，フェリチン値の低下が認められれば，鉄欠乏性貧血の診断が確定する．表 6-1 に示すように，小球性貧血，TIBC 360 μg/dL 以上，血清フェリチン 12 ng/mL 以下が日本鉄バイオサイエンス学会の診断基準となっている．なかでもフェリチンは体内の鉄貯蔵量を示す最も鋭敏な検査であり，炎症性貧血との鑑別や治療効果の目安として重要な検査である．

鉄欠乏性貧血に対する治療は経口鉄剤である．通常投与量は 1 日当たり 100～200 mg で，吸収量を考慮すると十分な量であるため，服用可能であればこの治療のみで貧血は改善する．ただし，悪心，嘔吐，腹痛，下痢などの消化器症状が高頻度で発現するため，継続服用が困難な例が少なからず認められる．副作用により服用ができない場合には静注製剤を考慮する．静注製剤を投与する際には，前もって投与必要量を計算し，過剰投与にならないように注意する．ヘモグロビンの正常化は通常速やかであるが，治療はヘモグロビンが正常化した時点ではなく，鉄の補充が十分なされた

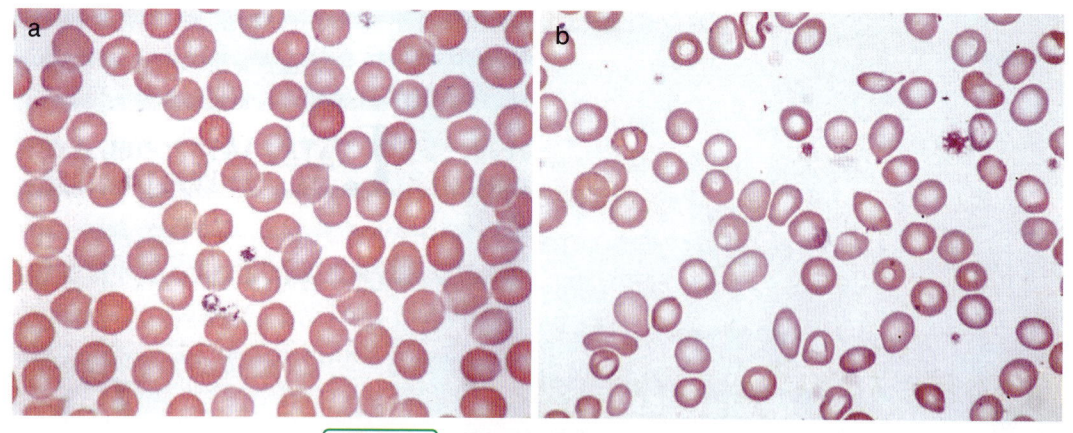

図 6-2　鉄欠乏性貧血の末梢赤血球像
中央の非薄化により鉄欠乏性貧血の赤血球は central pallor の所見を呈し，大小不同も認められる．
a．正常赤血球，b．鉄欠乏性貧血赤血球（×400）

表 6-1　鉄欠乏性貧血の診断基準（日本鉄バイオサイエンス学会，編．鉄剤の適正使用による貧血治療指針．2009）

	ヘモグロビン g/dL	総鉄結合能（TIBC） μg/dL	血清フェリチン ng/mL
鉄欠乏性貧血	<12	≧360	<12
貧血のない鉄欠乏	≧12	≧360 or <360	<12
正常	≧12	<360	≧12

段階，すなわちフェリチンの正常化した時点で終了とする．

3　鉄芽球性貧血

　ミトコンドリアに鉄が沈着した特徴的な環状鉄芽球の出現を特徴とするまれな疾患である（図6-3）．鉄芽球性貧血は，遺伝性鉄芽球性貧血と後天的な要因による後天性鉄芽球性貧血の2つに分類され，頻度としては圧倒的に後天性が高い．主たる後天性鉄芽球性貧血は骨髄異形成症候群（MDS）である．

　遺伝性鉄芽球性貧血はミトコンドリアにおける鉄の代謝・輸送，ヘム合成に関わる遺伝子の先天的異常により発症する．また，抗結核薬の INH 投与により，ビタミン B_6 の代謝障害が生じ，ヘム合成不全から鉄芽球性貧血を発症することもある．MDS の原因は不明であるが最近の研究により，RNA のスプライシングにかかわる *SF3B1* 遺伝子の変異が高頻度に認められることが明らかとなった[3]．

　鉄芽球性貧血の検査所見としては，遺伝性では小球性・低色素性貧血のパターンを取ることが多いが，後天性では正球性ないし大球性貧血を呈する．無効造血を反映し，鉄は過剰状態にあるため，鉄飽和度，フェリチン値は高値を呈する[4]．骨髄では環状鉄芽球を認め，さらに MDS の場合は，形

A ● 鉄代謝異常による貧血

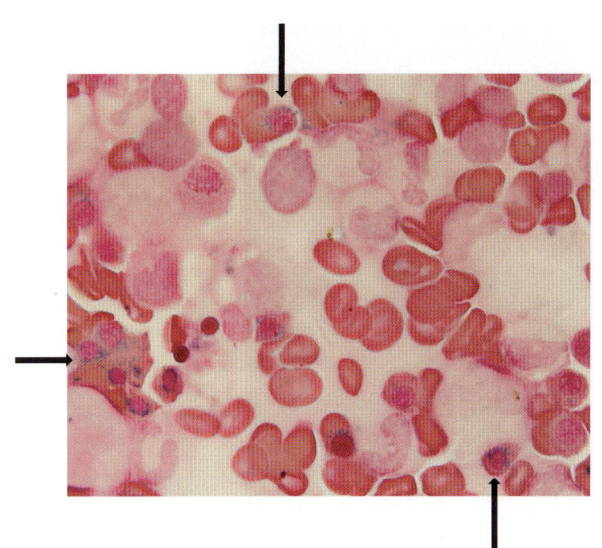

図 6-3　鉄芽球性貧血症例で認められた環状鉄芽球
青く染色される鉄顆粒が多数認められる（矢印）（鉄染色，×1000）

態異常および特徴的な染色体異常を認める．
　遺伝性鉄芽球性貧血は，その主たる変異遺伝子がビタミン B_6 を補酵素とする赤血球におけるヘム合成系の初発酵素系であるアミノレブリン酸合成酵素であるため，ビタミン B_6 の投与が有効である場合がある．MDS に対しては，ビタミン B_6 は無効であり MDS のリスク分類に応じた治療が適応となる．

4　無トランスフェリン血症

　先天的にトランスフェリンを欠損するまれな疾患であり，これまでに 10 家系 12 症例の報告があるのみである．実際に完全欠損であると生存が不可能であるので，患者では微量のトランスフェリンが存在している．トランスフェリンが極端に低下しているため，骨髄への鉄の運搬ができず，重度の小球性・低色素性貧血を呈する．また，非トランスフェリン結合の遊離鉄が増加し実質臓器に鉄が沈着し臓器障害が起こる．さらに，腸管からの鉄吸収が増加していることも報告されている．この機序として，トランスフェリン鉄の著減から，トランスフェリン受容体 2（TrfR2）の鉄飽和度が低下し，その結果ヘプシジンの発現が低下することがこの要因であると推察される．トランスフェリンの補充が本疾患に対する治療となる．

5　ヘモクロマトーシス

　ヘモクロマトーシスの原因である鉄過剰症は原発性鉄過剰症と二次性鉄過剰症に大別される．原発性鉄過剰症の大部分は遺伝性ヘモクロマトーシスであり，二次性鉄過剰症のほとんどは輸血後鉄過剰症である．
　遺伝性ヘモクロマトーシスはヘプシジン遺伝子やその発現にかかわる *HFE* 遺伝子，*TrfR2* 遺伝子，ヘモジュベリン遺伝子および鉄排出トランスポーターであるフェロポーチン遺伝子の変異によって

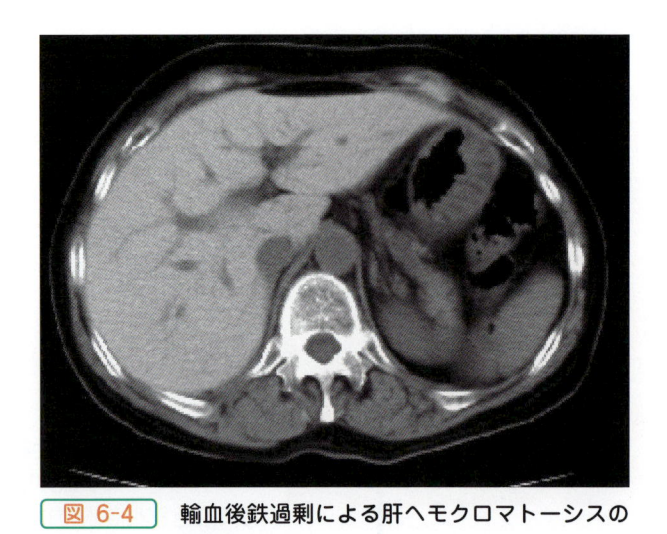

図 6-4 輸血後鉄過剰による肝ヘモクロマトーシスのCT像

肝臓におけるCT値の上昇を認める.

発症するが，本邦ではまれである．実際に「ヘモクロマトーシスの実態調査と診断基準作成」班による本邦の鉄過剰症の調査研究においても，鉄過剰症 1,109 症例のうち輸血が原因と推定可能な鉄過剰症（疑い）が 1,033 例（93.1％）であったのに対し原因不明の鉄過剰症例は 76 例（6.9％）にすぎなかった．また，原因不明例の遺伝子解析においても，*TfR2* 遺伝子のヘテロ変異を 1 例で認めたのみであり，この結果からも日本における遺伝性ヘモクロマトーシスはまれであることがうかがわれる[5].

　一方で特に血液内科領域では，造血不全症や難治性貧血に対して，日常的に輸血が行われているため，輸血後鉄過剰症はまれならず認められる．前述のように，体は能動的に鉄を排出する仕組みを有していないため，鉄の喪失を伴う出血に対する輸血は別として，造血不全症などに対する輸血の場合，輸血赤血球由来の鉄はそのまま体内にとどまることになる．わが国の赤血球製剤は 1 単位あたり食餌鉄約 100 日分にあたる約 100 mg の鉄を含んでいるため，定期的な輸血により体内は容易に鉄過剰状態に傾いていく．輸血による鉄負荷が続き，トランスフェリンやフェリチンなどの鉄格納蛋白質の容量を超えた鉄が体内に存在するようになると，この遊離鉄が有害なラジカルの原因となり，臓器障害を引き起こすことになる．

　鉄過剰症の診断・治療については，別項で詳細に述べられているので，本項ではごく簡単に触れることにする．診断のゴールドスタンダードは，肝生検による肝鉄濃度（liver iron concentration: LIC）の測定であるが，実臨床で行うことは困難な場合が多い．その点，血清フェリチン値は体内の鉄量を反映するよい指標であり，鉄欠乏とともに鉄過剰においても有用な検査法である．画像診断としては，腹部エコー，CTにより鉄沈着を確認することが可能であるが（図6-4），これらの方法は定量性に欠ける．その点，MRIは定量的に肝臓，心臓への鉄過剰の評価が可能である．

　鉄の沈着を認めやすい臓器は肝臓，心臓，中枢神経や甲状腺・副腎・膵 Langerhans 島などの内分泌器官，皮膚であることから，これらの臓器障害が起きやすい．すなわち，肝硬変，心筋症，心不全，糖尿病，甲状腺機能低下，色素沈着が認められる．

　鉄過剰の治療は大別すると瀉血と薬物療法である．瀉血は遺伝性ヘモクロマトーシスや貧血のな

い二次性鉄過剰症で用いられる．輸血後鉄過剰症の症例は貧血のために定期的な輸血を必要としており，瀉血の適応とはならない．これらの症例においては鉄キレート剤によるキレート療法が適応となる．

■文　献

1) Andrews NC. Disorders of iron metabolism. N Engl J Med. 1999; 341: 1986-95.
2) Nemeth E, Tuttle MS, Powelson J, et al. Hepcidin regulates cellular iron efflux by binding to ferroportin and inducing its internalization. Science. 2004; 306: 2090-3.
3) Yoshida K, Sanada M, Shiraishi Y, et al. Frequent pathway mutations of splicing machinery in myelodysplasia. Nature. 2011; 478: 64-9.
4) Ohba R, Furuyama K, Yoshida K, et al. Clinical and genetic characteristics of congenital sideroblastic anemia: comparison with myelodysplastic syndrome with ring sideroblast (MDS-RS). Ann Hematol. 2013; 92: 1-9.
5) 高後　裕，他．平成22年度厚生労働科学研究費補助金難治性疾患克服研究事業「ヘモクロマトーシスの実態調査と診断基準作成」班報告書．2011.

〈張替秀郎〉

B 二次性（症候性）貧血

　血液疾患以外の何らかの基礎疾患の症状の1つとしての貧血を，二次性貧血という．二次性貧血は，貧血の中でも最も多いものである．基礎疾患は様々であり，二次性貧血は表6-2に示すように，出血性貧血，慢性疾患に伴う貧血（anemia of chronic disease：ACD），腎性貧血，肝硬変およびその他の肝疾患に伴う貧血，内分泌疾患に伴う貧血，栄養素不足による貧血などに分けられる．

1 慢性疾患に伴う貧血（anemia of chronic disease：ACD）

　ACDは，出血性貧血と鉄欠乏性貧血を除くと貧血の中で最も多いものである．ACDの基礎疾患は必ずしも慢性疾患ではなく，重篤な急性の疾患でもみられ，炎症性貧血（anemia of inflammation）やサイトカイン性貧血（cytokine-mediated anemia）とも呼ばれる．

　正球性正色素性〜小球性低色素性貧血であり，網赤血球数は正常〜低下を呈する．血清鉄は低値を示すが，ACDと同様の小球性低色素性貧血である鉄欠乏性貧血とは異なり，フェリチンは正常〜高値を呈し，これが鉄欠乏性貧血との鑑別点である（表6-3）．ACDで血清フェリチン値が30 μg/L未満の場合には鉄欠乏性貧血の合併であり，また200 μg/L未満では鉄欠乏性貧血の合併を否定できない．なお，可溶性トランスフェリン受容体レベルは鉄欠乏性貧血では高値を示し，感染症や炎症では低値を示し，鑑別に有用である．

表 6-2　二次性（症候性）貧血

出血に伴う貧血
慢性疾患に伴う貧血（anemia of chronic disease：ACD）
腎性貧血
肝硬変およびその他の肝疾患に伴う貧血
内分泌疾患に伴う貧血
栄養素不足による貧血

表 6-3　慢性疾患に伴う貧血と鉄欠乏性貧血との鑑別診断

	慢性疾患に伴う貧血（ACD）	鉄欠乏性貧血
	正球性〜小球性	小球性
血清鉄	低値	低値
血清フェリチン	正常〜高値	低値
総鉄結合能	低値	高値
可溶性トランスフェリン受容体	低値	高値

B ● 二次性（症候性）貧血

図 6-5 慢性疾患に伴う貧血（ACD）のメカニズム

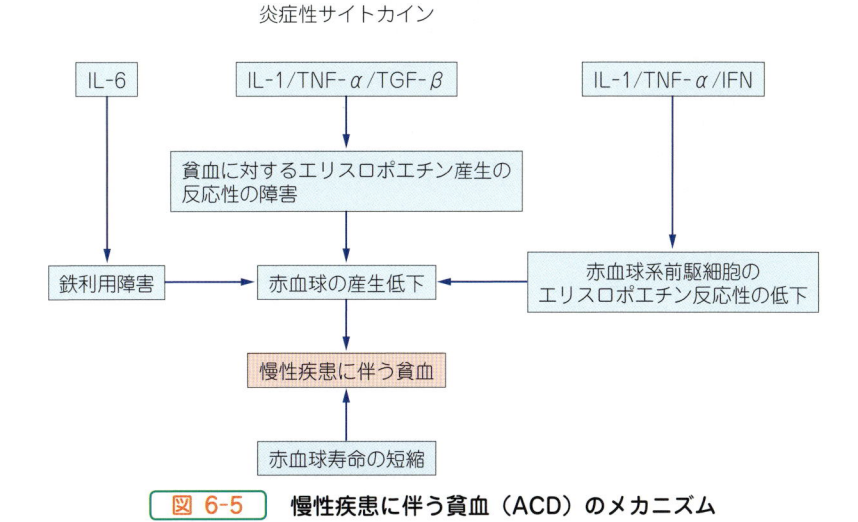

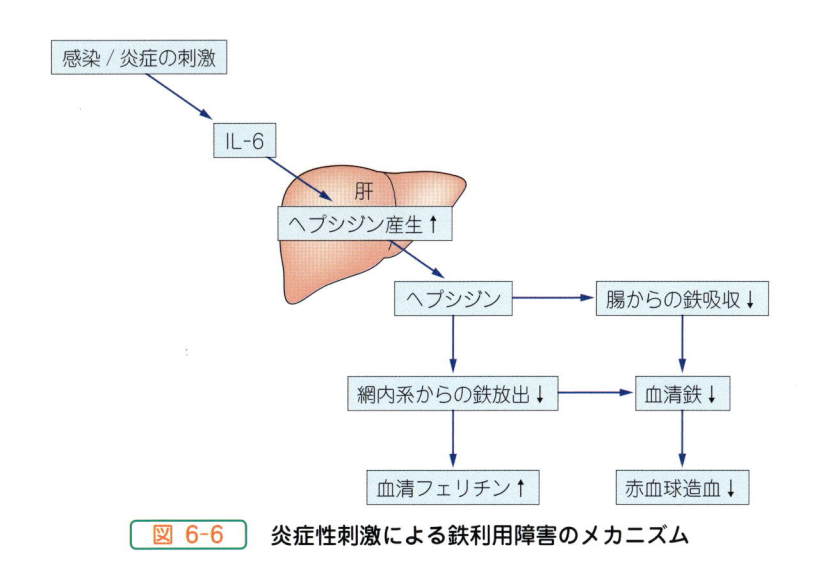

図 6-6 炎症性刺激による鉄利用障害のメカニズム

　ACD のメカニズムは，赤血球の産生の低下と赤血球寿命の短縮である．赤血球寿命の短縮は赤血球以外による外因性である（図 6-5）．赤血球の産生低下は，炎症性サイトカインによる鉄の利用障害，エリスロポエチン産生の低下，エリスロポエチン反応性の低下によるものである．鉄利用の障害では（図 6-6），炎症性サイトカインである IL-6 によって肝におけるヘプシジンの産生が亢進する．抗菌作用を有するペプチドのヘプシジンは鉄代謝調節ホルモンである．ヘプシジンは鉄のトランスポーターであるフェロポーチンに結合してそのインターナリゼーションを促進して鉄の腸管からの吸収やマクロファージからの再利用を低下させることで，鉄の血中濃度は低下して鉄利用が障害される．

　ACD の基礎疾患には，結核などの感染症や，膠原病や熱傷などによる全身性炎症性反応症候群などの炎症性疾患，がんなどの悪性腫瘍がある（表 6-4）．

　治療の基本は基礎疾患の治療である．十分な反応がみられない場合や重篤な場合には，輸血やエ

表 6-4　慢性疾患に伴う貧血の基礎疾患

感染症	肺感染症：結核，肺膿瘍，肺気腫，肺炎 亜急性細菌性心内膜炎 骨髄炎 慢性尿路感染症 慢性真菌症 髄膜炎 骨盤内感染症（子宮付属器感染症） 後天性免疫不全症候群
炎症性疾患	関節リウマチ リウマチ熱 全身性エリテマトーデス 炎症性腸疾患（Crohn 病，潰瘍性大腸炎） 全身性炎症反応症候群（SIRS；systemic inflammatory response syndrome） 重症の損傷 熱傷
悪性腫瘍	がん 多発性骨髄腫 悪性リンパ腫
その他	うっ血性心不全 血栓性静脈炎 虚血性心疾患

リスロポエチン投与を行う．

2　腎性貧血

　腎臓はエリスロポエチンの主たる産生臓器であるため，腎疾患や腎不全ではエリスロポエチンの産生が低下して貧血になる．また，エリスロポエチンの産生低下以外に，尿毒症で血清中にみられる赤血球造血の阻害物質や，赤血球自体以外の原因による赤血球の寿命の短縮も関与している．

　腎性貧血では，正球性正色素性で網赤血球数は正常を呈し，有棘赤血球や金平糖状赤血球，ヘルメット細胞や破砕赤血球などがみられ，貧血の程度に比して血中のエリスロポエチンレベルの増加がみられない．

　治療にはエリスロポエチンなどの赤血球造血刺激因子製剤（erythropoiesis-stimulating agent：ESA）を投与し，ヘモグロビン 11 g/dL を目標に調節する．ESA 療法の合併症の高血圧と血栓症に注意する．腎移植で改善がみられる．

3　肝硬変およびその他の肝疾患に伴う貧血

　肝硬変，肝炎，アルコール性肝障害，ヘモクロマトーシスなどの肝疾患に伴ってみられる貧血は，体液貯留による希釈性貧血，赤血球寿命の短縮，骨髄の赤血球造血反応性の障害などの複合的なも

のである．アルコール中毒では，鉄芽球性貧血，葉酸代謝障害，葉酸欠乏，アルコールによる造血の直接抑制などがある．また，食道静脈瘤や直腸静脈瘤からの出血によるものがある．アルコール性肝障害で，アルコールを暴飲した際にみられる溶血性貧血は Zieve 症候群と呼ばれ，黄疸と高脂血症を伴い，2～4 週間で自然消退する．

　肝疾患に伴う貧血では薄く半径の大きな赤血球で正球性となることが多く，一部は大球性を呈する．また，標的赤血球がみられ，これは赤血球の膜脂質のコレステロールとレシチンが増加して赤血球の表面積が増大することによる．

4 内分泌疾患に伴う貧血

　甲状腺機能低下症・亢進症，副腎不全，男性ホルモン欠乏症，下垂体機能不全，副甲状腺機能亢進症で貧血がみられる．甲状腺機能低下では，大球性貧血を呈するが，月経過多や無酸症のために鉄欠乏を伴うことが多く，その場合には正球性貧血を呈する．また，甲状腺機能低下症と悪性貧血はよく合併する．甲状腺機能亢進症では，対照的に小球性貧血を呈する．副腎不全では正球性正色素性貧血を呈し，体液量の減少によって貧血がマスクされていることが多い．男性ホルモンは赤血球造血を促進することから，男性は女性よりもヘモグロビン濃度が高く，男性ホルモン欠乏症では貧血を呈する．60 歳代の男性はヘモグロビンが下がって女性と同じレベルとなる．エストロゲンには赤血球造血の抑制作用がある．

5 栄養素不足による貧血

　鉄やビタミン B_{12}，葉酸以外の栄養素不足でもまれながら貧血が起こる．ビタミン A 欠乏では小球性低色素性であり，ACD と同様に血清鉄低値，フェリチン正常～高値を呈する．ビタミン B_6 欠乏では小球性低色素性を呈する．抗結核薬の INH はビタミン B_6 の代謝を障害して貧血を呈し，高用量のビタミン B_6 の投与で改善する．銅は鉄の吸収や利用に必要な金属であり，銅欠乏は鉄剤投与に抵抗性の大球性貧血と好中球減少，血清フェリチン低値を呈し，骨髄では赤芽球と骨髄系細胞に空胞が認められ，環状鉄芽球がみられる．胃切除の既往や脊髄症などの神経症状を呈する貧血では，ビタミン B_{12} 欠乏性貧血のほかに銅欠乏も疑うべきである．神経性食思不振症では，骨髄は膠様変成しており，造血障害がみられる．

■文　献

1) Kanshansky K, et al. editors. Williams hematology. 8th ed. McGraw Hill Medical; 2010.
2) Greer JP, et al. editors. Wintrobe's clinical hematology. 12th ed. Wolters Kluwer/Lippincott Williams & Wilkins; 2009.

〈臼杵憲祐〉

C 巨赤芽球性貧血

　巨赤芽球性貧血はDNA合成の障害による貧血である．ビタミンB₁₂や葉酸はDNA合成に必要であり（図6-7），ビタミンB₁₂あるいは葉酸の欠乏はDNA合成の障害をきたすが，RNAや蛋白質の合成は障害されない．その結果，細胞核の成熟は障害されるが，細胞質の分化成熟は障害されず，核は未熟であるのに対して細胞質は成熟傾向を示す赤芽球が骨髄中に出現する（核-細胞質の成熟の非同時性）．このような赤芽球を巨赤芽球という．DNA合成障害のために骨髄における造血の早期に細胞が崩壊し（無効造血），貧血を生じる．末梢血は大球性貧血を呈する．巨赤芽球性貧血の病因は，①ビタミンB₁₂欠乏，②葉酸欠乏，③先天的および後天的な酵素欠損によるプリン-ピリミジン体の合成異常の3つに大別される（表6-5）．

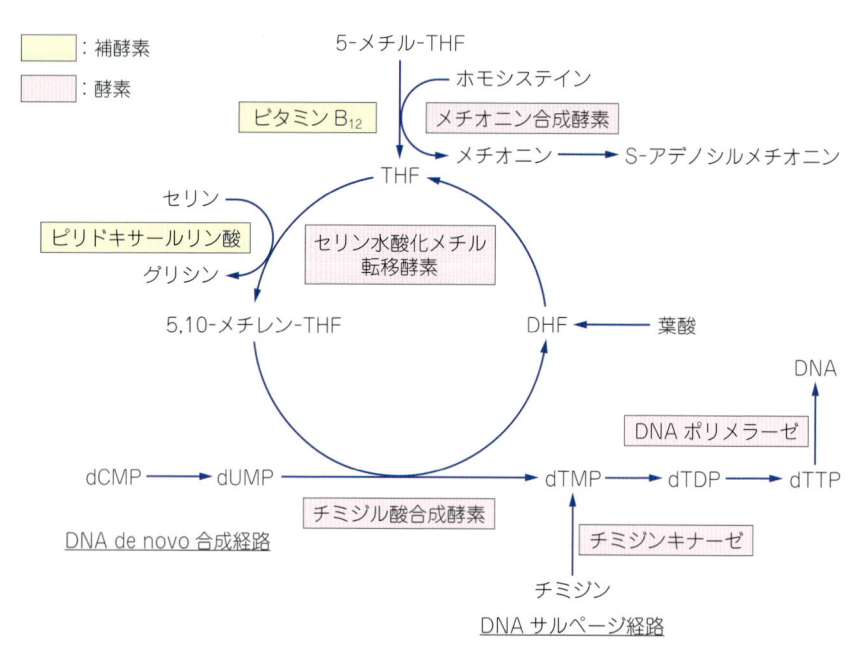

図 6-7　ビタミンB₁₂と葉酸の関与する代謝経路

THF: tetrahydrofolate, DHF: dihydrofolate, dCMP: deoxycytidine monophosphate, dUMP: deoxyuridine monophosphate, dTMP: deoxythymidine monophosphate, dTDP: deoxythymidine 5'-diphosphate, dTTP: deoxythymidine 5'-triphosphate

表 6-5　巨赤芽球性貧血の原因

1. ビタミン B₁₂欠乏			
	摂取不足	極端な菜食主義，慢性アルコール中毒	
	吸収障害	胃に原因	悪性貧血
			胃全摘
			Zollinger-Ellison 症候群
		小腸に原因	回腸末端の病変：回腸切除，Crohn 病，吸収不全症候群
			盲係蹄症候群（blind loop 症候群）
			広節裂頭条虫
		膵機能不全	
2. 葉酸欠乏			
	摂取不足	偏食，慢性アルコール中毒	
	需要増大	妊娠，溶血性貧血，悪性腫瘍，剥脱性皮膚炎	
	吸収障害	盲係蹄症候群や吸収不全症候群，薬剤（経口避妊薬，抗痙攣薬）	
3. その他の原因			
	先天性異常	Imerslund-Grasbeck 病，メチルマロン酸尿症，Lesh-Nyhan 症候群	
	薬剤性	代謝拮抗薬，抗ウイルス薬	
		笑気	
	原因不明	先天性赤血球異形成貧血，骨髄異形成症候群，赤白血病	

1　ビタミン B₁₂ 欠乏による巨赤芽球性貧血

a. 悪性貧血

悪性貧血はビタミン B₁₂ 欠乏による巨赤芽球性貧血の代表的な疾患である．

正常では，食事中に含まれるビタミン B₁₂ は，胃の壁細胞から分泌される内因子と結合し，回腸末端でビタミン B₁₂-内因子複合体に対する受容体を介して吸収される（図 6-8）．1 日に約 1～5 μg が吸収され，主に肝臓に約 3～5 mg が貯蔵されている．1 日の消費量は約 2.5 μg である．悪性貧血とは，萎縮性胃炎によって内因子の分泌が欠如し，ビタミン B₁₂ の吸収が障害されて起こる巨赤芽球性貧血である．抗内因子抗体や抗壁細胞抗体などの自己抗体を認め，また種々の臓器特異性自己抗体もみられることから悪性貧血は自己免疫疾患の 1 つと考えられている．悪性貧血の名称は，有効な治療法が確立するまで予後が不良であったことに由来するが，現代では生命予後は良好である．

■症　状■

動悸，息切れ，全身倦怠感，めまい，頭痛などの貧血の症状以外に，皮膚の軽度黄疸がみられることがある．また，舌の発赤・乳頭萎縮・疼痛がみられることがあり，Hunter 舌炎と呼ばれる（図 6-9）．年齢に不相応な白髪がみられることもある．

ビタミン B₁₂ 欠乏では脊髄の後索と側索の脱髄（亜急性連合性脊髄変性症）が起こり，腱反射の減弱，ときに亢進，位置覚・振動覚の減弱，歩行障害などがみられることがある．亜急性連合性脊髄変性症はビタミン B₁₂ 欠乏の巨赤芽球性貧血に特徴的なものであり，葉酸欠乏では神経症状は通常みられない．

■検査所見■

大球性貧血を呈し，白血球と血小板の減少を認め，好中球の核の過分葉や，巨大杆状核好中球が

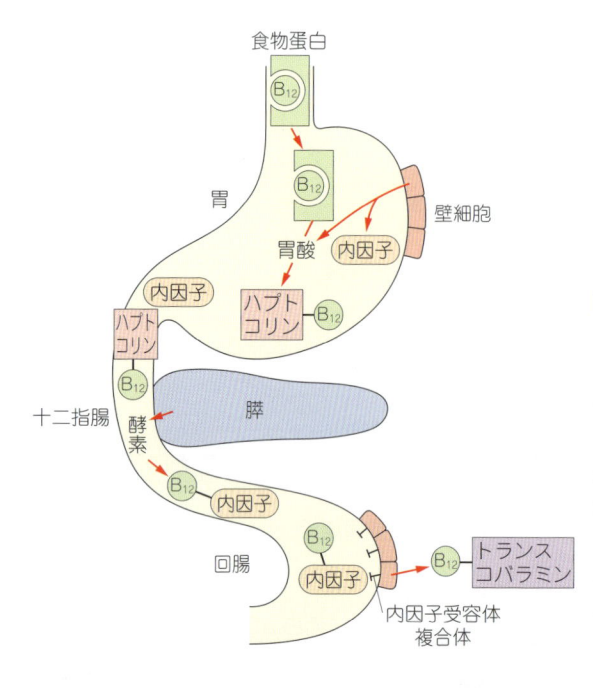

図 6-8　ビタミン B_{12} の吸収の経路

食物中のビタミン B_{12} は蛋白質と結合しており，胃酸下で解離してハプトコリン（haptocorrin）に結合する．十二指腸で膵液の蛋白分解酵素によってハプトコリンが分解されてビタミン B_{12} は胃の壁細胞から分泌された内因子と結合する．回腸の粘膜上皮の細胞表面にある cubilin と amnionless からなる内因子受容体複合体と結合して吸収される．吸収されたビタミン B_{12} はトランスコバラミンと結合して血中を流れ，細胞内に取り込まれる．

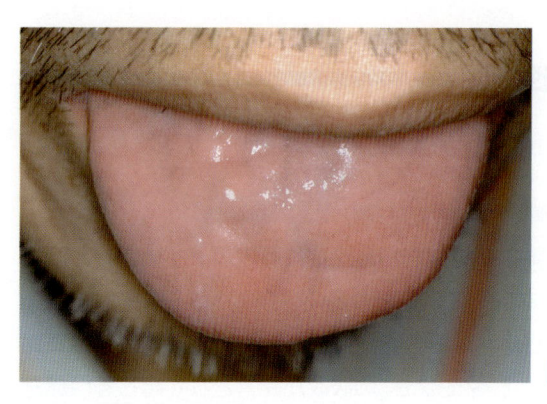

図 6-9　Hunter 舌炎

認められる．間接型優位の血清ビリルビン値の上昇，I・II 型優位の LDH の増加がみられる．血清ビタミン B_{12} 値の低下を認める．骨髄は過形成であり，赤芽球の増加がみられる．赤芽球は大きく，核は未熟であるのに対して細胞質は成熟傾向を示し（核-細胞質の成熟の非同時性），巨赤芽球と呼ばれる（図 6-10a）．巨大な後骨髄球（図 6-10b）や核の過分葉の好中球も認められる．

■ 診　断

　大球性貧血で，血清ビタミン B_{12} 値の低下があり，胃内視鏡検査で萎縮性胃炎を認め，内因子に対する自己抗体を検出することから診断する．

　シリングテストは，^{57}Co 標識ビタミン B_{12} を内服させた後に非放射性ビタミン B_{12} を筋注し，尿中に排泄される ^{57}Co 標識ビタミン B_{12} を測定することによって悪性貧血を診断する方法である．悪性貧血では尿中排泄量の低下がみられる．現在では，血清ビタミン B_{12} の定量ができるので，この検査はあまり行われない．しかし，内因子を同時に内服させることによって尿中排泄量の回復が悪性貧血ではみられることから，その他の吸収障害との鑑別ができる．

C● 巨赤芽球性貧血

図 6-10a 巨赤芽球

図 6-10b 巨大な後骨髄球

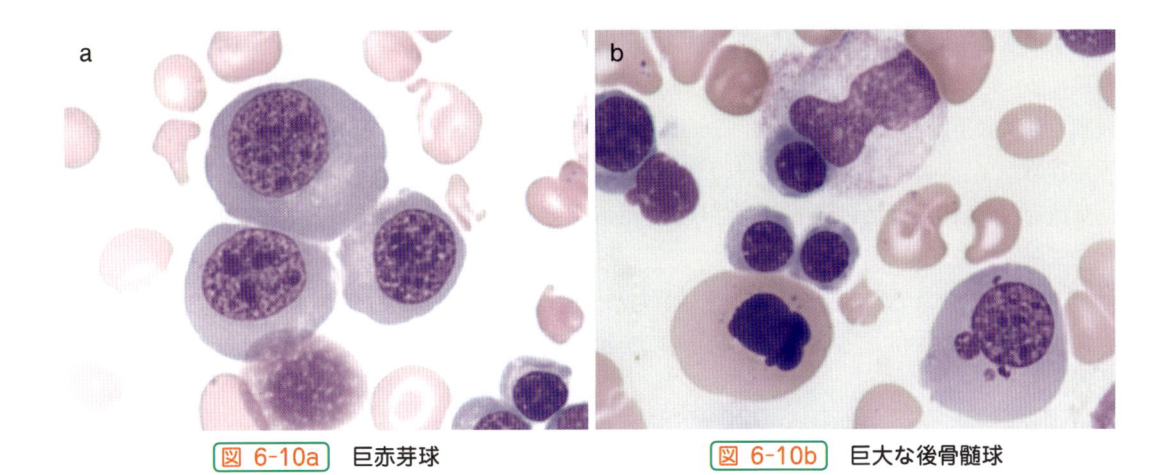

■ 治　療

　悪性貧血では非経口投与でビタミン B_{12} を補給する．ビタミン B_{12} を1週間連日投与し，その後，計 20 回までであるいは貧血が改善するまで 1～2 週間に 1 度投与する．その後は維持療法として 2～3 カ月に 1 度の投与を続ける．最近では，高用量のビタミン B_{12} の経口投与でもビタミン B_{12} の受動的吸収（拡散）によって同等の効果がみられるとの報告がある．

　ビタミン B_{12} と葉酸は水溶性であり，大量に投与しても速やかに尿中に排泄されるために，過剰投与などによる副作用はあまり問題にならない．

b. その他のビタミン B_{12} 欠乏性貧血

　ビタミン B_{12} 摂取不足による巨赤芽球性貧血は，菜食主義者や慢性アルコール中毒が多い．慢性アルコール中毒患者におけるビタミン B_{12} 摂取不足は食事を充分に摂取しないことによる．一方，ビタミン B_{12} 吸収障害には，胃全摘がある．内因子が欠乏し，ビタミン B_{12} が吸収されない．胃全摘の 5 年後頃に貯蔵量が欠乏するようになり巨赤芽球性貧血を発症することが多い．ビタミン B_{12} の吸収部位である回腸末端の病変による巨赤芽球性貧血には，回腸切除症例や Crohn 病，吸収不全症候群などがある．盲係蹄症候群（blind loop 症候群）では，腸管内細菌叢の異常増殖によってビタミン B_{12} の吸収が競合的に阻害されるためにビタミン B_{12} 欠乏をきたす．広節裂頭条虫症では，虫体によるビタミン B_{12} の吸着によってビタミン B_{12} 欠乏が起こる．

　盲係蹄症候群によるビタミン B_{12} 欠乏症では，抗菌薬によって細菌の異常増殖を抑制する．効果がみられないときにはビタミン B_{12} 補充療法を行う．広節裂頭条虫が原因の際には，駆虫を行う．

2 葉酸欠乏による巨赤芽球性貧血

　食物中の葉酸は小腸上部から吸収される．約 5～10 mg が体内に貯蔵されている．1 日の必要量は約 50～100 μg である．ビタミン B_{12} に比べて，葉酸は貯蔵量に対する 1 日の必要量が多いため，供給がなくなると数カ月で葉酸欠乏となる．また，旺盛な発育，妊娠，炎症，悪性疾患などで需要が増えると欠乏に陥りやすい．

葉酸摂取不足による巨赤芽球性貧血の原因には，偏食や慢性アルコール中毒がある．葉酸は緑色野菜に多く含まれ，加熱処理によって急速に分解消失する．そのため，加熱処理した料理に偏った食事では葉酸不足となる．慢性アルコール中毒患者では食事を十分に摂取しないことが多いために不足する．

葉酸吸収障害の原因となる盲係蹄症候群や吸収不全症候群では葉酸欠乏とともにビタミンB_{12}や他の栄養素も欠乏する．

ビタミンB_{12}欠乏の巨赤芽球性貧血とは異なり，葉酸欠乏では神経症状は通常みられない．

検査所見は基本的にビタミンB_{12}欠乏性の場合と同様であるが，葉酸欠乏では血清葉酸値の低下を認める．

葉酸欠乏では通常，葉酸を経口投与し，食事療法が重要である．経口摂取ができない場合には，葉酸を非経口投与する．食事療法では，加熱していない緑色野菜（葉酸は加熱処理によって壊される）を十分に摂取するように指導する．

3 その他の原因による巨赤芽球性貧血

メチルマロン酸尿症などの先天異常などでは，細胞内での補酵素型ビタミンB_{12}への転換障害によるビタミンB_{12}の利用障害によって巨赤芽球性貧血をきたす．Lesh-Nyhan症候群はhypoxan-

表 6-6 巨赤芽球性貧血の原因薬剤

葉酸拮抗薬	メトトレキサート	抗がん薬/免疫抑制薬
	ペメトレキセド	抗がん薬
	トリメトプリム	抗菌薬
	サラゾピリン	炎症性腸疾患治療薬
	トリアムテレン	利尿薬
プリンアナログ	6-メルカプトプリン	抗がん薬
	アザチオプリン	免疫抑制薬
	アシクロビル	抗ウイルス薬
ピリミジンアナログ	5-フルオロウラシル	抗がん薬
	アジドチミジン	抗ウイルス薬
リボヌクレオチド還元酵素阻害薬	ヒドロキシカルバミド	抗がん薬
	シタラビン	抗がん薬
葉酸の吸収抑制	フェニトイン	抗痙攣薬
	フェノバルビタール	抗痙攣薬
	プリミドン	抗痙攣薬
	カルバマゼピン	抗痙攣薬
	経口避妊薬	
	サイクロセリン	抗結核薬
ビタミンB_{12}吸収障害（長期投与で）	オメプラゾール	プロトンポンプ阻害薬
	ランソプラゾール	プロトンポンプ阻害薬
その他	笑気	麻酔薬
	パラアミノサリチル酸	抗結核薬
	メトホルミン	糖尿病薬
	コルヒチン	痛風発作治療薬
	三酸化ヒ素	抗がん薬

thine-guanine phosphoribosyltransferase 欠損症で，DNA 合成障害による巨赤芽球性貧血を呈し，高尿酸血症，自傷行為が特徴である．Imerslund-Grasbeck 病は，回腸粘膜にある内因子の受容体複合体の分子異常によるビタミン B_{12} の吸収障害である．

　メトトレキサートなどの葉酸拮抗薬，6-メルカプトプリンなどのプリン代謝拮抗薬，5-フルオロウラシルなどのピリミジン代謝拮抗薬も血液細胞の巨赤芽球性変化をきたす(**表 6-6**)．笑気ガスはビタミン B_{12} を酸化してメチオニン合成酵素を非可逆的に不活性化して巨赤芽球性貧血を引き起こすが，ビタミン B_{12} の血清濃度は正常であることが多い．食物中に含まれる葉酸は，空腸で分泌される脱抱合酵素 conjugase によってポリグルタミン酸型からグルタミン酸型になり，小腸上部から吸収されるが，経口避妊薬やフェニトインやプリミドンなどの抗痙攣薬は conjugase の阻害によって葉酸の吸収を障害し，葉酸欠乏をきたす．

■文　献

1) Kanshansky K, et al. editors. Williams hematology. 8th ed. McGraw Hill Medical；2010.
2) Greer JP, et al. editors. Wintrobe's clinical hematology. 12th ed. Walters Kluwer/Lippincott Williams & Wilkins；2009.

〈臼杵憲祐〉

D 造血不全

1 成人再生不良性貧血

　再生不良性貧血は，末梢血でのすべての血球の減少（汎血球減少）と骨髄の細胞密度の低下（低形成）を特徴とする症候群である．同じ徴候を示す疾患群から，概念のより明確な他の疾患を除外することによって初めて診断することができる．

　1988年にEhrlichが，汎血球減少と子宮出血のため死亡した21歳女性を剖検したところ，大腿骨の骨髄が脂肪化していたことから，彼はこの疾患をaplastische Anämieと命名した．国際的にはこのaplastic anemia（無形成性貧血）が疾患名として定着している．わが国では，その後別の研究者が提唱したaregenerative Anämieの邦訳が採用され再生不良性貧血と呼ばれている．栄養素を補充すれば改善する鉄欠乏性貧血や悪性貧血などとは異なり，血液細胞が再生しにくいという意味でつけられた「再生不良性貧血」は，かつては適切な病名であった．しかし，治療方法が進歩した現在では，再生不良性貧血の骨髄が必ずしも「再生不良」とは言えないので，この病名は現実に即さなくなってきている．

a. 疫 学

　1993年のアンケート調査では人口100万人あたりの年間粗罹患率は21人であった[1]．ただし，これらのなかには再生不良性貧血以外に骨髄異形成症候群（myelodysplastic syndrome：MDS）や発作性夜間ヘモグロビン尿症（paroxysmal nocturnal hemoglobinuria：PNH）などの類縁疾患が含まれていた可能性がある．最近の調査によると，東南アジアにおける人口100万人あたりの年間新患者発生数が4～7人とされている[2]．臨床個人調査票を用いた2006年の解析では，わが国の患者数は約11,000人で，年間新患者発生数は100万人あたり6人前後であった．女性が男性より約1.5倍多く，年齢別には20歳代と60～70歳代にピークがある．これは欧米諸国の2～3倍の発生率である[3]．

b. 病 因

　成因によってFanconi貧血，dyskeratosis congenitaなどの先天性（6章D3．先天性骨髄不全症，349頁参照）と後天性に分けられる（表6-7）．

　後天性の再生不良性貧血には原因不明の一次性と，クロラムフェニコールをはじめとする様々な薬剤や放射線被曝・ベンゼンなどによる二次性がある．一次性（特発性）再生不良性貧血は何らかのウイルスや環境因子が引き金になって起こると考えられている．わが国では特発性が大部分（90％）を占める．

表 6-7　再生不良性貧血の病型分類

A．先天性
　1．Fanconi 貧血
　2．dyskeratosis congenita
　3．その他
B．後天性
　1．一次性（特発性）
　2．二次性
　　a．薬剤
　　b．化学物質
　　c．放射線
　　d．妊娠
　3．特殊型
　　a．肝炎後再生不良性貧血
　　b．再生不良性貧血―PNH 症候群

表 6-8　再生不良性貧血の重症度基準

stage 1	軽症	下記以外
stage 2	中等症	以下の 2 項目以上を満たす 　網赤血球　60,000/μL 未満 　好中球　　1,000/μL 未満 　血小板　　50,000/μL 未満
stage 3	やや重症	以下の 2 項目以上を満たし，毎月 2 単位以上の定期的な赤血球輸血を必要とする 　網赤血球　60,000/μL 未満 　好中球　　1,000/μL 未満 　血小板　　50,000/μL 未満
stage 4	重症	以下の 2 項目以上を満たす 　網赤血球　20,000/μL 未満 　好中球　　　500/μL 未満 　血小板　　20,000/μL 未満
stage 5	最重症	好中球 200/μL 未満に加えて，以下の 1 項目以上を満たす 　網赤血球　20,000/μL 未満 　血小板　　20,000/μL 未満

注1）定期的な赤血球輸血とは毎月 2 単位以上の輸血が必要なときを指す．
注2）この基準は平成 10（1998）年度に設定された 5 段階基準を修正したものである．

　特殊型のうち肝炎後再生不良性貧血は，A 型，B 型，C 型，などの既知のウイルス以外の原因による急性肝炎発症後 1〜3 カ月で発症する．若年の男性に比較的多く重症化しやすいが，免疫抑制療法に対する反応性は特発性再生不良性貧血と変わらない．再生不良性貧血―PNH 症候群は，臨床的には再生不良性貧血でありながら，末梢血中に glycosylphosphatidylinositol（GPI）アンカー膜蛋白の欠失した血球が増加しており，溶血を伴う状態を指す．そのなかには，発症時から再生不良性貧血―PNH 症候群状態のもの（骨髄不全型の PNH）と，再生不良性貧血と診断されたのち長期間を経て PNH に移行するもの（二次性 PNH）の 2 種類がある．

　血球減少の程度によって再生不良性貧血は表 6-8 のように重症度が 5 段階に分けられている．

c．病態生理

　特発性再生不良性貧血の約 70％は抗胸腺細胞グロブリン（anti-thymocyte globulin：ATG）やシクロスポリンなどの免疫抑制療法によって改善することから，免疫学的機序による造血幹細胞の破壊・抑制が多くの例で関与していると考えられている[4]．しかし，免疫反応の標的となる自己抗原は同定されていない．再生不良性貧血の約 60％に，GPI アンカー蛋白の欠失した PNH 形質の血球（PNH 型血球）が検出されること[5]や，第 6 染色体短腕の片親性二倍体により細胞傷害性 T 細胞からの攻撃を免れて造血を支持するようになった造血幹細胞由来の血球が約 13％の例で検出されること[6]などが，免疫病態の関与を裏付けている．一方，Fanconi 貧血のように，特定の遺伝子異常に

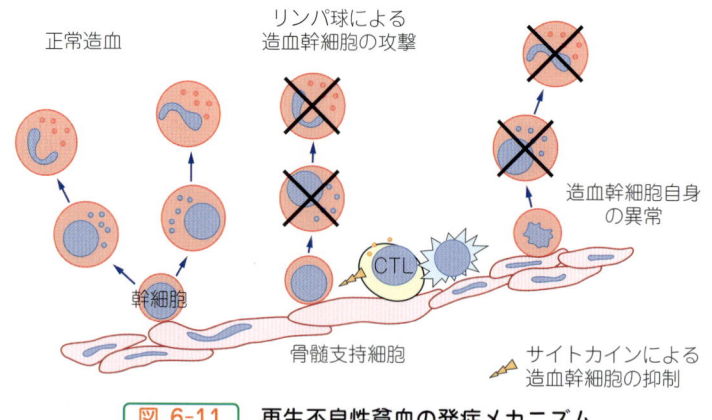

図 6-11 再生不良性貧血の発症メカニズム

よって発症する先天性再生不良性貧血が存在することや，特発性再生不良性貧血と診断されていた例のなかにヒトテロメラーゼRNA遺伝子異常を持つものがあること[7]などから，一部の例では造血幹細胞自身に異常があると考えられている．ただし，これらの遺伝子異常が検出される頻度は非常に低い．一方，免疫抑制療法が効かなかった約30％のなかには，骨髄が脂肪髄であったため再生不良性貧血として治療されたが，その後短期間で異常細胞が顕在化し，診断が造血器悪性腫瘍に変更される例も含まれている．

さらに，免疫抑制療法が効かないからと言って，必ずしも免疫病態が関与していないというわけではない．そのなかには，①免疫異常による発病から治療までの時間がたちすぎているために効果が出にくい[8]，②免疫抑制療法の強さが不十分である，③免疫学的攻撃による造血幹細胞の枯渇が激しいために造血が回復しえない，などの理由で免疫抑制療法に反応しない例もある．したがって，発病して間もない再生不良性貧血のほとんどは，造血幹細胞に対する何らかの免疫学的攻撃によって起こっていると考えた方がよい（図6-11）．

d. 病　理

腸骨からの骨髄生検では細胞成分の占める割合が全体の30％以下に減少し，重症例では完全に脂肪髄化する（図6-12）．ただし，stage 1〜3の患者では，細胞成分の多い部分が残存していることが多い．

e. 臨床症状

息切れ，動悸，めまいなどの貧血症状と，皮下出血斑，歯肉出血，鼻出血などの出血傾向がみられる．好中球減少の強い例では発熱がみられる．軽症・中等症例や，貧血の進行が遅い重症例では無症状のこともある．他覚症状として顔面蒼白，貧血様の眼瞼結膜，皮下出血，歯肉出血などがみられる．

D● 造血不全

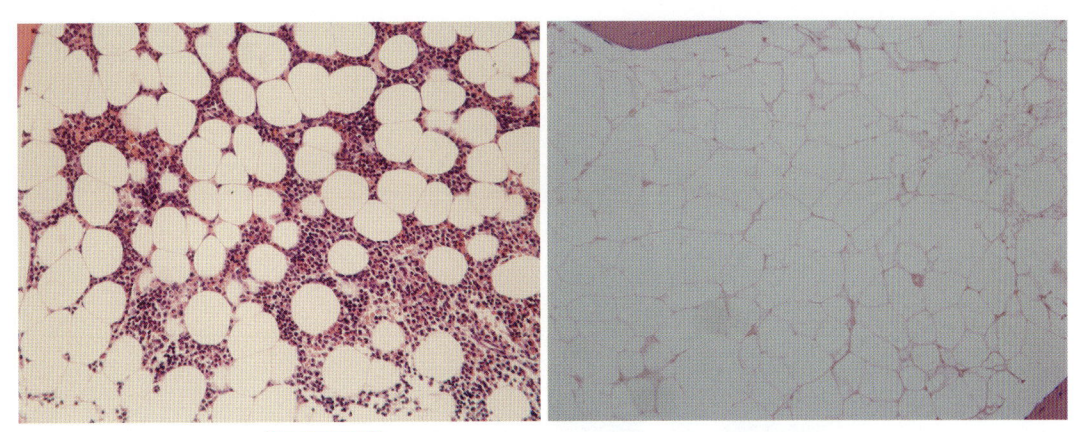

図 6-12 健常者と再生不良性貧血患者の骨髄生検像
健常者でみられる骨梁間の細胞が再生不良性貧血患者では消失し，脂肪に置換されている．

f. 検査

a）末梢血所見

通常は赤血球，白血球，血小板のすべてが減少する．重症度の低い例では貧血と血小板減少だけしか認めないこともある．急性型では正球性正色素性，慢性型では通常大球性を示し，網赤血球の増加を伴わない．重症例では好中球だけでなくリンパ球も減少する．

b）血液生化学検査

血液生化学検査では血清鉄，鉄飽和率，血中エリスロポエチン値，トロンボポエチン値などの増加がみられる．特にトロンボポエチンの増加は，骨髄異形成症候群との鑑別に重要である．トロンボポエチンが 300 pg/mL 未満であれば再生不良性貧血は否定的である[9]．

c）骨髄穿刺・生検所見

再生不良性貧血の診断には両者を行うことが必須である．骨髄生検では細胞成分の占める割合が全体の30％以下に減少している．なかでも幼若顆粒球・赤芽球・巨核球の著しい減少が特徴的である．骨髄細胞が残存している場合には多くの例で赤芽球に異形成が認められる．好中球にも異形成を認めることがあるが，その割合が全好中球の10％を超えることはない．巨核球は減少しているため，異形成の有無は評価できないことが多い．stage 4 までの再生不良性貧血では，穿刺する場所によって骨髄が正形成または過形成を示すことがあるが，そのような場合でも巨核球は通常減少している．染色体は原則として正常であるが，病的意義の明らかでない染色体異常を少数認めることがある．

d）骨髄 MRI

骨髄穿刺・生検で評価できる骨髄は一部に限られるため，骨髄細胞密度を評価するためには胸腰椎を脂肪抑制画像で評価することが望ましい．重症再生不良性貧血例の胸腰椎をMRIで検索するとSTIR法では均一な低信号となり，T1強調画像では高信号を示す（図6-13）．stage 3 より重症度の低い例の胸腰椎画像は，残存する造血巣のため不均一なパターンを示す．

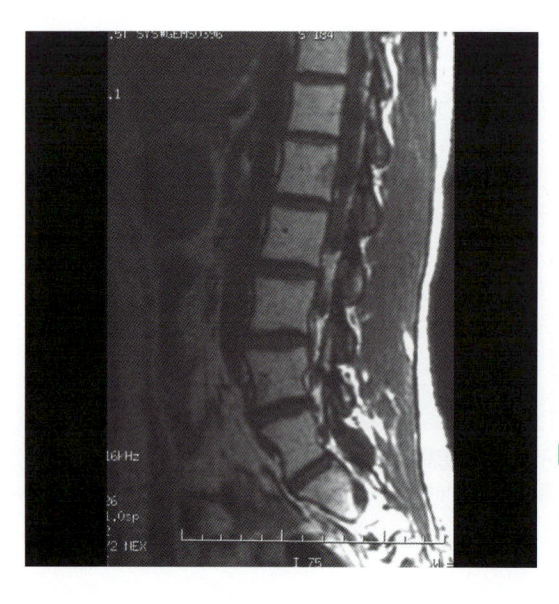

図 6-13 再生不良性貧血患者の骨髄 MRI T1 強調画像
黒っぽく見える一部の造血巣を除いてほぼ全体が脂肪髄化している．

e）フローサイトメトリーによる CD55・CD59 陰性血球の検出

　Decay accelerating factor（DAF，CD55），homologous restriction factor（HRF，CD59）などの GPI アンカー膜蛋白の欠失した血球の有無を，感度の高いフローサイトメトリーを用いて検索すると，明らかな溶血を伴わない再生不良性貧血患者の約半数に少数の CD55・CD59 陰性血球が検出される．このような PNH 型血球陽性例は陰性例に比べて免疫抑制療法が効きやすく，また予後も良いことが知られている[5]．

g. 診断基準・鑑別診断

　わが国で使用されている診断基準を**表 6-9**，鑑別が必要な疾患を**表 6-10** に示す．

　再生不良性貧血との鑑別が特に問題となるのは，MDS（2008 年分類）のなかでも芽球の割合が少ない refractory cytopenia with unilineage dysplasia（RCUD），refractory cytopenia with multilineage dysplasia（RCMD），idiopathic cytopenia of undetermined significance（ICUS），骨髄不全の程度が強い PNH，欧米型の有毛細胞白血病などである．RCUD，RCMD または ICUS が疑われる症例において，巨核球増加を伴わない血小板減少や血漿トロンボポエチンの上昇がみられる場合には，再生不良性貧血と同様の免疫病態による骨髄不全を考えた方が良い．PNH 形質血球の増加がみられる骨髄不全のうち，網赤血球の増加（＞10 万/μL），LDH の著増（＞600 IU/L），間接ビリルビンの上昇，血色素尿などの溶血所見がみられる場合には骨髄不全型 PNH と診断する．骨髄生検上細網線維の増加や，血清可溶性インターロイキン 2 レセプター値の著増などがみられる場合は有毛細胞白血病を疑う．

h. 治　療

a）stage 1，2 に対する治療

　輸血を必要としないこの重症度で，血球減少の進行がみられない場合には血球減少が自然に回復する可能性があるため，無治療で経過を見ることが勧められてきた．しかし，再生不良性貧血では

D● 造血不全

表 6-9 再生不良性貧血の診断基準（2010 年度改訂）

1. 臨床所見として，貧血，出血傾向，ときに発熱を認める．
2. 以下の 3 項目のうち，少なくとも 2 つを満たす．
   ヘモグロビン濃度　10.0 g/dL 未満
   好中球　　　　　　1,500/μL 未満
   血小板　　　　　　10 万/μL 未満
3. 汎血球減少の原因となる他の疾患を認めない．汎血球減少をきたすことの多い他の疾患には，白血病，骨髄異形成症候群，骨髄線維症，発作性夜間ヘモグロビン尿症，巨赤芽球性貧血，がんの骨髄転移，悪性リンパ腫，多発性骨髄腫，脾機能亢進症（肝硬変，門脈圧亢進症など），全身性エリテマトーデス，血球貪食症候群，感染症などが含まれる．
4. 以下の検査所見が加われば診断の確実性が増す．
   1) 網赤血球増加がない．
   2) 骨髄穿刺所見（クロット標本を含む）で，有核細胞は原則として減少するが，減少がない場合も巨核球の減少とリンパ球比率の上昇がある．造血細胞の異形成は顕著でない．
   3) 骨髄生検所見で造血細胞の減少がある．
   4) 血清鉄値の上昇と不飽和鉄結合能の低下がある．
5. 胸腰椎体の MRI で造血組織の減少と脂肪組織の増加を示す所見がある．診断に際しては，1.，2. によって再生不良性貧血を疑い，3. によって他の疾患を除外し，4. によって診断をさらに確実なものとする．再生不良性貧血の診断は基本的に他疾患の除外によるが，一部に骨髄異形成症候群の不応性貧血と鑑別が困難な場合がある．

表 6-10 2 または 3 血球系統の減少をきたしうる疾患

- 再生不良性貧血
- 骨髄異形成症候群
- 発作性夜間血色素尿症
- 低形成性白血病
- 骨髄線維症
- 多発性骨髄腫
- 急性前骨髄球性白血病
- 骨髄がん腫症
- 巨赤芽球性貧血
- 全身性エリテマトーデス
- 脾機能亢進症
- 血球貪食症候群
- アルコール依存症
- 銅欠乏

診断から治療までの期間が長くなるほど免疫抑制療法の奏効率が低くなるため[8,10]，可能であれば早めにシクロスポリンを投与して効果の有無をみた方がよい．特に血小板減少が先行する例は免疫抑制療法に反応して改善することが多いので，血小板減少が軽度であっても，早い時期にシクロスポリンの反応性をみることが勧められる．

b) Stage 3 以上の重症例に対する治療

この重症度の患者に対する治療方針を図 6-14 に示す[11]．

40 歳以下で HLA の一致する同胞ドナーが得られる場合には同種骨髄移植が第 1 選択の治療方法である．特に 20 歳未満の患者では治療関連死亡の確率が低く，長期生存率も 90％前後が期待できるため，最初から骨髄移植を行うことが勧められる．40 歳以上の高齢患者に対しては ATG とシクロスポリンの併用療法を行う．ATG は従来用いられてきたウマ製剤（リンフォグロブリン®）が製造中止となり，現在使用できるのはウサギ ATG（サイモグロブリン®）と抗ヒト T リンパ球ウサギ免疫グロブリン（ゼットブリン®）の 2 種類である．通常は再生不良性貧血に対する使用経験が多

第6章 ● 赤血球系疾患

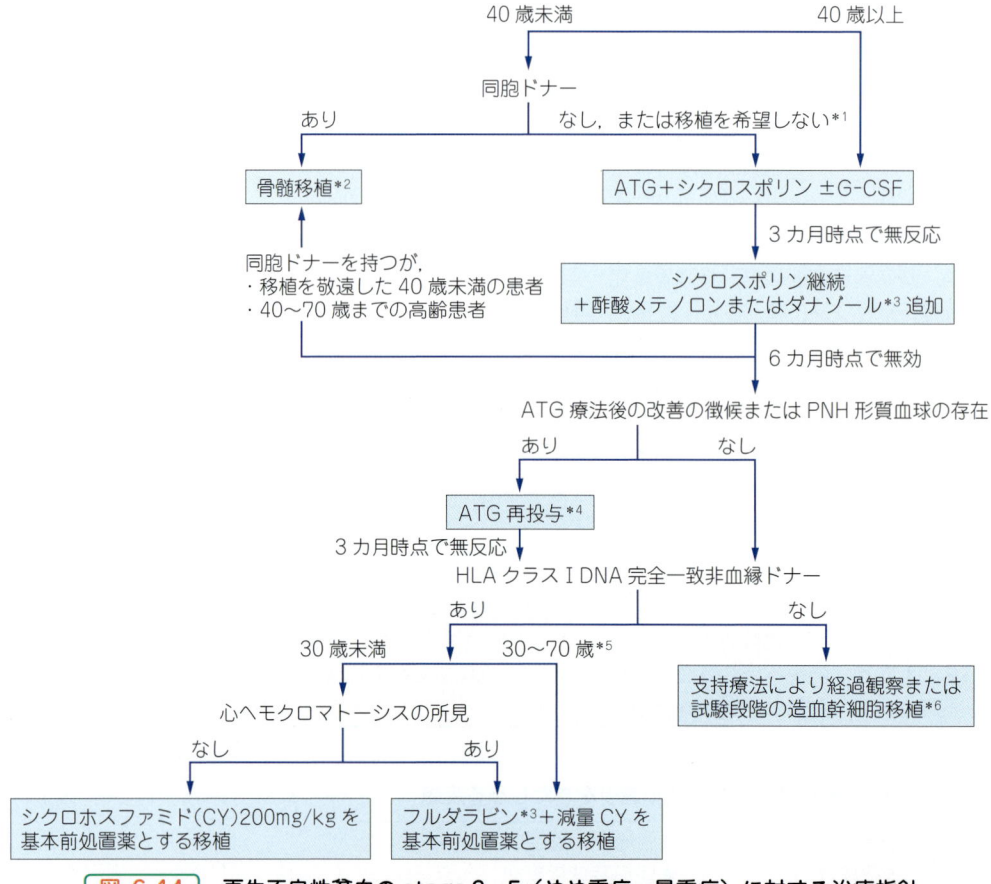

```
                           40歳未満        40歳以上
                              ↓              ↓
                            同胞ドナー
                    あり              なし，または移植を希望しない*1
                     ↓                        ↓
                  骨髄移植*2              ATG＋シクロスポリン ±G-CSF
                                              ↓ 3カ月時点で無反応
              同胞ドナーを持つが，         シクロスポリン継続
              ・移植を敬遠した40歳未満の患者  ＋酢酸メテノロンまたはダナゾール*3 追加
              ・40～70歳までの高齢患者            ↓ 6カ月時点で無効
                                    ATG療法後の改善の徴候またはPNH形質血球の存在
                                         あり          なし
                                          ↓            ↓
                                      ATG再投与*4
                                          ↓ 3カ月時点で無反応
                                    HLAクラスI DNA完全一致非血縁ドナー
                                         あり          なし
                              30歳未満    30～70歳*5
                                ↓          ↓          ↓
                           心ヘモクロマトーシスの所見   支持療法により経過観察または
                            なし        あり       試験段階の造血幹細胞移植*6
                             ↓          ↓
                    シクロホスファミド(CY)200mg/kgを  フルダラビン*3＋減量CYを
                        基本前処置薬とする移植      基本前処置薬とする移植
```

図 6-14 再生不良性貧血の stage 3～5（やや重症～最重症）に対する治療指針

*1 20歳未満は通常絶対適応となる．20歳以上40歳未満については，個々の状況により判断する．
*2 30歳以上，または心ヘモクロマトーシスの所見を有する患者ではフルダラビン＋減量CYを基本とする前処置を考慮する
*3 保険適用外
*4 原則禁忌のため慎重な判断が必要
*5 移植が困難な場合は支持療法により経過を観察
*6 HLA部分一致非血縁または血縁ドナーからの骨髄移植または臍帯血移植

いサイモグロブリン® が用いられるが，両剤の優劣を比較した臨床試験は存在しない．サイモグロブリン® と効果がほぼ同等とされるリンフォグロブリン® については，ゼットブリン® よりも有効率が高いことが示されているが[12]，最近のアメリカNIHの臨床試験では，サイモグロブリン® の治療成績がウマATG（ATGAM®）より劣ることが示されている[13]．一方，韓国や中国ではサイモグロブリン® により60～70％の寛解が得られている[14]．

サイモグロブリン® の特徴は，ウマATGに比べて効果が発現するまでに時間がかかるという点である．半年を過ぎてから徐々に造血が回復する例があるため，無効と判定するまでに少なくとも1年間は待った方が良い．

保険で認められているサイモグロブリン® の投与量は 2.5 mg/kg から 3.75 mg/kg と幅が広く，至適投与量についてはよくわかっていない．サイモグロブリン® は，リンフォグロブリン® に比べて免

疫抑制作用が強いため，サイトメガロウイルスやEBウイルスの再活性化のリスクが高いとされている[15]．このため，治療後2〜3週以降はできる限り頻回にEBウイルスコピー数をモニタリングする必要がある．

非血縁ドナーからの骨髄移植は，拒絶や移植片対宿主病などの合併症の頻度が高いため，適応は免疫抑制療法の不応例に限られる．ただし，重症例のうち初診時から好中球がほとんどなく，G-CSF投与後も好中球がまったく増えない最重症例の場合には，緊急的な臍帯血移植やHLA部分一致血縁ドナーからの移植適応がある．

支持療法としては，貧血症状の強さに応じて，ヘモグロビンで7g/dL以上を目安に1回あたり400mLの赤血球濃厚液-LRを輸血する．輸血によって血清フェリチン値が1,000ng/mL以上となった場合には経口鉄キレート剤のデフェラシロクスを投与し，輸血後鉄過剰症による臓器障害を防ぐ[16]．血小板数が1万/μL以下となっても，明らかな出血傾向がなければ予防的血小板輸血は通常行わないが，感染症を併発している場合や出血傾向が強い時には血小板数が2万/μL以上となるように輸血を行う．

i. 経過・予後

かつては重症例の50%が半年以内に死亡するとされていた．最近では血小板輸血，抗生物質，顆粒球コロニー刺激因子（G-CSF）などの支持療法が進歩し，免疫抑制療法や骨髄移植が発症後早期に行われるようになったため，約7割の患者が輸血不要となるまで改善し，9割が長期生存するようになっている．一部の重症例や，発症後長期間を経過した例は免疫抑制療法によっても改善せず，定期的な赤血球輸血・血小板輸血を必要とする．赤血球輸血が40単位を超えると糖尿病，心不全，肝障害などの鉄過剰症による症状が現れる．最近では，デフェラシロクスによる鉄キレート療法が行われるようになったため，輸血依存例の予後の改善が期待されている．一方，免疫抑制療法により改善した長期生存例の約5%がMDS，その一部が急性骨髄性白血病に移行し，5〜10%がPNHに移行する．

■文 献

1) 清水弘之，松下陽子，溝口秀昭．再生不良性貧血全国有病者数調査．厚生省特定疾患特発性造血障害調査研究班平成5年度研究業績報告書．1994. p.88-9.
2) Issaragrisil S, Chansung K, Kaufman DW, et al. Aplastic anemia in rural Thailand: its association with grain farming and agricultural pesticide exposure. Aplastic Anemia Study Group. Am J Public Health. 1997; 87: 1551-4.
3) Montane E, Ibanez L, Vidal X, et al. Epidemiology of aplastic anemia: a prospective multicenter study. Haematologica. 2008; 93: 518-23.
4) Teramura M, Kimura A, Iwase S, et al. Treatment of severe aplastic anemia with antithymocyte globulin and cyclosporin A with or without G-CSF in adults: a multicenter randomized study in Japan. Blood. 2007; 110: 1756-61.
5) Sugimori C, Chuhjo T, Feng X, et al. Minor population of CD55-CD59- blood cells predicts response to immunosuppressive therapy and prognosis in patients with aplastic anemia. Blood. 2006; 107: 1308-14.
6) Katagiri T, Sato-Otsubo A, Kashiwase K, et al. Frequent loss of HLA alleles associated with copy number-neutral 6pLOH in acquired aplastic anemia. Blood. 2011; 118: 6601-9.
7) Yamaguchi H, Baerlocher GM, Lansdorp PM, et al. Mutations of the human telomerase RNA

gene (TERC) in aplastic anemia and myelodysplastic syndrome. Blood. 2003; 102: 916-8.
8) Locasciulli A, Oneto R, Bacigalupo A, et al. Outcome of patients with acquired aplastic anemia given first line bone marrow transplantation or immunosuppressive treatment in the last decade: a report from the European Group for Blood and Marrow Transplantation (EBMT). Haematologica. 2007; 92: 11-8.
9) Seiki Y, Sasaki Y, Hosokawa K, et al. Increased plasma thrombopoietin levels in patients with myelodysplastic syndrome: a reliable marker for a benign subset of bone marrow failure. Haematologica. 2013; 98: 901-7.
10) Nishio N, Yagasaki H, Takahashi Y, et al. Natural history of transfusion-independent non-severe aplastic anemia in children. Int J Hematol. 2009; 89: 409-13.
11) 再生不良性貧血の診断基準と診療の参照ガイド改訂版作成のためのワーキンググループ. 再生不良性貧血診療の参照ガイド. 厚生労働科学研究費補助金難治性疾患克服研究事業特発性造血障害に関する調査研究班：特発性造血障害疾患の診療参照ガイド（平成22年度改訂版）. 2011. p.3-32.
12) Zheng Y, Liu Y, Chu Y. Immunosuppressive therapy for acquired severe aplastic anemia (SAA): a prospective comparison of four different regimens. Exp Hematol. 2006; 34: 826-31.
13) Scheinberg P, Nunez O, Weinstein B, et al. Horse versus rabbit antithymocyte globulin in acquired aplastic anemia. N Engl J Med. 2011; 365: 430-8.
14) Shin SH, Lee JW. The optimal immunosuppressive therapy for aplastic anemia. Int J Hematol. 2013; 97: 564-72.
15) Scheinberg P, Fischer SH, Li L, et al. Distinct EBV and CMV reactivation patterns following antibody-based immunosuppressive regimens in patients with severe aplastic anemia. Blood. 2007; 109: 3219-24.
16) Lee JW, Yoon SS, Shen ZX, et al. Iron chelation therapy with deferasirox in patients with aplastic anemia: a subgroup analysis of 116 patients from the EPIC trial. Blood. 2010; 116: 2448-54.

〈中尾眞二〉

2　小児特発性再生不良性貧血

　再生不良性貧血（再不貧）は，骨髄での3血球系統（白血球系，赤血球系および血小板系）が減少（汎血球減少），その結果，末梢血での白血球，赤血球および血小板数のすべてが減少する1つの症候群である．診断にあたっては，骨髄標本で各血球成分に形態異常を認めないこと，白血病細胞などの腫瘍性血球の出現を認めないこと，線維成分の増加を認めないこと，壊死巣を認めないこと，肉芽腫や固形腫瘍の骨髄転移などの占拠性病変を認めないことなどが必要とされている．実際に汎血球減少がみられる疾患は多数存在するので，汎血球減少をきたしうる他の疾患を除外することによって初めて再不貧と診断することができる．

a. 病　態

　造血幹細胞が減少する機序として造血幹細胞自身の質的異常と，免疫学的機序による造血障害の2つが重要と考えられている[1]．免疫学的機序の観点から，その標的となる抗原分子として，post-meitotic segregation increased 1（PMS1）[2]，kinectin[3]，moesin[4]および diazepam-binding inhibitor-related protein 1（DRS1）[5]などが検討されている．
　また，小児再不貧には Fanconi 貧血，先天性角化不全症（dyskeratosis congenita），Shwachman-

Diamond症候群および先天性無巨核球性血小板減少症などの遺伝性骨髄不全症が含まれる（図6-15）．これらの疾患は特徴的な身体所見や臨床症状を呈し，診断の手がかりになる場合が多い．近年，それぞれの疾患の責任遺伝子が同定されてきており，遺伝子検査が確定診断に有用である．

さらに，小児再不貧の診断においては，骨髄異形成症候群（MDS）との鑑別が問題となる．小児MDSの骨髄は低形成であることが多く，骨髄に軽度の異形成を認める再不貧との異同が議論されてきた．2008年には，WHO新分類において，小児における芽球の増加を伴わないMDSが小児不応性血球減少症（refractory cytopenia of childhood：RCC）と定義され，RCCと再不貧との鑑別が問題となっている[6]．

b. 分類

1）病型分類

成因によって遺伝性と後天性に分けられる．遺伝性再不貧は10%を占める．後天性の再不貧には原因不明の特発性（一次性）再不貧と，様々な薬剤，放射線被曝やベンゼンなどによる二次性再不貧がある．特殊なものとして肝炎に関連して発症する肝炎関連再不貧や発作性夜間血色素尿症（PNH）に伴うものがある．RCCは末梢血中芽球2%未満，骨髄中芽球5%未満，骨髄における2血球系統以上の異形成の出現あるいは1血球系統における10%以上の異形成の出現と定義されている[6]．2009年2月より日本小児血液・がん学会において小児再不貧およびMDSの中央診断を行っている．2012年11月の時点で800例が登録され，そのうちの454例が骨髄不全症と診断された．その内訳を図6-16に示す．現在では，従来，再不貧と診断されていた症例の多くがRCCと診断されている．RCCを区分することの臨床的意義については今後の検討課題である．

2）重症度分類

再不貧は重症度によって予後や治療方針が大きく異なるため，血球減少の程度によって重症度を

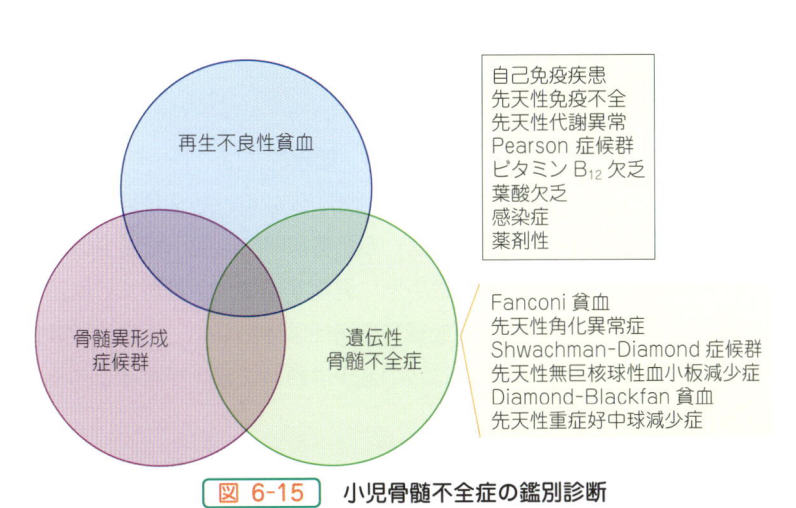

図 6-15　小児骨髄不全症の鑑別診断

（ベン図：再生不良性貧血／骨髄異形成症候群／遺伝性骨髄不全症）

自己免疫疾患
先天性免疫不全
先天性代謝異常
Pearson症候群
ビタミンB_{12}欠乏
葉酸欠乏
感染症
薬剤性

Fanconi貧血
先天性角化異常症
Shwachman-Diamond症候群
先天性無巨核球性血小板減少症
Diamond-Blackfan貧血
先天性重症好中球減少症

小児再生不良性貧血の診断においては，低形成性骨髄異形成症候群を区別することが重要であるが，Fanconi貧血などの遺伝性骨髄不全症も除外しなければならない．

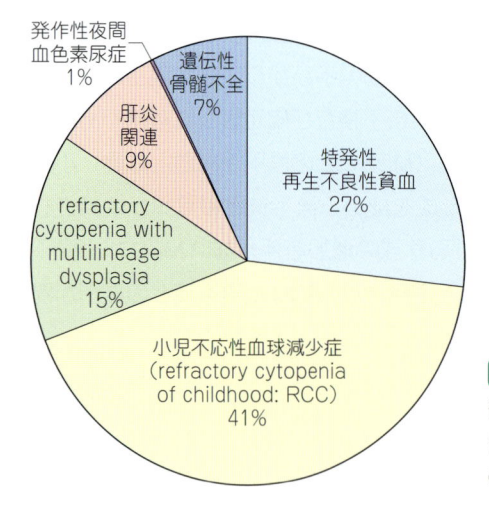

図 6-16 小児骨髄不全症 454 例の中央診断結果
従来, 特発性再生不良性貧血と診断されていた症例の多くが小児不応性血球減少症（refractory cytopenia of childhood: RCC）と診断されている.

判別する必要がある．国際的には Camitta ら[7]の分類が用いられている．好中球数が 200/μL 以下の症例は特に予後が悪いため最重症型と呼ばれている．厚生労働省特発性造血障害調査研究班からは最重症，重症，やや重症，中等症および軽症の 5 段階の重症度分類が提唱されている（第 6 章 D-1．**表 6-8**，333 頁参照）．

c. 臨床症状

主要症状は労作時の息切れ，動悸，めまいなどの貧血症状と，皮下出血斑，歯肉出血，鼻出血などの出血傾向である．好中球減少の著しい症例では感染による発熱が初発症状であることがある．軽症，中等症例では無症状で検診等において偶然にみつかる場合もある．他覚的徴候としては，顔面蒼白，貧血様の眼瞼結膜，皮下出血，歯肉出血などがみられる．血小板減少が高度の場合には眼底出血をきたして視力障害を起こすこともある．

d. 検査所見

a）末梢血所見

赤血球，白血球および血小板数のすべてが減少する．国際的には，①ヘモグロビン値＜10 g/dL，②血小板数＜50,000/μL，③好中球数＜1,500/μL のうち，少なくとも 2 項目以上を満たすことが必要とされている[8]．ただし緩徐な発症例（慢性型）の発病初期には血小板減少のみが先行し血小板減少性紫斑病と誤診されることがある．貧血は急激に発症する型（急性型）では正球性正色素性，慢性型では大球性を示すことが多い．網状赤血球数の増加は伴わない．赤血球には大小不同をみることがあるが特異的な形態異常はない．白血球数の減少は顆粒球減少が主体であるが，重症例では多くの場合リンパ球も減少する．

b）骨髄所見

有核細胞数の減少，特に幼若顆粒球，赤芽球および巨核球の著明な減少と，リンパ球，形質細胞などの相対的増加がみられる（**図 6-17**）．肥満細胞の増加も特徴的な所見の 1 つである．赤芽球が残存している場合にはしばしば軽度の異形成を認める．細胞密度を正確に評価するためには腸骨か

D ● 造血不全

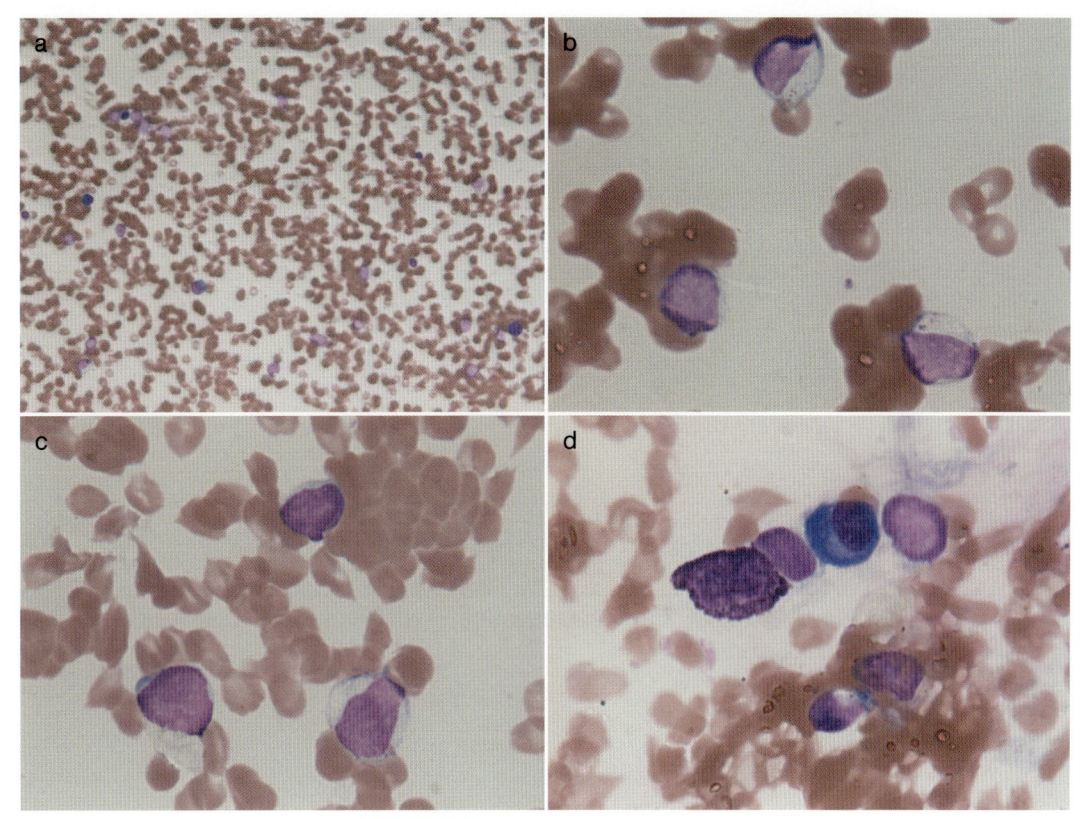

図 6-17　再生不良性貧血の骨髄像

骨髄は低形成（a）であり，リンパ球優位である（b, c）．形質細胞や肥満細胞の増加も特徴的な所見の1つである（d）．

らの生検が必須である．

c）染色体検査

　細胞形態に異常を認めない典型的な再不貧であっても全体の 4〜11％に染色体異常が認められる[9]．頻度の高い染色体異常は 8 トリソミー[10]，13q 欠失などである．

d）フローサイトメトリーによる glycosylphosphatidylinositol（GPI）アンカー膜蛋白の検出

　decay accelerating factor（CD55）や homologous restriction factor（CD59）などの GPI アンカー膜蛋白に対する抗体を用いて，これらの蛋白が欠損している好中球や赤血球の有無を検索する．PNH では欠損細胞が増加しているが，再不貧でも増加がみられることがある．

● e. 予　後

　軽症，中等症の症例のなかには，汎血球減少があってもまったく進行しない症例や自然に回復する症例もある．かつては，重症例は汎血球減少が進行し，支持療法のみでは半年で 50％が死亡するとされていた．最近では抗生物質，G-CSF，血小板輸血などの支持療法が進歩し，免疫抑制療法や骨髄移植が発病後早期に行われるようになったため，50〜70％の患者では輸血が不要となるまで改善し，60〜80％に長期生存が期待できる．ただし，最重症例で感染症がコントロールできない患者

表 6-11 再生不良性貧血患者に対する免疫抑制療法の臨床試験

報告者	患者数	年齢（中央値）	治療レジメン	反応率（％）	3年生存率（％）
Frickhofen[12]	84	32 (2〜80)	1: ATG+CsA	65	58
			2: ATG	39	44
Bacigalupo[13]	134	27 (1〜75)	1: ATG+Andr	56	71
			2: ATG	40	65
Marsh[14]	115	32 (1〜84)	1: ATG+CsA	74	91
			2: ATG	46	92
Kojima[15]	69	8 (1〜16)	1: ATG+CsA+DNA+G-CSF	55	91
			2: ATG+CsA+DNA	75	93
Scheinberg[16]	104	30 (3〜76)	1: ATG+CsA+MMF	62	82
Scheinberg[17]	77	26 (17〜42)	1: ATG+CsA+Sirolimus	51	97
			2: ATG+CsA	62	90
Tichelli[18]	192	46 (2〜81)	1: ATG+CsA+G-CSF	71	76
			2: ATG+CsA	63	77

ATG: antithymocyte globulin, CsA: cyclosporine, Andr: androgen, DNA: danazol, MMF: mycophenolate mofetil

では予後はきわめて不良である．

f. 治 療

1) 輸 血

貧血に対しては，ヘモグロビン値を 7 g/dL 以上に保つように赤血球輸血を行う．血小板数が 10,000/μL 以下で明らかな出血傾向があれば血小板輸血を行う．しかし，輸血は未知の感染症や血小板輸血に対する不応性を招く危険性があるうえ，同種造血幹細胞移植時の拒絶の危険性が増すので必要最小限にとどめるべきである．また，組織適合抗原による感作を防ぐために，すべての輸血製剤は白血球除去フィルターを用い，放射線照射を行う．

2) G-CSF

好中球が 200/μL 以下の場合には重症感染症の頻度が高いので G-CSF 投与の適応がある．G-CSF 投与によりほとんどの例で好中球は増加するが投与を中止するともとの値に戻り，その効果は一時的である[11]．

3) 免疫抑制療法

再不貧に対する免疫抑制療法の前方視的比較試験はこれまでにいくつか報告されている（表 6-11）[12-18]．ドイツから報告された抗胸腺細胞グロブリン（ATG）とシクロスポリン（CsA，ネオーラル®）との併用療法は有効率 65％で重症再不貧に対する標準的な治療法になっている[12]．中等症再不貧に関しても European Blood and Marrow Transplant（EBMT）グループは ATG＋CsA 群と CsA 群の比較試験を行い，前者が有効率において有意に優れていることを報告した[14]．ATG＋CsA 療法

表 6-12　免疫抑制療法の効果判定基準

	輸血	好中球 (/μL)	血小板 (/μL)	Hb (g/dL)
最重症・重症				
CR	不要	1,500	100,000	11.0
PR	不要	500	20,000	8.0
NR	上記以外のもの			
やや重症・中等症				
CR	不要	1,500	100,000	11.0
PR	不要	1,000	20,000	8.0
NR	上記以外のもの			

条件をすべて満たす場合とする．
CR: complete response, PR: partial response, NR: no response

における G-CSF の併用効果についても研究がなされてきた．G-CSF は好中球数の回復は促進するものの，3 血球系統の回復や生存率については両群間で差はみられなかった[15,18]．海外においては ATG＋CsA 療法にミコフェノール酸モフェチル（MMF，セルセプト®）あるいはシロリムスを加えて治療効果を検討しているが，いずれも治療成績の向上は得られなかった[16,17]．治療効果は 3～6 カ月後に判定基準（表 6-12）に従って評価を行う．従来，ATG はウマ ATG が使用されてきたが，2009 年以降は同製剤の製造が中止されたので，ウサギ ATG（サイモグロブリン）に切り替わっている．米国では，重症再不貧患者 120 例を対象にウマ ATG（ATGM）とウサギ ATG（サイモグロブリン）との前方視的比較試験が行われた[19]．投与開始後 6 カ月の反応率はウマ ATG が 68% であり，ウサギ ATG と比較して統計学的に有意に優れていた．3 年の全生存率においても，ウマ ATG 群は 96% とウサギ ATG 群の 76% と比較して同様に優れていた．一方，同じく米国からの後方視的にウマ ATG 群（ATGM，67 例）とウサギ ATG 群（サイモグロブリン，23 例）を比較した報告では，6 カ月の有効率は 58% 対 45% であり，生存率も有意差はみられなかった[20]．日本においては，現在，ウサギ ATG（サイモグロブリン）の至適投与量を決定するための前方視的多施設共同臨床試験が進行中である．

4）HLA 適合同胞間骨髄移植

日本造血幹細胞移植学会からは，小児再不貧に対する移植適応のガイドラインが公開されている（表 6-13）．HLA 適合同胞ドナーが得られた小児最重症・重症再不貧患者に対しては同種骨髄移植が治療の第 1 選択であり，日本における長期生存率は 90% に達している．1992 年から 2009 年までの間に日本造血細胞移植学会と日本小児再生不良性貧血治療研究会に登録された 17 歳以下の重症再不貧小児について，HLA 適合同胞者間骨髄移植と免疫抑制療法の成績の比較を行った．初回治療として，HLA 適合同胞からの移植例は 213 例，ATG と CsA による免疫抑制療法を受けた小児は 395 例であった．治療開始後 15 年における全生存率は，移植群で 88±2%，免疫抑制療法群で 90±2% であった．しかし，再発や晩期のクローン性造血への移行を考慮した無病生存率の比較では，84±3% 対 54±3% と移植群が有意に優れていた．この結果からも，HLA 適合同胞ドナーが得られた小児最重症・重症再不貧患者に対しては同種骨髄移植が治療の第 1 選択であることが示されている．

第6章 ● 赤血球系疾患

表 6-13 再生不良性貧血に対する造血幹細胞移植の適応

重症度	HLA 適合血縁	HLA 適合非血縁	HLA 不適合非血縁 非血縁臍帯血
初回治療例			
最重症/重症	S	GNR	GNR
やや重症/中等症	CO	GNR	GNR
免疫抑制療法不応例 （6カ月間の観察後に判定）			
最重症/重症	S	S	Dev
やや重症/中等症	CO	GNR	GNR

S: standard of care　標準治療である（合併症，QOLなどの不利益についても検討したうえで総合的に決定すべきである）．
CO: clinical option　考慮してもよい．
Dev: developmental　開発中であり，臨床試験として実施することが望ましい．
GNR: generally not recommend　一般的には勧められない．

　免疫抑制療法に反応がみられない重症例には，ATGの再投与か非血縁者間骨髄移植の選択が考えられる．日本小児再生不良性貧血治療研究会では，免疫抑制療法の不応例に対し，前方視的にATGの再投与と非血縁者間移植の治療成績を比較検討した[21]．治療研究に登録された205例の重症・最重症小児のうち，60例（29％）が治療開始後6カ月経過しても免疫抑制療法に反応がみられなかった．そのうち31例は代替ドナーが得られ造血幹細胞移植が選択された．代替ドナーが得られなかった21例にはATGが再投与された．しかし，治療に反応がみられたのは，評価可能であった18例のうち2例（18％）のみであった．救済療法開始後5年における無病生存率は，移植群（83.9±16.1％）がATGの再投与群（9.5±9.0％）と比較して優れていた．この研究結果から，免疫抑制療法の不応例には非血縁者間同種骨髄移植の選択が勧められる．

5）非血縁者間骨髄移植

　Japan Marrow Donor Program（JMDP）で移植された成人を含む154人の5年生存率は56％であった．154人のデータを解析した結果，以下の生存に関する危険因子が明らかとなった．1）診断後3年以内に，2）ATGを含む前治療を用いて，3）HLA-A座，あるいはB座がDNAタイピングで適合したドナーから移植することが，治療成績の向上を図るうえで重要であった[22]．その後，日本においては，1）ドナー選択におけるDNAタイピングの導入，2）GVHD予防としてのタクロリムスの普及，3）移植前治療におけるフルダラビン（Flu，フルダラ®）の導入など移植環境の変化がみられた．2005年11月までにJMDPを介して移植された302人を対象に再検討したところ，2000年以前に移植された116人の全生存率は55.9±4.6％であったが，2001年以降に移植された186人では72.7±3.8％と大幅に治療成績は向上した．多変量解析の結果，生存に関する危険因子として，1）年齢が15歳以上，2）GVHD予防にタクロリムス（プログラフ®）を含まない，3）血型がABO主不適合，4）HLA-A座・B座の不適合に加え，さらにC座，DRB1/DQB1座のどちらかあるいは両者の不適合が加わること，5）前治療がシクロホスファミド（CY，エンドキサン®）＋全身放射線照射（TBI）であることが予後不良因子であった．特にFluとTBIを含む前治療が38人に適用され

図 6-18 重症度別治療指針

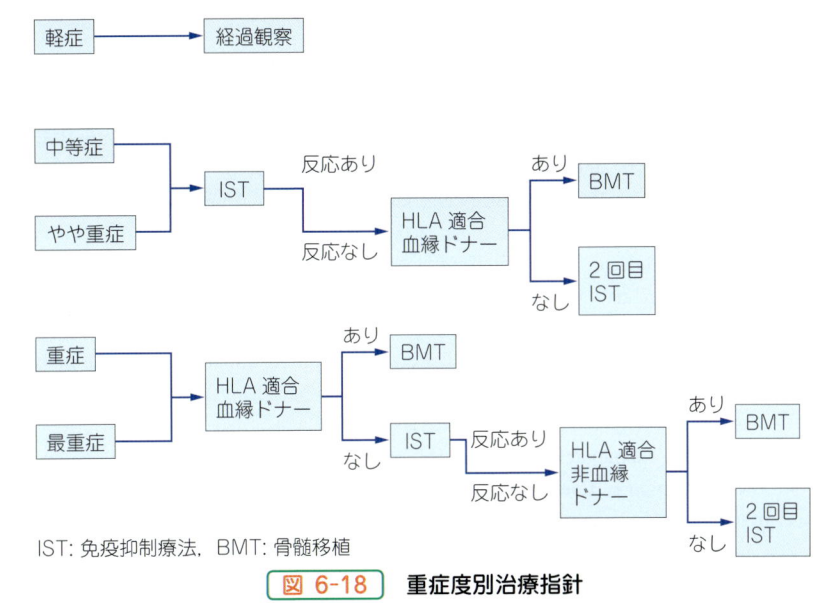

IST: 免疫抑制療法，BMT: 骨髄移植

最重症・重症再生不良性貧血患者においては，HLA 適合血縁ドナーが得られれば骨髄移植が治療の第 1 選択である．HLA 適合血縁ドナーが得られなかった場合や，やや重症・中等症においては免疫抑制療法が治療の第 1 選択となる．

たが，死亡は 2 人のみときわめて良好な成績であった．今回の解析結果からは，非血縁者間骨髄移植の前治療としては，Flu＋CY＋TBI＋ATG が，GVHD 予防としてはタクロリムス＋短期メトトレキサートが推奨される．移植ドナーとしては HLA クラス 1 を含め，すべての 1 アリル不適合と 2 アリル不適合でも HLA-C 座と DRB1/DQB1 座不適合までは許容されると考えられる[23]．

6）非血縁者間臍帯血移植

再不貧に対する非血縁者間臍帯血移植は，初期の検討では生着不全の頻度が高く，移植ソースとしては推奨されていない（表 6-13）．日本においては 31 人の再不貧に対する非血縁者間臍帯血移植の成績が報告されている[24]．5 年全生存率は 40％と非血縁者間骨髄移植と比較して劣るものの，血清学的 HLA2 座以上の不適合患者が 9 人含まれることや，最高 72 歳を含む比較的高齢者が多いことを考慮するとその成績は評価に値する．18 人の死亡例のうち，生着不全が 7 人，細菌・真菌感染症が 3 人を占め，生着不全の克服が課題である．Flu＋CY＋TBI で移植した 5 人のうち 4 人が生存している．

g. 重症度別治療指針

小児再不貧に対する重症度別治療指針を図 6-18 に示す．最重症・重症再不貧患者においては，HLA 適合同胞がいる場合には，同種骨髄移植を選択する．HLA 適合同胞ドナーが得られない場合には免疫抑制療法を施行する．免疫抑制療法が無効な場合には，非血縁者間骨髄移植を選択する．非血縁骨髄移植ドナーが得られない場合には，2 回目の免疫抑制療法を施行する．2 回目の免疫抑制療法も無効の場合は，非血縁者間臍帯血移植や HLA 不適合血縁間骨髄移植も考慮する．

■ 文　献

1) Young NS, Maciejewski J. The pathophysiology of acquired aplastic anemia. N Engl J Med. 1997; 336: 1365-72.
2) Hirano N, Butler MO, Guinan EC, et al. Presence of anti-kinectin and anti-PMS1 antibodies in Japanese aplastic anemia. Br J Haematol. 2005; 128: 221-3.
3) Hirano N, Butler MO, Von Bergwelt-Baildon MS, et al. Autoantibodies frequently detected in patients with aplastic anemia. Blood. 2003; 102: 4567-75.
4) Takamatsu H, Feng X, Chuhjo T, et al. Specific antibodies to moesin, a membrane-cytoskeleton linker protein, are frequently detected in patients with acquired aplastic anemia. Blood. 2007; 109: 2514-20.
5) Feng X, Chuhjo T, Sugimori C, et al. Diazepam-binding inhibitor-related protein 1: a candidate autoantigen in acquired aplastic anemia patients harboring a minor population of paroxysmal nocturnal hemoglobinuria-type cells. Blood. 2004; 104: 2425-31.
6) Baumann I, Niemeyer CM, Benett JM, et al. Childhood myelodysplastic syndrome. In: Swerdlow SH, Campo E, Harris NL, et al. editors. World Health Organization classification of tumors of haematopoietic and lymphoid tissues. Lyon: IARC Press; 2008. 4th ed., p.104-7.
7) Camitta BM, Thomas ED, Nathan DG, et al. Severe aplastic anemia: a prospective study of the effect of early marrow transplantation on acute mortality. Blood. 1976; 48: 63-70.
8) International Agranulocytosis and Aplastic Anemia Study. Incidence of aplastic anemia: the relevance of diagnostic criteria. By the International Agranulocytosis and Aplastic Anemia Study. Blood. 1987; 70: 1718-21.
9) Appelbaum FR, Barrall J, Storb R, et al. Clonal cytogenetic abnormalities in patients with otherwise typical aplastic anemia. Exp Hematol. 1987; 15: 1134-9.
10) Maciejewski JP, Rogatko A, Schroeder-Kurth TM, et al. Distinct clinical outcomes for cytogenetic abnormalities evolving from aplastic anemia. Blood. 2002; 99: 3129-35.
11) Ohara A, Kojima S, Okamura J, et al. Evolution of myelodsplastic syndrome and acute myelogenous leukemia in children with hepatitis-associated aplastic anemia. Br J Haematol. 2002; 116: 151-4.
12) Frickhofen N, Kaltwasser JP, Schrezenmeier H, et al. Treatments of aplastic anemia with antilymphocyte globulin and methylprednisolone with or without cyclosporine. The German Aplastic Anemia Study Groupe. N Engl J Med. 1991; 324: 1297-304.
13) Bacigalupo A, Chapel A, Hows J, et al. Treatments of aplastic anemia (AA) with antilymphocyte globulin (ALG) and methylprednisolone (MPred) with or without androgens: a randomized trial from the EBMT SAA working party. Br J Haematol. 1993; 83: 145-51.
14) Marsh J, Schrezenmeier H, Marin P, et al. Prospective randomized multicenter study comparing cyclosporine alone versus the combination of antithymocyte globulin and cyclosporine for treatment of patients with nonsevere aplastic anemia: a report from the European Blood and Marrow Transplant (EBMT) Severe Aplastic Anemia Working Party. Blood. 1999; 93: 2191-5.
15) Kojima S, Hibi S, Kosaka Y, et al. Immunosuppressive therapy using antithymocyte globulin, cyclosporine, and danazol with or without human granulocyte colony-stimulating factor in children with acquired aplastic anemia. Blood. 2000; 96: 2049-54.
16) Scheinberg P, Nunez O, Wu C, et al. Treatment of severe aplastic anemia with combined immunosuppression: anti-thymocyte globulin, ciclosporin and mycophenolate mofetil. Br J Haematol. 2006; 133: 606-11.
17) Scheinberg P, Wu C, Nunez O, et al. Treatment of severe aplastic anemia with a combination of horse antithymocyte globulin and cyclosporine, with or without sirolimus: a prospective randomized study. Haematologica. 2009; 94: 348-54.
18) Tichelli A, Schrezenmeier H, Socie G, et al. A randomized controlled study in patients with newly diagnosed severe aplastic anemia receiving antithymocyte globulin (ATG), cyclosporine,

with or without G-CSF: a study of the SAA Working Party of the European Group for Blood and Marrow Transplantation. Blood. 2011; 117: 4434-41.
19) Scheinberg P, Nunez O, Weinstein B, et al. Horse versus rabbit antithymocyte globulin in acquired aplastic anemia. N Engl J Med. 2011; 365: 430-8.
20) Afable MG, Shaik M, Sugimoto Y, et al. Efficacy of rabbit anti-thymocyte globulin in severe aplastic anemia. Haematologica. 2011; 96: 1269-75.
21) Kosaka Y, Yagasaki H, Sano K, et al. Prospective multicenter trial comparing repeated immuno-suppressive therapy with stem-cell transplantation from an alternative donor as second-line treatment for children with severe and very severe aplastic anemia. Blood. 2008; 111: 1054-9.
22) Kojima S, Matsuyama T, Kato S, et al. Outcome of 154 patients with severe aplastic anemia who received transplants from unrelated donors: the Japan Marrow Donor Program. Blood. 2002; 100: 799-803.
23) Yagasaki H, Kojima S, Yabe H, et al. Acceptable HLA-mismatching in unrelated donor bone marrow transplantation for patients with acquired severe aplastic anemia. Blood. 2011; 118: 3186-90.
24) Yoshimi A, Kojima S, Taniguchi S, et al. Unrelated cord blood cell transplantation for acquired severe aplastic anemia: The report from the Japan Cord Blood Bank Network. Biol Bone Marrow Translantation. 2008; 14: 1057-63.

〈濱 麻人　小島勢二〉

3 先天性骨髄不全症

a. Fanconi 貧血（Fanconi anemia：FA）

病　態

　FA には遺伝的に異なる多数のグループが含まれており，本稿執筆時点において 16 群（A, B, C, D1, D2, E, F, G, I, J, L, M, N, O, P, Q）の原因遺伝子（たとえば A 群の遺伝子は "FANCA" と呼ばれる）が同定されている[1-3]．遺伝形式は常染色体劣性遺伝形式を示す（B 群のみ伴性劣性）．A 群が最も高頻度（60〜70％）であり，C 群，G 群と併せて 80％以上を占める．FA 蛋白は，他の蛋白とも相互作用しつつ DNA 修復に働く分子経路（FA 経路）（図 6-19）を形成し，特に DNA 二重鎖架橋の修復，造血幹細胞の生存，発がん抑制に重要な役割を果たしている．FA 遺伝子のなかには，家族性乳がん遺伝子をはじめ他の疾患に関連する DNA 修復遺伝子として同定されていたものも多い．最近，アルデヒドによって形成される DNA 架橋の修復が，FA 経路の生理的役割として注目されている[1]．

臨床症状

　染色体の不安定性を背景に，1）進行性汎血球減少，2）骨髄異形成症候群（MDS）や急性骨髄性白血病（AML）への移行，3）身体奇形，4）固形がんの合併を特徴とする血液疾患である．その表現型は多様で，汎血球減少のみで，その他の臨床症状がみられない場合もある．色黒の肌，café-au-lait 斑のような皮膚の色素沈着，低身長，上肢の母指低形成，多指症などが最もよくみられる合併奇形である[4,5]．また，汎血球減少が先行することなく，MDS や AML あるいは頭頸部や食道，婦人科領域の扁平上皮がんを中心に固形がんを初発症状とすることもある．欧米においては，全症例の 15〜20％に血液腫瘍の，5〜10％に固形がんの合併が報告されている[6]．本邦では，血液腫瘍の

合併が33%，固形がんの合併が10.4%にみられた[4]．固形がんは移植の有無にかかわらず観察され，発症年齢も1〜39歳と若年者に多く発症していた．日本小児血液学会の全国登録データによれば，わが国の年間発生数は5〜10人で，出生100万人あたり5人前後で，海外からの報告とほぼ同程度である．常染色体劣性の遺伝形式をとることから，そのキャリア頻度は，200〜300人に1人と推定される．

■ 検査所見 ■

末梢血リンパ球を用いてマイトマイシンCやジエポキシブタンなどDNA架橋剤を添加した染色体断裂試験を行う．正常の細胞と比べて多数の染色体断裂と，その結果生じると考えられる染色分体交換が特徴的とされる．また，FANCD2産物に対する抗体を用い，ウェスタンブロット法でモノユビキチン化を確認する方法もスクリーニング法としては優れている．これらのスクリーニング法では，リンパ球でreversionを起こした細胞が増殖している（体細胞モザイク）ために偽陰性例や判定困難例が生ずる．reversionの診断には皮膚線維芽細胞等を用いた染色体断裂試験等が必要となる．またFA以外の染色体不安定性症候群を鑑別するうえに細胞の蛋白や遺伝子診断が有用である．診断のフローチャートを図6-20に示す．

再生不良性貧血の重症度基準は後天性再生不良性貧血で用いられている基準（平成16年度修正）に従って，重症度を判定する．MDSやAMLの診断基準もFABやWHO分類に準じる．

■ 治　療 ■

FAの治療目標は大きく分けて骨髄不全の改善と，固形がんやFAに伴う種々の合併症に対する治

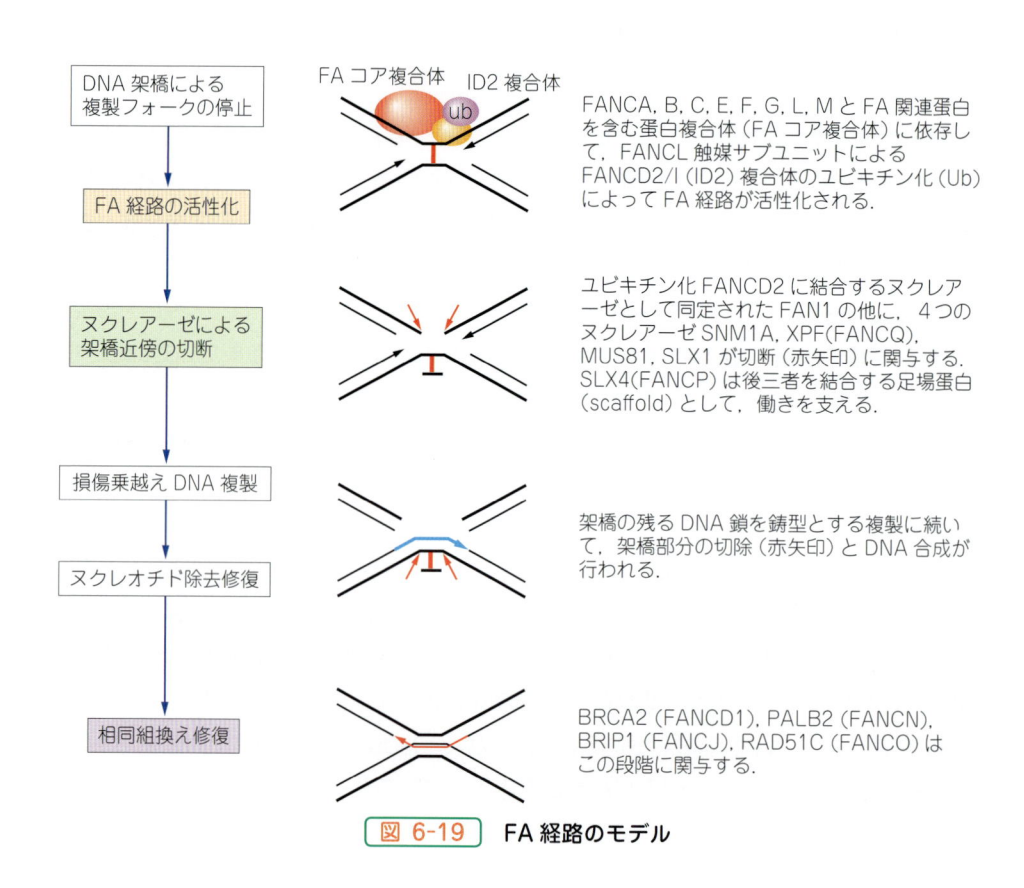

図6-19　FA経路のモデル

D ● 造血不全

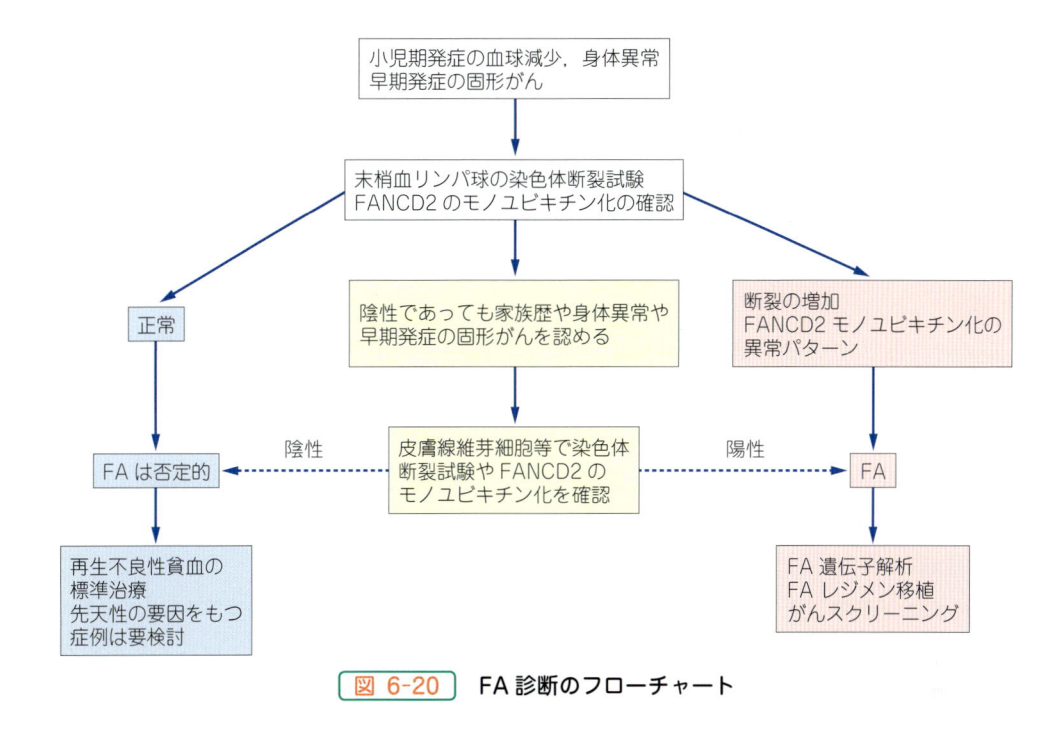

```
           小児期発症の血球減少，身体異常
              早期発症の固形がん
                     ↓
           末梢血リンパ球の染色体断裂試験
           FANCD2 のモノユビキチン化の確認
         ↙              ↓                  ↘
       正常      陰性であっても家族歴や身体異常や    断裂の増加
                 早期発症の固形がんを認める       FANCD2 モノユビキチン化の
                                              異常パターン
         ↓              ↓                         ↓
    FA は否定的 ←陰性─ 皮膚線維芽細胞等で染色体 ─陽性→   FA
                    断裂試験や FANCD2 の
                    モノユビキチン化を確認
         ↓                                        ↓
    再生不良性貧血の                              FA 遺伝子解析
    標準治療                                     FA レジメン移植
    先天性の要因をもつ                            がんスクリーニング
    症例は要検討
```

図 6-20 FA 診断のフローチャート

療にある．骨髄不全の治療は「特発性造血障害疾患の診療の参照ガイド」として提案されている．

1）輸血
後天性再生不良性貧血と同様の基準で開始する．ヘモグロビン値は，6 g/dL を維持することが基本で，血小板数は 5,000/μL を維持することが望ましい．

2）造血因子
好中球数が 500/μL 以下で感染症の合併がみられた場合には，G-CSF の投与も考慮する．

3）薬物療法
FA は，幹細胞レベルでの障害に基づく造血障害であり，免疫抑制療法の効果は期待できない．蛋白同化ホルモンは約半数の患者において有効であるが，効果は一時的なことも多い．

4）造血幹細胞移植
FA の患者にとって，現時点では，造血幹細胞移植のみが唯一治癒が期待できる治療法である．移植関連毒性が強く，少量のシクロホスファミドと局所放射線照射の併用が標準的な前治療法として用いられてきた．移植適応となる患者のうち，HLA 一致同胞ドナーが得られる確率は低く，代替ドナーからの移植も行われてきたが，高い生着不全と急性 GVHD のため十分な治療成績は不良であった．フルダラビンを含む移植前治療が開発され飛躍的に移植成績が向上した．本邦でも，フルダラビンを含む前治療法で移植された FA のうち，HLA 一致血縁ドナーからの移植では 7 例中 7 例が生存中で，非血縁や HLA 不一致血縁などの代替ドナーからの移植でも 27 例中 26 例が生存中ときわめて優れた治療成績が得られている[7]．

移植前治療法の開発により，血液学的異常の短期予後に関しては飛躍的に改善が得られたが，その長期予後は不明で，固形がんをはじめとした種々の合併症の検討課題も多い．

b. Diamond-Blackfan 貧血（Diamond-Blackfan anemia：DBA）[8, 9]

　DBA は，リボソーム蛋白の遺伝子異常が原因で，乳児期に発症する先天性赤芽球癆である．頻度は 100 万出生あたり 5〜7 例と推定され，この大部分は散発例であるが，10〜25％に家族内発生が見られ，主に常染色体優性遺伝形式を示す．約半数に先天奇形を合併し，約 4％が悪性腫瘍を発症する．

■病　態■

　リボソーム蛋白 RPS19 の遺伝子に変異が同定されたのを最初に，その他のリボソーム蛋白（RPS7，RPS10，RPS17，RPS24，RPL5，RPL11，RPS26，RPL35A）の遺伝子変異も報告されてきた．世界的には RPS19 変異の頻度が最も高い（約 25％に検出）．これらの変異によるリボソーム形成不全が，赤芽球系細胞の増殖を特異的に抑制すると考えられる．これには細胞周期蛋白 p53 が関与することが示されているが，詳細な仕組みは不明である．

■症状・診断■

　表 6-14 の診断基準に示す症状や検査データを特徴とする．貧血の 10％は生下時，50％は 2 カ月以内，75％は 6 カ月以内，90％は 1 年以内に発症する．また胎児水腫の原因になることもある．約半数に先天奇形を合併し，特に頭部・顔面や上肢・手（特に親指）の骨格異常，泌尿器や心臓などの異常がよく見られる．合併する悪性腫瘍としては，急性白血病，骨髄異形成症候群の頻度が高く，骨肉腫，悪性リンパ腫，固形がんも報告されている．

　鑑別診断としては，ウイルス感染後にしばしば発症する小児期一過性赤芽球減少（transient erythroblastopenia of childhood：TEC）が最も重要である．鑑別のポイントを表 6-15 に示す．

　遺伝子診断を行うことが望ましいが，変異が同定できないことも多い．また，同じ遺伝子変異を持つが，貧血を伴わないメンバーが見つかることがしばしばある．このような例では，赤血球 ADA 活性の増加や大赤血球症，先天奇形の合併のみ見られることが多い．つまり，リボソーム蛋白遺伝子変異以外の遺伝要因あるいは環境要因が貧血の発症に影響すると考えられる．貧血の発症には，細胞周期制御蛋白 p53 の増加が関与することが示されている．リボソーム蛋白が核小体からの漏出や蛋白合成の障害が p53 を増加させる可能性が考えられるが，その機序はまだ明らかではない．

■治療・予後■

　輸血，コルチコステロイド投与，造血幹細胞移植が主要な治療法となる．従来はステロイド投与が最初から行われたが，成長障害などの副作用が強いため，半年〜1 年まではできるだけ輸血のみで治療する方が望ましい．輸血に伴う鉄過剰症の予防として，鉄キレート剤が投与される場合がある．ステロイドは初期治療として，通常はプレドニゾロン 2 mg/kg/日を 1 日に 3 分割して服用させる．約 80％の症例で，通常は 1〜2 週間で反応が見られる．約 20％において 25 歳くらいまでに寛解が見られる．しかし，約 30〜40％は輸血依存性になる．シクロスポリン奏効例が報告されるが，有用性は確立されていない．

　造血幹細胞移植は，ステロイド不応性，輸血依存性の場合に適応となる．本邦では，HLA 一致同胞や非血縁者ドナーからの同種移植で良好な成績が得られているが，臍帯血移植では生着不全が多く見られ，前者が推奨されている．

表 6-14 DBA の診断基準

主要基準
- 発症年齢：1 歳未満
- 他の血球減少を伴わない大球性貧血
- 網状赤血球減少
- 正形成性骨髄と赤芽球前駆細胞の減少

補助基準
 大補助基準
- 古典的 DBA で報告されている遺伝子変異
- 家族歴

 小補助基準
- 赤血球アデノシンデアミナーゼ（eADA）の増加
- 古典的 DBA で報告されている先天奇形
- HbF の増加
- 他の先天性骨髄不全症候群の証拠がない

- 古典的 DBA は主要基準をすべて満たす．
- 非古典的 DBA は下記の①〜③のいずれかを満たす．
  ① 3 つの主要基準と 1 つの大補助基準あるいは 2 つの小補助基準
  ② 2 つの主要基準と 1 つの大補助基準あるいは 2 つの小補助基準
  ③ 2 つの大補助基準

表 6-15 DBA と TEC の鑑別

	DBA	TEC
発症年齢	通常 1 歳未満	通常 1 歳以上
家族性発症	ときとしてみられる	なし
先天奇形	ほぼ半数でみられる	なし
赤血球平均体積（MCV）	増加	正常
胎児性ヘモグロビン	増加	正常
赤血球 i 抗原	陽性	なし
赤血球 ADA 活性	増加	正常

■文 献

1) Kottemann MC, Smogorzewska A. Fanconi anaemia and the repair of Watson and Crick DNA crosslinks. Nature. 2013；493：356-63.
2) Kee Y, D'Andrea AD. Molecular pathogenesis and clinical management of Fanconi anemia. J Clin Invest. 2012；122：3799-806.
3) Kashiyama K, Nakazawa Y, Pilz DT, et al. Malfunction of nuclease ERCC1-XPF results in diverse clinical manifestations and causes Cockayne syndrome, xeroderma pigmentosum, and Fanconi anemia. Am J Hum Genet. 2013；92：807-19.
4) 矢部みはる. Fanconi 貧血の診断と治療. 日小会誌. 2012；116：1205-12.
5) Shimamura A, Alter BP. Pathophysiology and management of inherited bone marrow failure syndromes. Blood Rev. 2010；24：101-22.
6) Kulter DI, Singh B, Satagopan J, et al. A 20-year perspective on the International Fanconi Anemia Registry. Blood. 2003；101：1249-56.
7) Yabe H, Inoue H, Matsumoto M, et al. Allogeneic haematopoietic cell transplantation from alternative donors with a conditioning regimen of low dose irradiation, fludarabine and cyclophosphamide in Fanconi anemia. Br J Haematol. 2006；134：208-12.
8) Vlachos A, Ball S, Dahl N, et al. Diagnosing and treating Diamond Blackfan anaemia：results of an international clinical consensus conference. Br J Haematol. 2008；142：859-76.
9) Horos R, von Lindern M. Molecular mechanisms of pathology and treatment in Diamond Black-

fan anaemia. Br J Haematol. 2012; 159: 514-27.

〈山下孝之　矢部みはる〉

4　赤芽球癆

a. 概念と病態生理

　赤芽球癆は正球性正色素性貧血と網赤血球の著減および骨髄赤芽球の著減を特徴とする難治性貧血であり，造血障害の発生部位は赤血球へと分化が運命づけられた赤血球系前駆細胞のレベルであると考えられている．赤芽球癆の病因は多様であり，病因・病態によって治療方針が異なっている（図 6-21）．

　遺伝子変異による赤血球系前駆細胞の増殖・分化異常として先天性と後天性がある．先天性骨髄不全症候群のうち単一の血球系減少をきたす疾患として，Diamond-Blackfan 貧血がある．Diamond-Blackfan 貧血はリボゾーム蛋白をコードする遺伝子変異に起因するハプロ不全（haploinsufficiency）がその原因の 1 つであると考えられている疾患で，古くから先天性赤芽球癆として知られている．後天性遺伝子変異により形態学的に赤芽球癆を示す疾患として骨髄異形成症候群がある．骨髄異形成症候群を疑わせる明らかな染色体異常があるときは，骨髄異形成症候群と診断する．その他の赤芽球癆の発症メカニズムとして，薬剤やウイルスによる赤血球系前駆細胞の増殖・分化障害，細胞傷害性リンパ球による赤血球系前駆細胞の破壊，赤血球系前駆細胞に対する自己抗体や不

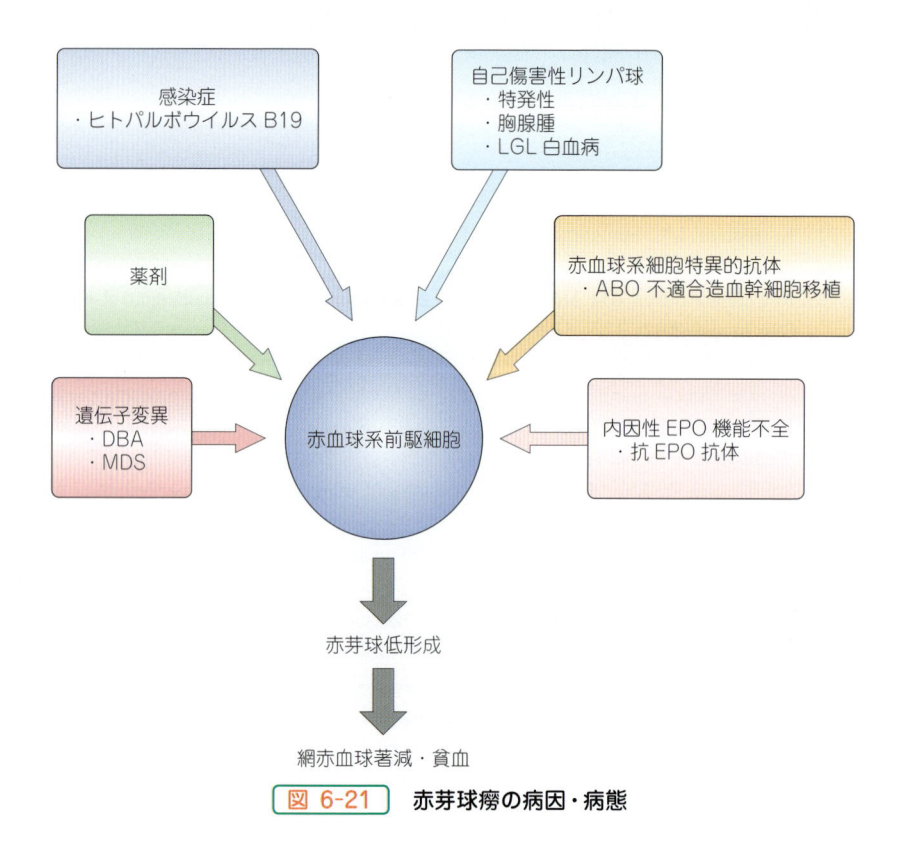

図 6-21　赤芽球癆の病因・病態

適合血球凝集素による抗体依存性細胞傷害，抗エリスロポエチン抗体による内因性エリスロポエチン機能不全などがある．

b. 診　断

　特発性造血障害に関する調査研究班により赤芽球癆の診断基準が作成されている[1]．末梢血液学的検査および骨髄の形態学的検査所見に基づく赤芽球癆の診断と，病因・病型診断のための検査手順から構成されている（図6-22）．病因診断が重要である理由は，特発性慢性赤芽球癆および基礎疾患の治療を行っても貧血の改善がみられない続発性慢性赤芽球癆は免疫抑制療法の適応となるからである．

　網赤血球数の著減は特徴的であり，通常1％未満である．貧血の発症に先行する感染症の有無と薬剤服用歴の情報はきわめて重要である．もし，被疑薬があれば中止ないしは他剤へ変更し，約1カ月間経過観察する．赤芽球癆を引き起こすことが報告されている薬剤については成書を参考にされたい．薬剤や感染症による赤芽球癆は通常3週間以内に貧血は改善する．ただし，抗エリスロポエチン抗体による赤芽球癆の自然寛解は期待し難い．ヒトパルボウイルスB19（HPVB19）の初感染による急性赤芽球癆は通常self-limitedであるが，HIV感染症や臓器移植後あるいは化学療法後など免疫不全状態にある場合には，HPVB19の感染が持続することがある．したがって，慢性赤芽球癆においてもHPVB19のDNA検査を行うことが推奨される．

　この約1カ月間の待機期間に慢性赤芽球癆の病因診断を行う．特発性造血障害調査研究班が行った全国調査によれば，本邦における後天性慢性赤芽球癆の病因として頻度の高いものは，特発性（39％），胸腺腫関連（23％），大顆粒リンパ球性白血病を含むリンパ増殖性疾患（14％），自己免疫疾患（10％）である．後天性慢性赤芽球癆の多くは中高年に発症するが，妊娠可能年齢の女性が赤芽球癆と診断された場合には，妊娠の有無を確認する．

赤芽球癆の診断
- 正球性正色素性貧血
- 網赤血球著減
- 骨髄赤芽球著減

赤芽球癆の病因診断（1）
- 薬剤服用歴
- 先行感染症
- 自然寛解の有無

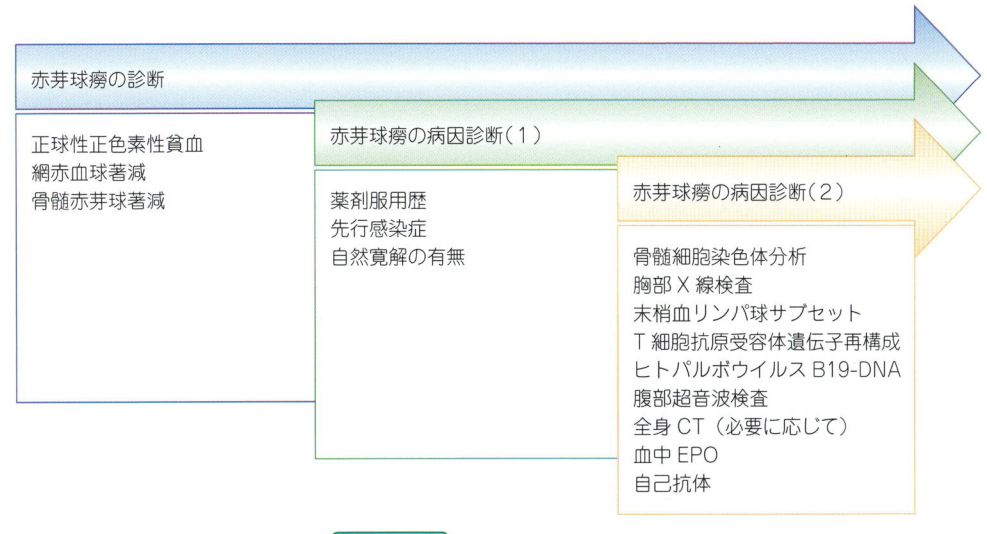

赤芽球癆の病因診断（2）
- 骨髄細胞染色体分析
- 胸部X線検査
- 末梢血リンパ球サブセット
- T細胞抗原受容体遺伝子再構成
- ヒトパルボウイルスB19-DNA
- 腹部超音波検査
- 全身CT（必要に応じて）
- 血中EPO
- 自己抗体

図6-22　赤芽球癆の診断手順

c. 治　療

1）診断初期の治療方針

　末梢血液学的検査および骨髄検査により赤芽球癆の診断がついたら，被疑薬は中止ないし他の薬剤に変更する．貧血が高度で日常生活に支障をきたしている場合には，赤血球輸血を行う．赤芽球癆の診断から1カ月が経過しても貧血が自然軽快せず，かつ基礎疾患の治療を行っても貧血が改善しない場合には，免疫抑制薬の使用を考慮する[2]．

2）後天性慢性赤芽球癆に対する免疫抑制療法

　特発性赤芽球癆，胸腺腫関連赤芽球癆，大顆粒リンパ球性白血病関連赤芽球癆に対してシクロスポリン，副腎皮質ステロイド，シクロホスファミドなどの免疫抑制薬が選択される．特発性造血障害に関する調査研究班が行った調査研究によれば，特発性赤芽球癆に対する初回寛解導入療法の奏効率は，シクロスポリン74％，副腎皮質ステロイド60％，胸腺腫関連赤芽球癆に対するシクロスポリンの奏効率は95％であった[3]．大顆粒リンパ球性白血病関連赤芽球癆に対する初回寛解導入療法奏効率は，シクロホスファミド75％，シクロスポリン25％，副腎皮質ステロイド0％であった．したがって，特発性赤芽球癆および胸腺腫関連赤芽球癆に対する第1選択薬は，現時点においては特に禁忌がない限り，シクロスポリンであると考えられる．大顆粒リンパ球性白血病関連赤芽球癆に対する寛解導入療法においては，シクロホスファミドにやや優位性があるように思われるが，副腎皮質ステロイドあるいはシクロスポリンも選択肢に含まれる．

　特発性赤芽球癆，胸腺腫関連赤芽球癆および大顆粒リンパ球性白血病関連赤芽球癆の多くの症例において，寛解維持療法が必要であることが特発性造血障害調査研究班により明らかにされている．特発性赤芽球癆に対するシクロスポリン維持療法の中止は貧血の再燃と関連し，シクロスポリン中止後再発までの期間中央値は約3カ月である．寛解維持療法に最適な免疫抑制薬は結論が得られていないが，シクロホスファミドは長期投与に伴う二次がんリスクの上昇が最大の懸念である．副腎皮質ステロイドの寛解維持効果は必ずしも良好ではなく，長期投与に伴う糖尿病，骨粗鬆症および骨折リスクの増大，易感染性が問題となる．シクロスポリンは腎障害や感染に留意する必要はあるが，寛解維持効果は強力であるため，現時点においては寛解維持療法として最も推奨される薬剤であると考えられる．

3）続発性慢性赤芽球癆の治療

　基礎疾患の治療が赤芽球癆の改善に有効であることが報告されている疾患として，悪性リンパ腫と持続性HPVB19感染症がある．悪性リンパ腫と赤芽球癆の同時発症例においては，リンパ腫に対して有効な化学療法は赤芽球癆の改善に寄与すること，また悪性リンパ腫関連赤芽球癆に対する寛解維持療法は一般的に不要である．免疫不全状態で発生した持続性ヒトパルボウイルスB19感染症による赤芽球癆に対して，静注用γグロブリン製剤が有効であることが報告されている．ただし，持続的な寛解を得るためには背景にある免疫不全を改善する必要があることも指摘されている．

　妊娠に伴う赤芽球癆は分娩後自然軽快することが多い．ABO major 不適合ドナーから同種造血幹細胞移植を受けた患者において，レシピエントに残存する不適合血球凝集素により赤血球造血の回

復遅延がみられ，ときに赤芽球癆を発症することが知られている．通常 self-limited であるが，遷延することがある．特発性造血障害調査研究班と日本造血細胞移植学会が行った共同研究により，赤芽球癆に対する治療介入が赤血球系造血の回復に貢献することを支持するエビデンスはなかったと報告され，現時点における移植後赤芽球癆に対する標準的マネジメントは輸血を中心とする保存的治療であると考えられている[4]．

■文 献

1) 小澤敬也（研究代表者）編．特発性造血障害疾患の診療の参照ガイド（平成 22 年度改訂版）．厚生労働科学研究費補助金難治性疾患克服研究事業．特発性造血障害に関する調査研究班（平成 20〜22 年度）．研究代表者小澤敬也．2011.

2) Sawada K, Fujishima N, Hirokawa M. Acquired pure red cell aplasia: updated review of treatment. Br J Haematol. 2008; 142: 505-14.

3) Sawada K, Hirokawa M, Fujishima N, et al. Long-term outcome of patients with acquired primary idiopathic pure red cell aplasia receiving cyclosporine A. A nationwide cohort study in Japan for the PRCA Collaborative Study Group. Haematologica. 2007; 92: 1021-8.

4) Hirokawa M, Fukuda T, Ohhashi K, et al. Efficacy and long-term outcome of treatment for pure red cell aplasia following allogeneic stem cell transplantation from major ABO-incompatible donors. Biol Blood Marrow Transplant. 2013; 19: 1026-32.

〈廣川 誠　澤田賢一〉

E 溶血性貧血

1 溶血性貧血総論

溶血性貧血（hemolytic anemia）とは何らかの原因により赤血球の崩壊が亢進した状態の総称であり，多くの疾患を包括する．末梢血液中でまさに溶ける（血管内溶血）疾患群もあれば，脾臓などに捕捉され流血中から取り除かれる（血管外溶血）疾患群も存在する．したがって溶血とは赤血球寿命の短縮と定義される[1]．

疫 学

全溶血性貧血の推定有病率は，人口100万人対12.5〜44.4，年間発症率は4.3〜15.1である．そのうち先天性34%，後天性62%，不明4%である[2]．

病 態

赤血球崩壊が亢進（赤血球寿命が短縮）してくると，骨髄はその生産能力を高め，通常よりも多くの赤血球を産生する．この産生が赤血球の崩壊の範囲内にあるときには貧血が見られず（代償性溶血），赤血球崩壊に産生が追いつかない場合に初めて貧血を生ずる（非代償性溶血）．したがって単に溶血性疾患と呼ぶのが妥当である．

分 類

溶血性貧血は先天性と後天性に分けられる．先天性溶血性貧血ではすべてその原因が赤血球自体に認められる．後天性で赤血球自体に異常があるのは，発作性夜間ヘモグロビン尿症のみであり，その他の後天性溶血性貧血は赤血球をとりまく環境にその原因が存在する．

症候・検査所見

溶血性貧血の診断は2段階に分けて行われる．まず，溶血が存在するか否かの判断を行い，溶血が存在する場合にはその原因検索を行う．溶血の判断には，まず溶血が存在するか否か，するなら血管外溶血か血管内溶血かにわけて考えるとよい（図6-23）．溶血に共通するものとしては，貧血，黄疸が主徴侯である．検査所見では，まず血清ハプトグロビンは低値となる．血管外溶血であっても貪食細胞から少量のヘモグロビンが血漿中に漏れ出るため，元来少量しかない血清ハプトグロビンは飽和されてしまい低値となる．また赤血球由来の血清LDH（I型）も高値となる．ヘモグロビンの代謝産物である血清間接ビリルビン，糞便・尿のウロビリン体が増加する．一方，赤血球の代償性産生亢進に基づき骨髄で赤芽球過形成がみられ，末梢血で網赤血球増加がみられる．溶血の存在が確認されたならば，次に血管外か血管内かの所見を探すとよい．血管外では，赤血球破壊の場である脾臓の腫大がみられる．一方，血管内溶血では，ハプトグロビンの飽和能を超えて尿にヘモグロビンが出るため，ヘモグロビン尿が認められるし，非溶血時でも腎や尿細管上皮に鉄が沈着しているので，尿沈渣をヘモジデリン染色すると陽性所見が得られる．また血管外溶血では，脾臓

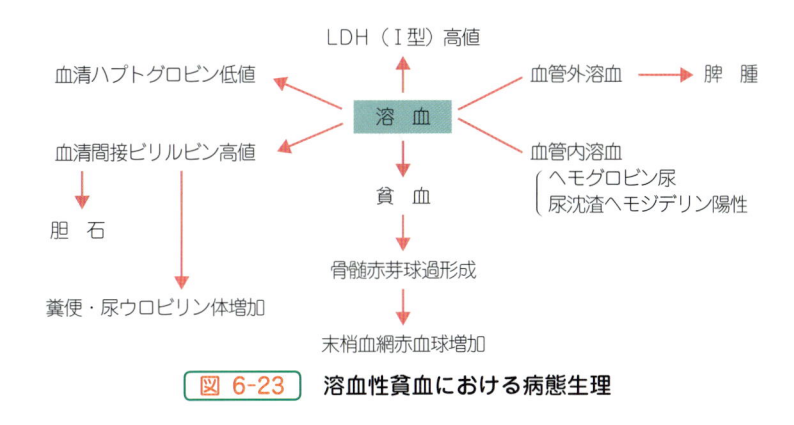

E ● 溶血性貧血

```
血清ハプトグロビン低値 ←   LDH（Ⅰ型）高値   → 血管外溶血 → 脾 腫
                          ↑
                        溶 血
血清間接ビリルビン高値 ←    ↓       → 血管内溶血 ┌ ヘモグロビン尿
        ↓              貧 血                  └ 尿沈渣ヘモジデリン陽性
      胆 石               ↓
        ↑             骨髄赤芽球過形成
      糞便・尿ウロビリン体増加
                          ↓
                     末梢血網赤血球増加
```

図 6-23　溶血性貧血における病態生理

で貪食された赤血球のヘモグロビンはすべてビリルビン代謝に供されるので血清ビリルビン値はより高値である．一方，血管内溶血ではヘモグロビンの多くはそのまま尿に排泄されるので，ビリルビン値はさほど高値ではない．しかし，壊れた赤血球内の LDH はそのまま血清 LDH として測定されるのでより高値である．

■診 断■

臨床症状および検査所見で溶血所見を認め，他の貧血，黄疸を呈する疾患を除外することにある．血清ハプトグロビンの感度は非常に高く，これが正常の溶血はまず考えられない．以上により溶血が確認できればその原因検索を行う．病型によって治療法が大きく異なるので，病因決定は是非とも必要である．

2　赤血球膜異常による溶血性貧血

a. 遺伝性球状赤血球症（hereditary spherocytosis：HS）[3-5]

遺伝性赤血球膜異常症の代表疾患である．黄疸，貧血，脾腫という溶血性貧血の主症状を特徴とし，末梢血における小型球状赤血球，赤血球食塩水浸透圧抵抗減弱，などの特徴ある検査所見を示す．古典的 HS は常染色体優性遺伝形式を示すが，常染色体劣性遺伝を示す亜型や遺伝歴のはっきりしない孤発例も少なくない．

■疫 学■

わが国の先天性溶血性貧血のなかで，最も高頻度（約 70％）に見られる疾患である．推定有病率は，人口 100 万人対 3.0〜10.7 であり性差はない．重症度はさまざまで，通常幼児期に発見されるが，軽症で中年以降になって診断されることもまれではない．

■成因・病態■

本症では赤血球膜自体の先天的欠陥と病的赤血球の脾による条件付け（splenic conditioning）という 2 つの病態が存在する．赤血球膜異常としては，赤血球膜を構成する骨格蛋白であるアンキリン，band 3，P4.2，スペクトリンに分子異常が確認されている．症例によって異常蛋白は異っており，単一の蛋白異常ではない．これらの蛋白はいずれも互いに連結することで，網目状の構造で赤血球

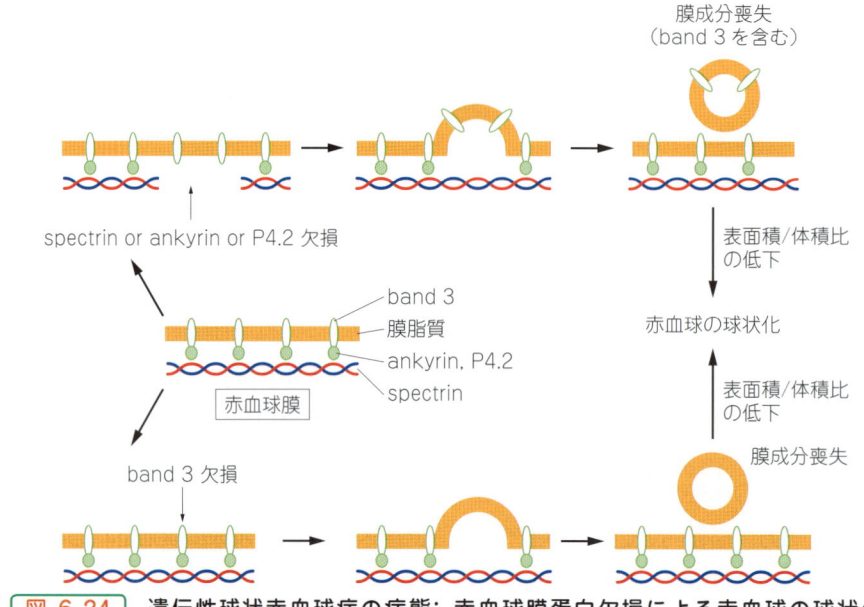

図 6-24 遺伝性球状赤血球症の病態：赤血球膜蛋白欠損による赤血球の球状化
(Walensky LD, et al. Disorders of the red cell membrane. In: Handin RI, et al. editors. Blood: Principles and practice of hematology. 2nd ed. Philadelphia: Lippincott Williams and Wilkins; 2003. p.1709-858 より改変)

膜を裏打ちしている膜骨格と膜脂質とを連結する役割をなしている蛋白群である．したがっていずれの蛋白の異常であっても赤血球膜は膜骨格と膜脂質とのつながりが弱くなり赤血球膜脂質は不安定で脆くなり，膜脂質の一部が microvesicle を形成した後に遊離（膜喪失）して次第に赤血球表面積の低下を招き，赤血球の球状化に至ると理解されている（図 6-24）．次に溶血における脾臓の関与であるが，前述のごとき異常な赤血球であるので，脾臓のごとき赤血球がうっ滞しグルコース濃度が低く，pH も酸性に傾いているようなところでは，本来持っている赤血球代謝異常にうち勝つことができず変形能を失う．このような球状赤血球は脾の髄索から狭い間隙をくぐり抜け，脾洞内に出ることができず，貪食細胞に捕捉されてしまう．本症における溶血には，この2つの要因が必要であることは，摘脾後赤血球膜自体の異常は改善しないが，溶血性貧血の所見は著しく改善されることからも明らかである．

■症　候■

貧血，黄疸，脾腫が主要所見であるが，貧血の程度はさまざまでよく代償された例では目立たない．脾腫は約 80％の患者で確認される．胆石症を合併することが多く，胆石発作の際気付かれたり，術後改善しない黄疸で本症が気付かれることもある．

■検査所見■

1) 末梢血液像：貧血の程度はさまざまであるが，軽度～中等度のことが多い．赤血球恒数の MCV はやや大型の網赤血球増加を反映して必ずしも低値とはならない．特徴的なことは MCHC が高値となることで，本症を考えるうえで重要である．最も重要なことは末梢血塗抹標本における赤血球形態の観察で，小型球状赤血球を確認することである（図 6-25）．

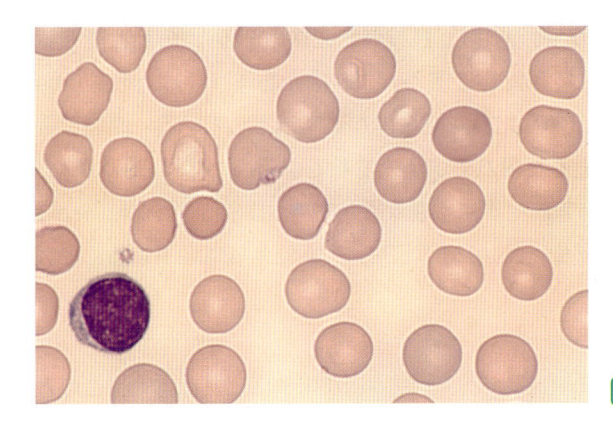

図 6-25 HS 患者の末梢血塗抹標本

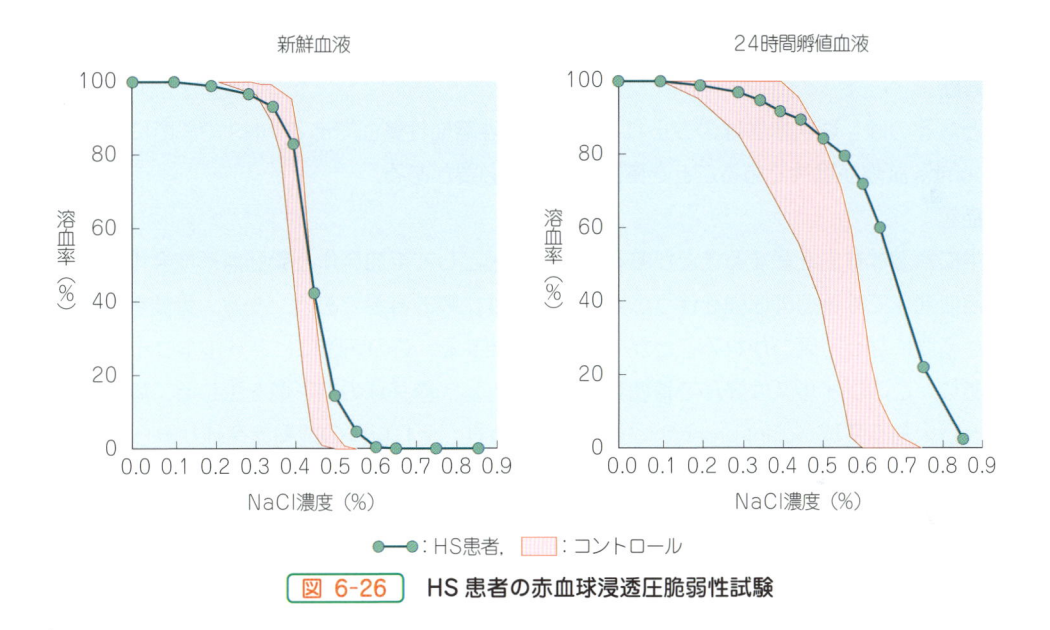

図 6-26 HS 患者の赤血球浸透圧脆弱性試験

2) 血液化学検査：溶血を反映して間接型高ビリルビン血症，高 LDH 血症，ハプトグロビン低値を認める．

3) 尿検査：ウロビリノーゲンは増加するが，脂溶性である間接型ビリルビンは尿に出ないためビリルビン尿は認めない．血管外溶血であるためヘモグロビン尿症を呈することはなく，尿沈渣ヘモジデリンも陰性である．

4) 赤血球浸透圧脆弱性試験（osmotic fragility test）（図 6-26）：低張食塩水に対する患者赤血球の浸透圧抵抗は減弱している．新鮮血で目立たなくても無菌的に 24 時間孵置した赤血球で本試験を行うと，その抵抗減弱が顕著となるので新鮮血のみならず 24 時間孵置赤血球で行う必要がある．遺伝性球状赤血球症の診断において最も信頼性の高い検査である．

5) 自己溶血試験（autohemolysis test）：無添加 48 時間孵置では溶血亢進を示すが，グルコースまたは ATP の添加にてほぼ正常化する．

6) 直接 Coombs 試験：陰性．

7) 赤血球 EMA（eosin 5'-maleimide）結合能試験：被検者赤血球の EMA との結合能をフローサイトメトリーを用いて定量的に評価する試験である．EMA は赤血球膜において主に band 3 に結合する蛍光色素であり，HS 赤血球では EMA 結合能が通常低下している．赤血球浸透圧脆弱性試験と比較して感度，特異度ともに優れているとされている．ただし HS 以外にも band 3 の遺伝子変異あるいは二次的異常をきたすような疾患，すなわち Southeast Asian ovalocytosis（SAO）や先天性赤血球異形成貧血（CDA）Ⅱ型でも EMA 結合能は低下することが判明している．

診　断

遺伝歴があり，溶血所見から本症の疑いを持ったならば，まず末梢血塗抹標本で小型球状赤血球を確認する．MCHC 高値は参考になる．さらに赤血球浸透圧脆弱性試験にて浸透圧抵抗が減弱しておれば HS と診断確定してよい．また可能であれば，赤血球 EMA 結合能試験にて低下が認められれば HS の診断としてより確実である．

鑑別診断

問題となるのは，球状赤血球のみられる自己免疫性溶血性貧血である．HS の診断にあたっては直接 Coombs 試験が陰性であることを確認しておく必要がある．

合併症

経過中に急激な貧血を呈することがある．その原因として溶血発作と骨髄無形成発作が知られている．溶血発作では黄疸の増強を伴うのでその診断は比較的容易である．一方，骨髄無形成発作では貧血が高度になって気づかれることがあり注意を要する．この病因にヒトパルボウイルス B19 の感染があり，このウイルスは好んで骨髄赤芽球に侵入し，赤芽球の無形成を生じる．急性期に骨髄を見ると巨大前赤芽球（giant proerythroblast）がみられ，それ以降の成熟赤芽球がみられない．

治　療

摘脾が唯一の治療法であり摘脾により貧血は改善するが，すべての患者がその適応ではない．摘脾の適応は慎重になされるべきで，貧血が高度，臨床症状を伴う胆石症の併発である．また時期も重要で，可能であれば中学あるいは高校卒業時まで待った方がよい．摘脾後溶血性貧血所見はほぼ消失するが，病的赤血球はそのまま残り，この病的赤血球にもとずく検査所見は異常のままである．すなわち赤血球浸透圧脆弱性試験や自己溶血試験は異常のままである．

b. 遺伝性楕円赤血球症（hereditary elliptocytosis：HE）[3]

楕円赤血球は正常人でも数％までは認められるがこれは病的ではない．HE では末梢血全赤血球の約 80〜90％が卵円形，あるいは杆状の楕円赤血球で占められている遺伝性疾患である．本症の約 80％は無症状（通常型 HE）であり，溶血を呈する例（溶血型 HE）は少ない．

疫　学

わが国での頻度は HS の約 1/25 と言われているが[2]，本症では軽症ないし無症状群が多いため実際にはもっと多いと思われる．

成因・病態

本症の病因は細胞骨格蛋白異常によると考えられている．欧米ではスペクトリンの異常，わが国ではバンド 4.1 蛋白の異常が病因として報告されている．溶血型 HE の溶血機序は，HS とその臨床

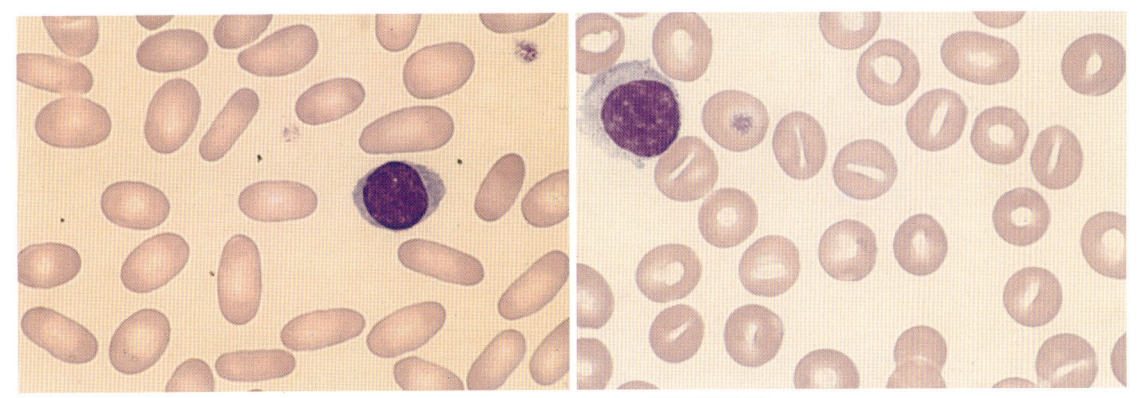

図 6-27　HE 患者の末梢血塗抹標本　　　　　図 6-28　HSt 患者の末梢血塗抹標本

像，検査所見が酷似しているため HS と同様の溶血機序によると考えられている．

■症候・検査所見■

通常型 HE はほとんど無症状であるが，溶血型 HE では HS と同様の溶血性貧血所見を呈し，重症溶血を呈することもある．末梢血塗抹標本では卵円形から杆状の赤血球形態を呈するのでその診断は容易である（図 6-27）．溶血型の検査所見は HS に酷似しており，溶血性貧血の検査所見に加え赤血球浸透圧脆弱性試験では浸透圧抵抗が減弱し，自己溶血試験の成績も HS と同様の結果が得られる．

■診断・治療■

特徴的な楕円赤血球を確認すればよい．非溶血例については無治療でよいが，溶血型 HE では HS に準じて摘脾が選択される．

c. 遺伝性有口赤血球症（hereditary stomatocytosis：HSt）[3]

末梢血に有口赤血球症を認める一群の遺伝性疾患の総称である．この有口赤血球は末梢血塗抹標本では，縦にスリットが入って口唇状を呈する（図 6-28）．有口赤血球症には多くの疾患が含まれており，膜脂質異常や膜蛋白異常による．後天的にはビンカアルカロイド投与後の有口赤血球症が知られている．

3　異常ヘモグロビン症とサラセミア

ヘモグロビン（Hb）の異常をきたす疾患には，グロビン鎖のアミノ酸配列異常をきたす異常ヘモグロビン症（hemoglobinopathy）とグロビン鎖の量的異常をきたすサラセミア症候群（thalassemia syndrome）がある．

a. 異常ヘモグロビン症（abnormal hemoglobinopathy）[6]

グロビン鎖のアミノ酸配列異常を呈する Hb を異常 Hb という．そのほとんどはα鎖または非α鎖のアミノ酸のうち 1 個が他のアミノ酸によって置換されたものである．たとえば HbS では bβ 鎖 6 番目の Glu が Val に置換されている．

第6章 ● 赤血球系疾患

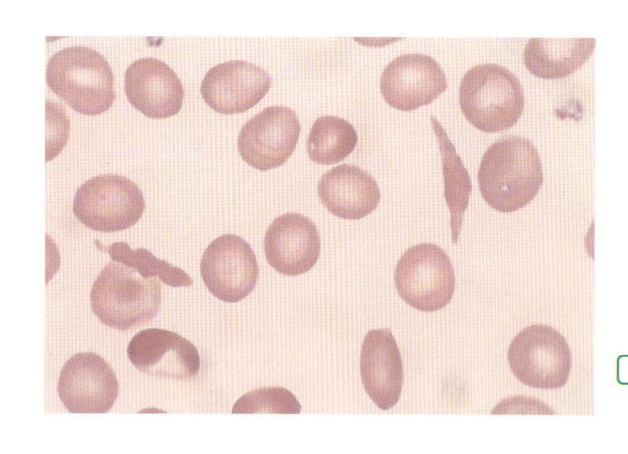

図 6-29 鎌状赤血球貧血患者の末梢血塗抹標本

■疫　学■

世界における異常 Hb の分布は人種によって著しく異なる．黒人には HbS および HbC が多く見られ，東南アジアには HbE や Hb Constant Spring が多く見られる．わが国では特定の異常 Hb 症はなくまれな疾患である．

■症候・検査所見・診断■

異常 Hb の種類によって臨床像は異なり，細小血管閉塞症状（鎌状赤血球貧血），チアノーゼ（HbM 症），赤血球増加症などさまざまである．無症状の疾患も多く，検査室で偶然，糖尿病の検査である HbA1c の測定中に HPLC 上異常ピークとして気づかれることもある．診断は多くのスクリーニングテストから予測される異常 Hb の診断に有用な検査を選択すればよい．たとえば黒人に頻度の高い鎌状赤血球貧血ホモ接合型では，末梢血塗抹標本で特有の鎌状赤血球（図 6-29）がみられる．一般的に電気泳動法で異常 Hb を分離，同定するが，専門医に依頼して Hb のアミノ酸配列異常の同定まで行えば既知の報告例との比較が可能である．

■治　療■

わが国の異常 Hb 症は治療の対象とはならず，症状のあるものについても根本的なものはない．

b. サラセミア症候群（thalassemia syndrome）[6]

サラセミアは先天的にグロビンの α 鎖または非 α 鎖の合成欠損によって，溶血のみならず無効造血，小球性低色素性貧血を呈する疾患である．多くの亜型がみられるので総称してサラセミア症候群（thalassemia syndrome）と呼ばれている．

■疫　学■

サラセミアは地中海沿岸から東南アジア出身者に密に分布している．わが国では臨床上問題となる重症型はまれで，軽症型 β サラセミアが圧倒的に多い．これは小球性低色素性貧血を呈する鉄欠乏性貧血との鑑別上重要である．

■成因・病態■

本症の病因は α 鎖または非 α 鎖の選択的合成欠損である．正常では Hb 合成の最終段階において，α 鎖サブユニットと非 α 鎖サブユニットが会合し 4 量体が形成される．もしどちらかのサブユニットに合成障害があると，安定した 4 量体が形成されず，正常 Hb 合成が行われず造血障害に加え小

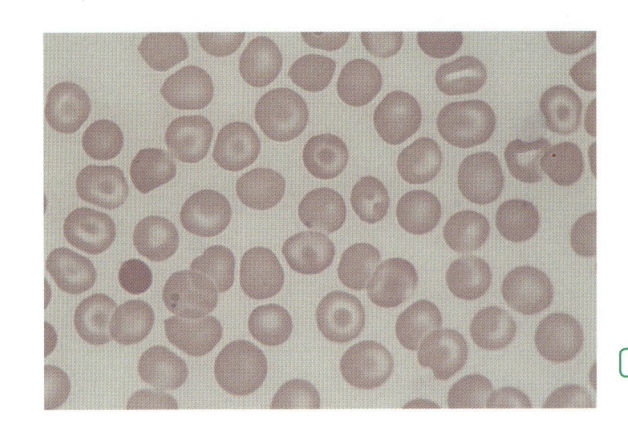

図 6-30　サラセミア患者の末梢血塗抹標本

球性低色素性貧血や溶血所見を呈する．α鎖合成障害をαサラセミア，β鎖合成障害をβサラセミアと呼ぶ．

■臨床像・診断■

わが国で問題となるのは，本邦サラセミアのほとんどを占める軽症型βサラセミアである．軽度ないし中等度の小球性低色素性貧血を呈するので鉄欠乏性貧血との鑑別が重要である．なぜなら無用の鉄剤投与は鉄過剰状態をきたすからである．末梢血赤血球形態は特徴があり，鉄欠乏性貧血のそれと比較して赤血球の菲薄化が著明で，標的赤血球が目立つ（図 6-30）．もちろん本症では鉄欠乏性貧血で見られるがごとき，血清鉄低値，総鉄結合能高値，血清フェリチン低値といった所見はみられない．診断は軽度ないし中等度の小球性低色素性貧血で，菲薄化した標的赤血球が目立ち，HbA2，HbF が軽度増加していることを確認すればよい．正確には Hb のα鎖とβ鎖の合成比を検索する．

■治　療■

軽症例では不要である．無用の検査や鉄剤による治療を避けることが重要である．重症例では成長障害をきたすため，早期から計画的な輸血が必要である．同時に重要なことは輸血に伴う鉄過剰を防ぐために，キレート剤であるデスフェロキサミンの投与が必要である．

4　酵素異常による遺伝性溶血性貧血

赤血球機能を保つうえで重要な酵素の質的ないし量的な異常によって起こる疾患である．17種の酵素異常が報告されているが，頻度が高いのはグルコース-6-リン酸デヒドロゲナーゼ異常症とピルビン酸キナーゼ異常症である．酵素異常症であるが，欧米の教科書では欠損症（deficiency）という言葉が用いられている．

a. グルコース-6-リン酸デヒドロゲナーゼ異常症
glucose-6-phosphate dehydrogenase（G6PD）deficiency[7,8]

G6PD は五炭糖リン酸回路の最初の反応に関与し，還元型グルタチオン（GSH）量を一定に保つことによって赤血球内諸蛋白を酸化的ストレスから防御している．本症は構造上正常とは異なる酵

表 6-16 G6PD異常症の溶血惹起薬剤(Cappellini MD, et al. Lancet. 2008; 371: 64-74)[8]

	確実な薬剤	可能性のある薬剤	疑わしい薬剤
抗マラリア薬	primaquine pamaquine	chloroquine	mepacrine quinine
サルファ剤	sulfanilamide sulfacetamide sulfapyridine sulfamethoxazole	sulfadimidine sulfasalazine glibenclamide	aldesulfone sulfadiazine sulfafurazole
スルホン剤	dapsone		
ニトロフラゾン剤	nitrofurantoin		
解熱鎮痛薬	acetanilide	aspirin	paracetamol phenacetin
その他の薬剤	nalidixic acid niridazole methylthionium phenazopyridine co-trimoxazole	ciprofloxacin chloramphenicol vitamin K analogues ascorbic acid mesalazine	aminosalicylic acid doxorubicin probenecid dimercaprol
その他の化学物質	naphthalene 2,4,6-trinitrotluene	acalypha indica extract	

素（変異酵素）の産生によって起こる伴性劣性遺伝による先天性溶血性貧血である．

■疫　学■
世界で約4億人以上がG6PDの異常遺伝子を持つと考えられており，マラリアの流行地と一致している．わが国ではその頻度は低く約0.1%であり，臨床上問題となるのはさらに少ない．

■成因・病態■
本症の溶血機序としては，G6PDによるNADPH産生が低下しているので，酸化剤などが作用した時，酸化されたグルタチオンをGSHに変換することができず酸化的ストレスが赤血球膜，ヘモグロビン，赤血球内酵素に及ぶ．これによって血管内溶血を起こす．また変形能低下を起こすため脾で捕捉（血管外溶血）される．

■症候・検査所見・診断■
変異酵素の性質により無症状のものから慢性溶血を呈するものまでさまざまである．通常溶血所見に乏しいが，感染後や解熱薬・サルファ剤・抗マラリア薬などの服用後に急性溶血発作を起こすことが多い．薬剤服用後の急性溶血発作をみたならば，本症に疑いをおきNADPHの産生を蛍光で調べるスポットテストやホルマザンリングテストにてスクリーニングし，赤血球溶血液を用いたG6PD活性測定によって確診する．

■治　療■
症状そのものは軽度で，治療のいらない例が多い．大切なことは変異酵素の検索によって溶血発作の危険があるか否かを知っておくことである．溶血発作の危険がある場合には，溶血惹起薬剤名（表6-16）のみならず服用可能な薬剤名を患者に知らせておく必要がある．これによって重篤な溶血発作は予防可能である．

b. ピルビン酸キナーゼ異常症〔pyruvate kinase（PK）deficiency〕[9]

PK は解糖系（Embden-Meyerhof 経路）の最終段階を触媒し，ATP を産生する重要な酵素である．

疫　学
本症は北欧出身者に多く，常染色体劣性遺伝形式を示す．G6PD 異常症についで多い．

成因・病態
病因は変異酵素の産生により ATP 産生が低下することによる．赤血球内 ATP 減少に伴い，流入した Ca を ATP 依存性のポンプで排出することができなくなり，細胞内の Ca 濃度は増加する．これにより K と水分の喪失をきたし，有棘赤血球（echinocyte）に変形する．このような変形した赤血球は脾臓で捕捉される．

症候・検査所見・診断
貧血，黄疸，脾腫といった慢性溶血性貧血の一般症状を呈するが，異常酵素の性質によって，新生児より激しい溶血を示す例から成人になって初めて気づかれる例までさまざまである．末梢血液像でときに有棘赤血球をみることがある．しかし摘脾前では明らかでないことが多い．典型例では自己溶血試験において溶血の亢進がみられ，グルコースの添加による改善はみられないが，ATP の添加によって改善がみられる（Dacie II 型）．

治　療
根本的な治療法はなく，対症療法として赤血球輸血を行う．摘脾の効果は HS ほどではなく術後ある程度の溶血が続くため，頻回の輸血を必要とする重症例に限ったほうがよい．

■文　献
1) 杉原　尚．先天性溶血性貧血．In：金澤一郎，他編．内科学．東京：医学書院；2006. p.1948-53.
2) 三輪史朗，野見山一生，青木国雄，他．溶血性貧血に関する全国疫学調査．日本医事新報．1976；2746：24-31.
3) Lux SE, Palek J. Disorders of the red cell membrane. In: Handin RI, et al. editors. Blood: Principles and practice of hematology. 2nd ed. Philadelphia: JB Lippincott; 2003. p.1709-858.
4) Perrotta S, Gallagher PG, Mohandas N. Hereditary spherocytosis. Lancet. 2008; 372: 1411-26.
5) Bolton-Maggs PH, Langer JC, Iolascon A, et al. Guidelines for the diagnosis and management of hereditary spherocytosis—2011 update. Br J Haematol. 2012; 156: 37-49.
6) 服部幸夫．異常ヘモグロビンとサラセミア．In：三輪史朗，監修．赤血球．東京：医学書院；1998. p.179-94.
7) 中西秀和，杉原　尚．グルコース-6-リン酸脱水素酵素（G6PD）異常症．日本臨牀．2013；別冊血液症候群第 2 版 I：297-301.
8) Cappellini MD, Fiorelli G. Glucose-6-phosphate dehydrogenase deficiency. Lancet. 2008; 371: 64-74.
9) 藤井寿一．ピルビン酸キナーゼ異常症．日本臨牀．2013；別冊血液症候群第 2 版 I：258-61.

〈杉原 尚　中西秀和〉

5 免疫機序による溶血性貧血

a. 自己免疫性溶血性貧血

自己免疫性溶血性貧血（autoimmune hemolytic anemia：AIHA）は，赤血球膜上の抗原と反応する自己抗体が産生され，抗原抗体反応の結果，赤血球が傷害を受け，赤血球寿命が著しく短縮（溶血）することにより生じた貧血である．

抗赤血球自己抗体が赤血球と反応する温度（至適温度作動域）により，体温付近を至適温度作動域とする温式（warm type）と4℃を至適温度とする冷式（cold type）に分類され，冷式はさらに寒冷凝集素症（cold agglutinin disease：CAD）とDonath-Landsteiner抗体を有する発作性寒冷ヘモグロビン尿症（paroxysmal cold hemoglobinuria：PCH）に分類されている．温式抗体によるAIHAの相対頻度が圧倒的に高く，単にAIHAと呼ぶのが通例である．

1）疫学（図6-31）

1974年度の調査では，溶血性貧血全病型の推定患者数は100万対12～44人で，その約半数が後天性溶血性貧血であり，AIHAは全体の約1/3を占め，さらにその大多数が温式AIHAであった．すなわち，AIHAの推定患者数は100万対3～10人，年間発症率は100万対1～5人とされる．また，1998年度の調査では，推計受療患者数は，溶血性貧血全体で2,600人であり，うちAIHAは1,500人であり，温式AIHAが47.1％を占め，冷式AIHAは5.0％であった．温式AIHAの特発性/続発性はほぼ同数に近い．特発性温式AIHAは，小児期のピークを除いて二峰性に分布し，若年層（10～30歳で女性が優位）と老年層（50歳以後に増加し70歳代がピークで性差はない）に多くみられる．全体での男/女は1/2～3で女性にやや多い．

2）診断と鑑別診断

AIHAの診断基準は厚生労働省研究班により作成されている（表6-17）．溶血性貧血の診断基準を満たすことを前提として，直接Coombs試験（図6-32）が陽性であれば診断される．特異的直接Coombs試験では，温式AIHAにおいてはIgG単独，あるいはIgG＋補体型を示し，CADならび

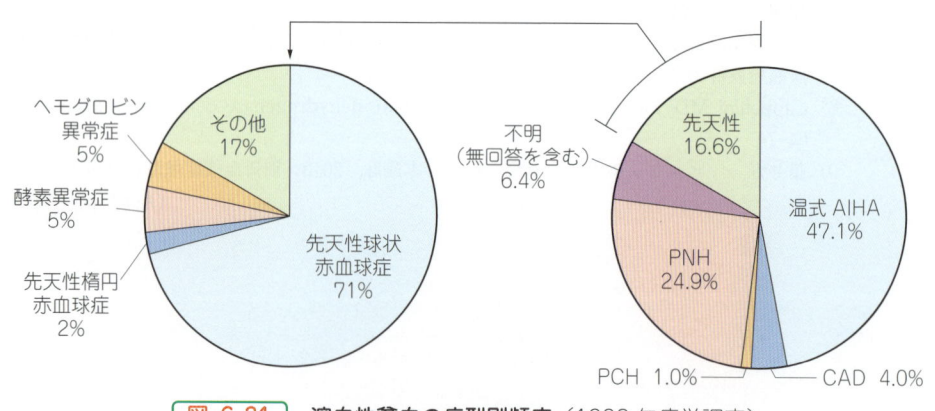

図 6-31　溶血性貧血の病型別頻度（1998年疫学調査）

表 6-17　自己免疫性溶血性貧血（AIHA）の診断基準[2]

（厚生労働省．特発性造血障害に関する調査研究班．平成 22 年度一部改訂）

1. 溶血性貧血の診断基準＊を満たす．
2. 広スペクトル抗血清による直接 Coombs 試験が陽性である．
3. 同種免疫性溶血性貧血（不適合輸血，新生児溶血性疾患）および薬剤起因性免疫性溶血性貧血を除外する．
4. 1〜3 によって診断するが，さらに抗赤血球自己抗体の反応至適温度によって，温式（37℃）の 1）と，冷式（4℃）の 2）および 3）に区分する．
    1) 温式自己免疫性溶血性貧血
       臨床像は症例差が大きい．特異抗血清による直接 Coombs 試験で IgG のみ，または IgG と補体成分が検出されるのが原則であるが，抗補体または広スペクトル抗血清でのみ陽性のこともある．診断は 2），3）の除外によってもよい．
    2) 寒冷凝集素症
       血清中に寒冷凝集素価の上昇があり，寒冷曝露による溶血の悪化や慢性溶血がみられる．直接 Coombs 試験では補体成分が検出される．
    3) 発作性寒冷ヘモグロビン尿症
       ヘモグロビン尿を特徴とし，血清中に二相性溶血素（Donath-Landsteiner 抗体）が検出される．
5. 以下によって経過分類と病因分類を行う．
    急性：推定発病または診断から 6 カ月までに治癒する．
    慢性：推定発病または診断から 6 カ月以上遷延する．
    特発性：基礎疾患を認めない．
    続発性：先行または随伴する基礎疾患を認める．
6. 参　考
    1) 診断には赤血球の形態所見（球状赤血球，赤血球凝集など）も参考になる．
    2) 温式 AIHA では，常用法による直接 Coombs 試験が陰性のことがある（Coombs 陰性 AIHA）．この場合，患者赤血球結合 IgG の定量が診断に有用である．
    3) 特発性温式 AIHA に特発性血小板減少性紫斑病（ITP）が合併することがある（Evans 症候群）．また，寒冷凝集素価の上昇を伴う混合型もみられる．
    4) 寒冷凝集素症での溶血は寒冷凝集素価と平行するとは限らず，低力価でも溶血症状を示すことがある（低力価寒冷凝集素症）．
    5) 自己抗体の性状の判定には抗体遊出法などを行う．
    6) 基礎疾患には自己免疫疾患，リウマチ性疾患，リンパ増殖性疾患，免疫不全症，腫瘍，感染症（マイコプラズマ，ウイルス）などが含まれる．特発性で経過中にこれらの疾患が顕性化することがある．
    7) 薬剤起因性免疫性溶血性貧血でも広スペクトル抗血清による直接 Coombs 試験が陽性となるので留意する．診断には臨床経過，薬剤中止の影響，薬剤特異性抗体の検出などが参考になる．

＊溶血性貧血の診断基準

1. 臨床所見として，通常，貧血と黄疸を認め，しばしば脾腫を触知する．ヘモグロビン尿や胆石を伴うことがある．
2. 以下の検査所見がみられる．
    1) ヘモグロビン濃度低下
    2) 網赤血球増加
    3) 血清間接ビリルビン値上昇
    4) 尿中・便中ウロビリン体増加
    5) 血清ハプトグロビン値低下
    6) 骨髄赤芽球増加
3. 貧血と黄疸を伴うが，溶血を主因としない他の疾患（巨赤芽球性貧血，骨髄異形成症候群，赤白血病，congenital dyserythropoietic anemia，肝胆道疾患，体質性黄疸など）を除外する．
4. 1，2 によって溶血性貧血を疑い，3 によって他疾患を除外し，診断の確実性を増す．しかし，溶血性貧血の診断だけでは不十分であり，特異性の高い検査によって病型を確定する．

第6章 ● 赤血球系疾患

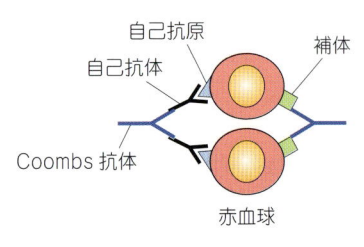

図 6-32 Coombs 試験とは？

Coombs 試験は，凝集反応を用いた検査であり，赤血球上の IgG や補体の存在を明らかにする．すなわち，赤血球上の自己抗原に結合した IgG 抗体だけでは赤血球は連結できないが，抗ヒト IgG 抗体（Coombs 抗体）を介在すると連結（凝集）が認められる．自己抗体により赤血球上に誘導される補体に対する抗体を用いても凝集反応がみられる．血清中の自己抗体を O 型赤血球に反応させて検出する場合は間接 Coombs 試験と呼ばれる．

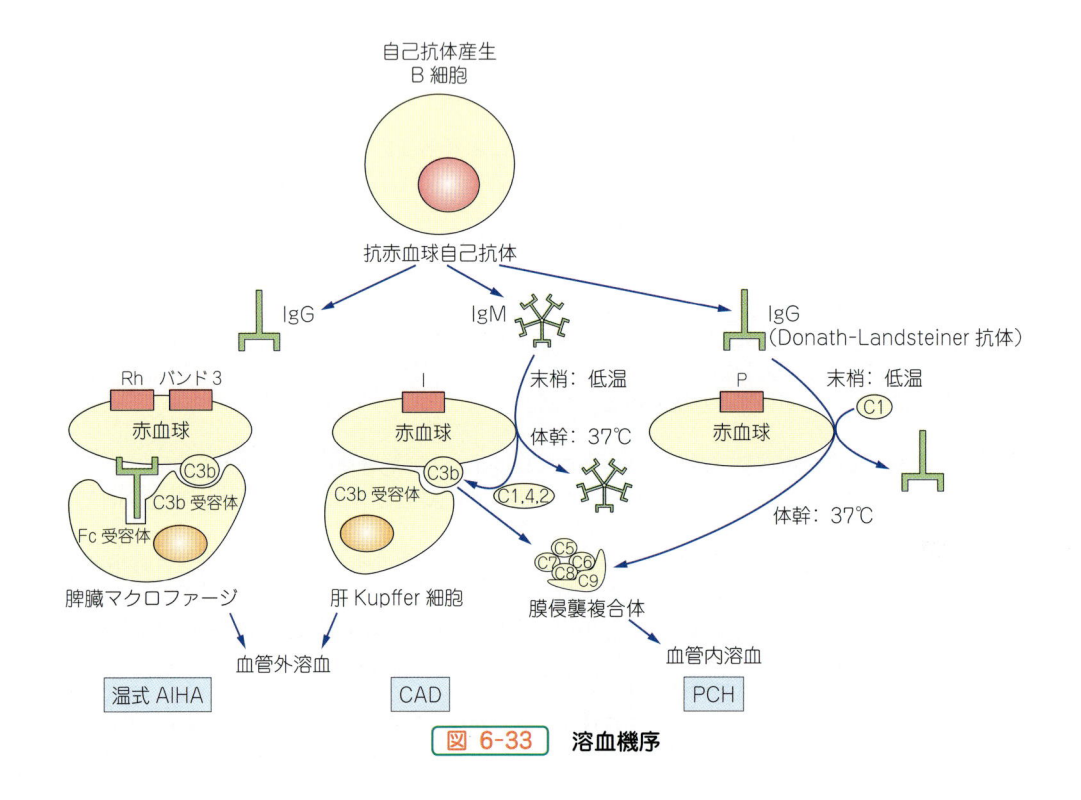

図 6-33 溶血機序

に PCH では補体型を示すことが多い．しばしば，末梢血像で小球状赤血球や赤血球凝集像が観察される．

IgG 自己抗体が赤血球上の蛋白抗原（Rh 蛋白，バンド 3 蛋白，グリコフォリン A 蛋白）に結合して血管外溶血をきたし，直接 Coombs 試験が陽性となる（図 6-33）．半数で間接 Coombs 試験が陽性となる．20%程度が特発性血小板減少症を合併し Evans 症候群と呼ばれる．寒冷凝集素症を合併している場合は混合型に分類される．Coombs 試験が陽性化しない自己抗体の結合量（赤血球あたり 100 IgG 分子前後）でも溶血を示す場合があり，Coombs 陰性 AIHA とよばれ，AIHA の 5〜10%に存在する．ステロイド治療前の赤血球結合 IgG 定量が診断に有用である（図 6-34）．

3）治療

特発性の温式 AIHA の治療では，副腎皮質ステロイド薬，摘脾術，免疫抑制薬が従来からの 3 本柱であり，副腎皮質ステロイド薬が第 1 選択で，摘脾術が二次選択となる．近年，リツキシマブ治

E● 溶血性貧血

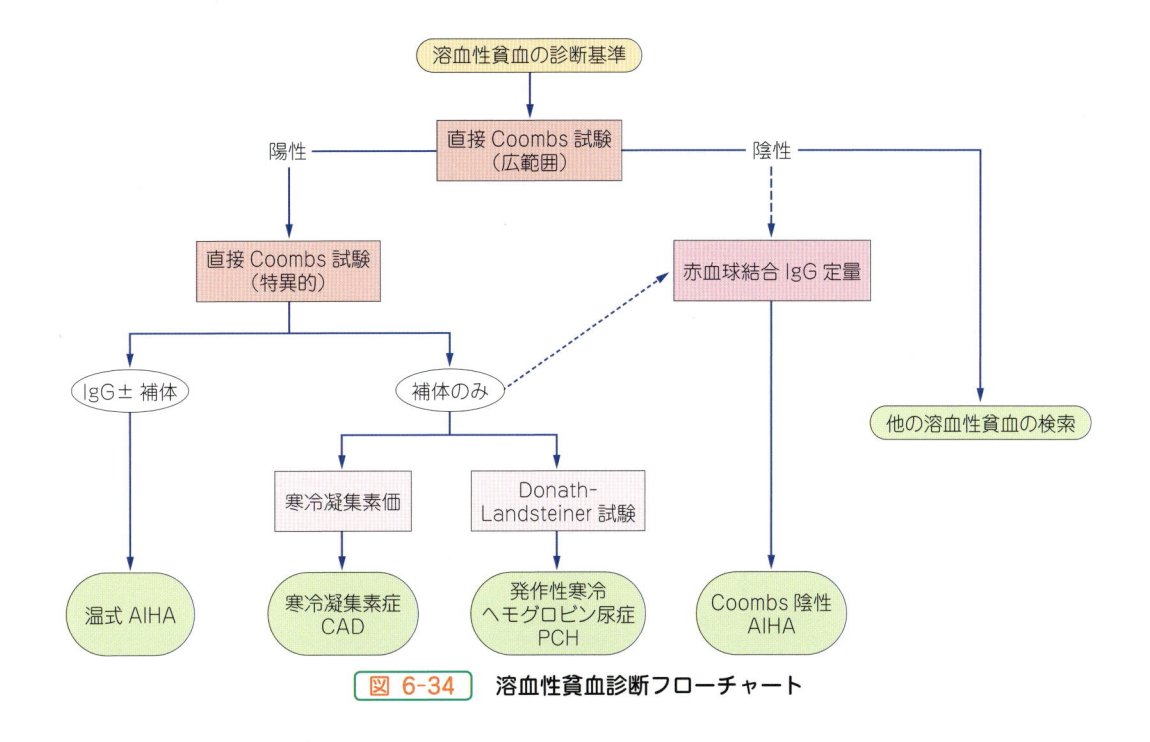

図 6-34 溶血性貧血診断フローチャート

療が注目されている．特発性の 80〜90％はステロイド薬単独で管理が可能とされている．

a）副腎皮質ステロイド薬（図 6-35）

（1）初期治療（寛解導入療法）

ステロイド薬使用に対する重大な禁忌条件がなければ，プレドニゾロン換算で 1.0 mg/kg の大量を連日経口投与する．約 40％は 4 週までに血液学的寛解状態に達する．高齢者や随伴疾患がある場合は減量投与（プレドニゾロン 0.5 mg/kg 相当量）が勧められる．ステロイド薬の減量は状況が許す限り慎重な方がよい．はじめの 1 カ月で初期量の約半量（中等量 0.5 mg/kg/日）とし，その後は溶血の安定度をみながら 2 週に 5 mg 位のペースで減量し，15〜10 mg/日の初期維持量に入る．減量期に約 5％で悪化をみるが，その際はいったん中等量（0.5 mg/kg/日）まで増量する．

（2）維持療法

ステロイド薬を初期維持量まで減量したら，網赤血球と Coombs 試験の推移をみて，ゆっくりとさらに減量を試み，平均 5 mg/日程度を最少維持量とする．この期間に 10〜12％で悪化や合併症の出現をみる．直接 Coombs 試験が陰性化し数カ月以上みても再陽性化や溶血の再燃がみられず安定しているなら，維持療法をいったん中止して追跡することも可能だが，再燃の可能性を常に念頭において定期的な追跡を怠らないことが重要である．増悪傾向が明らかなら，早めに中等量まで増量し，寛解を得た後，再度減量する．特発性 AIHA では 3〜4 年間の維持療法中に約 10％で悪化がみられ，ときに複数回これを反復する．ステロイド薬の維持量が 15 mg/日以上の場合，また副作用・合併症の出現があったり，悪化を繰り返すときは，二・三次選択である摘脾や免疫抑制薬，リツキシマブ治療の採用を積極的に考える．

b）ステロイド不応性特発性温式 AIHA の二次治療法

ステロイドによる初期治療に不応な場合は，まず悪性腫瘍などからの続発性 AIHA の可能性を検

第6章 ● 赤血球系疾患

図 6-35 特発性温式 AIHA の治療

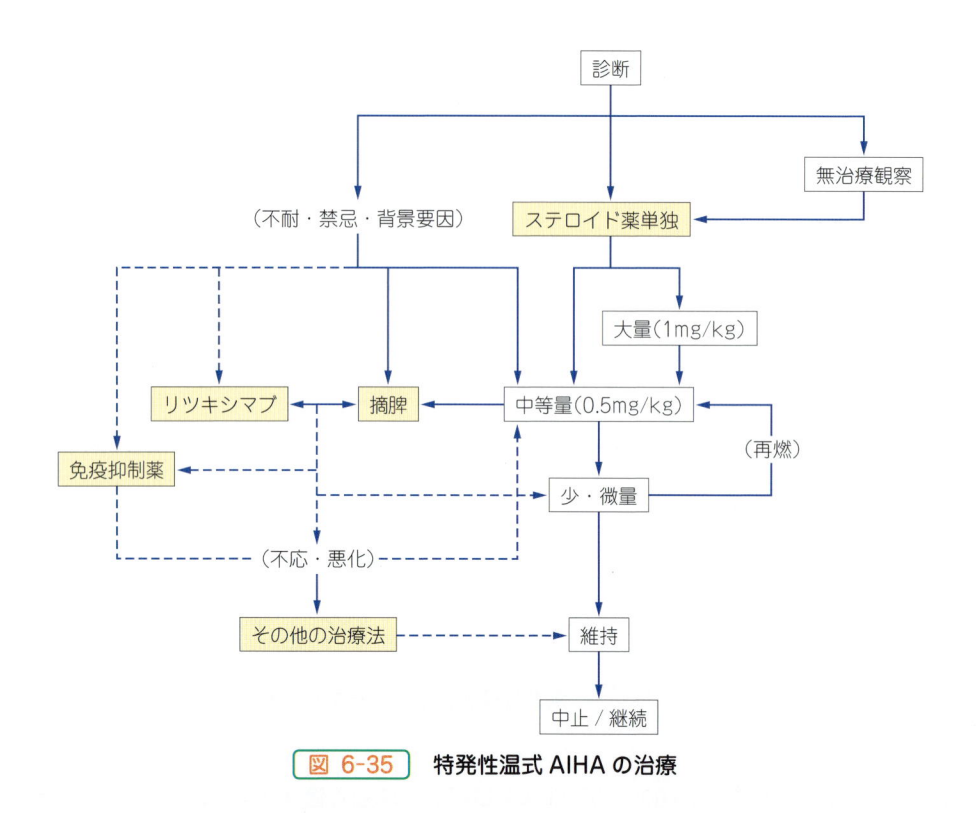

索する．基礎疾患が認められない場合は，複数の治療法が考慮されるが，優先順位や適応条件についての明確な基準はなく，患者の個別の状況により選択され，いずれの治療法も AIHA への保険適応はない．唯一，脾摘とリツキシマブについては，短期の有効性が実証されており，脾摘が標準的な二次治療として推奨されている．

（1）脾 摘

脾は感作赤血球を処理する主要な場であり，自己抗体産生臓器である．わが国では特発性 AIHA の約 15%（欧米では 25～57%）で摘脾が行われており，短期の有効性は約 60% と高い．また，治療効果が数年間持続するとの報告や脾摘後に再発した場合のステロイドの維持量が減量できることも報告されている．腹腔鏡下での脾摘の死亡率は 0.5% と比較的安全かつ容易に行うことができる．脾摘後は感染症のリスクは増えるが，死亡率の上昇は認められない．術前のワクチン接種や発熱時の抗菌薬の使用が重症感染症予防に有効とされている．脾摘の有効性の予測因子は明らかになっていないが，ステロイド投与が不要となる症例や，20% 程度に治癒症例もみられることから，ステロイド不応性 AIHA の二次治療として推奨されている．脾摘治療に不応例や再発例では，ステロイドによる再治療やリツキシマブ治療が推奨されている．

（2）リツキシマブ

ステロイド不応性温式 AIHA に対する半世紀ぶりの新たな治療法として有望視されている．短期の有効性について多くの報告はあるが，保険適応はまだない．標準的治療としては 375 mg/m² を 1 週間おきに 4 回投与する．80% の有効率が報告されている．安全性に関しても大きな問題はないが，2 例の進行性多巣性白質脳症（PML）の発症が報告されている．脾摘が困難な場合（重度の肥

満や血栓症の合併など）や手術を拒否された場合の選択肢と考えられているが，症例の蓄積が少なく，長期の有効性が確認されていないのが現状である．リツキシマブ治療に不応もしくは再発時には脾摘やリツキシマブ再投与が推奨されている．

最近，低用量リツキシマブ（100 mg，4週毎投与）に短期間のステロイド投与を併用した治療法が報告されている．

(3) 免疫抑制薬

ステロイドに次ぐ薬物療法の二次選択として，シクロホスファミドやアザチオプリンなどの細胞障害性免疫抑制薬がしばしば用いられる．主な作用は抗体産生抑制にある．多くは中等量ないし少量のステロイド薬と併用の形で使用される．高齢者などで摘脾が困難であったり，摘脾の効果が不十分であったり，摘脾後の再燃例も適応とされる．効果判定には4週以上の投与が必要で，有効ならステロイド薬を先に減量する．たとえ有効であっても数カ月以上の長期投与は避ける．有効率は35～40％で，ステロイド薬の減量効果が主である．免疫抑制・催奇形性・発がん性・不妊症など副作用に注意が必要である．

(4) その他の治療法

免疫グロブリン，ダナゾール，ミコフェノール酸モフェチル，シクロスポリン，アレムツズマブ，ビンカアルカロイド，血漿交換などによる治療法も報告されている．

(5) 輸　血

抗体の血液型特異性は多くの場合，汎反応性で型特異性が明らかでないため供血者赤血球とも反応し自己赤血球と同様に破壊される可能性が強いが，薬物治療が効果を発揮するまでの救命的な輸血は機を失することなく行う必要がある．生命維持に必要なヘモグロビン濃度の維持を目標に行う．意識の混迷などは貧血の悪化を示唆する重要な臨床所見であるため，その際にはただちに輸血が必要である．安全な輸血のため，輸血用血液の選択について予め輸血部門と緊密な連絡を取ることが勧められる．

4）経過・予後

小児のAIHAは概して急性一過性の経過をとり，しばしばヘモグロビン尿を呈するが，多くは3カ月までに自己限定的に終息する．急性型の70％は補体型のCoombs陽性でステロイド薬によく反応するが，慢性型では85％がIgG＋補体でステロイド反応性は一定しない．死亡率は10％程度で慢性型による．先行感染を持つものが半数で猩紅熱，ムンプス，インフルエンザ，ワクチン接種などが多い．

成人の特発性温式AIHAは多くが慢性経過をとる．慢性ではしばしば悪化や再燃がみられ，反復する．約15％が10～20年までにSLEへ移行し，18％に悪性リンパ腫の発症がみられる．

特発性温式AIHAの発症/診断から5年後の生存率は約80％である．続発性では3年までに約50％の死亡が記録される．特発性では年齢が予後因子として重要で，高齢者の予後は相対的に不良である．続発性では基礎疾患が主要な因子となる．

b. 寒冷凝集素症（cold agglutinin disease：CAD）

1）病　態
　寒冷曝露により，寒冷凝集素（IgM クラス）が赤血球の糖鎖抗原（Ii 血液型）に結合すると，赤血球が凝集し，血流が障害され，Raynaud 現象や四肢末端の痛み，変色をきたす．多数の IgM 分子が赤血球に結合し，高い補体の活性化を示せば，急激な血管内溶血が生じ，肉眼的ヘモグロビン尿や黄疸，貧血をきたす．赤血球膜に結合する IgM が少量の場合には，赤血球に結合した補体成分を介し，肝臓の Kupffer 細胞により貪食され血管外溶血となる．

2）診　断
　直接 Coombs 試験は補体が陽性となり，寒冷凝集素価上昇により診断される．慢性特発性例では 10 万倍以上のモノクローナルな寒冷凝集素価の上昇がみられる．マイコプラズマ感染や伝染性単核球症，リンパ腫やリンパ性白血病に続発する場合もある．寒冷凝集素価が高値でない場合（1,000 倍未満）でも，30℃以上で凝集活性が残存するような温度作動域の拡大が認められれば寒冷凝集素症と診断する．低力価寒冷凝集素症では，アルブミン法による寒冷凝集素価の上昇と温度作動域の拡大がみられる．

3）治　療
　全身の徹底的な保温が重要である．リンパ腫に伴うときは原疾患の化学療法が有効である．マイコプラズマ肺炎に伴う CAD では適切な抗菌薬を投与するが，溶血そのものに対する効果とは別であり，経過が自己限定的なので保存療法によって自然経過を待つ．溶血の強い時期には短期間の副腎皮質ステロイドが使用されるが，一般的に副腎皮質ステロイドと脾摘は無効である．特発性慢性 CAD の長期管理にはしばしば困難が伴い，様々な治療法が試みられているが効果は一定しない．特発性慢性 CAD に対するリツキシマブによる治療で，60％近くの有効率と 10％前後の完全寛解が報告されている．低力価寒冷凝集素症では副腎皮質ステロイドが有効とされている．

4）経過・予後
　慢性特発性では慢性で長期の経過をとり，それ以外では急性の経過で消退する．リンパ腫に続発する場合は原病の経過による．

c. 発作性寒冷ヘモグロビン尿症（paroxysmal cold hemoglobinuria：PCH）

1）病態と診断
　PCH の Donath-Landsteiner（D-L）抗体（IgG）は寒冷下で赤血球糖鎖抗原（主に P 血液型）と結合し，補体第 1 成分を結合し，躯幹部で加温されると補体の古典経路が活性化され溶血をきたす．直接 Coombs 試験は補体が陽性となり，D-L 試験陽性で診断する．4℃で直接 Coombs 試験を行うと IgG が陽性となる．
　進行梅毒に関連した慢性型は現在ではほとんどなく，小児のウイルス感染後に発症する急性型が主体である．急性型は，急激に発症し，高度の貧血が急速に進行し，発熱，黄疸，ヘモグロビン尿

を伴い，ショック状態や急性腎不全をきたすこともある．

2）治療と予後
小児の急性型では保温と全身管理が重要である．副腎皮質ステロイドは急性期の溶血に有効とされる．急性期の溶血を過ぎれば自然に消退し，再燃・再発はない．

d. 同種免疫性溶血性貧血

1）血液型不適合輸血
5章 E．輸血の項（288頁）を参照のこと．

2）新生児溶血性疾患
新生児溶血性疾患は，母子間の RhD 血液型や ABO 血液型の不適合のため，母体から移行した IgG 抗体により児の赤血球が破壊（溶血）されて生じる貧血と黄疸を主訴とする病態である．ABO 型不適合は，Rh 型不適合より頻度は多いが，通常 Rh 型不適合よりも症状は軽度である．その理由として胎児型赤血球は成人型赤血球に比して AB 型抗原の発現が弱いことや血管外溶血が起こりにくい IgG2 抗体が多いためとされている．

Rh 不適合妊娠における新生児溶血性疾患の発症機序は以下の通りである．第1子分娩後，RhD 陰性母体に混入した児の RhD 陽性赤血球に対して，母体内で抗 D 抗体が産生される．第2子妊娠の際，抗 D 抗体（IgG）が胎盤を通過し児に移行するために，胎児の RhD 陽性赤血球と抗原抗体反応を起こし，溶血を発症する．同種免疫は不適合輸血や経胎盤出血によっても起こるが，妊娠中に胎盤から胎児赤血球が母体循環に漏れることによっても起こる．

a）診　断
母親が RhD 陰性，児が RhD 陽性の場合で，児に貧血や黄疸など溶血所見がある場合に疑う．児の血液中に抗 D 抗体で感作された赤血球の存在を直接 Coombs 試験で，また，母体や臍帯血中の抗 D 抗体の存在を間接 Coombs 試験で証明する．

b）治　療
胎児輸血，交換輸血，光線療法，免疫グロブリン投与などが行われる．感作予防として，RhD 陰性母体に対して，妊娠中から分娩にかけて抗 RhD 抗体陽性免疫グロブリン製剤の投与が行われる．

e. 薬剤誘発性免疫性溶血性貧血

薬剤誘発性免疫性溶血性貧血は，免疫機序により，薬剤吸着型，免疫複合体型，自己免疫型に分類される．

1）薬剤吸着型（ペニシリン型，ハプテン型）
ペニシリンなどの薬剤を大量長期に投与すると，赤血球に吸着した薬剤がハプテンとなり，IgG 抗体が産生され，血管外溶血をきたす．発症は緩徐で，副腎皮質ステロイド治療が有効である．投与後 7〜10 日で発症し，投与中止後数日〜2 週間で溶血は消失する．ペニシリン，セファロスポリン，テトラサイクリンなどで報告がある．

2）免疫複合体型（スチボフェン型）

薬剤に対して抗体ができ，薬剤＋抗体の免疫複合体が赤血球に結合し，さらに補体が結合することにより血管内溶血をきたす．キニジン，スチボフェン，アミノピリン，イソニアジド，リファンピシン，テイコプラニン，オメプラゾールなどの報告がある．抗体の多くは IgM 抗体で，補体活性化作用があり，薬剤再投与で急激な血管内溶血を生じ，急性腎不全をきたすこともある．副腎皮質ステロイド治療は無効で，再投与の予防が重要である．

3）自己抗体型（αメチルドパ型）

降圧薬のメチルドパを長期投与すると 1〜2 割の症例で IgG 型の直接 Coombs 試験が陽性となり，その 10％以下に溶血が認められる．当該薬剤なしでも直接 Coombs・間接 Coombs 試験の結果が陽性になる．薬剤中止後数カ月で自己抗体は消失する．副腎皮質ステロイド治療が有効である．慢性リンパ性白血病に対してフルダラビンで治療を行うと，自己抗体が産生され激しい溶血のみられることもある．

4）診　断

溶血性貧血に共通した兆候・検査所見に加え，直接 Coombs 試験陽性が特徴的で，薬剤性溶血性貧血に関連した薬剤が病歴により得られ，その薬剤の中止により溶血性貧血の改善がみられたときに確定診断がなされる．

5）治療・予後

治療は原因薬剤の中止で，薬剤を中止すれば予後はきわめて良好である．

■文　献

1) Petz LD, Garratty G. Immune hemolytic anemias, Philadelphia: Churchill Livingstone; 2004.
2) 梶井英治, 他. 自己免疫性溶血性貧血診療の参照ガイド（平成 22 年度改訂版）. 厚生労働科学研究費補助金難治性疾患克服事業 特発性造血障害に関する研究班. 2011. p.141-76. http://zoketsushogaihan.com/file/AIHA.pdf
3) Coombs 陰性 AIHA の臨床像（検査に関する HP：http://homepage2.nifty.com/kmskt/AIHA）
4) Kamesaki T, Toyotsuji T, Kajii E. Characterization of direct antiglobulin test-negative autoimmune hemolytic anemia: a study of 154 cases. Am J Hematol. 2013; 88: 93-6.
5) Lechner K, Jäger U. How I treat autoimmune hemolytic anemias in adults. Blood. 2010; 116: 1831-8.
6) Petz LD. Cold antibody autoimmune hemolytic anemias. Blood Reviews. 2008; 22: 1-15.
7) Peñalver FJ, Alvarez-Larrán A, Diez-Martin JL, et al. Rituximab is an effective and safe therapeutic alternative in adults with refractory and severe autoimmune hemolytic anemia. Ann Hematol. 2010; 89: 1073-80.
8) Barcellini W, Zaja F, Zaninoni A, et al. Low dose rituximab in adult patients with idiopathic autoimmune hemolytic anemia: clinical efficacy and biological studies. Blood. 2012; 119: 3691-7.

〈亀崎豊実　梶井英治〉

F 発作性夜間ヘモグロビン尿症

　発作性夜間ヘモグロビン尿症（paroxysmal nocturnal hemoglobinuria：PNH）は後天性の造血幹細胞変異疾患で，補体介在性で Coombs 陰性の血管内溶血および血栓症を生じ，多くは再生不良性貧血様の造血障害も併発する．血管内溶血によるヘモグロビン尿を特徴とし，特に早朝や感染症などに伴う溶血亢進時の尿はワインレッドやコーラ色（淡赤〜暗褐色）と表現され，病名に採用されるほど印象的である（図 6-36）．第 1 例目が報告されてから約 150 年になり，発症年齢に偏りがなく，性差に乏しい稀少疾患（推定有病率 1〜10 人/100 万人）である．病態研究も 1990 年頃より急速に進展し，この分子病態に基づいた初めての補体分子標的治療薬（エクリズマブ）も最近登場している．

a. 病態[1]

　PNH は後天的に phosphatidylinositol glycan-complementation class A（PIGA）遺伝子変異を獲得した造血幹細胞由来の PNH 血球がクローン性に拡大し，やがて発症する．主な病態は，補体介在性溶血，血栓症，造血障害である．

a）補体介在性溶血

　PNH の血管内溶血は PNH 赤血球の補体感受性亢進に起因する．PNH 赤血球の補体感受性亢進の原因は，赤血球膜上の glycosylphosphatidylinositol（GPI）結合型膜蛋白である decay-accelerating factor（DAF，CD55）や CD59 と呼ばれる補体制御因子の欠損にある（図 6-37）．この欠損は PNH 血球における GPI 合成不全に由来する．当然，GPI 結合膜蛋白である好中球アルカリホスファターゼや赤血球アセチルコリンエステラーゼも欠損する．GPI 合成不全は，*PIGA* が関与する GPI 合成過

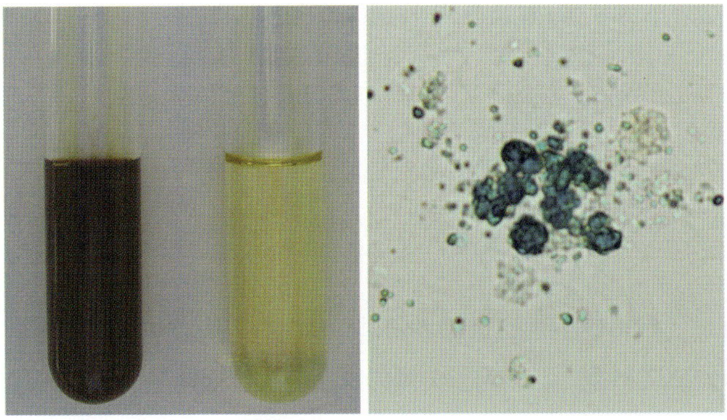

図 6-36　ヘモグロビン尿と尿中ヘモジデリン

ヘモグロビン尿（PNH 患者）　　正常尿（健常人）　　尿中ヘモジデリン（PNH 患者）

尿潜血は陽性だが，尿沈渣で赤血球は認めない（血管内溶血）．持続的な血管内溶血により尿中ヘモジデリンが検出される．

第6章 ● 赤血球系疾患

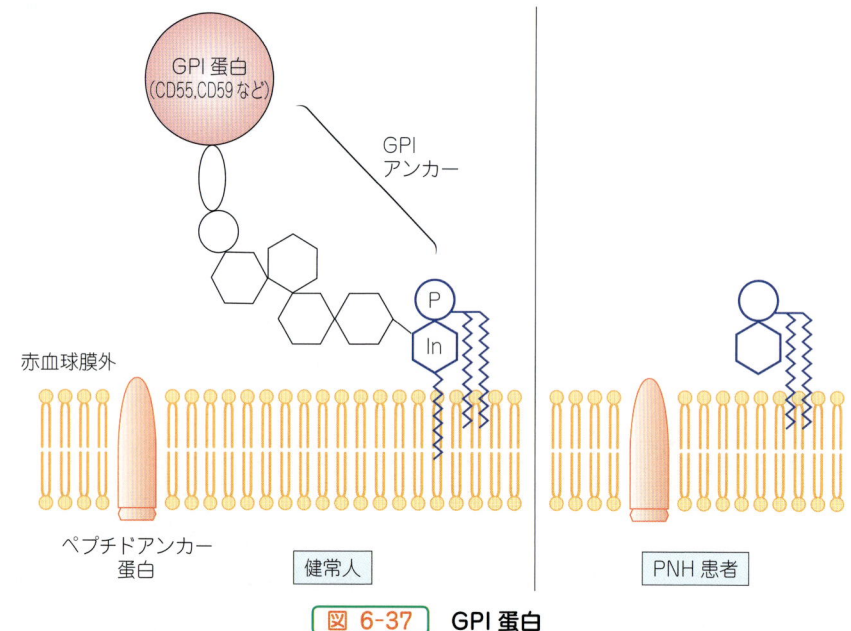

図 6-37　GPI 蛋白

血球膜外層のイノシトールリン脂質に糖鎖が結合している．健常人血球（図の左側）では糖鎖の先に DAF や CD59 などの GPI 蛋白が結合している．PNH 血球（図の右側）では GPI 合成不全ため一連の GPI 蛋白が膜に局在できない．P：リン酸，In：イノシトール．

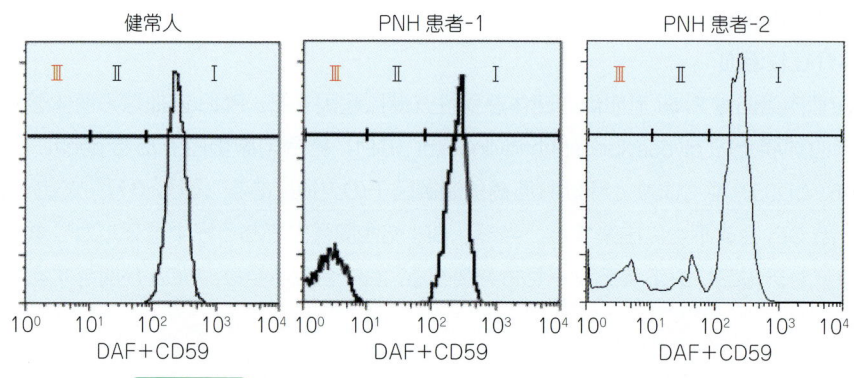

図 6-38　フローサイトメトリーによる PNH 血球の検出

健常人の血球に発現する GPI 蛋白（DAF，CD59 など）は PNH 血球では様々な程度に欠損する．PNH 患者では PNH 血球と正常血球が混在する．PNH 赤血球は補体感受性の程度（DAF と CD59 の欠損程度に相当）によりⅠ型（正常），Ⅱ型（部分欠損），Ⅲ型（完全欠損）に分類される．健常人血球はすべてⅠ型，これに対し PNH 患者 1 ではⅠ型＋Ⅲ型や PNH 患者 2 ではⅠ型＋Ⅱ型＋Ⅲ型が見られる．

程の最初の糖転移障害に起因する．つまり，補体感受性亢進の本質は，*PIGA* 変異に伴う GPI 合成不全による GPI 結合型の補体制御因子の欠損にある．この因子欠損の程度により補体感受性が異なり，PNH 赤血球はⅠ型（正常），Ⅱ型（3〜5 倍軽度亢進），Ⅲ型（15〜25 倍高度亢進）に分類され，共存しうる（図 6-38）．

一方，溶血を誘発する補体活性化については，常時わずかに活性化されている補体第2経路に依存する慢性持続性溶血に加えて，感染症などによる古典経路の補体活性化に伴う一過性の溶血亢進（溶血発作）がある[2]．活性化の誘因には感染症の他に，睡眠，手術，妊娠，ビタミンC大量摂取，鉄剤，輸血などが知られている．

最近，血管内溶血のみと考えられてきたPNH患者に血管外溶血が検出されている．補体標的治療により血管内溶血を完全に抑制した患者のなかにあっても，溶血が見られたことにはじまる．補体C3の赤血球膜上蓄積による血管外溶血であった[3]．

b）血栓症

PNH血栓症は欧米では主死因であるが，わが国では発症頻度は高くない（厚生労働省研究班の調査で10%[4]；AEGIS試験で17%[5]）．なぜか動脈より静脈に血栓ができやすい．血栓症は血管内溶血に関連し，PNHクローン量が多いと血栓症の発生頻度も高くなる[6]．血栓形成機序としては，1）溶血による赤血球膜断片のリン脂質部分が血漿凝固因子に触れて凝固を誘発する[7]，2）溶血による遊離ヘモグロビンが，血小板の活性化を生じるとともにNOを吸着し血管拡張を阻害する[8]，3）補体でPNH血小板が活性化され凝集を促す，4）溶血や補体活性化により赤血球や血小板からmicroparticlesが放出され血栓形成を促す，5）GPI蛋白の1つであるurokinase-type plasminogen activator receptor（u-PAR）の血球膜欠損や血中遊離u-PARの増加に関連したプラスミン生成阻害により，血栓融解が遅延する[9]，などで説明される．これらがどの程度関与しているかは不明である．

c）造血障害

造血障害は，事実上すべてのPNH患者に存在している．欧米に比べわが国のPNH患者で鮮明であり，わが国のPNH患者の主死因となっている[4]．この造血障害には再生不良性貧血（AA）と同様に免疫抑制療法が奏効する．そのため，AAと似た自己免疫介在性の病態が想定されている[10]．NK細胞や細胞傷害性T細胞が免疫細胞の候補，WT1，HSP72，DRS-1，ULBP，MICA/BなどがPNH造血幹細胞上の標的分子の候補である[10]．AA患者の約3割にPNH型（GPI蛋白欠損）血球が検出され，この血球が検出された患者ほど免疫抑制療法が奏効する．そこで，何らかのGPI蛋白が主要な免疫標的分子の1つである可能性が示唆されており，上記標的分子候補のうちGPI蛋白のULBPが注目されている[11,12]．

b．臨床症状と所見

PNH患者に見られる症状は，PNH特有のものではなく，めまい，全身倦怠感，嚥下障害，腹痛，褐色尿，肺高血圧症，慢性腎障害，男性機能不全など多彩で，全身に及ぶ．嚥下困難（食道痙攣）や男性機能不全は，溶血に伴う血中遊離ヘモグロビンによる筋弛緩作用を持つ一酸化窒素（NO）の吸収で平滑筋攣縮が助長されて生じる[8]．溶血の一過性亢進（溶血発作）や重篤な血栓などは致命症となり得る．また，原因不明の突然死や動・静脈血栓症の中にPNH患者が含まれている可能性がある．

c．検査所見

a）血液所見

後天性のCoombs陰性の溶血（LDH値上昇，間接ビリルビン値上昇，ハプトグロビン値低下，網

表 6-18　診断時の検査所見（日本人PNH患者の平均値）（金倉譲, 他. 臨床血液. 2006; 47: 215-39[4)]より一部改変）

白血球数	3475 /μL
ヘモグロビン	8.2 g/dL
血小板数	9.6×10^4 /μL
網赤血球数	7.8×10^4 /μL
LDH	1572 U/L

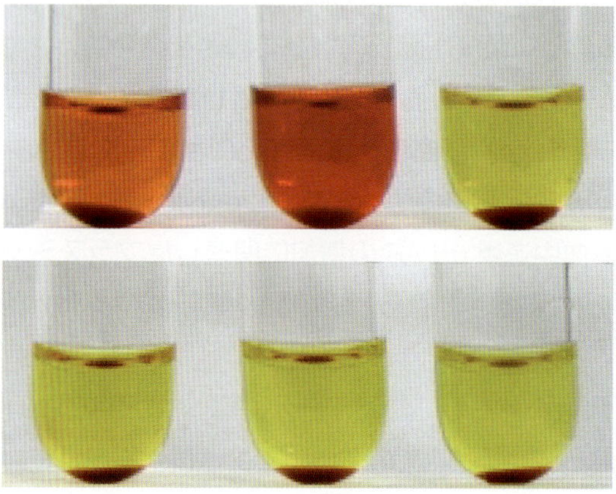

図 6-39　Ham 試験
古典的な PNH 診断法．酸添加により血清中の補体を活性化すると，補体に弱い PNH 赤血球が選択的に破壊される（補体感受性）．患者血には溶血しない赤血球も混在する．また，補体を不活化すると溶血は生じない（補体依存性）．

赤血球増加）と貧血が見られる．さらに，日本人では白血球や血小板減少を伴うことが多い（表6-18）[4)]．溶血における補体消費量は少なく，血清補体価は低下しない．

b）尿所見

上清のヘモグロビン陽性であり，持続性血管内溶血を支持する尿沈渣のヘモジデリンも検出される（図 6-36）．

c）骨髄所見

過形成（36.5％），低形成（40.4％），正形成（23.1％）と報告されている．骨髄赤芽球増加がみられる．

d）細胞表面マーカー

PNH 血球の種類と割合を確認でき，感度や特異性が高く，従来の Ham 試験（図 6-39）や砂糖水溶血試験に替わって PNH 診断や病勢判断に利用されている[13)]．PNH 血球の証明には，3 血球系限定の複数 GPI 結合型血球膜蛋白の同時欠損を捉える．最近では，これまで汎用されてきた抗 CD55 および抗 CD59 モノクローナル抗体に加え FLAER という GPI 検出試薬が新たに推奨された．一般的に赤血球は溶血の影響を受け，顆粒球や網赤血球に比べて PNH 血球の割合は低い．また，溶血が鮮明になるのは PNH 赤血球が 1％以上である．

e）染色体・遺伝子検査

特有の所見はないが，骨髄不全症候群に共通の第7番染色体モノソミー（－7）や第8番染色体トリソミー（＋8）が検出されやすい．他の骨髄不全疾患を除外する．

d. 診断（分類）

2010年に厚生労働省特発性造血障害に関する調査研究班から改訂された診断基準が示された（表6-19）[4]．診断には上記病態に加えて，幹細胞レベルでのGPI合成異常を確認するために3血球系限定の複数GPI結合型血球膜蛋白の同時欠損を捉える．PNHの病型は，溶血性貧血を主体とする古典的PNH，造血不全症の側面を併せ持つ骨髄不全型PNH，いずれにも分類されない混合型PNHに分類される．溶血所見を伴わないPNHタイプ血球陽性の骨髄不全症は，臨床的にPNHではない．

e. 治　療

a）溶　血

慢性溶血は通常経過観察でよい．ヘモグロビン尿排泄による鉄欠乏には，少量の経口鉄補充が有効である．ヘモグロビン値7.0 g/dL以上を目標に，必要時には洗浄赤血球を輸血する．溶血発作時には，誘因となる感染症などの治療を行いながら，腎保護に利尿促進やハプトグロビン補充を行う．貧血の進行に対しては，洗浄赤血球（緊急時は濃厚赤血球でもよい）輸血を行う．なお，エクリズマブによる溶血発作の抑制は未確認である．

b）血栓症

血栓形成機序が不明であり治療法は確立されていない．誘因となる血管内カテーテル留置，長期安静，産褥期，経口避妊薬使用などを極力避けることが予防となる．急性期にはヘパリンの持続点滴，慢性期にはワルファリン内服で対処する．幸いにも，エクリズマブの血栓予防効果が報告されている[14]．

c）造血障害

臨床的緊密性が高いAAに準じた治療を用いる．病初期のシクロスポリンや抗胸腺細胞グロブリンなどの免疫抑制薬は奏効する．治療抵抗性の血球減少に対しては，成分輸血を行う．PNH赤血球量も減少しているときは，洗浄赤血球でなくてもよい．一方，鉄利用低下や輸血により鉄過剰症が併発しやすく，経口鉄キレート薬（デフェラシロクス）を用いて血清フェリチン1,000 ng/mL以下に維持する[15]．なお，エクリズマブに造血障害を改善する効果はない[16]．

d）補体第5因子阻害抗体薬（エクリズマブ）（図6-40）

2010年6月に上市された初めてのPNH治療薬であり，補体介在性溶血を阻止する．エクリズマブ投与後，最初の1週間以内にLDH値の急激な改善を認め，治療中その効果は持続する（図6-41）[5]．溶血に起因する疲労感も速やかに改善してくる．ヘモグロビン値は安定し，赤血球輸血量の減少が期待できる．また，エクリズマブ投与により血栓イベントも減少する．一方，副作用はNOの回復に起因する頭痛程度にとどまり，持続的に安全で良好な忍容性を示す．懸念される髄膜炎菌感染症もわが国では認められていない．問題点は，非常に高価な薬剤でほぼ2週毎の静脈注射が必要であり，また補体抑制による莢膜形成細菌（髄膜炎菌など）感染が懸念され，長期使用や妊婦・小児における安全性も未確立なことである．主な使用基準は，PNHクローン量が多く（GPI欠

第6章 ● 赤血球系疾患

表 6-19 発作性夜間ヘモグロビン尿症（PNH）の診断基準（平成22年度改訂）

1. 臨床所見として，貧血，黄疸のほか肉眼的ヘモグロビン尿（淡赤色尿〜暗褐色尿）を認める．ときに静脈血栓，出血傾向，易感染性を認める．先天発症はないが，青壮年を中心に広い年齢層で発症する．
2. 以下の検査所見がしばしばみられる．
   1) 貧血および白血球，血小板の減少
   2) 血清間接ビリルビン値上昇，LDH 値上昇，ハプトグロビン値低下
   3) 尿上清のヘモグロビン陽性，尿沈渣のヘモジデリン陽性
   4) 好中球アルカリホスファターゼスコア低下，赤血球アセチルコリンエステラーゼ低下
   5) 骨髄赤芽球増加（骨髄は過形成が多いが低形成もある）
   6) Ham（酸性化血清溶血）試験陽性または砂糖水試験陽性
3. 以下の検査所見によって診断を確実なものとする．
   1) glycosylphosphatidylinositol（GPI）アンカー型膜蛋白の欠損血球（PNH タイプ血球）の検出と定量
   2) 骨髄穿刺，骨髄生検，染色体検査などによる他の骨髄不全疾患の判定
4. 以下によって病型分類を行う．
   1) 臨床的 PNH（溶血所見がみられる）
      (1) 古典的 PNH
      (2) 骨髄不全型 PNH
      (3) 混合型 PNH
   2) PNH タイプ血球陽性の骨髄不全症（溶血所見は明らかでない PNH タイプ血球陽性の骨髄不全症は，下記のように呼び，臨床的 PNH とは区別する）
      (1) PNH タイプ血球陽性の再生不良性貧血
      (2) PNH タイプ血球陽性の骨髄異形成症候群
      (3) PNH タイプ血球陽性の骨髄線維症，など
5. 参 考
   1) PNH は溶血性貧血と骨髄不全症の側面を併せ持つ造血幹細胞異常による疾患である．骨髄不全型 PNH は，再生不良性貧血-PNH 症候群によって代表される．
   2) PNH タイプ血球の検出と定量には，抗 CD55 および抗 CD59 モノクローナル抗体または FLAER を用いたフローサイトメトリー法が推奨される．PNH タイプ好中球比率はしばしば PNH タイプ赤血球のそれより高値を示す．
   3) 溶血所見として，肉眼的ヘモグロビン尿，網赤血球増加，血清 LDH 値上昇，間接ビリルビン値上昇，血清ハプトグロビン値低下が参考になる．PNH タイプ赤血球が 1〜10％であれば，溶血所見を認めることが多い．

損 PNH Ⅲ型赤血球 10％以上），溶血が明瞭で（LDH が施設基準上限値の 1.5 倍以上），輸血依存性（過去 2 年以内に 1 回以上の赤血球輸血歴）である．

e）造血幹細胞移植

唯一の根治療法である．対象は，重度の造血不全，致命的血栓症，激しい溶血発作に限られる．しかし，エクリツマブの登場により溶血と血栓症が顕著に抑制され，移植対象患者は減少すると予想される．

f）日常生活の患者指導

溶血亢進の予防が期待できる．特に，溶血の誘因となる感染予防のための手洗いやうがいの励行，ビタミンＣ大量摂取を避けるように指導する．

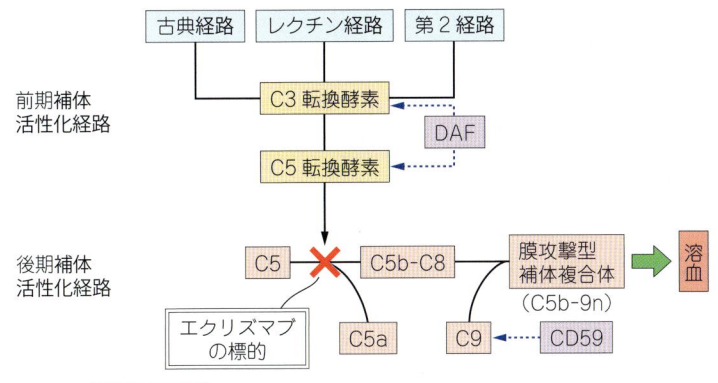

図 6-40　補体活性化経路とエクリズマブ作用部位

補体活性化には前期と後期経路があり，そのうち前期経路には，古典経路，第 2 経路，レクチン経路の 3 つがある．補体制御因子の DAF は前期補体反応を抑制し，CD59 は後期補体反応を抑制する．エクリズマブは，後期補体反応初期の C5 転換酵素の作用を阻止し，下流にある膜攻撃型補体複合体（C5b-9n）形成を阻害することにより補体および溶血を抑制する．

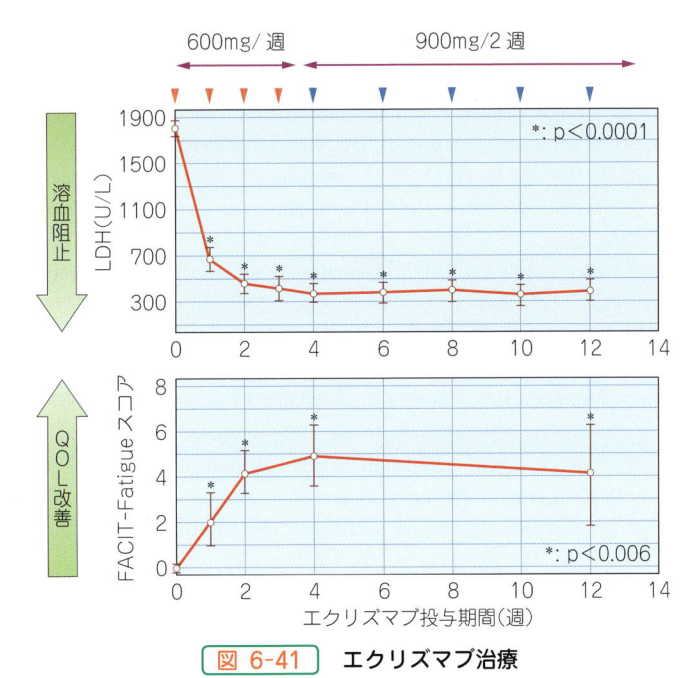

図 6-41　エクリズマブ治療

1 週間以内に溶血が劇的に阻止され（溶血の鋭敏な指標である血清 LDH 値が急激に低下），持続している．生活の質（QOL）もこれに伴い改善している．（AEGIS 試験, Kanakura Y, et al. Int J Hematol. 2011; 93: 36-46[5]より改変）

f. 予　後

PNH は診断後の平均生存期間が約 32 年，また生存期間中央値が 25 年と比較的予後の良い慢性疾患である．しかし，進行する造血障害，致命的な血栓症，溶血発作に伴う腎不全を併発することがあり，生活の質（QOL）は高いとは言えない[4]．予後不良因子は，1）診断時年齢 50 歳以上，2）診

断時重症白血球（好中球）減少症，3）重症感染症の合併などがあげられる．わが国の PNH 患者の死因は，出血 24％，感染症 37％，腎不全 18％，骨髄異形成症候群/白血病 16％，血栓症 8％，がん 5％であり，欧米例に比べ出血が多く血栓症が少ない．エクリズマブの登場により，特に溶血や血栓症が多くみられる欧米人患者の予後が改善すると思われる．

■文　献

1) 中熊秀喜．発作性夜間ヘモグロビン尿症（PNH）．In：浅野茂隆，池田康夫，内山　卓，編．三輪血液病学．3版．東京：文光堂；2006. p.1163-81.
2) Nakakuma H, Hidaka M, Nagakura S, et al. Expression of cryptantigen Th on paroxysmal nocturnal hemoglobinuria erythrocytes in association with a hemolytic exacerbation. J Clin Invest. 1995; 96: 201-6.
3) Risitano AM, Notaro R, Marando L, et al. Complement fraction 3 binding on erythrocytes as additional mechanism of disease in paroxysmal nocturnal hemoglobinuria patients treated by eculizumab. Blood. 2009; 113: 4094-100.
4) 金倉　譲，西村純一，木下タロウ，他．発作性夜間ヘモグロビン尿症診療の参照ガイド．臨床血液．2006; 47: 215-39.
5) Kanakura Y, Ohyashiki K, Shichishima T, et al. Safety and efficacy of the terminal complement inhibitor eculizumab in Japanese patients with paroxysmal nocturnal hemoglobinuria: the AEGIS Clinical Trial. Int J Hematol. 2011; 93: 36-46.
6) Hall C, Richards S, Hillmen P. Primary prophylaxis with warfarin prevents thrombosis in paroxysmal nocturnal hemoglobinuria（PNH）. Blood. 2003; 102: 3587-91.
7) Wiedmer T, Hall SE, Ortel TL, et al. Complement-induced vesiculation and exposure of membrane prothrombinase sites in platelets of paroxysmal nocturnal hemoglobinuria. Blood. 1993; 82: 1192-6.
8) Rother RP, Bell L, Hillmen P, et al. The clinical sequelae of intravascular hemolysis and extracellular plasma hemoglobin: a novel mechanism of human disease. JAMA. 2005; 293: 1653-62.
9) Ploug M, Eriksen J, Plesner T, et al. A soluble form of the glycolipid-anchored receptor for urokinase-type plasminogen activator is secreted from peripheral blood leukocytes from patients with paroxysmal nocturnal hemoglobinuria. Eur J Biochem. 1992; 208: 397-404.
10) Kawaguchi T, Nakakuma H. New insights into molecular pathogenesis of bone marrow failure in paroxysmal nocturnal hemoglobinuria. Int J Hematol. 2007; 86: 27-32.
11) Cosman D, Müllberg J, Sutherland CL, et al. ULBPs, novel MHC class I -related molecules, bind to CMV glycoprotein UL16 and stimulate NK cytotoxicity through the NKG2D receptor. Immunity. 2001; 14: 123-33.
12) Hanaoka N, Nakakuma H, Horikawa K, et al. NKG2D-mediated immunity underlying paroxysmal nocturnal haemoglobinuria and related bone marrow failure syndromes. Br J Haematol. 2009; 146: 538-45.
13) van der Schoot CE, Huizinga TW, van't Veer-Korthof ET, et al. Deficiency of glycosyl-phosphatidylinositol-linked membrane glycoproteins of leukocytes in paroxysmal nocturnal hemoglobinuria, description of a new diagnostic cytofluorometric assay. Blood. 1990; 76: 1853-9.
14) Hillmen P, Muus P, Dührsen U, et al. Effect of the complement inhibitor eculizumab on thromboembolism in patients with paroxysmal nocturnal hemoglobinuria. Blood. 2007; 110: 4123-8.
15) 小澤敬也．貧血の病態と診断・治療．貧血—最新の基礎と臨床—．日本臨牀．2008; 66; 423-8.
16) Parker C. Eculizumab for paroxysmal nocturnal haemoglobinuria. Lancet. 2009; 73: 759-67.

〈花岡伸佳　中熊秀喜〉

G 鉄過剰症と鉄キレート剤

a. 鉄過剰症とは

　文字通り体内に鉄が過剰に存在する病態をいう．歴史的に体内鉄量は肝鉄濃度（liver iron concentration：LIC）を指標に判定されており，肝臓乾燥重量 1 g あたり 7 mg 以上の鉄沈着で鉄過剰症と診断される．しかし，実際の臨床現場では肝生検は困難であるため，測定の簡便なフェリチン値が鉄過剰症の指標にされる．

b. 病　態

　ヒトには鉄の積極的排出機構が備わっておらず，出血や溶血によるヘモグロビンの喪失がない限り，その排出量は成人男性の場合 1 日約 1 mg でほぼ一定である．日本の赤血球輸血製剤には 1 単位あたり 100 mg の鉄が含まれるため，1 回 2 単位の輸血でいわば 200 日分の鉄が体内に入ってくることになり，頻回の赤血球輸血は最終的に鉄過剰症をきたす．鉄過剰症を引き起こす原因としては輸血の他に，鉄代謝関連分子の異常による原発性鉄過剰症があるが，わが国ではまれであり，ほとんどの症例は再生不良性貧血や MDS を基礎疾患とした輸血後鉄過剰症である[1]．

　鉄過剰症で問題となる鉄イオン（遊離鉄）は生体内のスーパーオキサイド（$\cdot O_2^-$）や過酸化水素（H_2O_2）と反応することにより，きわめて毒性の強い水酸基ラジカル（$\cdot OH$）を生成する（図 6-42）．水酸基ラジカルは細胞内の脂質・蛋白・核酸を障害することでアポトーシスや遺伝子の障害を引き

$$Fe^{2+} + H_2O_2 \rightarrow \text{Reactive intermediates}$$
$$\rightarrow Fe^{3+} + \cdot OH + OH^-$$
$$(\text{Fenton 反応})$$

$$Fe^{3+} + \cdot O_2^- \rightarrow Fe^{2+} + O_2$$
$$H_2O_2 + \cdot O_2^- \xrightarrow{Fe} OH^- + \cdot OH + O_2$$
$$(\text{Harber-Weiss 反応})$$

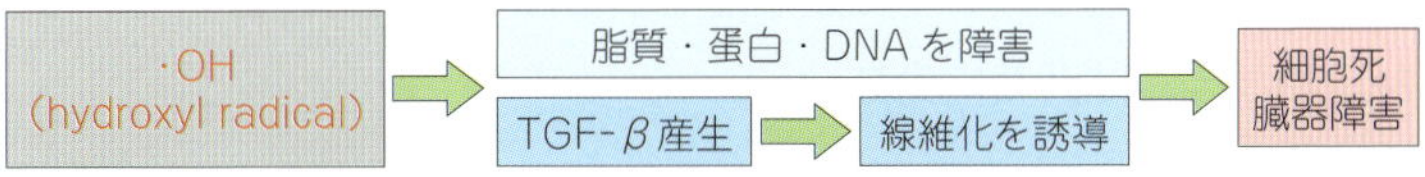

図 6-42 鉄による活性酸素種産生反応
遊離鉄は過酸化水素やスーパーオキサイドと反応して，水酸基ラジカルを生成する（Fenton 反応，Harver-Weiss 反応）．水酸基ラジカルは細胞内物質を酸化し，細胞死，臓器障害を引き起こす．

表 6-20　鉄過剰症をきたす疾患・病態

A. 原発性鉄過剰症
　　遺伝性ヘモクロマトーシス
　　　　HFE 遺伝子異常
　　　　ヘモジュベリン（HJV）遺伝子異常
　　　　ヘプシジン遺伝子異常
　　　　トランスフェリン受容体 2（TfR2）遺伝子異常
　　　　フェロポルチン（FPN）遺伝子異常
　　フェリチン遺伝子異常（H フェリチン異常）
　　DMT1 遺伝子異常
　　セルロプラスミン遺伝子異常
　　無トランスフェリン血症（トランスフェリン遺伝子異常）
B. 続発性鉄過剰症
　　輸血後鉄過剰症
　　　　MDS，再生不良性貧血，赤芽球癆，サラセミアなど
　　肝疾患に伴う肝臓への鉄貯溜
　　　　C 型慢性肝炎，アルコール性肝障害，非アルコール性脂肪性肝炎
　　食餌性鉄過剰症
　　鉄剤による鉄過剰症

起こし，また TGF-β 産生を介して組織の線維化を促進することで臓器障害をきたすと考えられている．

　このため，生体には遊離鉄を最小限に抑える仕組みが備わっており，細胞内ではフェリチン，血液中ではトランスフェリンが鉄と結合することで鉄の反応性を抑制し，遊離鉄の発生を抑えている．鉄過剰症ではトランスフェリンに結合しきれない遊離鉄（非トランスフェリン結合鉄：non transferrin bound iron；NTBI）が発生し，これが細胞内に流入することによって毒性を示すと考えられている．

c. 原因・病型

　鉄代謝関連分子の異常による原発性鉄過剰症と慢性貧血への赤血球輸血が原因の輸血後鉄過剰症（続発性鉄過剰症）が代表的である（表 6-20）．

a）原発性鉄過剰症（遺伝性ヘモクロマトーシス；hereditary hemochromatosis；HH）

　HFE（High Fe），ヘモジュベリン（hemojuvelin；HJV），ヘプシジン，トランスフェリン受容体 2（transferrin receptor 2：TfR2），フェロポルチン（FPN），フェリチンなど鉄代謝制御遺伝子の異常が原因となるもので，HFE 異常が全体の 85% を占める．HFE は HLA class I に属する分子であり，その異常はヘプシジンの調節障害を介して鉄過剰症を引き起こすと考えられている．欧米では頻度の高い疾患であるが，わが国では非常に少ない．

b）二次性鉄過剰症

　日本では輸血による輸血後鉄過剰症がほとんどであり，基礎疾患は MDS と再生不良性貧血で全体の 70% 以上が占められている[1]．その他，ウイルス性肝炎やアルコール性肝障害でも肝臓への過剰な鉄沈着が認められ，疾患予後に悪影響を与えていることが知られている．

| 表 6-21 | 厚生労働省特発性造血障害調査研究班による輸血後鉄過剰診療ガイド骨子（鈴木隆浩．難治性貧血の診療ガイド．東京：南江堂；2011　p.237-45[3]）より作成） |

治療対象患者	様々な原因による骨髄不全により輸血依存となり，かつ1年以上の予後が期待できる患者
輸血後鉄過剰症の診断基準	総赤血球輸血量20単位（小児の場合，ヒト赤血球濃厚液50 mL/体重kg）以上，かつ血清フェリチン値500 ng/mL以上
鉄キレート療法の開始基準	診断基準を満たした患者において，下記①と②を考慮して鉄キレート療法を開始する． ①連続する2回の測定で（2カ月以上にわたって）血清フェリチン値>1,000 ng/mL ②総赤血球輸血量40単位（小児の場合，ヒト赤血球濃厚液100 mL/体重kg）以上 ただし，下記の場合には，鉄キレート療法の開始にあたり血清フェリチン値および総赤血球輸血量の両方を考慮する． ・慢性的な出血や溶血を伴う場合 ・現在輸血を受けていない場合 ・輸血とは別に血清フェリチン値が慢性的に高値を示す合併症がある場合（Still病，血球貪食症候群，悪性腫瘍など）
維持基準	鉄キレート剤により，血清フェリチン値を500～1,000 ng/mLに維持する．

鉄過剰症重症度基準

血清フェリチン値	重症度
>500 ng/mL	Stage 1
>1,000 ng/mL	Stage 2
>2,500 ng/mL	Stage 3
>5,000 ng/mL	Stage 4

鉄過剰によると考えられる（すなわちフェリチン値の上昇や輸血歴とともに出現または増悪する）臓器障害（心機能障害，肝機能障害，膵内分泌機能障害）が認められない場合をA，認められる場合をBとして，Stageと併記する．

臓器障害は以下の基準で診断する
心機能障害：左室駆出率（LVEF）<50%
肝機能障害：肝酵素異常・肝線維化・肝硬変の所見
膵内分泌機能障害：耐糖能低下の所見

d. 臨床症状

　鉄過剰症の影響を受けやすい臓器としては，皮膚，肝臓，心臓，内分泌腺があげられ，それぞれ色素沈着，肝障害・肝硬変，心不全，糖尿病・下垂体機能低下などの臨床症状を呈する．最近の研究で，鉄過剰症が予後に影響することも明らかになってきており，海外のデータでは低リスク～中間リスクMDSではフェリチン高値あるいは総輸血量の多い患者ほど予後が短縮することが知られている[2]．また，低リスクMDS患者の非白血病死因の約半数は心不全であり，心不全による死亡は感染症や出血による骨髄不全死を上回るとされる[2]．このように，予後の面からも鉄過剰症は無視できない合併症であると理解されている．

e. 診断 （表6-21）

　診断は本来肝生検によるLICの測定で行われるが，肝生検は困難な場合が多いため，実際には血

清フェリチン値を用いて診断を行う．輸血後鉄過剰症の場合，総赤血球輸血量20単位以上（小児の場合，ヒト赤血球濃厚液50 mL/体重kg以上）かつ血清フェリチン値500 ng/mL以上で鉄過剰症と診断される[3]．MRIを利用した非侵襲的LIC測定法も開発されているが，測定できる施設は限られているため，まだ一般的ではない．

f. 治療（表6-21）

除鉄療法を行って過剰鉄を取り除くとともに，必要に応じて各臓器障害に応じた支持療法を行う．

a）遺伝性ヘモクロマトーシス（HH）

瀉血による除鉄が基本となる．瀉血療法が困難な場合には鉄キレート剤（デフェロキサミン）が使用される．日本人における目標除鉄値は特に定まっておらず，症例毎にQOLを損わない範囲で治療を継続すれば良いと考えられる．ただ，若年型HHの場合，心筋障害のリスクが高くなるため比較的強力な除鉄を行うことが推奨される．その他，性腺機能低下や糖尿病の発症にも気を配っておく必要がある．

b）輸血後鉄過剰症

鉄キレート剤による除鉄を行う．現在日本で使用可能なキレート剤は，デフェロキサミン（deferoxamine；DFO，デスフェラール®）とデフェラシロクス（deferasirox；DFX，エクジェイド®）であるが，DFOは半減期が5～10分程度ときわめて短いため，十分な効果を得るためには連日長時間の投与が必要であり，現在は使用機会が減っている．一方DFXは半減期約8～21時間の経口剤であり，1日1回の内服で効果が得られるため，最近ではDFXが事実上の第1選択薬となっている．

一般にフェリチン値が1,000 ng/mLを超過すると臓器障害の頻度が増すため，鉄過剰症の診断確定後は定期的にフェリチン値を測定し，1,000 ng/mLで鉄キレート療法を開始する．ただし，炎症性疾患が存在しフェリチン値が体内鉄量を必ずしも反映しない場合は，総輸血量40単位以上（小児の場合ヒト赤血球濃厚液100 mL/体重kg以上）を判断の基準とする．キレート療法開始後は定期的にフェリチン値を確認し，500～1,000 ng/mLを目標に治療を継続する．DFXは用量依存性にキレート効果を発揮するため，開始後数カ月経過してもフェリチンが増加する場合は，増量を考慮する．また，継続してフェリチン値が500 ng/mLを下回った際には投与を中断する（図6-43）．

DFXでは，消化管症状（悪心・嘔吐・下痢など），皮疹，肝障害（トランスアミナーゼの増加など），腎障害（クレアチニン増加，蛋白尿）が主要な副作用として知られており，副作用が認められた場合は，程度に応じて適宜薬剤を減量，あるいは中止する．なお，腎障害はシクロスポリン併用中に発生しやすいことが知られているため，シクロスポリン投与患者では投与開始1カ月間は毎週腎機能をチェックすることが望ましい．

g. 治療効果

a）予後

キレートによって臓器障害の予防と改善が期待される．古くからサラセミア患者ではDFOによって十分な除鉄を行った場合，早期死亡率が減少することが知られていたが[4]，最近になって輸血依存低リスクMDS患者においても，十分な鉄キレート療法によって予後が有意に延長することが相次いで報告されている（図6-44）[5,6]．予後延長効果は良好なキレートを受けた患者ほど，また輸血

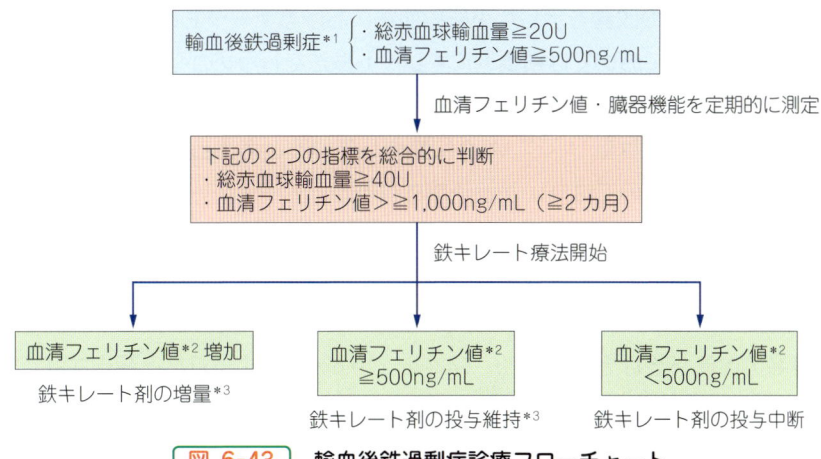

図 6-43 輸血後鉄過剰症診療フローチャート

*1 赤血球輸血依存状態（≧2単位/月の赤血球輸血を6カ月以上継続）にあり，1年以上の余命が期待できる例
*2 鉄の体内蓄積量の指標として，少なくとも3カ月に1回血清フェリチン値を測定すること
*3 鉄キレート剤の使用中は，腎機能・肝機能・感覚器に有害事象が出現する可能性があるため，腎機能検査・肝機能検査を定期的に，視力検査・聴力検査を毎年実施すること

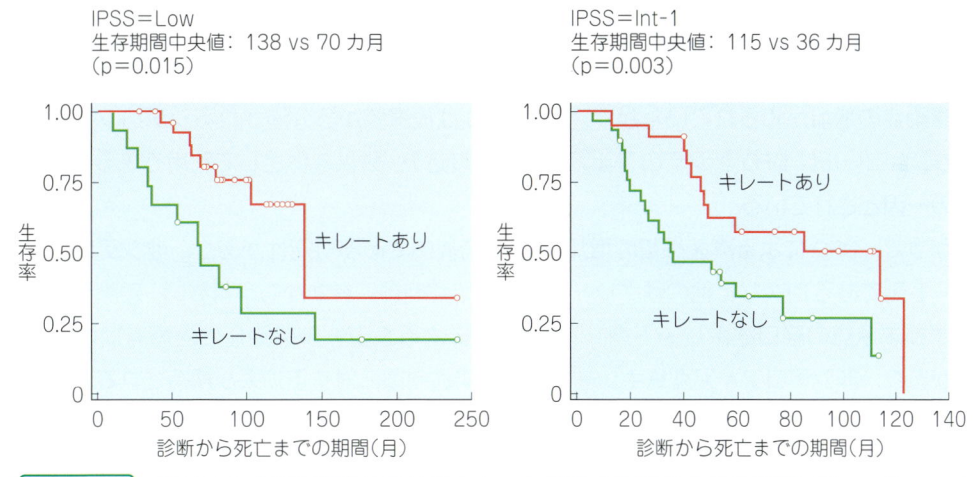

図 6-44 低リスクMDS患者におけるキレート療法の有無による生存率 (Rose C, et al. Leuk Res. 2010; 34: 864-70[5]より改変)

IPSS: Low～Int-1の患者では，キレート群で予後が有意に延長している．

依存度の高い患者ほど強い[5]．したがって輸血が高頻度の低リスクMDS患者においては，輸血量が多ければ多いほど，積極的にキレート療法を考慮する必要があると考えられる．

一方，高リスクMDSにおける鉄キレート療法の予後延長効果は証明されていないため，支持療法のみで経過を観察する患者へのキレート療法は推奨されない．しかし，造血幹細胞移植前のフェリチン高値は移植後生存，非再発死亡に負の影響を与えることが数多く報告されており[7,8]，移植前

キレート療法による生存率の改善を示した小児白血病におけるデータもあることから[9]，造血幹細胞移植を予定している患者においては積極的にキレート療法を行うのが望ましいとされる．

なお，再生不良性貧血や赤芽球癆など他の骨髄不全症については，これまで直接的に予後延長を証明した研究はないが，病態は低リスクMDSに類似していると考えられるため，キレートにより一定の予後改善は期待できるのではないかと予想される．

b）キレートによる造血機能の改善

最近キレート療法開始後に造血能改善を経験したという報告が増えている[10-12]．DFXの至適投与方法を検討した国際臨床研究（EPIC試験）の事後解析によると，解析された341例中，貧血・血小板数・好中球数の改善がそれぞれ22.6％，14.0％，19.6％に認められたと報告されている[10]．その他，イタリアにおける後方視的解析でも42.7％の症例で貧血が改善したことが学会で報告されている（2011年米国血液学会）[12]．

キレート治療による造血改善の機序としては，鉄による造血幹細胞障害の解除，腎臓でのエリスロポエチン再生増加[13,14]，NF-κB阻害を介した異常細胞の抑制[15]など様々な仮説が提唱されているが，結論は出ていない．

c）感染症への効果

微生物はDNAの合成に鉄を必要とするため，鉄を低値に保つことは感染制御の面から有利と考えられている．感染症や炎症性疾患では肝臓から分泌されるヘプシジンの作用で血清鉄が低下するが，これは「細菌に鉄を与えない」という観点からは理にかなった生体反応と考えられる．

これらの宿主反応に対して，微生物はシデロフォアと呼ばれる鉄結合性小分子を産生し，宿主のトランスフェリン，フェリチン，ヘムなどから鉄を奪うことで対抗する．以前からDFOによるムコール感染症の増加が知られていたが[16]，実はDFOは放線菌から分泌されるシデロフォアそのものであり，ムコールはDFOをシデロフォアとして取り込み，鉄供与体として利用できることが感染症増悪の一因とされている．

したがって，DFOによる真菌感染の増加はDFO特異的である可能性があり，非シデロフォア型鉄キレート剤であるDFXなど他の鉄キレート剤は感染症制御に有効かもしれない．実際デフェリプロン（本邦未承認の経口鉄キレート剤）[17]やDFX[18]によるムコール感染症の治療有効性を示したデータがあり，非シデロフォア型鉄キレート剤の感染症制御に対する効果が期待されている．

■文　献

1) Takatoku M, Uchiyama T, Okamoto S, et al. Retrospective nationwide survey of Japanese patients with transfusion-dependent MDS and aplastic anemia highlights the negative impact of iron overload on morbidity/mortality. Eur J Haematol. 2007; 78: 487-94.
2) Malcovati L, Porta MG, Pascutto C, et al. Prognostic factors and life expectancy in myelodysplastic syndromes classified according to WHO criteria: a basis for clinical decision making. J Clin Oncol. 2005; 23: 7594-603.
3) 鈴木隆浩．輸血後鉄過剰症に対する鉄キレート療法．In：難治性貧血の診療ガイド編集委員会，編．難治性貧血の診療ガイド．東京：南江堂；2011．p.237-45.
4) Brittenham GM, Griffith PM, Nienhuis AW, et al. Efficacy of deferoxamine in preventing complications of iron overload in patients with thalassemia major. N Engl J Med. 1994; 331: 567-73.
5) Rose C, Brechignac S, Vassilief D, et al. Does iron chelation therapy improve survival in regu-

larly transfused lower risk MDS patients? A multicenter study by the GFM (Groupe Francophone des Myelodysplasies). Leuk Res. 2010; 34: 864-70.
6) Leitch HA, Chase JM, Goodman TA, et al. Improved survival in red blood cell transfusion dependent patients with primary myelofibrosis (PMF) receiving iron chelation therapy. Hematol Oncol. 2010; 28: 40-8.
7) Alessandrino EP, Della Porta MG, Bacigalupo A, et al. Prognostic impact of pre-transplantation transfusion history and secondary iron overload in patients with myelodysplastic syndrome undergoing allogeneic stem cell transplantation: a GITMO study. Haematologica. 2010; 95: 476-84.
8) Armand P, Kim HT, Cutler CS, et al. Prognostic impact of elevated pretransplantation serum ferritin in patients undergoing myeloablative stem cell transplantation. Blood. 2007; 109: 4586-8.
9) Lee JW, Kang HJ, Kim EK, et al. Effect of iron overload and iron-chelating therapy on allogeneic hematopoietic SCT in children. Bone Marrow Transplant. 2009; 44: 793-7.
10) Gattermann N, Finelli C, Della Porta M, et al. Hematologic responses to deferasirox therapy in transfusion-dependent patients with myelodysplastic syndromes. Haematologica. 2012; 97: 1364-71.
11) Breccia M, Loglisci G, Salaroli A, et al. Deferasirox treatment interruption in a transfusion-requiring myelodysplastic patient led to loss of erythroid response. Acta Haematol. 2010; 124: 46-8.
12) Cilloni D, Messa E, Biale L, et al. High rate of erythroid response during iron chelation therapy in a cohort of 105 patients affected by hematologic malignancies with transfusional iron overload: An Italian Multicenter Retrospective Study. Blood. 2011; 118: 611 (Abst #633).
13) Kling PJ, Dragsten PR, Roberts RA, et al. Iron deprivation increases erythropoietin production in vitro, in normal subjects and patients with malignancy. Br J Haematol. 1996; 95: 241-8.
14) Wang GL, Semenza GL. Desferrioxamine induces erythropoietin gene expression and hypoxia-inducible factor 1 DNA-binding activity: implications for models of hypoxia signal transduction. Blood. 1993; 82: 3610-5.
15) Messa E, Carturan S, Maffe C, et al. Deferasirox is a powerful NF-kappaB inhibitor in myelodysplastic cells and in leukemia cell lines acting independently from cell iron deprivation by chelation and reactive oxygen species scavenging. Haematologica. 2010; 95: 1308-16.
16) Goodill JJ, Abuelo JG. Mucormycosis--a new risk of deferoxamine therapy in dialysis patients with aluminum or iron overload? N Engl J Med. 1987; 317: 54.
17) Ibrahim AS, Edwards JE Jr., Fu Y, et al. Deferiprone iron chelation as a novel therapy for experimental mucormycosis. J Antimicrob Chemother. 2006; 58: 1070-3.
18) Reed C, Ibrahim A, Edwards JE, Jr., et al. Deferasirox, an iron-chelating agent, as salvage therapy for rhinocerebral mucormycosis. Antimicrob Agents Chemother. 2006; 50: 3968-9.

〈鈴木隆浩〉

H 赤血球破砕症候群

● a. 赤血球破砕症候群とは

　物理的・機械的刺激により赤血球が破壊され血管内溶血をきたした病態の総称である．原因としては大きく，1）心臓・大血管の異常によるもの，2）微小血管の異常によるもの，3）外力によって局所の赤血球が破壊されるものに分けられる．末梢血中に三角形やヘルメット型の破砕赤血球（fragmented red cell, schistocyte, schizocyte）（図 6-45）が出現し，診断上重要な所見となる．

● b. 病型分類とその病態（表 6-22）

　大きく以下の 3 タイプに分類される．

1）心臓・大血管の異常によるもの

　心臓弁膜症（狭窄弁），人工弁，人工血管，大動脈狭窄症，動静脈シャントなどの心臓弁・大血管異常によって，血流に乱流が生じ，赤血球が局所で機械的ストレスを受けて破壊される．なかでも人工弁によるものはよく知られており，人工弁置換術後患者の約 5〜25％に認められるとされる．人工弁周囲に生じる強い乱流によって赤血球が破壊されるのが原因とされている．

2）微小血管の異常によるもの

　細血管傷害性溶血性貧血（microangiopathic hemolytic anemia：MHA）と呼ばれ，微小血管壁の異常によって通過する赤血球にせん断応力がかかり，赤血球が破砕される．微小血栓形成を伴うこと

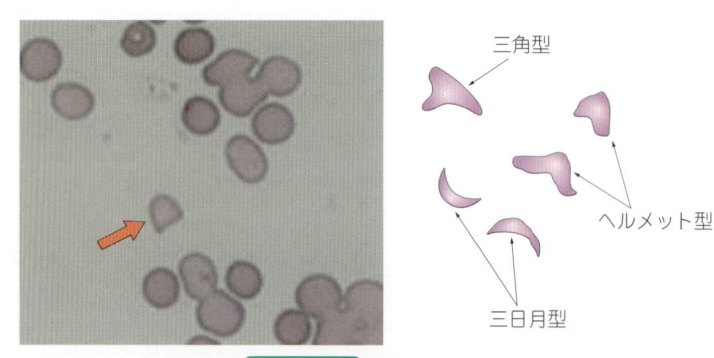

図 6-45　破砕赤血球
左写真は TTP 患者で認められたヘルメット型破砕赤血球．右図は赤血球破砕症候群で認められる様々な破砕赤血球の例を示す．

表 6-22 赤血球破砕症候群の分類と基礎疾患

1) 心臓・大血管異常によるもの
    心臓弁膜症（狭窄弁，特に大動脈弁狭窄症）
    人工弁
    感染性心内膜炎
    特発性閉塞性肥大型心筋症
    人工血管
    大動脈狭窄症
    大動脈瘤
    動静脈シャント
2) 微小血管の異常によるもの（microangiopathic hemolytic anemia：MHA）
    血栓性血小板減少性紫斑病（TTP）
    溶血性尿毒症症候群（HUS）
    播種性血管内凝固症候群（DIC）
    骨髄移植後血栓性微小血管病変（TMA）
    悪性高血圧
    血管炎症候群
    播種性がん転移（胃がんが代表的）
    妊娠・出産
    血管腫
3) 外力による機械的破壊によるもの
    行軍ヘモグロビン尿症（マラソン，長時間歩行，剣道，空手などのスポーツ）

が多く，細血管閉塞による臓器障害を合併し，血栓性微小血管障害（thrombotic microangiopathy：TMA）と呼ばれる病態を呈する．基礎疾患としては，血栓性血小板減少性紫斑病（thrombotic thrombocytopenic purpura：TTP）や溶血性尿毒症症候群（hemolytic uremic syndrome：HUS），シクロスポリンによる障害などが代表的であり，いずれも血管内皮上での微小血栓形成による塞栓症状，機械的溶血が病態を形成する．

TTP は，ADAMTS13 の活性低下が原因で von Willebrand 因子（VWF）の分解が抑制され，血管内皮上で血小板凝集が過度に進行するために発症する．また，HUS はほとんどが（約 90%）腸管出血性大腸菌感染に合併するもので，大腸菌由来の毒素（ベロ毒素；Stx）による内皮細胞の障害と局所での血小板・凝固系の活性化による血栓形成が病態の本質と考えられている．

3）外力による赤血球の破壊によるもの

スポーツを行った際など身体に強い外力がかかり，その部位の赤血球が外力によって機械的に破壊されて発症する．長時間の歩行，マラソン後に起こるものが古くから有名であり，このタイプの破砕は行軍ヘモグロビン尿症（march hemoglobinuria）と呼ばれている．歩行によるものは足底を強く地面に何度も打ち付けることで発症するとされているが，他に剣道や空手などによる赤血球破砕も知られている．

c. 症候，症状

赤血球破砕症候群を引き起こす疾患は上述のように様々だが，すべての症例で血管内溶血が生じ

ており，軽度の溶血の場合所見を欠くこともあるが，典型例では貧血，ヘモグロビン尿，黄疸が認められる．高度の血管内溶血をきたしている場合は，遊離ヘモグロビンによる腎尿細管障害，急性腎不全に注意が必要である．また，遊離ヘモグロビンは血中の一酸化窒素（NO）を吸着し平滑筋の弛緩を抑制するため，溶血が高度の場合は消化管運動障害，肺高血圧などをきたす可能性がある．

d. 診　断

溶血所見（間接ビリルビン高値，LDH 高値，血清ハプトグロビン低値など）に加えて，末梢血破砕赤血球を確認することで診断する．破砕赤血球の確認後，病歴，身体所見，その他の検査データから上記 3 型のどれに該当するかを検討し，基礎疾患の同定を含めて最終的な確定診断を行う．MHA の場合は，血栓形成を反映して血小板減少を認めることがある．人工弁置換後であれば，心エコーは必須であり弁機能のチェックを行う．

e. 治療と予後

ほとんどの場合原因となる基礎疾患が存在するため，その治療を第 1 に行う．人工弁置換後の溶血では再手術が必要になることもある．MHA の場合は，TTP であれば血漿交換とステロイド投与（後天性インヒビターが原因の場合）が有効であり，HUS の場合は感染症の治療とともに，透析など支持療法で全身管理を行う．

支持療法としては，血管内溶血に伴う様々な合併症が対象となり，貧血に対しては赤血球輸血，遊離ヘモグロビンに対してはハプトグロビンの投与や腎臓保護のための輸液管理が行われる．腎機能低下が高度の場合は透析も考慮される．

赤血球破砕症候群の予後は基礎疾患の予後に左右される．

〈鈴木隆浩〉

第7章

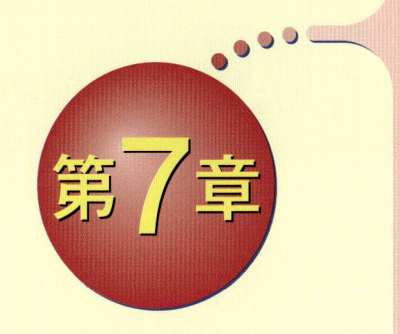

白血球系疾患

A 白血球増加症

　白血球数の正常値は4,000〜9,000/μLであり，10,000/μL以上を白血球増加症とする場合が多い．正常値には個人差があるため，健常時の値がわかれば参考になる．白血球増加症がみられたときは，増加している細胞の分画と異常細胞出現の有無の確認が重要である．異常細胞がみられる場合や赤血球数あるいは血小板数に異常がみられる場合には，血液疾患の鑑別が必要となる．

a. 好中球増加症

　反応性の増加は骨髄での産生増加，骨髄からの放出の亢進，辺縁プールでの分布異常，血管内から組織への移行障害による．幼若な細胞の出現の有無と炎症所見などから鑑別診断をしていく．好中球系の幼若な細胞がみられ，炎症所見がないときは，造血器腫瘍の鑑別を要する．最も頻度が高いのは急性細菌感染症であり，産生増加と骨髄からの放出の亢進による．骨髄からの著しい動員により，白血病を想定させるほどの白血球数の極端な増加を示し，末梢血に少数の後骨髄球や骨髄球がみられることを類白血病反応と呼ぶ．表7-1に主な原因を示す．薬剤投与，内分泌機能・代謝異常でもみられ，生理的な増加もある．

b. 好酸球増加症

　末梢血で好酸球が500/μL以上になった状態であり，500〜1,500/μLは軽度，1,500〜5,000/μLは中等度，5,000/μL以上は高度と分類される．好酸球は骨髄で産生され，末梢血に放出され，組織へ遊出される．好酸球増加は，組織の炎症反応あるいは免疫反応の結果，産生が亢進し，それらが組織へ遊走される過程を反映している．原因は寄生虫などの感染症，気管支喘息やアトピー性皮膚炎などのアレルギー疾患，薬剤アレルギーが多い．寄生虫感染では高度に，アレルギー疾患では軽

表 7-1　好中球増加症の原因

1. 感染症：細菌，真菌，まれにウイルス
2. 組織傷害・損傷：熱傷，外傷，心筋梗塞，肺梗塞，痛風，血管炎，麻酔・手術など
3. 薬物：G-CSF製剤，ステロイド，エピネフリン，リチウムなど
4. 内分泌機能・代謝異常：Cushing症候群，ケトアシドーシス，甲状腺クリーゼ，急性腎不全，子癇など
5. 生理的なもの：ストレス，興奮，過激な労働，妊娠，灼熱，寒冷など
6. その他：急性出血または溶血，喫煙，急性中毒，脾摘後など
7. 造血器腫瘍：慢性骨髄性白血病，慢性好中球性白血病，真性赤血球増加症，原発性骨髄線維症，本態性血小板血症などの骨髄増殖性腫瘍
8. 造血器以外の腫瘍：G-CSF産生腫瘍，がんの骨髄転移

A ● 白血球増加症

表 7-2　好酸球増加症の原因

1. 反応性の増加
   1) 寄生虫感染：アニサキス，旋毛虫症，条虫症など
   2) ウイルス感染：HIV など
   3) その他の感染症：ニューモシスチス肺炎，結核など
   4) アレルギー疾患：気管支喘息，アトピー性皮膚炎，アトピー性鼻炎，蕁麻疹，血清病など
   5) 薬剤アレルギー：ペニシリン系，セファロスポリン系，サルファ剤など
   6) 好酸球肺浸潤症候群（PIE 症候群）：Löffler 症候群，慢性好酸球性肺炎，アレルギー性肉芽腫性血管炎（Churg-Strauss 症候群），アレルギー性気管支肺真菌症など
   7) 消化器疾患：好酸球性食道炎，好酸球性胃腸炎，アレルギー性胃腸炎，炎症性腸疾患など
   8) 運動器疾患：好酸球性筋膜炎
   9) 自己免疫疾患：皮膚筋炎，関節リウマチ，結節性多発動脈炎，Wegener 肉芽腫症など
   10) 内分泌疾患：Addison 病など
   11) 好酸球増加症候群（hypereosinophilic syndrome；HES）（第 8 章 E-4，476 頁参照）
   12) その他：放射線照射後，人工透析など
2. 腫瘍性の増加
   1) 造血器腫瘍：慢性骨髄性白血病，inv(16) あるいは t(8;21) のある急性骨髄性白血病，好酸球増加に *PDGFRA*，*PDGFRB* あるいは *FGFR1* の異常を伴う骨髄系/リンパ系腫瘍，慢性好酸球性白血病非特定型，Hodgkin リンパ腫
   2) 造血器以外の腫瘍：GM-CSF など好酸球造血因子産生腫瘍

度に増加する．中等度以上では好酸球増加症候群（hypereosinophilic syndrome；HES）[1]（第 8 章 E-4，476 頁参照）が多い．好酸球肺浸潤症候群，消化器疾患，運動器疾患，自己免疫疾患，内分泌疾患，造血器腫瘍などの腫瘍にも伴う（表 7-2）．

c. 好塩基球増加症

末梢血における好塩基球数は低値で，20〜80/μL とされている．好塩基球の増加はまれであり，造血器腫瘍では慢性骨髄性白血病などの骨髄増殖性腫瘍，t(6;9)(p23;q34) すなわち *DEK-NUP214* キメラ遺伝子をもつ急性骨髄性白血病にみられる[2]．急性好塩基球白血病では，成熟好塩基球は散見されるのみである．潰瘍性大腸炎，若年性関節リウマチなどの炎症性疾患，甲状腺機能低下症，放射線照射後などにもみられることがある．

d. 単球増加症

単球数の正常範囲は 200〜900/μL であり，この上限を上回る場合をいう（表 7-3）．最も頻度が高くて，鑑別診断として重要なものは造血器疾患の骨髄系腫瘍である．白血病では単芽球や前単球がみられる．単球の同定には非特異的エステラーゼ染色（α-ナフチールブチレートエステラーゼ反応あるいは α-ナフチールアセテートエステラーゼ反応）が有用であるが，白血病では酵素活性の低下を認めることがあるので注意する[3]．脾摘後にもみられる[4,5]．自己免疫疾患や感染症を含めた炎症性疾患でもみられるが，重要度は低い．妊婦では，胎盤から産生される M-CSF による単球増加を認めるが，ヒトでは M-CSF の単球造血促進作用が強くないため，増加の程度は高くない．

表 7-3　単球増加症の原因

1. 造血器疾患
    1) 骨髄系腫瘍：骨髄異形成症候群，急性単球性白血病，急性骨髄単球性白血病，慢性骨髄単球性白血病，minor *BCR-ABL1* 陽性慢性骨髄性白血病
    2) リンパ系腫瘍：Hodgkin リンパ腫，非 Hodgkin リンパ腫，マクログロブリン血症，多発性骨髄腫
    3) その他の造血器疾患：自己免疫性溶血性貧血，特発性血小板減少性紫斑病，脾摘後など
2. 炎症性疾患
    1) 自己免疫疾患：関節リウマチ，全身性エリテマトーデス，側頭動脈炎，皮膚筋炎，結節性多発動脈炎
    2) 消化器疾患：炎症性腸疾患，アルコール性肝障害など
    3) サルコイドーシス
    4) 感染症：結核，梅毒，感染性心内膜炎，ブルセラ症，サイトメガロウイルス感染，水痘帯状疱疹ウイルス感染，マイコバクテリア感染など
3. その他
    妊娠，骨髄抑制からの造血回復期，うつ病，心筋梗塞，熱傷，非造血器腫瘍

表 7-4　リンパ球増加症の原因

1. 腫瘍性
    急性リンパ性白血病，慢性リンパ性白血病，前リンパ球性白血病，有毛細胞性白血病，成人 T 細胞白血病/リンパ腫の急性型と慢性型，悪性リンパ腫の白血化，T 細胞大顆粒リンパ球性白血病
2. 反応性
    1) ウイルス感染：EB ウイルス（伝染性単核球症）（第 7 章 D，407 頁参照），サイトメガロウイルス，HIV，単純ヘルペスウイルス 2 型，風疹ウイルス，水痘帯状疱疹ウイルス，アデノウイルス，肝炎ウイルス，ヒトヘルペスウイルス 6
    2) その他の感染：トキソプラズマ，百日咳菌
    3) NK 細胞慢性リンパ増殖異常症
    4) ストレス：心筋梗塞，手術，外傷，敗血症性ショック，てんかん重積
3. その他
    脾摘後，薬剤

e. リンパ球増加症

　リンパ球数の正常範囲は 2,000～5,000/μL であり，この上限を上回る場合をいう（表 7-4）．腫瘍性と反応性があるが，増加しているリンパ球の形質を塗抹標本での検鏡だけでなく，細胞表面マーカーや細胞質内分子をフローサイトメトリー法により把握することが大切である．必要に応じて，単クローン性の増殖を確認するために免疫グロブリン遺伝子と T 細胞受容体遺伝子の再構成の解析を行う．成人 T 細胞白血病/リンパ腫を疑ったときには，HTLV-1 に対する抗体（ATLA）とサザンブロット法を用いてリンパ球の HTLV-1 プロウイルス DNA のモノクローナルな挿入を確認する．ウイルスなどの感染症でもみられるが，EB ウイルス感染による伝染性単核球症（第 7 章 D，407 頁参照）では白血球数が 20,000～30,000/μL になることが多い．

■文 献

1) Gotlib J, Cools J, Malone Ⅲ JM, et al. The FIP1L1-PDGFRα fusion tyrosine kinase in hypereosinophilic syndrome and chronic eosinophilic leukemia: implications for diagnosis, classification, and management. Blood. 2004; 103: 2879-91.
2) Slovak ML, Gundacker H, Bloomfield CD. A retrospective study of 69 patients with t(6;9)(p23; q34) AML emphasizes the need for a prospective, multicenter initiative for rare 'poor prognosis' myeloid malignancies. Leukemia. 2006; 20: 1295-7.
3) Frew ME, Donaldson K. Monocyte analysis in chronic myelomonocytic leukaemia. Br J Biomed Med. 1997; 54: 244-50.
4) Durig M, Landmann RMA, Harder F. Lymphocyte subsets in human peripheral blood after splenectomy and autotransplantation of splenic tissue. J Lab Clin Med. 1984; 104: 110-5.
5) Nielsen JL, Romer FK, Ellegaard J. Serum angiotensin-converting enzyme and blood monocytes in splenectomized individuals. Acta Haematol. 1982; 67: 132-5.

〈片山直之〉

B 白血球減少症

　白血球数の正常値は4,000〜9,000/μLであり，3,000/μL未満を白血球減少症とする場合が多い．減少の程度と減少している分画が重要であるため，健常時の値がわかれば参考になる．白血球分画と他の血球（赤血球と血小板）の減少の有無を確認する必要がある．好中球数500/μL以下は緊急を要する．

a. 好中球減少症

　産生低下はウイルス感染症，薬剤[1]，血液疾患，抗がん薬の投与，放射線治療で起こる．薬剤の投与歴の把握が重要である．血液疾患にみられるときは赤血球や血小板の異常を伴うことが多い．重症細菌感染症では消費が亢進している．自己免疫疾患，脾機能亢進症では破壊の亢進による（表7-5）．好中球数が500/μL以下の場合は致死的な重症細菌感染症を発症しやすいので，抗菌薬の予防投与を含め感染管理が必要であり，感染症の症状があるときはただちに細菌学的検査を行い，入院にて抗菌薬を投与する．

b. 好酸球減少症

　好酸球の減少は白血球減少の原因にはなりにくい．副腎皮質ステロイドの投与によるものが最も多い[2]．急性感染症，急性炎症も原因となる．敗血症において減少することが多い．ストレスでも副腎皮質ステロイドの分泌を介して，好酸球は減少する．血清中の抗体などにより，好酸球の破壊が亢進する場合がある[3]．

表 7-5　好中球減少症の原因

1. 感染症：ウイルス感染症，重症細菌感染症（敗血症，結核），特殊な感染症（腸チフス，ブルセラ症，野兎病，マラリア，リケッチア症など）
2. 薬剤：表7-6を参照
2. 血液疾患：骨髄異形成症候群，再生不良性貧血，巨赤芽球性貧血，発作性夜間血色素尿症，原発性骨髄線維症など
3. 自己免疫疾患：関節リウマチ，Felty症候群，Sjögren症候群，自己免疫性好中球減少症など
4. 脾機能亢進症：脾腫を伴う肝硬変症，Banti症候群など
5. 悪性疾患の治療：抗がん薬の投与，放射線治療
6. 先天性：Kostman症候群（先天性無顆粒球症），先天性免疫不全病，Scwachman-Diamond症候群，Chédiak-Higashi症候群，遺伝性周期性好中球減少症
7. その他：がんの骨髄転移，悪液質，輸血

B ● 白血球減少症

表 7-6 好中球減少症の原因となる主な薬剤（抗がん薬を除く）

1. 消炎鎮痛薬：インドメタシン，アセトアミノフェン，アミノピリン，ペンタゾシン，サラゾスルファピリジンなど
2. 抗菌薬：ST合剤，テイコプラニン，レボフロキサシン，クロラムフェニコール系，イソニアジドなど
3. 抗ウイルス薬：アシクロビル，バラシクロビル，ビダラビン，ガンシクロビル，バルガンシクロビルなど
4. 抗血栓薬：塩酸チクロピジンなど
5. H_2 受容体拮抗薬・プロトンポンプ阻害薬：ファモチジン，シメチジン，ランソプラゾール，オメプラゾール，ラベプラゾールナトリウムなど
6. 経口糖尿病薬：トルブタミド，クロルプロパミド，グリクロピラミドなど
7. 降圧薬：バルサルタン，ベシル酸アムロジピン，バルサルタン・アムロジピンベシル酸塩配合製剤，塩酸ジルチアゼム，ニソルピン，塩酸マニジピンなど
8. 抗不整脈薬：アプリンジン塩酸塩，プロカインアミド，硫酸キニジンなど
9. 抗痙攣・精神病薬：カルバマゼピン，クロルプロマジン，フェノチアジン誘導体など
10. 抗甲状腺薬：チアマゾール，プロピルチオウラシルなど
11. その他：インターフェロン製剤，抗リウマチ薬（MTX製剤），アロプリノール，塩酸リトドリンなど

c. 好塩基球減少症

好塩基球数そのものが低値であるため，好塩基球の減少は白血球減少の原因にはならない．蕁麻疹やアナフィラキシーの患者で観察されることがある．副腎皮質ステロイドの投与も原因となる．急性感染症，急性炎症などにより白血球数が増加したときに減少することがある．甲状腺機能亢進症の患者でもみられる．

d. 単球減少症

造血器疾患に伴うことが多い．再生不良性貧血では他の血液細胞ともに単球も減少する．有毛細胞性白血病（hairy cell leukemia）は汎血球減少と脾腫を呈するが，単球減少は特徴的であり，診断の手掛かりとなる[4]．インターフェロン製剤の投与，悪性疾患治療における抗がん薬の投与，放射線治療も原因となる．

e. リンパ球減少症

リンパ球数の正常範囲は 2,000〜5,000/μL であるが，一般的には 1,500/μL 以下である場合を示す．リンパ球の約 80% が T 細胞であり，その 2/3 が CD4 陽性ヘルパー T 細胞であるため，リンパ球減少症の原因としては CD4 陽性 T 細胞の減少によることが多い．表 7-7 に主な原因を示す．感染症で臨床的に最も問題となるのは HIV 感染症/後天性免疫不全症候群（acquired immunodeficiency syndrome：AIDS）であり，進行すると日和見感染症を発症する．医原性では抗ヒト胸腺細胞ウサギ免疫グロブリン/抗ヒト T 細胞ウサギ免疫グロブリンの投与により T 細胞が，抗ヒト CD20 抗体の投与により B 細胞がそれぞれ特異的に破壊される．他の医原性のものは産生，増殖の障害によることが多く，減少はリンパ球全般に及ぶことが多い．全身性疾患に伴うことがある．頻度は低いが，

| 表 7-7 | リンパ球減少症の原因 |

1．感染症
　1）ウイルス感染症：AIDS，重症急性呼吸器症候群（SARS），肝炎，インフルエンザ，単純ヘルペスウイルス感染，麻疹，ヒトヘルペスウイルス6感染
　2）細菌感染症：結核，肺炎，腸チフス，リケッチア症，敗血症
　3）その他の感染症：マラリア
2．医原性
　1）免疫抑制薬：抗ヒト胸腺細胞ウサギ免疫グロブリン/抗ヒトT細胞ウサギ免疫グロブリン，ステロイド，抗ヒトCD20抗体
　2）照射：放射線療法，長期PUVA療法
　3）抗がん薬の投与
　4）造血幹細胞移植，腎移植
　5）体外循環：血液透析，血小板あるいは造血幹細胞アフェレーシス
　6）手　術
3．血液疾患：再生不良性貧血，原発性骨髄線維症，Hodgkinリンパ腫
4．全身性疾患：自己免疫疾患，がん，腎不全，サルコイドーシス，熱傷，蛋白漏出性胃腸症，亜鉛欠乏
5．先天性疾患：先天性免疫不全病，分類不能型低γグロブリン血症，common variable immunodeficiency（CVID），毛細血管拡張性運動失調症，ataxia telangiectasia，Wiskott-Aldrich症候群など

リンパ球が減少している先天性疾患がある．

■文　献

1) 厚生労働省．重篤副作用疾患別対応マニュアル．無顆粒球症（顆粒球減少症，好中球減少症）．平成19年6月．
2) Meagher LC, Cousin JM, Seckl JR. Opposing effects of glucocorticoids on the rate of apoptosis in neutrophilic and eosinophilic granulocytes. J Immunol. 1996; 156: 4422-8.
3) Nakahata T, Spicer SS, Leary AG, et al. Circulating eosinophil colony-forming cells in pure eosinophil aplasia. J Cell Physiol. 1884; 101: 321-4.
4) Hoffman MA. Clinical presentations and complications of hairy cell leukemia. Hematol Oncol Clin North Am. 2006; 20: 1065-73.

〈片山直之〉

C 白血球機能異常症

a. 慢性肉芽腫症

慢性肉芽腫症（chronic granulomatous disease：CGD）は，食細胞の機能障害により易感染性を呈する疾患である．活性酸素産生に必要なNADPHオキシダーゼを構成する分子の欠損により食細胞機能異常を呈し，乳児期よりの細菌，真菌感染症の反復および諸臓器における肉芽腫形成を臨床的特徴とする．平均寿命は25～30歳とされてきたが，近年は抗菌薬，抗真菌薬の進歩や造血幹細胞移植により長期生存が期待できるようになっている．

病因

NADPHオキシダーゼは膜結合型の酵素複合体であり，食細胞が活性化されるとファゴソームや細胞膜で機能を発揮する．NADPHオキシダーゼを構成する分子には細胞膜成分としてgp91^{phox}およびp22^{phox}が，細胞質成分としてp47^{phox}，p67^{phox}，p40^{phox}，rac1/2が存在する（図7-1）．これらの構成成分が膜に集結するとNADPHオキシダーゼは電子を酸素に供与し，O_2^-，H_2O_2等の活性酸素が産生され，殺菌作用を呈する．本邦ではgp91^{phox}をコードする*CYBB*遺伝子の変異が最も多くCGDの約80％を占め，伴性劣性遺伝形式（XL）をとる．その他のp47^{phox}（*NCF1*遺伝子）異常，p67^{phox}（*NCF2*遺伝子）異常やp22^{phox}（*CYBA*遺伝子異常）はそれぞれ5～8％を占め，gp91^{phox}欠損症以外はすべて常染色体劣性遺伝形式（AR）をとる．さらにCGD患者では好中球のNETs（neutrophil extracellular traps）産生障害による殺菌能も障害されている．

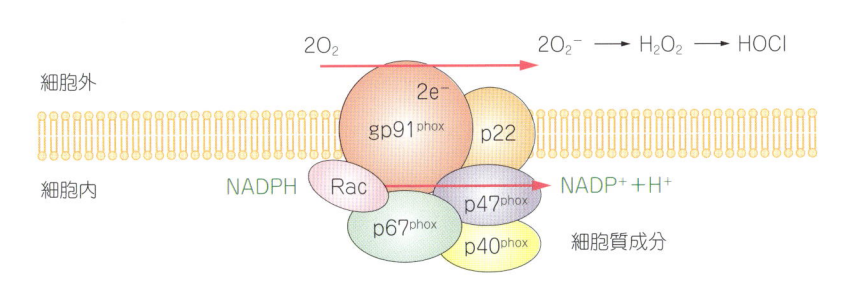

component	遺伝子	遺伝形式	活性酸素産生能(%)	本邦での頻度
gp91^{phox}	*CYBB*	XL	0	79.7%
p22^{phox}	*CYBA*	AR	0	8.1%
p47^{phox}	*NCF1*	AR	0～1	5.6%
p67^{phox}	*NCF2*	AR	0～1	6.6%

XL: 伴性劣性遺伝　AR: 常染色体劣性遺伝

図 7-1 食細胞における活性酸素産生系

第7章 ● 白血球系疾患

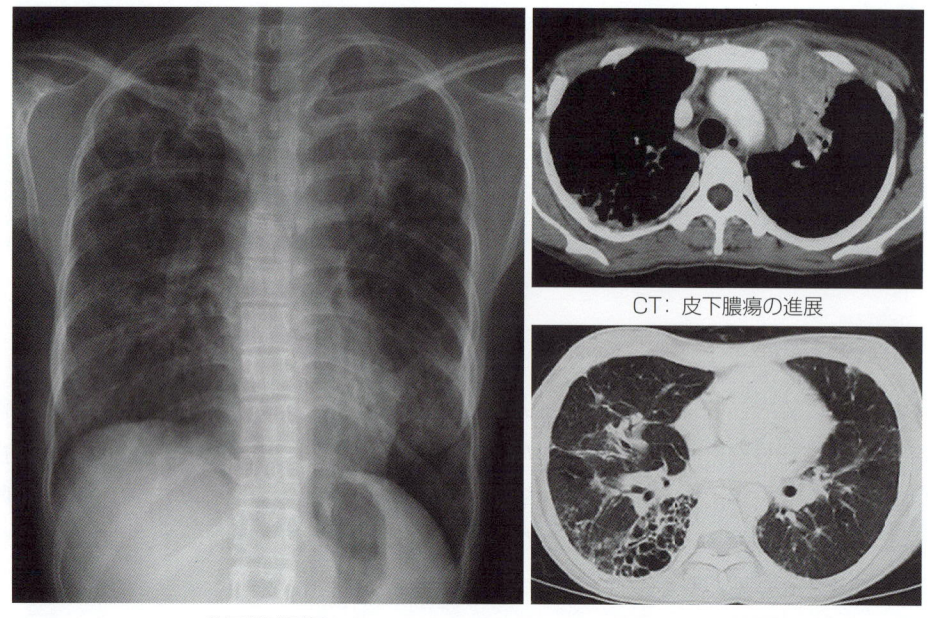

頻回肺炎所見　　　　　　CT：皮下膿瘍の進展
　　　　　　　　　　　　CT：肺炎，蜂巣状陰影

図 7-2 CGD 患者にみられる肺炎

■検　査■

食細胞の検査として，NBT 色素還元テスト，化学発光法，フローサイトメトリー法がある．現在最も用いられているフローサイトメトリー法は，細胞内の H_2O_2 に反応する DHR (dihydro-rhodamine 123) を使用してフローサイトメトリーで検出する方法であり，非常に感度が高い．また病型診断として gp91^{phox} 欠損症および p22^{phox} 欠損症において，gp91^{phox} に対するモノクローナル抗体を用いたフローサイトメトリー法が用いられているが，最近 p47^{phox} 欠損症および p67^{phox} 欠損症においてもフローサイトメトリー法による病型診断法が開発されている．

■症　状■

すべての型の CGD 患者は活性酸素産生障害により，H_2O_2 非産生カタラーゼ陽性菌である黄色ブドウ球菌，グラム陰性杆菌ならびに真菌による重症反復性感染症が特徴的である．乳児期より化膿性皮膚炎，リンパ節炎，肺炎，中耳炎，肝膿瘍，肛門周囲膿瘍などを繰り返す．図 7-2 に CGD 患者にみられた肺炎の画像所見を示す．最も多い死因は肺炎，敗血症で，アスペルギルス，*B. cepacia* が起炎菌として多い．CGD 腸炎は CGD に合併する炎症性腸疾患様の病態で，50％近くに合併する頻度の高い合併症である．単球やマクロファージより産生される TNF-α や IL-1β 等のサイトカインによる過剰炎症が病態の本態と考えられている．CGD 腸炎に対してはステロイドや抗 TNF モノクローナル抗体が使用されるが，感染の増悪に注意が必要である．最近 CGD 腸炎に対しサリドマイド投与が有効であるという報告がある．一般的に XL の gp91^{phox} 欠損症に比較して AR のものは症状が軽い．

■治　療■

a）感染予防

感染症の予防には ST 合剤の内服が用いられる．真菌感染予防として抗真菌薬のイトラコナゾー

ル等が使用される．IFN-γ投与は約1/3のCGD患者において重症感染症の発症予防に有効であることが証明された．本邦において3～4割のCGD患者に用いられているが，いまだ作用機序は解明されていない．

b）急性感染時

起炎菌に感受性のある抗生物質，抗真菌薬が投与される．抗菌薬で感染症がコントロール不良である場合は，顆粒球輸血が行われることもある．また難治性の感染巣，肉芽腫に対しては外科的切除も行われる．

c）造血幹細胞移植

根治療法の1つが造血幹細胞移植である．近年骨髄非破壊的移植の導入や支持療法の進歩により，移植症例の増加が認められ，当科においても低年齢での移植例においては良好な成績が得られている．しかし重症肺感染症合併例や比較的高い年齢での移植症例（特に30歳以上）では移植成績が不良であり，前処置のregimenや移植前後の免疫抑制薬の使用方法について検討の余地がある．

d）遺伝子治療

CGDの保因者の検討より，活性酸素産生好中球が5%程度存在すれば易感染性を回避できるとされている．近年各国で遺伝子治療が試みられているが，いまだ長期的に活性酸素産生を維持するまでには至っていない．さらにレトロウイルスを用いた遺伝子治療が行われた症例においてclonal myeloproliferationや骨髄異形成症候群が報告がされている．一方で長期治癒は得られていないものの，生命を脅かす感染症の一時的な治療には有効であるとの報告がある．合併症なく長期治癒の得られる遺伝子治療の開発が今後期待されている．

b. ミエロペルオキシダーゼ欠損症

ミエロペルオキシダーゼ（myeloperoxidase：MPO）は好中球や単球の殺菌作用に重要な酵素である．MPOはアズール顆粒内に蓄積されており，好中球が刺激されると放出される．MPO欠損症はMPOをコードする遺伝子の変異により酵素産生および活性の低下をもたらす．欧米では2,000～4,000人に1人，日本では55,000人に1人の有病率とされ，常染色体劣性遺伝形式をとる．しかしMPO以外の他の経路による殺菌機構の補填のため，実際に症状を呈する例は5%以下とされる．症状を呈する例ではカンジダ感染症が最も多く認められ，同時に糖尿病の合併がしばしばみられる．顆粒球のMPO染色が陰性となることから診断されるが，骨髄異形成症候群などの後天性疾患でも同様の所見が認められる

c. 白血球粘着不全症

白血球接着障害（leukocyte adhesion defects：LAD）は，細胞接着分子の異常により，好中球の血管外への遊走が障害され重症細菌感染症を反復する疾患である．白血球接着因子にはインテグリンやセレクチンが含まれ，β_2インテグリンは共通β鎖（CD18）が，構造の異なる特異α鎖と非共有結合性に結合しヘテロダイマーとなっている．すべてのβ_2インテグリンは細胞表面に発現しているが，好中球の活性化により量的および機能的にupregulateされ，血管内皮細胞のリガンドと結合する．LADタイプⅠはCD18をコードする*INTGB2*の変異によるもので，すべての白血球が細胞表面のβ鎖であるCD18を欠損することにより好中球接着，血管内皮を貫通する遊走および走化性が欠

如する．CD18欠損の程度が臨床的重症度と関連しており，重症型では骨髄移植を施行されなければ小児のうちに感染症で命を落とす．好中球だけでなく，他の免疫細胞もCD18欠損により機能が障害されているという特徴がある．LADタイプⅡはフコースのゴルジ装置への転送障害に起因し，ローリング障害を呈する．LADタイプⅠと免疫不全症状は似ているがより軽度である．加えて中等度から重度の精神発達遅滞や成長障害およびBombay型の血液型を呈する．LADタイプⅢはLADタイプⅠのvariantとして知られており，同様の臨床症状に加えGlanzmann血小板無力症に類似した重度の出血傾向を呈する．白血球のインテグリンを活性化するKindlin-3蛋白をコードする*KINDLIN3*変異が同定されている．

d. Chediak-Higashi 症候群

Chediak-Higashi症候群（Chediak-Higashi syndrome：CHS）は，部分的白子症，反復感染症，軽度の凝固障害および神経学的異常を特徴とする常染色体劣性遺伝性疾患である．細胞内でのリソソーム形成や細胞内小胞輸送に関与する*LYST*が責任遺伝子として同定されている．白血球細胞内に認められる巨大顆粒が本症に最も特徴的な所見であり，診断に有用である．また好中球の数的減少とともに殺菌能低下および遊走能の低下も同時にみられるため，乳児期早期より感染症を反復する．CHSの平均寿命は5歳前後と予後不良な疾患であり，造血幹細胞移植が唯一の根治療法である．しかし移植により血液学的異常，免疫学的異常は改善されるが，神経学的異常は持続する．

e. Pelger-Huët 異常

Pelger-Huët異常は好中球の核分葉異常およびクロマチン分布異常を特徴とする常染色体優性遺伝性疾患である．世界での発生頻度は0.01〜0.1％と報告されており，Lamin B受容体遺伝子（*LBR*）が責任遺伝子として同定されている．*LBR*のヘテロ接合性変異症例は無症状である．ホモ接合性変異では一部の症例で，神経学的異常や低身長，大頭症等が報告されている．

f. May-Hegglin 異常

May-Hegglin異常症は血小板減少，巨大血小板，白血球内の封入体（Döhle小体）を3主徴とする常染色体優性遺伝疾患である．近年，白血球封入体を伴う巨大血小板減少症は，非筋ミオシン重鎖ⅡAをコードする*MYH9*の遺伝子異常により引き起こされることが明らかとなった．類縁疾患と考えられていたSebastian症候群，Fechtner症候群，Epstein症候群もMYH9異常が原因であり，包括したMYH9異常症が提唱されている．

■ 文献

1) Bouma G, Ancliff PJ, Thrasher AJ, et al. Recent advances in the understanding of genetic defects of neutrophil number and function. Br J Haematol. 2010; 151: 312-26.
2) 岡田賢他．慢性肉芽腫症と他の好中球殺菌能異常―好中球減少症を含む．小児内科．2008; 40(増刊号): 1336-47.
3) Grez M, Reichenbach J, Schwäble J, et al. Gene therapy of chronic granulomatous disease: the engraftment dilemma. Mol Ther. 2011; 19: 28-35.
4) Collela R, Hollensead SC. Understanding and recognizing the Pelger-Huët anomaly. Am J Clin Pathol. 2012; 137: 358-66.

〈溝口洋子　小林正夫〉

D 伝染性単核球症

a. 疾患概念

伝染性単核球症（infectious mononucleosis）は，Epstein-Barr virus（EBV，ヒトヘルペスウイルス）の初感染により引き起こされる急性感染症で，疲労，発熱，咽頭炎，およびリンパ節腫脹が特徴で，末梢血には異型リンパ球（図7-3）を多数認める．発熱，疲労は数週間から数カ月続き，ときに脾破裂および神経学的症候群を含む重度合併症が起きる．肝機能障害は80％の患者でみられる．診断は臨床的にまたは異種親和性抗体検査による．治療は通常対症的である．

b. 病因と病態生理

EBVは5歳前の50％の小児が感染する．EBVウイルスは上咽頭の上皮細胞に感染し，その後，異種親和性抗体を含め免疫グロブリン分泌のため誘導されたB細胞に感染する．このB細胞特異性はEBVのエンベロープ蛋白gp350/220とB細胞表面の補体レセプターCD21の結合による．膜動輸送（エンドサイトーシス）によりウイルスは細胞内に取り込まれる．細胞内では環状構造をとり，核内にとどまる．この感染により活性化，芽球化し，増殖する．感染性B細胞が増殖をはじめるとNK細胞や細胞障害性T細胞（CTL）が動員される．したがって，伝染性単核球症で増加する異型リンパ球の多くはEBウイルスを特異的に排除するCD8$^+$HLA-DR$^+$細胞障害性T細胞（CTL）である．したがってCD4/CD8比は著明に低下する．形態学的に異常な異型リンパ球がこのようなCTL細胞から発生するが，感染初期には感染性B細胞が増加し，その後の単核球増加の主体はCTL細胞とNK細胞である．感染性B細胞やウイルス粒子が排除され抗原刺激がなくなると，IL-1，IL-12や

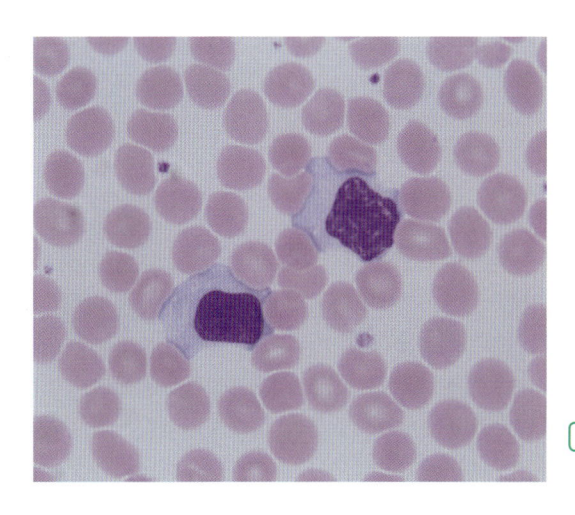

図 7-3　末梢血には異型リンパ球を多数認める

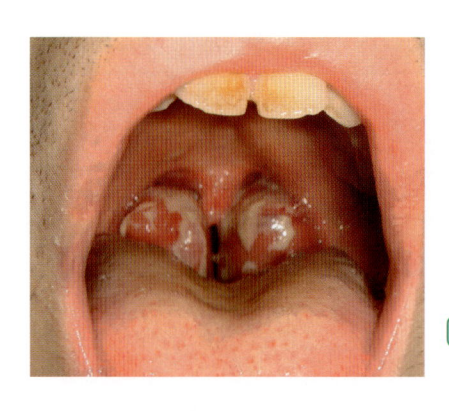

図 7-4 両側扁桃腺は腫脹し白苔を有する

IFN-γ等の刺激が終わるため一過性に動員された CTL や NK 細胞は死滅することになる．しかし感染後のメモリー T 細胞は温存される．

　EB ウイルスは一度感染すると，その後は潜伏感染状態となり，終生にわたって共存する．一次感染後，EBV は宿主内部の主に B 細胞に終生残存し，症状がないまま口腔咽頭から間欠的に排出される．健康な EBV 血清陽性成人の口腔咽頭分泌物中に 15〜25％の率で検出される．EBV の伝播は血液製剤の輸血によって起こりうるが，無症候性にウイルスを排出している EBV 血清陽性者との接吻などの唾液によって非感染者に感染する頻度がはるかに高い．幼児期での伝播は人々の間，および密集した環境において，より頻繁に伝播し，無症候性もしくは軽度上気道炎症状を呈するとされている．

c. 症状と徴候

　EBV 初感染の潜伏期間は約 30〜50 日間である．通常は，最初に疲労が生じ，それが数日から 1 週間以上続いた後に発熱，白色の膿が帯状に付着する滲出性扁桃腺炎（図 7-4），咽頭炎，およびリンパ節腫大がみられる．しかしながら，これらの症状のいくつかは起こらないこともある．疲労は数カ月続くこともあるが，通常は最初の 2〜3 週間に最大となる．発熱は通常，午後または夕方早くに 39〜40℃まで上がる．疲労および発熱が優勢のときは発症および回復はより緩徐となりうる．白苔を伴う咽頭炎は重度で有痛性である．リンパ節腫大は通常は対称的で，どのリンパ節群も，特に前頸部および後頸部リンパ節鎖を侵しうる．脾腫は症例の約 50％にみられ，2〜3 週の間に最大となるが，通常は脾臓の端が触知できるにとどまる．軽度の肝腫大および肝の打診圧痛が起こりうる．その他頻度は低いが発疹，黄疸，眼窩周囲の浮腫，および口蓋粘膜発赤疹がある．

d. 合併症

　通常は完全に回復するが，合併症はときに重症化する．神経系合併症には脳炎，発作，Guillain-Barré 症候群，末梢神経障害，無菌性髄膜炎，脊髄炎，脳神経麻痺，および精神病などがある．脳炎は小脳機能不全を伴うこともあれば，全脳性で急速進行性の場合もあり，単純ヘルペス脳炎に似る．脾腫大により脾破裂が起こりうるが，脾腫大は発症 10〜21 日後に最大となり脾破裂の可能性が高まるが，外傷歴は約半数である．破裂は通常，有痛性だが，ときに無痛性の低血圧を引き起こす．呼吸器合併症にはまれに咽頭または気管傍リンパ節腫脹による上気道閉塞がある．また，間質

表 7-8	伝染性単核球症様疾患

1. サイトメガロウイルス（CMV）
2. エイズウイルス（HIV）
3. 突発性発疹ウイルス（HHV-6）
4. 風疹ウイルス
5. アデノウイルス
6. インフルエンザウイルス
7. トキソプラズマウイルス
8. リケッチア　など

性肺浸潤もまれに小児に報告がある．血液系の合併症には顆粒球減少症，血小板減少症，および溶血性貧血などがある．一過性で軽度の顆粒球減少症または血小板減少症は，患者の約 50％に起こる．肝合併症にはアミノトランスフェラーゼ値の上昇（正常の約 2～3 倍，3～4 週間かけて正常に戻る）があるが，症例の約 80％に起こる．

e. 診　断

滲出性咽頭炎，前頸部リンパ節腫脹，および発熱，後頸部や全身性リンパ節腫脹，そして肝脾腫大は伝染性単核球症を示唆する．サイトメガロウイルス（CMV）は，伝染性単核球症と似た症候群（伝染性単核球症様症候群）を起こし，肝脾腫大および肝炎と同様に異型リンパ球増加を伴うが通常は重度の咽頭炎を伴わない．トキソプラズマ症，B 型肝炎，風疹，HIV 一次感染，または薬物有害作用と関連する異型リンパ球増加なども伝染性単核球症様症候を引き起こすが，これらはその他の臨床的特徴により通常は鑑別できる（表 7-8）．

白血球総数は正常ないしやや増加，好中球数は正常ないしやや減少（百分率は低下）する．リンパ球の著しい増加，異型リンパ球の出現（5％以上になることが多い）が特徴的である．異型リンパ球の出現は，EB ウイルスが B 細胞に感染し，感染細胞に対する細胞性免疫反応により活性化された幼若な T 細胞が増加することによる．

ウイルス学的検査では潜伏期間が長いため初期に現れる抗 viral capsid antigen（VCA）-IgM 抗体が一過性に陽性化し，病初期より現れる抗 VCA-IgG，抗 early antigen（EA）-IgG 抗体が陽性化し，その後この両 IgG が継続産生され，終生陽性が持続する．EBNA 抗体は回復期以降に産生され，これも終生陽性が持続する（図 7-5）．表 7-9 が EBV 抗体価により鑑別の目安になる血清学的検査成績である．EBV 抗体価により急性 EBV 感染が明らかにならなければ，CMV などの伝染性単核球症様症候群が考慮されるべきである．

f. 予後と治療

多くの症例は対症療法のみで，1 週から 2 カ月程度で回復する．一般的に患者の 20％は 1 週間以内に復帰でき，50％は 2 週間以内に復帰できる．疲労はさらに数週間持続することもあれば，1～2％の症例では数カ月間続くこともある．死亡は 1％未満で発生し，ほとんどは合併症（例，脳炎，脾破裂，気道閉塞）による．ペニシリン系抗生剤は重篤なアレルギーを惹起することがあり，禁忌とされている．切迫した気道閉塞，重度の血小板減少症，および溶血性貧血などの合併症を有する

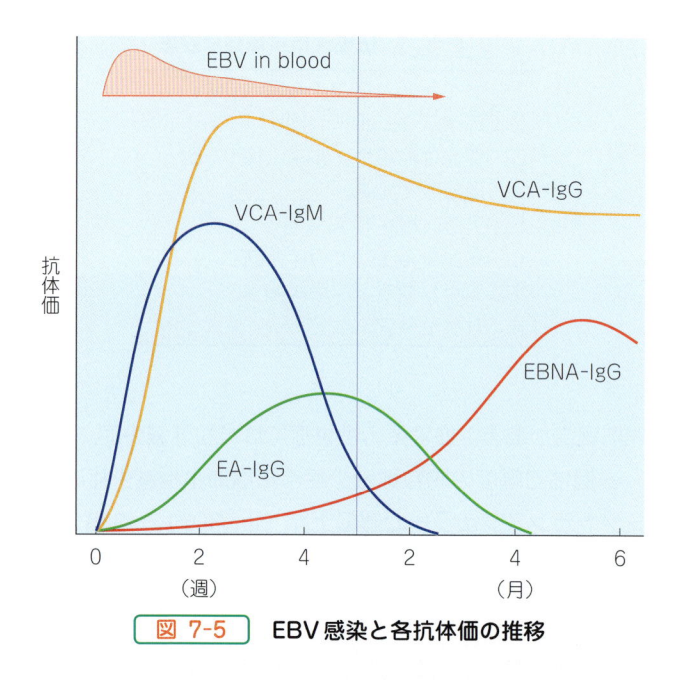

図 7-5　EBV感染と各抗体価の推移

表 7-9　EBウイルス関連疾患と抗体検査との関係

検査項目名	未感染	EBV既感染健常者	EBV初感染（伝染性単核球症）急性期	EBV初感染（伝染性単核球症）回復期	慢性活動性EBV感染症
VCA-IgG	−	＋	＋＋	＋	＋＋＋
VCA-IgA	−	−	−	−	−〜＋
VCA-IgM	−	−	＋	−	−〜＋
EA-DR-IgG	−	−	＋＋	＋	＋＋＋
EA-DR-IgA	−	−	−	−	−〜＋
EBNA	−	＋	−	−〜＋	−〜＋

　重症例にはステロイドを短期間投与することもある．血球貪食症候群の合併やウイルス活動が持続する際（慢性活動性 EB ウイルス感染症の疑い）には慎重な対応が必要である．

■文　献
1) Luzuriaga K, Sullivan JL. Infectious mononucleosis. N Engl J Med. 2010; 362: 1993-2000.
2) Odumade OA, Hogquist KA, Balfour Jr. HH. Progress and problems in understanding and managing primary Epstein-Barr virus infections. Clin Microbiol Rev. 2011; 24: 193-209.

〈猪口孝一〉

E HIV-1 感染症

a. HIV-1 感染症/エイズとは

後天性免疫不全症候群（acquired immunodeficiency syndrome：AIDS，エイズ）は，ヒト免疫不全ウイルス1型（human immunodeficiency virus type 1：HIV-1）感染によって惹き起こされる病態である．その定義に関しては，診断の項目で詳述する．

b. HIV-1 の構造と生活環

HIV-1 は，レトロウイルス科レンチウイルス属に属しており，そのゲノム構造は，3 つの構造遺伝子（gag, pol, env）と 6 つのアクセサリー遺伝子からなる（図 7-6）．pol 遺伝子は，ウイルス複製に必須の 3 つの酵素（プロテアーゼ，逆転写酵素，インテグラーゼ）を，env 遺伝子は，細胞侵入に必要な表面蛋白（gp120, gp41）をコードしている．ウイルスは，Env 蛋白 gp120 が標的細

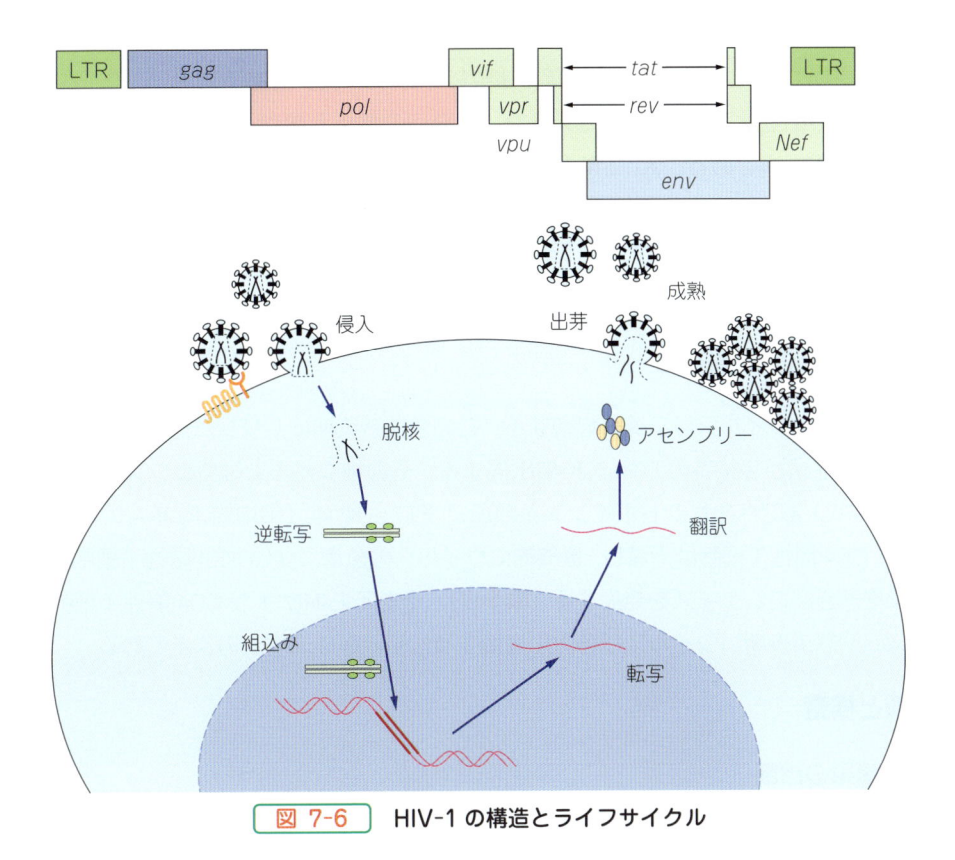

図 7-6　HIV-1 の構造とライフサイクル

胞表面に存在する受容体と結合し，細胞膜融合を惹起することで細胞内に侵入する．その後，逆転写を経て合成されたプロウイルス DNA が核内に運ばれ，染色体に組み込まれ感染が成立する．染色体に組み込まれたプロウイルスから，RNA の転写，蛋白の翻訳，ウイルス粒子の形成，出芽，成熟を経て新たなウイルスが放出される．これらの事象から明らかなように，一度感染が成立すると我々のゲノムに組み込まれたプロウイルスは除去できない（図 7-6）．

c. ウイルスの伝播

HIV-1 は，性行為，血液（製剤や薬物注射），母子感染が主な感染経路である．性行為は，全体の 70〜80%を占め，発展途上国では男女間，先進諸国では男性間の性行為が主な感染経路である．ウガンダでの報告によれば性行為での感染効率は，性行為 1 回あたり 1%未満（0.12%）ときわめて低いが，他の性感染症（STD）の合併によりその感染効率は跳ね上がる．医療従事者の針刺し事故での感染効率は約 0.3%，また，母子感染の効率は約 30%である．母子感染には，経胎盤，経産道，授乳の 3 つの感染経路が存在する．通常の接触や蚊を介した感染は存在しない．

d. 疫　学

HIV-1 感染は世界的な流行を認め，2011 年末現在，約 3,400 万人の陽性者が存在する．15〜49 歳の成人の約 0.8%が感染していることになるが，流行の程度は国や地域によって差がある．サハラ以南のアフリカでは，人口の 4.9%が陽性者であり，次いで陽性者率が高いのは，カリブ諸国と東欧・中央アジアで 1.0%である．アジアの陽性者数は約 500 万人である．新たな感染は世界全体では減り続けており，2011 年の新規感染者数 250 万人は 2001 年に比較して 20%も減少している．また，2011 年の死亡者 170 万人も 2005 年に比較して 24%の減少である[1]．

一方，日本においては，2012 年末の累計で，未発症の感染者数が 15,706 人，エイズ患者数が 6,719 人，計 21,425 人である．2012 年の新規報告件数は 1,449 件，うちエイズ患者は 447 件で，全体の 30.8%の高率を占めている．年次推移を見ると，2008 年をピークにやや減少傾向がみられるが，全体として依然増加傾向である．日本では，決して感染者総数は多くはないが，エイズ患者の占める割合が多い点，依然増加傾向にある点が問題である[2]．

e. HIV-1 感染の病態生理

感染後数週間で，ウイルスは急速に増殖する．この急性感染期に，リンパ節腫脹，発熱等のインフルエンザ様の症状が感染者の 50〜70%に出現する．その後ウイルスは免疫システムにより抑制されて微量になり（これをセットポイントと呼ぶ），約 7〜12 年（平均約 10 年）の無症候期が続く．この間，CD4 陽性 T 細胞は漸減し，最終的にウイルスの急増に伴い CD4 陽性 T 細胞が減少し，日和見感染を惹き起こしエイズを発症する（図 7-7）．そもそも HIV-1 が CD4 陽性 T 細胞を破壊するメカニズムや感染後期にウイルスが急激に増殖する仕組み等は未解決のままである．

f. 診断と検査

1）HIV-1 感染の診断

HIV-1 感染の診断は，他のウイルス感染症と同様に抗体検査が基本である．スクリーニング検査

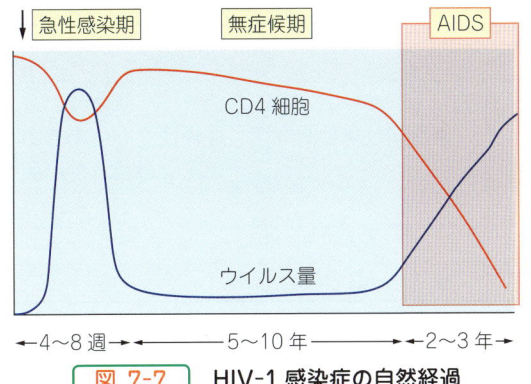

図 7-7　HIV-1 感染症の自然経過

図 7-8　HIV-1 感染症検査の流れ

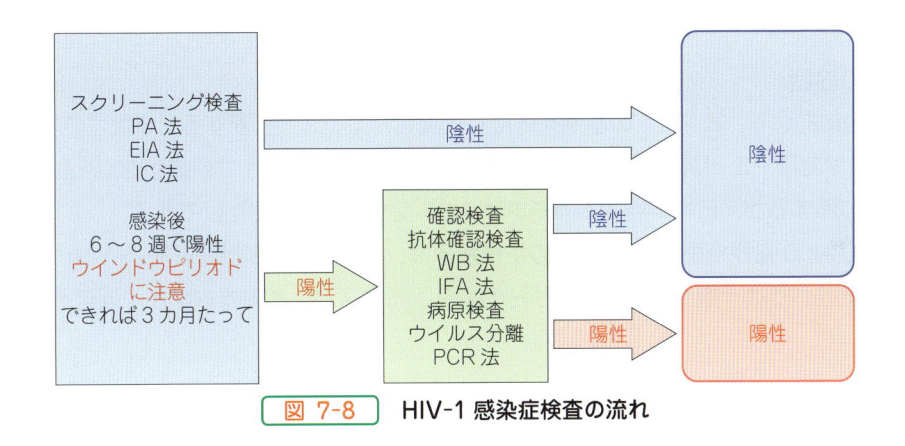

表 7-10　HIV-1 感染症を疑うべきケース

- 若い男性の帯状疱疹
- 腸炎：アメーバー，CMV 腸炎の可能性
- 他の性感染症（STD）がある場合
  —梅毒，尖圭コンジローマ，クラミジア，淋病
  —ウイルス肝炎（A，B，C），赤痢アメーバも含む
- 結核
- カンジダ症（口腔内，食道）
- 間質性肺炎：カリニ肺炎
- 伝染性単核球症：EBV，CMV，トキソプラズマ（−）
- 無菌性髄膜脳炎

が陽性の場合は，さらに確認検査により診断を確定する（図 7-8）．検査の留意点としては，①ウインドウ期が存在すること，②偽陽性の認識，があげられる．ウインドウ期に関しては，現在汎用される第 4 世代検査では，約 28 日でほぼ診断可能であるが，抗体検出が遅れる症例もあることから，3 カ月後再検することが望ましい．偽陽性率は，0.03〜0.3％であるが，陽性者数の少ない集団においては，多くの偽陽性者が出るので，注意が必要である．厚生労働省の調査によれば，スクリーニング検査を受けた妊婦の 4,424 人中 13 人が陽性であったが，確認検査で陽性だったのは 1 人で，12 人が偽陽性であった．したがって，確認検査の結果が出るまでは，通常は告知をしない．また，

表 7-11　HIV-1 感染症の病態とエイズの定義

CD4 陽性 T 細胞カテゴリー	臨床カテゴリー		
	(A) 無症候性急性 HIV	(B) 症候性で (A) あるいは (C) に該当しない疾患	(C) AIDS 指標疾患
(1) ≧500/μL	A1	B1	C1
(2) 200〜499/μL	A2	B2	C2
(3) <200/μL	A3	B3	C3

表 7-10 に HIV-1 感染を疑うべきケースをあげるので，参照されたい．

2）AIDS の診断

HIV-1 感染において，表 7-11 の基準を満たした場合，エイズと診断する（定義される）．アメリカ CDC の基準では，エイズ指標疾患への罹患のみならず，CD4 陽性 T 細胞が 200/μL 未満の場合もエイズと診断するが，日本の厚労省の基準は AIDS 指標疾患の罹患だけである．

表 7-12 に AIDS 指標疾患を示す．23 の指標疾患は，6 つのカテゴリー（表 7-12A〜F）に分類できる．注意すべきは，指標疾患以外のがんの場合，エイズと診断できないが，近年その増加が問題となっている．

g. 治療

HIV-1 感染の治療は，1996 年の HAART（highly active antiretroviral therapy）の登場により劇的に改善した．その効果は絶大で，体内におけるウイルス複製をほぼ検出感度以下にすることで，CD4 陽性 T 細胞の回復をもたらし，感染者に素晴らしい予後の改善をもたらした．最新のガイドラインでは，基本は，バックボーンとして核酸系逆転写酵素阻害薬（nucleoside analogue reverse transcriptase inhibitor：NRTI）を 2 剤，キードラッグとして非核酸系逆転写酵素阻害薬（non-nucleoside reverse transcriptase inhibitor：NNRTI），プロテアーゼ阻害薬（protease inhibitor：PI），またはインテグラーゼ阻害薬（integrase strand transfer inhibitor：INSTI）のうち 1 剤を組み合わせて，3 剤を投与する（図 7-9)[3]．治療開始時期に関しては，CD4 陽性 T 細胞数を指標に開始基準が定められてきたが，現在では早期投与が推奨され，米国 DHHS のガイドラインではすでに CD4 数に関係なしに投与を推奨している．一方，日本のガイドラインでは，依然 350/μL 未満を推奨基準としている（表 7-13)[4]．従来より，本治療においてはアドヒアランスの重要性が指摘されており，服薬率の維持が治療成功の鍵である．

h. 針刺し事故時の対応

最後に，針刺し事故時の対応に関して簡単に述べる．過去の報告から，曝露 1 回あたりの感染リスクは，約 0.3％と推定されており，感染効率は非常に低い．感染防御は基本的には B 型肝炎等に対する予防と同様で十分であり，また，曝露後予防が有効であり，発生後 2 時間以内の抗 HIV-1 薬内服で感染をほぼ 100％防ぐことができる．ただ，時間が経過すればするほど感染を阻止できる可

E ● HIV-1 感染症

表 7-12　エイズ指標疾患

A．真菌症
　1．カンジダ症（食道・気管支・肺）
　2．クリプトコッカス症（肺以外）
　3．コクシジオイデス症
　4．ヒストプラズマ症
　5．ニューモシスチス肺炎

B．原虫症
　6．トキソプラズマ脳症（生後1カ月以後）
　7．クリプトストリジウム症（1カ月以上続く下痢を伴ったもの）
　8．イソスポラ症（1カ月以上続く下痢を伴ったもの）

C．細菌感染症
　9．化膿性細菌感染症（13歳未満）
　10．再発性サルモネラ菌血症
　11．活動性結核
　12．非結核性抗酸菌症

D．ウイルス感染症
　13．サイトメガロウイルス感染症（生後1カ月以後）
　14．単純ヘルペス感染症
　15．進行性多巣性白質脳症

E．腫瘍
　16．カポジ肉腫
　17．原発性脳リンパ腫
　18．非 Hodgkin リンパ腫
　19．浸潤性子宮頸がん

F．その他
　20．反復性肺炎
　21．リンパ性間質性肺炎（13歳未満）
　22．HIV 脳症
　23．HIV 消耗性症候群

A欄，B欄から1つずつ選んで組み合わせる				
A欄（キードラッグ）				B欄（バックボーン）
NNRTI か PI(rtv-boosted) か INSTI				NRTI 2剤
推奨	非核酸系逆転写酵素阻害薬	ストックリン 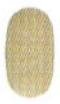		推奨
	プロテアーゼ阻害薬	レイアタッツ＋ノービア 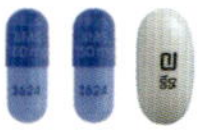		ツルバダ
		プリジスタ＋ノービア 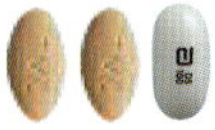		エプジコム
	インテグラーゼ阻害薬	アイセントレス 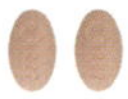		

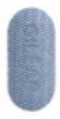

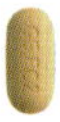

図 7-9　初回治療として選択すべき抗HIV薬の組合せ

表 7-13　抗 HIV 療法の開始時期

状態	抗 HIV 療法の推奨度
エイズ発症	ただちに治療開始
CD4 ＜350/μL	ただちに治療開始
CD4 350〜500/μL	治療開始推奨
CD4 ＞500/μL	治療開始を考慮
妊婦，HIV 腎症，HBV 重複感染者	ただちに治療開始
HCV 重複感染者，心血管疾患リスク患者	早期の治療開始考慮

能性は低くなるので，迅速に対応する必要がある．詳細はガイドライン等を参照されたい[3]．

■文　献

1) GLOBAL REPORT．UNAIDS レポート「世界のエイズ流行 2012 年版」．
2) API-Net エイズ予防情報ネット．http://api-net.jfap.or.jp/status/
3) 平成 24 年度厚生労働科学研究費補助金エイズ対策研究事業「HIV 感染症及びその合併症の課題を克服する研究班」，編．抗 HIV 治療ガイドライン．2013 年 3 月．
4) Guidelines for the use of antiretroviral agents in HIV-1-infected adults and adolescents：成人および青少年 HIV-1 感染者における抗レトロウイルス薬の使用に関するガイドライン．

〈高折晃史〉

F 原発性（先天性）免疫不全症

原発性（先天性）免疫不全症（primary immunodeficiency diseases：PID）は**表7-14**に示すように，1）複合型免疫不全症，2）よく定義された免疫不全症，3）抗体産生不全を主とする疾患，4）免疫調節不全の疾患，5）食細胞の数および機能，もしくは両方の先天的異常を呈する疾患群，6）自然免疫系の障害，7）自己炎症性疾患，8）補体欠損症の8群に分類されており，これまで200種類以上の責任遺伝子が同定されている．ここでは主な先天性免疫不全症について概説する．

a. 複合型免疫不全症

1）T⁻B⁺ severe combined immunodeficiencies（SCID）

T細胞欠損，B細胞数は正常もしくは増加，血清IgG値は低値を示し，乳児期よりの難治性重症感染症を反復する．遺伝子変異の部位により，γc欠損症，JAK3欠損症，IL7Rα欠損症等に分類される．検査ではリンパ球減少，血清γグロブリンの低値，$CD4^+CD45RA^+$細胞（ナイーブT細胞）の欠如，TREC，KREC検出不能等の所見がみられる．現時点では，造血幹細胞移植が唯一の根治治療である．

2）T⁻B⁻ severe combined immunodeficiencies（SCID）

T細胞，B細胞ともに欠損し，血清IgG値は低値を示す．RAG1/2欠損症，DCLRE1C（Artemis）欠損症，ADA欠損症が含まれ，すべて常染色体劣性遺伝形式をとる．RAG1/2欠損症，Artemis欠損症においては，T細胞受容体およびB細胞受容体のVDJ遺伝子再構成の欠損が認められる．ADA欠損症は，ADA酵素の欠損により，毒性代謝産物の蓄積が細胞毒性に働く．重症度はADA残存活性による．他のSCIDと同様に重篤な細菌，真菌，ウイルス，日和見感染を発症し，慢性下痢による体重増加不良がみられる．

3）Omenn症候群

Omenn症候群は，紅皮症，好酸球増加，リンパ節腫脹，肝脾腫を特徴とする，常染色体劣性遺伝形式をとる複合型免疫不全症である．*RAG1/2*のhypomorphic mutationによる部分的なRAG1/2活性により，著しく制限されたT細胞分化を生じ，T細胞はheterogeneityを欠く．B細胞数は低下していることが多く，血清IgG，IgA，IgMは低値であるがIgEが高値を示す．根治療法は造血幹細胞移植であり，生後早期に移植された症例では良好な結果が得られている．

表 7-14 主な先天性免疫不全症の遺伝形式および責任遺伝子

疾患	遺伝形式	責任遺伝子
1. 複合型免疫不全症		
T⁻B⁺ SCID	XL	γc
	AR	JAK3, IL7Rα, CD45, CD3δ, CD3ε, CD3ζ
T⁻B⁻ SCID	AR	RAG1/2, DCLRE1C, ADA
Omenn 症候群	AR	RAG1/2
2. よく定義された免疫不全症		
Wiskott-Aldrich 症候群	XL	WAS
ataxia-telangiectasia	AR	ATM
DiGeorge 症候群	De novo or AD	22q11 欠失, TBX1
hyper IgE 症候群	AD	STAT3
	AR	TYK2, DOCK8
3. 抗体産生不全を主とする疾患		
BTK 欠損症	XL	BTK
CVID	variable	ICOS, CD19, CD81, CD20, TACI, BAFF
高 IgM 血症を伴う低γグロブリン血症	XL	CD40L
	AR	CD40, AID, UNG
4. 免疫調節不全の疾患		
Chédiak-Higashi 症候群	AR	LYST
FHL 症候群	AR	PRF1, UNC13D, STX11, STXBP2
XLP1, XLP2	XL	SH2D1A, XIAP
ALPS	AD or AR	TNFRSF6, CASP10, CASP8
IPEX（X-linked）	XL	FOXP3
5. 食細胞の数および機能，もしくは両方の先天的異常を呈する疾患群		
重症先天性好中球減少症	AD	ELANE, GFI1
	AR	HAX1, G6PC3, G6PT
慢性肉芽腫症	XL	CYBB
	AR	CYBA, NCF1, NCF2, NCF4
白血球接着不全症（LAD タイプⅠ）	AR	INTGB2（CD18）
6. 自然免疫系の障害		
NEMO 異常症	XL	IKBKG
IRAK4 欠損症	AR	IRAK4
7. 自己炎症性疾患		
家族性地中海熱	AR	MEFV
高 IgD 症候群	AR	MVK
8. 補体欠損症	大部分 AR	各補体成分遺伝子

AD：常染色体優性遺伝，AR：常染色体劣性遺伝，XL：伴性劣性遺伝

b. よく定義された免疫不全症候群

1）Wiskott-Aldrich 症候群

　Wiskott-Aldrich 症候群（WAS）は血小板サイズの低下を伴った血小板減少，難治性湿疹，反復性細菌・ウイルス感染症，リンパ腫や自己免疫性疾患等様々な病態を呈する伴性劣性遺伝形式をとる免疫不全症候群である．責任遺伝子として，細胞内シグナル伝達とアクチン細胞骨格に重要な役割をもつ WASP をコードする WAS が同定されている．臨床症状としては血小板減少に伴う血便や皮下出血や，免疫異常に起因する易感染症状を呈する．根治療法は造血幹細胞移植であり，治癒が期待できる．また同じ WAS 遺伝子異常を伴う疾患として，X-linked thrombocytopenia（XLT）と WASP 機能亢進を伴う変異による X-linked neutropenia（XLN）もある．

2）Ataxia-telangiectasia

　Ataxia-telangiectasia は進行性の小脳失調，眼球結膜の毛細血管拡張，免疫不全症を特徴とする常染色体劣性遺伝形式をとる免疫不全症候群である．責任遺伝子として細胞周期の制御や DNA 修復に関与する ATM が同定されており，細胞周期チェックポイント異常や DNA 修復障害の結果，悪性疾患や免疫不全をひきおこすとされている．免疫不全に関しては，進行性の T 細胞減少および血清 IgG，IgE，IgA の低値を認め，気道感染を繰り返す．診断には上記の臨床症状に加え，αフェトプロテインの高値，ATM 蛋白欠損の証明や ATM 遺伝子診断が行われる．悪性腫瘍のリスクは約 40 倍とされており，早期発見が重要である．

3）DiGeorge syndrome

　DiGeorge syndrome は胸腺の欠損に起因する T 細胞機能不全，副甲状腺機能低下症，顔貌異常および先天性心疾患を特徴とする免疫不全症候群である．22 番染色体の22q11.2領域にみられるヘテロ接合性の large deletion によるとされ，多くの症例は遺伝性のない孤発例である．T 細胞機能低下の程度に応じて様々な程度の易感染性を呈する．

4）hyper IgE syndrome

　hyper IgE syndrome は黄色ブドウ球菌等の細胞外寄生菌による皮膚，肺の膿瘍，新生児期より発症するアトピー様湿疹，血清 IgE 高値を 3 主徴とする免疫不全症候群である．hyper IgE syndrome は 1 型と 2 型に分類され，1 型ではその他に特異顔貌，骨粗鬆症，脊椎側彎，乳歯の脱落遅延，関節の過進展等の症状が認められる．責任遺伝子として 1 型は STAT3 が，2 型は Tyk2 および Dock8 が同定されている．治療は感染症対策として予防的に抗生剤，抗真菌薬の投与を行う．近年は免疫再構築のため，特に 2 型の症例で造血幹細胞移植施行例の報告がされている．

c. 抗体産生不全症

1）BTK deficiency

　BTK deficiency は X 連鎖無γグロブリン血症とも呼ばれ，発症頻度は約 10 万人に 1 人とされる．血清中のすべての class の免疫グロブリンの低下がみられる．責任遺伝子として BTK 遺伝子が同定

されている．BTK 遺伝子産物は細胞質に存在する非レセプター型チロシンキナーゼであり，B 細胞受容体からの刺激で活性化され，B 細胞分化に重要な役割を果たす．症状は母体からの移行抗体が減少する生後 4～5 カ月より出現し，インフルエンザ杆菌や肺炎球菌等による中耳炎，肺炎，敗血症，皮膚化膿症等の細菌感染症を反復する．治療は免疫グロブリン補充療法である．

2）Common variable immunodeficiency disorders（CVID）

CVID は，低 γ グロブリン血症と反復する細菌感染症を特徴とする免疫不全症である．CVID は頻度が高く多彩な臨床症状を呈し，かついまだに原因が不明という点から暫定的に分類された疾患群であり，少なくとも 2 class 以上の免疫グロブリンの著減があり B 細胞数が正常か減少すると定義されている．10 歳以上に発症することが多く，自己免疫疾患や悪性腫瘍などの合併頻度も高い．CVID ではこれまで責任遺伝子とし ICOS，CD19，CD81，CD20，TACI 等が同定され，それぞれ新たな疾患として独立しているが，いずれも CVID と病態，症状を区別できず，CVID の原因の一部と考えられている．症状として上・下気道感染，中耳炎，副鼻腔炎等を反復するが，重症感染症は比較的少ない．治療は免疫グロブリン補充療法である．

3）高 IgM 血症を伴う低 γ グロブリン血症

高 IgM 血症を伴う低 γ グロブリン血症は，血清中の IgG，IgA は低値であるが，IgM が正常ないし高値を示す免疫不全症である．B 細胞のクラススイッチの異常が病態の本体であり，これまで責任遺伝子として CD40L，CD40，AID，UNG が同定されている．症状は他の抗体産生不全症と同様に，上気道，下気道感染，膿皮症，中耳炎，化膿性リンパ節炎，大腸菌性腸炎，敗血症などを反復する．CD40 ligand 欠損症では T 細胞機能不全の症状も呈する．治療は免疫グロブリン補充療法である．CD40 ligand 欠損症に対しては造血幹細胞移植も考慮する．

■文　献

1) Al-Herz W, Bousfiha A, Casanova JL, et al. Primary immunodeficiency diseases: an update on the classification from the international union of immunological societies expert committee for primary immunodeficiency. Front Immunol. 2011; 2: 54.
2) Davies EG, Thrasher AJ. Update on the hyper immunoglobulin M syndromes. Br J Haematol. 2010; 149: 167-80.

〈溝口洋子　小林正夫〉

第8章

造血器腫瘍と関連疾患

A 造血器腫瘍の分類

1 分類の変遷

　造血器腫瘍は，リンパ腫ではHodgkinリンパ腫（Hodgkin lymphoma：HL）が1832年に，白血病では慢性骨髄性白血病（chronic myeloid leukemia：CML）が1845年にVirchowらによって報告された．その後，近似疾患をまとめた様々な分類が提案され，検査方法の発展とともに改訂され変遷されてきた．リンパ腫では1863年Virchowらがリンパ肉腫として一連のリンパ腫の分類を行って以降，1966年Rappaport分類，1976年WHO分類，1979年LSG分類，1981年Kiel分類，1982年Working formulation分類，1994年REAL分類[1]などが提案され，一時期は複数の規準に基づく診断名を併記するという状態となった．一方，白血病においては1976年，フランス，アメリカ，英国の血液医らが中心となり，200症例の急性白血病患者の骨髄標本を検討し，形態学的，組織化学的な手法を用い，French-American-British（FAB）分類として提唱した[2]．これらの分類は形態を基本としており，検査も簡便で理解しやすい一方で，その後の免疫学的分子生物学的検査が発展により，細胞起源を意識した分類が必要となった．

2 WHO分類について

　そこで，白血病，リンパ腫，さらにはそれ以外の血液腫瘍を含めた分類を統一して行うべく，世界各国の血液医，病理医が集まり，1997年の会議を経て，1998年にJournal of Clinical Oncologyにその概要を発表，2001年に正式に全く新しいWHO分類として提唱した（第3版）[3]．この分類における主なコンセプトは下記であった．
  1）血液腫瘍全般を俯瞰し，疾患単位（disease entity），準疾患単位（subtype），亜型（variant）の区分における分類を行った．
  2）地域特異性や発生頻度がまれな疾患でも1疾患単位と考えられるものは積極的に分類に取り入れた．
  3）細胞形態，染色体・遺伝子，細胞表現型などを取り入れ，できる限り細胞起源に基づく分類，および治療成績を考慮した分類を行った．

　この原則に基づき，疾患単位として慢性骨髄増殖性疾患（chronic myeloproliferative disease：CMPD），骨髄異形成症候群/増殖性疾患（myelodysplastic/myeloproliferative disease），骨髄異形成症候群（myelodysplastic syndrome：MDS），急性骨髄性白血病（acute myeloid leukemia：AML），前駆BおよびT細胞性腫瘍（precursor B- and T-cell neoplasms），成熟B細胞性腫瘍（mature B-cell neoplasms），成熟TおよびNK細胞性腫瘍（mature T- and NK-cell neoplasms），HL，免疫不全症

関連リンパ増殖性疾患（immunodeficiency associated lymphoproliferative disorders），組織球および樹状細胞腫瘍（histiocytic and dendritic cell neoplasms），肥満細胞増殖症（mastcytosis）の11の分類を設け，それぞれ準疾患，亜群と提示した．その後，全ゲノム解析を含む分子学的検査方法の飛躍的な発展に伴い，分子遺伝子学的異常と病態の関係が明らかとなった疾患が数多く報告され，分子標的治療による治療成績の向上と合わせ，これらの細胞分子学的所見，予後などを総合的に判断した改訂版を，2007年の会議を経て2008年第4版として提唱した[4]．

3 骨髄系腫瘍の分類

a. 骨髄増殖性腫瘍（MPN）（図8-1）

2001年WHO分類では，骨髄系腫瘍を，CMPD，MDS，myelodysplastic/myeloproliferative diseases（MDS/MPD），AMLの4つに大別した．CMPDにおける疾患単位として，CML，真性赤血球増加症，本態性血小板血症，慢性原発性骨髄線維症の古典的疾患に加え，慢性好中球性白血病，慢性好酸球性白血病/好酸球増多症候群，および分類不能のCMPD（CMPDs, unclassifiable）を明記した．

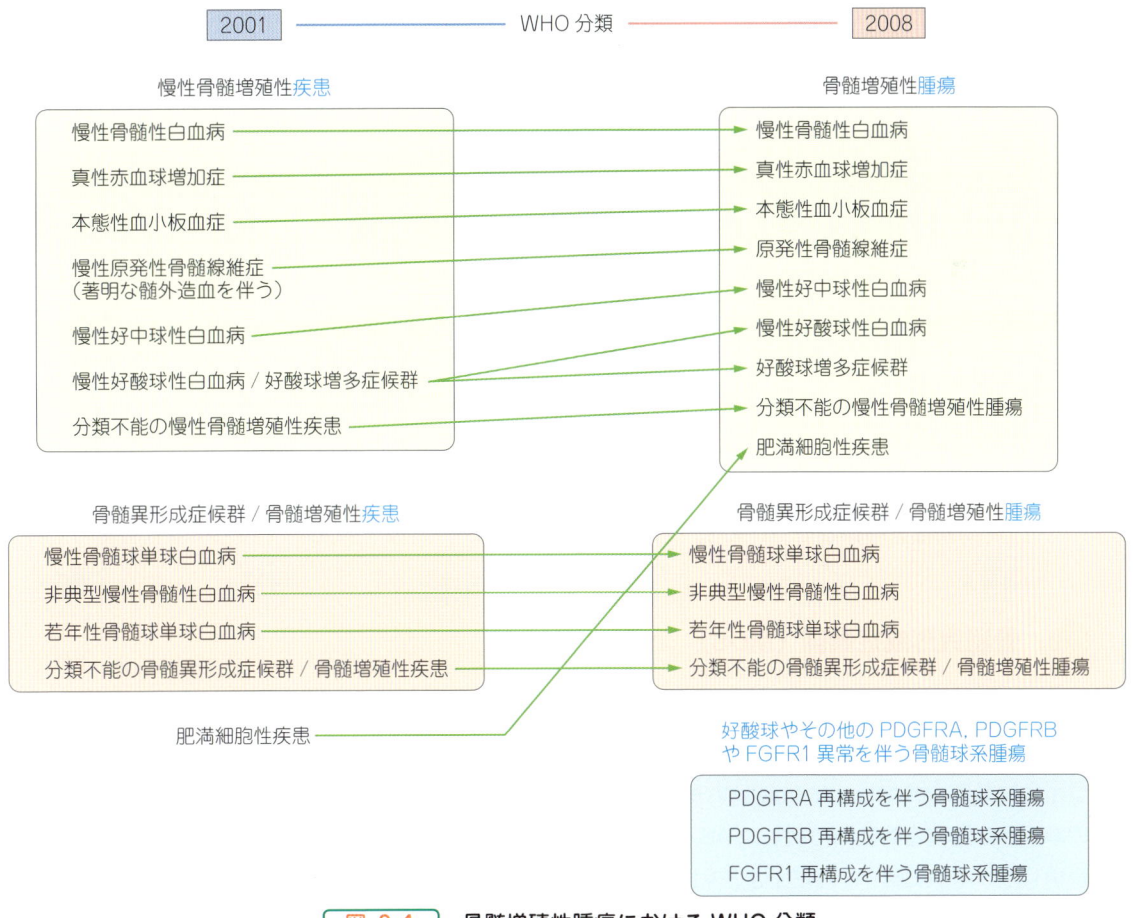

図8-1 骨髄増殖性腫瘍におけるWHO分類

また，以前より臨床では認知されていたMDS/MPDを疾患単位として定義し，慢性骨髄球単球白血病，若年性骨髄球単球白血病，非典型CML，分類不能MDS/MPD（unclassifiable），および肥満細胞疾患を準疾患単位として加えた．CMPDの疾患の1つであるCMLでは，9番染色体上の発がん遺伝子である*c-abl*が22染色体上の*bcr*遺伝子に移動し結合して*bcr-abl*融合遺伝子が形成されてPh染色体となり，その染色体を発現したマウスなどの実験よりこの染色体が病態の主座であることが判明している．この融合遺伝子はチロシンキナーゼを活性化して主としてp210と呼ばれる蛋白を生み出すが，2001年このチロシンキナーゼ阻害薬であるイマチニブが臨床応用され，CML慢性期において8年生存率90％以上という驚異的な良好な結果が得られたことからも，*bcr-abl*融合遺伝子およびその融合蛋白がCMLの病態生理学的主因であることが証明された[5]．この事実を踏まえ，おなじカテゴリーに属するその他のMPDにおいても同様な機序，すわなち責任遺伝子が存在するのではないかと推察されていたところ，イマチニブを好酸球増多症（hypereosinophilic syndrome：HES）に用いたところ劇的な効果が得られたという臨床報告がなされた．イマチニブはPDGFRα（platelet-derived growth factor receptor-α）と呼ばれる遺伝子にも作用することが判明し，2003年CoolらはHESにおいて第4染色体上q12座の*PDGFRα*（platelet-derived growth factor receptor-α）遺伝子と*FIP1L1*（fip1-like1）遺伝子との融合遺伝子（*FIP1L1-PDGFRα*）がその病態の主座であることを発見[6]，CML以外でのCMPDにおける遺伝子異常発見の新たな展開を迎えることとなった．これをきっかけに，2005年になるとMPNにおいてJAK2の点突然変異が疾病の本態であることが明らかになり[7]，チロシンキナーゼの異常という共通の病態が背景にあることが判明し，CMPDの概念の証明がなされた．図8-1には2001年WHO分類と2008年WHO分類の対比を示した．2008年のMPNにおける主立った変更点は下記に示した．

1) 慢性骨髄増殖性疾患（chronic myeloproliferative diseases：CMPD）の名称から，慢性の名称がはずれ，さらに骨髄増殖性腫瘍（myeloproliferative neoplasm：MPN）と悪性病名に変更となった．
2) MPN群に含まれていた"慢性好酸球性白血病/好酸球増多症候群"の症例のなかで，PDGFRA，PDGFRBやFGFR1異常をが検出された症例は"好酸球やその他のPDGFRA，PDGFRBやFGFR1異常を伴う骨髄球系腫瘍"として独立した準疾患単位に分類した．
3) 肥満細胞性疾患がクローン性幹細胞疾患であることが明らかとなり，MPNの準疾患単位として組み込まれた．
4) 慢性原発性骨髄線維症（chronic primary myelofibrosis：CPMF）において慢性の表記が除かれた．

b. 骨髄異形成症候群（MDS）（表8-1）

2001年WHO分類は基本的にFAB分類を踏襲し，MDSにおいては，不応性貧血（refractory anemia：RA），鉄芽球性不応性貧血（refractory anemia with ring sideroblasts：RA-RS），芽球増多を伴う不応性貧血（refractory anemia with excess blasts：RAEB），移行期RAEB（RAEB in transformation）の準疾患が定義された．ただし，FAB分類では骨髄の芽球割合の境界を30％としていたが，20％に変更した．それに伴い，RAEBは5～19％の芽球を呈するMDSと定義され，芽球の程度によって予後が異なることが明らかになったことから，5～9％の芽球を示す症例をRAEB-1，10～19％を

A ● 造血器腫瘍の分類

表 8-1 骨髄異形成症候群における WHO 分類

FAB 分類

不応性貧血 (Refractory anemia)	骨髄：芽球＜5%、環状鉄芽球比率＜15% 末梢血：芽球＜1%
鉄芽球性不応性貧血 (Refractory anemia with ring sideroblasts)	骨髄：芽球＜5%、環状鉄芽球比率≧15% 末梢血：芽球＜1%
芽球増多を伴う不応性貧血 (Refractory anemia with excess blasts: RAEB)	骨髄：芽球 5～20% 末梢血：芽球＜5% Auer 小体（−）
移行期 RAEB (RAEB in transformation)	骨髄：芽球 20～30% 末梢血：芽球≧5% Auer 小体（+）
慢性骨髄単球性白血病 (Chronic myelomonocytic leukemia)	骨髄：芽球＜20% 末梢血：芽球＜5% 単球≧1000/μL

2001 年 WHO 分類

不応性貧血 (Refractory anemia)	骨髄：赤芽球系に異形成あり、芽球＜5%、環状鉄芽球＜15% 末梢血：貧血、芽球（−）
鉄芽球性不応性貧血 (Refractory anemia with ring sideroblasts)	骨髄：赤芽球系の異形成のみ、芽球＜5%、環状鉄芽球≧15% 末梢血：貧血、芽球（−）
多系統の異形成を伴う不応性血球減少 (Refractory cytopenia with multilineage dysplasia: RCMD)	骨髄：2 系統以上で 10%以上の細胞に異形成あり、芽球＜5%、環状鉄芽球＜15%、Auer 小体（−）。環状鉄芽球≧15%、Auer 小体（−） 末梢血：(2～3 系統の) 血球減少、芽球（−）または＜1%、Auer 小体（−）、単球＜1000/μL
多系統の異形成を伴う鉄芽球性不応性血球減少 (RCMD-RS)	骨髄：2 系統以上で 10%以上の細胞に異形成あり、芽球＜5%、環状鉄芽球≧15%、Auer 小体（−） 末梢血：(2～3 系統の) 血球減少、芽球（−）または＜1%、Auer 小体（−）、単球＜1000/μL
芽球増多を伴う不応性貧血 (Refractory anemia with excess blasts) RAEB-1	骨髄：1～3 系統の細胞に異形成あり、芽球 5～9%、Auer 小体（−）、単球＜1000/μL 末梢血：血球減少、芽球＜5%、Auer 小体（−）、単球＜1000/μL
芽球増多を伴う不応性貧血 (Refractory anemia with excess blasts) RAEB-2	骨髄：1～3 系統の細胞に異形成あり、芽球 10～19%、Auer 小体（−）、単球＜1000/μL 末梢血：血球減少、芽球 5～19%、Auer 小体（±）、単球＜1000/μL
分類不能型骨髄異形成症候群 (Myelodysplastic syndrome-unclassified)	骨髄：異形成は 1～3 系統では 10%未満ではあるが MDS が推定される染色体異常あり、芽球＜5% 末梢血：血球減少、芽球＜1%
5q-症候群 (MDS with isolated del(5q))	骨髄：低分葉核をもつ巨核球が正常または増加、芽球＜5%、del (5q) の単独異常、Auer 小体（−） 末梢血：貧血、通常血小板数は正常または増加、芽球（−）または＜1%

2008 年 WHO 分類

単一の血球異常に伴う不応性血球減少症 (Refractory cytopenia with unilineage dysplasia)	不応性貧血 (Refractory anemia)
	不応性好中球減少症 (Refractory neutropenia)
	不応性血小板減少症 (Refractory thrombocytopenia)
鉄芽球性不応性貧血 (Refractory anemia with ring sideroblasts)	骨髄：1 系統で 10%以上の細胞に異形成あり、芽球＜5%、環状鉄芽球≧15% 末梢血：貧血、芽球（−）
多血球系異形成を伴う不応性血球減少 (Refractory cytopenia with multilineage dysplasia)	骨髄：1～3 系統の細胞に異形成のみ、環状鉄芽球≦15% 末梢血：1～3 系統の細胞に異形成あり、芽球＜5%、Auer 小体（−）、単球＜1000/μL
芽球増多を伴う不応性貧血 (Refractory anemia with excess blasts)	骨髄：1～3 系統の細胞に異形成あり、芽球 5～19%、Auer 小体（±）、単球＜1000/μL (Auer 小体（+）の場合骨髄芽球＜10%、末梢 芽球＜5%でのみ、それ以上では AML に分類)
5q-症候群 (MDS with isolated del (5q))	骨髄：異形成は 1～3 系統の細胞では 10%未満ではあるが MDS が推定される染色体異常あり、Auer 小体＜5% 末梢血：血球減少、芽球＜1%
分類不能型骨髄異形成症候群 (MDS-unclassified)	骨髄：低分葉核をもつ巨核球が正常または増加、del (5q) の単独異常、Auer 小体（−） 末梢血：貧血、通常血小板数は正常または増加、芽球は（−）または＜1%
小児 MDS (childhood MDS)	Refractory cytopenia of childhood (RCC) 骨髄では 5%未満、末梢血では 2%未満の芽球を示す形態異常を有する

RAEB-2 の亜群とした．また，新たに，多系統の異形成を伴う不応性血球減少（refractory cytopenia with multilineage dysplasia：RCMD）として，芽球の増多は認めないが，2 系統以上で 10％以上の細胞に異形成を認める不応性血球減少症の準疾患を定義した．さらに RCMD を呈し，骨髄で鉄芽球が 15％以上を示す症例は通常の RARS と比較し予後が不良であることから，RCMD-RS として提唱した．さらに，その予後が良好であることを踏まえ，5q－症候群を 1 つの準疾患群として分類した．2005 年頃に，レナリドミドが 5q－症候群に対し，貧血，汎血球減少の改善のみならず，5q－の染色体異常まで改善させることが明らかとなり[8]，その判断に先見の明があったことを示した．また，FAB 分類では MDS に分類されていた慢性単球性白血病（chronic myelomonocytic leukemia）は 2001 年 WHO 分類からは CMPD の 1 準疾患となった．これらの分類に該当しない MDS は分類不能型（unclassified）に組み込むことになった．2008 年の改訂では，不応性貧血症に，不応性好中球減少症（refractory neutropenia），不応性血小板減少症（refractory thrombocytopenia）が併記され，総括して単一の血球異常に伴う不応性血球減少症（refractory cytopenia with unilineage dysplasia）の疾患単位とした．また小児領域の MDS も疾患単位として捉え，その 1 型として骨髄では 5％未満，末梢血では 2％未満の芽球を示す形態異常を有する MDS を refractory cytopenia of chlidhood（RCC）として記載した．症例数の希少な点に加え，小児においては自己免疫性疾患や代謝性疾患，夜間血色素尿症などでも MDS 様の所見を呈することなどから，今後小児 MDS はさらなる検討が必要とコメントされている．

c. 急性骨髄性白血病（AML）（表 8-2）

　AML においても，原因遺伝子および臨床的予後を加味した分類が行われた．まず，特定の遺伝子異常を示し予後良好である 1 つの疾患群を示すものとして，FAB 分類における M2 での t(8;21)(q22;q22)，M3 の t(15;17)(q22;q12) および M4 の inv(16)(p13.1q22) もしくは t(16)(p13.1q22) を準疾患単位として分類した．さらに予後が不良と考えられる 11q23（MLL）遺伝子を有する準疾患も設定した．それ以外の de novo AML は分類不能として集約し，FAB 分類に準ずる亜型を設けた．この分類概念は WHO 分類の基本理念を明確に示しており，たとえ形態学は同じ分類に属するものであっても，分子遺伝学的異常が予後を規定している疾患に関しては準疾患として独立させた．それ以外の AML は分類不能（NOS）AML とし，そこに FAB 分類に準じた準疾患を設けた．その他，アルキル化剤，トポイソメラーゼⅡ阻害薬などによる治療関連 AML，多系血球異常を伴う AML/MDS，急性混合性 AML の全 5 つの準疾患単位として定義した．AML ではしばしば増殖活性化をもたらすクラスⅠ変異（FLT3，KIT，RAS など）と分化抑制をもたらすクラスⅡ変異（RUNX1-RUNX1IT1，PML-RARA，CBFβ-MYH11 など）の異常融合がその病態を形成し，予後に関係することが明らかとなりつつある[9]．それを踏まえ 2008 年分類では，さらに特異的遺伝子を有する AML に t(9;11)，t(6;9) などが加わった一方で，11q23 を有する準疾患は t(9;11) に含まれることから削除された．また遺伝子変異を有する AML として NPM1 遺伝子変異および CEBPA 遺伝子変異が併記された．治療関連 AML ではアルキル化剤関連とトポイソメラーゼⅡ阻害薬関連の区分は消失し，分類不能 AML に含まれていた骨髄肉腫は準疾患となった．Down 症に伴う骨髄増殖症，芽球形質細胞様樹状細胞腫瘍が新たに準疾患単位として分類された．さらに急性混合性白血病では表 8-2 に示すような準疾患が記載され，B 細胞，T 細胞，NK 細胞表現を有する急性白血病はこの疾患群に収納

表 8-2　急性骨髄性白血病における WHO 分類

第 3 版：急性骨髄性白血病	
1. 特定の遺伝子異常を有する	t(8;21)(q22;q22)；(AML1/ETO)
	inv(16)(p13.1q22) or t(16)(p13.1q22)；CBFB-MYH11
	t(15;17)(q22;q12)；PML-RARA
	11q23（MLL）異常
2. 多系統の形態異常を伴う	
3. 治療関連	アルキル化剤関連
	トポイソメラーゼⅡ阻害薬関連
4. 分類不能（FAB）	AML 最未分化型（M0）
	AML 未分化型（M1）
	AML 分化型（M2）
	急性骨髄単球性白血病（M4）
	急性単球性白血病（M5a, b）
	急性赤白血病（M6a, b）
	急性巨核芽球性赤白血病（M7）
	急性好塩基球性白血病
	骨髄線維症を伴う急性汎骨髄症
	骨髄肉腫
5. 急性混合性白血病	

急性混合性白血病
急性未分化白血病
t(9;22)(q34;q11.2)；BCR-ABL1 を有する
t(v;11q23) を有する混合表現型急性白血病
B 細胞性/骨髄性の混合表現型急性白血病
T 細胞性/骨髄性の混合表現型急性白血病
まれな混合表現型急性白血病
NK 細胞リンパ芽球性白血病/リンパ腫

第 4 版：急性骨髄性白血病		
1. 特定の遺伝子異常を有する	(1) 均衡型染色体転座/逆位	t(8;21)(q22;q22)；RUNX1-RUNX1T1 陽性
		inv(16)(p13.1q22) または t(16)(p13.1q22)；CBFB-MYH11
		t(15;17)(q22;q12)；PML-RARA
		t(9;11)(p22;q23)；MLLT3-MLL
		t(6;9)(p23;q34)；DEK-NUP214
		inv(3)(q21q26.2) または t(3;3)(q21;q26.2)；RPN1-EVI1
		t(1;22)(p12;q13)；RBM15-MKL1
	(2) 遺伝子変異	NPM1 遺伝子変異
		CEBPA 遺伝子変異
2. 骨髄異形成関連の変化を有する		
3. 治療関連骨髄性腫瘍		
4. 分類不能		AML 最未分化型（M0）
		AML 未分化型（M1）
		AML 分化型（M2）
		急性骨髄単球性白血病（M4）
		急性単球性白血病（M5a, b）
		急性赤白血病（M6a, b）
		急性巨核芽球性赤白血病（M7）
		急性好塩基球性白血病
		骨髄線維症を伴う急性汎骨髄症
5. 骨髄肉腫		
6. Down 症候群関連骨髄増殖症		(1) 一過性異常骨髄症
		(2) Down 症候群関連骨髄性白血病
7. 芽球形質細胞様樹状細胞腫瘍		

された．

4 リンパ系腫瘍の分類（表8-3）

　リンパ系腫瘍では 1994 年の REAL 分類を踏襲し，細胞起源より B 細胞リンパ腫，T および NK 細胞リンパ腫，HL，免疫不全関連リンパ腫および組織球・樹状細胞腫瘍の 5 つの区分がなされた．B 細胞リンパ腫および T/NK 細胞リンパ腫はさらに前駆細胞型と成熟細胞型に分類，後者は臨床病態も重要視し，播種性・白血化，節外性，節性低悪性度，節性高悪性度に従い，形態学的特徴，染色体・分子学的異常，臨床的特徴，予後などをもとに総合的に準疾患が設定された．B 細胞性腫瘍においては，前駆細胞型リンパ腫は B リンパ芽球性白血病/リンパ腫（B lymphoblastic leukemia/lymphoma）が分類された．成熟型では慢性リンパ性白血病/小リンパ球性リンパ腫，濾胞性リンパ腫，びまん性大細胞型 B 細胞リンパ腫（diffuse large B cell lymphoma：DLBCL）など 16 の準疾患が定義された．一方 T/NK 細胞性腫瘍においては，前駆細胞型リンパ腫は T リンパ芽球性白血病/リンパ腫が分類され，成熟 T 細胞/NK 細胞性腫瘍成人 T 細胞白血病/リンパ腫，節外性 NK/T 細胞リンパ腫・鼻型など 13 の疾患が分類された．HL においては結節性リンパ球優位型と古典的に分類し，後者には結節硬化型，リンパ球豊富型，混合細胞型，リンパ球減少型が定義された．また，免疫不全症関連リンパ増殖性疾患には，先天性免疫異常症関連リンパ増殖性疾患，HIV 感染症関連リンパ腫，移植後リンパ増殖性疾患を分類した．

　2008 年の改訂では基本的に 2001 年の概念をほぼ踏襲したが，いくつかの点に特徴を有する．

1) 2008 年時点で，特に分子遺伝子学的特徴を有する分類できる疾患を積極的に取り入れて，亜群を含めて列記した．例えば B リンパ芽球性白血病/リンパ腫では亜群として BCR-ABL1，MLL rearranged，ETV6-RUNX1 など 7 つにわたる異常を呈する亜群を明記した．
2) 準疾患から疾患単位，例えば縦隔（胸腺）原発大細胞型 B 細胞リンパ腫は 2001 年では DLBCL の準疾患単位であったが，2008 年では疾患単位として分類された．
3) 同じ表現形でも予後が異なるものは別の疾患単位として表記した．例えば未分化大細胞型リンパ腫は ALK によって陽性および陰性の 2 つの病型として分類された．
4) 皮膚リンパ腫は従来 WHO-EORTC として分類されていたものを，積極的に分類に取り込み，DLBCL-下肢型，皮膚 T 細胞性リンパ腫など疾患単位として明記した．
5) 年齢による疾患を取り入れた．例えば濾胞性リンパ腫の準疾患で小児濾胞性リンパ腫や小児 EB ウイルス陽性 T 細胞リンパ増殖性疾患，高齢者では DLBCL の準疾患で加齢性 EB ウイルス陽性大細胞型 B 細胞リンパ腫など．
6) ゲノム解析などからもその存在が示唆された中間型病型の取り入れを行った．びまん性大細胞型 B 細胞リンパ腫と Burkitt リンパ腫の中間の特徴を有する分類不能型の B 細胞リンパ腫[10]，およびびまん性大細胞型 B 細胞リンパ腫と古典的 Hodgkin リンパ腫の中間の特徴を有する分類不能型の B 細胞リンパ腫[11]．

表 8-3 リンパ系腫瘍における WHO 分類

1. 前駆リンパ球腫瘍 PRECURSOR LYMPHOID NEOPLASMS
　(1) B リンパ芽球性白血病/リンパ腫（B lymphoblastic leukemia/lymphoma）
　　　-B リンパ芽球性白血病/リンパ腫, 非特異的（B lymphoblastic leukemia/lymphoma, NOS）
　　　-共通した遺伝子異常を有する B リンパ芽球性白血病/リンパ腫（B lymphoblastic leukemia/lymphoma with recurrent genetic abnormalities）
　　　1) t(9;22)(q34;q11.2); BCR-ABL1
　　　2) t(v;11q23); MLL rearranged
　　　3) t(12;21)(p13;q22); TEL-AML-1（ETV6-RUNX1）
　　　4) 高二倍体性（hyperdiploidy）
　　　5) 低二倍体性（hypodiploidy）
　　　6) t(5;14)(q31;q32); IL3-IGH
　　　7) t(1;19)(q23;p13.3); E2A-PBX（TCF3-PBX1）
　(2) T リンパ芽球性白血病/リンパ腫（T lymphoblastic leukemia/lymphoma）

2. 成熟 B 細胞性腫瘍 MATURE B-CELL NEOPLASMS
　(1) 慢性リンパ性白血病/小リンパ球性リンパ腫（Chronic lymphocytic leukemia/small lymphocytic lymphoma）
　(2) B 細胞性前リンパ球性白血病（B-cell prolymphocytic leukemia）
　(3) 脾濾胞辺縁帯リンパ腫（Splenic marginal zone lymphoma）
　(4) ヘアリー細胞白血病（Hairly cell leukemia）
　(5) 脾 B 細胞リンパ腫/白血病-分類不能群（Splenic B-cell lymphoma/leukemia, unclassifiable）
　　　-びまん性赤脾髄小型 B 細胞リンパ腫（Splenic diffuse red pulp small B-cell lymphoma）
　　　-有毛細胞白血病亜型（Hairy cell leukemia-variant）
　(6) リンパ形質細胞性リンパ腫（Lymphoplasmacytic lymphoma）
　　　-Waldenstrom マクログロブリン血症（Waldenström's macroglobulinemia）
　(7) 重鎖病（Heavy chain disease）
　　　-α 重鎖病（Alpha heavy chain disease）
　　　-γ 重鎖病（Gamma heavy chain disease）
　　　-μ 重鎖病（Mu heavy chain disease）
　(8) 形質細胞腫瘍（Plasma cell neoplasms）
　　　-意義不明の単クローン性 γ グロブリン血症（Monoclonal gammapathy of undetermined significance）
　　　-形質細胞性骨髄腫（Plasma cell myeloma）
　　　-骨孤立性形質細胞腫（Solitary plasmacytoma of bone）
　　　-骨外形質細胞腫（Extraosseous plasmacytoma）
　　　-単クローン性免疫グロブリン沈着病（Monoclonal immunoglobulin deposition diseases）
　　　　①原発性アミロイドーシス（Primary amyloidosis）
　　　　②単クローン性軽鎖重鎖沈着病（Monoclonal light and heavy chain deposition diseases）
　　　　③POEMS 症候群（POEMS syndrome）
　(9) 節外性濾胞辺縁帯リンパ腫（粘膜関連リンパ組織リンパ腫）（Extranodal marginal zone lymphoma of mucosa-associated lymphoid tissue）
　(10) 節性濾胞辺縁帯リンパ腫（Nodal marginal zone lymphoma）
　　　-小児節性濾胞辺縁帯リンパ腫（Pediatric nodal marginal zone lymphoma）
　(11) 濾胞性リンパ腫（Follicular lymphoma）
　　　-小児濾胞性リンパ腫（Pediatric follicular lymphoma）
　　　-腸管原発濾胞性リンパ腫（Primary intestinal follicular lymphoma）
　　　-その他の節外性濾胞性リンパ腫（Other extranodal follicular lymphoma）
　　　-濾胞内"in situ"濾胞性リンパ腫（Intradollicular lymphoma/"in situ" follicular lymphoma）
　(12) 原発性皮膚濾胞中心性リンパ腫（Primary cutaneous follicle center lymphoma）
　(13) マントル細胞リンパ腫（Mantle cell lymphoma）
　(14) びまん性大細胞型 B 細胞腫瘍, 非特異的（Diffuse large B-cell lymphoma, not otherwise specified）
　　　-T 細胞/組織球に富む B 細胞リンパ腫（T-cell/histiocyte rich B-cell lymphoma）
　　　-中枢神経系原発びまん性大細胞型 B 細胞リンパ腫（Primary diffuse large B-cell lymphoma of the CNS）
　　　-原発性皮膚びまん性大細胞型 B 細胞リンパ腫, 下肢型（Primary cutaneous DLBCL, leg typ）
　　　-加齢性 EB ウイルス陽性大細胞型 B 細胞リンパ腫（EBV positive LBCL of the elderly）
　(15) 慢性炎症を伴ったびまん性大細胞型 B 細胞リンパ腫（DLBCL associated with chronic inflammation）
　(16) リンパ腫様肉芽腫症（Lymphomatoid granulomatosis）
　(17) 縦隔（胸腺）原発大細胞型 B 細胞リンパ腫（Primary mediastinal (thymic) large B-cell lymphoma）
　(18) 血管内大細胞型 B 細胞リンパ腫（Intravascular large B-cell lymphoma）

第 8 章 ● 造血器腫瘍と関連疾患

表 8-3 つづき

(19) ALK 陽性大細胞型 B 細胞リンパ腫（ALK positive large B-cell lymphoma）
(20) 形質芽細胞性リンパ腫（Plasmablastic lymphoma）
(21) HHV8 関連多中心性キャッスルマン病に発生した大細胞型 B 細胞リンパ腫（Large B-cell lymphoma arising in HHV8-associated multicentric, Castleman disease）
(22) 原発性浸出液リンパ腫（Primary effusion lymphoma）
(23) バーキットリンパ腫（Burkitt lymphoma）
(24) びまん性大細胞型 B 細胞リンパ腫とバーキットリンパ腫の中間の特徴を有する分類不能型の B 細胞リンパ腫（B-cell lymphoma, unclassifiable with features intermediate between diffuse large B-cell lymphoma and Burkitt lymphoma）
(25) びまん性大細胞型 B 細胞リンパ腫と古典的ホジキンリンパ腫の中間の特徴を有する分類不能型の B 細胞リンパ腫
　　（B-cell lymphoma, unclassifiable with features intermediate between diffuse large B-cell lymphoma and classical Hodgkin lymphoma）

3. 成熟 T 細胞/NK 細胞性腫瘍 MATURE T-CELL AND NK-CELL NEOPLASM
(1) T 細胞性前リンパ球性白血病（T-cell prolymphocytic leukemia）
(2) T 細胞性大型顆粒性リンパ球性白血病（T-cell large granular lymphocytic leukemia）
(3) 慢性 NK 細胞増多症（Chronic lymphoproliferative disorder of NK-cells）
(4) 侵攻性 NK 細胞白血病（Aggressive NK cell leukemia）
(5) 小児 EB ウイルス陽性 T 細胞リンパ増殖性疾患（EBV positive T-cell lymphoproliferative disease of childhood）
　　-小児全身 EB ウイルス陽性 T 細胞リンパ増殖性疾患（Systemic EBV positive T-cell lymphoproliferative disease of childhood）
　　-種痘様水疱症様リンパ腫（Hydroa vacciniorme-like lymphoma）
(6) 成人 T 細胞白血病/リンパ腫（Adult T-cell leukemia/lymphoma）
(7) 節外性 NK/T 細胞リンパ腫・鼻型（Extranodal NK/T cell lymphoma, nasal type）
(8) 腸管症関連 T 細胞リンパ腫（Enteropathy-associated T-cell lymphoma）
(9) 肝脾 T 細胞リンパ腫（Hepatosplenic T-cell lymphoma）
(10) 皮下脂肪織炎様 T 細胞リンパ腫（Subcutaneous panniculitis T-cell lymphoma）
(11) 菌状息肉腫（Mycosis fungoides）
(12) セザリー症候群（Sézary syndrome）
(13) 皮膚原発 CD30 陽性 T 細胞リンパ増殖性疾患（Primary cutaneous CD30 positive T-cell lymphoproliferative disorders）
　　-リンパ丘疹症（Lymphoid papulosis）
　　-原発性皮膚型未分化大細胞リンパ腫（Primary cutaneous anaplastic large cell lymphoma）
(14) 皮膚原発末梢性 T 細胞リンパ腫，まれな準疾患単位（Primary cutaneous peripheral T-cell lympohomas, rare subtypes）
　　-皮膚ガンマ/デルタ T 細胞リンパ腫（Primary cutaneous gamma-delta T-cell lymphoma）
　　-皮膚原発 CD8 陽性アグレッシブ表向性細胞障害性 T 細胞リンパ腫（Primary cutaneous CD8-positive aggressive epidermotropic cytotoxic T-cell lymphoma）
(15) 原発性皮膚型 CD4 陽性小・中細胞型 T 細胞性リンパ腫（Primary cutaneous CD4-positive small/medium T-cell lymphoma）
(16) 非特異型末梢性 T 細胞リンパ腫（Peripheral T-cell lymphoma, NOS）
(17) 血管免疫芽球性 T 細胞リンパ腫（Angioimmunoblastic T-cell lymphoma）
(18) ALK 陽性未分化大細胞型リンパ腫（Anaplastic large cell lymphoma, ALK positive）
(19) ALK 陰性未分化大細胞型リンパ腫（Anaplastic large cell lymphoma, ALK negative）

4. ホジキンリンパ腫 HODGKIN LYMPHOMA
(1) 結節性リンパ球優位型ホジキンリンパ腫（Nodular lymphocyte predominant Hodgkin lymphoma）
(2) 古典的ホジキンリンパ腫（Classical Hodgkin lymphoma）
　　-結節硬化型ホジキンリンパ腫（Nodular sclerosis）
　　-リンパ球豊富型ホジキンリンパ腫（Lymphocyte-rich classical Hodgkin lymphoma）
　　-混合細胞型ホジキンリンパ腫（Mixed cellularity classical Hodgkin lymphoma）
　　-リンパ球減少型ホジキンリンパ腫（Lymphocyte-depleted classical Hodgkin lymphoma）

5. 免疫不全症関連リンパ増殖性疾患
IMMUNODEFICIENCY-ASSOCIATED LYMPHOPROLIFERATIVE DISORDERS
(1) 先天性免疫異常症関連リンパ増殖性疾患（Lymphoproliferative diseases associated with primary immune disorders）
(2) HIV 感染症関連リンパ腫（Lymphomas associated with HIV infection）
(3) 移植後リンパ増殖性疾患（Post-transplant lymphoproliferative disorders）
(4) 他の医原性免疫不全症関連リンパ増殖性疾患（Other iatrogenic immunodeficiency-associated lymphoproliferative disorders）

（青字は 2008 年分類から追加された疾患群）

5 WHO 分類の意義と今後の方向性

　WHO 分類の重要な意義の 1 つは，これまで欧米中心に行われていた分類を世界規模に広げ，多くの疾患を再定義する試みにある．本邦から報告された加齢性 EB ウイルス陽性大細胞型 B 細胞リンパ腫[12]や十二指腸濾胞性リンパ腫[13]など，1 疾患単位と判断されれば，欧米以外の疾患も積極的に分類に取り入れる姿勢となっている．また，これまでの形態学分類から，分子遺伝学的解析のみならず，疫学，臨床的特徴，予後などを総合して判断する姿勢は，実臨床を重要視するものとなっている．さらに，現時点では明確に 1 疾患と捉えることに，例えば，びまん性大細胞型 B 細胞リンパ腫と Burkitt リンパ腫の中間型やびまん性大細胞型 B 細胞リンパ腫と古典的 Hodgkin リンパ腫の中間型などのグレーゾーン疾患を，いち早く積極的に取り上げていることは，今後の改訂を見越している姿勢も特徴的である．

　その一方で，責任遺伝子を明記する姿勢は，CML のみならず MDS や急性リンパ性白血病にフィラデルフィア染色体が検出される事象をどのように解釈するのか，近年の飛躍的な遺伝子解析を以てしてもいまだ分類不能 AML における責任病因の解明は困難を極めていることなど，数多くの未解明点も存在する．また多発性骨髄腫では治療経過中，発現する複数の遺伝子群が出現，消退が繰り返されている現象が報告されていることや[14]，数多くの分子標的薬が様々な疾患で試みられていることから，治療効果による予後も疾患認定の一要因であることを考慮すると，今後の展開によってはその分類概念が変容することもあるかもしれない．先に WHO 分類は世界規模での検討が画期的と記載したが，東欧，ロシア，南米国の参加がなかったことは今後の課題である．

■文　献

1) Harris NL, Jaffe ES, Stein H, et al. A revised European-American classification of lymphoid neoplasms: a proposal from the International Lymphoma Study Group. Blood. 1994; 84: 1361-92.
2) Bennett JM, Catovsky D, Daniel MT, et al. Proposals for the classification of the acute leukaemias. French-American-British (FAB) co-operative group. Br J Haematol. 1976; 33: 451-8.
3) Jaffe E, Harris NL, Stein H, et al. WHO classification of tumours of hematopoietic and lymphoid tissues. Lyon: IARC Press; 2001.
4) Swerdlow SH, Campo E, Harris NL, et al. WHO classification of tumours of hematopoietic and lymphoid tissues. Lyon: IARC Press; 2008.
5) Druker BJ, Guilhot F, O'Brien SG, et al. Five-year follow-up of patients receiving imatinib for chronic myeloid leukemia. N Engl J Med. 2006; 355: 2408-17.
6) Cools J, DeAngelo DJ, Gotlib J, et al. A tyrosine kinase created by fusion of the PDGFRA and FIP1L1 genes as a therapeutic target of imatinib in idiopathic hypereosinophilic syndrome. N Engl J Med. 2003; 348: 1201-14.
7) Mc Lornan DP, Percy MJ, Jones AV, et al. Chronic neutrophilic leukemia with an associated V617F JAK2 tyrosine kinase mutation. Haematologica. 2005; 90: 1696-7.
8) Giagounidis AA, Germing U, Strupp C, et al. Prognosis of patients with del (5q) MDS and complex karyotype and the possible role of lenalidomide in this patient subgroup. Ann Hematol. 2005; 84: 569-71.
9) Kumar CC. Genetic abnormalities and challenges in the treatment of acute myeloid leukemia. Genes Cancer. 2011; 2: 95-107.
10) Lin P, Dickason TJ, Fayad LE, et al. Prognostic value of MYC rearrangement in cases of B-cell

lymphoma, unclassifiable, with features intermediate between diffuse large B-cell lymphoma and Burkitt lymphoma. Cancer. 2012; 118: 1566-73.
11) García JF, Mollejo M, Fraga M, et al. Large B-cell lymphoma with Hodgkin's features. Histopathology. 2005; 47: 101-10.
12) Shimoyama Y, Yamamoto K, Asano N, et al. Age-related Epstein-Barr virus-associated B-cell lymphoproliferative disorders: special references to lymphomas surrounding this newly recognized clinicopathologic disease. Cancer Sci. 2008; 99: 1085-91.
13) Takata K, Sato Y, Nakamura N, et al. Duodenal and nodal follicular lymphomas are distinct: the former lacks activation-induced cytidine deaminase and follicular dendritic cells despite ongoing somatic hypermutations. Mod Pathol. 2009; 22: 940-9.
14) Jan B. Egan, Chang-Xin Shi, et al. Whole-genome sequencing of multiple myeloma from diagnosis to plasma cell leukemia reveals genomic initiating events, evolution, and clonal tides. Blood. 2012; 120: 1060-6.

〈得平道英　木崎昌弘〉

B 急性白血病

　急性白血病は骨髄を主たる増殖の場とする造血前駆細胞の腫瘍である．白血病細胞の増殖により正常造血が抑制され，貧血や感染症，出血を主な症状とし，無治療では急速に致死的な転帰をたどる疾患である（図 8-2）．急性骨髄性白血病（acute myeloid leukemia：AML）と急性リンパ性白血病（acute lymphoblastic leukemia：ALL）に大別される．それぞれ，染色体異常や遺伝子異常により細分化され，治療の反応性や予後を異にする．急性白血病の分類には形態学的観察に基づく FAB（French-American-British）分類を基本に，染色体や遺伝子異常を加味して予後予測を目的に作製された WHO2008 分類が用いられている[1,2]．

1 急性骨髄性白血病

　AML には，初発と二次性 AML がある．二次性 AML には骨髄異形成症候群（myelodysplastic syndrome：MDS）や骨髄増殖性腫瘍（myeloproliferative neoplasm：MPN）からの急性転化と，治療関連白血病（therapy-related leukemia：TRL）がある（後述）．

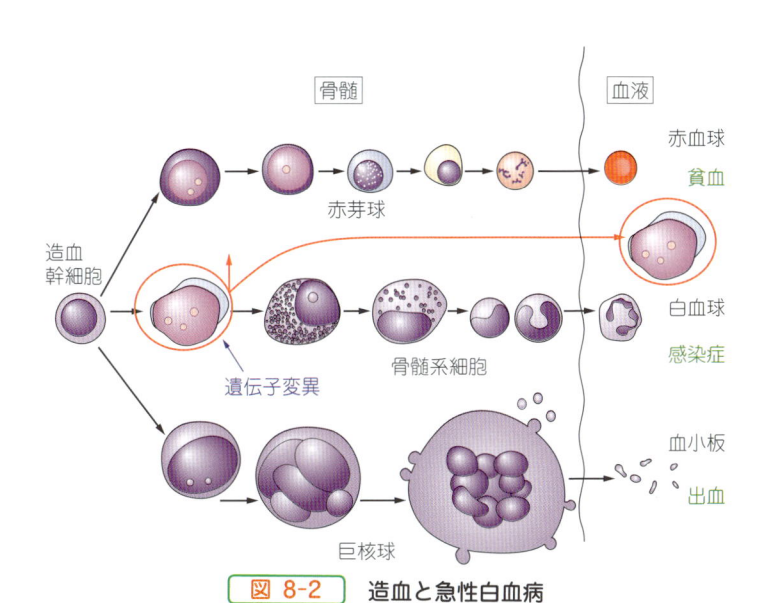

図 8-2　造血と急性白血病
急性白血病では骨髄における造血前駆細胞の腫瘍性増殖により正常造血が抑制され，貧血，感染症，出血が主な症状となる．

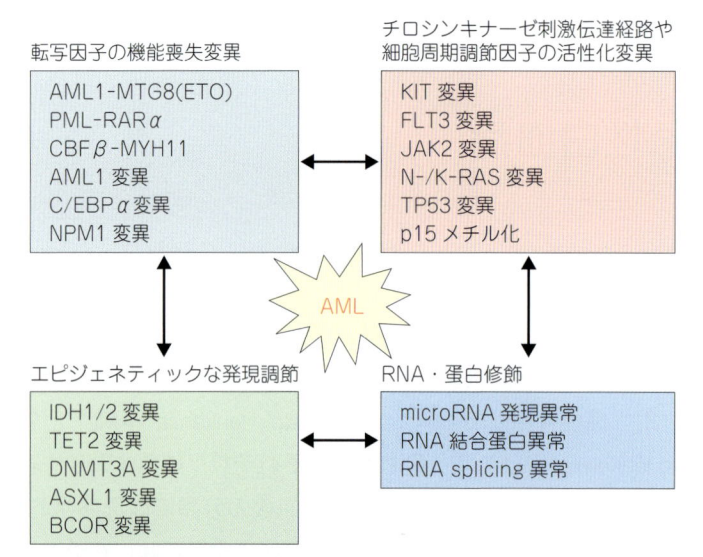

```
┌─────────────────────────┐     ┌─────────────────────────┐
│ 転写因子の機能喪失変異  │     │ チロシンキナーゼ刺激伝達経路や│
│                         │     │ 細胞周期調節因子の活性化変異│
│  AML1-MTG8(ETO)         │     │                         │
│  PML-RARα               │     │  KIT 変異               │
│  CBFβ-MYH11             │ ←→  │  FLT3 変異              │
│  AML1 変異              │     │  JAK2 変異              │
│  C/EBPα 変異            │     │  N-/K-RAS 変異          │
│  NPM1 変異              │     │  TP53 変異              │
│                         │     │  p15 メチル化           │
└─────────────────────────┘     └─────────────────────────┘
              ↕            AML            ↕
┌─────────────────────────┐     ┌─────────────────────────┐
│ エピジェネティックな発現調節│     │ RNA・蛋白修飾           │
│                         │     │                         │
│  IDH1/2 変異            │     │  microRNA 発現異常      │
│  TET2 変異              │ ←→  │  RNA 結合蛋白異常       │
│  DNMT3A 変異            │     │  RNA splicing 異常      │
│  ASXL1 変異             │     │                         │
│  BCOR 変異              │     │                         │
└─────────────────────────┘     └─────────────────────────┘
```

図 8-3 **AML の発症に関わる遺伝子異常**（麻生範雄．臨床血液．2012；53：1549-59[3]）より改変）
AML の発症に関わる遺伝子異常として，①染色体転座や点突然変異による転写因子の異常，②受容体型チロシンキナーゼや細胞周期調節因子の活性化変異，③DNA やヒストンのメチル化などのエピジェネティック調節分子の変異および，④RNA や蛋白修飾に関わる microRNA や RNA 結合蛋白の異常などがあげられる．これらが，発症や病態，治療反応性にそれぞれ関与すると考えられる．

1）病　態

　AML は骨髄系造血前駆細胞の腫瘍性自律増殖により幼若な芽球が増加し，全身諸臓器に浸潤するとともに正常造血を抑制する疾患である（図 8-2）．白血病幹細胞に由来する白血病細胞が種々の前駆細胞の分化段階で増殖をきたすことにより多彩な病態を呈し，治療反応性を異にする．AML は細胞系列により，狭義の骨髄性や単球性などに細分化される．

　AML の発症には複数の遺伝子異常が関与する．その機序は大きく 4 つに分けられる（図 8-3）[3]．染色体転座の多くは造血に関与する転写因子が融合遺伝子を形成し，機能不全により細胞分化を停止する異常である．転写因子の異常には単独の点突然変異によるものもある．しかし，転写因子の異常のみではマウスに AML は発症せず，その他の異常を必要とする．2 番目の異常として，細胞増殖を亢進するシグナル伝達経路の活性化変異や細胞周期の調節因子の異常がある．受容体型チロシンキナーゼの活性化変異である FLT3 の重複変異（internal tandem duplication：ITD）や KIT の変異が代表的な異常である[4]．さらに，全ゲノムシークエンスなどの網羅的遺伝子解析で同定された遺伝子異常の多くが DNA やヒストンのメチル化などのエピジェネティック調節因子の異常であり，第 3 のグループを形成する（図 8-3, 4）[3,5]．また，microRNA や蛋白修飾を調節する分子の異常も AML の発症に関与し，発症機序の全貌が明らかにされつつある．

2）分　類

　1976 年に提唱された FAB 分類は細胞形態と細胞化学による細胞系列の同定に基づく分類である[1]．一致率は必ずしも高くないが，染色体異常との相関が明らかにされ，今も AML の分類の基本である（表 8-4）．FAB 分類には 3 つのポイントがある．まず，芽球が 30％以上を急性白血病とし，

B ● 急性白血病

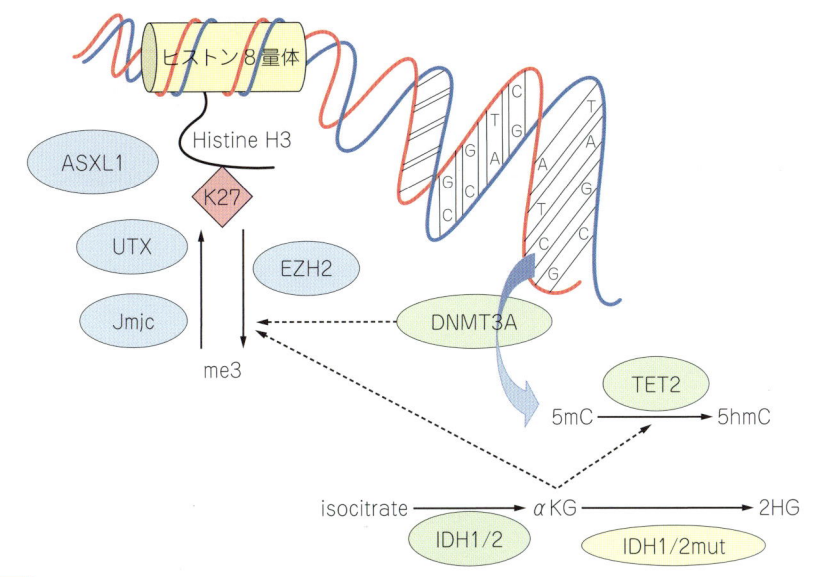

図 8-4 エピジェネティック調節因子と急性白血病（Graubert T, et al. Hematology Am Soc Hematol Educ Program. 2011; 2011: 543-9[5]）より改変）

DNMT3A は CpG ジヌクレオチドのシトシンを 5-メチルシトシン（5-methylcytosine: 5mC）へとメチル化する DNA メチル基転移酵素である．TET2 は DNA の 5mC を 5-ヒドロキシメチルシトシン（5-hydroxymethylcytosine: 5hmC）に変換する酵素活性を有する．5hmC は細胞分裂や DNA の塩基除去修復機構により非メチル化シトシンへ置換され，脱メチル化される．TET2 変異は機能喪失をきたし，5hmC 量が低下し，脱メチル化を抑制する．IDH1, IDH2 はクエン酸回路にあってイソクエン酸を α ケトグルタル酸（α-ketoglutarate: α-KG）へ変換する酵素である．変異 IDH1, IDH2 は α-KG をさらに 2-ヒドロキシグルタル酸（2-hydroxyglutarate: 2-HG）へと変換する．TET2 の作用は α-KG 依存性であり，IDH1, IDH2 変異と TET2 変異はともに 5hmC 産生を抑制し，DNA の脱メチル化を阻害する．一方，EZH2 はポリコーム複合体（PRC2）としてヒストン H3K27 のメチル化を担い，UTX は脱メチル化に関与する．ASXL1 は PRC2 をリクルートしてヒストン H3K27 のメチル化を促進する．急性白血病ではこれらの分子の変異を認め，ヒストンや DNA のメチル化の異常により発症に関与すると考えられる．

それ未満は前白血病状態として，MDS という疾患概念を確立した．また，AML と ALL を myeloperoxidase（MPO）染色の陽性と陰性により分類した．例外として，MPO 陰性ながら骨髄性抗原陽性の M0 と巨核球抗原陽性の M7 がある．さらに，骨髄性と単球性において，それぞれ成熟傾向のない病型（M1 と M5a）と成熟傾向のある病型（M2 と M5b）を分けた．

WHO 分類の 2008 年改訂版では多くの染色体や遺伝子異常が取り込まれ，細胞異形成の有無も分類に加わっている（表 8-5）[2]．WHO 分類では芽球が 20% 以上を急性白血病としている．

3）臨床症状

白血病細胞の増殖に伴う正常造血の抑制と臓器浸潤による症状がみられる．前者では貧血に伴う倦怠感，労作時呼吸困難，動悸，感染症による発熱，血小板減少による出血傾向がある．臓器浸潤は単球系に多くみられ，肝脾腫，リンパ節腫脹，皮膚浸潤あるいは歯肉腫脹などがみられる．倦怠感や発熱という非特異的症状が多く，これらが持続したり，出血傾向や臓器浸潤を併発すれば血液

表 8-4　急性白血病の FAB 分類

FAB分類	病型	特徴	関連染色体異常
M0	未分化 AML	MPO 陰性，リンパ球系表面形質陰性，骨髄系表面形質陽性	
M1	成熟傾向がない AML	芽球＞NEC の 90％	
M2	成熟傾向を伴う AML	芽球＜NEC の 90％	t(8;21)(q22;q22)
M3	急性前骨髄球性白血病（APL）	顆粒の豊富な前骨髄球，Faggot 細胞，M3v あり	t(15;17)(q22;q12)
M4	急性骨髄単球性白血病	骨髄系細胞＞20％かつ単球系細胞＞20％	M4Eo に inv(16)(p13q22)
M5a	成熟傾向がない急性単球性白血病	単芽球＞80％	t/del(11)(q23)
M5b	成熟傾向を伴う急性単球性白血病	単芽球＜80％	
M6	赤白血病	赤芽球＞ANC の 50％かつ芽球＞NEC の 30％	
M7	急性巨核芽球性白血病	巨核芽球＞30％	
L1	急性リンパ性白血病（ALL）	小型，N/C 比大，核不整少なく，核小体なし	t(12;21)(p13;q22)
L2	ALL	大小，核不整あり，核小体目立つ	t(9;22)(q34;q12)
L3	ALL	大型，好塩基性強く，空胞形成あり	t(8;14)(q34;q32)

AML：急性骨髄性白血病，APL：急性前骨髄球性白血病，ALL：急性リンパ性白血病，MPO：ミエロペルオキシダーゼ，ANC：骨髄の全有核細胞，NEC：赤芽球を除く全有核細胞，N/C 比：核/細胞質比

検査を行うことが重要である．

4）検査所見

血液検査では貧血，血小板減少が多い．白血球数は低下から正常，高値まで様々である．大半の症例で末梢血液中に芽球を認めるので白血球分画の検査が重要である．血液化学では尿酸や LDH の上昇を認める．

骨髄検査で芽球の増加を証明すれば急性白血病の診断が可能である．同時に MPO やエステラーゼ染色などの細胞化学検査で病型診断を行う．

迅速かつ正確な細胞系列の同定が可能な細胞表面形質の検査は欠かせない（表 8-6）[6]．M0 と M7 の診断には不可欠である．AML では一般に CD13 ないしは CD33 が陽性で CD34，CD117，HLA-DR 陽性が多い．M1，M2 の一部にこれらの幹細胞マーカー陰性例がある．M4，M5 では HLA-DR 陽性 CD34 陰性が多い．M4Eo のみ両者が陽性である．染色体および遺伝子検査も病型診断と予後予測に欠かせない．

5）治　療

作用機作の異なる抗がん薬の併用療法により白血病細胞の total cell kill を目指すのが基本である．1～2 コースの治療では total cell kill は不可能で，反応が得られても計 4～5 コースの治療を行う．白血病細胞が十分減少し，正常細胞が回復できる状態を完全寛解（complete remission：CR）と言い，

表 8-5　急性白血病の WHO 分類 2008

1．反復性遺伝子異常を伴う AML
　　1）t(8;21)(q22;q22)
　　2）inv(16)(p13q22) or t(16;16)(p13;q22)
　　3）t(15;17)(q22;q12) APL
　　4）t(9;11)(p22;q23)
　　5）t(6;9)(p23;q34)
　　6）inv(3)(q21q26)/t(3;3)(q21;q26.2)
　　7）t(1;22)(p13;q13) M7
　　8）*NPM1* 変異
　　9）*CEBPA* 変異
2．骨髄異形成変化を伴う AML
3．治療関連骨髄性腫瘍
4．その他の AML
　　1）未分化型 AML
　　2）成熟傾向を伴わない AML
　　3）成熟傾向を伴う AML
　　4）急性骨髄単球性白血病
　　5）急性単球性白血病
　　6）急性赤白血病（分化型と未分化型あり）
　　7）急性巨核芽球性白血病
　　8）急性好塩基性白血病
　　9）骨髄線維化を伴う急性汎骨髄症
5．骨髄性肉腫
6．Down 症候群と関連する骨髄増殖症
7．芽球性形質細胞様樹状細胞腫瘍（Blastic plasmacytoid dendritic cell neoplasm）
8．細胞系列が不明瞭な急性白血病
　　1）未分化急性白血病
　　2）混在表現型急性白血病〔t(9;22)(q34;q11), 11q23 転座, その他〕
9．急性リンパ性白血病
　　1）B 細胞性白血病
　　2）反復性遺伝子異常を伴う B 細胞性白血病
　　　〔t(9;22)(q34;q11), 11q23 転座, t(12;21)(p13;q22), t(1;19)(q23;p13), hyperdiploidy など〕
　　3）T 細胞性白血病

　最初の治療で CR を目指し，CR 後 3～4 コースの地固め療法を行う（図 8-5）．寛解導入療法ではアントラサイクリン系のダウノルビシン（DNR）もしくはイダルビシン（IDR）と代謝拮抗薬のシタラビン（Ara-C）の 2 剤併用が標準療法である．日本成人白血病治療共同研究グループ（Japan Adult Leukemia Study Group：JALSG）において DNR/Ara-C と IDR/Ara-C の比較試験が行われ，両者に有意差を認めなかった[7]．また，地固め療法でもアントラサイクリン系と Ara-C の併用が標準治療である[8]．t(8;21) および inv(16) のいわゆる CBF 白血病例では Ara-C の大量療法が有効である．
　第 1 寛解期（CR1）の同種移植は染色体の予後不良群において有意に予後を改善する[9]．予後良好群では一般に CR1 の同種移植の適応はない．予後中間群では遺伝子変異の予後不良群が同種移植

第8章 ● 造血器腫瘍と関連疾患

表 8-6　AMLの細胞表面形質

FAB分類	HLA-DR	CD34	CD33	CD13	CD11	CD15	CD14	Glycophrin A	CD41	染色体異常
M0	+	+	+	+	−	−	−	−	−	
M1	+	+	+	+	−	−	−	−	−	t(9;22), inv(3)
M2	+	+/−	+	+	+	+	+/−	−	−	t(8;21), t(6;9)
M3	−	−	+	+	+/−	+/−	−	−	−	t(15;17)
M4	+	+/−	+	+	+	+	+	−	−	M4Eo に inv(16)
M5	+	+/−	+	+	+	+	+	−	−	t/del(11)(q23), t(8;16)
M6	+/−	−	+/−	+/−	−	+/−	−	+	−	
M7	+/−	+/−	+/−	+/−	−	−	−	−	+	

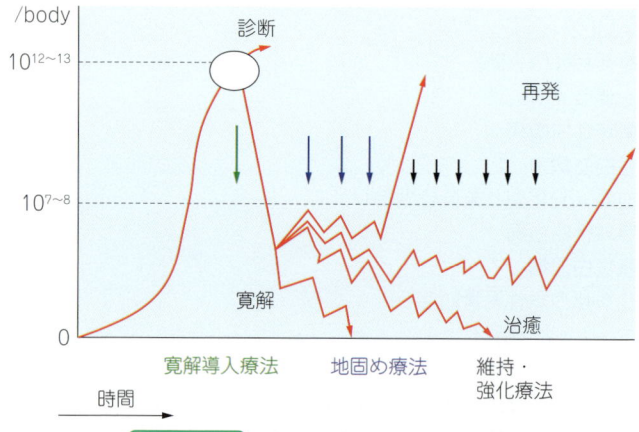

図 8-5　急性白血病の治療と経過

急性白血病では骨髄中の白血病細胞が正常造血の抑制をきたすほど増えてはじめて診断される．寛解導入療法により正常造血の回復が得られる完全寛解（CR）を目指す．さらに，CR後の地固め療法，維持・強化療法により初回CRを維持し，ひいては治癒を得ることが最終目標である．予定の治療終了時に白血病細胞が残存すればやがて再発をきたす．治療による白血病細胞の減少の程度と治療の施行状態が白血病細胞の残存を左右する．しかしながら，寛解中には白血病細胞の残存の有無を定量化できないことが臨床上のジレンマである．

の適応と考えられるが，前方向視的研究は不十分である．JALSGでは FLT3-ITD 例に同種移植を行う臨床第2相試験を実施中である．

再発時は年齢，染色体異常に加えて，CR1の同種移植の有無とCR1の期間がその治療反応性に関与する（図8-6)[10]．CR1の期間が12〜18カ月以上であれば再度DNR/Ara-Cなどの併用療法が有効な場合が多い．予後不良因子があれば，大量Ara-C療法，抗がん薬を結合したCD33抗体（ゲムツズマブオゾガマイシン：GO）療法もしくは試験的治療の適応となる．第2寛解期（CR2）には同種移植を積極的に勧める．

6）予 後

65歳未満のAMLでは，1〜2コースの寛解導入療法により70〜80％にCRが得られる[7]．残る

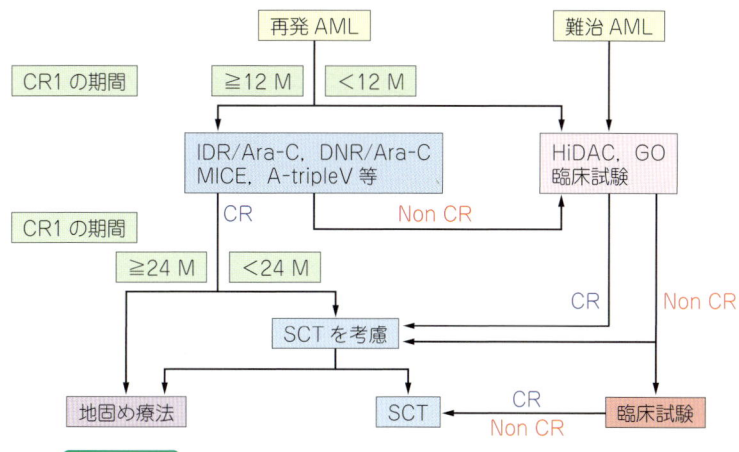

図 8-6 再発・難治性 AML の治療法選択のアルゴリズム

再発 AML では年齢，染色体異常に加え，第 1 寛解期（CR1）における同種移植（SCT）の有無および CR1 の期間が予後を左右する．CR1 の期間が 12 カ月以上の場合は従来の化学療法が再度有効な可能性がある．CR1 の期間が 24 カ月以内では SCT が推奨されるが，24 カ月以上では通常の地固め療法も有効な場合がある．CR1 の期間が 12 カ月未満の症例や難治例は大量 Ara-C（HiDAC）やゲムツズマブオゾガマイシン（GO）あるいは試験的治療の適応となる．その後は積極的に SCT を行う．

20～30%の約半数は感染症や出血などの合併症により CR が得られない．また，約 10%に治療抵抗例が存在する．高齢者では年齢とともに寛解率は低下する．

十分な寛解後の治療によっても 50～60%の症例が再発する．65 歳未満における全生存率（overall survival：OS）は約 40～50%である[8,9]．OS に関する予後予測因子は年齢と染色体異常である（図 8-7）[11]．正常染色体例においても CEBPA と NPM1 変異例は予後良好，FLT3-ITD 例は予後不良とされ，EuroLeukemiaNet（ELN）の分類にも取り上げられた（表 8-7）[12]．最近同定された遺伝子変異のうち，DNMT3A や ASXL1 変異は予後不良とされるが，他の遺伝子変異との共存も多く，予後予測困難な場合もある[3]．また，染色体や遺伝子異常には年齢差や人種差があり，日本人における前方向視的解析である JALSG AML209GS 研究の結果が待たれる．

治療経過中の微少残存病変（minimal residual disease：MRD）の検出は予後予測に重要である．融合遺伝子を用いた PCR 法は感度よく，10^4～10^6 に 1 個の白血病細胞を検出できる（図 8-8）．地固め療法終了時に MRD 陽性であれば再発の可能性が高いので同種移植の適応となる．ただし，融合遺伝子は AML 全体の 3～4 割に検出されるのみである．WT1 遺伝子は AML の 9 割以上に発現しているのでそのモニタリングは MRD 検出に有用である．

2 急性前骨髄球性白血病

1）病　態

急性前骨髄球性白血病（acute promyelocytic leukemia：APL）は特有の細胞形態と播種性血管内凝固症候群（DIC）による出血を特徴とする AML の 1 病型である．APL の染色体転座 t(15;17) 由来の PML-RARα は RARα 領域の機能を用いて細胞分化を停止し，PML 領域の機能を用いて形質転換

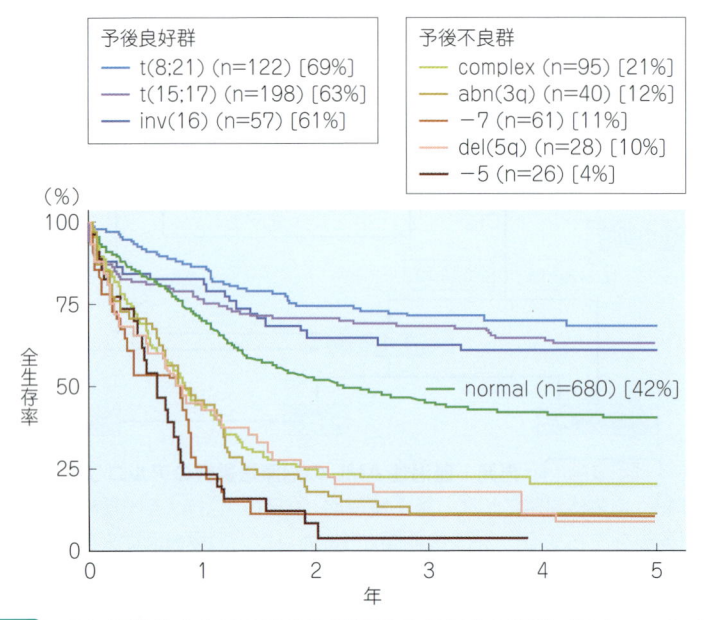

図 8-7　急性骨髄性白血病の染色体異常別の 5 年全生存率 （Grimwade D, et al. Blood. 1998; 92: 2322-33[11]より改変）

MRC10 試験の 55 歳以下の AML を対象にした 1,612 例の染色体リスク分類に基づく症例数と 5 年全生存率を示す．予後中間群は正常染色体例のみを示す．

表 8-7　染色体および遺伝子異常に基づく急性骨髄性白血病の ELN 分類

予後グループ	遺伝子異常
良好群	t(8;21)(q22;q22): *RUNX1-RUNX1T1* inv(16)(p13q22)/t(16;16)(p13;q22): *CBFB-MYH11* *NPM1* 変異陽性 *FLT3*-ITD 陰性（正常核型） *CEBPA* 変異（正常核型）
中間群 I	*NPM1* 変異陽性 *FLT3*-ITD 陽性（正常核型） *NPM1* 野生型 *FLT3*-ITD 陽性（正常核型） *NPM1* 野生型 *FLT3*-ITD 陰性（正常核型）
中間群 II	t(9;11)(p22;q23): *MLLT3-MLL* 良好群および不良群以外の染色体異常
不良群	inv(3)(q21q26)/t(3;3): *RPN1-EVI1* t(6;9)(p23;q34): *DEK-NUP214* t(v;11)(v;q23): *MLL* 転座 −5/del(5q); −7; 17p 異常 複雑核型

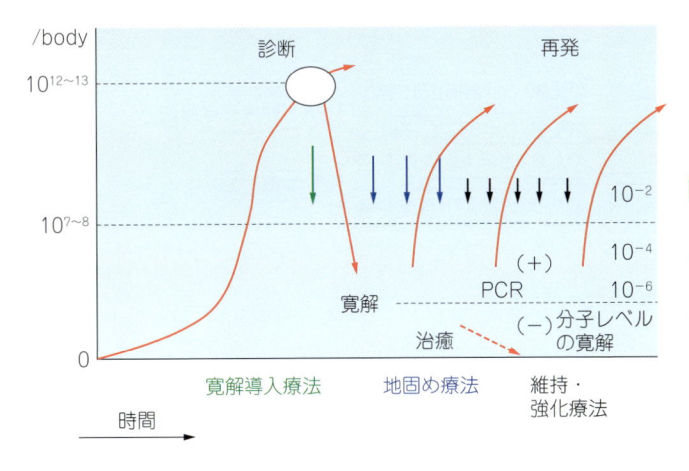

図 8-8 急性白血病の治療経過と微少残存病変の検出

融合遺伝子陽性例では PCR 法により，10^{-4}～10^{-6} の鋭敏な感度で微少残存病変（MRD）を検出できる．地固め療法終了時などに MRD 陽性例では再発の可能性が高いので MRD 陰性の分子生物学的寛解を目指す．

して発症に至ると考えられる．*PML-RARA* トランスジェニックマウスは 20～90％に長期の観察後に APL を発症する．APL では約 1/3 と高頻度に *FLT3*-ITD 変異を認め，細胞増殖を亢進する遺伝子異常がセカンドヒットとして加わって発症すると考えられる[4]．

2）分類

APL には FAB 分類において M3 と M3v がある（表 8-4）[1]．M3 は核異形成が強く，アズール顆粒を豊富に有する前骨髄球や Auer 小体が充満した Faggot 細胞を認める．APL の約 10％に細胞質の顆粒に乏しい microgranular variant（M3v）があり，診断に苦慮する場合も多い．まれに t(15;17) 以外の染色体転座を認め，ATRA や亜ヒ酸の反応性を異にするので注意を要する．

3）臨床症状

APL 細胞から組織因子やプラスミノゲンアクチベータが放出され，過剰線溶優位の DIC をきたし，強い出血傾向を伴う．皮膚，口腔内などの出血症状が多い．抜歯後の止血困難や不正性器出血により発症する場合もある．頭蓋内出血や消化管出血は致命的である．発熱が主症状の場合も少なくない．

4）検査所見

白血球数は中央値約 2,000/μL と減少例が多く，汎血球減少を呈する[13]．白血球数 10,000/μL 以上は約 1/4 の症例に認める．M3 では特徴的な細胞形態により診断は容易である．MPO 染色は陽性で，通常 CD13，CD33 陽性，CD34，HLA-DR 陰性となる（表 8-6）．凝固検査では FDP や D ダイマーの増加，フィブリノゲン，α_2 プラスミンインヒビターの低下を認め，アンチトロンビンⅢは正常である．92％に t(15;17) を認め，98％に *PML-RARA* 融合遺伝子が検出される．

5）治療

PML-RARα を標的とする全トランス型レチノイン酸（all-*trans* retinoic acid：ATRA）と亜ヒ酸の導入により APL の治療は飛躍的に向上した（図 8-9）[13]．未治療例の寛解導入療法は ATRA と化学療法の併用が一般的である（表 8-8）．化学療法はアントラサイクリン系単独ないしは Ara-C との

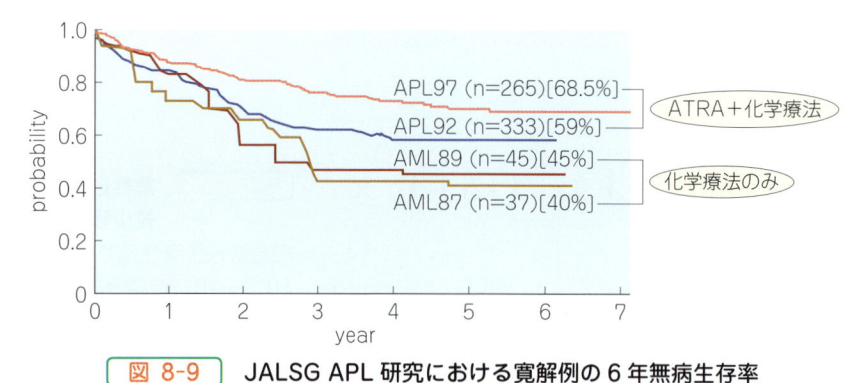

図 8-9 JALSG APL 研究における寛解例の 6 年無病生存率

AML87 と AML89 は化学療法のみの治療，APL92 と APL97 は ATRA と化学療法の併用療法

表 8-8 多施設共同研究における ATRA と化学療法の併用による未治療 APL の治療成績

グループ	寛解導入療法	患者数	寛解率(%)	DS(%)	EHD(%)	%DFS	%EFS	%OS
ヨーロッパ APL93	ATRA+DNR/Ara-C	576	93	—	42 (7.3)	—	62 (10)	77 (10)
ヨーロッパ APL2000	ATRA+DNR+Ara-C	340	96	11	5 (1)	—	84.5 (2)	91.9 (2)
米国インターグループ 0129	ATRA+HU	172	72	27	10 (5.8)	69 (5)	—	69 (5)
米国インターグループ C9710	ATRA+DNR/Ara-C	481	90	37	38 (8)	90/70*(3)	80/63*(3)	86/81*(3)
英国 MRC	ATRA+CT	120	87	—	—	72 (4)	—	71 (4)
伊 GIMEMA-AIEOP AIDA0493	ATRA+IDR	642	94	13	35 (5.5)	70 (6)	—	78 (6)
伊 GIMEMA-AIEOP AIDA2000	ATRA+IDR	453	94	11	25 (5.6)	86 (6)	—	87 (6)
西 PETHEMA LPA96	ATRA+IDR	175	90	4.6	9 (5)	88 (4)	77 (4)	80 (4)
西 PETHEMA LPA99	ATRA+IDR	560	91			84 (5)		82 (5)
German AML CG	ATRA+TAD/HAM	76	93	—	—	—	87 (3)	87 (3)
JALSG APL92	ATRA+DNR/BHAC	369	90	8	12 (3.3)	59 (6)	52 (6)	65 (6)
JALSG APL97	ATRA+IDR/Ara-C	283	94	13	9 (3.1)	68.5 (6)	—	83.9 (6)

ATRA: all-*trans* retinoic acid（トレチノイン），CT: アンスラサイクリンとシタラビンによる化学療法，DNR: ダウノルビシン，Ara-C: シタラビン，HU: ハイドロキシウレア，IDR: イダルビシン，TAD: チオグアニン（6TG）+シタラビン+ダウノルビシン，HAM: 大量シタラビン+ミトザントロン（MIT），BHAC: エノシタビン，DS: APL 分化症候群，EHD: 早期出血死，%DFS: 寛解例の無病生存率，%EFS: 全例の無イベント生存率，%OS: 全例の全生存率，いずれも（ ）内は観察年数を示す．＊: 米国インターグループ C9710 研究の生存率は亜ヒ酸追加群/化学療法群を示す．

併用が多い．初発例では治療抵抗例はほとんどなく，臓器出血とAPL分化症候群が非寛解の主因である．凝固異常の予防は血小板と凍結血漿によるフィブリノゲンの補充が主体となる．APL分化症候群は発熱，体重増加，呼吸不全，肺浸潤，胸水あるいは心嚢液，低血圧，腎不全の7項目中何ら誘因なく3項目を認めた場合に診断される．ATRAの休薬と副腎皮質ステロイドホルモンにより治療される．

地固め療法中のATRAの併用（イタリアのGIMEMAのAIDA2000研究）や亜ヒ酸を追加する群（米国インタグループのC9710試験）の無病生存率が有意に良好であった（表8-8）．ヨーロッパAPL93ではATRA単独，6メルカプトプリン＋メトトレキサート（MTX）あるいは3者併用の維持療法が無治療群と比較して有意に累積再発率を減少させ，OSも良好であった．しかし，まったく同じ維持療法を行ったGIMEMA0493研究では4群間に有意差を認めなかった．

ATRAと化学療法による治療後の再発例では亜ヒ酸治療により80％以上に再寛解が期待される．また，GOも再発APLに著効する．CR2では*PML-RARA*陰性であれば自家移植，陽性であれば同種移植を考慮する．

6）予 後

ATRAと化学療法による未治療APLでは非寛解が5〜8％あり，多くが出血とAPL分化症候群による（表8-8）．地固め療法後の骨髄抑制に伴う感染症死が比較的多い．20〜30％に再発を認め，治療前白血球高値例がハイリスク群である．髄外再発も少なからず認める．

3 急性リンパ性白血病

1）病 態

リンパ性前駆細胞の腫瘍性増殖により芽球の諸臓器への浸潤と正常造血の抑制をきたす．小児と成人では染色体異常の分布が大きく異なる（図8-10）[14]．小児で多いt(12;21)や染色体数50以上のhyperdiploidは成人ではまれで，小児で少ないフィラデルフィア染色体陽性ALL（Ph陽性ALL）が成人では最も多い．小児例では*IKZF1*や*PAX5*，*JAK2*などの遺伝子異常が同定されている．*IKZF1*遺伝子欠失はPh陽性ALLに多く，予後不良とされる．また，T-ALLは小児ALLの10％，成人の20％を占め（表8-9），*NOTCH1*，*FLT3*，*DNMT3A*などの遺伝子変異が同定されている．

2）分 類

FAB分類ではL1，L2，L3に分類され，L3はt(8;14)などが陽性のBurkitt型のB-ALLである（表8-4）．L1とL2にはB-ALL，T-ALLが混在し，分類として用いられなくなりつつある．ただし，t(12;21)はL1，Ph陽性ALLはL2である．

3）臨床症状

正常造血の抑制による貧血，感染症，出血に加え，白血病細胞浸潤による肝脾腫，リンパ節腫脹，中枢神経（central nervous system：CNS）浸潤，骨痛や腫瘍熱を認める．T-ALLでは前縦隔腫瘤を伴う場合が多い．

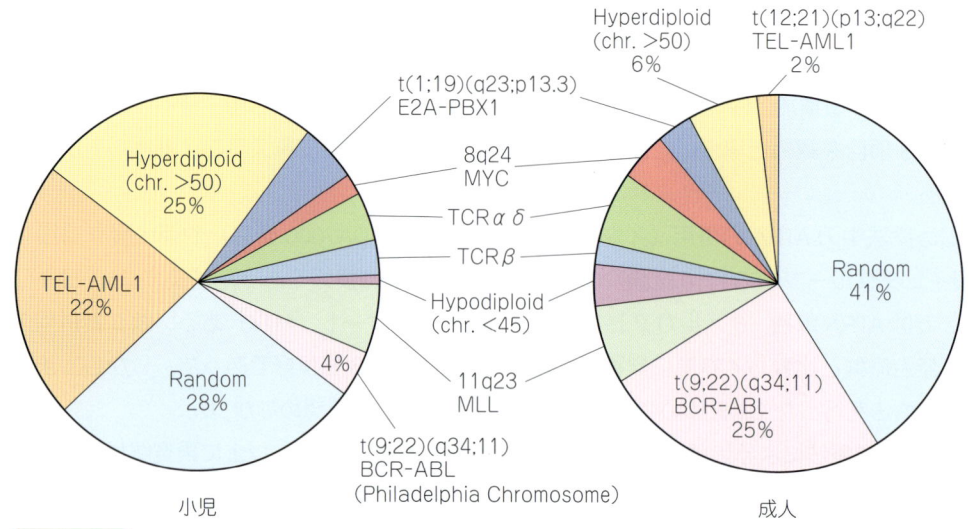

図 8-10 小児と成人 ALL における染色体異常（Pui CH, et al. N Engl J Med. 1998; 339: 605-15[14]より改変）

小児に多い t(12;21) と hyperdiploid は成人では少なく，フィラデルフィア染色体が成人例では最も多い．

表 8-9 成人 ALL の多施設共同研究による治療成績

研究名	研究期間	症例数	年齢	Ph 陽性 ALL（%）	T-ALL（%）	WBC（%）	CR（%）	DFS（%）
CALGB19802	1999〜2001	163	41 (16〜82)	18	—	—	78	−35
GIMEMA0288	1988〜1994	778	28 (12〜60)	22	22	26	82	29
GMALL05/93	1993〜1999	1163	35 (15〜65)	24	24	—	83	35〜40
GOELAMS02	1994〜1998	198	33 (15〜59)	22	21	42	86	41
Hyper-CVAD	1992〜2000	288	40 (15〜92)	17	13	25	92	38
JALSG ALL93	1993〜1997	263	31 (15〜59)	22	21	34	78	30
LALA-94	1994〜2002	922	33 (15〜55)	23	26	38	84	36
UCSF8707	1987〜1998	84	27 (16〜59)	16	21	33	93	53

WBC：白血球数 30,000/μL 以上例，CR：完全寛解，DFS：無病生存率

4）検査所見

貧血，血小板減少，白血球数増加例が多い．T-ALL では白血球著増例が多い．尿酸，LDH 増加も多い．末梢血液および骨髄に増加した芽球は MPO 染色陰性で，B 細胞ないしは T 細胞の表面形質により確定診断される（表 8-10, 11）．

5）治療

アントラサイクリン系，アルキル化剤，植物アルカロイド，L アスラパギナーゼおよびステロイドホルモンなどの多剤併用療法による寛解導入療法が標準療法である（表 8-9）[15]．CR 後は MTX や Ara-C の大量療法と寛解導入に用いた多剤併用療法を交互に行う地固め療法，さらに MTX や植物アルカロイドによる維持療法を約 2 年間行うのが一般的である．また，当初より，MTX，Ara-C およ

表 8-10　B-ALL の細胞表面形質

カテゴリー	TdT	HLA-DR	CD19	CD10	CD20	cyIg	smIg	FAB 分類	染色体
Early B-precursor ALL	+	+	+	−	−	−	−	L1, L2	t(4;11), t(9;22)
Common ALL	+	+	+	+	−/+	−	−	L1, L2	6q−, near haploid, t(12;21), t(9;22)
Pre-B ALL	+	+	+	+	+	+	−	L1	t(1;19), t(9;22)
B-cell ALL	−	+	+	+/−	+	−/+	+	L3	t(8;14), t(2;8), t(8;22), 6q−

cyIg：細胞質内免疫グロブリン，smIg：細胞表面免疫グロブリン

表 8-11　T-ALL の細胞表面形質

カテゴリー	TdT	CD7	CD2	CD1	CD3	CD4	CD8	FAB 分類	染色体
Early T-precursor ALL	+	+	−	−	−	−	−	L1, L2	t/del(9p)
Pre-T-cell ALL	+	+	+	−	−	−	−	L1, L2	
T-cell ALL	+	+	+	+	+25%	+90%	+90%	L1, L2	t(11;14), 6q−
T-cell ALL	+	+	+	−	+	+/−*	−/+*	L1, L2	t(11;14), 6q−

＊：CD4, CD8 いずれかが陽性

びステロイドの髄注による CNS 再発の予防を行う．CR1 の同種移植は予後不良群では積極的に勧められる．再発時は再度化学療法を行い，CR2 時に同種移植を行う．

　Ph 陽性 ALL は化学療法のみでは CR 約 50%，同種移植を十分に行えず，OS は 10% 以下であった．Ph 染色体由来の BCR-ABL 融合蛋白を標的とするチロシンキナーゼ阻害薬イマチニブの登場により Ph 陽性 ALL の予後は大きく改善した[16]．寛解導入時よりイマチニブの併用により 90% 以上に CR が得られ，時間的にも十分に同種移植が可能となった．第 2 世代のチロシンキナーゼ阻害薬ダサチニブもさらに有効性が期待されている．

6）予　後

　小児 ALL では CR 率 90% 以上，OS は 80% 以上である．一方，成人 ALL の 70〜80% に CR が得られるが，OS は約 30〜40% である（表 8-9）．予後因子は年齢，治療前白血球数と染色体，遺伝子異常である．小児では 2 歳未満と 10 歳以上，MLL（11q23）転座，Ph 陽性 ALL が予後不良である[14]．成人では 30 歳以上，Ph 陽性 ALL が予後不良である（図 8-11）[15]．Ph 陽性 ALL はイマチニブの導入により CR 90% 以上，同種移植により OS は 50% 以上が期待できるようになった．

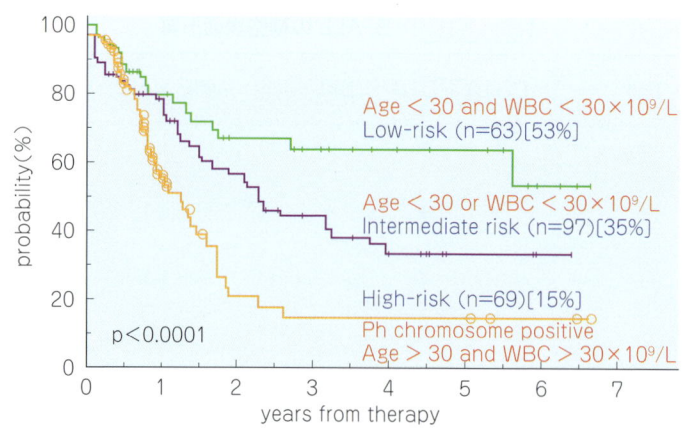

図 8-11 JALSG ALL93 研究における 229 例の予後リスク別全生存率（Takeuchi J, et al. Leukemia. 2002; 16: 1259-66[15]）より改変）

JALSG ALL93 研究において，年齢 30 歳未満かつ白血球数 30,000/μL 未満は予後良好群，どちらか片方の場合は中間群，年齢 30 歳以上かつ白血球数 30,000/μL 以上の場合あるいはフィラデルフィア染色体陽性例は予後不良であった．

4 二次性（治療関連）白血病

MDS や MPN からの急性転化は AML となり，TRL もほとんどが AML である．二次性白血病は増加傾向にあり，AML の約 1/4 を占める．高齢者に占める割合が高い．MDS，MPN からの急性転化はそれぞれの項を参照していただき，TRL を中心に概説する．

1）病　態

二次性白血病では初発例と異なり，MDS にみられる染色体の欠失や増加さらに複雑核型を呈する例が多い．遺伝子変異も初発例と異なるものが多く，基礎疾患によって異なる（図 8-12）．TRL では *RUNX1*（*AML1*），*TP53* などの遺伝子変異が多い．

2）分　類

アルキル化剤あるいは放射線治療後の TRL は 5〜10 年後に MDS 期を経て，TRL へ進展する[2]．−5，−7 などの MDS に多い染色体異常を有するものが多い．一方，アントラサイクリン系やエピポドフィロトキシンなどのトポイソメラーゼⅡ阻害薬使用後では 1〜5 年の短期間に MDS 期を経ずに TRL を発症する．11q23 転座や t(8;21)，t(15;17) 陽性が多い．しかし，現在のがん治療では両者の薬剤の併用が多く，明確に二分されることは少ない．WHO2008 ではこの分類をなくし，TRL と 1 つにまとめている（表 8-5）[2]．

3）臨床症状

初発 AML と変わらないが，抗がん化学療法や放射線治療歴を有する．大半の例に貧血を認める．

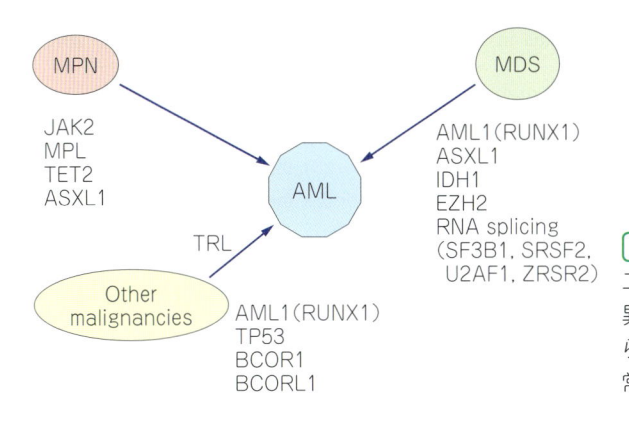

図 8-12 二次性 AML における遺伝子変異
二次性 AML では初発 AML とは異なる遺伝子異常の分布がみられる．また，MDS，MPN からの急性転化例，TRL それぞれに頻度が高い異常がある．

4）検査所見

汎血球減少例が多い．多血球系統異形成による種々の形態異常を呈する．また，一部に骨髄線維化を伴う．

5）治　療

初発 AML に準ずる．しかし，前治療にアントラサイクリン系の使用歴も多いのでその使用が制限される．予後不良な場合が多く，CR1 での同種移植が勧められる．治療関連 APL では t(15;17) を認め，初発例と同様に ATRA や亜ヒ酸が有効である．

6）予　後

化学療法のみの治療では初発例と比較して CR 率，OS ともに不良である．5 年 OS は 10％以下とされる．特に 5 番，7 番染色体欠失例や MLL 転座例の予後は不良である．治療関連 APL では初発例と同様の高い CR 率と OS が得られる．

■文　献

1) Bennett JM, Catovsky D, Daniel MT, et al. Proposals for the classification of the acute leukaemias. French-American-British (FAB) co-operative group. Br J Haematol. 1976; 33: 451-8.
2) Swerdlow SH, Campo E, Harris NL, editors. WHO classification of tumours of haematopoietic and lymphoid tissues. Lyon: IARC Press; 2008.
3) 麻生範雄．AML の分子病態と診断．臨床血液．2012; 53: 1549-59.
4) Kiyoi H, Naoe T, Nakano Y, et al. Prognostic implication of FLT3 and N-RAS gene mutations in acute myeloid leukemia. Blood. 1999; 93: 3074-80.
5) Graubert T, Walter MJ. Genetics of myelodysplastic syndromes: new insights. Hematology Am Soc Hematol Educ Program. 2011; 2011: 543-9.
6) Second MIC Cooperative Study Group. Morphologic, immunologic, and cytogenetic (MIC) working classification of the acute myeloid leukemias. Report of the Workshop held in Leuven, Belgium, September 15-17, 1986. Cancer Genet Cytogenet. 1988; 30: 1-15.
7) Ohtake S, Miyawaki S, Fujita H, et al. Randomized study of induction therapy comparing standard-dose idarubicin with high-dose daunorubicin in adult patients with previously untreated acute myeloid leukemia: the JALSG AML201 Study. Blood. 2011; 117: 2358-65.
8) Miyawaki S, Ohtake S, Fujisawa S, et al. A randomized comparison of 4 courses of standard-dose multiagent chemotherapy versus 3 courses of high-dose cytarabine alone in postremis-

sion therapy for acute myeloid leukemia in adults: the JALSG AML201 Study. Blood. 2011; 117: 2366-72.
9) Sakamaki H, Miyawaki S, Ohtake S, et al. Allogeneic stem cell transplantation versus chemotherapy as post-remission therapy for intermediate or poor risk adult acute myeloid leukemia: results of the JALSG AML97 study. Int J Hematol. 2010; 91: 284-92.
10) Breems DA, Van Putten WL, Huijgens PC, et al. Prognostic index for adult patients with acute myeloid leukemia in first relapse. J Clin Oncol. 2005; 23: 1969-78.
11) Grimwade D, Walker H, Oliver F, et al. The importance of diagnostic cytogenetics on outcome in AML: analysis of 1,612 patients entered into the MRC AML 10 trial. Blood. 1998; 92: 2322-33.
12) Döhner H, Estey EH, Amadori S, et al. Diagnosis and management of acute myeloid leukemia in adults: recommendations from an international expert panel, on behalf of the European LeukemiaNet. Blood. 2010; 115: 453-74.
13) Asou N, Kishimoto Y, Kiyoi H, et al. A randomized study with or without intensified maintenance chemotherapy in patients with acute promyelocytic leukemia who have become negative for PML-RARalpha transcript after consolidation therapy: the Japan Adult Leukemia Study Group (JALSG) APL97 study. Blood. 2007; 110: 59-66.
14) Pui CH, Evans WE. Acute lymphoblastic leukemia. N Engl J Med. 1998; 339: 605-15.
15) Takeuchi J, Kyo T, Naito K, et al. Induction therapy by frequent administration of doxorubicin with four other drugs, followed by intensive consolidation and maintenance therapy for adult acute lymphoblastic leukemia: the JALSG-ALL93 study. Leukemia. 2002; 16: 1259-66.
16) Yanada M, Takeuchi J, Sugiura I, et al. High complete remission rate and promising outcome by combination of imatinib and chemotherapy for newly diagnosed BCR-ABL-positive acute lymphoblastic leukemia: a phase II study by the Japan Adult Leukemia Study Group. J Clin Oncol. 2006; 24: 460-6.

〈麻生範雄〉

C 骨髄異形成症候群

　骨髄異形成症候群（myelodysplastic syndromes：MDS）は造血幹細胞の異常に端を発する造血器腫瘍の1つで，骨髄では異常造血細胞が増加しているにもかかわらず末梢では血球減少を呈する，いわゆる無効造血を1つの特徴とする．さらに，一定の割合で急性白血病への転化が生じ，前白血病状態の1つでもある．現在，盛んに遺伝子異常の検討が進んでいるが，詳細な病因はまだ明らかになっていない．

a. 病　態

　MDSは造血幹細胞レベルの未分化な造血細胞が何らかの原因で遺伝子に異常を獲得した結果発症に至ると考えられている．MDSのおよそ半数には染色体に何らかの異常が認められるが，正常核型の症例であってもより詳細なゲノム異常を検出できる手法（例えばSNP array, deep sequenceなど）で調べるとこれまで報告されたほぼ全例に何らかの遺伝子異常が同定されている．これは，MDSが遺伝子異常によって発症することを強く支持しており，他の造血器腫瘍，固形腫瘍に通ずる同様の発症機構を持つと予想される．加えて造血細胞のエピゲノム変化も病態に影響している．

　MDSは，無効造血と急性白血病化を特徴する．無効造血の原因の1つは成熟途中の造血細胞でアポトーシスが亢進しているためと考えられている．また，急性白血病化の原因は遺伝子異常の蓄積による分化の抑制と増殖亢進とする知見が出てきている．しかし，なぜMDSの一部でこうした遺伝子異常が蓄積するのか，詳細は明らかではない．その他にも造血微小環境，免疫系など造血細胞以外の因子も関与している．いずれにしても，MDS患者は血球減少による問題点（出血のリスク，感染のリスク，貧血に伴う臓器障害など）に加えて白血病化のリスクを有することになる（図8-13）．

b. 遺伝子異常について

　ここ数年，MDSのゲノム解析は分子遺伝学的解析技術の著しい進歩により長足の進歩を遂げた[1]．MDSの病態と関連する知見が集積さてきているが，上述のように遺伝子異常のみでは病態を説明できていない．MDSにのみ認められる遺伝子・染色体異常は同定されていない．急性骨髄性白血病に繰り返し同定されるような相互転座型の染色体異常，転写因子を含む融合遺伝子の形成はMDSではまれだが，両疾患に共通してみられる種々の遺伝子異常もある．遺伝子によって変異の頻度に差はあるが，単一遺伝子に異常が集積しているわけではないが，いくつかの共通した役割を持つグループに分けられるものがある．

　1つはエピゲノム関連の調節遺伝子（ヒストンアセチル化・メチル化などのヒストン修飾，DNAメチル化，その転換酵素など）であり，そしてRNAスプライシング関連の遺伝子，転写因子，シグナル伝達遺伝子である（表8-12）．特に環状鉄芽球を伴う鉄芽球性貧血ではスプライシングに関わ

第 8 章 ● 造血器腫瘍と関連疾患

図 8-13　MDS の病態

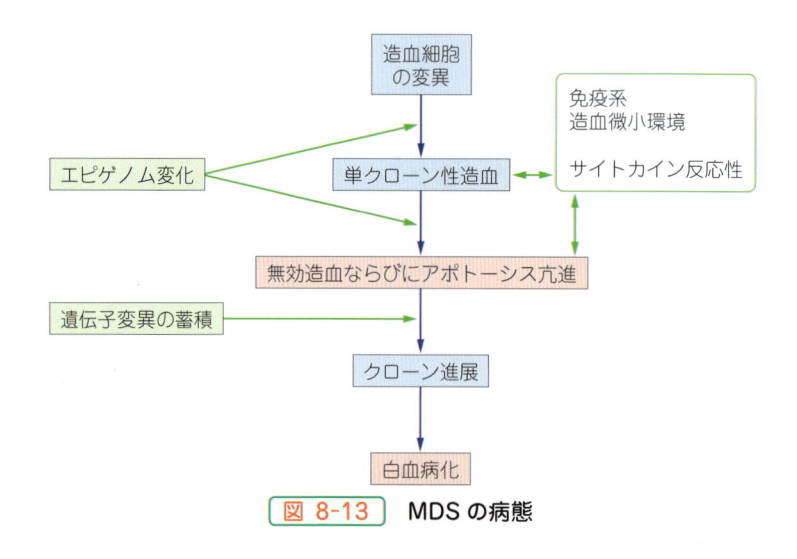

表 8-12　MDS でみられる代表的な遺伝子異常

	遺伝子名	MDS での変異割合
スプライシング関連	SF3B1	14〜28%
	U2AF1	5〜10%
	SRSF2	15%
	ZRSR2	6%
エピジェネティックス関連	TET2	20〜25%
	DNMT3A	10%
	EZH2	6%
	ASXL1	10〜20%
	IDH1/IDH2	4〜12%
転写因子	RUNX1	10〜20%
	TP53	4〜14%
	ETV6	1〜3%
チロシンキナーゼ受容体/シグナリング	NRAS	10%
	FLT3	3%
	CBL	3%

る SF3B1 遺伝子異常が 65〜75% に同定されており，この病型に特異的だとされている．

c. 分類

　MDS の分類は，現在，第 4 版 WHO 分類によってなされる（表 8-13）[2]．
　分類名が示すように，異形成の観察される血球系統（その数），芽球の割合（末梢血・骨髄），環状鉄芽球の割合，そして特異的な染色体異常（5 番染色体異常）によって分類がなされる．WHO 分類第 4 版で初めて形態的異形成が十分に同定されなくとも一定の染色体異常が存在することで MDS の診断が付けられるようになった（MDS-U）．しかし，全体として診断と病型分類は血球形態の判定（異形成と芽球）に負うところが大きい．病態と遺伝子異常の関連がかなり示されているが，現時点では遺伝子レベルの情報は分類に取り込まれていない．

表 8-13　MDS 病型の末梢血・骨髄所見

病型		末梢血所見	骨髄所見
Refractory cytopenia with unilineage dysplasia (RCUD)		単血球減少または2血球減少*1．芽球はまれ．(<1%)*2．	1系統の異形性．芽球<5%，環状鉄芽球<赤芽球の15%
Refractory anemia with ring sideroblasts (RARS)		貧血あり．芽球なし	環状鉄芽球が赤芽球の15%以上．赤芽球系の異形成のみ．芽球は5%未満．
Refractory cytopenia with multilineage dysplasia (RCMD)		血球減少．芽球は1%未満*2．Auer小体なし．単球は1,000未満	2系統以上の血球10%以上で異形成あり．芽球は5%未満．Auer小体なし．環状鉄芽球は問わない．
RA with excess blasts (RAEB)	RAEB-1	血球減少．芽球は5%未満．Auer小体なし．単球は1,000未満．	1もしくは多血球系統の異形成．芽球は5〜9%．Auer小体なし．
	RAEB-2	血球減少．芽球は5〜19%．Auer小体は問わない．単球は1,000未満．	1もしくは多血球系統の異形成．芽球は10〜19%．Auer小体は問わない*3．
MDS-unclassified (MDS-U)		血球減少．芽球は1%未満．	10%未満の細胞に異形成があるが特徴的な染色体異常あり
MDS associated with isolated del (5q)		貧血．血小板数は正常または増加．芽球はない．またはまれ．	低分葉巨核球の増加．芽球は5%未満．染色体でdel (5q)単一異常．Auer小体なし．

*1: 2血球系での減少はありうる．汎血球減少の場合はMDS-Uに分類する．
*2: 骨髄芽球が5%未満であっても，末梢血中の芽球が2〜4%の場合はRAEB-1とする．RCUD，RCMDにおいて末梢血中の芽球が1%のときにはMDS-Uとする．
*3: Auer小体があり，末梢血芽球が5%未満かつ骨髄芽球が10%未満の場合はRAEB-2とする．

　MDSの診断では，芽球の多いMDSと急性骨髄性白血病との区別，芽球が少なく異形成の軽度なMDSと中等症・軽症の再生不良性貧血との鑑別が問題となる．このような場合には血球形態のみではなく，染色体異常，遺伝子異常，骨髄生検（組織）像，フローサイトメトリーなどの諸検査に加えて，既往歴を詳細に調べ症例の経過を観察して判断する必要がある．

d. 検査所見

1) 末梢血所見

　MDSでは慢性に経過する血球減少症が見られる．貧血単独，あるいは貧血を含んだ血球減少が多く，一般的な貧血治療（鉄剤，ビタミン剤，葉酸投与など）には反応しない．血球減少は様々な程度に見られるが，国内の調査では汎血球減少例が47.9%，貧血＋血小板減少が17.7%，貧血＋白血球減少17.2%，貧血のみ13.2%，その他4%であった．95%以上の例では貧血が認められ，一方，血小板減少のみの例はまれである．軽度の大球性貧血（国内MDSのMCV中央値は104 fL）である．

表 8-14　国際予後スコアリングシステム

予後因子	予後因子のスコア				
	0	0.5	1	1.5	2
骨髄芽球%	<5%	5〜10%		11〜20%	21〜30%
核型	良好	中間	不良		
血球減少	0/1 系統	2/3 系統			

血球減少：
　好中球<1,800/μL
　ヘモグロビン<10 g/dL
　血小板減少<10万/μL

核型
　良好：正常，20q−，−Y，5q−
　中間：良好と不良以外
　不良：複雑核型（3個以上），7番異常

リスクの評価	点数
Low	0 点
Intermediate-1・(Int-1)	0.5〜1 点
Intermediate-2 (Int-2)	1.5〜2 点
High	2.5 点以上

2）形態のポイント

MDS 診断における形態のポイントは芽球ならびに異形成の判定である．芽球は末梢血あるいは骨髄のスメア標本を用いて，核網の繊細さ，核小体，N/C 比，細胞質の色調，顆粒，ゴルジ野の有無などから総合的に判定される．MDS の診断と病型分類においては単芽球と前単球を芽球に含めるため注意が必要である．細胞表面マーカーの CD34 は未分化な骨髄系細胞に発現するが，MDS では芽球以外の様々な細胞にも発現しているため，芽球の判定には利用できない．現在でも芽球は形態的に判定される．血球異形成の存在は MDS 診断の大きな根拠である．異形成を各系統の細胞10%以上に認める場合に有意な異形成ありと判定する．ただし，環状鉄芽球は赤芽球系細胞の 15%以上で「鉄芽球性貧血」と診断する．異形成のなかで好中球の脱顆粒と偽 Perger 核異常，微小巨核球，環状鉄芽球の判定は診断者間のばらつきが小さく，意義も大きい．

● e. 予　後

MDS 症例の死因では白血病化，感染症，出血が多く，「無効造血」，「白血病化」という MDS の病態と強く関連していることがわかる．MDS ではこうした予後予測には単なる病型診断のみでは不十分であり，別の予後予測システムが必要である．

これまでに最も多用されているのは International Prognostic Scoring System（国際予後スコアリングシステム，IPSS）である（表 8-14）[3]．血球減少の系統数，骨髄芽球割合，染色体リスク群でそれぞれにスコア化し，その合計点数で Low, Intermediate (Int)-1, Int-2, High の 4 群に分ける．これらは表 8-14 のように白血病化，生存において統計学的に有意に分けられる．実臨床の場では Low, Int-1 を低リスク，Int-2, High を高リスクとして取り扱うことが多い．同種造血幹細胞移植の適応も IPSS のリスク群を中心的に配慮して決められている．IPSS は 1997 年に作成されたものであり，その後の研究成果を取り込む形で 7,000 例以上のデータが収集され，2012 年に改訂が実施された（Revised IPSS, IPSS-R）[4]．改訂の最大のポイントは染色体リスク群が大きく変わったことである（表 8-15）[5]．2,000 例以上の検討から新たに作成されたリスク群が用いられている．その他

C ● 骨髄異形成症候群

表 8-15 新たな染色体によるリスク群

予後グループ	染色体核型	生存期間中央値（年）	25％急性骨髄性白血病移行期間中央値（年）	IPSS-Rにおける症例の割合（％）
Very good	−Y, del(11q)	5.4	NR（到達せず）	4
Good	正常, del(5q), del(12p), del(20q), double including del(5q)	4.8	9.4	72
Intermediate	del(7q), +8, +19, i(17q), any other single or double independent clones	2.7	2.5	13
Poor	−7 inv(3)/t(3q)/del(3q), double including-7/del(7q), 複雑核型（3個の以上）	1.5	1.7	4
Very poor	複雑核型（3個より多いもの）	0.7	0.7	7

表 8-16 IPSS-Rスコア

予後因子の配点	0	0.5	1	1.5	2	3	4
核型	Very Good	—	Good	—	Intermediate	Poor	Very poor
骨髄芽球比率（％）	≦2	—	>2〜<5	—	5〜10	>10	—
Hb（g/dL）	≧10	—	8〜<10	<8	—	—	—
血小板数（×10³/μL）	≧100	50〜<100	<50	—	—	—	—
好中球数（×10³/μL）	≧0.8	<0.8	—	—	—	—	—

リスク群	点数	生存期間中央値（年）
Very low	≦1.5	8.8
Low	>1.5〜3	5.3
Intermediate	>3〜4.5	3.0
High	>4.5〜6	1.6
Very high	>6	0.8

にも，血球減少は各系統で減少の程度に応じてスコアが与えられ，骨髄芽球割合のカットポイントが変更された．IPSS-Rでは全体を5群に分けることになっており，今後の実臨床での評価が待たれるところである（表8-16）．

● f. 治 療

1）支持療法

　MDSの治療は，上記の予後リスク群に応じて選択されるが，支持療法はすべての患者に対して行われる．MDSは基本的に慢性に経過する疾患であり，定期的な経過観察，QOL（quality of life）への十分な配慮が必要である．症状を伴う貧血に対しては赤血球輸血，血小板減少による出血には血小板輸血を行う．輸血を実施する貧血レベルはヘモグロビン値7〜8 g/dLを基本として社会活動内容，合併症などに応じて個々に判断する．出血症状がない単なる血小板減少に対する予防的な血小板輸血は一般的ではない．

繰り返す赤血球輸血に伴って輸血後鉄過剰症が起こる．これを改善するための鉄キレート療法が可能であるが，鉄キレート療法が MDS 患者の予後を改善するのか前向きの検討結果は発表されていない．したがって実施に際しては，本邦のガイド（輸血後鉄過剰症の診療ガイド）に従うことが望ましい．

MDS では血球減少に加えて好中球の機能異常もあり，しばしば感染症を合併する．発熱時には病原体，感染部位の検索を行うと同時に，発熱性好中球減少症（febril neutropenia）に準じた迅速かつ十分な治療が必要となる．真菌感染が疑われる場合には抗真菌薬の投与も行われる．好中球減少に対しては顆粒球コロニー刺激因子（granulocyte colony stimulating factor：G-CSF）が投与されるが，G-CSF は白血病芽球の増殖を刺激することが知られており，好中球減少に対する予防的な使用はなされないが，感染症合併時には十分に注意して使用される．

2）リスク別の治療選択

MDS の治療を選択する際には IPSS など予後予測に基づくリスク群（高リスク，低リスク）が重要な情報である．基本的な姿勢としては，低リスク群は白血病化のリスクはそれほど高くないため，血球減少に対する対策を第 1 として対応し，高リスクは白血病化を念頭に置いた治療選択が行われる．

国内で MDS に対して保険適応のある薬剤はレナリドミド，アザシチジンの 2 剤であるが，欧米ではこれに加えて免疫抑制療法，エリスロポエチン関連製剤が用いられている．いずれにしても確実に MDS に治癒をもたらしうるのは同種造血幹細胞移植のみである．

a）低リスク群の治療

この群では，染色体核型で 5 番染色体長腕の欠失〔del（5q）〕を有するかどうかによって治療選択が 2 つに分かれる[6]．レナリドミドは del（5q）例の貧血に対してきわめて高い有効性が期待でき，一定の割合で細胞遺伝学的な改善も期待される[7]．del（5q）陰性の場合は，欧米では血清 EPO 濃度（500 mU/mL，あるいは 200 mU/mL 以下かどうか）であればエリスロポエチン関連製剤によって一定の貧血改善がもたらされることが示されている．こうした例では G-CSF の併用が反応性を高めると報告されている．しかし，本邦では適応ではない．また，免疫抑制療法も実施される．EPO 濃度が高く，治療反応を予測させる因子（60 歳以下，低形成骨髄，HLA-DR15 陽性，PNH クローンの存在）があれば抗胸腺細胞抗体（anti-thymocyte globulin：ATG），シクロスポリンが選択される．こうした治療選択においては疾患の経過，臓器機能や合併症，患者の希望も大きな要素となる．

b）高リスク群への治療

この群の患者予後は不良であり，積極的に白血病化を遅らせ，予後改善させる治療が選択される．MDS に対する治療のなかで治癒をもたらしうるのは同種移植であり，可能であれば同種造血幹細胞移植を実施するというのが原則である[8]．したがって治療戦略を立てる際には，まず考慮するべきは患者の年齢，全身状態，合併症などから，強力な（一定の強度を持つ）殺細胞的治療が実施可能かどうかである．同種造血幹細胞移植はさらに，主要臓器機能，精神的な状態，予後予測の結果，サポートしてくれる方がいるのか，ドナー（移植幹細胞源）候補など複数の要因を考慮して選択される．ドナーとしては HLA 一致血縁ドナーが最も望ましいが，HLA 一致非血縁ドナーからの移植成績も HLA の一致度によっては遜色ないレベルになっている．さらに臍帯血移植や HLA 不一致血縁・

非血縁ドナーからの移植も増加しており，ドナー選択の幅が広がっている．前処置では，強度を減弱した前処置（reduced intensity conditioning：RIC）による移植も行われるようになり，RIC 移植においても一定の治療成績が報告されている．移植実施時期については 60 歳以下の HLA 一致同胞ドナーからの移植について，決断分析による解析が行われており，IPSS Int-2，High では診断後早期の同種移植が，Int-1，Low では MDS 進展まで移植を待つほうが予後によい影響を与えることが示された．しかし Int-1 症例では血球減少の状況などをみて個々に決める必要がある．

　同種造血幹細胞移植が適応とならない例ではアザシチジン投与が選択される[9]．アザシチジンは細胞内で代謝されて DNA，RNA の双方に取り込まれ，DNA メチル基転移酵素（DNA methyltransferase 1，DNMT1）の阻害による DNA シトシン残基の脱メチル化，また，RNA に取り込まれることでの細胞毒性などの機序で効果を発現すると考えられている．高リスク MDS を対象とした通常治療（支持療法，低量化学療法，強力化学療法）との第Ⅲ相比較試験において生存期間の延長，白血病化までの期間延長が示されている．アザシチジンの国内治験は血液学的改善効果を主要評価項目とした第Ⅱ相試験であったが，欧米での報告と同等の造血回復成績が得られている．75 mg/m^{2}のアザシチジンを 1 日 1 回皮下注もしくは静注にて 7 日間連日投与し，それを 28 日サイクルで繰り返すのが基本的な治療法である．

■文　献

1) Raza A, Galili N. The genetic basis of phenotypic heterogeneity in myelodysplasitc syndromes. Nat Rev Cancer. 2012; 12: 849-59.
2) Swerdlow SH, Campo E, Harris NL, et al. editors. WHO classification of tumors of haematopoietic and lymphoid tissues. Lyon: IARC Press; 2008.
3) Greenberg P, Cox C, LeBeau MM, et al., International scoring system for evaluating prognosis in myelodysplastic syndromes. Blood. 1997; 89: 2079-88.
4) Greenberg PL, Tuechler H, Schanz J, et al. Revised international prognostic scoring system for myelodysplastic syndromes. Blood. 2012; 120: 2454-65.
5) Schanz J, Tüchler H, Solé F, et al. New comprehensive cytogenetic scoring system for primary myelodysplastic syndromes and oligoblastic AML following MDS derived from an international database merge. J Clin Oncology. 2012; 30: 820-9.
6) Fenaux P, Adès L. How we treat lower-risk myelodysplastic syndromes. Blood. 2013; 121: 4280-6.
7) List A, Dewald G, Bennett J, et al. Lenalidomide in the myelodysplastic syndrome with chromosome 5q deletion. N Engl J Med. 2006; 355: 1456-65.
8) Cutler CS, Lee SJ, Greenberg P, et al. A decision analysis of allogeneic bone marrow transplantation for the myelodysplastic syndromes: delayed transplantation for low-risk myelodysplasia is associated with improved outcome. Blood. 2004; 104: 579-85.
9) Fenaux P, Mufti GJ, Hellstrom-Lindberg E, et al. Efficacy of azacitidine compared with that of conventional care regimens in the treatment of higher-risk myelodysplastic syndromes: a randomised, open-label, phaseⅢ study. Lancet Oncol. 2009; 10: 223-32.

〈宮﨑泰司〉

D 慢性骨髄性白血病

慢性骨髄性白血病（chronic myeloid leukemia：CML）は，骨髄系細胞の生成の制御機構の破綻と，成熟顆粒球系細胞の無秩序な増殖を特徴とする骨髄増殖性腫瘍（myeloploliferative neoplasms：MPN）に属する疾患である[1]．顆粒球系細胞は病初期には正常に近い分化能を有するが，進行とともに幼若な芽球の増殖が著明となり，骨髄不全から多臓器不全をきたし致死的な転帰をとる．

a. 病態

CMLでは，*BCR*（22番染色体上に存在）と*ABL1*（9番染色体上に存在）の2つの遺伝子が融合（fusion）して生じる*BCR-ABL1*遺伝子が発症に関与している[2]．この異常な遺伝子融合は，9番と22番染色体の相互転座t(9;22)(q34;q11)により派生した異常な22番染色体は，フィラデルフィア（Philadelphia：Ph）染色体（chromosome）と呼ばれる．*BCR-ABL1*遺伝子は，この異常な22番染色体上にできあがる．

*BCR-ABL1*融合遺伝子は，特徴的なBCR-ABL1融合蛋白を産生し，この蛋白はBCR-ABL1チロシンキナーゼという酵素として生物活性を有する．ABL1-TKは正常細胞に存在しているが，その活性は制御されている．しかし，BCR-ABK1-TKは恒常的に高い活性を有して細胞の増殖を促す．この制御を失ったBCR-ABL1-TKの活性化がCML発症の病態と捉えられる（図8-14, 15）．

b. 症状・病期

CMLの多くは3つの病期を経て進行する[2]．白血球や血小板の増加を認めるが自覚症状の乏しい慢性期（chronic phase：CP，診断後約5～6年間）で多くの患者（85％）が診断され，顆粒球の分化異常が進行する移行期（accelerated phase：AP，約6～9カ月間）を経て，未分化な芽球が増加して急性白血病に類似する急性転化（blast crisis：BC，約3～6カ月）へ進展し致死的となる（図8-16）．

慢性期CMLのうち約50％は無症状のまま健康診断などで白血球や血小板の増加で偶然に見つかることが多い．脾腫は初診時50～90％の患者で，無痛性肝腫大は50％認められる．慢性期の出血傾向は5％未満であるが，病気の進行により出血傾向や貧血が認められる．

WHO分類（2008）の基準に従いCP，AP，BC期が定義される（図8-16）．

c. 診断[2,3]

末梢血液検査で白血球増加や血小板増加を認め，末梢血液像で骨髄芽球を含む幼若な骨髄系細胞の出現と，骨髄像で骨髄系細胞の過形成を認めた場合にCMLを疑う（図8-17）．CMLの確定診断には，Ph染色体あるいは*BCR-ABL1*遺伝子の検出が必須である．骨髄の染色体検査でt(9;22)

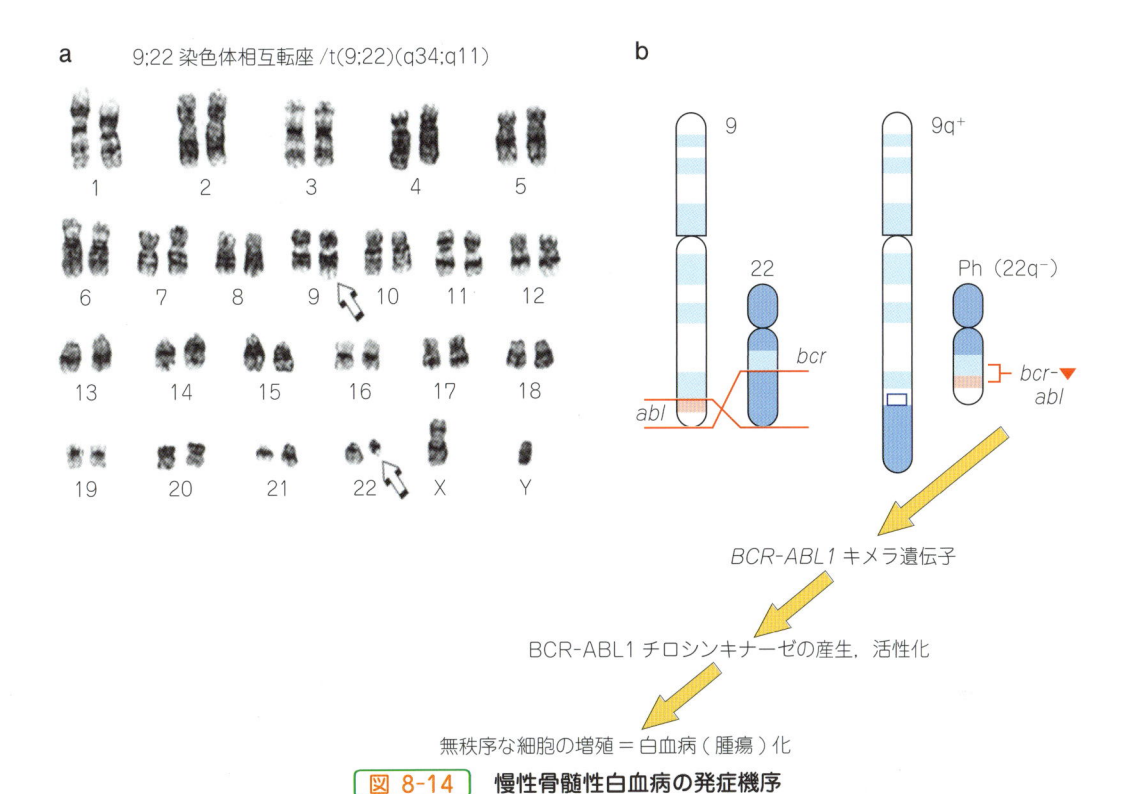

D ● 慢性骨髄性白血病

図 8-14 慢性骨髄性白血病の発症機序
a. CML 男性患者の染色体像である．矢印の 9 番と 22 番染色体が相互転座を起こしている．b. 9 番と 22 番染色体の模式図である．9 番と 22 番染色体のそれぞれの長腕が相互に入れ替わり，9 番染色体は長く（9q+），22 番染色体は短くなった（22q−）．この 22q− を Ph 染色体と呼ぶ．

(q34；q11) を検出するか（図 8-14），末梢血液あるいは骨髄液より間期核 FISH 法で t(9；22) を検出する（図 8-18）．CML の 5% で Ph 染色体を認めずに *BCR-ABL1* 遺伝子を有することがあり，この場合は，逆転写ポリメラーゼ連鎖反応（reverse transcription-polymerase chain reaction：RT-PCR）で Major *BCR-ABL1* を検出できれば CML と診断できる．初診時には Ph 染色体以外の付加的染色体の有無を検索することも重要であり，骨髄の染色体検査は可能な限り施行する（線維化の強い骨髄では染色体検査ができないことがある）．

Ph 染色体あるいは *BCR-ABL1* 遺伝子がともに陰性の場合は，多血症，骨髄線維症，本態性血小板血症など他の MPN を疑う．

d. 予後分類

初診時の年齢，脾腫（肋骨弓下 cm），血小板数，末梢血芽球（%）の 4 因子を用いて計算される Sokal スコア[4]や，年齢，脾腫（肋骨弓下 cm），末梢血芽球（%），末梢血好酸球数（%），末梢血好塩基球（%），血小板数の 6 因子を用いて計算される Hasford スコア[5]により，Low，Intermediate，High の 3 リスク群に分類される．後述するチロシンキナーゼ阻害薬イマチニブ治療患者を対象とした解析より構築された予後予測システム EUTOS スコア[6]は，初診時の好塩基球（%）と脾腫のみで計算され〔7×basophils（%）+4×spleen size（cm）〕，87 以下の Low と 87 より大きい High の 2 リ

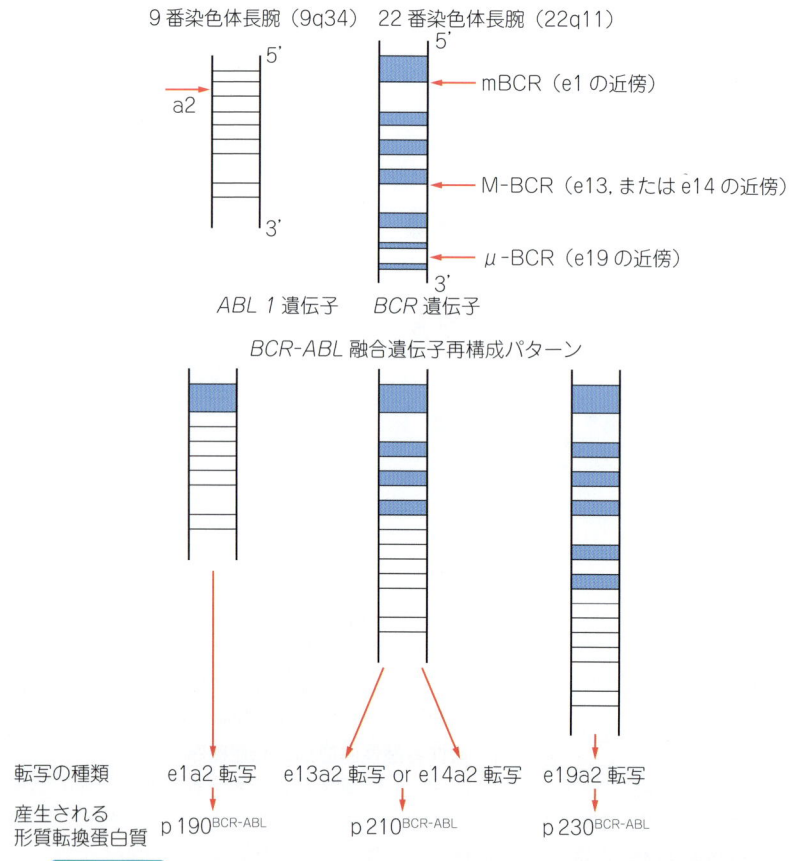

図 8-15 CML における t(9;22)(q34;q11) の分子遺伝学的病態

9番染色体長腕に存在する *ABL1* 遺伝子と22番染色体長腕に存在する *BCR* 遺伝子が，相互転座により *BCR-ABL1* 融合遺伝子を形成する．*BCR* 遺伝子は，切断点が3カ所あり，3種類の *BCR-ABL1* 融合遺伝子が形成され，3種類の蛋白質が形成される．

スク群が提唱されている．

e. 治療効果判定

　CML 治療のコンセプトは Ph 陽性（*BCR-ABL1* 陽性）白血病細胞のコントロールと病期進行の回避にあり，治療効果は European LeukemiaNet（ELN）の判定基準に従う[7]（図 8-19）．
　CP 期の治療効果は，血液学的効果（hematologic response：HR），細胞遺伝学的効果（cytogenetic response：CyR），分子遺伝学的効果（molecular response：MR）の3つのレベルで判定する（図 8-19 の表）．HR は末梢血液所見の改善，CyR は骨髄細胞中の Ph 染色体割合で，MR はポリメラーゼ連鎖反応（polymerase chain reaction：PCR）により血液細胞中の *BCR-ABL1* 遺伝子検出で判断される．AP/BC 期では血液学的効果基準が CP 期と異なるが，CyR と MR は同じ基準を用いる．
　MR の判定は，末梢血液を用いて定量（quantitative）RT-PCR で判定するが，*BCR-ABL1* 遺伝子レベルを *ABL* あるいは対象となる遺伝子の比を，国際指標（International Scale：IS）で補正して *BCR-ABL*^{IS} として表す．ELN の基準では，MMR は *BCR-ABL*^{IS} 0.1%以下，CMR は検出感度以下と

D ● 慢性骨髄性白血病

I. 各臨床病期の特徴

病期	症状	検査値の以上所見
慢性期	・無症状のこともある ・全身倦怠感 ・体重減少 ・夜間発汗 ・左上腹部痛／腹部膨満感 ・易満腹感 ・動機・息切れ ・出血傾向・出血斑 ・プリアピズム（有痛性持続勃起症）	・幼若な骨髄系細胞を伴う好中球増加 ・末梢血液中に芽球<10％を認める ・血小板増加 ・好塩基球増加 ± 好酸球増加 ・正球性貧血 ・LAP 低値 ・LDH 高値 ・高尿酸血症 ・骨髄／末梢血液中有核細胞におけるBCR-ABL再構成 ・骨髄所見：骨髄系および骨髄巨核球の増加，軽度線維化，芽球<10％，軽度の異形成，t(9;22) ± 他の染色体異常
移行期	・脾腫の増大による左上腹部痛 　（脾梗塞を伴うこともある） ・体重減少と盗汗 ・不明熱 ・骨痛 ・組織の緑色腫（白血病の髄外腫瘤）	・付加的染色体異常の出現 ・骨髄あるいは末梢血液中の芽球≧10％，または芽前骨髄球≧20％ ・好塩基球＋好酸球≧20％ ・血小板数<100,000/μL など説明のつかない血球減少 ・治療薬の効果喪失 ・骨髄の線維化
急性期 （芽球転化）	・出血傾向 ・感染症 ・体力消耗 ・巨大脾腫 ・髄外病変（肝腫大，リンパ節腫大，緑色腫）による種々の症状	・骨髄あるいは末梢血液中の芽球≧20％ 　　幼若な骨髄系芽球の増加 　　幼若なリンパ系芽球の増加 　　骨髄系・リンパ系の2系統の特徴を有する芽球増加 　　分類不能な芽球の増加

LAP: leukocyte alkaline phosphatase （好中球アルカリホスファターゼ）
LDH: lactate dehydrogenase：（乳酸脱水素酵素）

II. 臨床経過

慢性期　CML-CP　5～6年の経過 → 移行期　CML-AP　6～9カ月の経過 → 急性期（芽球転化）CML-BC　3～6カ月（生存期間中央値）　まるで急性白血病のような状態

図 8-16　慢性骨髄性白血病の臨床像

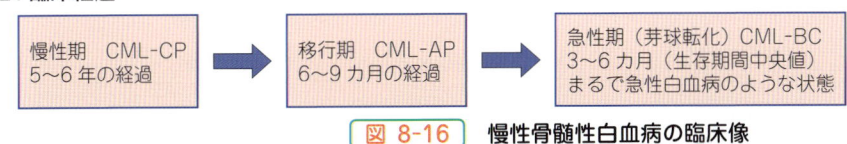

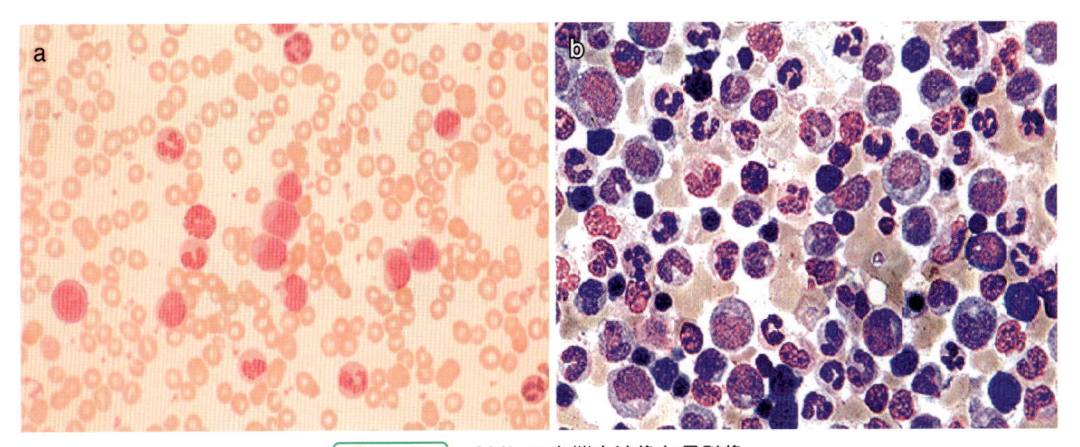

図 8-17　CMLの末梢血液像と骨髄像
a．末梢血液像（×400）．成熟好中球とともに，骨髄芽球，骨髄球，後骨髄球を認める．
b．骨髄像（×400）．骨髄芽球，骨髄球，後骨髄球，成熟顆粒球の増加を認める．

第8章 ● 造血器腫瘍と関連疾患

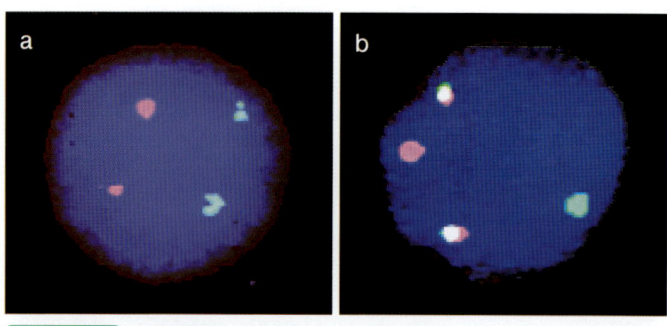

図 8-18 間期核 FISH 法（fluorescence *in situ* hybridization）による t(9;22) の検出
a. 正常細胞，b. CML 細胞
9番染色体上の *ABL* 遺伝子を赤に，22番染色体上の *BCR* 遺伝子を緑に標識すると，t(9;22) 転座染色体は黄色（CML 細胞の7時と10時の方向）のシグナルとして検出される

血液学的寛解 (Hematologic Response; HR)	血液・骨髄検査所見および臨床所見	細胞遺伝学的寛解 (Cytogenetic Response; CyR)	骨髄有核細胞中のPh染色体(BCR-ABL)陽性率	分子遺伝学的寛解 (Molecular Response; MR)	BCR-ABL 遺伝子レベル(RT-PCRでmRNA検出)
慢性期 CML	完全(complete)HR:CHR 1. WBC<10,000/μL 2. PLT<450,000/μL 3. 末梢血液中で芽球も前骨髄球もなし 4. 末梢血液中の骨髄球＋後骨髄球<5% 5. 好塩基球<5% 6. 脾臓および肝臓の腫大なく,髄外病変なし	細胞遺伝学的大(major)寛解: MCyR 細胞遺伝学的完全(complete)寛解: CCyR 細胞遺伝学的部分(partial)寛解: PCyR 細胞遺伝学的小(minor)寛解: MinorCyR 細胞遺伝学的最小(minimum)寛解: MiniCyR 細胞遺伝学的非(none)寛解: Non CyR	0〜35% 0% 1〜35% 36〜65% 66〜95% >95%	分子遺伝学的大(major)寛解: MMR MR4.0 MR4.5 MR5.0 分子遺伝学的(完全)寛解: CMR	BCR-ABL/ABL^IS≦0.1% BCR-ABL/ABL^IS≦0.01% BCR-ABL/ABL^IS≦0.0032% BCR-ABL/ABL^IS≦0.001% 定量不能かつ定性不能
進行期 CML (移行期＋急性期)	完全(complete)HR: CHR 1. WBC≦施設基準の上限 2. 好中球数≧1,000/μL 3. PLT≧100,000/μL 4. 末梢血液中で芽球も前骨髄球もなし 5. 骨髄中の芽球≦5% 6. 末梢血液中の骨髄球＋後骨髄球<5% 7. 好塩基球<20% 8. 脾臓および肝臓の腫大なく,髄外病変なし 白血病の所見なし: No Evidence of Leukemia(NEL) 1. WBC≦施設基準の上限 2. 末梢血液中で芽球も前骨髄球もなし 3. 骨髄中の芽球≦5% 4. 末梢血液中の骨髄球＋後骨髄球<5% 5. 好塩基球<20% 6. 脾臓および肝臓の腫大なく,髄外病変なし	慢性期と同じ基準		慢性期と同じ基準	

IS: International Scale 国際指標

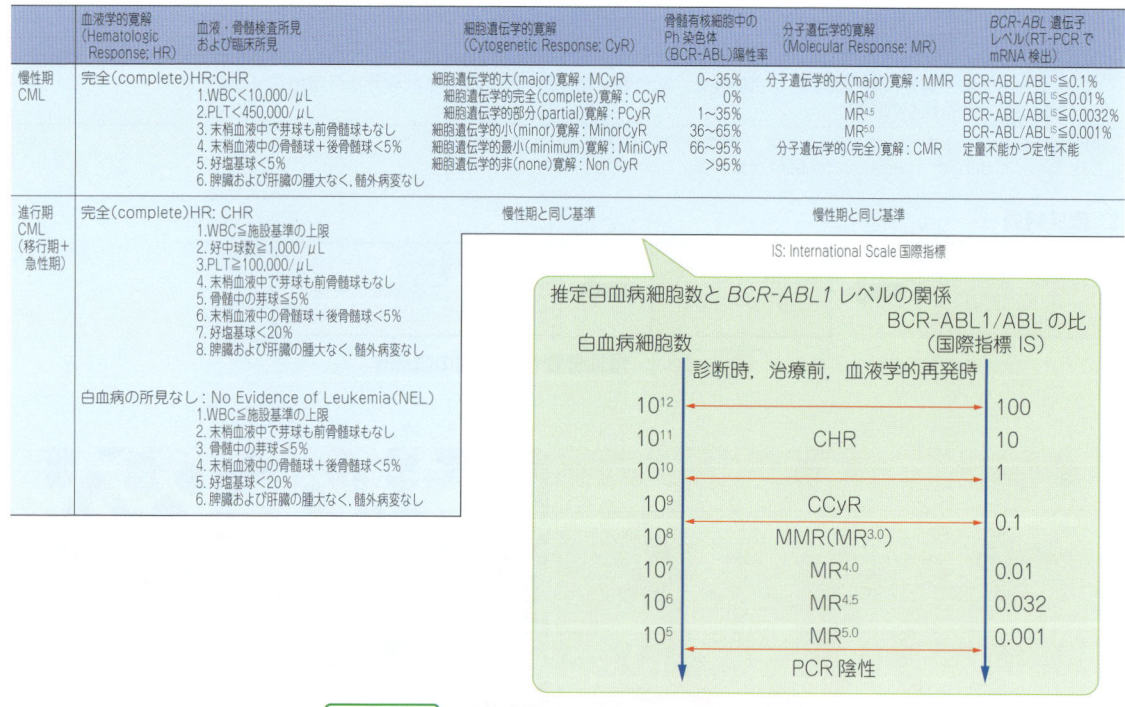

推定白血病細胞数と *BCR-ABL1* レベルの関係

白血病細胞数	診断時，治療前，血液学的再発時	BCR-ABL1/ABL の比（国際指標 IS）
10^12		100
10^11	CHR	10
10^10		1
10^9	CCyR	0.1
10^8	MMR(MR3.0)	0.1
10^7	MR4.0	0.01
10^6	MR4.5	0.032
10^5	MR5.0	0.001
	PCR 陰性	

図 8-19 慢性骨髄性白血病治療効果判定基準

したが，さらに検出感度が改良され，BCR-ABL^{IS} 0.01%以下を MR$^{4.0}$，*BCR-ABL*^{IS} 0.032%以下を MR$^{4.5}$，*BCR-ABL*^{IS} 0.001%以下を MR$^{5.0}$ とし，それ以下を検出感度以下とした[8]（図 8-19 の表）．
BCR-ABL1 レベルと白血病細胞数（推定）の関係を図 8-19 に示した．

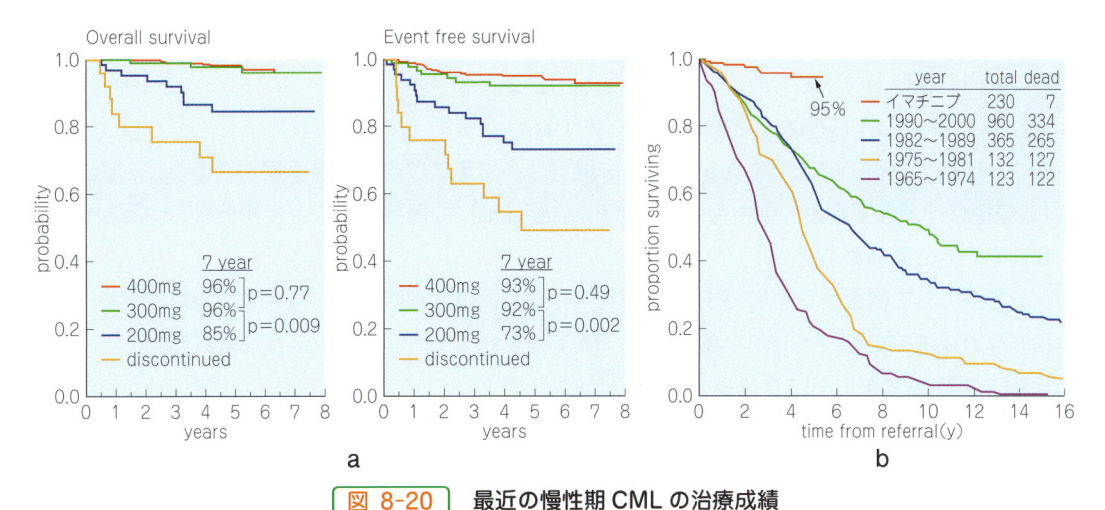

図 8-20 最近の慢性期 CML の治療成績

a．日本人 CML 患者に対するイマチニブ治療成績（JALSG CML202 試験）(Ohnishi K, et al. Cancer Sci. 2012; 103: 1071-8[14])
　n＝481．全生存率（OS）93％，無イベント生存率（EFS）87％
　イマチニブ標準用量 400 mg/日，300 mg/日，200 mg/日，投与中止の患者の転帰比較

b．CML 患者の年代別治療成績（MD アンダーソンがんセンターの報告）(Quintás-Cardama A, et al. Mayo Clin Proc. 2006; 81: 973-88[17])

f. 治　療

1) 慢性期 CML の治療

　治癒の可能性の高い治療法は，同種造血幹細胞移植療法（allogeneic hematopoietic stem cell transplantation：Allo-HSCT）であり，移植ができない場合はインターフェロン-α（IFN-α）単独あるいは低用量 Ara-C の併用が選択されてきた[9]．しかし，BCR-ABL1 を標的とする治療薬の登場で[10]，CML の治療は大きく変わった．

a) BCR-ABL1 チロシンキナーゼ阻害薬療法

　BCR-ABL1 チロシンキナーゼを選択的に阻害し，血液学的，細胞遺伝学的，分子遺伝学的に優れた有効性を示す．チロシンキナーゼ阻害薬（tyrosine kinase inhibitor：TKI）には，イマチニブ（imatinib）[11-14]のほか，ニロチニブ（nilotinib）[15]とダサチニブ（dasatinib）[16]が臨床応用される．イマチニブは，それまで標準的治療法とされたインターフェロンα（interferon-α：IFN-α）＋低用量シタラビン（Ara-C）との比較試験の結果，IFN-α に替わって初発 CML-CP 期に対する第 1 選択薬となった[12]．日本人においても，イマチニブ治療の優れた長期成績が確認された[14]．TKI 治療の登場以来，CML 患者の治療成績は明らかに改善している[17]（図 8-20）．

　ニロチニブとダサチニブは，イマチニブ治療に抵抗性・不耐容の CML に対する治療薬として開発された第 2 世代 TKI であるが，イマチニブとの比較試験の結果[15,16]，初発 CML-CP 期の治療としても選択できる．

b) 同種造血幹細胞移植療法（allo-HSCT）

　根治が期待できる治療法であるが，治療関連毒性のために早期死亡のリスクが高い．現在は TKI

耐性の移行期，急性転化期に適応が制限される．また，適切なドナーの確保，移植関連毒性に耐え得る年齢的および全身状態であることなど適応は限られる[9,18]．

c）インターフェロン-α（interferon-α：IFN-α）

IFN-α 単剤[19]あるいは低用量 Ara-C との併用[12]はイマチニブ以前の標準療法であり，一部の症例で Ph 染色体の消失を認め，全生存（overall survival：OS）に寄与することが知られている．

d）その他の薬物療法

上記治療以外に選択される治療法であるが，Ph 染色体陽性細胞の十分な除去は困難であり，症状緩和的な治療法である．ヒドロキシウレア，ブスルファン，低用量 Ara-C が含まれる．

e）CML 治療効果のモニタリング

ELN の基準に従い，イマチニブなど TKI 療法のモニタリングを行う[7]．ELN 2009 年版では，治療後 3 カ月までに完全 HR（complete：CHR），6 カ月までに部分 CyR（partial CyR：PCyR），12 カ月までに完全 CCyR（complete CyR：CCyR），18 カ月までに Major MR（MMR）の Optimal（至適）な効果を得ることを目指す．そして，Suboptimal（至適効果以下），Failure（治療の失敗）では，治療の変更を考慮するとした．

しかし，第 2 世代 TKI の優れた効果が明らかになるにつれ，ELN 2013 年版[20]では，早い段階での MR を得ることを Optimal 効果としている．そして，Optimal 以下は要注意（Warnings）となり，Failure とともに他の TKI への治療変更を推奨する方向性を打ち出している．

具体的な TKI の治療効果判定のタイミングは以下の通りである．

1) 治療開始前は，血算と血液像，骨髄の染色体検査を施行し Ph 陽性率と付加的染色体異常の有無を確認する．
2) 治療開始直後は，血算と血液像を毎週～2 週毎に検索する．
3) CHR 到達後は，末梢血 FISH を少なくとも 3 カ月毎に検索し，FISH で Ph 陽性率が 5％以下となれば，骨髄の染色体検査を施行する．
4) 骨髄検査は 3 カ月毎に施行し，CCyR の判定ができれば，以後は末梢血液定量 RT-PCR で MR を検索する．定量 RT-PCR の著しい増加がある MR の喪失を疑う場合は，骨髄検査を行う．また，点突然変異解析や，イマチニブ血中濃度（保険収載，特定薬剤管理料）が目標値に達しているかは治療方針を決めるうえで参考になる．

2）進行期 CML の治療法

CML-AP の治療は TKI で開始され，イマチニブであれば高用量 600 mg/日が推奨される[21,22]．historical control である IFN-α や化学療法と比較し，イマチニブ治療群の 4 年 OS は 53％，IFN-α 群 42％，他の CT 群 0～21％とイマチニブの治療優位性が示されている[23]．一方，イマチニブ治療抵抗性もしくは不耐容 CML-AP 症例では第 2 世代 TKI が有用であるため，治療薬を第 2 世代 TKI に変更する[24,25]．なお，移植適応がある場合は TKI による治療反応性を見極めたうえで，allo-HSCT を考慮する．

CML-BC に対しては TKI 単剤[26]または AML/ALL に準じた化学療法の併用[27]で治療する．しかし TKI 単剤もしくは化学療法の治療効果は短期間にとどまり，その成績は十分とはいえず，移植適応の患者では allo-HSCT が強く推奨される[28]．また，CML における TKI 治療中に T315I 変異が確認さ

れた場合，現在の TKI では臨床効果がないため，移植適応のある患者では allo-HSCT あるいは臨床試験への参加を考慮する．

■ 文　献

1) Vardiman JW, Porwit A, Brunning RD, et al. Introduction and overview of the classification of the myeloid neoplasms. In: Swerdlow SH, Campo E, Harris NL, editors. WHO classification of tumours of haematopoietic and lymphoid tissues. Lyon: IARC Press; 2008. p.18-30.
2) Vardiman JW, Melo JV, Baccarani M, et al. Chronic myelogenous leukaemia, BCR-ABL1 positive. In: Swerdlow SH, Campo E, Harris NL, editors. WHO classification of tumours of haematopoietic and lymphoid tissues. Lyon: IARC Press; 2008. p.32-7.
3) 日本血液学会，日本リンパ網内系学会，編．造血器腫瘍取り扱い規約．6.2 慢性骨髄性白血病（chronic myelogenous leukemia; CML）．東京: 金原出版; 2010. p.41-3.
4) Sokal JE, Cox EB, Baccarani M, et al. Prognostic discrimination in "good-risk" chronic granulocytic leukemia. Blood. 1984; 63: 789-99.
5) Hasford J, Pfirrmann M, Hehlmann R, et al. A new prognostic score for survival of patients with chronic myeloid leukemia treated with interferon alfa. Writing Committee for the Collaborative CML Prognostic Factors Project Group. J Natl Cancer Inst. 1998; 90: 850-8.
6) Hasford J, Baccarani M, Hoffmann V, et al. Predicting complete cytogenetic response and subsequent progression-free survival in 2060 patients with CML on imatinib treatment: the EUTOS score. Blood. 2011; 118: 686-92.
7) Baccarani M, Cortes J, Pane F, et al. Chronic myeloid leukemia: an update of concepts and management recommendations of European LeukemiaNet. J Clin Oncol. 2009; 27: 6041-51.
8) Cross NC, White HE, Müller MC, et al. Standardized definitions of molecular response in chronic myeloid leukemia. Leukemia. 2012; 26: 2172-5.
9) Goldman, J M, Melo, JV. Chronic myeloid leukemia-Advances in biology and new approaches to treatment. N Engl J Med. 2004; 349: 1451-64.
10) Druker BJ, Tamura S, Buchdunger E, et al. Effects of a selective inhibitor of the Abl tyrosine kinase on the growth of Bcr-Abl positive cells. Nat Med. 1996; 2: 561-6.
11) O'Brien SG, Guilhot F, Larson RA, et al. Imatinib compared with interferon and low-dose cytarabine for newly diagnosed chronic-phase chronic myeloid leukemia. N Engl J Med. 2003; 348: 994-1004.
12) Druker BJ, Guilhot F, O'Brien SG, et al. Five-year follow-up of patients receiving imatinib for chronic myeloid leukemia. N Engl J Med. 2006; 355: 2408-17.
13) Kantarjian HM, Talpaz M, O'Brien S, et al. Survival benefit with imatinib mesylate versus interferon-alpha-based regimens in newly diagnosed chronic-phase chronic myelogenous leukemia. Blood. 2006; 108: 1835-40.
14) Ohnishi K, Nakaseko C, Takeuchi J, et al. Long-term outcome following imatinib therapy for chronic myelogenous leukemia, with assessment of dosage and blood levels: the JALSG CML202 study. Cancer Sci. 2012; 103: 1071-8.
15) Saglio G, Kim DW, Issaragrisil S, et al. Nilotinib versus imatinib for newly diagnosed chronic myeloid leukemia. N Engl J Med. 2010; 362: 2251-9.
16) Kantarjian H, Kantarjian H, Shah NP, et al. Dasatinib versus imatinib in newly diagnosed chronic-phase chronic myeloid leukemia. N Engl J Med. 2010; 362: 2260-70.
17) Quintás-Cardama A, Cortes JE. Chronic myeloid leukemia: diagnosis and treatment. Mayo Clin Proc. 2006; 81: 973-88.
18) Biggs JC, Szer J, Crilley P, et al. Treatment of chronic myeloid leukemia with allogeneic bone marrow transplantation after preparation with BuCy2. Blood. 1992; 80: 1352-7.
19) Hehlmann R, Heimpel H, Hasford J, et al. Randomized comparison of interferon-alpha with busulfan and hydroxyurea in chronic myelogenous leukemia. The German CML Study Group.

Blood. 1994; 84: 4064-77.
20) Baccarani M, Deininger MW, Rosti G, et al. European LeukemiaNet recommendations for the management of chronic myeloid leukemia: 2013. Blood. 2013; 122: 872-84
21) Kantarjian HM, O'Brien S, Cortes JE, et al. Treatment of Philadelphia chromosome-positive, accelerated-phase chronic myelogenous leukemia with imatinib mesylate. Clin Cancer Res. 2002; 8: 2167-76.
22) Talpaz M, Silver RT, Druker BJ, et al. Imatinib induces durable hematologic and cytogenetic responses in patients with accelerated phase chronic myeloid leukemia: results of a phase 2 study. Blood. 2002; 99: 1928-37.
23) Kantarjian H, Talpaz M, O'Brien S, et al. Survival benefit with imatinib mesylate therapy in patients with accelerated-phase chronic myelogenous leukemia-comparison with historic experience. Cancer. 2005; 103: 2099-108.
24) Apperley JF, Apperley JF, Cortes JE, et al. Dasatinib in the treatment of chronic myeloid leukemia in accelerated phase after imatinib failure: the START A trial. J Clin Oncol. 2009; 27: 3472-9.
25) le Coutre PD, le Coutre P, Ottmann OG, et al. Nilotinib in patients with Ph$^+$ chronic myeloid leukemia in accelerated phase following imatinib resistance or intolerance: 24-month follow-up results. Leukemia. 2012; 26: 1189-94.
26) Cortes J, Rousselot P, Kim DW, et al. Dasatinib induces complete hematologic and cytogenetic responses in patients with imatinib-resistant or-intolerant chronic myeloid leukemia in blast crisis. Blood. 2007; 109: 3207-13.
27) Yanada M, Naoe T. Imatinib combined chemotherapy for Philadelphia chromosome-positive acute lymphoblastic leukemia: major challenges in current practice. Leuk Lymphoma. 2006; 47: 1747-53.
28) Saussele S, Lauseker M, Gratwohl A, et al. Allogeneic hematopoietic stem cell transplantation (allo SCT) for chronic myeloid leukemia in the imatinib era: evaluation of its impact within a subgroup of the randomized German CML Study Ⅳ. Blood. 2010; 115: 1880-5.

〈薄井紀子〉

E 骨髄増殖性腫瘍

　1951年 William Dameshek は3系統の血球増加，脾腫，病型移行，白血病化など，臨床的な共通点・類似点に着目して，慢性骨髄性白血病（chronic myelogenous leukemia：CML），真性赤血球増加症（真性多血症）（polycythemia vera：PV），本態性血小板血症（essential thrombocythemia：ET），原発性骨髄線維症（primary myelofibrosis：PMF），赤白血病（erythroleukemia：Di Guglielmo 症候群）の5疾患を骨髄増殖性疾患（myeloproliferative diseases：MPD）/骨髄増殖症候群（myeloproliferative syndrome）としてまとめることを提唱した．その後，赤白血病は急性白血病であることが判明したため，赤白血病を除く4疾患が約半世紀にわたって"古典的 MPD"として扱われてきた．さらに Ph 染色体陽性である CML を除く PV, ET, PMF の3疾患を"Ph 染色体陰性古典的 MPD"と呼ぶ．のちの研究でこれらの古典的 MPD が造血幹細胞のレベルで腫瘍化した疾患であることが明らかにされている．

　Ph 染色体陰性 MPD の病態解明は CML よりも20年以上遅れたが，2005年，ついにこれらの3疾患に共通してみられる JAK2 遺伝子変異（JAK2 V617F）が発見された．さらに PV の一部の症例に JAK2 エクソン12変異が，ET や PMF の一部の症例に c-Mpl 遺伝子変異が発見され，これらの変異が病態に深く関わっていることが明らかにされた．これを受けて PV, ET, PMF の3疾患に対する診断基準が改訂され，2008年に発表された WHO 分類第4版ではこれらの遺伝子変異の存在が診断基準項目の大基準に加えられた．さらに疾患や症候群といった曖昧な名称から，これらの疾患群が腫瘍性であることを強調するためにこれまで用いられてきた"骨髄増殖性疾患"から"骨髄増殖性腫瘍（myeloproliferative neoplasm：MPN）"に名称が変更された．また慢性特発性骨髄線維症（chronic idiopathic myelofibrosis：CIMF）は原発性骨髄線維症（primary myelofibrosis）に変更され，肥満細胞症（mastocytosis）が新たに加えられた．PDGF 受容体α鎖（PDGFRA），PDGF 受容体β鎖（PDGFRB）あるいは FGFR1 の遺伝子異常と好酸球増加を伴う骨髄系やリンパ系の疾患群が包括的に"myeloid and lymphoid neoplasms with eosinophilia and abnormalities of PDGFRA, PDGFRB or FGFR1"という新たなカテゴリーとして扱うこととなり，これらの遺伝子変異を伴わない慢性好酸球性白血病が MPN のなかの"chronic eosinophilic leukemia（CEL），NOS（not otherwise specified）"として MPN のなかに分類された．したがって WHO 分類第4版では上記6疾患に慢性好中球性白血病と MPN 分類不能型を加えた8疾患を MPN として扱う（表 8-17）．

1 真性赤血球増加症（真性多血症）（polycythemia vera：PV）

概　念

　白血球数や血小板数に比して赤血球数の増加が顕著で，ほとんどの症例で JAK2 チロシンキナー

表 8-17	骨髄増殖性腫瘍（WHO 分類 2008）
慢性骨髄性白血病（Ph1 陽性，BCR/ABL 陽性）
真性赤血球増加症（真性多血症）
本態性血小板血症
原発性骨髄線維症
慢性好中球性白血病
慢性好酸球性白血病，NOS*
肥満細胞腫瘍
分類不能型

*NOS: not other specified

ゼの遺伝子変異を認める．本邦では年間 10 万対 2 の割合である．診断時年齢は 50～60 歳代が多く，男女比は 1.2～2.2：1 である．脳梗塞や心筋梗塞の発症を契機に診断されることもある．

病 態

JAK2 の JH2 領域の 617 番目のアミノ酸がバリン（GTC）からフェニルアラニン（TTC）に置換した遺伝子変異（JAK2 V617F 変異）がほとんどの症例で検出される．JAK2 はエリスロポエチン（EPO）やトロンボポエチンなどのサイトカインの細胞内シグナル伝達の中心的役割を担っている細胞質型（非受容体型）チロシンキナーゼで，C 末端側からそれぞれ JH1，JH2，SH2，FERM と呼ばれる 4 領域からなる．JH1 はチロシンキナーゼ活性化領域（catalytic domain）で，それに隣接する JH2 は JH1 のチロシンキナーゼ活性を負に制御するため，JAK2 V617F 変異が生じると JH2 の JH1 に対する抑制がきかず JAK2 の恒常的活性化や EPO に対する感受性が亢進する．V617F 変異陰性例では高頻度に JAK2 遺伝子のエクソン 12 領域に変異を認める．PV 患者由来の赤芽球系前駆細胞を軟寒天培地で培養すると，EPO 非存在下で赤芽球系コロニーが形成される．この現象を「内因性赤芽球系コロニー形成」（endogenous erythroid colony：EEC）と呼び，PV の診断に重要であるが，これは JAK2 遺伝子変異の存在を示唆する．

臨床症状

症候は総血液量の増加と，血液粘度の上昇（正常の 5～8 倍になる可能性がある）による血流うっ血が主な原因で生じ，頭痛，頭重感，眩暈，赤ら顔（深紅色の口唇，鼻尖），深紅色の手掌，眼瞼結膜や口腔粘膜の充血などがみられる．さらに高血圧症，血栓症，塞栓症，血小板機能異常による易出血性がみられるが，血小板増加を伴う症例では肢端紅痛症（erythromelalgia）がみられる．これは血栓性閉塞によるもので，四肢末端に非対称性に焼けたような痛みをもった，赤く充血した腫脹であり，下肢に多い．痛風発作もしばしばみられる．皮膚瘙痒感は 40％の症例にみられ，特に入浴後に生じやすい．これは増加した好塩基球から放出されたヒスタミンによるもので，消化性潰瘍や皮膚発赤もみられる．脾腫は 70％の症例にみられる．

検査成績

初診時，赤血球数は 6～10×10^6/μL，ヘモグロビン（Hb）は 18～24 g/dL で，一般に正球性正色素性を呈するが，赤血球造血亢進による相対的な鉄不足や高ヒスタミン血症による消化管出血などで鉄が失われ，慢性的な鉄欠乏状態になると小球性低色素性となる．末梢血に未熟な白血球がみられることはあるが，芽球は一般に認めず，好中球や好塩基球の増加がみられる．血小板増加は半

表 8-18　真性赤血球増加症の診断基準（WHO2008）

大基準
　A1．ヘモグロビン値：男性＞18.5 g/dL，女性＞16.5 g/dL
　　　または赤血球量の増加を示す他の所見の証明*
　A2．*JAK2* V617F 変異または *JAK2* exon12 変異をはじめとした機能的に同等の遺伝子変異の存在

小基準
　B1．骨髄生検において赤芽球・顆粒球・巨核球の3血球系統の過形成
　B2．血清エリスロポエチン低値
　B3．内因性赤芽球コロニー形成

A1＋A2＋（B1〜B3のうちの1項目），または A1＋（B1〜B3のうちの2項目）
*1）ヘモグロビン値またはヘマトクリット値が年齢，性別，居住地の高度を考慮した基準値の99パーセンタイルを超える．
　2）ヘモグロビン値が男性で17 g/dL，女性で15 g/dLを超え，かつ個々の症例での基準値（鉄の補充により補正されない）よりも2 g/dL以上上昇している場合
　3）赤血球量が予想値の25％を超える．

数以上の症例で認め，100万を超える症例も10％にみられる．通常 PT や APTT などの凝固系の検査は正常であるが，血小板数が著増すると von Willebrand 因子（VWF）の高分子マルチマーの蛋白分解亢進による質的異常によって後天性 von Willebrand 症候群を発症することがあり，その場合には APTT が延長する．好中球アルカリホスファターゼ（NAP）スコアは70％の症例で高値を呈する．高ヒスタミン血症は約2/3の症例にみられるが，これは増加した好塩基球からヒスタミンが放出されることによる．造血細胞の産生と破壊の亢進を反映して高尿酸血症や高 LDH 血症がみられる．血小板増加を伴う症例では採血時の凝固によって血小板からカリウムが溶出し，偽性高カリウム血症がみられる．骨髄は過形成で，赤芽球，顆粒球，巨核球の3系統のいずれも増加している．特に巨大化した成熟巨核球，多分葉化した核，巨核球の集蔟がみられるが，異形成はない．骨髄の線維化は PV の少数例にみられ，骨髄線維症に移行しやすい．染色体異常は10〜20％で認められ，疾患が進行するにつれて多くなる．＋8，＋9，20q−，13q−，1p−などが多いが，特異的なものはない．*JAK2* V617F 変異は95％の症例に，*JAK2* exon12 変異は3％の症例に認める．

■診　断

WHO 分類第4版の診断基準を表8-18に示す．初期には赤血球量が診断基準を満たさないことがあり，定期的に血液検査を行う．軽度の赤血球増加がみられる前多血期（prepolycythaemic phase），明らかな循環赤血球量の増加がみられる顕性多血期（overt polycythaemic phase），血球減少，無効造血，骨髄線維症，髄外造血がみられる多血後骨髄線維症（post-polycythaemic MF phase：post-PV MF：表8-19）の3期に分類される．

■治　療

JAK2 遺伝子変異の有無や血清 EPO 濃度の値などを参考に二次性赤血球増加症やストレス赤血球増加症などの可能性を否定する（表8-20）．脳梗塞，心筋梗塞，静脈血栓症などの心血管合併症が予後に最も影響するため，血栓症をいかに予防するかが最優先される．そのため，心血管系合併症の危険因子（肥満，喫煙，糖尿病，高血圧，脂質異常症など）がある場合には生活指導も併せて行う．

第8章 ● 造血器腫瘍と関連疾患

表 8-19　多血後線維化期（post-PV MF）の診断基準

必須項目 　1．以前に WHO 分類で PV と診断されている 　2．grade 2〜3，grade 3〜4 の骨髄線維化がみられる 付加的項目（2 項目を要する） 　1．貧血がある，あるいは抗がん薬を投与されていないにもかかわらず瀉血の必要がない，あるいは抗がん薬投与の必要がない 　2．白赤芽球症を認める 　3．脾腫を認める 　　・左肋骨弓から 5 cm 以上の脾臓を触知 　　・新たに脾臓を触知できる 　4．以下の症状が 2 つ以上みられる 　　・6 ヵ月間に 10% 以上の体重減少がある 　　・盗汗 　　・説明のできない 37.5℃ 以上の発熱

表 8-20　赤血球増加症の鑑別点

臨床・検査所見	真性赤血球増加症	ストレス赤血球増加症	二次性赤血球増加症
循環赤血球量増加	あり	なし	あり
脾腫	あり	なし	なし
白血球増加	しばしば伴う	なし	なし
血小板増加	しばしば伴う	なし	なし
好中球アルカリホスファターゼ値	増加	正常	正常
血清ビタミン B_{12} 値	上昇	正常	正常
動脈血酸素飽和度	正常	正常	基礎疾患による上昇
血清・尿エリスロポエチン値	低下	正常	赤血球系過形成
骨髄所見	汎過形成	正常	正常
血中ヒスタミン値	上昇	正常	なし
JAK2 遺伝子変異*	あり	なし	

*JAK2 V617F または exon12 変異

　治療の基本は瀉血療法と抗腫瘍薬投与で，血小板増加を伴う症例では抗血栓療法も並行して行われる．瀉血療法は最も簡便かつ速やかに循環赤血球量を減少できる治療で，はじめに試みる．ヘマトクリット値 45% 以下を目標値とする．1 回に 400 mL の瀉血を行うが，高齢者や心疾患を有する患者は緩徐にかつ少量（100〜200 mL）瀉血を行い，循環動態の急激な変化は避ける．

　抗腫瘍薬は発がん性の問題を考慮し，血栓症の高リスク群（年齢が 60 歳以上，あるいは血栓症の既往がある）が絶対適応となる．妊娠可能年齢の婦人や精子形成に影響する若い男子に対する抗腫瘍薬の使用は極力控える．ヒドロキシウレア（HU；ハイドレア®）は速やかな効果がみられ，他の抗腫瘍薬に比して白血病原性も少ないため，使用されることが多い．インターフェロンαは白血病原性や催奇形性が知られていないので，欧米では 50 歳以下の患者に推奨されており，胎盤通過性がないので，妊婦への使用も可能である．その他，ブスルファン（マブリン®）や MCNU（サイメリン®）が用いられるが，二次発がんの問題がある．最近では JAK2 阻害薬が開発され，多血後線

維化期の症例で脾腫の著明な縮小とQOL（生活の質）の向上を認めている．

抗血栓療法は少量のアスピリン（100 mg/日）であれば，出血の危険も少なく，安全に血栓症を予防することができる．本症や本態性血小板血症でみられる血栓症は血小板活性化作用を有するトロンボキサンA_2合成の亢進が主な誘因であるが，少量のアスピリンはトロンボキサンA_2合成を抑制するため，特に肢端紅痛症に有効である．血小板数が著増し，VWF活性（リストセチンコファクター）が30％以下の症例では出血を避けるため，アスピリンの投与は控える．

■予後■

主な死因は血栓症，悪性腫瘍，出血，骨髄線維症である．悪性腫瘍のなかでは急性骨髄性白血病が最も多い．血栓症の危険因子として高年齢（60歳以上）と血栓症の既往歴があげられる．約15％のPV患者では診断後平均10年（2, 3年〜20年）を経てpost-PV MFあるいはspent phase（消耗期）と呼ばれる状態に移行する（表8-19）．広範な骨髄線維化と進行性の脾腫を認め，血液所見上，白赤芽球症（leukoerythroblastosis）（＝未熟な顆粒球と有核赤血球の出現）と涙滴状赤血球がみられ，貧血が進行する．有効な治療法はなく，対症療法が主である．脾腫による腹部の圧迫症状の軽減にはHUの投与の他に，脾臓への放射線照射，脾摘が有効なことがある．最近ではJAK2阻害薬の脾臓縮小効果に期待が高まっている．

■文献■

1) Thile J, Kvasnicka HM, Orazi A, et al. Polychtaemia vera. In: Swerdlow SH, et al. editors. WHO classification of tumours of haematopoietic and lymphoid tissues. Lyon: IARC Press; 2008. p.40-3.

2 本態性血小板血症（essential thrombocythemia：ET）

■概念■

MPNのなかでも特に血小板増加を主体とする疾患である．WHO分類第4版の診断基準では*JAK2*や*c-Mpl*の遺伝子変異の存在は診断に重要ではあるが，基本的にはほかの骨髄増殖性腫瘍や二次性血小板増加症を除外することで診断される．年間10万対1〜2.5人と推定されている．診断時の平均年齢は60歳であるが，40歳未満の患者が10〜25％を占める．小児にはきわめてまれである．男女比は1：1〜2と女性にやや多い．

■病態■

約半数の症例に*JAK2*V617F変異（真性赤血球増加症の項参照）を認める．トロンボポエチン受容体（MPL）をコードする*c-Mpl*遺伝子の変異は1〜3％の症例に認められ，515番目のトリプトファンがロイシン（L）あるいはリジン（K）に置換した*MPL*W515L/K変異が最も多い．この領域はリガンド非存在下におけるMPL不活化状態の維持に重要で，この変異によってMPLは恒常的に活性化される．*MPL*W515Lを高発現した遺伝子改変マウスでは骨髄線維症，巨核球の増生，脾腫，髄外造血，著明な血小板増加を認める．

■臨床症状■

血管運動性症状あるいは血栓出血症状を呈することが多いが，1/4〜1/3の症例は診断時無症状

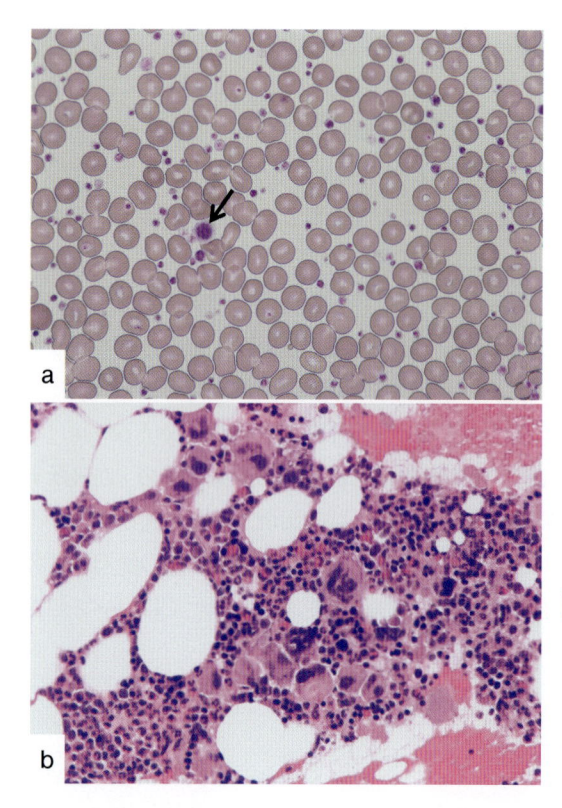

図 8-21 本態性血小板血症の血液像
a．末梢血塗抹標本（ライトギムザ染色）．血小板の著増，大小不同が目立つ．なかには巨大血小板も認められる（矢印）．
b．骨髄クロット標本（HE染色）．大型ないし巨大化した巨核球が増加し，粗に集簇している．

である．血管運動性症状には，頭痛，失神，非定型胸痛，視力障害，網状皮斑，肢端紅痛症などがある．血栓症状は出血症状よりも多く，静脈血栓（下肢深部静脈，腸管膜静脈，脳静脈洞）より動脈血栓（心，脳，末梢で起こる）が生じやすい．血栓症の発症頻度と血小板数・凝固機能との相関はない．出血症状は胃腸管出血が最も多い．中等度の脾腫を20～50％に認める．

検査成績

一般に血小板数は100万/μL以上で，ときに数百万/μLを超えることもある．採血時の血小板破壊に伴い，偽性高カリウム血症，偽性高リン血症を認める．血小板は大きさ，形，構造の異常が著しい（図8-21a）．軽度の貧血を認めることが多い．末梢血で白血球数の増加は35～72％で認めるが，通常20,000/μLを超えず，好中球の増加が主である．軽度の好酸球・好塩基球増加もしばしば認める．好中球アルカリホスファターゼスコアの上昇を認めることがある．白赤芽球症はないが，みられた場合には骨髄線維症への移行を考える．後天性von Willebrand症候群を合併した場合にはAPTTの延長やVWF活性（リストセチンコファクター）の低下を認める．血小板機能異常もみられる．

骨髄は正形成ないし軽度の過形成で，まれに低形成を呈する．大型から超大型で細胞質の豊富な成熟した巨核球の著明な増加（図8-21b）と増加した血小板の凝集像がシート状にみられる．さらに深く分葉した巨核球や過剰に分葉した巨大巨核球（牡鹿の角様 stag-horn like）がみられる．細網線維の増生はあってもごくわずかである．赤芽球系，骨髄球系前駆細胞もしばしば増加しているが，一般に軽度である．異形成の強い巨核球の存在は原発性骨髄線維症を，赤芽球や顆粒球の形態異常は骨髄異形成症候群を疑う．CMLも初診時に血小板増加のみを認めることがあるので，ETと診断

表 8-21　本態性血小板血症の診断基準（2008WHO）

1. $45 \times 10^4/\mu L$ 以上の持続的血小板増加（精査期間中）．
2. 骨髄生検で，大型成熟巨核球を伴う巨核球系細胞の増生を主体に認める；好中球または赤芽球造血の有意な増加あるいは左方移動を認めない．
3. 真性赤血球増加症[a]，原発性骨髄線維症[b]，慢性骨髄性白血病[c]，骨髄異形成症候群[d]，またはその他の造血器腫瘍の WHO 診断基準に合致しない．
4. JAK2 V617F 変異またはその他のクローナルなマーカーを認めるか，クローナルなマーカーが検出されない場合，反応性血小板増加症[e]の所見を認めない．

診断には，上記4項目をすべて満たすことが必要．
[a] 真性赤血球増加症を除外：血清フェリチン値が減少している状況下で，鉄剤補充によりヘモグロビン値のレベルを多血症レベルまで増加させることができないことが必要．
[b] 原発性骨髄線維症を除外：膠原線維症，細網線維症，末梢血白赤芽球症，または原発性骨髄線維症に典型的な巨核球形態（小から大の異常な核/細胞質比を有し，円形または不規則にくびれのある濃染性の核を有し，巨核球が密に集簇している）を伴わず，年齢不相応な著明な過形成性骨髄の所見を認めないことが必要．
[c] 慢性骨髄性白血病を除外：BCR-ABL を検出しないことが必要．
[d] 骨髄異形成症候群を除外：赤芽球異形成，顆粒球異形成の所見を認めないことが必要．
[e] 反応性血小板増加の原因を除外：鉄欠乏，脾摘，手術，感染，炎症，膠原病，転移性がんおよびリンパ増殖性疾患がある．しかしながら，上記診断基準の最初の3項目を満たしている場合には反応性に血小板が増加する状態が存在しても本態性血小板血症の可能性は除外しない．

するためには染色体検査や遺伝子解析を行い，BCR-ABL 融合遺伝子の存在を否定し，CML を除外する．13q−，＋8，＋9などの染色体異常を5〜10％に認める．JAK2 V617F 変異は40〜50％にみられ，MPL W515L/K 変異は JAK2 V617F 変異陰性例の8％，全体の1〜3％にみられる．

■診　断■

WHO 分類第4版での診断基準を**表 8-21** に示す．4項目をすべて満たすことが確定診断に必須であるが，JAK2 V617F 変異や MPL W515L/K 変異が陰性の症例では鉄欠乏性貧血，脾臓摘出後，手術，感染症，炎症，膠原病，転移性がんなどの反応性血小板増加症を除外する．原発性骨髄線維症の前線維化期（prefibrotic phase）との鑑別が問題となるが，本疾患では巨核球に異形成を認めない．V617F 変異を有する症例では血中 EPO 濃度が低く，PV への移行率も高い．

■治　療■

PV と同様に，はじめに心血管系合併症の危険因子（肥満，喫煙，糖尿病，高血圧，脂質異常症など）を取り除く．血栓症の危険因子（年齢，血栓症の既往）に血小板数を加味したリスクの層別化が行われ，これをもとに治療方針が決定される（**表 8-22**）．高リスク群では血栓症を繰り返す危険性が高いので，ヒドロキシウレア（HU；ハイドレア®）によって血小板数を減少させる．原則として血小板数を40万/μL 以下にコントロールする．HU の長期投与による白血病誘発性に関する明らかな証拠はないが，投与には慎重を要する．欧米では白血病誘発性のないアナグレライドの使用が可能であるが，本邦では承認されていない．高リスク群では HU とアスピリンとの併用群の方がアナグレライドとアスピリンとの併用群に比して明らかに生存率が高く，血管性合併症（静脈血栓症を除く）の頻度が低い．抗腫瘍薬の種類と抗血栓療法は真性赤血球増加症と共通であるが，血小板数が150万/μL を超える症例では後天性 von Willebrand 症候群の合併も念頭に置いて，HU であら

表 8-22　血栓症・出血危険因子によるリスクの層別化

危険因子	高リスク群	中間リスク群*	低リスク群
血栓症の既往	あり	なし	なし
年齢	60歳以上	40〜60歳	40歳未満
血小板数	150万/μL以上	150万/μL未満	150万/μL未満

高リスク群では少なくとも1項目を満たすこと，中間・低リスク群ではすべての項目を満たすことが条件
*高血圧症，脂質異常症，糖尿病，喫煙，肥満などの心血管合併症の危険因子があれば，中間リスク群に分類される

表 8-23　ET後骨髄線維症（post-ET MF）の診断基準

必須項目
1. 以前にWHO分類でETと診断されている
2. grade 2〜3，grade 3〜4の骨髄線維化がみられる

付加的項目（2項目を要する）
1. 貧血あるいは基準値からHb 2 g/dL以上の低下がある
2. 白赤芽球症を認める
3. 脾腫を認める
    ・左肋骨弓から5 cm以上の脾臓を触知
    ・新たに脾臓を触知できる
4. LDHの上昇（基準値を超える）
5. 以下の症状が1つ以上みられる
    ・6カ月間に10％以上の体重減少がある
    ・盗汗
    ・説明のできない37.5℃を超える発熱

かじめ血小板数を150万/μL以下に減少させてからアスピリンの投与を開始する．中間群・低リスク群では基本的に経過観察か少量アスピリン投与が行われるが，中間群で心血管系合併症の危険因子がある場合にはHUの使用も考慮する．

■予　後

良好な経過をたどることが多い．予後に大きく影響するのは血栓症や出血で，これらの発症をいかに予防するかが重要である．血栓症の危険因子として年齢が60歳以上，血栓症の既往歴があげられる．血小板数と血栓症の発症との間には明らかな相関はないが，血小板数の減少によって血栓症の頻度は低下する．血栓症は主に動脈系のことが多い．血小板数の増加が著しい症例では，出血しやすくなる．一般には血小板数が150万/μLを超えると，そのリスクが高い．

罹患期間が長期になると骨髄線維症，骨髄異形成症候群，急性骨髄性白血病に移行することがある．本疾患から骨髄線維症に移行〔ET後骨髄線維症（post-essential thrombocythaemia myelofibrosis：post-ET MF）（表8-23）〕する割合は10年で3.9％，15年で6％である．急性骨髄性白血病への移行率は10年で2.6％，15年で5.3％，リスク因子は61歳以上である．

■文　献

1) Thile J, Kvasnicka HM, Orazi A, et al. Essential thrombocythaemia. In：Swerdlow SH, et al. edi-

tors. WHO classification of tumours of haematopoietic and lymphoid tissues. Lyon：IARC Press；2008. p.48-50.

3 原発性骨髄線維症（primary myelofibrosis：PMF）

■概　念■

骨髄線維化，脾腫，白赤芽球症（leukoerythroblastosis），髄外造血を特徴とする疾患で，他の骨髄増殖性腫瘍に比して予後は不良である．年間発生率は人口 10 万対 0.5～1.5 と推定されているが，本邦における患者数は 700 名程度と少なく，診断時の年齢の中央値は 66 歳と高齢者に多く，男女比は 2.03：1 で，やや男性に多い．

■病　態■

本疾患における 3 血球系統の増殖は造血幹細胞の異常によるものであり，本症にみられる骨髄の線維化は反応性で，腫瘍化した巨核球から放出されたサイトカインが線維芽細胞の増殖を刺激したことによる．線維化の程度は罹患期間に比例する．線維化に関与するサイトカインとして TGF-β（コラーゲン集積），PDGF（線維芽細胞増殖），EGF, calmodulin, bFGF, PF-4（コラゲナーゼ阻害）等があげられる．約半数の症例に *JAK2V617F* が，10％の症例に *MPLW515L/K* がみられ，本疾患の発症あるいは病期の進展に深く関わっている．

■臨床症状・検査成績■

貧血，脾腫による圧迫症状，出血，発熱や体重減少，盗汗，易疲労感などの全身症状がみられるが，1/4 の患者は診断時には無症状で，検診をきっかけに偶然診断されることもある．

末梢血における最も特徴的な所見は白赤芽球症（leukoerythroblastosis）および涙滴状赤血球の存在である．Hb 10 g/dL 以下の貧血が 60％の症例でみられ，正球性正色素性が多い．貧血の原因は様々であるが，血漿量増加や溶血が原因となることもある．診断時の白血球数は 50％で増加し，25％で減少する．好酸球および好塩基球もしばしば増加する．血小板数はまちまちであるが，巨大血小板，奇形血小板，巨核球の核やその断片，微小巨核球が末梢血にしばしばみられる．無効造血を反映して LDH は高値を呈する．

前線維化期に相当する初期の段階では，骨髄生検で過形成を示し，好中球と異形成のある巨核球が増加するが，骨髄芽球の増加はない．赤芽球系細胞は減少することが多い．大小さまざまな巨核球が静脈洞や骨梁に隣接して集簇する像がみられる．巨核球の形態異常が特徴的で，核細胞質成熟解離，核のクロマチン構造異常，核の分葉異常（雲状核，cloud-like），裸核などが観察され，線維化を伴わない前線維化期（prefibrotic phase）と本態性血小板血症との鑑別に重要な所見である．骨髄の線維化が完成すると，肝脾腫が中等度から高度になり，貧血，白赤芽球症，数多くの涙滴状赤血球が出現する．70～80％の患者はこの時期に診断される．骨髄血の吸引は不能で（dry tap），骨髄生検では細網線維や膠原線維による線維化（図 8-22），血管内造血を伴う類洞の拡張，毛細血管形成の増加等を認める．高度な線維化の場合には細胞成分は消失する．巨核球の過形成は保たれ，形態異常のある巨核球が巨大な集塊を形成し，シート状に増生している像がみられる．骨硬化も 30～70％に認める．髄外造血は，肝脾のみならず，リンパ節，漿膜表面，肺，泌尿生殖系臓器，傍脊髄等，全身のあらゆる臓器で起こる．鑑別すべき疾患として，post-ET MF, post-PV MF, 骨髄

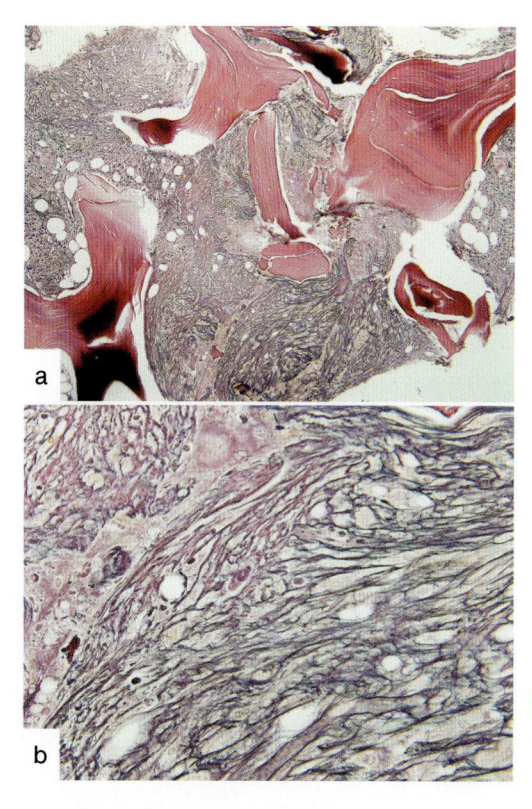

図 8-22 原発性骨髄線維症の骨髄生検像
細網線維や膠原線維の増生による線維化がみられる（鍍銀染色）（a. 弱拡大，b. 強拡大）．

線維化を伴う骨髄異形成症候群（myelodysplastic syndrome：MDS），MDS/MPN（分類不能型），骨髄線維化を伴う急性汎骨髄症（acute panmyelosis with myelofibrosis）などがあげられる．染色体異常は 1/3 にみられ，+9 や 13q- の存在は診断の参考になる．その他に 20q-，1 番染色体の転座や重複，+8，-7/7q-，-5/5q- などがみられる．JAK2 V617F 変異は 50～60% にみられ，MPL W515L/K 変異は 8% にみられる．

診 断

2001 年の WHO 分類の診断基準では"前線維化期（prefibrotic stage）"と"線維化期（fibrotic stage）"に分かれていたが，2008 年の改訂で 1 つにまとめられた（表 8-24）．前線維化期の時期に確定診断に至ることは難しく，特に本態性血小板血症との鑑別が問題となる．

治 療

従来行われている治療は主に対症療法である．脾腫に対しては脾摘，放射線照射が行われる．脾摘は脾腫に伴う疼痛，繰り返す脾梗塞などに適応があり，脾腫症状や貧血の改善がみられるが，術後合併症が高く，長期合併症として好中球減少，肝腫大，急性白血病などが問題となる．放射線照射も有効であるが，その効果が一過性である．貧血に対しては蛋白同化ホルモンが約 4 割の症例に効果があり，輸血非依存性になる．サリドマイドやポマリドマイドも貧血改善に有効である．抗腫瘍薬による化学療法は肝脾腫の増大，白血球増加，血小板増加，代謝亢進による症状などの緩和を目的として行われるが，骨髄抑制の遷延が危惧される．最近では JAK2 阻害薬が開発され，脾腫や全身症状の改善，生存期間の延長を認めている．

根治的治療として造血幹細胞移植が行われている．診断時の平均年齢が 66 歳と比較的高齢であ

E ● 骨髄増殖性腫瘍

表 8-24 原発性骨髄線維症の診断基準（2008WHO）

大基準
1. 通常，細網線維症および/または膠原線維症を伴う巨核球の増生および異形成を認めるか*，有意な細網線維症を認めない場合は，巨核球の変化が，顆粒球の増加に加え赤芽球造血の減少をしばしば認めるといった特徴を有し，さらに骨髄の過形成性を伴わなければならない（前線維化期）
2. 真性赤血球増加症[a]，慢性骨髄性白血病[b]，骨髄異形成症候群[c]，またはその他の造血器腫瘍のWHO基準に合致しない
3. JAK2 V617F 変異またはその他のクローナルなマーカー（例えば MPL W515L/K）を認めるか，クローナルなマーカーが検出されない場合，基礎疾患に炎症またはその他の腫瘍性疾患による骨髄線維症の所見[d]を認めない

小基準
1. 白赤芽球症　2. LDHの上昇　3. 貧血　4. 触知可能な脾腫

診断には大基準3項目全てと小基準の2項目を満たす必要がある．

*異常な核/細胞質比を有し，円形または不規則に折れ曲がった濃染した核を持った小型から大型までの巨核球が密に集簇している．
[a]真性赤血球増加症を除外：血清フェリチン値が減少している状況下で，鉄剤補充によりヘモグロビン値のレベルを多血症レベルまで増加させることができないことを必要とする．真性赤血球増加症の除外はヘモグロビンやヘマトクリットの値に基づくものであって，循環赤血球量の測定は必要としない．
[b]慢性骨髄性白血病を除外：BCR-ABL を検出しないことが必要．
[c]骨髄異形成症候群を除外：赤芽球異形成，顆粒球異形成の所見を認めないことが必要．
[d]基礎疾患に炎症またはその他の腫瘍性疾患を除外：感染症，自己免疫性疾患またはその他の慢性炎症性疾患，有毛細胞白血病，またはその他のリンパ系腫瘍，転移性悪性腫瘍，中毒性（慢性）骨髄症に続発するもの．反応性の骨髄線維症に関連する病態を有する患者は原発性骨髄線維症から除外されることはなく，そのような病態では，他の診断基準に合致した場合にはその診断を考慮すべきであることに留意すべきである．
　異常の程度は境界例ないしは顕著な例もありうる．

表 8-25 国際予後予測スコアリングシステム（IPSS）

IPSS	スコア	リスク	合計点	生存期間中央値
全身症状*	1	Low	0	135ヵ月
>65歳	1	Int-1	1	95ヵ月
Hb<10 g/dL	1	Int-2	2	48ヵ月
白血球数>25,000	1	High	3以上	27ヵ月
末梢血芽球比率≧1%	1			

*10%以上の体重減少，発熱，盗汗

るため，造血幹細胞移植の適応例は少ない．予後不良と予測される症例〔IPSS（表8-25）などでInt-2やHighリスク群に属する〕では，年齢を加味し，造血幹細胞移植を積極的に考える必要がある．

■予　後■

進行は一般に緩慢であるが，平均生存期間は約3〜5年とされ，10年以上の生存例は全体の20%未満で，骨髄増殖性腫瘍のなかでは最も予後が悪い．予後不良因子として高齢，貧血，赤血球輸血，白血球増加あるいは白血球減少，末血中芽球の出現，血小板減少，染色体異常，体重減少や発熱な

表 8-26 ダイナミック国際予後予測スコアリングシステム（DIPSS）

DIPSS	スコア	リスク	合計点	生存期間中央値
全身症状*	1	Low	0	達せず
>65歳	1	Int-1	1～2	14.2年
Hb<10 g/dL	2	Int-2	3～4	4年
白血球数>25,000	1	High	5～6	1.5年
末梢血芽球比率≧1%	1			

*10％以上の体重減少，発熱，盗汗

などの全身症状，少量の JAK2 V617F 変異量（1％以上25％未満）などがあげられる．国際予後予測スコアリングシステムとして IPSS（表 8-25），DIPSS（表 8-26），DIPSS plus などがある．

死因は感染，出血，心不全，白血病転化が多い．白血病への転化率は 20～30％である．白血病転化は急激に起こり，大部分経過が速く，致死的である．

■文　献

1) Thile J, Kvasnicka HM, Tefferi A, et al. Primary myelofibrosis. In: Swerdlow SH, et al. editors. WHO classification of tumours of haematopoietic and lymphoid tissues. Lyon: IARC Press; 2008. p.44-7.
2) Cervantes F, Dupriez B, Pereira A, et al. New prognostic scoring system for primary myelofibrosis based on a study of the International Working Group for Myelofibrosis Research and Treatment. Blood. 2009; 113: 2895-901.
3) Passamonti F, Cervantes F, Vannucchi AM, et al. A dynamic prognostic model to predict survival in primary myelofibrosis: a study by the IWG-MRT (International Working Group for Myeloproliferative Neoplasms Research and Treatment). Blood. 2010; 115: 1703-8.
4) Gangat N, Caramazza D, Vaidya R, et al. DIPSS plus: a refined Dynamic International Prognostic Scoring System for primary myelofibrosis that incorporates prognostic information from karyotype, platelet count, and transfusion status. J Clin Oncol. 2011; 29: 392-7.

4 慢性好酸球性白血病・好酸球増多症候群

a. 慢性好酸球性白血病（chronic eosinophilic leukemia: CEL）

■概念・病態

慢性好酸球性白血病は骨髄増殖性腫瘍に分類され，造血幹細胞の腫瘍化によって成熟好酸球が異常に増加する疾患である．白血病細胞がさまざまな臓器に浸潤することによって多彩な症状がみられる．末梢血の好酸球数は 1,500/μL 以上で，かつ末梢血や骨髄中の芽球はいずれも20％未満，かつ反応性好酸球増加症（悪性腫瘍に伴うタイプも含む）や CML など他の MPN が否定され，かつ末梢血中の芽球が2％以上，骨髄における芽球が5％以上，クローナルな染色体異常，分子生物学的異常のいずれかを認めれば CEL と診断する．さらに CEL は，好酸球増加に PDGFRA, PDGFRB あるいは FGFR1 遺伝子変異を伴う骨髄系/リンパ系腫瘍（myeloid and lymphoid neoplasms with eosin-

E ● 骨髄増殖性腫瘍

表 8-27　慢性好酸球性白血病，非特定型の診断基準

1. 好酸球増多症（≧$1.5×10^9$/L）を認めること
2. Ph染色体，*BCR-ABL1* 融合遺伝子，他の骨髄増殖性腫瘍（PV, ET, PMF），MDS/MPN（CMML, aCML）のいずれも否定されること
3. t(5;12)(q31-35;p13) またはそれ以外の *PDGFRB* 遺伝子再構成がないこと
4. *FIP1L1-PDGFRA* またはそれ以外の *PDGFRA* 遺伝子再構成がないこと
5. *FGFR1* 遺伝子再構成がないこと
6. 末梢血・骨髄中の芽球数がいずれも20％未満で，inv(16)(p13.1q22), t(16;16)(p13.1;q22), または他のAML遺伝子再構成がないこと
7. クローン性を示す細胞遺伝学的，または分子遺伝子学的異常があるか，芽球数が末梢血で2％以上，または骨髄で5％以上あること

上記基準を満たさない好酸球増多症は，反応性好酸球増多症，特発性好酸球増多症，または特発性HESと診断される．

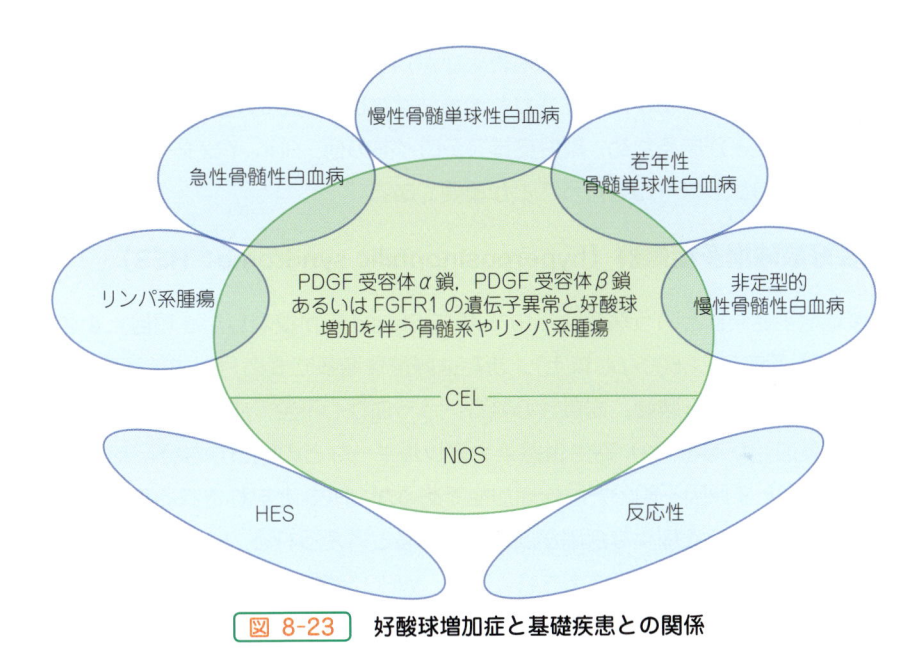

図 8-23　好酸球増加症と基礎疾患との関係

ophilia and abnormalities of *PDGFRA*, *PDGFRB* or *FGFR1*）とこれらの遺伝子異常による好酸球増加症以外の慢性好酸球性白血病 "chronic eosinophilic leukemia（CEL）, NOS（not otherwise specified）" に分類される（表8-27）．*PDGFRA* の異常を伴う場合にはCELを発症することが多く，*PDGFRB* は好酸球増加症を伴う慢性骨髄単球性白血病（CMML with eosinophilia）として発症することが多い．一方，*FGFR1* の異常では，好酸球増加を伴うCMML様あるいは骨髄異形成症候群/骨髄増殖性腫瘍様の病態として発症することが多いが，T細胞性リンパ腫の併発率も高く，リンパ腫病変への好酸球の浸潤が特徴的で，短期間で急性転化しやすい．図8-23に示すようにCEL以外の骨髄系やリンパ系腫瘍を伴うことが多く，必ずしも遺伝子異常と血液学的診断が一致する訳ではない．いずれの遺伝子も融合する相手側の遺伝子の機能に依存し多彩な臨床所見を呈するため，原因不明の好酸球を伴う血液悪性腫瘍に遭遇した場合にはこれらの遺伝子解析を行う．

■臨床症状・検査所見

発熱，倦怠感，咳嗽，筋肉痛，血管浮腫，下痢，瘙痒など，多彩な臨床所見を呈するが，臨床的に最も重要なのは好酸球による組織浸潤で，好酸球の顆粒から放出された物質やサイトカインによって多くの臓器で組織障害が生じる．好酸球浸潤による臓器障害の症候として肝脾腫，器質性心雑音，うっ血性心不全，中枢神経症状，肺線維症，発熱，体重減少，貧血，筋肉痛などがみられ，臨床的には HES との鑑別は困難である．

CEL のなかでは *FIP1L1-PDGFR* 融合遺伝子が最も多く認められる．この遺伝子異常は 4q12 領域の潜在的変異 cryptic mutation のため，この微小な欠失の検出には FISH 法や高感度の nested RT-PCR 法が用いられる．ただし nested RT-PCR 法は PCR の過程で偽性 *FIP1L1-PDGFR* 融合遺伝子を形成し，疑陽性を示すことに留意する．

■治療・予後

FIP1L1-PDGFRA や *ETV6-PDGFRB* 融合遺伝子を有する症例はイマチニブが著効する．一方，*FGFR1* 再構成の関連した MPN にキナーゼ阻害薬が無効で，予後が悪いことから，早期の造血幹細胞移植が試みられる．CEL, NOS は確立された治療法はない．高度の好酸球増加を伴う場合には急速な心不全をきたすことがあるため，副腎皮質ステロイドの他，HU, インターフェロンなどによって早期に好酸球数のコントロールを行うことが重要である．

b. 特発性好酸球増多症候群 (hypereosinophilic syndrome：HES)

特発性好酸球増多症候群という病名は，1975 年に Chusid らが提唱した 3 項目，すなわち，1）6 カ月以上続く好酸球増加（1,500/μL 以上），または好酸球増多で 6 カ月以内に死亡，2）好酸球浸潤による臓器障害の症候（肝脾腫，器質性心雑音，うっ血性心不全，中枢神経症状，肺線維症，発熱，体重減少，貧血）がある，3）寄生虫感染やアレルギーなどの明らかな好酸球増加をきたす基礎疾患がない，を満たす原因不明の好酸球増加症であるが，HES と総称される疾患群には反応性から腫瘍性の好酸球増加症まで様々な疾患が混在していると考えられる．HES と診断された症例の半数に *FIP1L1-PDGFRA* 融合遺伝子が検出されている．WHO 分類第 4 版では HES という病名は削除されているが，現在でも実診療に用いられることが多く，現時点では HES を CEL と反応性好酸球増加症を除く原因不明の好酸球増加症と定義できる（図 8-23）．したがって HES という病名はあくまでも暫定的であり原因解明が進めば将来は消失する可能性を含んでいる．症例ごとに重症度は大きく異なり，CEL, NOS と同様，確立された治療法はないが，好酸球増加による臓器浸潤，特に心不全徴候に注意し，ステロイド等による好酸球のコントロールを行う．

■文献

1) Bain BJ, Gilliland DG, Vardiman, et al. Chronic eosinophilic leukaemia, not other specified. In：Swerdlow SH, et al. editors. WHO classification of tumours of haematopoietic and lymphoid tissues. Lyon：IARC Press；2008. p.51-3.

5　慢性好中球性白血病（chronic neutrophilic leukemia：CNL）

　持続的な好中球増加（25,000/μL 以上）と肝脾腫大を特徴とする，原因不明のまれな骨髄増殖性腫瘍である（表 8-28）が，最近 CSF3R 遺伝子変異を高頻度に認めると報告されている．

　正確な頻度は不明であるが，きわめてまれである．一般に高齢者（平均年齢 65 歳前後）にみられるが，青年期の報告例もある．性差はない．最も共通してみられるのは肝脾腫で，瘙痒感や痛風，粘膜出血が時にみられる．肝脾腫は好中球の組織浸潤によるもので，脾臓では赤脾髄への浸潤が主体で，肝臓では洞や門脈領域への浸潤がみられる．予後は 6 カ月から 20 年以上と様々で，なかには急性転化する例もある．多くは出血傾向が顕著になり，脳出血等で死亡する．

　増加している好中球には異形成がなく，好中球に異形成があれば atypical CML を考える．中毒顆粒やデーレ小体を認めることも多い．好中球アルカリホスファターゼ活性は正常ないし高値を呈する．赤芽球系ならびに巨核球系細胞も増加することはあるが，異形成はない．骨髄生検では，顆粒球系細胞の著明な増加を認めるが，線維化を伴うことはまれである．急性骨髄性白血病への移行例も報告されている．多発性骨髄腫との合併も 20％にみられることから，形質細胞の異常を伴っている場合には CNL と診断する前に，細胞遺伝学的，あるいは分子生物学的手法を用いて増加している好中球系細胞のクローン性を証明し，腫瘍性であることを証明する．これは異常な形質細胞の産生するサイトカインが好中球のポリクローナルな増加を惹起することも考慮してのことである．

　染色体分析では，90％の症例が正常核型を呈する．＋8，＋9，del（20q），del（11q），＋21，複雑核型も報告されているが，いずれも特異的ではない．形態学的に慢性骨髄性白血病（CML）と類

表 8-28　慢性好中球性白血病の診断基準

1. 末梢血の白血球数が 25,000/μL 以上
    - 分葉核球と桿状核球が 80％以上を占める
    - 未熟な顆粒球（前骨髄球，骨髄球，後骨髄球）の比率は 10％未満
    - 骨髄芽球の比率は 1％未満
2. 骨髄生検で過形成である
    - 好中球系細胞の比率も絶対数も増加
    - 骨髄芽球は有核細胞数の 5％未満
    - 好中球系細胞の成熟パターンが正常
    - 巨核球は正常ないし左方移動
3. 肝脾腫がある
4. 生理的な好中球増加の原因が明らかでない，もしあった場合には細胞遺伝学的ないし分子生物学的な手法によって骨髄系細胞のクローン性を証明すること
    - 炎症や感染症がない
    - 腫瘍性の基礎疾患がない
5. Ph1 染色体ないし BCR-ABL1 融合遺伝子が検出されない
6. PDGFRA，PDGFRB あるいは FGFR1 の再構成がない
7. 真性赤血球増加症，原発性骨髄線維症，本態性血小板血症が否定される
8. 骨髄異形成症候群，骨髄異形成症候群/骨髄増殖性腫瘍が否定される
    - 顆粒球系の異形成がない
    - 他の骨髄系細胞に異形成がない
    - 単球の絶対数が 1,000/μL 未満

似しているため，CML を除外するために Ph 染色体および *BCR-ABL1* 融合遺伝子を認めないことが必須である．好中球増加を主体とし，p230 蛋白をコードする *BCR-ABL1* 融合遺伝子を有する症例は CML の一亜型であって CNL には分類しない．一部の症例では *JAK2V617F* 変異を認める．症例数も少なく適切な治療法はいまだ確立されていないが，ハイドロキシウレアやブスルファン，6-チオグアニン，インターフェロン α が細胞数や脾腫のコントロールに有効であったとの報告がある．若年者では造血幹細胞移植が行われ，比較的良好な成績が得られている．

■文　献

1) Horny HP, Metcafe DD, Bennett JM, et al. Mastocytosis. In: Swerdlow SH, et al. editors. WHO classification of tumours of haematopoietic and lymphoid tissues. Lyon: IARC Press; 2008. p.54-63.

6 肥満細胞症（mastocytosis）

　肥満細胞の腫瘍化によって異常増殖をきたした疾患群で，WHO 分類第 4 版では骨髄増殖性腫瘍の範疇に分類された．皮膚に限局し小児に好発する皮膚肥満細胞症と，成人に多くみられ多臓器に浸潤する全身性肥満細胞症に大きく分類される．前者の 30％，後者の 80％以上に *c-Kit* 遺伝子変異を認める．肥満細胞から分泌される炎症性物質によって皮膚，蕁麻疹，血管浮腫，フラッシング，気管狭窄，低血圧などをきたす．全身性肥満細胞症ではこれらの症状の他に肥満細胞の臓器浸潤がみられ，骨髄不全による貧血や汎血球減少，肝・脾腫大，肝機能障害などが生じる．皮膚肥満細胞症は予後良好であるが，全身性肥満細胞症は緩徐なタイプから予後不良なタイプまで様々である．

7 骨髄増殖性腫瘍，分類不能型
（myeloproliferative neoplasm, unclasifiable: MPN, U）

　臨床的にも検査所見や形態学的にも骨髄増殖性疾患の特徴を有しながらも，どの診断基準にもあてはまらないもの，あるいは 2 つ以上の範疇にまたがっているものであって，Ph 染色体あるいは *BCR-ABL* 融合遺伝子が認められない疾患群と定義される．多くの症例は以下の 3 つのグループのいずれかに入る．1）まだ疾患が完成していない最初の段階にある，2）疾患が進行し，骨髄線維症や骨硬化像が顕著になる，あるいは白血病化したため，元の疾患が鑑別できない，3）腫瘍と炎症性疾患が混在するために病状や形態学的特徴がはっきりしない．WHO 分類第 4 版では *PDGFRA*，*PDGFRB*，あるいは *FGFR1* の遺伝子再構成があれば，MPN，U から除外される．必要な量が十分には得られていない場合には安易に MPN，U という診断名は使用すべきではない．感染，化学療法，毒物，造血因子，サイトカイン，免疫抑制薬などによる反応性の変化も MPN にきわめて類似した所見を呈することがある．さらに悪性リンパ腫の骨髄浸潤やがんの骨髄転移などの造血器腫瘍や非造血器腫瘍でも線維化や骨硬化症などの反応性変化をきたし，MPN と鑑別が困難な場合もある．*JAK2* や *MPL* 遺伝子変異の存在は反応性変化との鑑別においてのみ有用な情報となるが，これらに遺伝子変異が存在しても他の所見が PV，ET，PMF の診断基準のいずれにも該当しない場合には

MPN, Uと診断する．ただし本疾患と診断された症例の多くがPMFの前線維化期，PVの前多血期，ETの初期など，それぞれのMPNの非常に早期の過程をみている可能性がある．したがって経過を観察することが重要で，確定診断がつくまではとりあえずMPN, Uとして扱うのが望ましい．のちに特定のMPNが除外され，確定診断に至ることになる．頻度はMPNの10～15％であるとの報告がある．原因のわからない門脈や脾静脈血栓症を合併する症例もある．

　血液学的所見はまちまちで，軽度の白血球増加から中等度から高度な血小板増加をきたす場合もあれば，貧血を伴う場合もあり，骨髄不全による高度な汎血球減少症をきたす場合がある．骨髄生検標本では過形成を呈し，しばしば著明な巨核球数の増加を認める．病期の程度が進行し，骨髄の線維化や骨硬化像がみられた場合にはMPNの末期あるいは"燃え尽き"状態を示しており，以前のデータがない場合にはPVの消耗期，post-ET MF, PMFの線維化期を区別することは難しい．CMLも著明な線維化を伴う場合があるが，他のMPNと異なり，巨核球は小型でPh1染色体や*BCR-ABL*融合遺伝子の存在で鑑別できる．最初の所見がある範疇に属する特徴を有していない場合で，末梢血あるいは骨髄に10～19％までの芽球を認めた場合，MPN, Uの急性転化への移行期と診断する．末梢血あるいは骨髄に20％以上の芽球を認めた場合は急性白血病と診断し，MPN, Uの急性転化と診断する．最初の所見がMPNの他にMDS様の変化を認めるものの，MPNともMDSとも診断できない場合，あるいは線維化と伴うMDSとMPNとの鑑別ができない場合にはMDS/MPN分類不能型と診断する．鑑別すべき疾患としてMPNに類似した所見を呈する反応性のもの，移行期や急性転化における他のMPNなどがあり，MPN, Uと最終診断するには臨床経過の他に，検査所見や形態学的評価を十分に行う必要がある．特にPh染色体陰性かつ*bcr-abl*キメラmRNA陰性であることを確認することが重要で，これらのいずれかが陽性であれば，CMLと診断される．著明な線維化や芽球の増生があれば進行例と考えられ，予後は不良である．

■文　献

1) Kvasnicka HM, Bain BJ, Thile J, et al. Mastocytosis. In: Swerdlow SH, et al. editors. WHO classification of tumours of haematopoietic and lymphoid tissues. Lyon: IARC Press; 2008. p.64-5.

〈小松則夫〉

F リンパ球の分化とリンパ球系腫瘍

　リンパ球はリンパ球系幹細胞から前駆 B 細胞もしくは前駆 T 細胞と前駆 NK 細胞に分かれ，それぞれ B 細胞を経て形質細胞，ヘルパーもしくはキラー T 細胞，NK 細胞に分化する．発生頻度は異なるが，その分化段階のそれぞれから腫瘍が発生する．リンパ球 1 個に起きた遺伝子変化が腫瘍化をもたらしクローンの増加により腫瘍を形成するので，リンパ球系腫瘍における腫瘍細胞は同じ遺伝子学的性格（異常が付加されることはある）と免疫学的性格をもつ．さらにリンパ球は腫瘍化してもその正常分化段階の細胞形態と構造を保持（類似）し，その正常分化段階の免疫学的性状をそのまま発現すると考えられており，リンパ球系腫瘍は，リンパ球の正常分化段階を基準に亜分類することができる．腫瘍になるもとの正常分化段階のリンパ球を normal counterpart cells（NCC）と呼んでいる．このセオリーに従い，腫瘍の形態と免疫学的性状（マーカー）を明らかにしてその正常分化段階を特定し，その腫瘍に共通の遺伝子異常を見出すことから，亜型が相次いで発見されてきた．その点で，B 細胞腫瘍の分類は完成の域に近づきつつあるが，T/NK 細胞腫瘍の分類はこれからの問題でもある．

　リンパ球は腫瘍化によりその分化段階以降への分化を取り止め，同じ分化段階の性格をもつ細胞を増やしているということもできる．原因となる遺伝子異常によりリンパ球は分化を停止し増殖を開始するのだが，ただし例外もあり，例えばリンパ形質細胞リンパ腫は形質細胞への分化を伴う B 細胞リンパ腫である．

1　B 細胞の分化と B 細胞腫瘍

　前駆 B 細胞は骨髄で免疫グロブリン遺伝子の再構成後，細胞の膜表面に免疫グロブリン（Ig）蛋白をもつ B 細胞になり，脾臓やリンパ節など末梢リンパ装置に移動して成熟分化することになる．末梢リンパ装置で抗原刺激により活性化され胚中心 B 細胞となり，最終的にメモリー B 細胞もしくは形質細胞になる．胚中心 B 細胞は Ig 重鎖遺伝子可変領域の体細胞突然変異（somatic hypermutation）と Ig サブクラスの変化（class switch），再度の遺伝子再構成（receptor revision）を起こすが，いずれも 2 本鎖 DNA の切断と再結合により生じるので，染色体・遺伝子相互の転座のほか，重複，欠失，反転などの遺伝子異常が起こりうる．B 細胞の分化と B 細胞腫瘍について，まず胚中心 B 細胞から解説する（図 8-24）．

　胚中心 B 細胞から発生する B 細胞腫瘍として，びまん性大細胞型 B 細胞リンパ腫（DLBCL）と濾胞性リンパ腫（FL），Burkitt リンパ腫（BL）があげられ，前 2 者でリンパ腫全体の 1/2〜2/3 を占める（ATL 多発地域を除く）．胚中心 B 細胞で起こる遺伝子異常は多様であり，細胞が大型化するための共通の遺伝子異常はまだわかっておらず，むしろ，色々な遺伝子異常もしくはその蓄積に

図 8-24　B 細胞の分化と B 細胞腫瘍

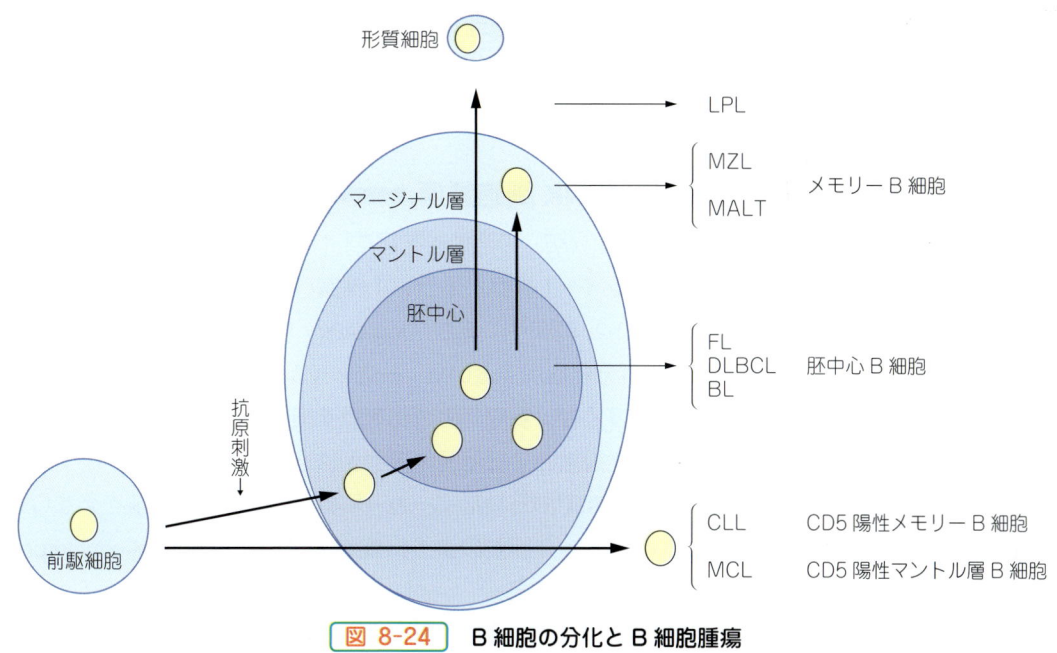

LPL:　　lymphoplasmacytic lymphoma
MZL:　　nodal/splenic marginal zone lymphoma
MALT:　　MALT lymphoma
FL:　　follicular lymphoma
DLBCL:　diffuse large B-cell lymphoma
BL:　　Burkitt lymphoma
CLL:　　chronic lymphocytic leukemia/small lymphocytic lymphoma
MCL:　　mantle cell lymphoma

　よる結果が大型リンパ球として現れていると考えられる．その結果が DLBCL である．遺伝子異常のなかで c-myc 遺伝子と Ig 遺伝子との相互転座によって生じるものの一部のみが BL になる．FL の多数に認められる bcl-2 遺伝子と Ig 遺伝子の相互転座は胚中心ではなく前駆 B 細胞における Ig 遺伝子再構成時に起こった異常である．その異常をもつ細胞（まだ非腫瘍の状態）が抗原刺激を受けて胚中心 B 細胞になり，second hit が起こって腫瘍化したとされる．ゆえに FL の NCC は胚中心 B 細胞になる．蛇足になるが，Hodgkin リンパ腫の NCC も胚中心 B 細胞である．
　胚中心後の B 細胞腫瘍としてメモリー B 細胞の腫瘍があり，マージナル層リンパ腫と MALT リンパ腫があげられる．リンパ形質細胞リンパ腫も胚中心後の B 細胞に起こった腫瘍と考えられる．
　CD5 陽性 B 細胞腫瘍はいまだ不明の点もある．マウスにおける CD5 陽性 B 細胞（B1 細胞）の分化成熟はよく調べられており，未熟なマウスで優位だが成熟したマウスでは腹腔や腸管にしか存在せず，胚中心を経由しないで抗原親和性の低い免疫グロブリンを産生し，さらに自己抗原に反応する抗体を産生するとされる．一方，成熟マウスで優位となる B2 細胞は骨髄に由来し胚中心を経て，メモリー B 細胞もしくは形質細胞に分化し，抗原に対して高い親和性を有する免疫グロブリンを産生する．ヒトにおいては CD5 陽性 B 細胞の正常分化と機能はよく調べられていないが，mantle cell lymphoma（MCL）はマントル層の CD5 陽性 B 細胞に類似するし，chronic lymphocytic leukemia/

small lymphocytic lymphoma（CLL）は末梢血の CD5 陽性メモリー B 細胞の性格をもつことがわかっている.

2　TおよびNK細胞の分化とT/NK細胞腫瘍

　前駆T細胞は胸腺でT細胞受容体遺伝子（αβ）の再構成を起こし，T細胞となって末梢リンパ組織に分布する．ナイーブT細胞から，ヘルパーT細胞とキラーT細胞（もしくは細胞傷害性T細胞）に分かれる．ヘルパーT細胞には Th1, Th2, 制御性T細胞（regulatory T cell：Treg），濾胞ヘルパーT細胞がある．αβT細胞の一部は胸腺外分化を示すという．一方，γδT細胞の多くは逆に胸腺外分化を示し，肝や腸管，皮膚などに分布するが，胸腺での分化を示す細胞もあるとされる．

　B細胞腫瘍と異なり，T細胞の成熟分化段階とT細胞腫瘍の亜型は必ずしも一致しない．T細胞の分化はその機能からの分類であり，これまで限られたマーカー解析だけではその機能を必ずしも同定できていなかったからと思われる．またB細胞のように細胞の形態から normal counterpart cells を予想することはT細胞においては困難である．

　リンパ節から発生するT細胞腫瘍の多くはαβT細胞に由来し，ヘルパーT細胞もしくは細胞傷害性T細胞の腫瘍である．図 8-25 に示すとおり，血管免疫芽球性T細胞リンパ腫は濾胞ヘルパーT細胞に由来する腫瘍であることが明らかにされた．一方，anaplastic large cell lymphoma（ALCL）は

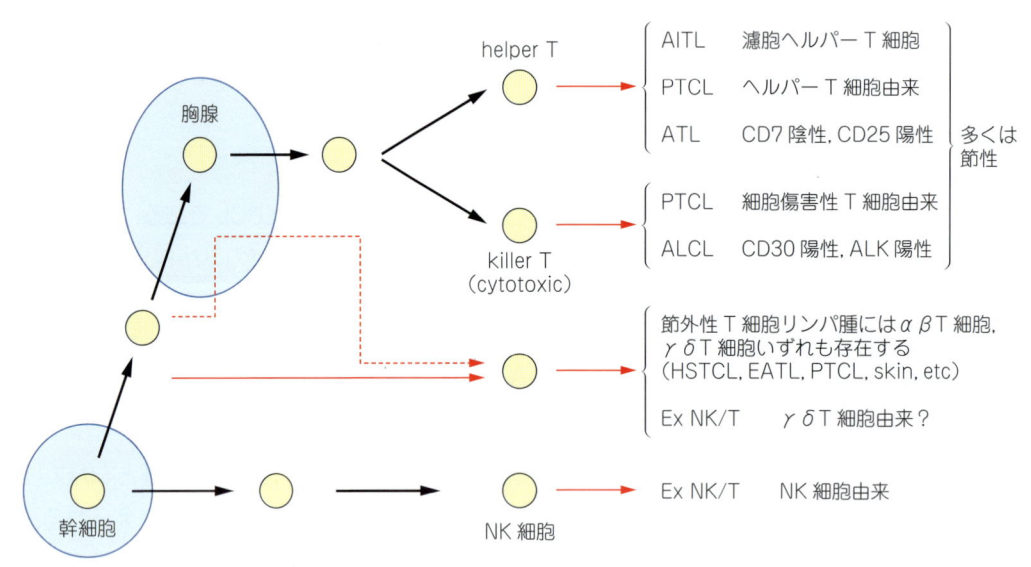

図 8-25　TおよびNK細胞とT/NK細胞腫瘍

AITL:　angioimmunoblastic T-cell lymphoma
PTCL:　peripheral T-cell lymphoma, nos
ATL:　adult T-cell lymphoma
ALCL:　anaplastic large cell lymphoma
HSTCL:　hepatosplenic T-cell lymphoma
EATL:　enteropathy type T-cell lymphoma
EX NK/T:　extranodal NK/T-cell lymphoma, nasal type

細胞傷害性 T 細胞に由来する．リンパ節において peripheral T-cell lymphoma, nos（PTCL, nos）は angioimmunoblastic T-cell lymphoma（AITL）と ALCL，成人 T 細胞リンパ腫（ATL）を除くほとんどのものが含まれる雑多なグループであり，実際，濾胞ヘルパー T 細胞に由来するものと細胞障害性 T 細胞に由来するものが含まれる．節外性では細胞傷害性マーカーを有するものが多く，$\alpha\beta$T 細胞に由来するものと $\gamma\delta$T 細胞に由来するものが混在している．肝脾 T 細胞リンパ腫，腸管症型 T 細胞リンパ腫，皮下脂肪組織炎型 T 細胞リンパ腫などがその例である．そのため，T/NK 細胞リンパ腫の WHO 分類はリンパ節に発生するもの（節性），節外性臓器に発生するもの（皮膚を除く），皮膚のリンパ腫，白血病型に分けて考えると理解しやすい．T 細胞の分類は今後も変化するであろう．

NK 細胞の腫瘍は限られるが，成熟した NK 細胞の腫瘍として節外性 NK/T 細胞リンパ腫鼻型，アグレッシブ NK 細胞リンパ腫白血病，NK 細胞白血病などがあげられる．前者は NK 細胞に由来するものが大部分を占めるが，細胞傷害性 T 細胞に由来するものも含まれる．前 2 者では EBV 感染が証明される．

■文 献

1) Swerdlow SH, Campo E, Harris NL, et al. WHO classification of tumours of haematopoietic and lymphoid tissues. 4th ed. Lyon: IARC Press; 2008.
2) Hamel KM, Liarski VM, Clark MR. Germinal center B-cells. Autoimmunity. 2012; 45: 333-47.
3) Küppers R, Engert A, Hansmann ML. Hodgkin lymphoma. J Clin Invest. 2012; 122: 3439-47.
4) Dono M, Cerruti G, Zupo S. The CD5+ B-cell. Int J Biochem Cell Biol. 2004; 36: 2105-11.
5) Nakamura N, Abe M. Histogenesis of CD5-positive and CD5-negative B-cell neoplasms on the aspect of somatic mutation of immunoglobulin heavy chain gene variable region. Fukushima J Med Sci. 2003; 49: 55-67.
6) Ramiscal RR, Vinuesa CG. T-cell subsets in the germinal center. Immunol Rev. 2013; 252: 146-55.

〈中村直哉〉

G リンパ系腫瘍

1 慢性リンパ性白血病の診断と関連疾患

a. 慢性リンパ性白血病

慢性リンパ性白血病（chronic lymphocytic leukemia：CLL）は末梢血，骨髄，脾臓，リンパ節を侵し，緩慢（indolent）な経過を示すB細胞性腫瘍で，欧米では多いが，日本では少ない．形態学的，免疫学的形質は均一であるが，経過などはheterogenousな腫瘍である．また末梢血や骨髄への浸潤がないCLLと同一の細胞の腫瘍である小リンパ球性リンパ腫（small lymphocytic lymphoma：SLL）があり，この場合の診断方法や治療方針は悪性リンパ腫に準じて行われる[1]．

疫 学

欧米では白血病全体の30％を占めるが，本邦では発症率は0.3人/10万人，約1/10である．発症年齢の中央値は65〜70歳で，男女比は1.5：1と男性に多い．

病因・病態

正常B細胞はナイーブB細胞から抗原刺激をうけ，免疫グロブリン重鎖可変領域（immunoglobulin heavy chain gene variable region：*IgVH*）遺伝子に体細胞突然変異（somatic hypermutation：SHM）が生じて，メモリーB細胞へ移行する．CLL細胞には*IgVH*-SHMがないものとあるものがあるが，*IgVH*-SHMの有無にかかわらずantigen-experienced B細胞由来と考えられている．またCLLの前白血病状態である単クローン性Bリンパ球増加症（monoclonal B-cell lymphocytosis：MBL）[2]に類似したクローナルな成熟B細胞増殖が，免疫不全マウス内で再構築されることが示され，遺伝子異常を有する造血幹細胞から分化したクローナルな成熟B細胞に遺伝子異常が加わり，最終的にCLLへと進展する多段階の腫瘍発症機序が考えられている．

臨床的症候

無症状で，健診などで偶然みつかることが多いが，症状として易疲労感，リンパ節腫脹，盗汗，発熱，体重減少，易感染性，貧血などがある．無痛性リンパ節腫脹や脾腫がみられ，これらの所見は病期診断に必須である．合併症として多いのは感染，貧血，血小板減少で，自己免疫性溶血性貧血や自己免疫性血小板減少症などの自己免疫疾患がみられる．びまん性大細胞型B細胞リンパ腫への形質転換（Richter症候群）がみられる[1]．成熟リンパ球増加（5,000/μL以上），進行すると貧血や血小板減少がみられる．フローサイトメトリー（FCM）による免疫形質は表8-29に示した．

診 断

診断基準[3]は表8-30に示した．この診断基準を満たさないものはmonoclonal B-cell lymphocytosis[2]として扱われる．末梢血塗抹標本で診断をするが，日本ではドライヤーを使った強制乾燥で作

表 8-29 CLL および関連疾患の免疫形質ならびに染色体異常の特徴

疾患	免疫形質の特徴	染色体異常の特徴
CLL	CD5, CD23 陽性. CD20, IgM/IgD は弱陽性. CD10 陰性.	12 トリソミー, 11q, 13q, 17p 欠失
B-PLL	IgM, CD20, B 細胞抗原 (CD19, CD22, CD79a, FMC7) 陽性. CD5, CD23 は陰性もしくは弱陽性. CD103, CD10, CD25, cyclinD1 は陰性.	t(11;14) はない
T-PLL	T 細胞抗原 (CD2, CD3, CD5, CD7), CD52 陽性. CD4 陽性 CD8 陰性が多いが, さまざまである. CD1a, terminal deoxytransferase (TdT), cytotoxic molecule 陰性.	inv(14)
HCL	CD11c, CD103, CD123, cyclinD1, annexin A1 陽性. CD25 陽性.	酒石酸抵抗性酸ホスファターゼ (TRAP) 陽性
FL	CD10, B 細胞抗原 (CD19, CD20, CD79a) 陽性. CD5, CD23 陰性.	t(14;18)
MCL	CD20, CD5 陽性. cyclin D1 陽性. CD23 陰性. IgM/IgD 陽性. SOX11 陽性.	t(11;14)
LPL	IgM±IgD 陽性, ときに CD23 陽性 (30%). CD20 陽性. CD5, CD10, CD103, annexin1, cyclingD1 陰性.	7q 欠失, 3 トリソミー, 18 トリソミー

CLL: chronic lymphocytic leukemia, PLL: prolymphocytic leukemia, HCL: hairy cell leukemia, FL: follicular lymphoma, MCL: mantle cell lymphoma, LPL: lymphoplasmacytic lymphoma

表 8-30 CLL の診断基準 (Hallek M, et al. Blood. 2008; 111: 5446-56[3]より改変)

1) 末梢血 B 細胞≧5,000/μL, 3 カ月以上
   ①フローサイトメトリー検査でクローナリティの確認
2) 細胞形態
   ①小型, 成熟リンパ球
   ②大型もしくは異型リンパ球や前リンパ球の占める比率は 55％以下
   ③Smudge cell（標本作成時に壊れたリンパ球）
3) 免疫形質
   ①CD5 と B 細胞表面抗原（CD19, CD20, CD23）の発現
   ②免疫グロブリン（Ig）軽鎖のクローナリティ
   ③細胞表面免疫グロブリンや CD20 の弱い発現

＊骨髄検査（必須でない）
リンパ球様細胞≧有核細胞の 30％

製される．しかし，ドライヤーを使わない自然乾燥標本では絨毛リンパ球やヘアリー細胞の同定は容易であるので，強制乾燥標本に加えて自然乾燥標本の観察が推奨される．図 8-26 に両者の所見を示す．SLL が疑われる場合はリンパ節生検など組織標本での診断が必要である．

■鑑別診断■

鑑別診断が必要な代表的な疾患を表 8-29 に示す．CD5 陽性であるマントル細胞リンパ腫とは細胞形態や細胞表面軽鎖だけでの鑑別は困難であり，BCL-1/サイクリン D1 の過剰発現，FISH 法や

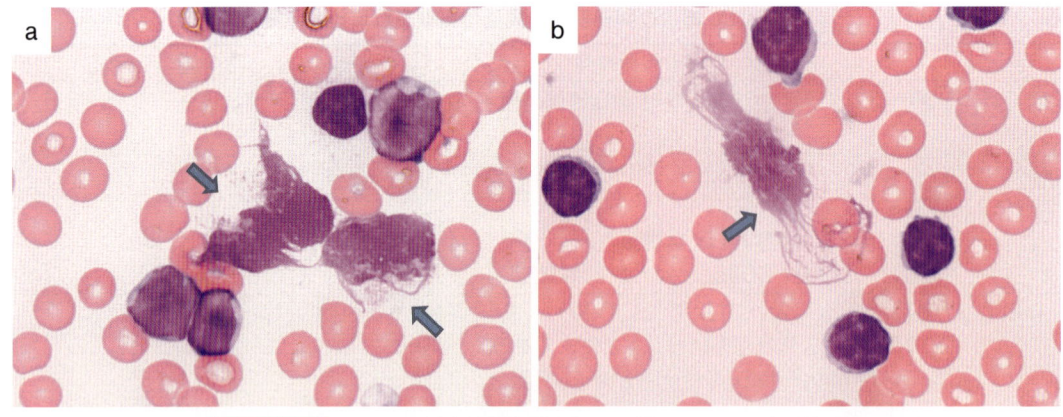

図 8-26　CLL 末梢血塗抹標本（a. 強制乾燥，b. 自然乾燥）

CLL 細胞は通常，小リンパ球であり核の切れ込みが目立たず，核小体が不明瞭で，細胞質は全周性にみられない．強制乾燥標本では細胞がやや大きく，核や細胞質が引き延ばされている．一方，自然乾燥標本では核が濃縮してみえ，また細胞質も狭くみえる．Smudge 細胞（↓）がみられる．

表 8-31　CLL の病期分類

改訂 Rai 分類	Rai 分類	診断時の臨床所見	生存期間中央値（年）
低リスク	0	リンパ球増加[*1]	12
中間リスク	I	リンパ節腫大	11
	II	脾腫	8
高リスク	III	貧血（Hb＜11 g/dL）	5
	IV	血小板減少（＜10万/μL）	5
Binet 分類			
A（低リスク）		リンパ球増加[*1]	12
B（中間リスク）		リンパ節腫大領域≧3 カ所[*2]	9
C（高リスク）		Hb＜10 g/dL または血小板＜10万/μL	7

[*1] リンパ球増加の定義は WHO/IWCLL に従い，リンパ球数または B 細胞数 5,000/μL 以上とする．
[*2] リンパ節腫大領域とは，頸部，腋窩，鼠径部のリンパ節，肝，脾の 5 カ所で，触診所見のみの結果で，そのうちの何カ所が腫大しているかを数える．

染色体検査による t(11;14) の検索が必須である．

■病　期■

診察所見と貧血，血小板減少だけで決定され，治療方針の決定に必須である．Rai 分類（米国で使用），Binet 分類（欧州で使用）を表 8-31 に示す．

■予後因子■

上記の病期分類は予後を反映している（表 8-31）．他の重要な予後因子として，①遺伝子異常（染色体），②IgVH 遺伝子の突然変異，③CD38 発現，④zeta-associated protein of 70 kDa（ZAP-70）発現である[1,3,4]．染色体異常の検出には FISH 法が有用である．13q 単独欠損は予後良好因子であるが，11q（ATM 座）と 17p（p53 座）の欠失は治療抵抗性で，予後不良である[1,3,4]．IgVH-SHM がある場合は 20 年以上の生存期間を示すが，ない場合は 8～10 年であるが，変異のある場合でも IgVH

遺伝子のV3-21が使われている場合は予後が悪い．*IgVH*-SHMのない例ではZAP-70やCD38が陽性となり，*IgVH*-SHMの状態を示す代替因子として提唱されている[3,4]．また最近では新たにNOTCH1，SF3B1，BIRC3遺伝子変異が新たな予後因子として報告されている．

■治　療■

改訂Rai分類の低リスクあるいはBinet分類のA期では，治療による生存期間の延長はみられないので，無治療で観察する．進行期で疾患の活動性が強い場合に治療を開始する．CLLは高齢者が多く併存疾患などで，標準治療が困難な場合が多いため高齢者には総合的高齢者機能評価を実施して，標準的な治療が可能かどうかを評価する．

初回治療としてはフルダラビンを含む治療が推奨される．再発した場合は抗CD20モノクローナル抗体薬が有効である．またB cell receptorのシグナル阻害薬など新規の分子標的薬が多く開発されている．染色体17p欠失や*TP53*遺伝子異常がある場合は化学療法に対して治療抵抗性で，予後不良で，可能であれば同種造血幹細胞移植を実施する．

b. B細胞前リンパ球性白血病

B細胞前リンパ球性白血病（B-prolymphocytic leukemia：B-PLL）はきわめてまれで，末梢血，骨髄，脾臓に腫瘍細胞がみられる．前リンパ球が末梢血リンパ球数の55％以上のものをいう．しかし前リンパ球という呼び名は実際には違っていて，腫瘍細胞は成熟，活性化したB細胞である[5]．

■疫　学■

きわめてまれな腫瘍で，多くは高齢者（年齢中央値65〜70歳）にみられる．男女はほぼ同数である．

■病因・病態■

不明である．複雑な染色体異常と14q32の*IgH*遺伝子異常を認めることが多い．17p（*p53*遺伝子）欠失や*p53*遺伝子変異が半数以上に，13q14（*Rb1*遺伝子）欠失が25％にみられる[6]．

■臨床的症候■

急速に増加する白血球と著明な脾腫，貧血，血小板減少が原因で生じる症状がある．発熱，体重減少，寝汗などが通常みられるが，リンパ節腫脹はまれである．前リンパ球（図8-27）が55％以上みられる．白血球は著増し，典型例では100,000/μL以上になる．血小板減少や貧血を認める．免疫形質は表8-29に示す．CLLと異なりCD20や免疫グロブリンが強陽性である[5,6]．

■診　断■

進行する白血球増加と著明な脾腫，末梢血塗抹標本で特徴的な形態を示す細胞を確認することで診断する．前リンパ球が55％未満であればCLL/PLL（CLLとPLLの中間の病型）とされ，他にはB細胞性リンパ腫と鑑別が必要である．

■治療と予後■

標準的治療は未確立で，CLLに準じて治療がされる．治療にもかかわらず，予後は3〜5年と不良である．

c. T細胞前リンパ球性白血病

T細胞前リンパ球性白血病（T-prolymphocytic leukemia：T-PLL）はまれな成熟T細胞腫瘍で，末

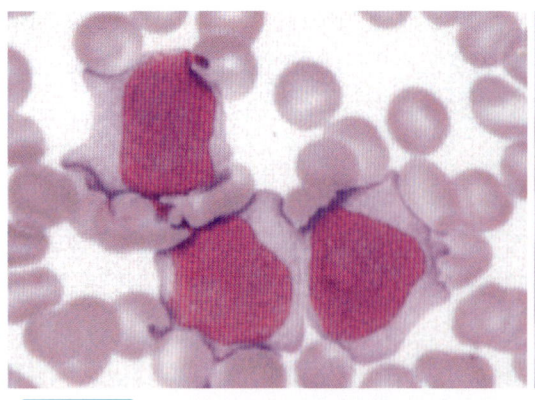

図 8-27　B-PLL 末梢血塗抹標本標本（強制乾燥）	図 8-28　T-PLL 末梢血塗抹標本標本（強制乾燥）
前リンパ球は赤血球2個分より大きな細胞で，濃染したクロマチンの核に，明瞭な核小体を有する細胞がみられる．	中型～大型で，濃染したクロマチンの核に，明瞭な核小体を有する細胞がみられるが，B-PLL よりやや小型である．

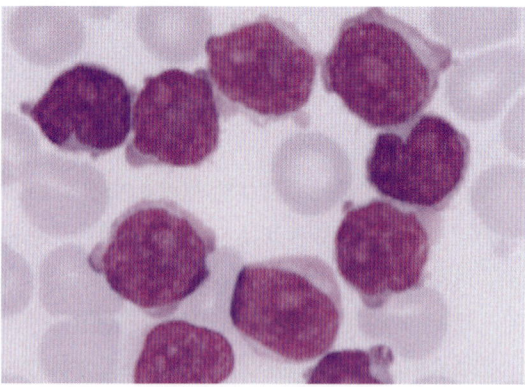

梢血，骨髄，リンパ節，脾臓が侵される．細胞起源は前リンパ球ではなく，post-thymic T-cell である．小型の細胞が主体の場合，以前は T-CLL とも呼ばれていたが，現在の分類では T-CLL という疾患名はなく，T-PLL small cell variant と呼ばれる[7]．

■疫　学■

まれな腫瘍で，正確な頻度は不明．欧米のデータでは成熟リンパ系腫瘍の2%．多くは高齢者（年齢中央値65歳）にみられ，小児の報告はない．やや男性に多い（男女比1.3：1）．

■病因・病態■

不明である．T細胞受容体（TCR）遺伝子β鎖とγ鎖は再構成，TCL-1 遺伝子再構成がみられる．染色体異常は inv14(q11;q32) が最も多く，他には t(14;14)(q11;q32)，t(X;14)(q28;q11) を認める．14q11 には TCRα/δ locus，14q32 には TCL1 locus があり，転座や逆位により融合遺伝子が形成され TCL1 が活性化される．Xq28 上に MTCP1（mature T cell proliferation 1 gene）locus がある．また ATM（ataxia telangiectasia mutated）遺伝子変異と ATM locus のある 11q22-23 の欠失も報告されている[6,7]．

■臨床的症候■

脾腫，肝腫，リンパ節腫大がみられ，皮膚浸潤はときに（20%）にみられる．白血球は著増し，典型例では 100,000/μL 以上になる．血小板減少や貧血を認める．抗 human T-cell lymphotropic virus type 1（HTLV-1）抗体は陰性である．典型例では B-PLL と同様の臨床的症候を示す（図 8-28）．25%の症例では細胞が小型で，核小体が目立たないものがあり，small cell variant と呼ばれる．免疫形質は表 8-29 に示す[6,7]．

■診　断■

進行するリンパ球増加と肝脾腫があり，特徴的な形態を有する細胞，免疫形質から診断する．HTLV-1 などの結果も参考にして，成人T細胞白血病/リンパ腫を鑑別する．T細胞顆粒リンパ球白血病は，細胞質にアズール顆粒がないことや臨床症状から鑑別する．

■治療と予後

アルキル化薬を中心に治療されることが多いが，予後不良で生存期間中央値は 7.5 カ月である．alemtuzumab（抗 CD52 抗体，本邦未承認薬）で治療後，同種造血幹細胞移植の治療成績が最も良好である．

d. ヘアリー細胞白血病

ヘアリー細胞白血病（hairy cell leukemia：HCL）は特徴的な細胞形態，著明な脾腫と進行する汎血球減少という特徴的な臨床像を示す緩徐な経過を示す B 細胞性白血病である．後期・活性化 B 細胞が細胞起源とされる．欧米に多い古典的 HCL では，末梢血中に少数の白血病細胞しかみられないが，本邦に多い日本型亜型では末梢血中に白血病細胞が増加する．進行はゆっくりで，脾腫による症状などが出た場合に治療する[8]．

■疫　学

リンパ球系腫瘍の 1% 以下で，本邦ではきわめてまれである．中年から高齢者に多く，発症年齢の中央値は 52 歳で，小児にはみられない．男性に多く，男女比は 4：1 である．

■病因・病態

serine-threonine kinase RAF family の BRAF は RAS-RAF-ERK シグナル経路の一部（図 8-29）で，細胞の生存，増殖，分化の調節に重要な因子である．*BRAF* 遺伝子の 1 塩基置換による BRAF 蛋白の 600 番目のアミノ酸がバリン（V）からグルタミン酸（E）への置換（*BRAF V600E* 変異）が，MEK-ERK 経路の恒常的な活性化をきたし，細胞増殖や不死化が増強され，腫瘍化を引き起こすと考えられている．この遺伝子変異は古典的 HCL のほぼ全例に認められる[9]．

■臨床的症候

脾腫と汎血球減少に関連する，易疲労感，免疫能低下，貧血，出血傾向などの症状がみられる．ときに自己免疫疾患や血管炎を併発する．古典的 HCL は汎血球減少を示し，ヘマトクリットは 30〜35%，白血球数＜4000/μL，血小板数 2 万〜10 万/μL である．好中球減少や単球減少がみられる．白血病細胞は単核で，細胞表面に毛状の突起が全周性にみられ，核小体はめだたない（図 8-30a）．毛状突起は自然乾燥標本の方が明確にみられる．日本型亜型の場合，強制乾燥標本では濃染した核を中心に全周性に広い細胞質がみられ，"目玉焼き"のようにみえる（図 8-30b）．このような細胞も位相差顕微鏡などで観察すると毛状の突起が観察される．骨髄は線維化していて，dry tap であることが多い．免疫形質は表 8-29 に示す．可溶性 IL-2 レセプター（sIL-2R）は高値であり，腫瘍量と相関する．

■診　断

脾腫と汎血球減少症を認め，リンパ節腫脹がなく，末梢血自然乾燥標本で特徴的な細胞，骨髄生検で線維化を伴う，目玉焼き状の細胞浸潤を認め，免疫形質が一致すれば古典的 HCL を疑う．診断を思いつけば困難でないが，白血病細胞が少ないためときに診断が困難なときがある．脾腫と汎血球減少を見た場合には鑑別診断にあげるべきである．さらに *BRAF V600E* 変異を確認すればより確実である．

日本型亜型は年齢の中央値は 65 歳で，女性がやや多い．白血球数が多い点を除けば古典的 HCL に類似する．*BRAF V600E* 変異がないと報告されている．

第 8 章 ● 造血器腫瘍と関連疾患

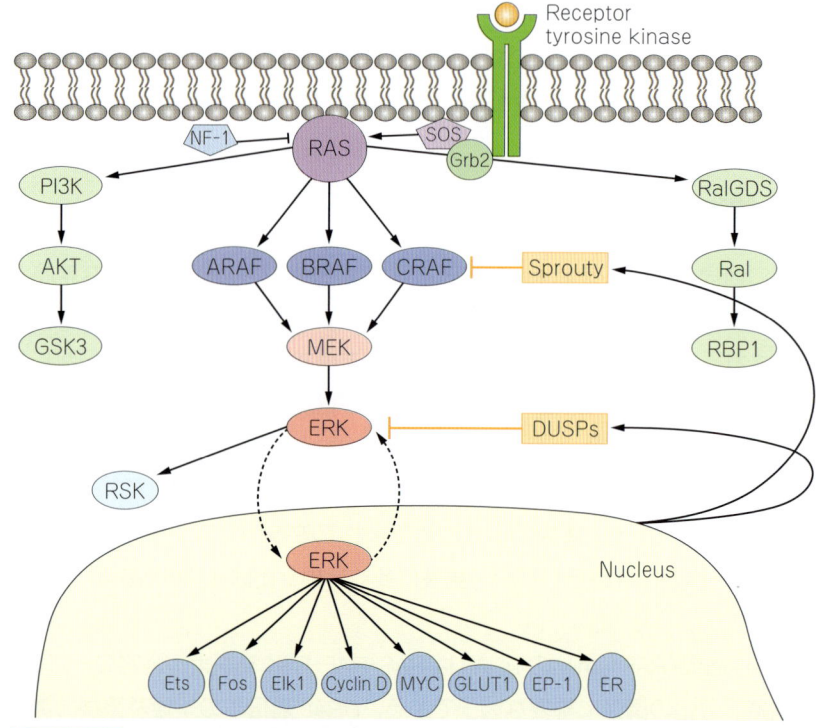

図 8-29 RAS-RAF-ERK 経路（Halilovic E, et al. Curr Opin Pharmacol. 2008; 8: 419-26)[10]

通常はチロシンキナーゼレセプター（tyrosine kinase receptor）に結合した場合にのみ，RAS が活性化され，RAF-MEK-ERK 経路の活性化が生じるが，*BRAF* 遺伝子変異が生じると，この経路が恒常的に活性化され腫瘍を引き起こす．

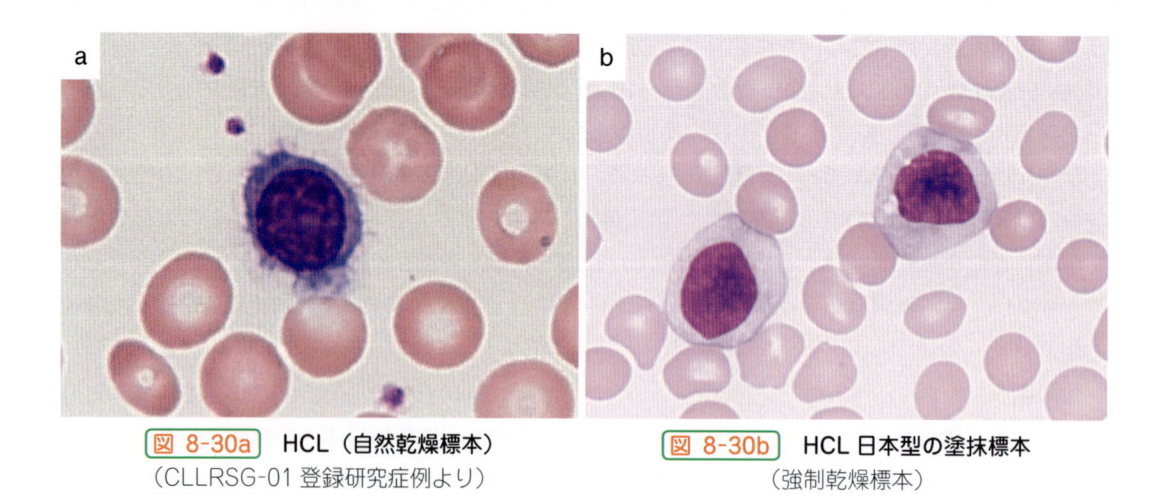

図 8-30a HCL（自然乾燥標本）
（CLLRSG-01 登録研究症例より）

図 8-30b HCL 日本型の塗抹標本
（強制乾燥標本）

■ **治療と予後** ■

　巨脾による症状や汎血球減少による症状があれば治療を開始する．プリンアナログのクラドリビンが著効する．また BRAF や MEK の阻害薬も海外では開発中である．

■ 文献

1) Muller-Hermelink HK, Montserrat E, Catovsky D, et al. Chronic lymphocytic leukaemia/small lymphocytic lymphoma. In: Swerdlow SH, et al. editors. World Health Organization classification of tumours. Lyon: IARC Press; 2007. p.180-2.
2) Rawstron AC, Bennett FL, O'Connor SJ, et al. Monoclonal B-cell lymphocytosis and chronic lymphocytic leukemia. N Engl J Med. 2008; 359: 575-83.
3) Hallek M, Cheson BD, Catovsky D, et al. International Workshop on Chronic Lymphocytic Leukemia. Guidelines for the diagnosis and treatment of chronic lymphocytic leukemia: a report from the International Workshop on Chronic Lymphocytic Leukemia updating the National Cancer Institute-Working Group 1996 guidelines. Blood. 2008; 111: 5446-56.
4) Gribben JG. How I treat CLL up front. Blood. 2010; 115: 187-97.
5) Campo E, Catovsky D, Montserrat E, et al. B-cell prolymphocytic leukemia. In: Swerdlow SH, et al. editors. World Health Organization classification of tumours. Lyon: IARC Press; 2007. p.183-4.
6) Dearden C. How I treat prolymphocytic leukemia. Blood. 2012; 120: 538-51.
7) Catovsky D, Muller-Hermeling HK, Ralfkiaer E. T-cell prolymphocytic leukaemia. In: Swerdlow SH, et al. editors. World Health Organization classification of tumours. Lyon: IARC Press; 2007. p.270-1.
8) Foucar K, Falini B, Catovsky D, et al. Hairy cell leukaemia. In: Swerdlow SH, et al. editors. World Health Organization classification of tumours. Lyon: IARC Press; 2007. p.188-90.
9) Tiacci E, Trifonov V, Schiavoni G, et al. BRAF mutations in hairy-cell leukemia. N Engl J Med. 2011; 364: 2305-15.
10) Halilovic E, Solit DB. Therapeutic strategies for inhibiting oncogenic BRAF signaling. Curr Opin Pharmacol. 2008; 8: 419-26.

〈鈴宮淳司〉

2 悪性リンパ腫総論；病理と病態

a. 悪性リンパ腫の母細胞に基づく分類

　悪性リンパ腫の理解はその母細胞の認識に重きが置かれており，それは分類にも大きく反映されている．リンパ球にはB細胞，T細胞，NK細胞があり，それぞれ一定の分化段階を経て成熟してゆくことが知られており，体内においては各々が協力して複雑な免疫系を確立している．悪性リンパ腫はこのリンパ球の腫瘍であり，現行のWHO分類[1]においてはB細胞性，T/NK細胞性に分けられている．T細胞およびNK細胞に関しては実際の日常診療において区別することがそれほど容易なことではないためにT/NK細胞性としてまとめられている．そして，分化に沿って，前駆細胞性および成熟細胞性に分けられる．前者はリンパ芽球性リンパ腫/白血病であり，後者の成熟細胞性リンパ腫に多くの亜型が認識されている．成熟B細胞性腫瘍はその母細胞の分化がリンパ濾胞を中心に理解されており，免疫形質発現や免疫グロブリン遺伝子の体細胞突然変異（somatic mutation）の解析（表8-32）によって，正常対応細胞の推測も可能になってきた．一方，T/NK細胞の理解はB細胞のようには単純ではないようである．T/NK細胞性腫瘍は腫瘍においても，症例による細胞形態の多様性がみられ，B細胞性腫瘍のような免疫形質発現での亜型推定は多くの場合難しいのが実情である．細胞組織学的特徴，発生部位や臨床表現形の特徴などを背景に分類されている．なお，Hodgkinリンパ腫はその特異細胞であるHodgkin/Reed-Sternberg細胞やpopcorn細胞がB細胞で

表 8-32　B 細胞の分化と表面免疫グロブリン発現および免疫グロブリン遺伝子の体細胞突然変異（somatic mutation）との関係（Tamaru J, et al. Am J Pathol. 1995; 147: 1398-407）[2]

cell type/differentiation stage	sIg	mutation average frequency	ongoing
pre-GC compartment			
pre-B cell	－(cIgM)	none	no
immature B cell	IgM	none	no
peripheral blood naïve B cell	IgM & IgD	none	no
follicle mantle cell	IgM & IgD	none	no
GC compartment			
centroblast（dark zone）	－ or IgM（low）	low to medium	yes
centrocyte（light zone）	IgM or IgG or IgA or －	medium to high	yes
Post-GC compartment			
memory B cell without isotype switch	IgM & IgD or IgM	low to medium	no
memory B cell with isotype switch	IgG or IgA	medium to high	no
effector（plasma）cell	－(cIg)	medium to high	no

あることが遺伝子レベルで証明され，その本態がより明らかになってきた．

b. 成熟 B 細胞腫瘍の理解

　前述のように，成熟 B 細胞性腫瘍は母細胞の分化に沿い，正常対応細胞を念頭に分類がなされている．これは免疫グロブリン遺伝子の体細胞突然変異やクラススイッチという B 細胞にとって重要なイベントが濾胞胚中心で起こることが明らかにされ，それらは腫瘍細胞においても受け継がれていることがわかったことが大きな要因といえよう[2]．クラススイッチは起こしておらず，体細胞突然変異も認めない pre-germinal center（GC）B 細胞，すなわちナイーブ B 細胞由来の mantle cell lymphoma（図 8-31a），クラススイッチを起こし，体細胞突然変異が ongoing である GC B 細胞の腫瘍として follicular lymphoma（図 8-31b），クラススイッチを起こし，体細胞突然変異の完了した post-GC B 細胞，すなわちメモリー B 細胞由来の marginal zone lymphoma（図 8-32a）という理解である．このように，免疫グロブリン遺伝子の体細胞突然変異の解析から，B-chronic lymphocytic leukemia（図 8-32b）は当初ナイーブ B 細胞に由来するものと理解されていたが，後にメモリー B 細胞に由来するものの存在も指摘されている[3,4]．また，Burkitt リンパ腫（図 8-33a）は GC/post-GC B 細胞由来であると認識されてきた[2]．一方，びまん性大細胞型 B 細胞リンパ腫（diffuse large B-cell lymphoma：DLBCL）（図 8-33b）は heterogeneous な疾患として理解されている．

　現行の WHO 分類にて注目すべきは，小児の follicular lymphoma や高齢者の EBV 陽性リンパ腫という発症年齢に着目した亜型，小腸や皮膚の follicular lymphoma のように発生臓器に特徴を見出した亜型，さらには DLBCL と Hodgkin リンパ腫あるいは DLBCL と Burkitt リンパ腫の境界病変亜型を提唱したことであろう．そのなかで，DLBCL と Burkitt リンパ腫の境界病変に含まれる double hit lymphoma という概念も明記されてきた．

G ● リンパ系腫瘍

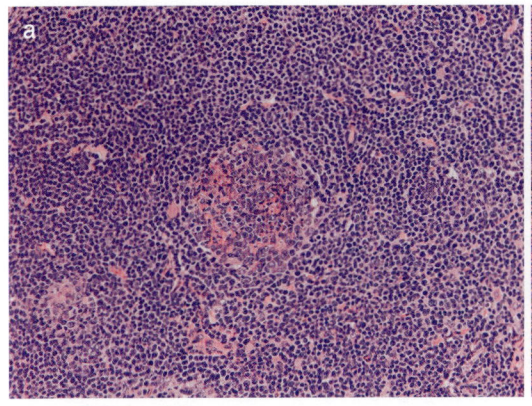

図 8-31a　mantle cell lymphoma
中心に萎縮性胚中心をみ，その周りに腫瘍細胞の増生をみる．

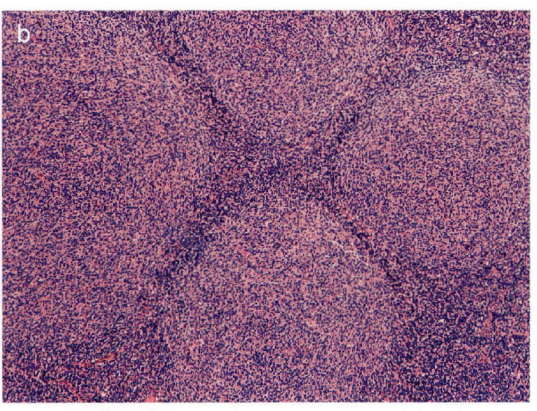

図 8-31b　follicular lymphoma
mantle zone が不明瞭となり，極性を失った腫瘍性濾胞の増生をみる．

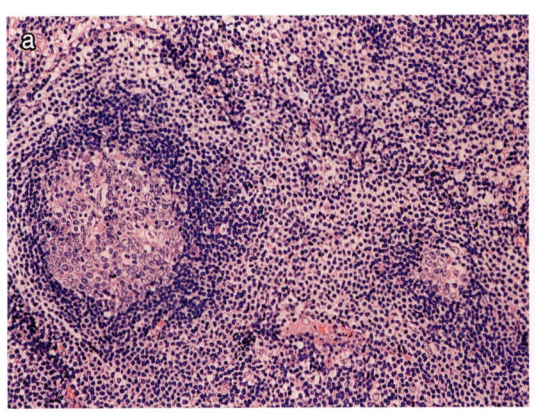

図 8-32a　extranodal marginal zone lymphoma
大小の反応性濾胞がみられ，mantle zone の外側に細胞質の広く明るい腫瘍細胞の増生をみる．

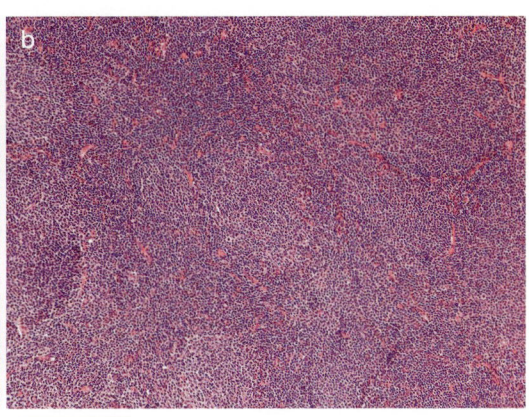

図 8-32b　B-chronic lymphocytic leukemia
小型の腫瘍細胞の増生であり，所々に明るい領域，すなわち proliferation center がみられる．

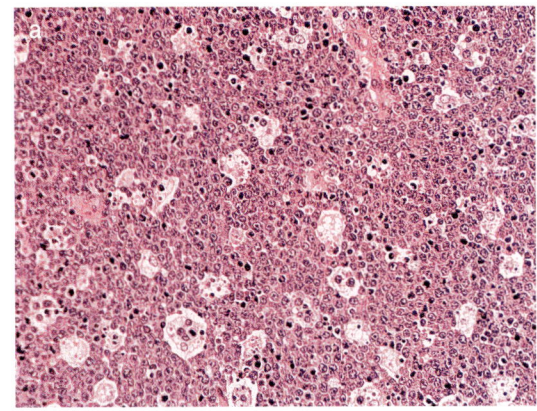

図 8-33a　Burkitt lymphoma
比較的均一な大きさの腫瘍細胞のびまん性増殖像を背景に tingible body macrophage が散見され，starry sky 像を呈する．

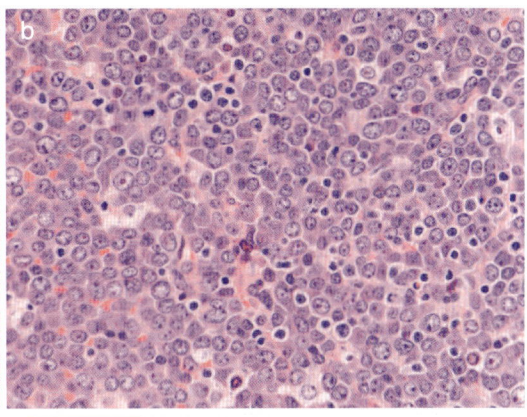

図 8-33b　diffuse large B-cell lymphoma
背景の小リンパ球に比較して明らかに大型で，核小体を伴う腫瘍細胞のびまん性増殖像をみる．

図 8-34a adult T-cell leukemia/lymphoma
異型性を有する小型，中型，大型の腫瘍細胞のびまん性増生像をみる．

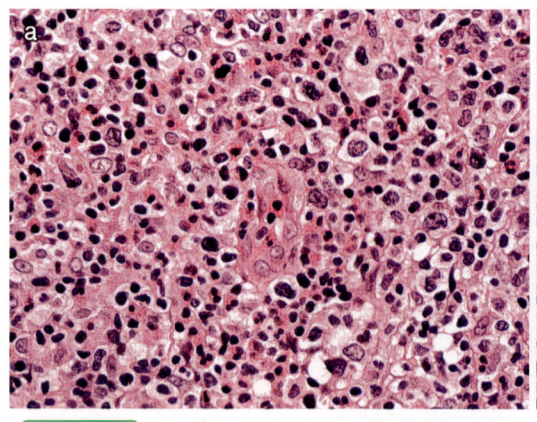

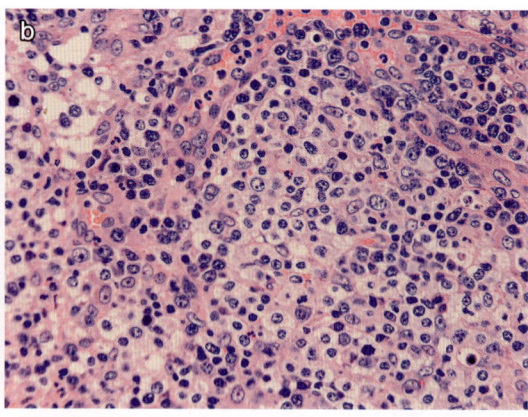

図 8-34b angioimmunoblastic T-cell lymphoma
樹枝状に分岐するHEV（high endothelial venule）を背景に細胞質は明るく広く，核に異型性を伴うpale/clear cell が集簇し増生する像をみる．

　網羅的遺伝子解析にて DLBCL は GC B 細胞に由来する症例と，それ以外の症例に分けられ，前者の臨床的予後が勝ることが明らかにされ[5]，多くの研究者に驚きを与えた．ところが，CD20 分子に対する抗体療法が一般化してくると，この結論を打破するようなすばらしい臨床成果が導き出され，まさに医学の進歩を痛感させられるとともに，治療へのさらなる期待がもたれる．

c. 成熟 T/NK 細胞性腫瘍の理解

　T/NK 細胞性腫瘍は B 細胞性腫瘍のようにマーカー発現をもって規定される亜型は少なく，多くは臨床像，組織像，遺伝子異常などの特異的あるいは特徴的所見をもとに疾患の理解が進められている．免疫系は先天免疫系（innate immune system）と獲得免疫系（adaptive immune system）にわけて考えられており，それぞれに役割を演じる細胞の詳細も明らかにされてきている．先天免疫系を司る γδT 細胞，NK-like T 細胞，NK 細胞などの腫瘍は主に節外発生であり，小児，若年成人でみられる．一方，獲得免疫系を司る T 細胞の腫瘍は成人にみられ，主に節性発生である．獲得免疫系を司る T 細胞は heterogeneous で機能的にも複雑なようである．このような理解は，一部の亜型の腫瘍細胞の性格を明らかにしてきている．すなわち，成人 T 細胞性白血病/リンパ腫（adult T-cell leukemia/lymphoma）（図 8-34a）の腫瘍細胞が CD4，CD25，FOXP3 を発現する制御 T 細胞が起源であること[5]や，血管免疫芽球 T 細胞性リンパ腫（AITL）（図 8-34b）の腫瘍細胞はケモカイン CXCL13 や CD10，PD-1 などの発現を認め，濾胞のヘルパー T 細胞由来であるという理解が深まってきた[1]．なお，亜型の詳細は個々の項に委ねるが，現行の WHO 分類にて注目すべきは，腸管症関連リンパ腫が 2 型に分けられたことや未分化大細胞リンパ腫が ALK の発現の有無によって明確に分けられたことである．

d. Hodgkin リンパ腫の理解

　classical と nodular lymphocyte predominant（NLP）に大別され，前者はさらに結節硬化型，混合細胞型，リンパ球減少型，リンパ球豊富型の 4 つの亜型に分けられている[1]．classical にみられる

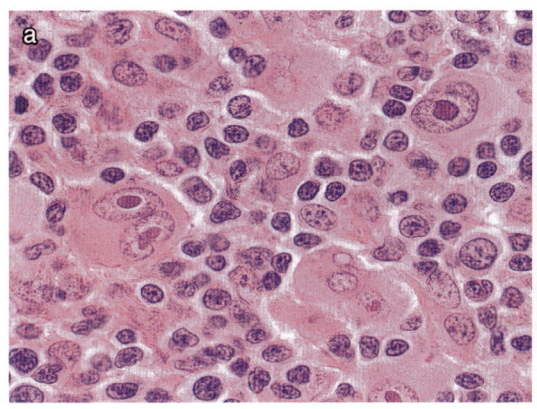

G ● リンパ系腫瘍

図 8-35a	classical Hodgkin lymphoma, mixed cellularity	図 8-35b	nodular lymphocyte predominant Hodgkin lymphoma
リンパ球，組織球などを背景に単核のHodgkin細胞，2核の鏡面像を示すReed-Sternberg細胞をみる．		リンパ球を背景に大型のpopcorn（LP）細胞をみる．	

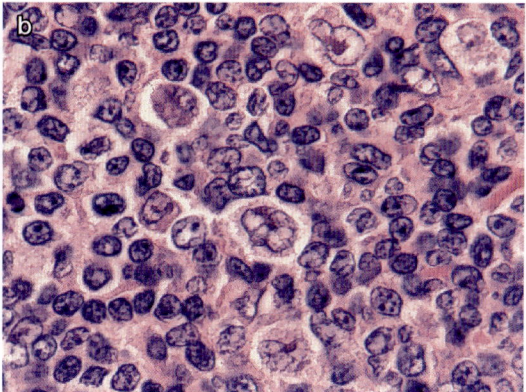

HRS 細胞（図 8-35a）もNLPにみられる popcorn（LP）細胞（図 8-35b）もともに免疫グロブリン遺伝子再構成を有し，そのクローナルな増殖であることが証明されている．popcorn 細胞ではこの免疫グロブリン遺伝子には ongoing な体細胞突然変異を認められている．一方，HRS 細胞の免疫グロブリン遺伝子には体細胞突然変異を認めるも ongoing ではないが，しばしば異時性，同時性あるいは異所性，同所性に認められる濾胞性リンパ腫クローンとの同一性が証明されることから，ともに GC B 細胞がその正常対応細胞と考えられている[6]．このように腫瘍細胞の B 細胞由来が明らかにされたが，HRS 細胞には免疫グロブリン遺伝子のメッセージは証明されず，その原因として免疫グロブリン遺伝子の転写因子である Oct.2 およびその co-activator である Bob.1 の発現異常が認識され，classical Hodgkin リンパ腫の診断にも応用されている[7]．

■文　献

1) Swerdlow SH, Campo E, Harris NL, et al. editors. World health organization classification of tumours of haematopoietic and lymphoid tissues. Lyon：IARC Press；2008.
2) Tamaru J, Hummel M, Marafioti T, et al. Burkitt's lymphomas express VH genes with a moderate number of antigen-selected somatic mutations. Am J Pathol. 1995；147：1398-407.
3) Damle RN, Wasil T, Fais F, et al. Ig V gene mutation status and CD38 expression as novel prognostic indicators in chronic lymphocytic leukemia. Blood. 1999；94：1840-47.
4) Hamblin TJ, Davis Z, Gardiner A, et al. Unmutated Ig V（H）genes are associated with a more aggressive form of chronic lymphocytic leukemia. Blood. 1999；94：1848-54.
5) Alizadeh AA, Eisen MB, Davis RE, et al. Distinct types of diffuse large B-cell lymphoma identified by gene expression profiling. Nature. 2000；403：503-11.
6) Marafioti T, Hummel M, Foss HD, et al. Hodgkin and reed-sternberg cells represent an expansion of a single clone originating from a germinal center B-cell with functional immunoglobulin gene rearrangements but defective immunoglobulin transcription. Blood. 2000；95：1443-50.
7) Tamaru J, Tokuhira M, Nittsu N, et al. Hodgkin-like anaplastic large cell lymphoma（previously designated in the REAL classification）has same immunophenotypic features to classical Hodgkin lymphoma. Leuk lymph. 2007；48：1127-38.

〈田丸淳一〉

第8章 ● 造血器腫瘍と関連疾患

3 Hodgkin リンパ腫

　Hodgkin リンパ腫は本邦では悪性リンパ腫の 8～10%程度を占める．Hodgkin リンパ腫の病理分類では WHO 分類第 4 版は Hodgkin リンパ腫を結節性リンパ球優位型 Hodgkin リンパ腫（nodular lymphocyte predominant Hodgkin lymphoma：NLPHL）と古典 Hodgkin リンパ腫（classical Hodgkin lymphoma：CHL，結節硬化型古典 Hodgkin リンパ腫，リンパ球豊富型古典 Hodgkin リンパ腫，混合細胞型古典 Hodgkin リンパ腫，リンパ球減少型古典 Hodgkin リンパ腫）に分類している．結節性リンパ球優位型 Hodgkin リンパ腫は Hodgkin リンパ腫の中でも予後が良いとされているが，古典的 Hodgkin リンパ腫と同様の治療法がとられている．本章では NLPHL と CHL に分けて病態・治療について概説する．

a. 結節性リンパ球優位型 Hodgkin リンパ腫（NLPHL）

分類の変遷

　Hodgkin リンパ腫は現在 WHO 第 4 版を用いて分類されるが，Rye 分類（1966 年）が基本となっている．この Rye 分類では Hodgkin リンパ腫はリンパ球優位型，結節硬化型，混合細胞型，リンパ球減少型の 4 つに分けられた．その後の研究でリンパ球優位型の中に特異細胞の形態や免疫表現型，臨床病態において古典的 Hodgkin リンパ腫と違いがある一群があることが明らかになった．この一群は古典的 Hodgkin リンパ腫に特異的な Reed-Sternberg 細胞とは異なる L & H 細胞の存在が特徴的であることがわかり，NLPHL として古典的 Hodgkin リンパ腫から独立した疾患群とされ現在に至っている．

病　態

　NLPHL は CHL と比べ緩徐に進行する．限局期症例が多く，病変部位は末梢のリンパ節が中心である．男性に多いことも特徴である．German Hodgkin Study Group（GHSG）が行った臨床試験（HD4-HD12）に登録された 8,298 症例を後方視的に解析し，NLPHL と CHL の病態の違いが報告されている[1]．この登録症例中 NLPHL 394 例と CHL 7,904 例の臨床的な CHL との違いを表 8-33 に示す．また CHL と比較し予後は良好である．

臨床症状

　末梢のリンパ節腫大で気づく症例が多い．B 症状などの全身症状を示す症例は CHL に比べ少ない．

検査所見

　Hodgkin リンパ腫の臨床病期は Ann Arbor 分類で Ⅰ～Ⅳ期までに分類される．造影 CT，PET-CT 検査が必要である．

　NLPHL の特異的な血液検査所見はない．予後予測に関しても NLPHL 独自の指標はなく CHL と同様に扱われる．表 8-33 に示したように CHL と比較すると血沈亢進，LDH 上昇などの検査値異常を示す症例が少ない傾向である．

　リンパ腫病変の特徴について CHL と比較し表 8-34 にまとめた．NLPHL，CHL 両群とも B 細胞が起源であるが，NLPHL では CD20 の発現が良好なこと，CD15，30 の発現がないことが特徴的である．

表 8-33　NLPHL と CHL の臨床病態の比較（Nogova L, et al. J Clin Oncol. 2008; 26: 434-9[1]より改変）

	NLPHL（394 例）	CHL（7,904 例）	p 値
年齢中央値（歳）	37	33	<0.0001
性別（男性）（%）	75	56	<0.0001
B 症状（%）	9	40	<0.0001
早期予後良好群（%）	63	22	<0.0001
早期予後不良群（%）	16	39	<0.0001
進行期（%）	21	39	<0.0001
縦隔バルキー病変（%）	31	55	<0.0001
節外病変（%）	6	14	<0.0001
血沈亢進（%）	4	45	<0.0001
3 カ所以上の節性病変（%）	28	55	<0.0001
LDH の上昇（%）	16	32	<0.0001

表 8-34　NLPHL と CHL の病理学的比較

	NLPHL	CHL
増殖様式	結節性（少なくとも 1 カ所）	びまん性，結節性
特異細胞	L & H 細胞（ポップコーン細胞）	Reed-Sternberg 細胞 / Hodgkin 細胞
線維化	まれ	しばしば認める
特異細胞の表面マーカー	CD15　− CD30　− CD20　＋ CD45　＋	CD15　＋ CD30　＋ CD20　−/＋ CD45　−
EBV 感染	まれ	約 50% の症例に認められる
免疫グロブリン遺伝子再構成（特異細胞の PCR）	再構成あり	再構成あり

■予　後

　前述の GHSG の報告では観察期間の中央値 50 カ月における freedom from treatment failure（FFTF）と overall survival（OS）は NLPHL と CHL ではそれぞれ 88％対 82％（p＝0.0093），96％対 92％（p＝0.0166）と NLPHL が有意に良好であった（図 8-36）．European Task Force on Lymphoma Project on Lymphocyte-Predominant Hodgkin's Disease（ETFL）では NLPHL はリンパ球豊富型古典 Hodgkin リンパ腫と比較し全生存率は良好な傾向（p＝0.067）を示したが，NLPHL において多重再発症例が多いことが示唆されている[2]．

　NLPHL において臨床上重要な点は形質転換（主にびまん性大細胞型 B 細胞リンパ腫への進展）の頻度が CHL に比べ多いことである．British Columbia Cancer Agency からの報告では 95 症例の NLPHL の長期フォローアップにおいて 13 症例（14％）が形質転換を起こした．10 年および 20 年での形質転換のリスクは 7％，30％と推測されている[3]．

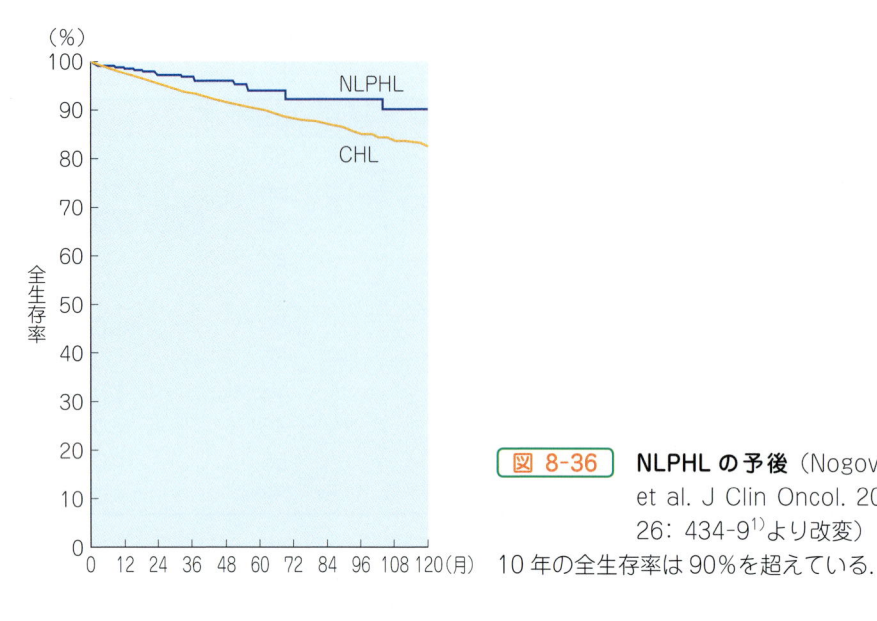

図 8-36 **NLPHL の予後**（Nogova L, et al. J Clin Oncol. 2008; 26: 434-9[1]より改変）10年の全生存率は90％を超えている.

■治 療■

a）限局期症例

NLPHLでは限局期症例が多い．CHLの限局期は種々の予後因子にて予後良好群，予後不良群に分けられるが（b. 古典的Hodgkinリンパ腫の項で後述）．NLPHL単独での予後分類システムはなく，CHLと同様に分類される．限局期NLPHLは照射線単独で治療される．拡大照射野（extended field radiation therapy: EFRT）および領域照射（involved field radiation therapy: IFRT）などのような照射野で治療するかが問題となる．GHSGで行われた臨床試験に登録されたNLPHLと同グループにおいて臨床試験外でIFRTにより治療されたNLPHLで臨床病期ⅠA（リスク因子なし）を対象として後方視的解析（全131症例）では，IFRT，EFRT，CMT（combined modality treatment）いずれの治療でも95％以上の完全奏効が得られFFTF，OSでは治療群間で有意差がなかった[4]．限局期NLPHLに対する現時点での限局期（臨床病期ⅠA）で予後不良因子が存在しない場合はIFRTが推奨される治療法である．

b）進行期症例

進行期症例に対してはCHLと同様に多剤併用化学療法が用いられる．進行期症例は限局期症例に比べて少数である．基本的にCHLに対する化学療法が選択される．基本的にはABVD（ドキソルビシン，ブレオマイシン，ビンブラスチン，ダカルバジン）療法6〜8コースによる治療が行われる．

ETFLの調査では死因を詳しく検討するとNLPHL原病が死因となったのは3.7％であり，リンパ球豊富型古典Hodgkinリンパ腫で原病が死因になったのは8.7％であるという結果が出ている．放射線療法や化学療法によると考えられる二次発がんによる死亡がNLPHLでは3.7％認められ，心疾患による死亡も1.8％認められた[2]．NLPHLにおいては治療関連の晩期毒性によると考えられる死亡が原病による死亡を上回る可能性があり，化学療法，放射線療法は晩期毒性も十分に考慮し選択されなければならない．

表 8-35　各研究グループにおける限局期 Hodgkin リンパ腫の予後分類

研究グループ	EORTC/GELA	GHSG	NCIC/ECOG
予後良好群	CS I-II （横隔膜上部病変） リスク因子なし	CS I-II リスク因子なし	CS I-IIA リスク因子なし
予後不良群	CS I-II （横隔膜上部病変） リスク因子あり	CS I, II リスク因子あり CSIIB ではバルキー縦隔病変，節外病変があれば進行期	CS I-IIA リスク因子あり CS I-II でもバルキー病変（縦隔胸郭比 1/3 以上，または 10 cm 以上の腫瘤），腹腔内病変があると進行期
各研究グループにおけるリスク因子の定義	・バルキー縦隔病変 ・50 歳以上 ・赤沈亢進 　B 症状（−）の場合 　≧50 mm/時間 　B 症状（＋）の場合 　≧30 mm/時間 ・4 カ所以上の病変	・バルキー縦隔病変 ・節外病変 ・赤沈亢進 　B 症状（−）の場合 　≧50 mm/時間 　B 症状（＋）の場合 　≧30 mm/時間 ・3 カ所以上の病変	・40 歳以上 ・混合細胞型またはリンパ球減少型古典的 Hodgkin リンパ腫 ・赤沈亢進 　≧50 mm/時間 ・4 カ所以上の病変

b. 古典的 Hodgkin リンパ腫（CHL）

分類

　CHL は結節硬化型古典 Hodgkin リンパ腫，リンパ球豊富型古典 Hodgkin リンパ腫，混合細胞型古典 Hodgkin リンパ腫，リンパ球減少型古典 Hodgkin リンパ腫の 4 つに分類される．しかし，これら病型により治療を変更することはない．CHL の治療選択において重要なことは限局期であるか進行期であるか，限局期では予後良好限局期か予後不良限局期かを分類することである．

　限局期と進行期は Ann Arobr 病期分類で行われる．I，II 期が限局期であり，III，IV 期が進行期である．

　限局期を予後良好群と予後不良群に分類する規準は各研究グループで若干異なっている．表 8-35 に GHSG, EORTC/GELA（Groupe d'Etude des Lymphomes de l'Adulte），NCIC（National Cancer Institute Canada）/ECOG（Eastern Cooperative Oncology Group）の分類を示す．縦隔バルキー病変の有無，年齢，リンパ節病変数，赤沈，節外病変の有無などが予後因子として評価される．

病態

　NLPHL の項の表 8-33, 34 では CHL の病態も記載した．CHL における特異細胞である Reed-Sternberg 細胞も B 細胞が起源である．CHL では約半数に Epstein-Barr ウイルスの感染が病変にて証明される（EBER-ISH または抗 LMP 抗体染色）．

臨床症状

　リンパ節の腫大で診断されることがほとんどである．腫大リンパ節の大まかな頻度を表 8-36 に示す．頸部リンパ節が最も頻度が高い．CHL の場合 4 割程度の症例で B 症状を認める．B 症状とは，①感染症が否定できる 38℃ 以上の継続する発熱，②原因が不明である体重減少（6 カ月以内に

第8章 ● 造血器腫瘍と関連疾患

表 8-36　Hodgkin リンパ腫の病変部位の頻度

部位	頻度（％）
頸　部	60〜70
Waldeyer 輪	1〜2
腋　窩	25〜35
縦　隔	50〜60
脾　臓	30〜35
傍大動脈	30〜40
腸間膜	1〜4
鼠　径	8〜15
骨　髄	1〜4
全節外	10〜15

表 8-37　進行期 Hodgkin リンパ腫の予後予測モデル（IPS）（Hasenclever D, et al. N Engl J Med. 1998; 339: 1506-14[5]より改変）

予後因子	予後不良である基準
血清アルブミン	4 g/dL 未満
ヘモグロビン	10.5 g/dL 未満
性	男性
臨床病期	Ann ArborIV期
年　齢	45 歳以上
白血球増加	15,000/mm^{3}以上
リンパ球減少	600/mm^{3}未満または白血球数の 8% 未満

該当する予後因子を加算して prognostic score とする．

10%以上），③寝具を変えなければならないような大量の寝汗，の3つである．Pel-Ebstein 型といわれ間欠的な発熱はまれである．一般的に夕方のみ認める発熱で始まり，病勢の進行とともに1日中高熱を認めるようになることが多い．他の特徴的には症状は痒疹，アルコール不耐（アルコール摂取にて腫大リンパ節に疼痛が出現する）などがある．

■検査所見■
Hodgkin リンパ腫の臨床病期は Ann Arbor 分類で I 〜 IV 期までに分類される．造影 CT，PET-CT 検査が必要である．

赤沈，血清アルブミン値，貧血，白血球増加，リンパ球減少などは予後因子として評価される．

■予　後■
Hodgkin リンパ腫の予後は限局期と進行期により異なる．限局期症例では10年生存率は80%を超えるが，進行期症例では70%を下回る．

進行期 Hodgkin リンパ腫に用いられる予後予測モデルである International Prognostic Score（IPS）[5]は7つの予後因子により構成される（表 8-37）．これらの因子の数によって図 8-37 のように無増悪生存率の予測が可能とされている．このシステムでは5年での予測無増悪生存期間は，予後不良因子数0の場合は84%であるのに対し，5以上の場合は42%と不良である．

■治　療■
古典的 Hodgkin リンパ腫の治療の概略をアルゴリズムとして示した（図 8-38）．

a）限局期症例
限局期 Hodgkin リンパ腫治療は放射線療法と短縮コース化学療法の併用療法（CMT）が標準療法である．ABVD 療法4コースと IFRT 30 Gy が基本である．EORTC/GELA で行われた H8 試験は限局期 Hodgkin リンパ腫を予後良好群と予後不良群に分け（表 8-35），CMT の最適化を検討した[6]．限局期 Hodgkin リンパ腫は予後良好群と予後不良群両群において治療コース数を減じた化学療法と領域照射の併用が有効であることが示された．EFRT は Hodgkin リンパ腫の治療において選択されてはならない．

GHSG は限局期予後良好群（表 8-35）に対して，ABVD 療法2コース vs 4コースの無作為化と IFRT 20 Gy vs 30 Gy の無作為化比較の 2×2 比較臨床第 III 相試験（4群比較）を行った[7]．5年全生

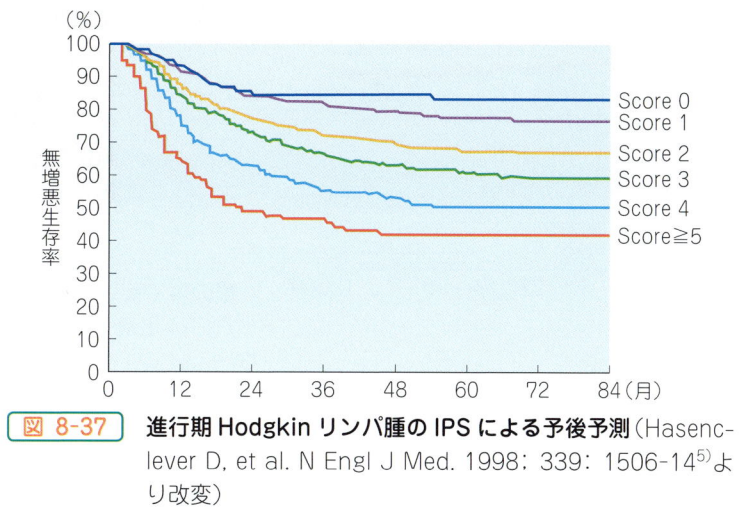

図 8-37　進行期 Hodgkin リンパ腫の IPS による予後予測（Hasenclever D, et al. N Engl J Med. 1998; 339: 1506-14[5]より改変）

予後不良因子数の増加に従い無増悪生存率が不良となっている．

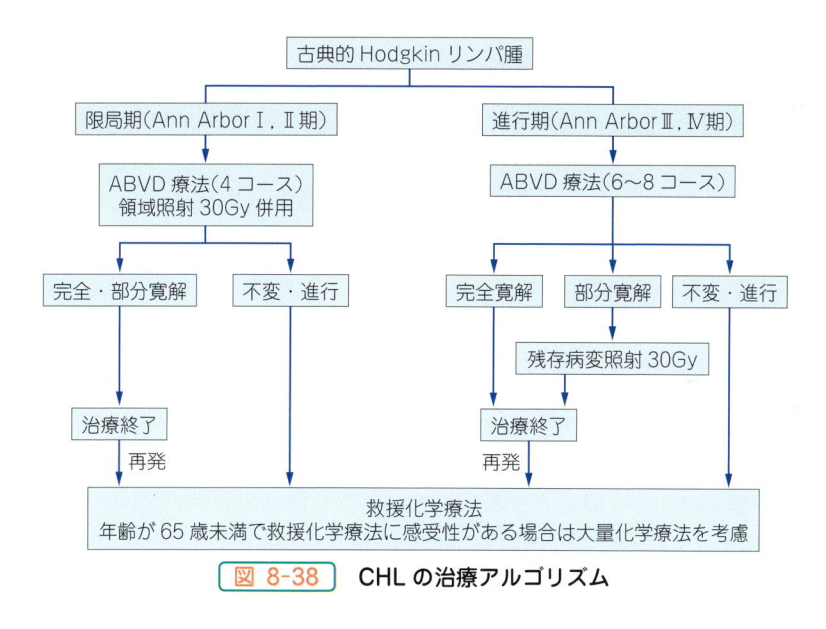

図 8-38　CHL の治療アルゴリズム

存期間および FFTF は各群で有意差はなかった（図 8-39）．ABVD 療法 4 コース群は 2 コース群より，30 Gy 領域照射群は 20 Gy 群より急性毒性が多かった．毒性を考慮し ABVD 療法 2 コース＋領域照射 20 Gy が限局期予後良好 HL の新たな標準治療となる報告した．注意深い予後因子検討で予後良好群と判断された場合は ABVD 療法 2 コースと領域照射 20 Gy での治療も可能である．また ABVD 療法単独での治療も検討されている[8]．

b）進行期症例

進行期の Hodgkin リンパ腫は化学療法が標準である．歴史的には MOPP（メクロレタミン，ビンクリスチン，プロカルバジン，プレドニゾン）療法が広く用いられ，80％の奏効率を示し標準療法とされてきた．MOPP 療法と非交差耐性の薬剤で構成された ABVD 療法が開発され，Cancer and Leukemia Group B（CALGB）において，進行期 Hodgkin リンパ腫を対象とし MOPP 療法，ABVD 療

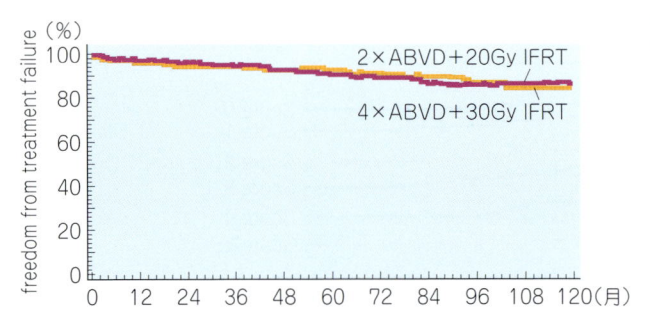

図 8-39 早期予後良好 Hodgkin リンパ腫に対する ABVD 療法 2 コース vs 4 コース無作為化，IFRT 20 Gy vs 30 Gy 無作為化（2×2）比較臨床第Ⅲ相試験（Engert A, et al. N Engl J Med. 2010; 363: 640-52[7])より改変）

4 群の中で最も高強度の ABVD×4+30 Gy IFRT と最も低強度の ABVD×2+20 Gy IFRT の FFTF：両群で有意差を認めない．

法，MOPP/ABVD 交替療法の 3 群間の比較試験が実施され，ABVD 療法は MOPP 療法に比べ failure free survival が優ることが報告された[9]（図 8-40）．生存率に有意差は認められなかったが，ABVD 療法は MOPP 療法に比べ急性期の骨髄毒性が低く，進行期 Hodgkin リンパ腫の標準療法となった．投与回数は 4 コースまでに完全寛解に至った症例は 2 コース追加し 6 コースで終了，6 コースまでで完全寛解に至った症例は 2 コース追加し 8 コースまで行うことが推奨されている．その後，いくつかの治療強度を高めたレジメンと ABVD 療法の比較試験がなされたが，ABVD 療法と比較し優位性は証明されず，進行期 Hodgkin リンパ腫における ABVD 療法の標準治療としての地位が確立されていった．

2003 年に GHSG は標準 BEACOPP（ブレオマイシン，エトポシド，ドキソルビシン，シクロホスファミド，ビンクリスチン，プロカルバジン，プレドニゾン）療法，増量 BEACOPP 療法と COPP（シクロホスファミド，ビンクリスチン，プロカルバジン，プレドニゾン）/ABVD 療法の比較試験を報告した[10]．この研究は ABVD 療法類似の COPP/ABVD 療法に比べ BEACOPP 療法群（標準 BEACOPP 療法，増量 BEACOPP 療法）が FFTF（5 年）において有意に優っていることを示した．また 5 年全生存率は増量 BEACOPP 療法で 91％，COPP/ABVD 療法で 83％であり，統計的な有意差が認められた（図 8-41）．有害事象は増量 BEACOPP 療法で高頻度であった．その後イタリアのグループをはじめ ABVD 療法と BEACOPP 療法の比較試験の結果が報告されているが，原病コントロールにおいて BEACOPP 療法は優れているが，全生存率での有意差は示されていない[11,12]．

c）再発症例に対する治療法

再発時は救援化学療法を施行する．救援化学療法は非 Hodgkin リンパ腫と基本的に変わりはない．どのレジメンが優れているかの比較試験はない．救援化学療法で奏効した症例で大量化学療法の対象年齢であった場合は，自家造血幹細胞移植併用大量化学療法も考慮される．GHSG と European Group for Blood and Marrow Transplantation（EBMT）から 60 歳以下の症例の再発 Hodgkin リンパ腫を対象とし，救援化学療法（Dexa-BEAM：デキサメタゾン，カルムスチン，エトポシド，シタラビン，メルファラン）4 コース施行する群と Dexa-BEAM 2 コース後に BEAM による大量化学療法（自家造血幹細胞移植併用）する群との比較試験が 2002 年に報告された[13]．救援化学療法 2 コースで奏効し，化学療法感受性があると判断された症例を対象にした臨床試験であるが，早期再発（寛解が 3 カ月以上 12 カ月未満），晩期再発（寛解が 12 カ月以上）の両群において FFTF が大量化学療法

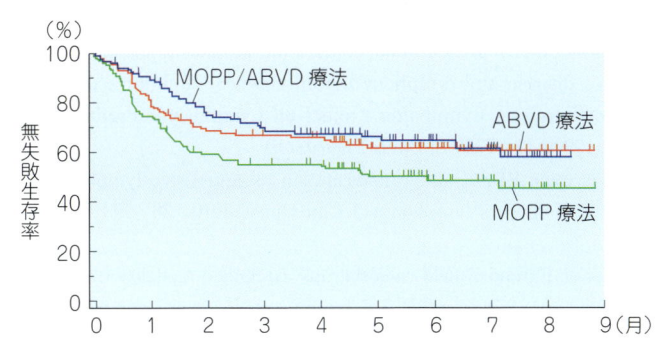

図 8-40 進行期Hodgkinリンパ腫に対するMOPP療法，ABVD療法，MOPP/ABVD交替療法の3群間の比較試験（FFS）（Meyer RM, et al. N Engl J Med. 2012; 366: 399-408[8]より改変）

ABVD療法群とMOPP/ABVD療法群はMOPP療法群に比べFFSの改善を認める．

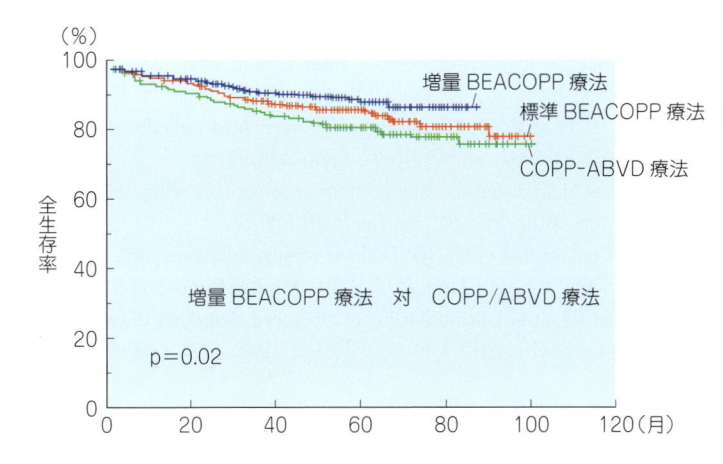

図 8-41 標準BEACOPP療法，増量BEACOPP療法とCOPP/ABVD療法の比較（Diehl V, et al. N Engl J Med. 2003; 348: 2386-95[10]より改変）

増量BEACOPP療法はCOPP/ABVD療法に比べ有意に全生存率の改善がある（p＝0.002）．

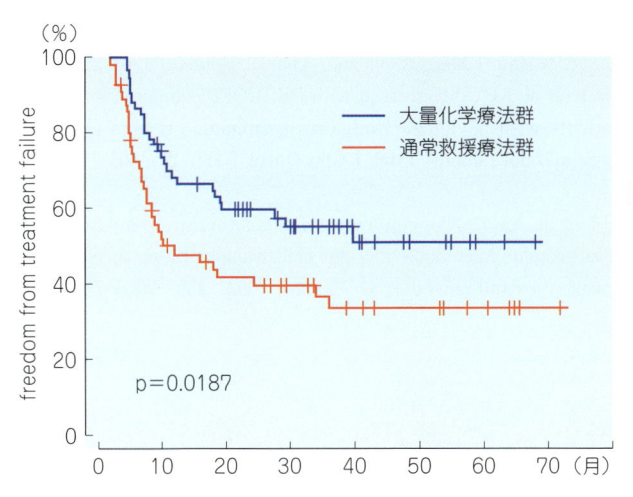

図 8-42 再発Hodgkinリンパ腫の救援療法としての自家造血幹細胞移植併用大量化学療法と通常化学療法の比較試験（Schmitz N, et al. Lancet. 2002; 359: 2065-71[13]より改変）

FFTFにおいては大量化学療法が通常救援化学療法に対して有効性が高かった．

群で有意に優れていた．全生存率には統計的な有意差は認められなかったが，再発Hodgkinリンパ腫に対し，自家造血幹細胞移植併用大量化学療法が1つの治療選択であることが示唆された（図8-42）．

■文　献

1) Nogova L, Reineke T, Brillant C, et al. Lymphocyte-predominant and classical Hodgkin's lymphoma: a comprehensive analysis from the German Hodgkin Study Group. J Clin Oncol. 2008;

26: 434-9. Epub 2007/12/19.
2) Diehl V, Sextro M, Franklin J, et al. Clinical presentation, course, and prognostic factors in lymphocyte-predominant Hodgkin's disease and lymphocyte-rich classical Hodgkin's disease: report from the European Task Force on Lymphoma Project on Lymphocyte-Predominant Hodgkin's Disease. J Clin Oncol. 1999; 17: 776-83. Epub 1999/03/10.
3) Al-Mansour M, Connors JM, Gascoyne RD, et al. Transformation to aggressive lymphoma in nodular lymphocyte-predominant Hodgkin's lymphoma. J Clin Oncol. 2010; 28: 793-9. Epub 2010/01/06.
4) Nogova L, Reineke T, Eich HT, et al. Extended field radiotherapy, combined modality treatment or involved field radiotherapy for patients with stage I A lymphocyte-predominant Hodgkin's lymphoma: a retrospective analysis from the German Hodgkin Study Group (GHSG). Ann Oncol. 2005; 16: 1683-7. Epub 2005/08/12.
5) Hasenclever D, Diehl V. A prognostic score for advanced Hodgkin's disease. International Prognostic Factors Project on Advanced Hodgkin's Disease. N Engl J Med. 1998; 339: 1506-14. Epub 1998/11/20.
6) Ferme C, Eghbali H, Meerwaldt JH, et al. Chemotherapy plus involved-field radiation in early-stage Hodgkin's disease. N Engl J Med. 2007; 357: 1916-27. Epub 2007/11/09.
7) Engert A, Plutschow A, Eich HT, et al. Reduced treatment intensity in patients with early-stage Hodgkin's lymphoma. N Engl J Med. 2010; 363: 640-52. Epub 2010/09/08.
8) Meyer RM, Gospodarowicz MK, Connors JM, et al. ABVD alone versus radiation-based therapy in limited-stage Hodgkin's lymphoma. N Engl J Med. 2012; 366: 399-408. Epub 2011/12/14.
9) Canellos GP, Anderson JR, Propert KJ, et al. Chemotherapy of advanced Hodgkin's disease with MOPP, ABVD, or MOPP alternating with ABVD. N Engl J Med. 1992; 327: 1478-84. Epub 1992/11/19.
10) Diehl V, Franklin J, Pfreundschuh M, et al. Standard and increased-dose BEACOPP chemotherapy compared with COPP-ABVD for advanced Hodgkin's disease. N Engl J Med. 2003; 348: 2386-95. Epub 2003/06/13.
11) Viviani S, Zinzani PL, Rambaldi A, et al. ABVD versus BEACOPP for Hodgkin's lymphoma when high-dose salvage is planned. N Engl J Med. 2011; 365: 203-12. Epub 2011/07/22.
12) Federico M, Luminari S, Iannitto E, et al. ABVD compared with BEACOPP compared with CEC for the initial treatment of patients with advanced Hodgkin's lymphoma: results from the HD2000 Gruppo Italiano per lo Studio dei Linfomi Trial. J Clin Oncol. 2009; 27: 805-11. Epub 2009/01/07.
13) Schmitz N, Pfistner B, Sextro M, et al. Aggressive conventional chemotherapy compared with high-dose chemotherapy with autologous haemopoietic stem-cell transplantation for relapsed chemosensitive Hodgkin's disease: a randomised trial. Lancet. 2002; 359: 2065-71. Epub 2002/06/28.

〈永井宏和〉

4 濾胞性リンパ腫

a. 病因と病態

濾胞性リンパ腫（follicular lymphoma：FL）は germinal center B-cell に由来する悪性リンパ腫である．一般に経過が緩慢であり，進行期症例であっても生存期間中央値は 7～10 年と長いが，化学療法の効果が不良で治癒が得られにくい難治性疾患である．

染色体異常として t(14;18)(q32;q21) が高頻度に認められる．この転座によって BCL2 遺伝子

表 8-38 Follicular lymphoma international prognostic index（FLIPI）および FLIPI2

FLIPI	
因子	予後不良因子
FLIPI 　年齢 　Ann Arbor 臨床病期 　ヘモグロビン 　血清 LDH 　リンパ節腫脹領域数	 61 歳以上 ⅢまたはⅣ期 12 g/dL 未満 正常上限を超える 4 カ所を超える

リスク数が 0～1 を low risk，2 を intermediate risk，3 以上を high risk の 3 つのリスクグループに分類する．

FLIPI2	
因子	予後不良因子
FLIPI2 　β_2-ミクログロブリン 　最大リンパ節長径 　骨髄浸潤 　ヘモグロビン 　年齢	 正常上限を超える 6 cm を超える 陽性 12 g/dL 未満 61 歳以上

リスク数が 0 を low risk，1～2 を intermediate risk，3 以上を high risk の 3 つのリスクグループに分類する．

が免疫グロブリン H 鎖遺伝子と相互転座して活性化し過剰発現をきたし，胚中心でのアポトーシスが抑制されることがリンパ腫発症に深く関わっていると考えられている．

欧米では悪性リンパ腫に占める割合は約 20% である．わが国での頻度は欧米に比べて低く，非 Hodgkin リンパ腫（non-Hodgkin lymphoma：NHL）の 7～15% を占める．

主にリンパ節を侵すが，脾臓，骨髄/末梢血，Waldeyer 輪にも病変を伴う．またときに節外臓器，たとえば皮膚，十二指腸に代表される消化管，眼附属器，乳腺，および精巣に発生することがある．診断時すでに進行期の場合が多いが，無症状でリンパ節腫脹のみを認める場合が多い．

b. 診断・検査

病理組織学的に大型細胞である centroblast の割合などによって grade 1, 2, 3A および 3B に分類される．染色体異常としては前述の通り t(14;18)(q32;q21) が高頻度に認められる．細胞形質としては，sIg+，Bcl2+，Bcl6+，CD10+，CD5−，CD19+，CD20+，CD22+，CD79a+ である．反応性の濾胞は Bcl2 陰性だが FL では Bcl2 が陽性となり，病理組織学的な鑑別診断上有用である．

NHL の代表的な予後予測モデルである IPI は FL にも適用可能だが，予後不良群の患者が 10～15% と少ないことが応用上の問題である．このため FL を対象とした予後予測モデル，FLIPI が提唱された（表 8-38，図 8-43）[1]．FLIPI はリツキシマブ導入前のデータに基づくこと，β_2-ミクログロブリンなどの新たな指標が含まれていないこと，PFS ではなくて OS を層別化するために策定されたなどの問題点があるため，新たに FLIPI2 が提唱された（表 8-38）[2]．

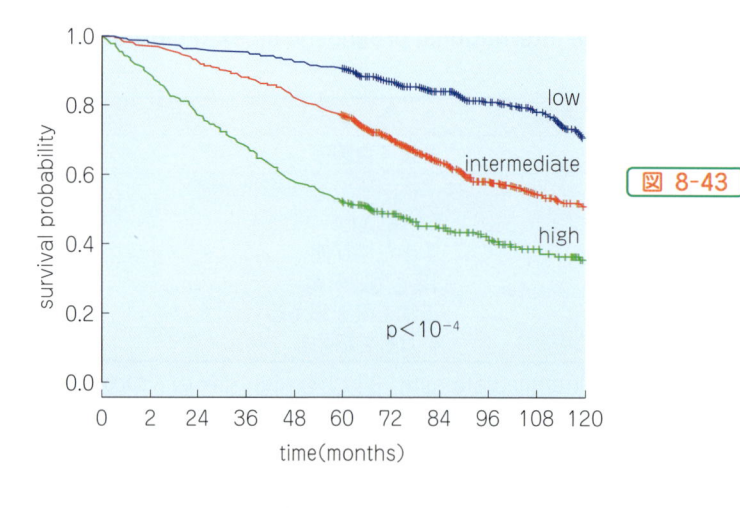

図 8-43 Follicular lymphoma international prognostic index (FLIPI) に基づく OS (Solal-Celigny P, et al. Blood. 2004; 104: 1258-65[1]) より改変)

表 8-39 FL の高腫瘍量規準―GELF 規準

巨大腫瘤病変（bulky disease：最大径が 7 cm 以上）
3 cm を超えるリンパ節病変が 3 個以上
症候性の脾腫
腫瘤，胸水，腹水による臓器圧迫
血清 LDH 上昇
β_2-ミクログロブリン上昇
B 症状あり

文献 3 で採用された規準を示す．上記のいずれか 1 つ以上に該当する場合を高腫瘍量とする．

無症状の場合や低腫瘍量で臓器障害を認めない場合などは無治療での経過観察が行われる場合がある．欧米の研究グループでは治療開始規準として腫瘍量規準が策定されており，代表的なものとして GELF 規準を示す（表 8-39)[3]．GELF 規準も報告によって異なる部分がある．さらに BNLI や GLSG など研究グループによって規準が異なる点に留意が必要である．

c. 予　後

限局期は長期生存が期待できる．進行期の場合はこれまで治癒困難な難治性リンパ腫とされてきたが近年 FL の予後が改善している[4]．この理由としては，新しい治療方法が開発導入されていることや支持療法が進歩しているためと考えられている．また後述するとおりリツキシマブ併用化学療法による生存期間の改善が報告されており，リツキシマブ併用化学療法で治療された進行期 FL の 7 年生存割合は約 90％である．

d. 治　療

1）限局期（臨床病期Ⅰ・Ⅱ期）

一般に放射線治療が行われる．照射は領域照射（involved-field radiation therapy：IF-RT）が行われる．Ⅰ・Ⅱ期の症例では放射線治療によって 50％前後の症例に 10 年無病生存が期待できる．Ⅱ

期でも1つの照射野におさまらない非連続的Ⅱ期や，bulky mass，B症状，LDH上昇などといった予後不良因子を有する場合は薬物療法の適応を考慮する．

2）進行期（臨床病期Ⅲ・Ⅳ期）

進行期FLに対する治療方法には，1）無治療での経過観察（watchful waiting），2）化学療法（アルキル化剤単独療法，プリンアナログ単独療法，多剤併用化学療法），3）抗CD20モノクローナル抗体（リツキシマブ），4）リツキシマブと化学療法の併用，5）自己造血幹細胞移植，6）同種造血幹細胞移植，7）放射性同位元素標識モノクローナル抗体などがある．現在では腫瘍量や臓器障害，進行性などを考慮して治療方針を決定する．

a）無治療での経過観察（watchful waiting：W & W）

W & Wを行った群と診断後ただちに治療を開始する群との間では生存期間に差が認められていないと報告されている．このようにW & Wは進行期FLに対する選択肢の1つであり，無症状，低腫瘍量，臓器障害を伴わない場合などは，病状が進行したり症状が出現したりするまで無治療で経過観察を行うことも診療方針の1つとなりうる．

b）化学療法

シクロホスファミドやクロラムブシルなどのアルキル化剤，多剤併用療法〔CVP（シクロフォスファミド，ビンクリスチン，プレドニゾロン）療法やCHOP（シクロホスファミド，ドキソルビシン，ビンクリスチン，プレドニゾロン）療法など〕，プリンアナログ（フルダラビン，クラドリビンなど）などがある．進行期FLに対して治癒をもたらしたり生存期間を延長したりすることが証明された化学療法はない．これらの化学療法については，現在では後述する抗CD20モノクローナル抗体，リツキシマブと併用されることが多い．

c）抗CD20モノクローナル抗体（リツキシマブ）

マウス・ヒトキメラ型抗CD20モノクローナル抗体であるリツキシマブはB細胞表面の分化抗原であるCD20を標的とする薬剤であり，B細胞リンパ腫に対して高い治療効果を示す．米国での第Ⅱ相試験では再発・再燃低悪性度Bリンパ腫166例が対象となり，CR 6%，PR 42%で奏効率は48%，効果持続期間の中央値は13カ月だった[5]．

d）リツキシマブと化学療法の併用

リツキシマブは通常の化学療法剤と薬物有害反応が重複しないため併用が容易である．FLを中心とする低悪性度Bリンパ腫に対してCHOP療法との併用（R-CHOP）により，40例中CR 22例（55%），PR 16例（40%），奏効割合95%という良好な治療効果が報告された[6]．

リツキシマブ併用化学療法は併用しない化学療法に比べて優れた治療効果を示す．たとえば未治療進行期FLを対象としてリツキシマブ併用CVP（R-CVP）療法をCVP療法と比較する試験では，全奏効割合およびCR割合は，R-CVPで81%と41%，CVPで57%と10%でR-CVPが有意に良好だった．観察期間中央値30カ月でのPFSはR-CVPで32カ月だったのに対して，CVPでは15カ月とR-CVPが有意に長かった（図8-44）[7]．未治療進行期FLに対するR-CHOPとCHOPのランダム化試験でもR-CHOPはCHOPに対して奏効割合，TTF，全生存期間で優れていた[8]．FLおよびMCLを対象に施行されたリツキシマブ併用化学療法と化学療法のランダム化試験に関するメタ解析の結果，リツキシマブ併用化学療法がOSにおいて優れているとされた．これらの成績から現在

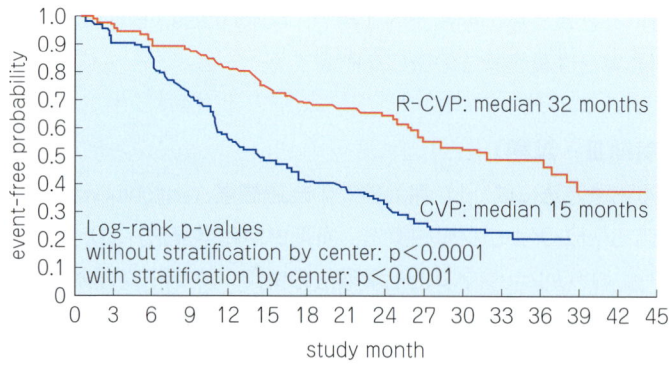

図 8-44 未治療進展期 FL に対する R-CVP 療法と CVP 療法の比較試験における PFS（Marcus R, et al. Blood. 2005; 105: 1417-23[7]）より改変）

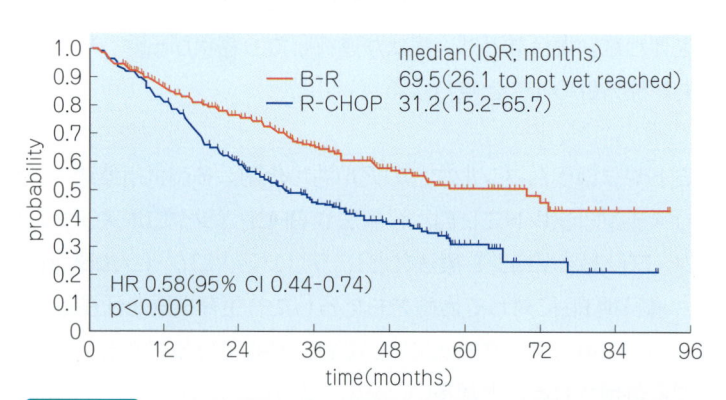

図 8-45 未治療低悪性度 B 細胞リンパ腫および MCL を対象に行われた R-CHOP と BR 療法のランダム化比較試験での PFS（Rummel MJ, et al. Lancet. 2013; 381: 1203-10[9]）より改変）
BR 群の PFS は R-CHOP 群に有意に勝っていた．データは示さないが FL についてのサブグループ解析でも同様な結果だった．

ではリツキシマブ併用化学療法が FL に対する標準的治療と考えられる．

　リツキシマブと併用する化学療法は未確立である．最近 FL を中心とする未治療低悪性度 B 細胞リンパ腫およびマントル細胞リンパ腫を対象として，ベンダムスチンとリツキシマブ併用（BR）療法と R-CHOP 療法のランダム化比較試験が行われ，PFS で BR 療法が勝ったことが報告されたが，OS の改善は認められていない（図 8-45）[9]．

e）リツキシマブ維持療法

　リツキシマブ維持療法も FL に対する有効な治療方法である．リツキシマブ単剤治療後に CR, PR または SD が得られた未治療低悪性度 B 細胞リンパ腫に対して週 1 回，計 4 回リツキシマブを投与し，これを半年ごとに 2 年間繰り返す臨床第Ⅱ相試験が行われた．初回リツキシマブ治療後の奏効率は 47％だったが，維持療法によって奏効率が 73％へ，CR 率も 37％へと高まった．PFS 中央値は 34 カ月と良好だった．

化学療法後におけるリツキシマブ維持療法も検討されている．未治療進行期低悪性度 B 細胞リンパ腫を対象として CVP 療法に引き続いてリツキシマブ維持療法と無治療での経過観察のランダム化試験で，PFS の中央値は維持療法で 4.2 年に対して無治療での経過観察では 1.5 年と維持療法で有意に延長した．再発・治療抵抗性 FL を対象に，まず救援化学療法として R-CHOP と CHOP にランダム化し，CR および PR が得られた場合にリツキシマブ維持療法と経過観察にランダム化する第Ⅲ相試験が行われた[10]．維持療法ランダム化からの PFS 中央値は，リツキシマブ維持療法では 51.5 カ月で経過観察での 14.9 カ月より有意に延長していた．維持療法による PFS の延長は CHOP 群，R-CHOP 群ともに認められた．また初発高腫瘍量 FL に対するリツキシマブ併用化学療法後に，維持療法と無治療経過観察を比較するランダム化試験（PRIMA study）でもリツキシマブ維持療法による PFS の延長が認められた[3]．

このようにリツキシマブ維持療法は FL の PFS などを改善する．2010 年現在わが国においてもリツキシマブ維持療法の治験が行われている．

f）放射性同位元素標識モノクローナル抗体

リンパ腫細胞は放射線治療に対する感受性が高いため，アイソトープ抱合モノクローナル抗体（radioimmunoconjugates：RIC）の開発が進められた．RIC は抗体が直接結合できなかった近接細胞に対しても，クロスファイアー効果によって放射線治療効果を発現する．CD20 を標的とするものとしては，yttrium-90（^{90}Y）イブリツモマブチウキセタン，iodine-131（^{131}I）トシツモマブが開発されている．未治療進行期 FL に対する ^{131}I トシツモマブ治療では 76 例が対象となり，1 コースの ^{131}I トシツモマブ治療によって CR 75％を含む奏効割合は 95％で，CR 例の 80％は PCR レベルの MRD も陰性化した[11]．観察期間の中央値 5.1 年での 5 年 PFS と OS はそれぞれ 59％と 89％，PFS の中央値は 6.1 年だった．

g）自己造血幹細胞移植

FL に対して自己造血幹細胞移植（autologous hematopoietic stem cell transplantation：AHSCT）併用大量化学療法が盛んに研究されてきた．

FL では高率に骨髄浸潤を認めるため，AHSCT では移植片中へのリンパ腫細胞の混入が問題となるため，移植片中の腫瘍細胞を除去することが治療成績の改善につながると考えられている．現在では ex vivo purging に替わって，高い MRD 消失効果を示すリツキシマブを用いた in vivo purging が応用されることが多い．

初発進行期 FL に対する upfront AHSCT に関する検討では PFS の改善が報告されているものの，生存期間の改善は得られていない．このため初発進行期 FL に対して実地医療として初回治療に引き続いて AHSCT 併用大量化学療法を施行することは不適切と言える．

再発・治療抵抗性 FL を対象とした研究としては，通常化学療法と AHSCT の比較試験である CUP trial がある．この試験では化学療法群に比べて AHSCT 群で無増悪生存期間が有意に良好だったが，生存期間には有意差を認めなかった[12]．現在再発・治療抵抗性 FL に対して AHSCT は一定の役割を果たすと考えられるが，今日ではリツキシマブに代表される有効な新規薬剤の開発などによって薬物療法の治療成績が向上しつつあるため，今後その適応や移植時期についての検討が必要である．

h）同種造血幹細胞移植

一般的には同種造血細胞移植は AHSCT 後の再発症例を対象に行われる場合が多く，graft versus

lymphoma（GVL）効果によってFLに対して治癒が期待できる治療といえるが，一方治療関連死亡率が30〜40％と高いことが問題である．近年前治療の毒性を軽減した骨髄非破壊的同種造血幹細胞移植（reduced intensity stem cell transplantation：RISCT）が盛んに試みられており，少数例ながら有望な治療成績が報告されている．一般的にはAHSCT後再発・治療抵抗例を対象とする研究的治療として位置づけられる．

■文　献

1) Solal-Celigny P, Roy P, Colombat P, et al. Follicular lymphoma international prognostic index. Blood. 2004; 104: 1258-65.
2) Federico M, Bellei M, Marcheselli L, et al. Follicular lymphoma international prognostic index 2: a new prognostic index for follicular lymphoma developed by the international follicular lymphoma prognostic factor project. J Clin Oncol. 2009; 27: 4555-62.
3) Salles G, Seymour JF, Offner F, et al. Rituximab maintenance for 2 years in patients with high tumour burden follicular lymphoma responding to rituximab plus chemotherapy (PRIMA): a phase 3, randomised controlled trial. Lancet. 2011; 377: 42-51.
4) Swenson WT, Wooldridge JE, Lynch CF, et al. Improved survival of follicular lymphoma patients in the United States. J Clin Oncol. 2005; 23: 5019-26.
5) McLaughlin P, Grillo-Lopez AJ, Link BK, et al. Rituximab chimeric anti-CD20 monoclonal antibody therapy for relapsed indolent lymphoma: half of patients respond to a four-dose treatment program. J Clin Oncol. 1998; 16: 2825-33.
6) Czuczman MS, Grillo-Lopez AJ, White CA, et al. Treatment of patients with low-grade B-cell lymphoma with the combination of chimeric anti-CD20 monoclonal antibody and CHOP chemotherapy. J Clin Oncol. 1999; 17: 268-76.
7) Marcus R, Imrie K, Belch A, et al. CVP chemotherapy plus rituximab compared with CVP as first-line treatment for advanced follicular lymphoma. Blood. 2005; 105: 1417-23.
8) Hiddemann W, Kneba M, Dreyling M, et al. Frontline therapy with rituximab added to the combination of cyclophosphamide, doxorubicin, vincristine, and prednisone (CHOP) significantly improves the outcome for patients with advanced-stage follicular lymphoma compared with therapy with CHOP alone: results of a prospective randomized study of the German Low-Grade Lymphoma Study Group. Blood. 2005; 106: 3725-32.
9) Rummel MJ, Niederle N, Maschmeyer G, et al. Bendamustine plus rituximab versus CHOP plus rituximab as first-line treatment for patients with indolent and mantle-cell lymphomas: an open-label, multicentre, randomised, phase 3 non-inferiority trial. Lancet. 2013; 381: 1203-10.
10) van Oers MH, Klasa R, Marcus RE, et al. Rituximab maintenance improves clinical outcome of relapsed/resistant follicular non-Hodgkin lymphoma in patients both with and without rituximab during induction: results of a prospective randomized phase 3 intergroup trial. Blood. 2006; 108: 3295-301.
11) Kaminski MS, Tuck M, Estes J, et al. ^{131}I-tositumomab therapy as initial treatment for follicular lymphoma. N Engl J Med. 2005; 352: 441-9.
12) Schouten HC, Qian W, Kvaloy S, et al. High-dose therapy improves progression-free survival and survival in relapsed follicular non-Hodgkin's lymphoma: results from the randomized European CUP trial. J Clin Oncol. 2003; 21: 3918-27.

5 MALT リンパ腫

a. 病因と病態

　extranodal marginal zone lymphoma of mucosa-associated lymphoid tissue（MALT）は Isaacson らによって提唱された疾患概念で，粘膜関連リンパ組織（MALT）の marginal zone より発生した B 細胞性リンパ腫である．

　MALT リンパ腫の発症に関連する要因として慢性炎症があり，自己免疫疾患との関連も指摘されている．たとえば Helicobacter pylori（H. pylori）感染による慢性胃炎や Sjögren 症候群，慢性甲状腺炎などがある．胃 MALT リンパ腫では約 90％に H. pylori 感染が認められる[1]．

　節外臓器に限局性病変として発症する場合が多い．最も多く発生する臓器は消化管であり，なかでも胃に発症するものが多い．その他，肺，唾液腺，眼附属器，皮膚，甲状腺，乳腺などに発症することがある．また 10％程度では複数の節外臓器に病変を認める．

　緩徐な臨床経過を示す場合が多く，限局性の場合は無治療で経過観察しても長期にわたって限局的な病変にとどまる場合も多い．診断時には約 1/3 が進行期だが，病期によらず予後は比較的良好であり，5 年および 10 年生存割合はそれぞれ 86％，80％である（図 8-46）[2]．

b. 診断・検査

　病理組織学的には形態的に多彩な B 細胞が混在して組織像を構成し，腫瘍細胞は上皮へ浸潤し，lymphoepithelial lesion を形成する．MALT 部位に発生したびまん性大細胞型 B 細胞リンパ腫（DLBCL）に対しては MALT リンパ腫という用語を使用すべきでないが，MALT リンパ腫から DLBCL への histologic transformation を示す場合があることに留意する．

　染色体異常としてはトリソミー 3 が約 60％に，t(11;18)(q21;q21) が 25〜50％に認められる．t(11;18)(q21;q21) では 18q21.1 に MALT1/MLT 遺伝子が，11q21 に API2 遺伝子が位置し融合遺伝子産物を発現する．わが国では肺 MALT リンパ腫で 40％程度，それ以外の臓器の MALT リンパ腫では 10％程度に認められる．まれな異常として t(14;18)(q32;q21) があり，これは IgH と MALT1 の相互転座によって MALT-1 発現が脱制御される．

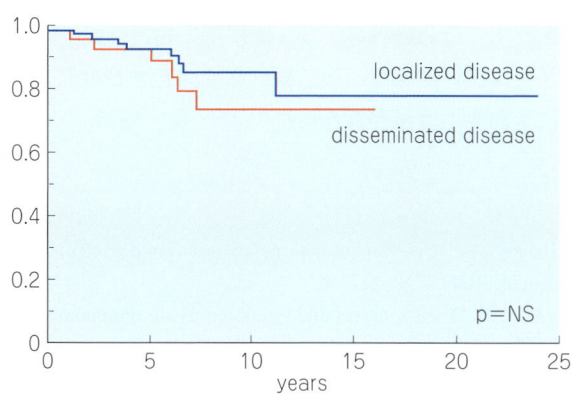

図 8-46 病期別にみた MALT リンパ腫の生存曲線（Thieblemont C. et al. Blood. 2000; 95: 802-6[2] より改変）

| 表 8-40 | 消化管悪性リンパ腫の臨床病期分類（Lugano 分類）(Rohatiner A, et al. Ann Oncol. 1994; 5: 397-400)[3] |

病期Ⅰ	消化管に限局し漿膜浸潤がない（1カ所の病変，または多発・非連続性の病変）
病期Ⅱ	原発部位から腹腔内への直接進展
Ⅱ1	所属リンパ節浸潤あり（胃では胃周囲，腸では腸周囲）
Ⅱ2	遠隔リンパ節浸潤あり（腸では腸間膜，それ以外では傍大動脈，傍大静脈，腸骨，鼠径）
病期ⅡE	漿膜を浸潤し直接隣接臓器や組織へ浸潤
病期Ⅳ	広範な節外臓器への播種，または横隔膜より頭側のリンパ節への進展

細胞形質としては sIg（IgM の場合が多い）+，CD20+，CD79a+，CD5−，CD10−，CD23−，CD43±，CD11c± である．

消化管悪性リンパ腫に対する病期分類として Lugano 国際分類がある（表 8-40）[3]．

c. 治療

1）胃 MALT リンパ腫

H. pylori 感染との関連が深く，胃 MALT リンパ腫の約 90% に感染を認める．胃 MALT リンパ腫に対しては H. pylori 除菌療法が有効で，寛解割合は 60〜80% とされる[4]．Lugano 分類でのⅠ期およびⅡ1 期の胃 MALT リンパ腫に対しては H. pylori 除菌療法を行う．ただし t(11;18)(q21;q21) を有する胃 MALT リンパ腫では除菌の効果が不良とされる[5]．

上記 H. pylori 除菌療法に抵抗性の限局期症例では，外科的手術や放射線治療などの局所療法が適応となる．手術療法では胃全摘出術に伴う QOL の低下が問題となる．放射線治療の成績としては，H. pylori 感染陰性または除菌抵抗性の限局期胃 MALT リンパ腫に対する比較的低線量の放射線治療で高い有効性が報告され，治療関連の重篤な合併症は認めなかった[6]．これらの成績から現在では H. pylori 陰性および除菌抵抗性の胃 MALT リンパ腫に対しては放射線治療が広く行われている．除菌療法および局所療法に対して不応あるいは再発性の場合，あるいは進行期症例に対しては薬物療法が行われる．一般的にリツキシマブ療法，化学療法，リツキシマブ併用化学療法などが行われる．リツキシマブと併用される化学療法としては CVP，CHOP，クラドリビンやフルダラビンなどのプリンアナログ，ベンダムスチンなどがあるが，標準療法は未確立である．

2）胃以外の MALT リンパ腫

胃以外の MALT リンパ腫に対する治療成績のまとまった報告はないが，限局期の場合は局所療法である手術や放射線治療が行われることが多く予後は良好である．後方視的な検討では MALT リンパ腫を消化管原発と消化管外とに分類した場合に生存率には差がなかった[7]．

■文献

1) Wotherspoon AC, Ortiz-Hidalgo C, Falzon MR, et al. *Helicobacter pylori*-associated gastritis and primary B-cell gastric lymphoma. Lancet. 1991; 338: 1175-6.
2) Thieblemont C, Berger F, Dumontet C, et al. Mucosa-associated lymphoid tissue lymphoma is a disseminated disease in one third of 158 patients analyzed. Blood. 2000; 95: 802-6.
3) Rohatiner A, d'Amore F, Coiffier B, et al. Report on a workshop convened to discuss the patho-

logical and staging classifications of gastrointestinal tract lymphoma. Ann Oncol. 1994; 5: 397-400.
4) Wotherspoon AC, Doglioni C, Diss TC, et al. Regression of primary low-grade B-cell gastric lymphoma of mucosa-associated lymphoid tissue type after eradication of *Helicobacter pylori*. Lancet. 1993; 342: 575-7.
5) Liu H, Ruskon-Fourmestraux A, Lavergne-Slove A, et al. Resistance of t(11;18)positive gastric mucosa-associated lymphoid tissue lymphoma to *Helicobacter pylori* eradication therapy. Lancet. 2001; 357: 39-40.
6) Schechter NR, Portlock CS, Yahalom J. Treatment of mucosa-associated lymphoid tissue lymphoma of the stomach with radiation alone. J Clin Oncol. 1998; 16: 1916-21.
7) Thieblemont C, Bastion Y, Berger F, et al. Mucosa-associated lymphoid tissue gastrointestinal and nongastrointestinal lymphoma behavior: analysis of 108 patients. J Clin Oncol. 1997; 15: 1624-30.

6 マントル細胞リンパ腫

a. 病因と病態

マントル細胞リンパ腫（mantle cell lymphoma：MCL）はリンパ濾胞のマントル層（暗殻：mantle zone）を構成するB細胞由来の腫瘍である．腫瘍細胞は小型から中型で，不整な核を有する．CD5が陽性で，免疫組織学的には cyclin D1 が核に陽性となる．細胞遺伝学的には大部分の症例で t(11;14)(q13;q32) を認める．この染色体転座によって cyclin D1 (*CCND1*) 遺伝子と免疫グロブリン重鎖遺伝子が相互転座し，脱制御された cyclin D1 が過剰発現する．

臨床病期ⅢまたはⅣ期の進行期の場合が多い．リンパ節がもっとも高頻度に認められる病変部位である．骨髄，脾臓も高頻度に病変を認める節外臓器であり，白血化をきたす場合も多い．フローサイトメトリーで検討すると，ほとんどの症例で末梢血腫瘍細胞が検出される．その他の病変部位としては消化管，Waldeyer 輪，肝臓などがあり，消化管では多発ポリープ病変（multiple lymphomatous polyposis）を認める場合がある．

MCL の生存期間中央値は 3〜5 年で，生存曲線の平坦化は認められない予後不良疾患である．しかし一部は比較的低悪性度な病態を示すことが報告されており，indolent MCL と呼ばれることがある[1]．このように一部の MCL では無治療経過観察が許容可能な診療方針となると考えられるが，その診断基準は未確立であり，今後診断方法の確立が望まれる．

b. 診断・検査

病理組織学的には典型的には単調な腫瘍細胞の増殖が認められ，blastoid, pleomorphic, small cell, marginal zone-like の 4 亜型がある．細胞形質としては，IgM/IgD 陽性で，light chain は λ タイプが κ タイプより多い．CD5＋，FMC-7＋，CD43＋，CD10−，BCL6−，BCL2＋である．CD23 は陰性であり，MCL と同様に CD5 が陽性となる慢性リンパ性白血病では CD23 が陽性となるため鑑別上有用である．またほとんどの症例が cyclin D1 が陽性となる．

cyclin D1 遺伝子と免疫グロブリン重鎖遺伝子の転座である t(11;14)(q13;q32) がほとんどの MCL で認められる．一方まれな病型として cyclin D1 発現や t(11;14)(q13;q32) を認めない cyclin

表 8-41 Mantle cell lymphoma prognostic index (MIPI)（Hoster E, et al. Blood. 2008; 111: 558-65)[2]

ポイント	年齢	PS	LDH>N	WBC (/μL)
0	<50	0〜1	<0.67	<6,700
1	50〜59	—	0.67〜0.99	6,700〜9,999
2	60〜69	2〜4	1.0〜1.49	10,000〜14,999
3	≧70	—	≧1.5	≧15,000

年齢, performance status (PS), LDH, WBC からポイントを算定し，その合計によって low risk: 3点以下, intermediate risk: 4〜5点, high risk: 6点以上の3リスク群に分類する．

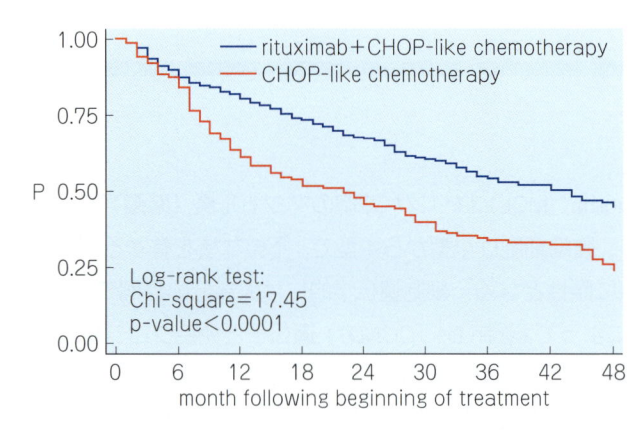

図 8-47 CHOP/CHOP-like chemotherapy で治療された MCL の生存期間（Griffiths R, et al. Blood. 2011; 118: 4808-16[5]より改変）
リツキシマブ併用群では非併用群に比べて有意に生存期間が勝った．

D1 陰性 MCL が報告されており，cyclin D2 や cyclin D3 が高発現している．

MCL の予後予測モデルとして MCL international prognostic index（MIPI）がある[2]．これは年齢，PS，血清 LDH，白血球数の4因子に基づいて low, intermediate, high risk group の3群に分類する（表 8-41）．

c. 治療と予後

MCL の大部分は進行期だが，まれな限局期（bulky disease を持たない IA および IIA）に対しては化学療法と領域への放射線治療の併用療法が行われる．進行期に対しては化学療法が行われるが，シクロホスファミド，ドキソルビシン，ビンクリスチン，プレドニゾロン（CHOP）療法の効果は CR 割合が7％と低く，5年生存割合が約25％と不良である．

現在 B 細胞リンパ腫の治療には抗 CD20 モノクローナル抗体，リツキシマブが広く用いられている．MCL に対して行われた R-CHOP と CHOP のランダム化比較試験では CR 割合が CHOP の7％に比べて R-CHOP では34％と有意に良好だったが，OS の改善は示されなかった[3]．しかしリツキシマブ併用化学療法によって OS が改善することが systematic review[4]，および後方視的調査研究[5]で示されており（図 8-47），リツキシマブ併用化学療法が標準療法と考えられる．

リツキシマブ維持療法によって濾胞性リンパ腫の予後が改善することが示されている．MCL に対

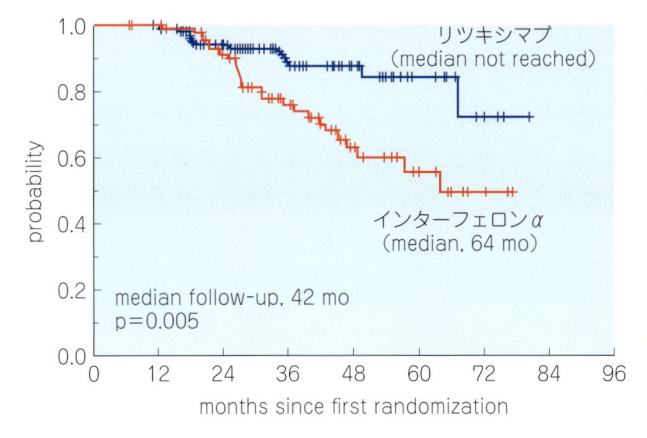

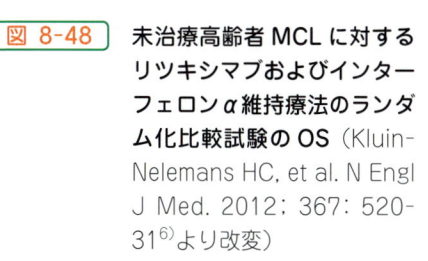

図 8-48 未治療高齢者 MCL に対するリツキシマブおよびインターフェロン α 維持療法のランダム化比較試験の OS (Kluin-Nelemans HC, et al. N Engl J Med. 2012; 367: 520-31[6] より改変)

R-CHOP に引き続いてリツキシマブ維持療法を施行された群ではインターフェロン α 維持療法群に比べて有意に OS が勝った.

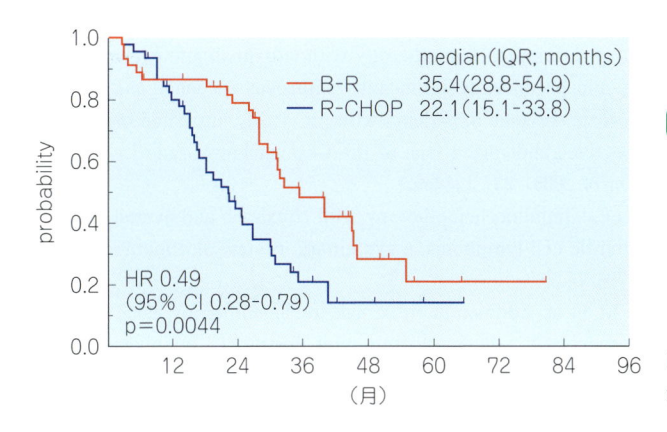

図 8-49 未治療低悪性度 B 細胞リンパ腫および MCL を対象に行われた R-CHOP と BR 療法のランダム化比較試験での MCL の PFS (Rummel MJ, et al. Lancet. 2013; 381: 1203-10[7] より改変)

BR で治療された MCL の PFS は R-CHOP 群に有意に勝った.

するリツキシマブ維持療法の有用性について検討する試験として,高齢者 MCL に対して R-CHOP 療法とリツキシマブ,フルダラビンおよびシクロホスファミド (R-FC) 療法を比較するとともに,奏効例についてリツキシマブ維持療法およびインターフェロン α 維持療法を比較するランダム化試験が行われた.R-CHOP は R-FC に OS で勝り,R-CHOP 群ではリツキシマブ維持療法群がインターフェロン α 群に OS で勝った(図 8-48)[6].これは MCL に対するリツキシマブ維持療法の有用性を示す成績といえる.

ベンダムスチンは MCL に対して高い有効性を示す薬剤である.FL の項で記載したベンダムスチンとリツキシマブ併用 (BR) 療法と R-CHOP 療法のランダム化比較試験では,未治療 MCL に対して BR が R-CHOP よりも PFS で勝った(図 8-49)[7].

比較的若年の MCL に対しては high-dose シタラビンを含む治療など治療強度の高い多剤併用療法や自己造血幹細胞移植併用大量化学療法の研究が盛んに行われてきた.たとえば初発 MCL に対してシクロホスファミド,ビンクリスチン,ドキソルビシン,デキサメタゾン(hyper-CVAD)と高用量メトトレキサートおよびシタラビンの交代療法(hyper-CVAD/MA 療法)に引き続いて自己造血幹細胞移植併用大量放射線化学療法によって 4 年 OS が 88%,EFS が 73% と良好な成績が報告されている(図 8-48)[8].また,リツキシマブ併用 hyper-CVAD/MA(R-hyper-CVAD/MA)療法によって造血幹細胞移植なしでも比較的良好な治療成績が得られることも報告された[9].このように比較的若年者に対してはリツキシマブを併用した治療強度を高めた化学療法および自己造血幹細胞

移植併用大量化学療法が標準的治療法と考えられている．しかしこのような治療強度が高い治療法は毒性が高いため，高齢者が多い本疾患への適用には一定の限界がある．

新規薬剤の開発も進んでおり，ベンダムスチンに加えてプロテアソーム阻害薬ボルテゾミブ[10]やレナリドミド[11]などが有望な成績を示している．ボルテゾミブではR-CHOPとの併用でCR/CRu 72%を含む全奏効割合92%と高い有効性が報告され[12]，R-CHOPとのランダム化比較試験も進行中である．

■文　献

1) Martin P, Chadburn A, Christos P, et al. Outcome of deferred initial therapy in mantle-cell lymphoma. J Clin Oncol. 2009; 27: 1209-13.
2) Hoster E, Dreyling M, Klapper W, et al. A new prognostic index (MIPI) for patients with advanced-stage mantle cell lymphoma. Blood. 2008; 111: 558-65.
3) Lenz G, Dreyling M, Hoster E, et al. Immunochemotherapy with rituximab and cyclophosphamide, doxorubicin, vincristine, and prednisone significantly improves response and time to treatment failure, but not long-term outcome in patients with previously untreated mantle cell lymphoma: results of a prospective randomized trial of the German Low Grade Lymphoma Study Group (GLSG). J Clin Oncol. 2005; 23: 1984-92.
4) Schulz H, Bohlius JF, Trelle S, et al. Immunochemotherapy with rituximab and overall survival in patients with indolent or mantle cell lymphoma: a systematic review and meta-analysis. J Natl Cancer Inst. 2007; 99: 706-14.
5) Griffiths R, Mikhael J, Gleeson M, et al. Addition of rituximab to chemotherapy alone as first-line therapy improves overall survival in elderly patients with mantle cell lymphoma. Blood. 2011; 118: 4808-16.
6) Kluin-Nelemans HC, Hoster E, Hermine O, et al. Treatment of older patients with mantle-cell lymphoma. N Engl J Med. 2012; 367: 520-31.
7) Rummel MJ, Niederle N, Maschmeyer G, et al. Bendamustine plus rituximab versus CHOP plus rituximab as first-line treatment for patients with indolent and mantle-cell lymphomas: an open-label, multicentre, randomised, phase 3 non-inferiority trial. Lancet. 2013; 381: 1203-10.
8) Khouri IF, Romaguera J, Kantarjian H, et al. Hyper-CVAD and high-dose methotrexate/cytarabine followed by stem-cell transplantation: an active regimen for aggressive mantle-cell lymphoma. J Clin Oncol. 1998; 16: 3803-9.
9) Romaguera JE, Fayad L, Rodriguez MA, et al. High rate of durable remissions after treatment of newly diagnosed aggressive mantle-cell lymphoma with rituximab plus hyper-CVAD alternating with rituximab plus high-dose methotrexate and cytarabine. J Clin Oncol. 2005; 23: 7013-23.
10) Goy A, Bernstein SH, Kahl BS, et al. Bortezomib in patients with relapsed or refractory mantle cell lymphoma: updated time-to-event analyses of the multicenter phase 2 PINNACLE study. Ann Oncol. 2009; 20: 520-5.
11) Habermann TM, Lossos IS, Justice G, et al. Lenalidomide oral monotherapy produces a high response rate in patients with relapsed or refractory mantle cell lymphoma. Br J Haematol. 2009; 145: 344-9.
12) Ruan J, Martin P, Furman RR, et al. Bortezomib plus CHOP-rituximab for previously untreated diffuse large B-cell lymphoma and mantle cell lymphoma. J Clin Oncol. 2011; 29: 690-7.

〈木下朝博〉

7 びまん性大細胞型 B 細胞リンパ腫（DLBCL）

びまん性大細胞型 B 細胞リンパ腫（DLBCL）は，無治療で経過観察をした場合に月単位で進行する中悪性度非 Hodgkin リンパ腫（アグレッシブリンパ腫）の代表的病型であり，非 Hodgkin リンパ腫の 30〜40％を占め，最も頻度が高い．リンパ節のみならず，節外臓器から発症することも多い．また，低悪性度リンパ腫から形質転換して，二次的に発症することもある．

病理組織学的には大型 B 細胞がびまん性に増殖するリンパ腫であり，多様な病型・病態を含んでいる．WHO 分類第 4 版では，病態が明らかな DLBCL は subtype として記載されており，それ以外のものを DLBCL，非特定（not otherwise specified：NOS）に包括している（表 8-42）[1]．

a. 病 態

DLBCL は病態的にも臨床的にもヘテロな疾患の集まりであり，したがって，その細胞起源はいくつかの分化段階にある成熟 B 細胞が想定されている．遺伝子発現解析からの知見では，DLBCL はリンパ濾胞胚中心 B 細胞（germinal center B-like：GCB）に由来するもの，活性化 B 細胞（activated

表 8-42 びまん性大細胞型 B 細胞リンパ腫の亜群，亜型と周辺病型

びまん性大細胞型 B 細胞リンパ腫（DLBCL）-非特定
通常形態型（バリアント）
中心芽球型
免疫芽球型
未分化型
稀少形態型（バリアント）
分子生物学的亜群（サブグループ）
胚中心 B 細胞型（GCB）
活性化 B 細胞型（ABC）
免疫学的亜群（サブグループ）
CD5 陽性 DLBCL
胚中心 B 細胞型
非胚中心 B 細胞型
びまん性大細胞型 B 細胞リンパ腫 亜型
T 細胞/組織球豊富大細胞型 B 細胞リンパ腫
中枢神経系原発 DLBCL
皮膚原発 DLBCL-下肢型
加齢性 EBV 陽性 DLBCL
その他の大細胞型 B 細胞リンパ腫
前縦隔（胸腺）原発大細胞型 B 細胞リンパ腫
血管内大細胞型 B 細胞リンパ腫
慢性炎症関連 DLBCL
リンパ腫様肉芽腫症
ALK 陽性大細胞型 B 細胞リンパ腫
形質芽細胞性リンパ腫
HHV8 関連多中心性 Castleman 病由来大細胞型 B 細胞リンパ腫
原発性体腔液リンパ腫

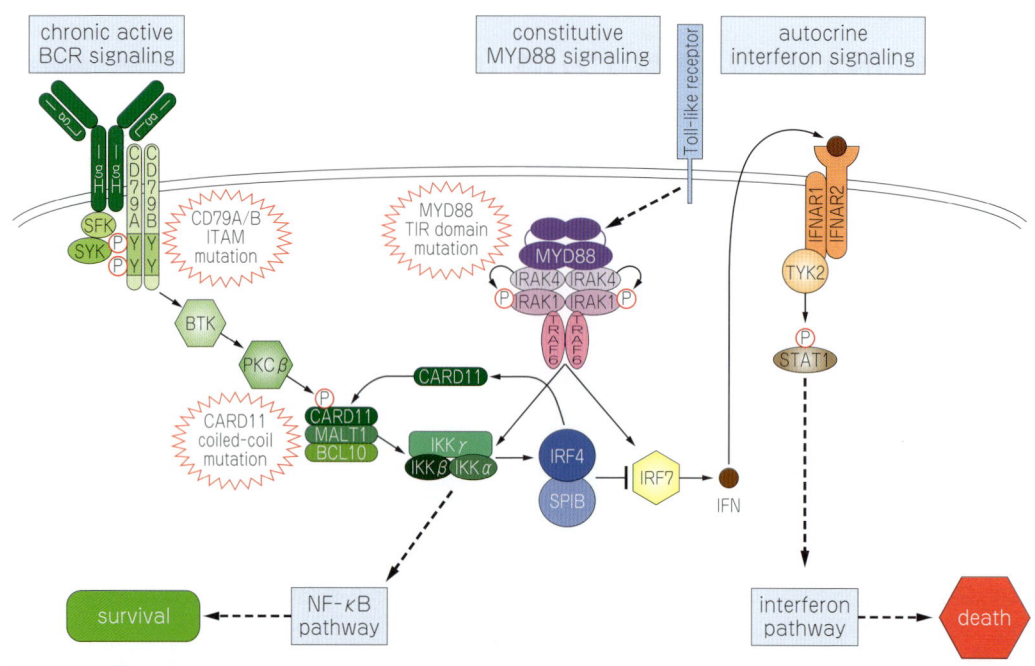

図 8-50 ABC型DLBCLにおけるシグナル伝達経路と遺伝子変異（Yang Y, et al. Cancer Cell. 2012; 21: 723-37[3]より改変）

表 8-43 DLBCLにおける代表的な遺伝子異常

	遺伝子	遺伝子異常の様式・メカニズム
B細胞の分化	BCL-6	3q27染色体転座/点突然変異
	PRDM1/BLIMP1	不活化変異
NF-κB	A20	不活化変異・欠失
	CARD11	不活化変異
	MYD88	活性化変異
	CD79b	活性化変異
アポトーシス制御	BCL2	t(14;18)(q32;q21) 転座または18q21の増幅による過剰発現
その他	TP53	不活化変異
	INK4a/ARF	欠失

B-like: ABC）に由来するもの，胸腺B細胞由来のものに分類されている[2]．これらの細胞起源を反映して，遺伝子発現に差異を認めるのは当然として，遺伝子異常にも違いが認められる．例えば，ABCタイプでは，NF-κB経路の活性化が特徴的とされ，この経路に関与する遺伝子異常が報告されている（図8-50）[3]．

DLBCLの病型特徴的な遺伝子異常はないが，比較的高頻度に認められる遺伝子異常として，B細胞分化，アポトーシス経路，細胞周期，NF-κBに収束するB細胞受容体（B-cell receptor: BCR）シグナル伝達経路などに関与する遺伝子異常が報告されている（表8-43）．

一方，近年の次世代高速シークエンス法による網羅的ゲノム解析から，DLBCLを含めたB細胞リンパ腫では，ヒストンや非ヒストンの翻訳後修飾であるクロマチン修飾に関与する遺伝子

（*CREBBP* 遺伝子，*EP300* 遺伝子）の変異が高頻度に認められ[4]，B 細胞リンパ腫発症機序における重要性が示唆されている．さらに，DLBCL の中には，HIV や慢性関節リウマチ治療などによる免疫不全状態や Epstein-Barr ウイルス，慢性炎症が関与するものもある．

このように，DLBCL の発症機序は，1 つの遺伝子の異常で説明できず，B 細胞の特定の分化段階，すなわち，細胞内環境を基盤として，いくつかの遺伝子異常が多段階に集積することや環境因子の関与が重要であると考えられる．

b. 分類

悪性リンパ腫の分類としては，WHO 分類第 4 版が広く用いられており，DLBCL も WHO 分類に基づいて分類されている．WHO 分類第 4 版では，DLBCL は，臨床所見，発生部位，免疫表現型，分子生物学的特質，などからそれぞれ特徴を持ったいくつかの疾患単位や subtype に分類され，いずれにも属さないものが DLBCL-NOS に分類される．DLBCL-NOS は，形態学的な variant や免疫表現型や分子生物学特徴に基づいた variant や subgroup に細分類されうる（表 8-42）．

病期分類は，Hodgkin リンパ腫に対して開発された Ann Arbor 分類に基づいて病期診断を行う．病期決定には，病歴と診察，血算・生化学検査，胸部 X 線検査，頸部〜骨盤の CT スキャン，骨髄検査が必須であり，必要に応じて，上部・下部消化管内視鏡を行う．また，近年では，かつて用いられていたガリウムシンチにかわり，感度，特異度ともに優れている FDG-PET スキャンが用いられるようになってきた．特に，FDG uptake の程度が高い（FDG-avid）病型である DLBCL では，FDG-PET が治療の効果判定に有用である．したがって，可能であれば病変の部位をより正確に評価するために，効果判定時だけではなく，治療前の病期診断時にも FDG-PET を実施することが望ましい．

DLBCL の予後予測，リスク分類には，国際予後指標（International Prognostic Index：IPI）が用いられている（表 8-44）[5]．IPI は，ドキソルビシンを含む治療を受けたアグレッシブリンパ腫（大部分は DLBCL）のデータをもとに解析された予後予測モデルとである．予後予測因子は，年齢，血清 LDH，performance status（PS），臨床病期，節外病変数の 5 つの因子である．60 歳以下の症例で解析した age-adjusted IPI（aaIPI）では，血清 LDH，PS，臨床病期の 3 因子が予後予測因子である．DLBCL の治療成績は，リツキシマブ（R）の導入により向上した（後述）．R-CHOP 療法で治療された DLBCL を対象として解析された予後予測モデルとして revised-IPI（R-IPI）が報告されている[6]．

近年の分子生物学の発展により，DLBCL を遺伝子発現解析により分類する試みがある．GCB 型と ABC 型である（上記）．遺伝子解析を日常診療で用いることは困難であるため，それに対応する分類として，正常胚中心 B 細胞に発現している CD10，BCL6 と正常形質細胞に発現している MUM1 の 3 つの分子マーカーを用いて，GCB 型 DLBCL（CD10＋，または，CD10－BCL6＋MUM1－）と non-GCB 型 DLBCL（CD10－BCL6－または CD10－BCL6＋MUM1＋）に分類することが頻用されている（Hans のアルゴリズム，図 8-51）[7]．GCB 型は non-GCB 型に比べて予後が良好である．

c. 臨床症状・検査所見

高齢者に多く発生し，発症頻度のピークは 60〜70 歳代であるが，あらゆる年齢層に発症する．リンパ節の腫大で気づくことが多いが，リンパ節以外の臓器（節外臓器）からの発症が 40％程度に

表 8-44　International Prognosic Index（IPI）

	IPI	aaIPI	R-IPI
年齢＞60歳	○		○
LDH＞正常値上限	○	○	○
PS≧2	○	○	○
病期≧Ⅲ	○	○	○
節外病変数	○		○

リスクグループ	リスク因子数	CR（％）	5年OS（％）
IPI			
low（L）	0, 1	87	73
low-intermediate（LI）	2	67	51
high-intermediate（HI）	3	55	43
high（H）	4, 5	44	26
aaIPI（≦60歳）			
low（L）	0	92	83
low-intermediate（LI）	1	78	69
high-intermediate（HI）	2	57	46
high（H）	3	46	32
aaIPI（全年齢）			
low（L）	0	91	56
low-intermediate（LI）	1	71	44
high-intermediate（HI）	2	56	37
high（H）	3	36	21
R-IPI			（4年）
very good	0	NE	94
good	1, 2	NE	79
poor	3, 4, 5	NE	55

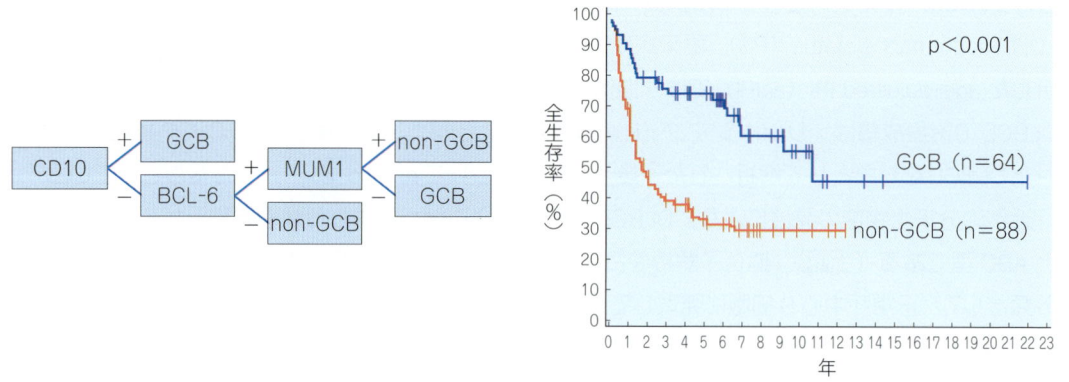

図 8-51　HansのアルゴリズムによるGCBタイプとnon-GCBタイプ（Hans CP, et al. Blood. 2004; 103: 275-82[7]）より改変）

認められる．頻度の高い節外臓器として，消化管，軟部組織，骨，精巣，眼窩，甲状腺，乳腺，肺，皮膚，中枢神経系などがあげられる．このうち，最も高いのは消化管，特に胃である．骨髄への浸潤が11〜27％に認められる．

リンパ腫の増大する速さは比較的速く，月単位で急速に進行する．浸潤臓器での臓器圧迫症状を認めることがあるが，巨大腫瘍が認められても，症状が比較的軽い場合がある．発熱，体重減少，盗汗といった全身症状，いわゆる B 症状を認めることがある．

DLBCL に特徴的な検査所見はないが，高腫瘍量や増殖のスピードが速い場合には，LDH が高値となる．浸潤部位によっては，肝機能障害や高ビリルビン血症，腎機能障害などを認める．まれではあるが，高 Ca 血症を認めることがある．

リンパ腫細胞は通常 CD19，CD20，CD22，CD79a などの B 細胞抗原を発現している．また，多くは免疫グロブリン（IgM＞IgG＞IgA）を発現している．CD10 は 30～60％，CD5 は 10％に発現している．BCL2，BCL6，IRF4/MUM1 の発現頻度は，それぞれ，25～80％，60～90％，35～50％である．CD30 の発現がみられることもある．

d. 治　療

治療方針の決定は，病期，全身状態・臓器機能に基づいて総合的になされるが，病変部位，リスク分類や年齢も重要な決定要因となる．

1）初発限局期 DLBCL

DLBCL における限局期とは，病期Ⅰ期と bulky（巨大腫瘍）病変を有さない（non-bulky）連続したリンパ節領域に病変を有する病期Ⅱ期（連続的Ⅱ期）をいう．したがって，bulky 病変を有するⅡ期は，その予後から進行期として扱われている．また，bukly 病変の定義は，縦隔腫瘤では腫瘤胸郭比が 1/3 を超えるか，その他の部位では 10 cm 以上の腫瘤をいう．

1996 年に報告された臨床研究グループ SWOG の病期Ⅰと連続したリンパ節領域に病変を有する non-bulky 病期Ⅱ（連続的Ⅱ期）のアグレッシブリンパ腫を対象とした CHOP 療法 8 コース（CHOP×8）と CHOP3 コース後の病変部放射線療法（involved-field radiotherapy：IF-RT）（CHOP×3＋IF-RT）とのランダム化比較試験（SWOG8736 試験）により，CHOP×3＋IF-RT の 5 年の無増悪生存割合と全生存割合の成績が良好であったため，CHOP×3＋IF-RT が標準的治療法として確立された（図 8-52a）．なお，その後の長期追跡で，CHOP3 コース後 IFRT 群に晩期再発が多く，7～9 年を境に両群が無増悪生存・全生存曲線ともに交差することが判明した．また，stage-modified IPI（stage；Ⅰor Ⅱ，age；＜60，or＞61，LDH；normal or high，PS 0-1 or＞2）の 2 つ以上を保有する場合には治療成績が低下することが報告されている．

リツキシマブ（R）導入後にはランダム化試験はないものの，同じ SWOG が実施した予後不良因子を有する bulky 病変のない病期Ⅰ/Ⅱ期を対象とした R-CHOP3 コース（リツキシマブは 4 回投与）後の IF-RT（R-CHOP×3＋IF-RT）の第Ⅱ相試験（S0014 試験）で，前述の CHOP×3＋IF-RT をヒストリカルコントロールとして比較した場合に，R-CHOP×3＋IF-RT の成績が優っていることが示唆されたため（図 8-52b）[8]，高いエビデンスはないものの，R-CHOP×3＋IF-RT が初発限局期 DLBCL の治療オプションとして受け入れられている．また，60 歳以下の若年低リスク群 DLBCL に対する R-CHOP 療法対 CHOP 療法のランダム化比較試験（MInT study）では初発限局早期例が比較的多く含まれており（Ⅰ・Ⅱ期が 70％），良好な成績を示したため[9]，R-CHOP6 コースも初発限局期 DLBCL の標準的治療のオプションとして受け入れられている．

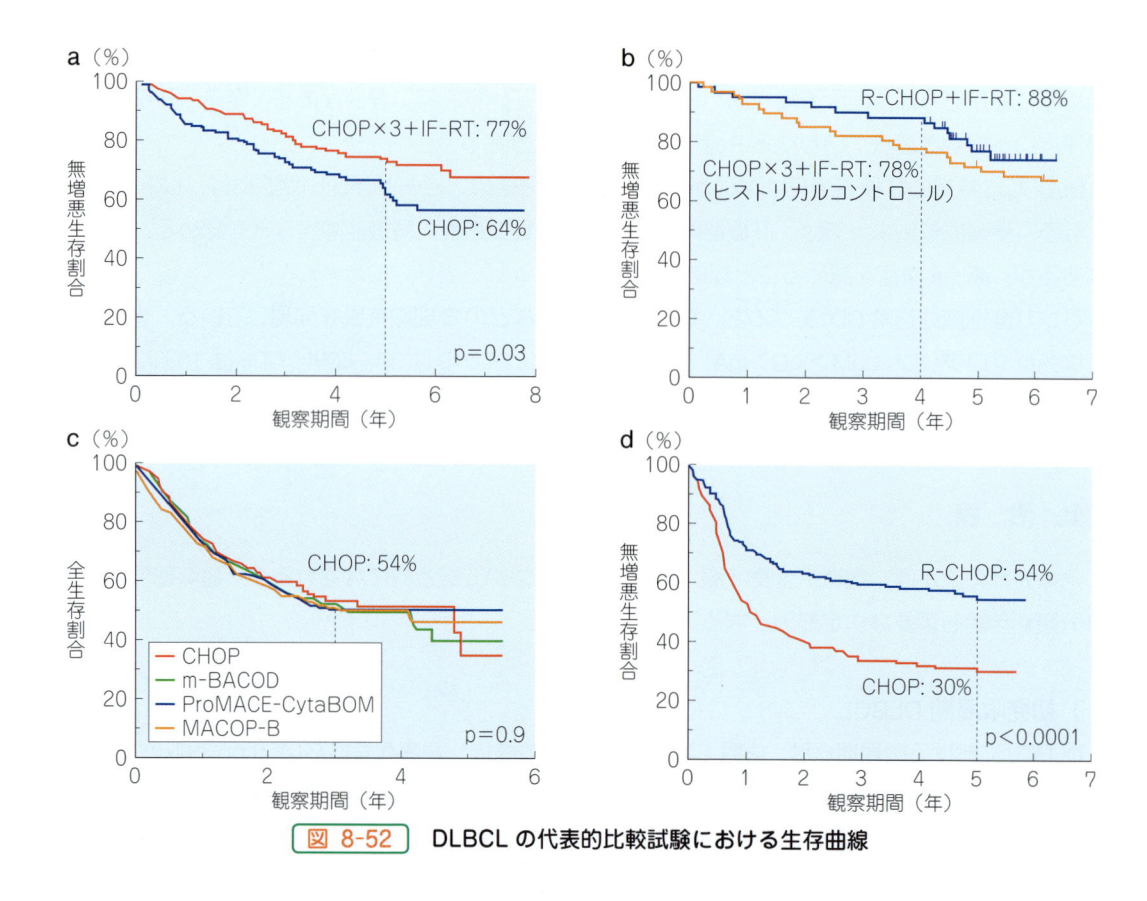

図 8-52 DLBCL の代表的比較試験における生存曲線

　以上から，I 期と腫瘤径が 10 cm 以下（non-bulky）で 1 照射野内に病変がとどまる連続的 II 期（non-bulky, contiguous stage II）の限局期 DLBCL に対しては，R-CHOP×3＋IF-RT を実施する治療法または R-CHOP 療法 6 コースのいずれかを実施することが標準的と考えられている．いずれの治療法を選択するかについては，放射線照射による毒性（頭頸部領域での唾液分泌障害や若年女性の乳房照射による乳がん発症リスクなど）と化学療法を重ねることによる毒性のバランスを考慮して決定する．

2）初発進行期 DLBCL

　DLBCL における進行期の定義は，bulky II 期，III 期，IV 期である．

　進行期 DLBCL の標準治療は CHOP 療法と第 2・3 世代多剤併用化学療法との比較試験（図 8-52c）[10]，CHOP 療法と R-CHOP 療法との比較試験（図 8-52d）[11] を経て，R-CHOP 療法が標準治療となった．代表的な比較試験は，GELA により実施された 60 歳以上 80 歳以下の高齢者で臨床病期 II 期以上の DLBCL を対象としたランダム化比較試験で，R-CHOP 療法が CHOP 療法よりも生存割合などにおいて優れていることが示された（図 8-52d）[12]．R による生存割合への上乗せ効果は 20％程である．

　治療成績向上のため，標準的な 3 週毎の R-CHOP21 と治療間隔を 2 週間に縮めた R-CHOP14 のランダム化試験が実施されているが，R-CHOP14 は R-CHOP21 を上回る成績が得られなかった[13,14]．R 時代において，IPI 高リスク（high-intermediate および high リスク群）DLBCL に対して

初回化学療法で奏効を得た場合に地固め療法として実施する自家造血幹細胞移植併用大量化学療法は，無増悪生存割合では優れているものの，全生存割合では差がなく，いまだ標準治療とはいえない．

以上から，bulky II期，III期，IV期の初発進行期DLBCLに対しては，標準治療であるR-CHOP療法6～8コースを実施する．

なお，脳原発DLBCL，精巣原発DLBCLなどの特殊な節外原発DLBCLには個別の対応が必要である．

3）特殊なDLBCL

a）原発性縦隔大細胞型B細胞リンパ腫〔primary mediastinal (thymic) large B-cell lymphoma：PMBCL〕

PMBCLはDLBCLのうち，胸腺由来B細胞に由来する病型であり，前縦隔にbulky病変を有し，若年女性に発症することが多い．これまでは，DLBCLに準じてR-CHOP療法と必要に応じてIF-RTを実施することで比較良好な成績が得られていたが，最近，dose-adjusted EPOCH療法を実施することで，放射線照射を実施することなく非常に良好な成績が得られることが報告された[15]．

4）高齢者DLBCL

高齢者は化学療法に対する認容性が低く，若年者と同量の抗がん薬用量で治療を実施することが困難である．80歳以上の高齢者DLBCLに対して，CHOP療法の各薬剤の投与量をほぼ半分にするR-miniCHOP療法を行うことで比較的良好な成績が報告されている[16]．

5）再発DLBCL

R-CHOP施行後の再発・再燃例では，Rを含む救援化学療法を施行する．救済化学療法の代表的レジメンは，CHASER療法，R-ESHAP療法，R-ICE療法，R-EPOCH療法などである．65歳以下で部分奏効以上の効果が得られる場合は末梢血幹細胞を採取し，救援化学療法3～4コース後に自家末梢血幹細胞移植を併用した大量化学療法を実施する．

e. 予後

DLBCLは化学療法を中心とした治療により一定の割合で治癒が望める．DLBCLをR-CHOP療法で治療した場合の長期生存は，全体として70％程である．R-IPIのリスク別生存率は，94％（very good群），79％（good群），55％（poor群）である（表8-44）．

■文献

1) Swerdlow SH, Campo E, Harris NL, et al., editors. WHO classification of tumours of haematopoietic and lymphoid tissues. Lyon：IARC；2008.
2) Rosenwald A, Wright G, Chan WC, et al. The use of molecular profiling to predict survival after chemotherapy for diffuse large-B-cell lymphoma. N Engl J Med. 2002；346：1937-47.
3) Yang Y, Shaffer AL 3rd, Emre NC, et al. Exploiting synthetic lethality for the therapy of ABC diffuse large B cell lymphoma. Cancer Cell. 2012；21：723-37.

4) Pasqualucci L, Dominguez-Sola D, Chiarenza A, et al. Inactivating mutations of acetyltransferase genes in B-cell lymphoma. Nature. 2011; 471: 189-95.
5) A predictive model for aggressive non-Hodgkin's lymphoma. The International Non-Hodgkin's Lymphoma Prognostic Factors Project. N Engl J Med. 1993; 329: 987-94.
6) Sehn LH, Berry B, Chhanabhai M, et al. The revised International Prognostic Index (R-IPI) is a better predictor of outcome than the standard IPI for patients with diffuse large B-cell lymphoma treated with R-CHOP. Blood. 2007; 109: 1857-61.
7) Hans CP, Weisenburger DD, Greiner TC, et al. Confirmation of the molecular classification of diffuse large B-cell lymphoma by immunohistochemistry using a tissue microarray. Blood. 2004; 103: 275-82.
8) Persky DO, Unger JM, Spier CM, et al. PhaseⅡ study of rituximab plus three cycles of CHOP and involved-field radiotherapy for patients with limited-stage aggressive B-cell lymphoma: Southwest Oncology Group study 0014. J Clin Oncol. 2008; 26: 2258-63.
9) Pfreundschuh M, Kuhnt E, Trumper L, et al. CHOP-like chemotherapy with or without rituximab in young patients with good-prognosis diffuse large-B-cell lymphoma: 6-year results of an open-label randomised study of the MabThera International Trial (MInT) Group. Lancet Oncol. 2011; 12: 1013-22.
10) Fisher RI, Gaynor ER, Dahlberg S, et al. Comparison of a standard regimen (CHOP) with three intensive chemotherapy regimens for advanced non-Hodgkin's lymphoma. N Engl J Med. 1993; 328: 1002-6.
11) Coiffier B, Lepage E, Briere J, et al. CHOP chemotherapy plus rituximab compared with CHOP alone in elderly patients with diffuse large-B-cell lymphoma. N Engl J Med. 2002; 346: 235-42.
12) Feugier P, Van Hoof A, Sebban C, et al. Long-term results of the R-CHOP study in the treatment of elderly patients with diffuse large B-cell lymphoma: a study by the Groupe d'Etude des Lymphomes de l'Adulte. J Clin Oncol. 2005; 23: 4117-26.
13) Cunningham D, Hawkes EA, Jack A, et al. Rituximab plus cyclophosphamide, doxorubicin, vincristine, and prednisolone in patients with newly diagnosed diffuse large B-cell non-Hodgkin lymphoma: a phase 3 comparison of dose intensification with 14-day versus 21-day cycles. Lancet. 2013; 381: 1817-26.
14) Delarue R, Tilly H, Mounier N, et al. Dose-dense rituximab-CHOP compared with standard rituximab-CHOP in elderly patients with diffuse large B-cell lymphoma (the LNH03-6B study): a randomised phase 3 trial. Lancet Oncol. 2013; 14: 525-33.
15) Dunleavy K, Pittaluga S, Maeda LS, et al. Dose-adjusted EPOCH-rituximab therapy in primary mediastinal B-cell lymphoma. N Engl J Med. 2013; 368: 1408-16.
16) Peyrade F, Jardin F, Thieblemont C, et al. Attenuated immunochemotherapy regimen (R-miniCHOP) in elderly patients older than 80 years with diffuse large B-cell lymphoma: a multicentre, single-arm, phase 2 trial. Lancet Oncol. 2011; 12: 460-8.

8 Burkitt リンパ腫

　Burkitt リンパ腫（Burkitt lymphoma: BL）は，しばしば節外病変や急性白血病として発症する高悪性度（highly aggressive）B 細胞リンパ腫で，成人では悪性リンパ腫全体の 1〜2％程度を占める．一方，小児においては，赤道アフリカやパプアニューギニアなどの endemic 地域では全小児悪性腫瘍の過半数を，non-endemic 地域では 25〜40％を占め，男女比は 2〜3：1 で男性に多い．以前は，Burkitt lymphoma/leukemia としてリンパ腫病型と白血病病型が一括りにされていたが，WHO 分類第 4 版（2008）ではリンパ腫病型である"Burkitt lymphoma"が主分類となり，白血病状態が主体

の場合に，"Burkitt leukemia variant"として臨床的亜型へ分類される．

　BLには赤道アフリカやパプアニューギニアなどに多く見られるendemic BL，欧米や日本などで認められるsporadic BLおよびhuman immunodeficiency virus（HIV）感染に関連して発症するimmunodeficiency associated BLの3つの臨床病型が知られている．回盲部腫瘍などの腹部腫瘍で発症することが多く，腹腔内リンパ節，卵巣，腎，乳房，骨髄，中枢神経などへの浸潤も珍しくない．臨床的にはきわめて進行が速いが，適切な治療を行うことで高率に治癒が期待できる病型でもある．

a. 病　態

　BLはリンパ濾胞胚中心B細胞（germinal center B-like：GCB）に由来する細胞が腫瘍化したものと考えられている．BLの腫瘍化に重要な役割を果たしているののが，8番染色体長腕q24（8q24）に位置するMYC遺伝子である．MYC遺伝子は免疫グロブリン（Ig）遺伝子と相互転座し，活性化される．転座に関わるIg遺伝子の85%は，14番染色体長腕q32（14q32）に存在する免疫グロブリン重鎖（IgH）遺伝子であり，その結果，t(8;14)(q24;q32)が形成される．残りの15%は，免疫グロブリン軽鎖のκまたはλ遺伝子と転座し，それぞれt(2;8)(p12;q24)またはt(8;22)(q24;q11)を形成する．これらの転座の結果，Ig遺伝子領域のエンハンサーがMYC遺伝子の近傍に位置することになり，MYCが過剰発現する．MYC遺伝子活性化は，細胞回転を促進し，リンパ濾胞胚中心B細胞の腫瘍化をきたすと考えられている[1]．したがって，BLではほとんどの腫瘍細胞が増殖しており，増殖マーカーであるKi-67（MIB-1）の陽性率はほぼ100%となる．

　一方，BL細胞では，抗アポトーシス蛋白であるBCL2が陰性または弱陽性である．また，MYCの過剰発現は，TP53遺伝子を活性化してアポトーシスを誘導する．したがって，BL細胞では，腫瘍細胞の高度な細胞増殖を背景として，アポトーシスに陥った腫瘍細胞を貪食するマクロファージの胞体が淡く抜けて見える像がstarry sky appearance（星空像）として観察される．

　MYCの活性化はBLの腫瘍化に重要な働きをしているものの，MYC遺伝子の転座は，BLに特異的ではなく，びまん性大細胞型B細胞リンパ腫（diffuse large B-cell lymphoma：DLBCL）や他の病型でも認められる[2]．DLBCLでは，5〜15%の症例でMYC遺伝子の転座を認め[3]，転座相手はIg遺伝子が60%で，残りの40%はnon-Ig遺伝子である[4]．

　網羅的遺伝子発現（gene expression profiling：GEP）解析から，形態，免疫表現型および遺伝子異常からみて典型的なBLは，特徴的な遺伝子発現パターンを示す（molecular BL：mBL）[4,5]．一方，特徴的な遺伝子発現パターンを有するがMYC転座を認めない例（9%）[5]やBLとDLBCLとの中間型のmolecular signatureを示す一群も同定されている．MYC転座を認めないBLでは，転座とは別の機序によりMYCの過剰発現が惹起されていること[6]，また，2つの病型間には連続性があることを示唆しているものと考えられる．

　Epstein-Barrウイルス（EBV）との関連がendemic BLでは98%に認められる．sporadic BLでは，EBVとの関連は20%であり，HIV関連BLでは30〜40%である[7]．BLでは，通常，LMP1およびEBNAを発現しておらず，latency Iを示す．

b. 病理診断・分類

　典型的なBLでは，形態学的には小型から中型までの腫瘍細胞がびまん性かつ融合性増殖を示し，

核片を貪食するマクロファージが淡く抜けて starry sky appearance を呈し，*MYC* 転座を認める[8,9]．

免疫表現型は，CD5−，10＋，19＋，20＋，22＋，79a＋，IgM＋，BCL2−，BCL6＋で，免疫グロブリン軽鎖の偏りを示す．MIB-1 index は 99％以上である．

MYC 転座は WHO 分類第 3 版では BL の診断に必須とされていたが，この遺伝子異常は BL に特異的ではなく，DLBCL や他の病型でも認められことから，WHO 分類第 4 版（2008）では，*MYC* 遺伝子転座は BL の診断の必須事項ではなくなった．したがって，形態学的や免疫表現型が BL に典型的なものであれば *MYC* 遺伝子転座の有無にかかわらず BL と診断できる．一方，BL としても DLBCL としても非定型的な所見を認めた場合は，これらの中間型として，WHO 分類第 4 版で新たに記載された疾患群である B cell lymphoma, unclassifiable, with features intermediate between diffuse large B-cell lymphoma and Burkitt lymphoma（intermediate DLBCL/BL）と診断する[10]．この疾患群には，典型的な BL と DLBCL 以外の REAL 分類における Burkitt-like lymphoma（BLL）や WHO 分類第 3 版の atypical BL の一部が含まれることになる．形態学的に DLBCL と診断されるものは，たとえ *MYC* 転座を認めたとしても DLBCL と診断することも明記されている．これら 3 病型の特性を**表 8-45** にまとめた[9]．

病期分類は，高頻度に認められる節外性病変を考慮した Murphy 分類を用いることが多い（**表 8-46**）[8,11]．

c. 臨床症状・検査所見

小児を含む若年者に多く発症する．男女比は 2〜3：1 で男性に多い．胃，回盲部腫瘍などの消化管・腹部腫瘍で発症することが多く，腹腔内リンパ節，卵巣，腎および乳房などへの浸潤することも多い．骨髄浸潤（70％）や中枢神経浸潤（40％）を高頻度に認める．多くの症例（＞70％）が診断時にⅢ期以上の進行期であるとされる．高悪性度（highly aggressive）B 細胞リンパ腫であり，臨床的にきわめて速い進行を示すが，適切な治療を行うことで高率に治癒が期待できる．病勢の進行が速いため，診断後，速やかに必要な治療前検査を実施し，治療を開始することが重要である．

染色体・遺伝子検査では *MYC* 遺伝子の転座を認める（**図 8-53**）．しかしながら，スプリットタイプの FISH（fluorescence in situ hybridization）プローブを使用しても，典型的な BL と思われる症例の 10％程で *MYC* の転座が検出されない[11]．また，*MYC* 転座は，BL に特異的ではなく，DLBCL など他の病型でも認められることに注意が必要である．WHO 分類第 4 版では，*MYC* 転座は BL の診断に必須となっていない[9]．

d. 治 療

BL は病勢の進行が速いため，診断後速やかに，または，BL が疑われる場合には診断検査と同時並行で，必要な治療前検査を実施する．治療をなるべく早く開始することが重要で，専門家の間では 48 時間以内に治療を開始すべきであるとの意見もある．

BL に対する化学療法の基本は，高用量アルキル化剤を含む治療強度を高めた多剤併用化学療法と中枢神経系予防である．成人 BL の化学療法レジメンは，症例数が多く高い治療成績が得られている小児 BL を参考にして開発されたものが多い．BL に対して DLBCL の標準治療である CHOP 療法などの第 1 世代の化学療法を行った際の成績は，長期生存が 10％未満ときわめて不良である．病

表 8-45　BL，DLBCL，intermediate BL/DLBCL の比較（Leoncini L, et al. WHO classification of tumours of haematopoietic and lymphoid tissues. Lyon: IARC Press; 2008. p.262-4[9] より改変）

	BL	intermediate DLBCL/BL	DLBCL
細胞形態			
小型/中型細胞のみ	yes	common	no
大型細胞のみ	no	no	common
混合	no	sometimes	rare
増殖性（MIB-1 index）			
>90％かつ染色性は均一	yes	common	rare
<90％または染色性が不均一	no	sometimes	common
BCL2 発現			
なし/弱い	yes	sometimes	sometimes
強い	no	sometimes	sometimes
遺伝子・染色体			
MYC 遺伝子再構成	yes	common	rare
IG-MYC	yes	sometimes	rare
Non IG-MYC	no	sometimes	rare
BCL2 再構成あり/MYC 再構成なし	no	rare	sometimes
BCL6 再構成あり/MYC 再構成なし	no	rare	sometimes
Double hit	no	sometimes	rare
MYC 単独の核型異常	yes	rare	rare
MYC を含む複雑な核型異常	rare	common	rare

表 8-46　Murphy の病期分類（Perkins AS, et al. Hematology2008. Am Soc Hematol Educ Program Book. 2008. p.341-8[8] より改変）

病期	病変
Stage I	1 領域リンパ節または 1 節外病変（縦隔，腹部以外）
Stage II	所属リンパ節病変を有する 1 節外性病変 横隔膜のどちらか一方にある 2 節外性病変 原発性消化管病変（所属腸間膜リンパ節の有無を問わない） 横隔膜のどちらか一方にある 2 領域以上のリンパ節病変
Stage IIR	完全切除された腹腔内病変
Stage III	横隔膜の両側にある 2 節外病変 すべての原発性胸腔内病変 すべての原発性傍脊髄または硬膜外病変 すべての広範な原発性腹腔病変 横隔膜の両側にある 2 領域以上のリンパ節病変
Stage IIIA	限局した切除不能な腹腔内病変
Stage IIIB	腹腔内の広範囲に浸潤する多臓器病変
Stage IV	初診時に認められる中枢神経系，または，骨髄浸潤

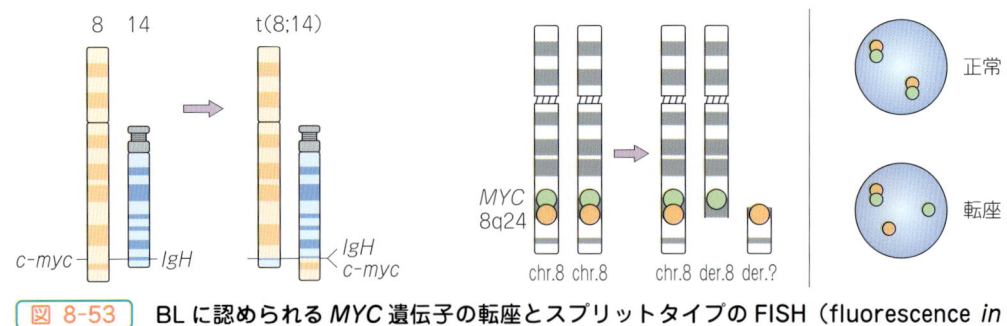

図8-53 BLに認められるMYC遺伝子の転座とスプリットタイプのFISH（fluorescence in situ hybridization）プローブによる検出

変が限局していても放射線療法を行う意義は少なく，全身化学療法が主体となる．治療戦略の考え方は，1）短期間の強力化学療法，2）完全奏効が得られた場合には，無治療経過観察，3）第1寛解期では自家末梢血幹細胞移植併用大量化学療法による地固め療法は実施しない，4）巨大腫瘤（bulky病変）に対する放射線照射は不要，が基本となる．また，初回治療では腫瘍崩壊症候群がほぼ必発であるため，その予防対策が必須である．

1）CODOX-M/IVAC療法

CODOX-M/IVAC療法は，CPA（エンドキサン）/VCR（オンコビン）/DOX（アドリアシン）/MTX（メソトレキセート）大量療法からなるCODOX-M療法（レジメンA）とイホスファミド（イホマイド）/エトポシド（ラステット，ベプシド，エトポシド）/Ara-C（キロサイド）大量療法からなるIVAC療法（レジメンB）の交替療法をA-B-A-Bの順に2コースずつ施行し，MTXおよびAra-Cの髄腔内投与を併用する化学療法レジメンである．完全奏効が得られた場合には，無治療で経過観察を行う．治療前に限局期であっても，あるいはbulky病変が存在しても放射線治療は追加せず，また，自家造血幹細胞移植併用大量化学療法も実施しない．

米国国立がん研究所のMagrathらは，小児と成人のBL患者を対象としたCODOX-M/IVAC療法の治療成績を報告している[12]．小児，成人の区別なく，同じレジメンを41症例（小児21例/60歳未満成人20例/成人の年齢中央値25歳）に実施し，39例（95%）に完全奏効が得られた．残りの2例は部分奏効であった．観察期間中央値45カ月（小児）および32カ月（成人）で，2年無イベント生存割合は小児85%および成人100%で，生存曲線はplateauに達していた．この成績はヨーロッパでも追試され（LY06 study）（図8-54）[13]，同様の良好な成績が得られた．これらの報告から，成人BLに対するCODOX-M/IVAC療法の有効性と安全性が確認され，CODOX-M/IVAC療法は成人BLに対する標準治療の1つとして位置付けられている．

CODOX-M/IVAC療法の有効性と安全性は，主に若年成人で確かめられたものの，毒性が強く，認容性の点から再検討が行われた．Dana-Farberがん研究所およびヨーロッパ（LY10試験）のグループは，より高齢者を対象として，抗がん薬投与量を減量したmodified CODOX-M/IVAC療法の治療成績を報告し（図8-54），modified CODOX-M/IVAC療法は比較的高齢者にも適応可能で，毒性を軽減しつつ有効性が保たれることを示した[14,15]．

日本においては，国立がん研究センター中央病院が，CODOXM/IVAC療法を日本の保険制度に合

図 8-54 CODOX-M/IVAC 療法と modified CODOX-M/IVAC 療法の無増悪生存曲線（Mead GM, et al. Blood. 2008; 112: 2248-60[15]）より改変）

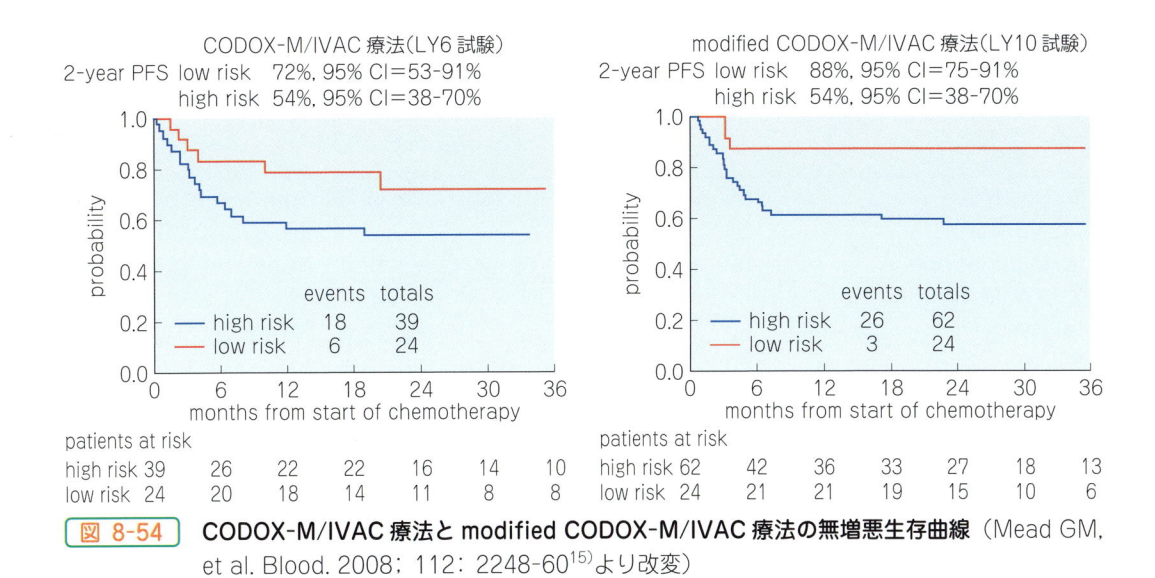

わせて減量した modified CODOX-M/IVAC 療法を実施し，欧米と同様の良好な成績を報告している[16]．

2）hyper-CVAD/HD-MA 交替療法

MD アンダーソンがんセンターで成人急性リンパ性白血病に対して開発された hyper-CVAD regimen〔hyperfractionated シクロホスファミド（エンドキサン），ビンクリスチン（オンコビン），ドキソルビシン（アドリアシン），デキサメタゾン（デキサメサゾン）〕/HD-MA〔high-dose メトトレキサート（メソトレキセート）＆シタラビン（キロサイド）〕交替療法が白血化していない BL に応用され，85％という高い奏効割合が得られたが，3 年無イベント生存割合は 52％であった[17]．生存割合が低い原因としては，年齢中央値が 58 歳と高齢であったことが指摘されている．一方，hyper-CVAD/HD-MA 交替療法にリツキシマブを併用した R-hyper-CVAD/HD-MA 交替療法により，3 年全生存割合が 89％と良好な成績が得られることが報告されている．

3）その他のレジメン[8,11]

初発 BL 患者に対して dose adjusted EPOCH-R 療法をおこなうことで，観察期間中央値 29 カ月で 93％無イベント生存割合と良好な成績が報告されている[18]．この報告では，比較的予後の良い若年，限局期，LDH 正常の症例が半数を占めていたが，dose adjusted EPOCH-R 療法は高齢者にも適応可能であることを考えると，CODOXM/IVAC 療法などの強力な化学療法による毒性が懸念される高齢者には良い治療レジメンとなる可能性がある．治療成績を**表 8-47** にまとめた．

4）リツキシマブの併用[11]

BL に対するリツキシマブの有用性については，hyper-CVAD 療法にリツキシマブを併用した R-hyper-CVAD 療法/HD-MA 交替療法が，リツキシマブを併用しない hyper-CVAD 療法/HD-MA 交替療法単独をヒストリカルコントロールとして比較した場合に，成績が優れていたことが報告されて

表 8-47 成人 BL の主な治療レジメンの成績（Linch DC. Br J Haematol. 2012; 156: 693-703[11]より改変）

グループ・レジメン		N	年齢中央値	CR割合（％）	EFS（％）	OS（％）	研究者
French LMB		65	56	89	64	74（3年）	Soussain et al（1995）
CALGB レジメン		54	44	80	42		Lee et al（2001）
UK/Multinational CODOX-M/IVAC		52	35	77	65（2年）	73（2年）	Mead et al（2002）
CALGB 9251	コホート1	52	44	79		54（3年）	Rizzieri et al（2004）
	コホート2	40	50	68		50（3年）	
GELA/GOELAMS LMB 89		72	33	72	65（2年）	70（2年）	Divine et al（2005）
MDACC Hyper-CVAD	コホート1	48	48	85	52（3年）	53（3年）	Thomas et al（2006）
	コホート2（+R）	31	46	86	80（3年）	89（3年）	
GMALL（+R）		115	36	90		91（3年）	Hoelzer et al（2007）
UK/Multinational modified CODOX-M/IVAC		53	37		64（2年）	67（2年）	Mead et al（2008）

いる．また，German Multicentre Study Group for Adult ALL（GMALL）の BL と BLL を対象とした試験では，リツキシマブを以前実施したレジメンに上乗せすることにより，完全奏効割合が 90％で，55 歳以下の 3 年生存割合が 91％であったことが報告されている．

一方，CODOXM/IVAC 療法にリツキシマブを併用した報告では，いずれもリツキシマブによる明らかな上乗せ効果は示されていない[19]．

以上のように，リツキシマブ併用の有用性は併用レジメンに依存する可能性が示唆されており，結論は得られていない．

5）大量化学療法[11]

登録データを用いて実施された European Group for Blood and Marrow Transplantation（EBMT）からの成人 BL 患者 117 例の解析によると，第 1 寛解期で自家造血幹細胞移植併用大量化学療法（自家移植）（HDT/ASCT）を施行した患者の 3 年全生存割合は 72％であった[20]．この成績は，CODOXM/IVAC 療法などの短期集中型の強力化学療法単独による治療成績と大差がないと考えられている．一方で，再発例に対して，救援療法に治療反応を示した患者に HDT/ASCT を行うことで，3 年全生存割合 37％が得られるのに対して，治療抵抗性の患者では 7％であったことから，再発後に救援療法に感受性を示す患者では一定の有用性が認められている．以上より，第 1 寛解期に積極的に HDT/ASCT を施行する根拠は乏しいものの，再発後に救援療法に感受性を示す患者では HDT/ASCT により一定の効果が期待できる．

BL に対する同種造血幹細胞移植については，EBMT の登録データの解析から，同種移植を行った BL 患者 71 例中 41 例（63％）は移植時に寛解状態，11 例（17％）が化学療法に奏効した状態で実

施されたが，無増悪生存期間および全生存期間中央値はそれぞれ 2.5 カ月および 4.7 カ月であった[21]．BL に対する同種移植の効果は極めて限られたものであることを示している．

6）intermediate DLBCL/BL に対する治療[11]

intermediate DLBCL/BL は急速な経過をとり，CHOP 療法などの DLBCL に対する化学療法での予後は不良である．BL に対する化学療法に関する報告のなかには，対象患者に BL だけでなく intermediate DLBCL/BL に含まれる BLL が含まれているものがあり，BL に対する強力化学療法が有効であったとの報告がある．したがって，intermediate DLBCL/BL に対して，BL に準じた治療が選択肢の 1 つとなる．ただし，intermediate DLBCL/BL のなかに，*MYC* 転座および *BCL2* 転座の両方を有する場合（いわゆる double-hit lymphoma）には，BL タイプの強力化学療法を行ったとしても生存期間中央値は 2.4〜18 カ月ときわめて予後不良である[22]．

e. 予 後

予後不良因子として，年齢（40 歳以上），LDH 上昇，中枢神経系浸潤，骨髄浸潤，10 cm 超の巨大腫瘤，+7q，del(13) の染色体異常があげられている．

BL は短期間の強力化学療法により 70% 以上の生存が得られている（表 8-47）．intermediate DLBCL/BL の中でも *MYC* 転座および *BCL2* 転座の両方を有する double-hit lymphoma の予後は不良である．

■文 献

1) Hecht JL, Aster JC. Molecular biology of Burkitt's lymphoma. J Clin Oncol. 2000; 18: 3707-21.
2) Cigudosa JC, Parsa NZ, Louie DC, et al. Cytogenetic analysis of 363 consecutively ascertained diffuse large B-cell lymphomas. Genes Chromosomes Cancer. 1999; 25: 123-33.
3) van Imhoff GW, Boerma EJ, van der Holt B, et al. Prognostic impact of germinal center-associated proteins and chromosomal breakpoints in poor-risk diffuse large B-cell lymphoma. J Clin Oncol. 2006; 24: 4135-42.
4) Hummel M, Bentink S, Berger H, et al. A biologic definition of Burkitt's lymphoma from transcriptional and genomic profiling. N Engl J Med. 2006; 354: 2419-30.
5) Dave SS, Fu K, Wright GW, et al. Molecular diagnosis of Burkitt's lymphoma. N Engl J Med. 2006; 354: 2431-42.
6) Leucci E, Cocco M, Onnis A, et al. MYC translocation-negative classical Burkitt lymphoma cases: an alternative pathogenetic mechanism involving miRNA deregulation. J Pathol. 2008; 216: 440-50.
7) Brady G, MacArthur GJ, Farrell PJ. Epstein-Barr virus and Burkitt lymphoma. J Clin Pathol. 2007; 60: 1397-402.
8) Perkins AS, Friedberg JW. Burkitt lymphoma in adults. Hematology 2008. Am Soc Hematol Educ Program Book. 2008. p.341-8.
9) Leoncini L, Raphael M, Stein H, et al. Burkitt lymphoma. In: Swerdlow SH, et al. editors. WHO classification of tumours of haematopoietic and lymphoid tissues. Lyon: IARC Press; 2008. p.262-4.
10) Kluin PM, Harris NL, Stein H, et al. B cell lymphoma, unclassifiable, with features intermediate between diffuse large b-cell lymphoma and Burkitt lymphoma. In: Swerdlow SH, et al. editors. WHO classification of tumours of haematopoietic and lymphoid tissues. Lyon: IARC Press; 2008. p.265-6.

11) Linch DC. Burkitt lymphoma in adults. Br J Haematol. 2012; 156: 693-703.
12) Magrath I, Adde M, Shad A, et al. Adults and children with small non-cleaved-cell lymphoma have a similar excellent outcome when treated with the same chemotherapy regimen. J Clin Oncol. 1996; 14: 925-34.
13) Mead GM, Sydes MR, Walewski J, et al. An international evaluation of CODOX-M and CODOX-M alternating with IVAC in adult Burkitt's lymphoma: results of United Kingdom Lymphoma Group LY06 study. Ann Oncol. 2002; 13: 1264-74.
14) Lacasce A, Howard O, Lib S, et al. Modified magrath regimens for adults with Burkitt and Burkitt-like lymphomas: preserved efficacy with decreased toxicity. Leuk Lymphoma. 2004; 45: 761-7.
15) Mead GM, Barrans SL, Qian W, et al. A prospective clinicopathologic study of dose-modified CODOX-M/IVAC in patients with sporadic Burkitt lymphoma defined using cytogenetic and immunophenotypic criteria (MRC/NCRI LY10 trial). Blood. 2008; 112: 2248-60.
16) Maruyama D, Watanabe T, Maeshima AM, et al. Modified cyclophosphamide, vincristine, doxorubicin, and methotrexate (CODOX-M)/ifosfamide, etoposide, and cytarabine (IVAC) therapy with or without rituximab in Japanese adult patients with Burkitt lymphoma (BL) and B cell lymphoma, unclassifiable, with features intermediate between diffuse large B cell lymphoma and BL. Int J Hematol. 2010; 92: 732-43.
17) Thomas DA, Faderl S, O'Brien S, et al. Chemoimmunotherapy with hyper-CVAD plus rituximab for the treatment of adult Burkitt and Burkitt-type lymphoma or acute lymphoblastic leukemia. Cancer. 2006; 106: 1569-80.
18) Dunleavy K, Healey Bird BR, Pittaluga S, et al., editors. Efficacy and toxicity of dose-adjusted EPOCH-rituximab in adults with newly diagnosed Burkitt lymphoma. ASCO Meeting Abstracts; 2007.
19) Barnes JA, Lacasce AS, Feng Y, et al. Evaluation of the addition of rituximab to CODOX-M/IVAC for Burkitt's lymphoma: a retrospective analysis. Ann Oncol. 2011; 22: 1859-64.
20) Sweetenham JW, Pearce R, Taghipour G, et al. Adult Burkitt's and Burkitt-like non-Hodgkin's lymphoma--outcome for patients treated with high-dose therapy and autologous stem-cell transplantation in first remission or at relapse: results from the European Group for Blood and Marrow Transplantation. J Clin Oncol. 1996; 14: 2465-72.
21) Peniket AJ, Ruiz de Elvira MC, Taghipour G, et al. An EBMT registry matched study of allogeneic stem cell transplants for lymphoma: allogeneic transplantation is associated with a lower relapse rate but a higher procedure-related mortality rate than autologous transplantation. Bone Marrow Transplant. 2003; 31: 667-78.
22) Johnson NA, Savage KJ, Ludkovski O, et al. Lymphomas with concurrent BCL2 and MYC translocations: the critical factors associated with survival. Blood. 2009; 114: 2273-9.

〈山本一仁〉

9 末梢性T細胞リンパ腫（PTCL）

　PTCLは成熟T細胞が単クローン性に増殖した腫瘍の総称である．成人T細胞白血病リンパ腫（adult T-cell leukemia/lymphoma：ATL），NK/T細胞リンパ腫，皮膚を主病変とするPTCLは別項で解説される．

■分　類■

　WHO分類（2008）[1]では成熟T/NK細胞腫瘍として約20の病型が掲載されている．そのなかで世界的に頻度の高いPTCL病型は，末梢性T細胞リンパ腫，非特定型（peripheral T-cell lymphoma, not other specified：PTCL-NOS），血管免疫芽球性T細胞リンパ腫（angioblastic T-cell lymphoma：

AITL), 未分化大細胞リンパ腫 (anaplastic large cell lymphoma: ALCL), ALK 陽性と ALCL, ALK 陰性の4つである[2]. 腸管症関連T細胞リンパ腫 (enteropathy-associated T-cell lymphoma: EATL) と肝脾T細胞リンパ腫 (hepatosplenic T-cell lymphoma: HSTL) はいずれもきわめてまれであり, 全 PTCL の 5%以下である.

病態[1]

a) PTCL-NOS
PTCL のうち他のいずれの病型にも分類されないもので構成される不均一な疾患集団である.

b) AITL
リンパ節への多彩な細胞浸潤, 高内皮細静脈および濾胞樹状細胞の著明な増生を特徴とする全身性の PTCL である. CD4 陽性濾胞ヘルパーT細胞由来と考えられている.

c) ALCL, ALK 陽性
大型で豊富な細胞質を有し多形性, しばしば馬蹄形の核をもつリンパ腫細胞から構成される. *ALK* 関連染色体転座を認め, ALK 蛋白および CD30 が陽性である.

d) ALCL, ALK 陰性
形態的に ALCL, ALK 陽性との鑑別が不可能であるものの ALK 蛋白発現を欠く CD30 陽性腫瘍であり[3], WHO 分類 (2008)[1] では暫定病型である.

e) EATL
腸管上皮内T細胞の腫瘍で, 通常は大型の腫瘍細胞で構成され, 炎症性背景を高率に伴う. 近接する小腸粘膜には陰窩の過形成を伴う絨毛萎縮を認める. Celiac 病の頻度の高い地中海沿岸諸国で頻度が高い. 10～20%の症例では monomorphic な中型細胞で構成され, monomorphic variant あるいは typeⅡ EATL と呼ばれる. これは Celiac 病のリスクファクターを伴わず, わが国など東アジアでは typeⅡ EATL が主体をなすと考えられる.

f) HSTL
節外性, 全身性の腫瘍で, 細胞傷害性T細胞, 通常は γδ 型T細胞に由来する. 腫瘍細胞は中型で肝脾および骨髄への著明な類洞内浸潤を呈する. 全 PTCL の約5%ときわめてまれな疾患である. 若年男性に多く, 著明な肝脾腫, 血小板減少, 黄疸で発症することが多い. リンパ節腫脹はないか, 軽度である. 通常は CD4 と CD8 がともに陰性であり, CD56 などの NK 細胞マーカーに加えて, 細胞傷害性蛋白である TIA-1 および granzyme M の陽性率が高い特徴がある. 特異的染色体異常として i (7q) が知られている.

臨床症状/検査所見

頻度の高い4病型 (前述の a～d) の診断時患者背景, 症状と検査所見, 病型診断のポイントを表 8-48 に示した.

予後

PTCL の多くの病型が臨床的に月単位の病勢進行を特徴とする aggressive リンパ腫に分類され, CHOP (類似) 療法が標準治療として行われてきた. ALK 陽性 ALCL では5年生存割合が 70%程度と, びまん性大細胞型B細胞リンパ腫 (diffuse large B-cell lymphoma: DLBCL) と同様の良好な予後を示すものの, それ以外はB細胞リンパ腫より不良である (図 8-55)[2].

近年の大規模後方視的研究により, PTCL-NOS と AITL では通常治療による予後因子および予後

表 8-48 代表的 PTCL 病型の診断時患者背景と検査所見

	PTCL-NOS	AITL	ALK 陽性 ALCL	ALK 陰性 ALCL
診断時患者背景[2]	年齢中央値 60 歳 男性 66% Ⅲ/Ⅳ期 69%	年齢中央値 65 歳 男性 56% Ⅲ/Ⅳ期 89%	年齢中央値 34 歳 男性 63% Ⅲ/Ⅳ期 65%	年齢中央値 58 歳 男性 61% Ⅲ/Ⅳ期 58%
診断時症状,臨床検査所見	リンパ節腫脹 発熱などの全身症状	全身リンパ節腫脹 肝脾腫,皮疹 発熱などの全身症状 検査値異常(好中球増多,Coombs 試験陽性,多クローン性高γグロブリン血症)	リンパ節腫脹 発熱	リンパ節腫脹 発熱などの全身症状
病型診断のポイント	診断は他の PTCL の除外による $CD3^+CD4>CD8$	特徴的病理組織所見 $CD3^+CD4^+$ EBV 陽性細胞の混在	$CD30^+ALK$ 蛋白$^+$ 細胞傷害性蛋白$^+$ ALK 関連染色体転座	$CD30^+ALK$ 蛋白$^-$ 病理組織所見が ALCL に一致

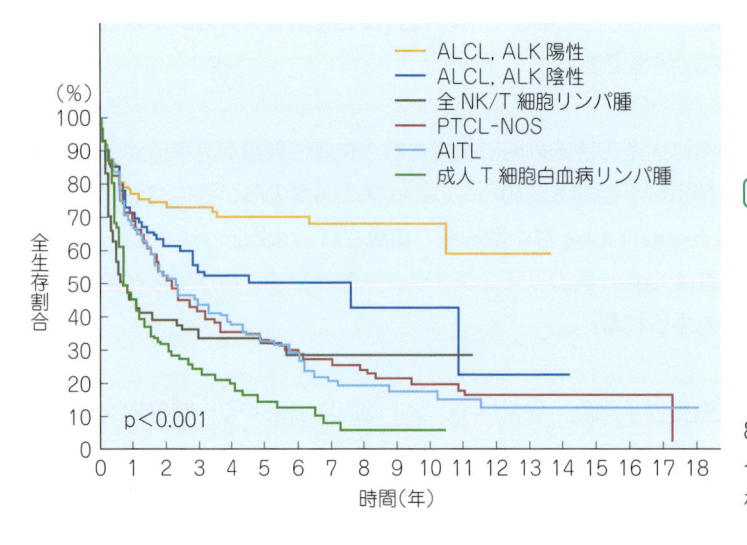

図 8-55 PTCL 各病型の予後比較 (International T-Cell Lymphoma Project. J Clin Oncol. 2008; 26: 4124-30[2]より改変)
85%を超える患者でアントラサイクリンを含む化学療法が実施された患者集団での解析結果.

予測モデルが提唱されている(表 8-49)[4-6].

■治 療■

PTCL のうち,ALCL,ALK 陽性では全 PTCL のなかで唯一 CHOP(類似)療法で良好な治療効果が確認されており,日常診療で行われている.

PTCL-NOS,AITL,および ALCL,ALK 陰性では通常の aggressive リンパ腫に準じて CHOP(類似)療法が日常診療で選択されている.限局期例では病変部放射線治療の追加が検討される.初回化学療法で完全奏効(complete response: CR)となった後に,自家移植併用大量化学療法を追加することで予後が改善する可能性があるものの,現時点では日常診療で推奨できるほどのエビデンスは得られていない.

CD30 陽性腫瘍である ALCL では,抗 CD30 抗体にチューブリン阻害薬を結合した brentuximab vedotin の優れた治療効果が報じられており,再発/難治例を端緒として今後 ALCL の治療に組み入

表 8-49 代表的 PTCL 病型における予後因子/予後予測モデル

モデル名/ 研究グループ	PIT (prognostic index for PTCL, NOS)[4]	ATPI (AITL prognostic index)[5]	PIAI (prognostic index for AITL)[6]
解析対象 例数	PTCL-NOS (n=385)	AITL (n=207)	AITL (n=243)
リスク因子	年齢>60歳 PS≧2 LDH>施設正常域 骨髄浸潤あり	年齢>60歳 白血球数>1万/mm^3 IgA>400 mg/dL Hb 男性<13 g/dL 　　女性<11 g/dL 血小板数<15万/mm^3 節外病変数>1	年齢>60歳 PS≧2 節外病変数>1 B症状あり 血小板数<15万/mm^3
予後予測の リスクグループ	因子数 0, 1, 2, 3〜4 の 4 群 (Group 1〜4)	因子数 0〜1, 2, 3, 4〜6 の 4 群 (L, LI, HI, H)	因子数 0〜1, 2〜5

れられていくと予想される．また，活性化マーカーである CD30 は ALCL 以外の PTCL および NK/T 細胞リンパ腫の一部症例でも陽性であり，これらに対する brentuximab vedotin の有用性が現在検討されている．同様に，PTCL の約 40％が CCR4 陽性であり，ATL に対して開発された抗 CCR4 抗体製剤 mogamulizumab の有用性も評価中である．

EATL および HSTL に特化した治療法は確立されておらず，通常の aggressive リンパ腫と同様の治療が選択される．若年者に多く特に予後不良である HSTL では積極的に移植療法が考慮される．

PTCL では予後の改善を目指した新規薬剤，移植療法の臨床試験が多く実施されており，これらへの参加は重要な治療選択肢の 1 つである．

■文 献

1) Swerdlow SH, Campo E, Harris NL, et al. editors. WHO classification of tumours of haematopoietic and lymphoid tissues. Lyon: IARC Press; 2008.
2) International T-Cell Lymphoma Project. International peripheral T-cell and natural killer/T-cell lymphoma study: pathology findings and clinical outcomes. J Clin Oncol. 2008; 26: 4124-30.
3) Savage KJ, Harris NL, Vose JM, et al. ALK-anaplastic large-cell lymphoma is clinically and immunophenotypically different from both ALK + ALCL and peripheral T-cell lymphoma, not otherwise specified: report from the International Peripheral T-Cell Lymphoma Project. Blood. 2008; 111: 5496-504.
4) Gallamini A, Stelitano C, Calvi R, et al. Peripheral T-cell lymphoma unspecified (PTCL-U): a new prognostic model from a retrospective multicentric clinical study. Blood. 2004; 103: 2474-9.
5) Tokunaga T, Shimada K, Yamamoto K, et al. Retrospective analysis of prognostic factors for angioimmunoblastic T-cell lymphoma: a multicenter cooperative study in Japan. Blood. 2012; 119: 2837-43.
6) Federico M, Rudiger T, Bellei M, et al. Clinicopathologic characteristics of angioimmunoblastic T-cell lymphoma: analysis of the international peripheral T-cell lymphoma project. J Clin Oncol. 2013; 31: 240-6.

10 NK/T 細胞リンパ腫

WHO 分類（2008）[1]では節外性 NK/T 細胞リンパ腫，鼻型（extranodal NK/T-cell lymphoma, nasal type：ENKL）と命名されている．血管傷害と破壊，著明な壊死，細胞傷害性蛋白の発現，Epstein-Barr virus（EBV）関連を特徴とする節外主体のリンパ腫である．東アジア諸国，およびカリブ海沿岸を中心とした中南米に多発する．頻度の高い東アジアでも全悪性リンパ腫に占める割合は 3〜10%とまれな疾患である．

分類・病態

ENKL には，鼻腔などの上気道に発生する一群（nasal）と上気道外に発生する一群（extranasal あるいは nonnasal）があり，全体の 2/3 以上が上気道発生例である．ただし上気道外発生例でも経過中に鼻腔病変が明らかとなる例が知られており，両者の異同は不明である．

上気道外 ENKL で腫瘤形成が目立たず骨髄浸潤を伴う例では aggressive NK 細胞白血病との鑑別が難しい場合がある．

臨床症状

上気道原発の場合，鼻閉，鼻出血が初発症状であることが多い．鼻腔のほか，皮膚・消化管などリンパ節以外の部位に好発する．不明熱あるいは血球貪食症候群の基礎疾患として診断される場合がある．診断時年齢中央値は 40 歳代後半から 50 歳代前半であり，DLBCL より 10 年以上若い．患者の約 65%が男性である．予後不良因子として，Ann Arbor 病期分類の B 症状，進行期，高 LDH 血症，所属リンパ節病変（鼻咽頭原発の場合は頸部リンパ節病変）が知られており，これら 4 因子の該当数で予後を予測するモデル（NK/T-cell lymphoma prognostic index：NK-PI）[2]がときに参考とされる．

検査所見

ENKL 診断のための検査と所見を表 8-50 に示す．

ENKL は DLBCL などと同様に FDG-PET での病変陽性率が高く，病変検索時に行うことが勧められる．病勢モニタリングには末梢血 EBV-DNA 量が有用であり，適応承認の獲得が待たれる．

治療

ENKL の腫瘍細胞には多剤耐性（multi-drug resistance：MDR）に関与する P 糖蛋白が発現しており，MDR 関連薬剤（ビンクリスチン，ドキソルビシンなど）を主体とする CHOP（類似）療法の治療効果は不良である．このため，ほかのリンパ腫とはまったく治療選択が異なる．臨床試験で得られたエビデンスに基づく現在の推奨治療アルゴリズムを図 8-56[3]に示した．

表 8-50　ENKL 診断のための検査とその所見

- 病理組織検査：腫瘍細胞は中〜大型でびまん性に浸潤凝固壊死を伴い，血管中心性・破壊性増殖を認める
- マーカー検査：$CD2^+$ 細胞質 $CD3\varepsilon^+$ 表面 $CD3^-$ $CD5^-CD20^-$ $CD56^+CD45^+$ 細胞傷害性分子（perforin, granzyme B, TIA-1）$^+$
- EBER（*in situ* hybridization）：腫瘍細胞の核に陽性所見

下線部は重要所見．

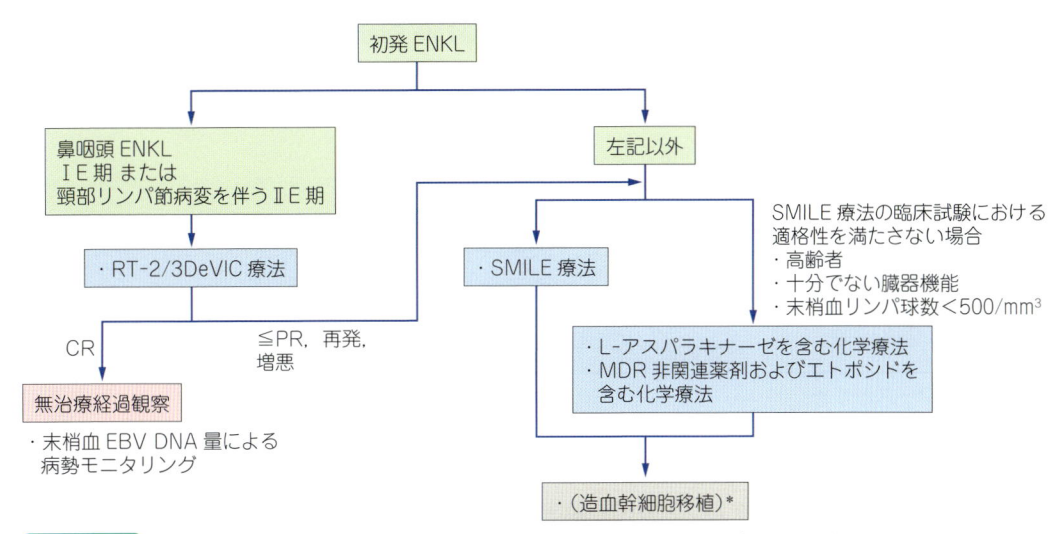

図 8-56 臨床試験のエビデンスに基づく ENKL の推奨治療アルゴリズム（Yamaguchi M. Int J Hematol. 2012; 96: 562-71[3]）より改変）

進行期，再発・難治例，鼻咽頭以外の ENKL において，最適の奏効後治療に関する前向き臨床試験に基づくエビデンスはない．
*治療のオプションの1つとして示した．

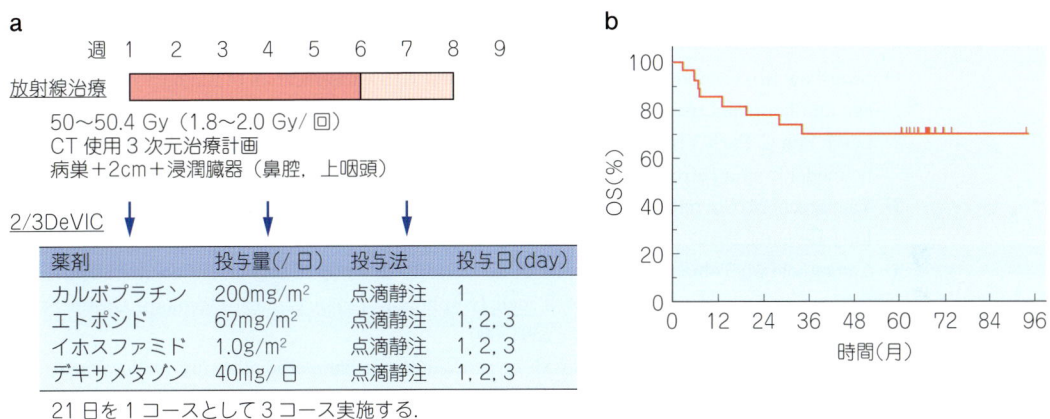

図 8-57 RT-2/3DeVIC 療法（Yamaguchi M, et al. J Clin Oncol. 2009; 27: 5594-600)[4]）
a．RT-2/3DeVIC 療法の概要
　放射線治療と 2/3DeVIC 療法の両方を，開始日のずれが 7 日以内となるように行う．
b．RT-2/3DeVIC 療法を受けた 27 人での全生存曲線
　文献 5 で報告された JCOG0211-DI 試験の長期追跡結果(Yamaguchi M, et al. J Clin Oncol. 2012; 30: 4044-6)[5]．

　鼻咽頭病変を主体とする ENKL では，病変が I E 期から頸部リンパ節浸潤までの II E 期の場合，わが国で開発された同時化学放射線療法である RT-2/3DeVIC 療法（図 8-57）[4]）が現在よく用いられている．第 I/II 相試験の結果，5 年生存割合 70％と良好な抗腫瘍効果が示され，急性および遅発性有害事象は許容範囲内であった[4,5]．

　進行期，再発・難治 ENKL における既存の化学療法による予後は不良である．この対象で最も推

表 8-51　SMILE 療法（Yamaguchi M, et al. J Clin Oncol. 2011; 29: 4410-6)[6]

薬剤	投与量（/日）	投与法	投与日（day）
メトトレキサート	2 g/m²	点滴静注（6 時間）	1
ホリナート（ロイコボリン®）	15 mg×4	点滴静注/経口	2, 3, 4
イホスファミド	1,500 mg/m²	点滴静注	2, 3, 4
メスナ	300 mg/m²×3	点滴静注	2, 3, 4
デキサメタゾン	40 mg/日	点滴静注/経口	2, 3, 4
エトポシド	100 mg/m²	点滴静注	2, 3, 4
L-アスパラギナーゼ	6,000 U/m²	点滴静注	8, 10, 12, 14, 16, 18, 20
G-CSF	適応承認量	皮下投与/点滴静注	day 6〜白血球数>5,000/mm³

28 日を 1 コースとする.

奨されるのは，わが国を含む東アジア多国間臨床試験で開発された，L-アスパラギナーゼを主とする化学療法の 1 つである SMILE 療法（表 8-51）である[6]．38 人の適格患者での評価の結果，血液毒性および重篤な感染症の出現に注意が必要ではあるが，2 コース実施後の奏効割合が 79％ときわめて良好な治療成績が確認されている．この患者集団では SMILE 療法などで完全奏効を得た場合，可能であれば同種移植が検討されることが多くなっている．

■文　献

1) Swerdlow SH, Campo E, Harris NL, et al. editors. WHO classification of tumours of haematopoietic and lymphoid tissues. Lyon: IARC Press; 2008.
2) Lee J, Suh C, Park YH, et al. Extranodal natural killer T-cell lymphoma, nasal-type: a prognostic model from a retrospective multicenter study. J Clin Oncol. 2006; 24: 612-8.
3) Yamaguchi M. Current and future management of NK/T-cell lymphoma based on clinical trials. Int J Hematol. 2012; 96: 562-71.
4) Yamaguchi M, Tobinai K, Oguchi M, et al. Phase I/II study of concurrent chemoradiotherapy for localized nasal natural killer/T-cell lymphoma: Japan Clinical Oncology Group Study JCOG0211. J Clin Oncol. 2009; 27: 5594-600.
5) Yamaguchi M, Tobinai K, Oguchi M, et al. Concurrent chemoradiotherapy for localized nasal natural killer/T-cell lymphoma: an updated analysis of the Japan Clinical Oncology Study JCOG0211. J Clin Oncol. 2012; 30: 4044-6.
6) Yamaguchi M, Kwong YL, Kim WS, et al. Phase II study of SMILE chemotherapy for newly diagnosed stage IV, relapsed, or refractory extranodal natural killer (NK)/T-cell lymphoma, nasal type: the NK-Cell Tumor Study Group study. J Clin Oncol. 2011; 29: 4410-6.

〈山口素子〉

11　成人 T 細胞白血病-リンパ腫

　成人 T 細胞白血病-リンパ腫（adult T-cell leukemia-lymphoma：ATL）は，human T-lymphotropic virus type-I（HTLV-1）が原因で発症する末梢性 T 細胞腫瘍である[1,2]．ATL の原因である HTLV-1 を保有するキャリアは，日本に約 108 万人[3]，世界に約 2000 万人存在すると推計されている．日本では九州を中心とする西南日本，紀伊半島，三陸海岸，北海道などに多く，世界では西アフリカ，

南米，西インド諸島，中近東などにキャリアが多い．ATL患者の分布はHTLV-1キャリアの分布と一致し，HTLV-1キャリアからのATLの生涯発症率は日本では2〜5％と推定されている．ATLは原因ウイルスが特定されているが，発症までには数十年の潜伏期間があることや免疫不全のため日和見感染症を高率に併発すること，抗がん剤に抵抗性を示すことなど様々な特徴を有しており，腫瘍学のみでなく，ウイルス学，免疫学，感染症学の面からも非常に重要な疾患である[1,2]．

a. 病態

ATLは，基本的にはT細胞リンパ腫の白血病タイプと考えてよいが，一部の症例では，リンパ節腫大がみられず白血病化のみの例や，皮膚・消化管などの節外臓器から発症する例もみられる．ATLは感染免疫に抑制作用を示す制御性T細胞（regulatory T-cell: Treg細胞）が腫瘍化したものと考えられており，患者は強い免疫不全を呈し，さまざまな感染症を併発する．そのため腫瘍としての病態と免疫不全としての病態が混在し，診断を混乱させたり，遅らせたりする要因となっている．

腫瘍の病態はリンパ節病変の他，皮膚，消化管，中枢神経，骨，肺など全身臓器へのATL細胞浸潤が高率にみられる[2]．一方で，これらの節外臓器原発のATLも存在する．ATLの特徴として高率に高カルシウム血症を合併することが知られており，humoral hypercalcemia of malignancy（HHM）の原因である副甲状腺ホルモン関連蛋白（parathyroid hormone related protein: PTHrP）が高率に強く発現している．また，骨代謝に重要なreceptor activation of nuclear factor κB（RANK）ligandなどの発現も認められるという報告もある．ATL細胞は多剤耐性遺伝子の発現などにより抗がん薬に対して薬剤耐性を示すことが多いが，初発時から耐性を認める場合と再発・再燃時に強い耐性を認める場合がある[2]．

b. 臨床病型分類

ATLは白血病とリンパ腫の両方の性質を有しており，リンパ腫の病期分類が当てはまらず，独自の臨床病型分類が行われ，急性型，リンパ腫型，慢性型，くすぶり型の4つに分類されている（表8-52）[4]．慢性型では，血清LDH値の上昇，血清アルブミン値の低下，尿素窒素の上昇の3つが予後不良因子として同定され，1つでもあると予後不良であると報告されている[5]．急性型，リンパ腫型，予後不良因子を有する慢性型は，aggressive type，予後不良因子を有さない慢性型とくすぶり型は，indolent typeと呼ばれている．

c. 臨床症状

発熱，全身倦怠感，腹痛・下痢などの消化器症状，合併する高カルシウム血症に伴う便秘，全身倦怠感，脱力，意識障害などがみられる．Treg細胞の腫瘍化による免疫不全は強く，そのため日和見感染症として，肺炎（ニューモシスチス，その他の真菌，サイトメガロウイルスなど），消化管感染症（糞線虫，サイトメガロウイルスなど），皮膚感染症（帯状疱疹，真菌，疥癬など），髄膜炎（クリプトコッカス，ヘルペスウイルスなど）の合併がみられ，それぞれの感染症による症状が出現する[2,4]．

身体所見としては，リンパ節腫大，皮膚病変，肝臓・脾臓の腫大などがみられる．ATLによる皮膚病変は多彩で，斑型，局面型，結節腫瘤型，紅皮症型，多発丘疹型，紫斑型などに分類され，紅

表 8-52　臨床病型分類 (Shimoyama M. Br J Haematol. 1991; 79: 428-37[4]) より改変)

	急性型	リンパ腫型	慢性型	くすぶり型
リンパ球数 (×10³/μL)	＊	<4	≧4	<4
異常リンパ球	＋	≦1％	＋	≧5％
flower cell	＋	－	時々	時々
LDH	＊	＊	≦2N	≦1.5N
補正 Ca 値 (mEq/L)	＊	＊	<5.5	<5.5
組織学的に腫瘍病変が確認された				
リンパ節腫大	＊	＋	＊	－
腫瘍病変				
皮膚	＊	＊	＊	＊＊
肺	＊	＊	＊	＊＊
リンパ節	＊	＋	＊	＊
肝腫大	＊	＊	＊	＊
脾腫大	＊	＊	＊	＊
中枢神経	＊	＊	－	－
骨	＊	＊	－	－
腹水	＊	＊	－	－
胸水	＊	＊	－	－
消化管	＊	＊	－	－

リンパ球数：正常リンパ球数と異常リンパ球数の合計した実数．
N 　：正常値上限
＊ 　：条件の制約はない．
＊＊：他の項目が満たされれば不可欠ではないが，末梢血の異常リンパ球が 5％未満の場合は皮膚または肺に組織学的に証明された腫瘍部位を必要とする．

皮症型と紫斑型の予後はきわめて不良で，皮疹型は ATL 患者の予後とも関連することが報告されている[6]．

d. 検査所見

　血算では特徴的な多核分葉を示す ATL 細胞 (図 8-58) を含む白血球数増加が最も多く，ついで血小板減少であるが，貧血がみられることは多くはない．血清 LDH 値の上昇は高頻度で，尿素窒素の上昇とアルブミン値の低下とともに臨床病型分類や慢性型の予後不良因子として重要である[5]．ATL 細胞の肝臓浸潤では ALT 優位のトランスアミナーゼの上昇と ALP の上昇がみられることが多い[7]．血清可溶性インターロイキン 2 レセプター (sIL-2R) の増加は他のリンパ腫よりも顕著である．好中球数や好酸球数の増加がみられることもあり，我々は好酸球数の増加が ATL の予後不良因子となることを報告した[8]．

e. 予後

　ATL 患者の予後は，急性型・リンパ腫型などの aggressive type において生存期間中央値が 6.0～13.0 カ月と特に不良である[2]．また，慢性型・くすぶり型などの indolent type の予後は，以前は比較的良好[4]とされていたが，長期予後は不良であることが近年報告されている[9]．最近，急性型・リ

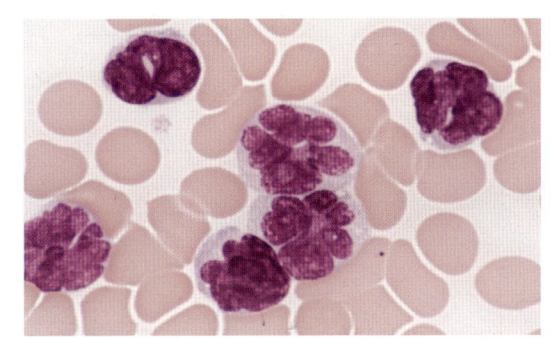

図 8-58 花核細胞（flower cell）
（第25回博多シンポジウム抄録集2012年）

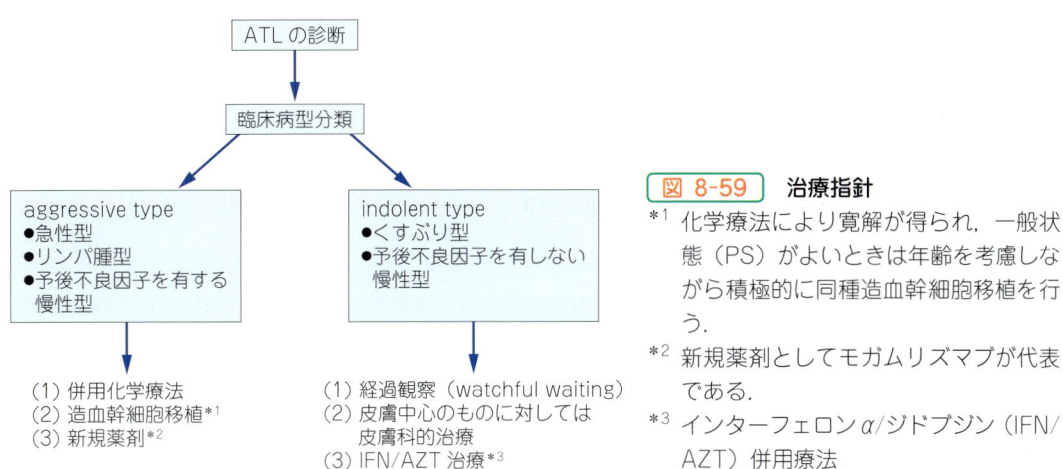

図 8-59 治療指針
*1 化学療法により寛解が得られ，一般状態（PS）がよいときは年齢を考慮しながら積極的に同種造血幹細胞移植を行う．
*2 新規薬剤としてモガムリズマブが代表である．
*3 インターフェロンα/ジドブジン（IFN/AZT）併用療法

```
         ATLの診断
            │
         臨床病型分類
         ┌──┴──┐
   aggressive type   indolent type
   ●急性型           ●くすぶり型
   ●リンパ腫型       ●予後不良因子を有しない
   ●予後不良因子を有する   慢性型
     慢性型
         │                │
   (1) 併用化学療法    (1) 経過観察（watchful waiting）
   (2) 造血幹細胞移植*1 (2) 皮膚中心のものに対しては
   (3) 新規薬剤*2          皮膚科的治療
                       (3) IFN/AZT 治療*3
```

ンパ腫型 ATL 患者の多数例の後方視的生存解析により病期，一般状態（performance status：PS），年齢，血清アルブミン値，sIL-2R の5つが予後因子として抽出された．これらの予後因子をスコア化して，高リスク群，中リスク群，低リスク群の3群に分ける ATL-prognostic index（ATL-PI）を決定した．さらに臨床的に用いやすい簡素化した simplified ATL-PI でのそれぞれの生存期間の中央値は，4.6カ月，7.0カ月，16.2カ月であった[10]．

f. 治　療

　ATL の治療方針は，臨床病型分類に基づいて決定される（図 8-59）．aggressive type の急性型・リンパ腫型では原則として入院して即座に化学療法が開始される．化学療法のみでの生存期間は最も良好な LSG15 療法においても生存期間中央値が 13.0 カ月と限られており[2]，可能な患者では同種造血幹細胞移植を施行する．予後不良因子を有する慢性型 ATL は，aggressive type と同じ治療方針で治療を行う．くすぶり型と予後不良因子を有しない慢性型は皮膚病変がなければ，watchful waiting で対応する．皮膚病変を有するくすぶり型はステロイド軟膏の外用や紫外線照射で治療を行う．しかしながら，前述のように indolent type ATL の患者の長期予後は不良である[9]．予後不良因子を有さない慢性型と皮膚病変を有するくすぶり型 ATL に対して欧米で白血病化 ATL の標準治療とされているインターフェロンα/ジドブジン（IFN/AZT）併用療法[11]による治療介入が予定されている．以下，aggressive type ATL を中心とした治療について述べる．

A) VCAP		1日目
ビンクリスチン	1mg/m² 静注	↓
シクロホスファミド	350mg/m² 点滴	↓
ドキソルビシン	40mg/m² 点滴	↓
プレドニゾン	40mg/m² 経口	↓

B) AMP		8日目
ドキソルビシン	30mg/m² 点滴	↓
ラニムスチン	60mg/m² 点滴	↓
プレドニゾン	40mg/m² 経口	↓

C) VECP	投与日（日目）	15	16	17
ビンデシン	2.4mg/m² 静注	↓		
エトポシド	100mg/m² 点滴	↓	↓	↓
カルボプラチン	250mg/m² 点滴	↓		
プレドニゾン	40mg/m² 経口	↓	↓	↓

29日で次のコース

1コース A)→B)→C)
髄注 MTX 15mg/body　PSL 10mg/body　Ara-C 40mg/body
2コース A)→B)→C)
3コース A)→B)→C)
髄注 MTX 15mg/body　PSL 10mg/body　Ara-C 40mg/body
4コース A)→B)→C)
5コース A)→B)→C)
髄注 MTX 15mg/body　PSL 10mg/body　Ara-C 40mg/body
6コース A)→B)→C)

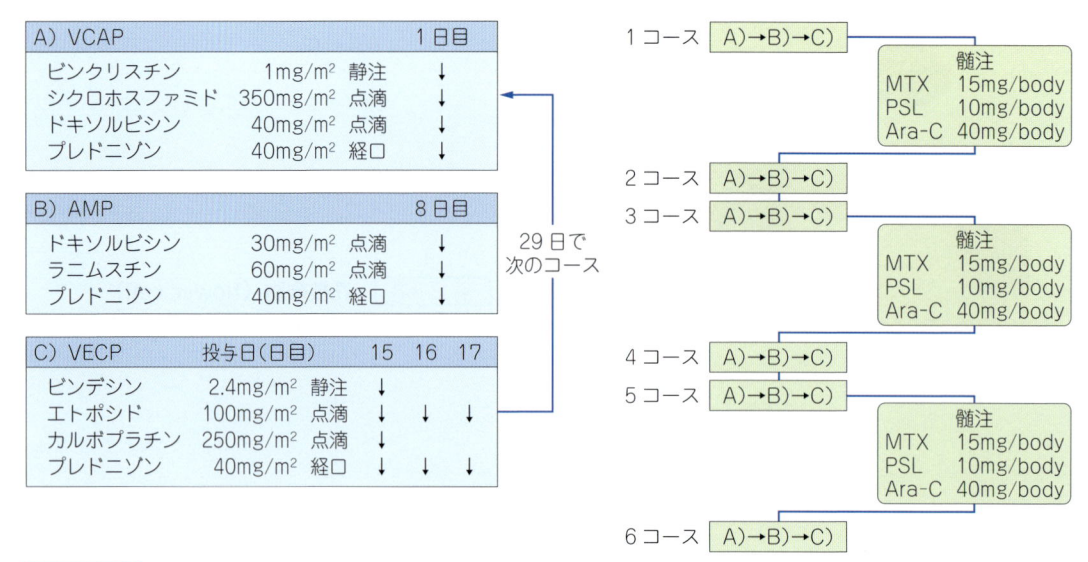

図 8-60 modified LSG15 療法投与スケジュール（Tsukasaki K, et al. J Clin Oncol. 2007; 25: 5458-64[12] より改変）

1）28日毎に6コース施行する．
2）好中球数 1,000/μL 未満の場合は，治療日および前日以外は必ず G-CSF の皮下注を行う（好中球数 5,000/μL 以上で G-CSF を休薬）．治療 A では好中球数 1,000/μL 以上，治療 B, C では好中球数 500/μL 以上を満たさなければ延期する．
3）2, 4, 6 コース治療前日または当日に ATL の髄膜浸潤予防のためメトトレキサート（MTX）15 mg/body，プレドニゾン（PSL）10 mg/body，シタラビン（Ara-C）40 mg/body，注射用蒸留水に溶解し5 cc に調整してから髄注する．

1）化学療法

ATL の化学療法については多くの報告がなされてきたが，寛解率・生存率ともに満足する成績ではなかった[2]．現時点での ATL の初回寛解導入療法は，bi-weekly CHOP 療法に比し完全寛解率が優れており（25% vs 40%，p＜0.02），また生存期間が延長する傾向のみられた（全生存期間中央値：10.9 カ月 vs 12.7 カ月，p＜0.08）modified LSG15 療法（VCAP-AMP-VECP 療法）（図 8-60）が標準治療とされている[12]．この治療法は若年者に有効性が顕著であったが，56 歳以上では bi-weekly CHOP 療法とまったく差が認められなかった[12]．再発後のサルベージ療法としては確立されたものはなく，新薬などに期待が寄せられている．

2）造血幹細胞移植療法

造血幹細胞移植では，自家移植の有用性は確認されておらず[13]，現在ほとんど実施されていない．一方，同種移植は ATL 患者の治癒を目指す治療として最も期待されている[14,15]．同種移植は血縁者間・非血縁者間での移植が行われ，幹細胞源としては骨髄のみでなく，末梢血・臍帯血も用いられている．また，前処置の強度では，骨髄破壊的前処置（myeloablative conditioning：MAC）と骨髄非破壊的前処置（reduced intensity conditioning：RIC）があり，主に年齢で使い分けられている．全国集計による同種造血幹細胞移植の後方視的解析では，移植からの生存期間の中央値が 9.9 カ月，3 年全生存率が 36%と報告されている[16]．標準的前処置として MAC では，CY/TBI（シクロホス

ファミド/total body irradiation）療法，BU/CY（ブスルファン/CY）療法などがあり，RIC ではフルダラビンをベースとした前処置レジメンがよく用いられている．MAC と RIC 移植での後方視的生存解析では，全生存期間に差は認められていない．いずれの前処置においても完全寛解例に比し，非完全寛解例は全生存期間が不良であり，また，Ⅰ～Ⅱ度急性 GVHD の発症は，有意に全生存期間の延長に寄与していた[16]．しかしながら，ATL の同種移植においては，治療関連死亡率（transplant-related mortality：TRM）が高く，この TRM を減少させることが急務となっている．

3）分子標的治療

　CC chemokine receptor 4（CCR4）は，CD4 陽性 T 細胞のうち主に Treg 細胞とヘルパー T 細胞 2 型に発現しているが，ATL 患者の約 90％において腫瘍細胞に発現が認められた[17]．また，CCR4 の発現は ATL 細胞の皮膚浸潤と関連し，CCR4 陽性 ATL 患者の予後は不良であることも確認された[17]．この CCR4 を標的としたヒト化抗 CCR4 抗体（モガムリズマブ）の ATL 患者に対する有効性が確認され[18]，再発・再燃 ATL 患者に対して 1 mg/kg，週 1 回の 8 回投与が現在行われている．また，未治療 ATL 患者においては化学療法との併用の臨床試験が行われている．

4）免疫療法

　ATL 患者に対する免疫療法は非常に期待されており，Tax ペプチドで刺激した自己樹状細胞を用いた免疫療法が現在開発中である．

■文　献

1) Uchiyama T, Yodoi J, Sagawa K, et al. Adult T-cell leukemia: clinical and hematological features of 16 cases. Blood. 1977; 50: 481-92.
2) 宇都宮與．ATLL の臨床．臨床血液．2006; 47: 1502-13.
3) Satake M, Yamaguchi K, Tadokoro K. Current prevalence of HTLV-1 in Japan as determined by screening of blood donors. J Med Virol. 2012; 84: 327-35.
4) Shimoyama M. Diagnostic criteria and classification of clinical subtypes of adult T-cell leukemia-lymphoma. A report from the Lymphoma Study Group (1984-87). Br J Haematol. 1991; 79: 428-37.
5) Shimoyama M. Chemotherapy of ATL. In: Takatsuki K, editors. Adult T-cell leukemia. New York: Oxford University Press; 1994. p.221-37.
6) Sawada Y, Hino R, Hama K, et al. Type of skin eruption is an independent prognostic indicator for adult T-cell leukemia/lymphoma. Blood. 2011; 117: 3961-7.
7) 島崎　隆，宇都宮與，花田修一，他．成人 T 細胞白血病剖検例における臨床病態像の検討─特に，肝臓について─．日本網内系学会会誌．1989; 29: 237-44.
8) Utsunomiya A, Ishida T, Inagaki A, et al. Clinical significance of a blood eosinophilia in adult T-cell leukemia/lymphoma: a blood eosinophilia is a significant unfavorable prognostic factor. Leukemia Res. 2007; 31: 915-20.
9) Takasaki Y, Iwanaga M, Imaizumi Y, et al. Long-term study of indolent adult T-cell leukemia-lymphoma. Blood. 2010; 115: 4337-43.
10) Katsuya H, Yamanaka T, Ishitsuka K, et al. Prognostic index for acute- and lymphoma-type adult T-cell leukemia/lymphoma. J Clin Oncol. 2012; 30: 1635-40.
11) Bazarbachi A, Plumella Y, Caros Ramos J, et al. Meta-analysis on the use of zidovudine and interferon-alfa in adult T-cell leukemia/lymphoma showing improved survival in the leukemic subtypes. J Clin Oncol. 2010; 28: 4177-83.

12) Tsukasaki K, Utsunomiya A, Fukuda H, et al. VCAP-AMP-VECP compared with biweekly CHOP for adult T-cell leukemia-lymphoma: Japan Clinical Oncology Group Study JCOG 9801. J Clin Oncol. 2007; 25: 5458-64.
13) Tsukasaki K, Maeda T, Arimura K, et al. Poor outcome of autologous stem cell transplantation for adult T cell leukemia/lymphoma: a case report and review of the literature. Bone Marrow Transplant. 1999; 23: 87-9.
14) Utsunomiya A, Miyazaki Y, Takatsuka Y, et al. Improved outcome of adult T cell leukemia/lymphoma with allogeneic hematopoietic stem cell transplantation. Bone Marrow Transplant. 2001; 27: 15-20.
15) Hishizawa M, Kanda J, Utsunomiya A, et al. Transplantation of allogeneic hematopoietic stem cells for adult T-cell leukemia: a nationwide retrospective study. Blood. 2010; 116: 1369-76.
16) Ishida T, Hishizawa M, Utsunomiya A, et al. Allogeneic hematopoietic stem cell transplantation for adult T-cell leukemia-lymphoma with special emphasis on preconditioning regimen: a nationwide retrospective study. Blood. 2012; 120: 1734-41.
17) Ishida T, Utsunomiya A, Iida S, et al. Clinical significance of CCR4 expression in adult T-cell leukemia/lymphoma: its close association with skin involvement and unfavorable outcome. Clin Cancer Res. 2003; 9: 3625-34.
18) Ishida T, Joh T, Utsunomiya A, et al. Defucosylated anti-CCR4 monoclonal antibody (KW-0761) for relapsed adult T-cell leukemia-lymphoma: a multicenter Phase II study. J Clin Oncol. 2012; 30: 837-42.

〈宇都宮 與〉

12 菌状息肉症/Sézary 症候群/原発性皮膚 CD30 陽性 T 細胞増殖性疾患

a. 菌状息肉症（mycosis fungoides）

1）臨床と病理・細胞所見

皮膚原発の低悪性度 T 細胞リンパ腫で紅斑期で始まり，数年から十数年かけて局面期，腫瘍期へ進行する（図 8-61）．多形皮膚萎縮や魚鱗癬様病変もまれではない．紅皮症化する場合には紅皮症型菌状息肉症と呼ばれる．病期が進行すると反応性リンパ節腫大をきたし，やがて，リンパ節・血液病変や，臓器浸潤をきたす．

腫瘍細胞は，脳回転状核を有する T 細胞（CD2＋，3＋，4＋，5＋，8−，TcRαβ＋）で CLA（cutaneous lymphoid antigen），CCR4 を発現するが，CCR7, L-selection, CD27 は陰性であり，skin resident effector memory T 細胞と考えられている[1]．腫瘍細胞は，IL-4, IL-5, IL-10 mRNA の発現と，GATA-3 と JunB の過剰発現がみられ，Th2 型形質を示す．表皮向性浸潤のため表皮内に Pautrier 微小膿瘍を形成する．経過中に腫瘍細胞が大細胞転換を起こす場合は，しばしば CD30 陽性を示す．

染色体 1p の欠失と転座，および 10q の転座を認めることがある．がん抑制遺伝子産物の TP53，PTEN，p16^{INK4a}の不活化などが知られている．

2）バリアント

Pagetoid reticulosis（Woringer-Kolopp disease）は顕著な表皮内浸潤を特徴とし，長期にわたり同一部位に固定した病変を形成する（図 8-62）．著明な弛緩皮膚が見られる場合には granulomatous slack skin と呼ばれる．毛包向性菌状息肉症（folliculotropic mycosis fungoides）は，毛包上皮への腫

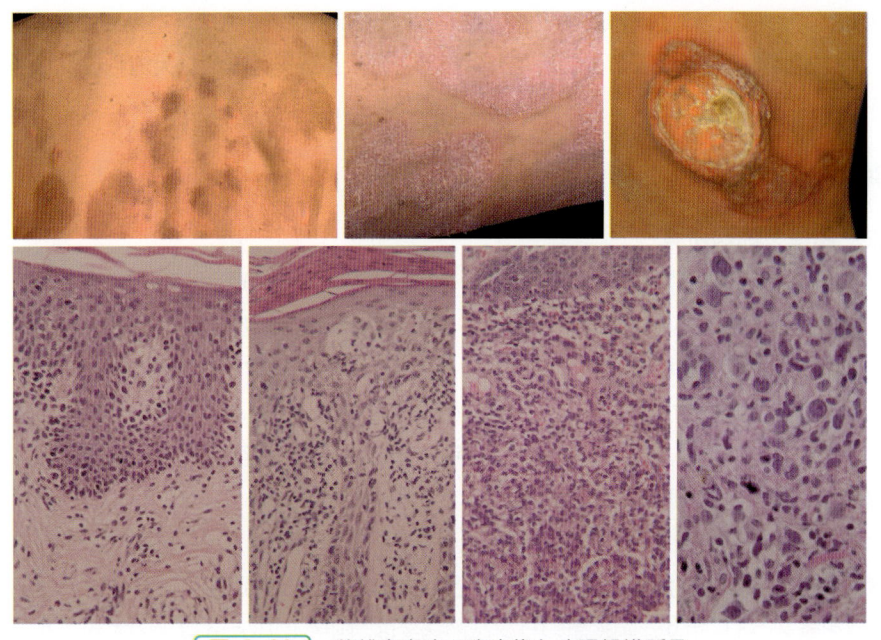

G ● リンパ系腫瘍

図 8-61　菌状息肉症の臨床像と病理組織所見
紅斑（patch），局面（plaque）および腫瘤（tumor）へと進行する．ときに大細胞転換を起こす（右下）．

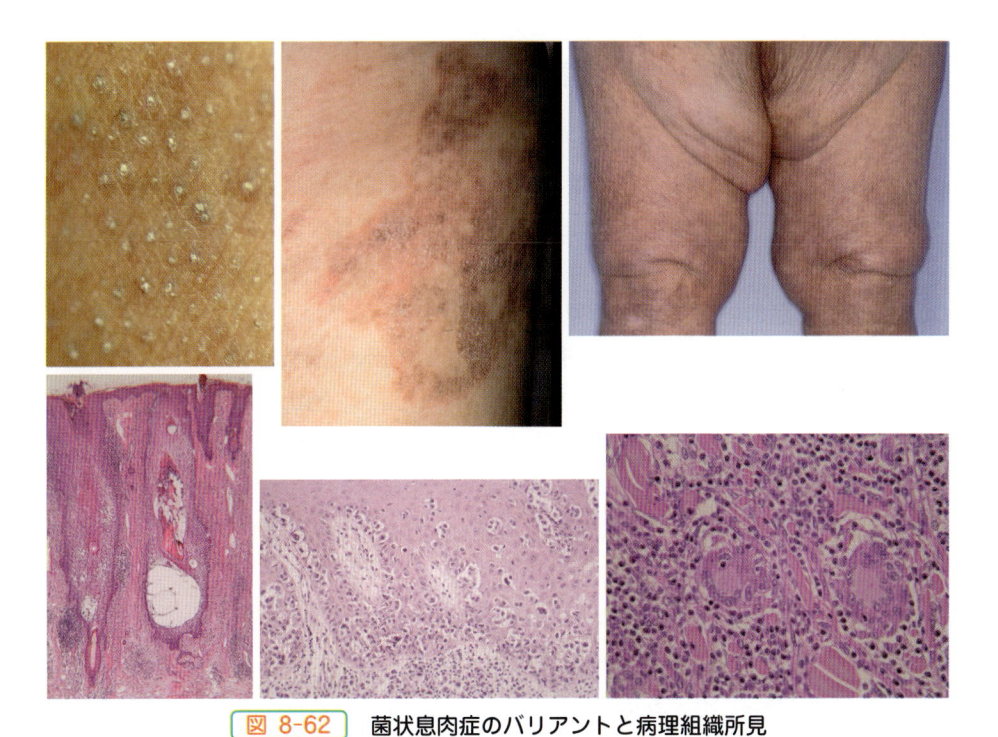

図 8-62　菌状息肉症のバリアントと病理組織所見
左から，毛包向性バリアント，Pagetoid reticulosis，Granulomatous slack skin

瘍細胞浸潤と変性を起こすが毛包間表皮への浸潤がほとんどない．臨床経過中に CD30＋細胞出現とともに，リンパ腫様丘疹症に類似の病変を生じることや，続発性未分化大細胞リンパ腫に進展することがある．

b. Sézary 症候群

1）臨床と病理・細胞所見

紅皮症とともに末梢血に異型細胞のクローン性増殖（白血化）が診断基準（表 8-53）を満たす場合には Sézary 症候群と診断される（図 8-63）．菌状息肉症や毛包向性バリアントから進展する場合や de novo で発症する場合がある．Sézary 細胞は，CD4＋CD7－，または CD4＋CD26－の形質をとることが多く，CCR7, L-selectin, CD27 が陽性の central memory T 細胞と考えられている．紅皮症型光線性類細網症，薬剤性紅皮症や内臓悪性腫瘍に随伴する紅皮症でも多クローン性で，CD8＋の異型リンパ球が出現することがあるので注意を要する．

2）菌状息肉症・Sézary 症候群の病期分類とリンパ節・血液所見

病期診断を表 8-53 に示す．両疾患のリンパ節病変は，画像上 15 mm 以上の大きさを有意と判断し，腫瘍細胞がリンパ節の基本構造を破壊的に浸潤していなければ皮膚病性リンパ節炎（N1, 2）と判断する（図 8-64）[2]．明らかにリンパ節構造が壊されている場合に N3（リンパ節浸潤あり）とし，病期は stage ⅣA2 以上に分類される．

c. 原発性皮膚 CD30 陽性 T 細胞増殖性疾患

リンパ腫様丘疹症（lymphomatoid papulosis）と未分化大細胞性リンパ腫（anaplastic large cell lymphoma）およびそのいずれとも判断できない borderline を含む概念である．全身性未分化大細胞リンパ腫や，菌状息肉症などに続発する CD30 陽性リンパ腫を鑑別する必要がある．

1）リンパ腫様丘疹症の臨床・病理所見

丘疹，結節，壊死性結節やまれに局面が散在性に生じ，出没を繰り返す．CD30 陽性腫瘍細胞が多数の好中球や好酸球とともに楔状に浸潤するタイプ（type A），菌状息肉症細胞と類似の細胞が表皮向性に浸潤するタイプ（type B）や腫瘍細胞が monotonous にシート状に増殖する（type C）などがある（図 8-65）．リンパ腫様丘疹症は，たとえ浸潤 T 細胞のクローナリティが証明できても悪性リンパ腫としては取り扱えない．CD30 陽性大型 T 細胞は，疥癬結節や炎症性伝染性軟属腫でも出現するため，鑑別が必要である．

2）未分化大細胞性リンパ腫の臨床・病理所見

未分化大細胞リンパ腫は，ドーム状や局面状隆起した腫瘍や，ときには皮下の腫瘍として認められ，しばしば腫瘍の中心部が潰瘍化する．CD30 陽性大型リンパ球が，通常は表皮向性のないシート状に増殖する．種々の程度に反応性リンパ球，好中球，好酸球浸潤を伴う．腫瘍細胞は CD4 陽性のことが多く，細胞傷害性分子の granzyme B, perforin, TIA-1 などが 70％の症例で陽性である．LCA（leukocyte common antigen）の発現を欠くことがある．著明な好中球浸潤を伴い膿皮症様

表 8-53　菌状息肉症・Sézary 症候群の病期分類

T_1: 体表面積の <10%
　　　T_{1a} (patch だけ), T_{1b} (plaque±patch)
T_2: 体表面積の ≧10%
　　　T_{2a} (patch だけ), T_{2b} (plaque±patch)
T_3: 腫瘤形成　　1 病変またはそれ以上
T_4: 紅皮症　　　体表面積の 80% 以上の融合する紅斑

N_0: 臨床的に異常リンパ節なし．生検不要
N_1: 臨床的に異常リンパ節あり．
　　　組織学的に Dutch Gr1, or NCI LN_{0-2} に相当*
　N_{1a}: クローン性増殖なし　N_{1b}: クローン性増殖あり
N_2: 臨床的に異常リンパ節あり．
　　　組織学的に Dutch Gr 2, or NCI LN_3 に相当*
　N_{2a}: クローン性増殖なし　N_{2b}: クローン性増殖あり
N_3: 臨床的に異常リンパ節あり．
　　　組織学的に Dutch Gr 3-4, or LN_4 に相当*
N_x: 臨床的に異常リンパ節はあるが，組織的確認がないか，完全な N 分類ができない．

M_0: 内臓病変なし　M_1: 内臓病変あり

B_0: 異型リンパ球が末梢血リンパ球の 5% 以下
　B_{0a}: クローン性増殖陰性，B_{0b}: クローン性増殖陽性
B_1: 異型リンパ球が末梢血リンパ球の 5% を超えるが，B_2 基準を満たさない．
　B_{1a}: クローン性増殖陰性，B_{1b}: クローン性増殖陽性
B_2: Sézary 細胞（クローン性増殖あり）が末梢血中に 1000 個/μL 以上．Sézary 細胞が以下の項目の 1 項目を満たす：CD4/CD8≧10，CD4＋CD7−細胞≧40%，または CD4＋CD26−細胞≧30%．

病期	T	N	M	B
ⅠA	1	0	0	0, 1
ⅠB	2	0	0	0, 1
ⅡA	1-2	1, 2, X	0	0, 1
ⅡB	3	0-2, X	0	0, 1
ⅢA	4	0-2, X	0	0
ⅢB	4	0-2, X	0	1
ⅣA1	1-4	0-2, X	0	2
ⅣA2	1-4	3	0	0-2
ⅣB	1-4	0-3, X	1	0-2

X: 臨床的に異常なリンパ節腫大が，組織学的に確認されていないか，完全な N 分類ができない．

*リンパ節の NCI 分類（旧分類基準）
NCI LN_0: リンパ節に異型リンパ球なし．
NCI LN_1: 所々，孤立性異型リンパ球（集塊を作らない）
NCI LN_2: 多数の異型リンパ球または 3〜6 細胞の小集塊
NCI LN_3: 異型リンパ球の大きな集塊はあるが，リンパ節の基本構造は保たれる．
NCI LN_4: リンパ節構造が異型リンパ球または腫瘍細胞によって部分的あるいは完全に置換される．

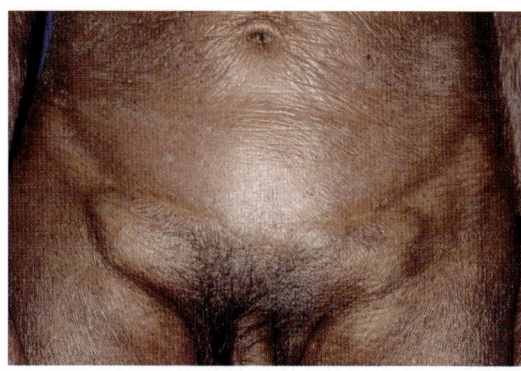

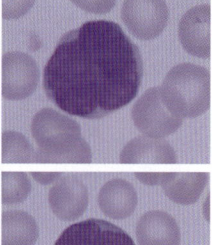

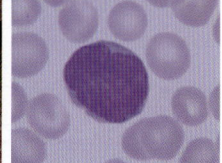

図 8-63　Sézary 症候群と末梢血異型細胞（Sézary cell）

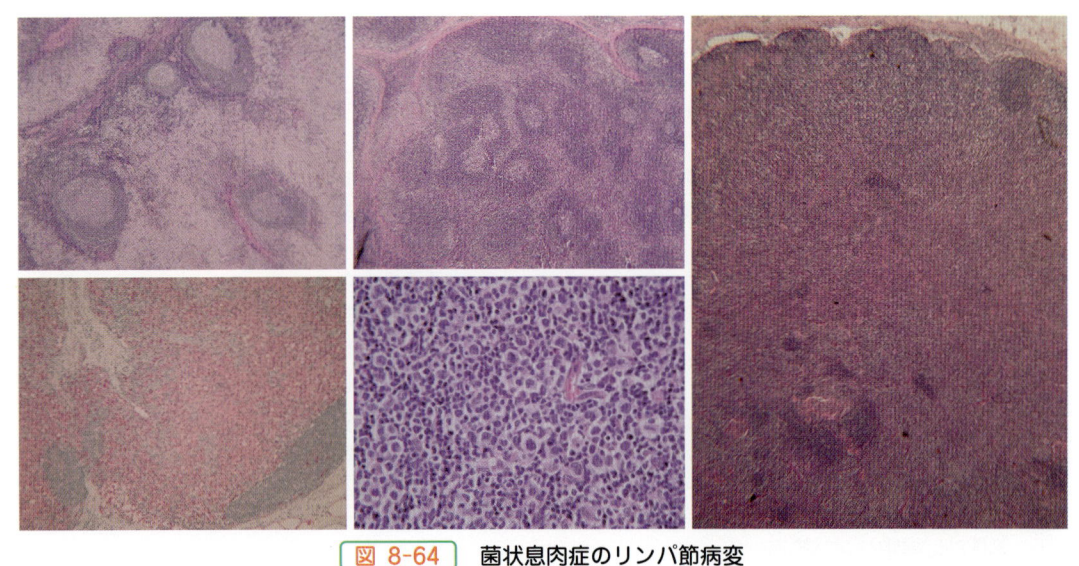

第 8 章 ● 造血器腫瘍と関連疾患

図 8-64 菌状息肉症のリンパ節病変
反応性リンパ節炎：N1（左，中）とリンパ節浸潤：N3（右）．左下は S100 染色所見

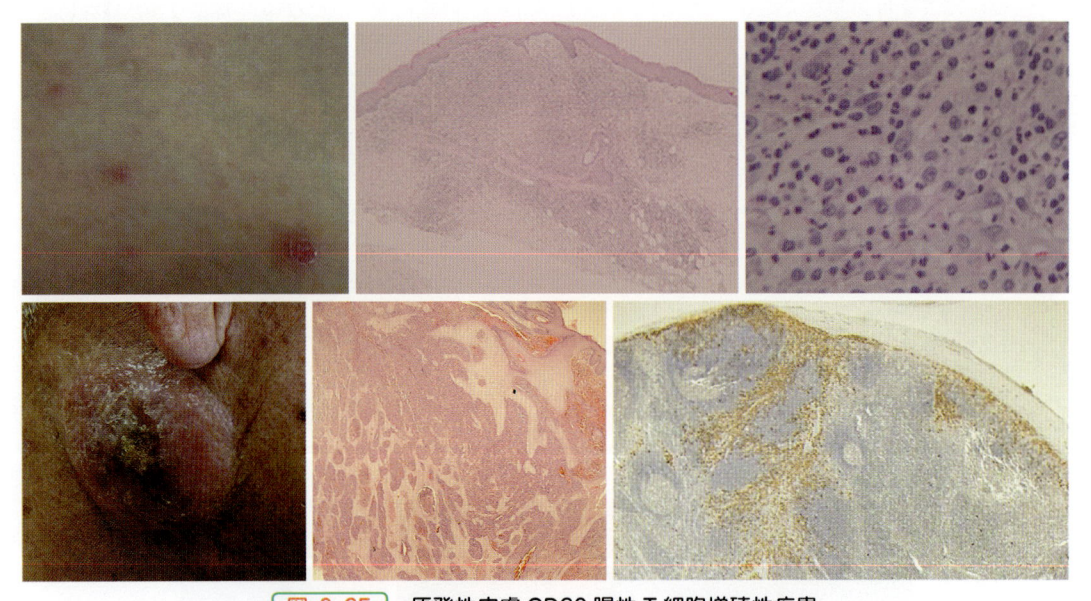

図 8-65 原発性皮膚 CD30 陽性 T 細胞増殖性疾患
リンパ腫様丘疹症（左上）と病理組織所見（中，右上）．未分化大細胞性リンパ腫（左下），偽がん性表皮増殖（中下），CD30 陽性細胞のリンパ節浸潤（右下）

（neutrophil-rich variant）になることや，偽がん性表皮増殖や後天性魚鱗癬を伴う場合がある[3,4]．全身性未分化大細胞リンパ腫と違って，CLA が陽性で，通常，EMA や ALK は陰性である．リンパ節辺縁洞に CD30 陽性細胞がシート状に浸潤し，一見，がんの転移を思わせるような組織所見を示す．主病変に合併あるいは治療後に，リンパ腫様丘疹症へ移行することや，菌状息肉症に類似の局面が生じることがある．

■文　献

1) Campbell JJ, Clark RA, Watanabe R, et al. Sézary syndrome and mycosis fungoides arise from distinct T-cell subsets: a biologic rationale for their distinct clinical behaviors. Blood. 2010; 116: 767-71.
2) Olsen EA, Whittaker S, Kim YH, et al. Clinical end points and response criteria in mycosis fungoides and Sézary syndrome: a consensus statement of the International Society for Cutaneous Lymphomas, the United States Cutaneous Lymphoma Consortium, and the Cutaneous Lymphoma Task Force of the European Organisation for Research and Treatment of Cancer. J Clin Oncol. 2011; 29: 2598-607.
3) Morizane S, Setsu N, Yamamoto T, et al. Ichthyosiform eruption in association with primary cutaneous T-cell lymphomas. Brit J Dermatol. 2009; 115-20.
4) Sugiyama H, Asagoe K, Morizane S, et al. Leukocyte common antigen-negative, aggressive cutaneous anaplastic large cell lymphoma with prominent pseudocarcinomatous hyperplasia. Eur J Dermatol. 2008; 18: 74-7.

〈岩月啓氏〉

H 多発性骨髄腫と類縁疾患

1 免疫グロブリンとその異常

a. 免疫グロブリンの概要

　免疫グロブリン（immunoglobin：Ig）は，抗体として機能し，液性免疫の主体をなす一群の蛋白質である．Ig は，主に形質細胞と一部の B 細胞球から産生され，2 本の重鎖（heavy chain：IgH）と 2 本の軽鎖（light chain：IgL）が結合した Y 字型を呈する多重鎖構造をもち，抗原結合部位（可変領域）と生物活性を示す部位（定常領域）より構成される（図 8-66）．Ig には，IgH の構造の違いにより IgG，A，M，D，E の 5 つのクラスが，また IgL には κ と λ の 2 種類存在し，IgH と IgL の組み合わせによりアイソタイプが決まる．IgH および κ，λ は，それぞれ別の遺伝子にコードされ（IgH は染色体 14q32 に座位する *IGH*，κ は 2p12 に座位する *IGK*，λ は 22q11 に座位する *IGL*），*IGH* は V，D，J，C 領域（図 8-67），*IGK* および *IGL* は V，J，C 領域から構成されている．抗原結合部位である可変領域は VDJ および VJ により規定されるが，*IGH* の V 領域には 123〜129 個の，D 領域には 27 個の，J 領域には 9 個の遺伝子断片が，また *IGK* および *IGL* の V 領域には 70〜76 個の，J 領域には 5〜11 個の遺伝子断片が存在しており，これにより多数の VDJ，VJ の組み合わせが可能となる（図 8-67）．VDJ および VJ の組換えは骨髄中の前駆 B 細胞の段階で生じ，V 領域での体細胞超点突然変異（somatic hypermutation）は胚中心（germinal center：GC）で生じる．これらを通して多様で抗原親和性の高い Ig が産生され，また抗原刺激などによりすでに形成された VDJ エクソ

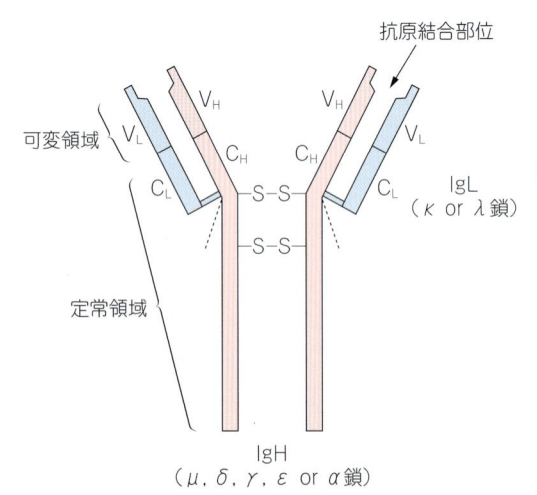

図 8-66 免疫グロブリンの基本構造

Ig 分子は 2 本の重鎖（IgH）と 2 本の軽鎖（IgL）から構成され，それぞれ可変領域（variable region：IgH は V_H，IgL は V_L）と定常領域（constant region：IgH は C_H，IgL は C_L）からなる．可変領域は抗原結合部位を含む．2 本の IgH はジスルフィド結合（disulfide bond：S-S 結合）により結合している．IgH には μ，δ，γ，ε および α 鎖の 5 種類あり，それぞれ IgM，IgD，IgG，IgD，IgE を構成する．IgL には κ と λ 鎖の 2 種類ある．

図 8-67 免疫グロブリン重鎖遺伝子（*IGH*）とVDJ再構成

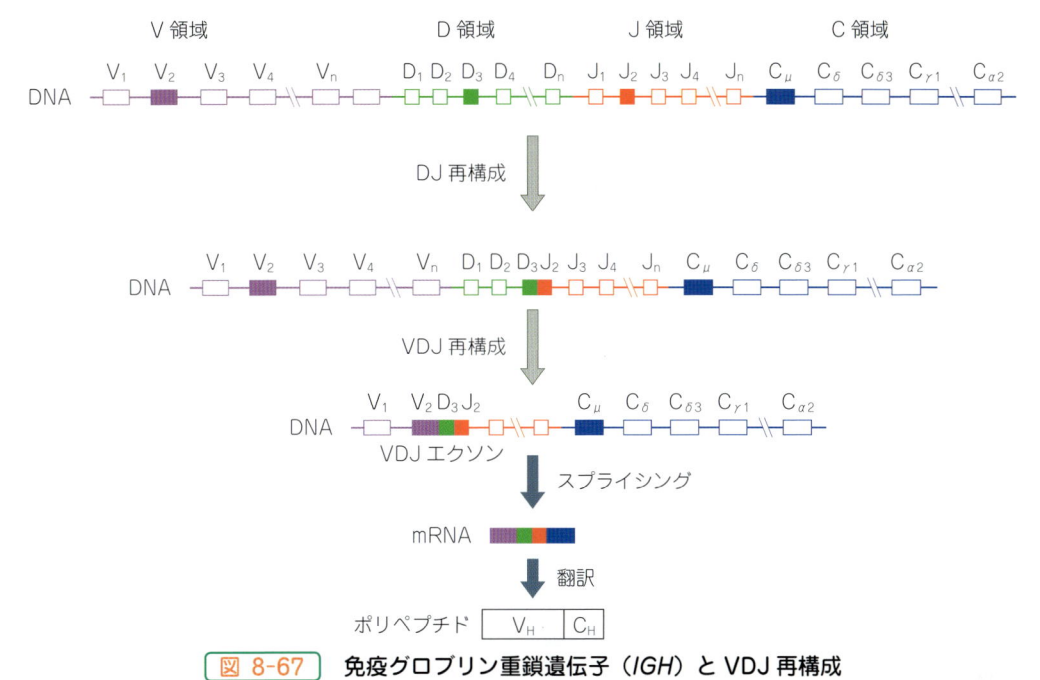

*IGH*はproB細胞レベルでDJ再構成ののち，VDJ再構成を起こし，成熟VDJエクソンを形成する．この過程はV, D, J領域の遺伝子断片から1つずつ選択して行われる．VDJエクソンが形成されるとRNAスプライシングが起こり，*IGH*はVDJエクソンを第1エクソンに，C領域の遺伝子断片のうちVDJの最も近傍に位置するCμを後続エクソンとして転写される．したがって最初に産生されるIgHはμ鎖（IgMクラスのH鎖）である．その後，選択的スプライシングにより，すでに形成されているVDJエクソンを第1エクソンとして，C領域の各断片を後続エクソンとした転写が起こる．

ンを第1エクソンとした選択的スプライシングにより，可変領域を変更せずIgMからIgAやIgG，IgEへのクラススイッチが行われる．

血清蛋白は電気泳動により大きくアルブミン，$α_1$グロブリン，$α_2$グロブリン，$β$グロブリン，$γ$グロブリン分画にわかれ，その6〜7割をアルブミンが，2〜3割をIgが占めている（図 8-68a）．血清蛋白電気泳動（serum protein electrophoresis：SPEP）において，IgGは$γ$グロブリン分画に，IgAは$β$と$γ$グロブリン分画の境界に，IgMは$γ_1$グロブリン分画（$γ$分画の中で最も移動度が大きい部位）に（図 8-68a），IgDやIgEは健常人では微量であるが，$β$と$γ$の境界から$γ_1$グロブリン位に位置している．また血清の免疫電気泳動（immunoelectrophoresis：IEP）ではIgG, IgA, IgMの3本の長く伸びた形をした沈降線を認めるが（図 8-68b），これは各クラスのIgが多様な抗原認識部位をもつ抗体で構成される不均一な分子集団であることを示している．

IgLは，ほとんどの形質細胞においてIgHと比較してより多く産生されており，IgHと結合しないIgLは，遊離軽鎖（free light chain：FLC）として血清中に分泌される（図 8-69a）．血液中のFLCは，速やかに腎糸球体から濾過排泄されたのち，そのほとんどは近位尿細管で再吸収されるため，健常人尿中ではFLCが検出されることはない．近年，FLCをIgHと結合したIgLと区別して測定できる技術が開発され（英 Binding Site 社のFREELITE®），より高感度なM蛋白検出方法として臨床利用されている（図 8-69b）．

第8章 ● 造血器腫瘍と関連疾患

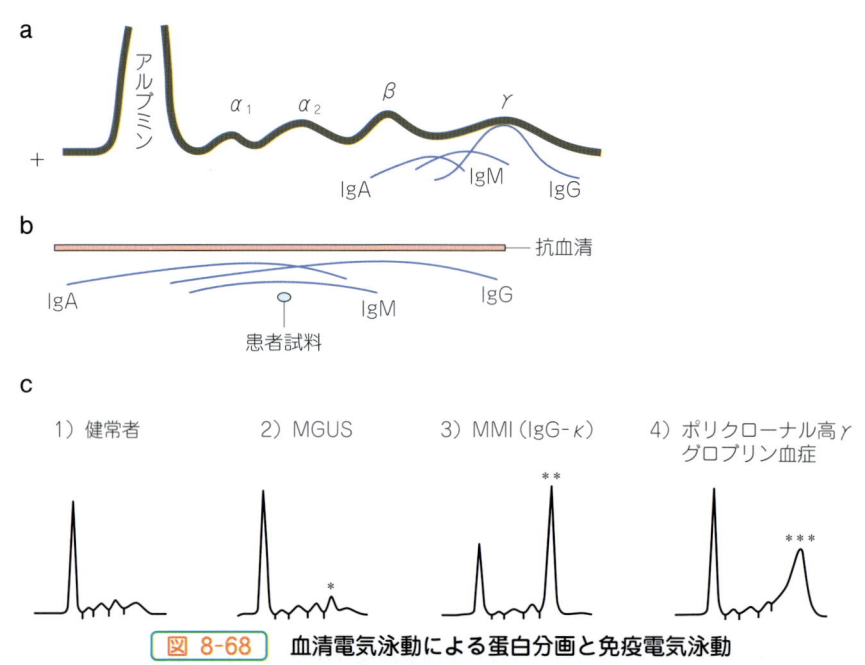

図 8-68 血清電気泳動による蛋白分画と免疫電気泳動
a．セルロースアセテート法による血清蛋白分画．血清はアルブミン，$α_1$，$α_2$，$β$，$γ$分画に分けられる．IgG は$γ$グロブリン分画に，IgA は$β$と$γ$グロブリン分画の境界に，IgM は$γ$分画に位置する．
b．免疫電気泳動のパターン．通常のヒト血清では IgG，A，M の 3 本の沈降線を認める．
c．健常者および患者血清電気泳動像．MGUS や MM 患者で認められる M ピーク（*と**）と，自己免疫疾患患者などで認めるポリクローナルな高$γ$グロブリン血症（***）．MGUS や MM 患者ではシャープな M ピークを認めるが，ポリクローナル増加ではシャープでない．

b. 免疫グロブリン異常

　血清 Ig 異常は，多クローン性高 Ig 血症，単クローン性高 Ig 血症，低 Ig 血症に分類される．一般的には血清 Ig の増減は IgG の増減の場合が多く，血清$γ$グロブリンの増減と比例するため，高 Ig 血症は高$γ$グロブリン血症，低 Ig 血症は低$γ$グロブリン血症とも称される．Ig 異常をきたす代表的疾患を記す．Ig 異常を呈する主な疾患を表 8-54 に示した．

1）多クローン性高 Ig 血症
a）感染症
　細菌やウイルスなど種々の感染症により生じる．一般的には，初感染時の急性期では IgM が一過性に増加し，その後 IgG が増加する．慢性感染症においては，IgG を主体にすべての Ig が増加する．
b）自己免疫疾患
　関節リウマチや全身性エリテマトーデス，強皮症などで IgG，IgA を中心に増加を認める場合が多い．その他，Sjögren 症候群や橋本病，クリオグロブリン血症などでも認められる．

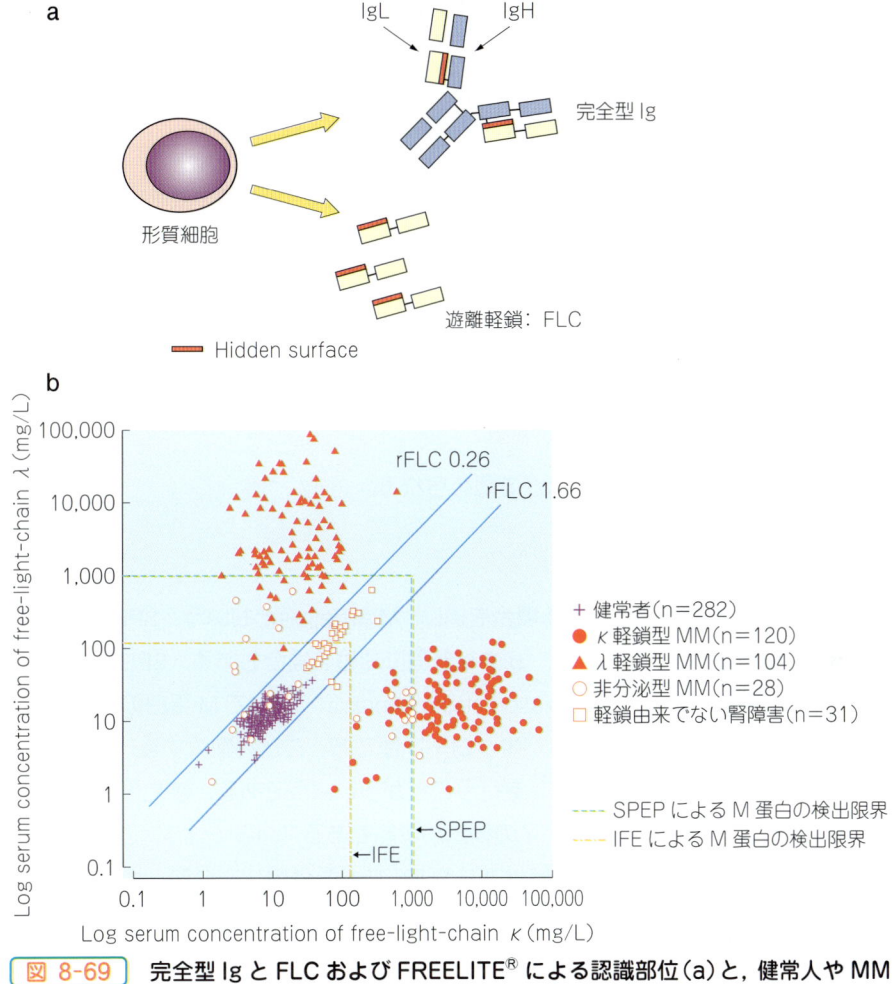

図 8-69 完全型 Ig と FLC および FREELITE® による認識部位（a）と，健常人や MM 患者における血清 FLC 濃度の分布図（b）

a．形質細胞では IgL は IgH よりも過剰に産生され，過剰に産生された IgL は FLC として血中に存在している．FREELITE® は，完全型 Ig では露出しておらず FLC でのみ露出している部分（hidden surface）を特異的に認識できる抗ヒト κFLC および λFLC 抗体を用いて別々に FLC を定量する．

b．健常人（n=282），BJ 型 MM 患者（n=224），非分泌型 MM 患者（n=28），M 蛋白関連疾患によらない腎障害患者（n=31）における FREELITE® による血清 κFLC および λFLC 濃度の分布図．血清 rFLC は，すべての健常人とほとんどの腎障害患者は基準値内（0.26〜1.66）あるのに対し，ほとんどの MM 患者では基準値から外れた範囲にあることがわかる．SPEP と IFE による検出限界と rFLC の基準値（0.26〜1.66）も併せて記した．

c）腫瘍性疾患

AITL などの悪性リンパ腫のほか，様々ながんで認められる．その他，Castleman 病では恒常的に増加した IL-6 により多クローン性γグロブリン血症を認める．また IgG4 関連疾患では IgG4 の多クローン性増加を認める．

表 8-54	免疫グロブリン異常をきたす主な疾患
多クローン性高 Ig 血症	感染症，自己免疫疾患，腫瘍性疾患，肝疾患（肝炎，肝硬変），その他
単クローン性高 Ig 血症	MGUS，多発性骨髄腫，原発性マクログロブリン血症，アミロイドーシス，悪性リンパ腫，H 鎖病，POEMS 症候群
低（無）Ig 血症	原発性：原発性免疫不全症候群に分類される諸疾患 続発性：悪性リンパ腫，多発性骨髄腫，その他の腫瘍性疾患，ネフローゼ症候群，蛋白漏出性胃腸症，甲状腺機能亢進症，ステロイドや抗がん薬などの薬剤性

d）肝疾患

慢性肝炎，肝硬変ともに認められるが，肝硬変でより顕著である．

e）その他

サルコイドーシス，IgA 腎症，AIDS などで認められる．

2）単クローン性高 Ig 血症

血清の電気泳動で M 蛋白が認められる場合をいい，M 蛋白血症ともいう．SPEP で鋭いスパイクを通常は γ 分画に認めるが（図 8-68c），β や α 分画に認める場合もある．SPEP で M 蛋白を認めた場合は，IEP や免疫固定法（immunofixation electrophoresis：IFE）で M 蛋白の Ig クラスや IgL のタイプ（＝Ig のアイソタイプ）を同定し，単クローン性であることを確認する．本邦では IEP を行うことが多いが，欧米では簡便性から IFE を行うことが多いようである．また最近では FREELITE® を用いて κ/λ 比の異常からクローナリティの検出が可能である（図 8-69b）．しかしながら FREE-LITE® では偽陰性の場合もあるので診断時は IEP や IFE なども併用し，クローナリティとともに Ig アイソタイプを確認することが望ましい．M 蛋白の存在は，Ig 産生性細胞のクローン性増殖を反映しており通常は形質細胞性であるが，他の B 細胞性のこともある．M 蛋白は，完全な抗体分子の場合や異常な抗体分子の場合など様々である．単クローン性高 Ig 血症を引き起こす代表的疾患に MGUS，多発性骨髄腫（multiple myeloma：MM），原発性マクログロブリン血症，H 鎖病，POEMS 症候群などがある（表 8-54）．詳細は他項を参照されたい．

a）MGUS（monoclonal gammopathy of undetermined significance）

2003 年に提唱された IMWG（International Myeloma Working Group）の診断基準では，血清 M 蛋白を認めるものの，血清 M 蛋白＜3 g/dL，骨髄クローン性形質細胞＜10％，他の B 細胞増殖性疾患なし，臓器障害なしのすべてを満たす状態である．米国での検討であるが MGUS の有病率はきわめて高く，50 歳以上で 3％，75 歳以上では 10％である．またほぼすべての MM は MGUS を経て発症し，MGUS は約 1％/年の割合で MM に進展することから，MGUS は MM の前がん病態であり，年余にわたる経過観察が必要とされる．MGUS から MM へ進展リスクは，非 IgG 型 MGUS，血清 FLC の κ/λ 比異常，血清 M 蛋白 1.5 g/dL 以上である．また IgM 型 MGUS は原発性マクログロブリン血症への進展リスクが高い．その他 MGUS から原発性アミロイドーシスのほか悪性リンパ腫，慢性リンパ性白血病などに進展する場合もある．MM で認められる遺伝子・染色体異常のほとんどは MGUS でも検出される．一部の異常の検出頻度が異なることは，MGUS ではより悪性度の高い腫瘍化形質細胞の出現率が低いためと思われる．

3）低 Ig 血症

Ig の低下には先天性免疫不全症と，後天的低 Ig 血症とがある．後天的低 Ig 血症には，慢性リンパ性白血病や，悪性リンパ腫，MM など免疫系細胞性腫瘍で認められる場合と，蛋白漏出性胃腸症やネフローゼ症候群など血清蛋白の体外喪失による場合，甲状腺機能亢進症などでの異化亢進による場合，栄養障害や悪液質，ステロイドや抗がん薬などによる場合など多岐にわたる（表8-54）．MM では正常 Ig の産生は抑制される．

■文　献

1) Swerdlow SH, Campo E, Harris NL, et al. editors. WHO classification of tumours of haematopoietic and lymphoid tissues. 4th ed. Lyon: IARC Press; 2008.
2) Hoffbrand AV, Moss PAH, Pettit JE., Essential haematology. 5th ed. Wilay-Blackwell; 2006.
3) Greer JP, Foerster J, Rodgers GM, et al. editors. Wintrobe's clinical hematology. 12th ed. Lippincot. Williams Wilkins; 2009.
4) Strachan T, Read AD. Human molecular genetics. 3rd ed. Garland Science; 2004.
5) Mehta J, Singhal S, editors. Myeloma. 1st ed. CRC Press; 2001.
6) Bradwell AR. Serum free light chain analysis（plus Hevylite). 6th ed. 2010.
7) Kyle RA, Durie BG, Rajkumar SV, et al, Monoclonal gammopathy of undetermined significance（MGUS）and smoldering (asymptomatic) multiple myeloma: IMWG consensus perspectives risk factors for progression and guidelines for monitoring and management. Leukemia. 2010; 24: 1121-7.

2　多発性骨髄腫

多発性骨髄腫（multiple myeloma: MM）は，形質細胞性腫瘍で，腫瘍細胞から産生される単クローン性免疫グロブリン（M 蛋白）を特徴とする．代表的な症状は溶骨性病変，腎障害，貧血，易感染である．本邦における発症率は人口 10 万人あたり約 3 人，疾患頻度は全悪性腫瘍の約 1％，全造血器腫瘍の約 10％とされる．好発年齢は 70 歳代前半と高齢者に多く，高齢者人口の増加に伴い患者数増加が想定されている．治療は，アルキル化剤やステロイド，新規薬剤（サリドマイド，レナリドミド，ボルテゾミブ）などの組み合わせにより行い，65 歳以下であれば寛解導入療法後に自家造血幹細胞移植を用いた超大量化学療法を行う．MM では新規薬剤導入により，治療予後の改善が著しいが，現行治療においては治癒困難と考えられており，実臨床においては高い QOL を維持したうえの長期生存に主眼がおかれている．また近年進展著しい分子病態解明を通した創薬や，層別化・個別化治療の試みなどにより，さらなる治療成績の向上が期待されている．

a. 概念・病態

MM は，B 細胞の終末分化段階である形質細胞の腫瘍性増殖と，腫瘍細胞が産生する M 蛋白により溶骨性骨病変，腎障害，貧血など様々な症状を呈する疾患である．MM 細胞の起源は，リンパ節胚中心（germinal center: GC）で免疫グロブリン（immunoglobulin: *IG*）可変領域の体細胞超点突然変異とクラススイッチを終えた長期生存型の形質芽球と考えられているが，最近の次世代シークエンサー（next generation sequencing: NGS）を用いた解析から，一部の患者では MM 細胞における *IG* 転座は GC より前の proB 細胞レベルで生じていることが証明されている．MM 発症には *IG* 転

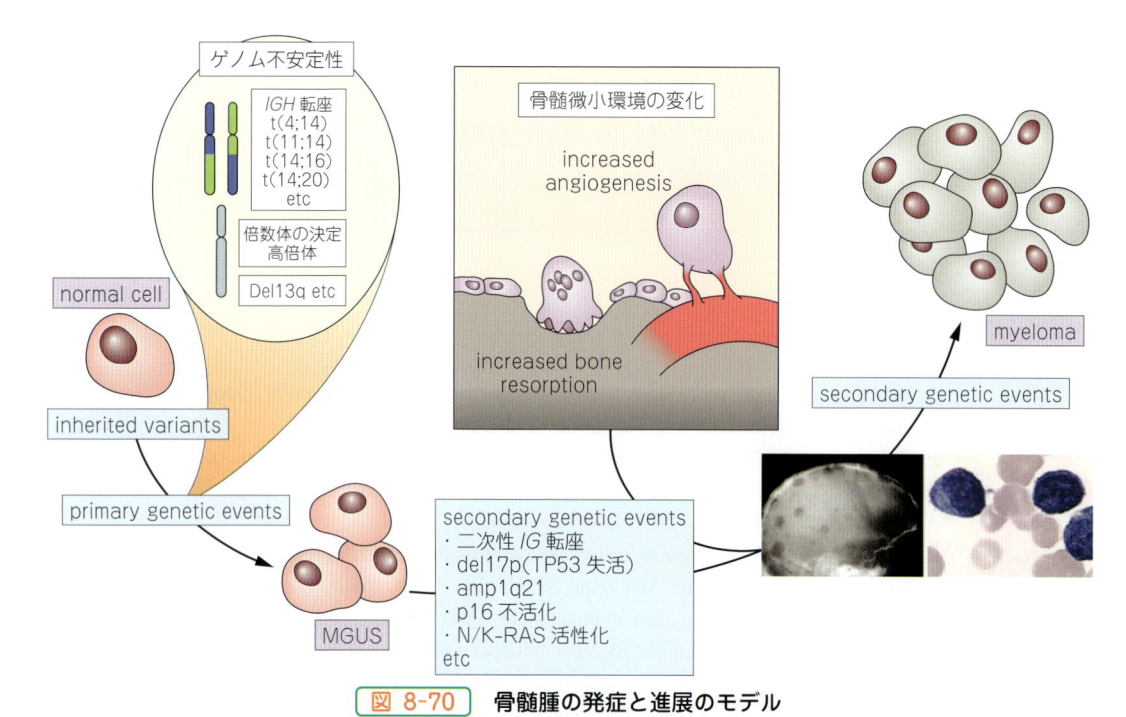

図 8-70 骨髄腫の発症と進展のモデル

通常骨髄腫は，リンパ節胚中心を経た形質芽球を腫瘍起源とし，MGUS 期を経て症候性骨髄腫へと進展する．その過程で免疫グロブリン重鎖遺伝子（IGH）領域との転座による種々のがん原遺伝子の活性化，染色体 13q 欠失や高 2 倍体などが生じている．また古典的には，さらなる IG 転座，プロモーターメチル化などによる p16 不活化，N/K-RAS の活性化変異，染色体 1q21 の増幅，p53 遺伝子の欠失や変異などが付加され進展する．近年の WGS により，一部の IG 転座は proB 細胞レベルで生じていること，RNA プロセッシングや蛋白翻訳，小胞体ストレス反応，ヒストン修飾などに関連した遺伝子群にも高頻度に変異を認めることが判明している．

座の結果，IG エンハンサーに近接した増殖促進性遺伝子の恒常的活性化が重要であろうと考えられているが，MM 細胞はさらに種々の遺伝子異常を蓄積しながら，骨髄微小環境との関わりのなかで長期間かけて緩徐に増殖する（多段階発がん説，図 8-70）．また臨床的には，すべての MM は意義不明の単クローン性 γ グロブリン血症（monoclonal gammopathy of undetermined significance：MGUS）を経て発症すると考えられている．

b. 診断と国際分類

骨髄腫の診断・分類には，従来は SWOG（Southwest Oncology Group）の基準を用いたが，現在では IMWG（International Myeloma Working Group）の規準を用いることが多い（2003 年に提唱，2011 年に一部改訂，**表 8-55**）．IMWG の基準では，骨髄腫に関連する臓器障害を整理明記し治療開始基準を明確にした．骨髄腫による臓器障害は，高カルシウム血症（Hypercalcemia），腎不全（Renal insufficiency），貧血（Anemia），骨病変（Bone lesions），その他（Others）（過粘稠度症候群，アミロイドーシス，年 2 回を超える細菌感染）と定められた．これらは，それぞれから一文字ずつとり "CRABO" と呼ばれることもある．2011 年に IMWG から基準の改訂が提案されており，**表 8-55** の下に追記した．

表 8-55　IMWG による形質細胞腫瘍の診断規準（2003）

病型	M 蛋白	骨髄形質細胞	臓器障害*	腫瘤形成	末梢血形質細胞
monoclonal gammopathy of undetermined significance: MGUS	<3 g/dL（血清）	<10%	−	−	−
asymptomatic myeloma (smouldering multiple myeloma)：無症候性骨髄腫	≧3 g/dL（血清）or	≧10%	−	−	−
multiple myeloma (symptomatic)：症候性骨髄腫	＋（血清 or 尿）	＋	＋	＋/−	−
nonsecretory myeloma：非分泌型骨髄腫	−（血清・尿とも）FLC 比正常（2011 年追加）	≧10%	＋	＋/−	−
solitary plasmacytoma of bone：骨の孤立性形質細胞腫	＋/−	−	−	骨1カ所に＋	−
extramedullary plasmacytoma：髄外形質細胞腫	＋/−	−	−	骨髄外に＋	−
plasma cell leukemia：形質細胞白血病	＋/−	＋	＋/−	＋/−	>2,000/μL and ≧20%/WBC

いずれの病型も，すべての項目を満たすこと．
*臓器障害：以下のいずれかを満たす
1．（C）高 Ca 血症　：血清 Ca>11 mg/dL または基準値より 1 mg/dL を超える上昇
2．（R）腎不全　　　：血清 Cre>2 mg/dL
3．（A）貧血　　　　：Hb 値が基準値より 2 g/dL 以上低下または 10 g/dL 未満
4．（B）骨病変　　　：溶骨病変または圧迫骨折を伴う骨粗鬆症（MRI，CT）
5．（O）その他　　　：過粘稠度症候群，アミロイドーシス，年2回を超える細菌感染

<2011 年の第 13 回 IMWG における主な改訂点>
1．臓器障害を骨髄腫診断事象（myeloma-defining event: MDE）と称する
2．「年2回を超える細菌感染」は MDE から除外
3．アミロイドーシスや軽鎖沈着単独では MDE としない
4．腎不全の定義には血清クレアチニン値ではなく推算糸球体濾過率（estimated GFR: eGFR）を用い，
　a）他に原因のない年 35％以上の eGFR の低下，
　b）他に原因がなく eGFR 50 mL/分未満，
　c）腎生検による light chain nephropathy の診断，
　のいずれかを MDE として用いる．

　IMWG の基準では，骨髄中クローン性形質細胞の比率と，M 蛋白量，これらによる臓器障害の有無により，MGUS，無症候性骨髄腫〔asymptomatic myeloma（＝smouldering multiple myeloma: SMM）〕，症候性骨髄腫〔multiple myeloma（symptomatic）: MM〕，非分泌型骨髄腫（nonsecretory myeloma）が定義される．

SMM は，診断後，中央値 2 年程度で MM に進展するが，10 年以上 SMM のままとどまる例も多く経験する．SMM から MM への進展割合は，最初の 5 年間で約 10%／年，5～10 年で約 3%／年，11 年目以降で約 1%／年とされる．進展の危険因子に M 蛋白量高値，骨髄中のクローン性形質細胞割合高値，IgA タイプ，血清遊離軽鎖（free light chain；FLC）の κ／λ 比高異常などあり，診断後まもない例や進展リスク因子を有する場合はより慎重に経過観察し，治療開始時期を逸しないようにする．同様に MGUS は，年 1～2% の割合で MM や原発性アミロイドーシスなどへ移行する．一般的に MGUS や SMM では全身化学療法開始の利点はなく，MGUS は 3～6 カ月，SMM は 3 カ月毎に経過観察することが薦められている．

非分泌型骨髄腫は，免疫固定法（immunofixation electrophoresis：IFE）で血中・尿中の M 蛋白を検出できない MM と定義されていたが，2011 年の改訂で血清 FLC 陰性も基準に加わった．高感度の FREELITE™ を用いて FLC を測定すると，IFE 陰性 MM の約 70% で FLC 異常が検出されており，真の非分泌型骨髄腫の頻度は非常に少ないと思われる．

形質細胞性白血病（plasma cell leukemia：PCL）は，末梢血中にクローン性形質細胞を 2,000／μL 以上かつ白血球分画の 20% 以上認める MM と規定されている．PCL には，初診時から末梢血中にクローン性形質細胞を認める原発性形質細胞白血病（primary plasma cell leukemia：pPCL）と骨髄腫の経過中に発症する二次性形質細胞白血病（secondary PCL）とがある．pPCL は，IgD や IgE 骨髄腫で高頻度に認められる．

骨の孤立性形質細胞腫（solitary plasmacytoma of bone），および髄外性形質細胞腫（extramedullary plasmacytoma）は，骨または骨外に形質細胞腫が 1 カ所だけ存在し，骨髄所見に異常を認めず臓器障害も有さないものと定義される．M 蛋白は検出されないかされても少量とされるが，診断時の血清 rFLC 異常は約 50% で認める．2 カ所以上の形質細胞腫を認めるにもかかわらず，骨髄所見が正常で臓器障害を有さない場合は，多発性形質細胞腫（multiple solitary plasmacytoma）と呼び，本分類では区別されている．

c. 疫　学

2003 年の統計では，本邦での骨髄腫の推定罹患率は 10 万人あたり，男性 2.4，女性 1.7 であった．本邦における骨髄腫による死亡者数は，例年 4,000 人程度である．罹患率は年齢とともに増加し，診断時年齢中央値は 2003 年の統計によれば 74 歳であった．65 歳未満の発症者は全体の 2 割，80 歳以上の高齢発症者は 3 割を占めていた．骨髄腫の罹患率には人種差があり，人口 10 万人当たりアフリカ系米国人 11.7 人／年，欧米白人 5.2 人／年，アジア人 3.3 人／年とされる．

d. 病因と分子病態

骨髄腫は他の多くのがん同様，遺伝子異常の蓄積により多段階に発症進展するが，その発症原因は不明である．原爆を含む放射線被曝，ベンゼンなどの有機溶媒，除草剤や殺虫剤，慢性抗原刺激，特定の HLA，自己免疫疾患や免疫不全症との関連が報告されている．MGUS および骨髄腫の多発家系がまれに報告されている．

MM は，形質細胞性の腫瘍で，複数のがん遺伝子の活性化やがん抑制遺伝子の不活化により発

H ● 多発性骨髄腫と類縁疾患

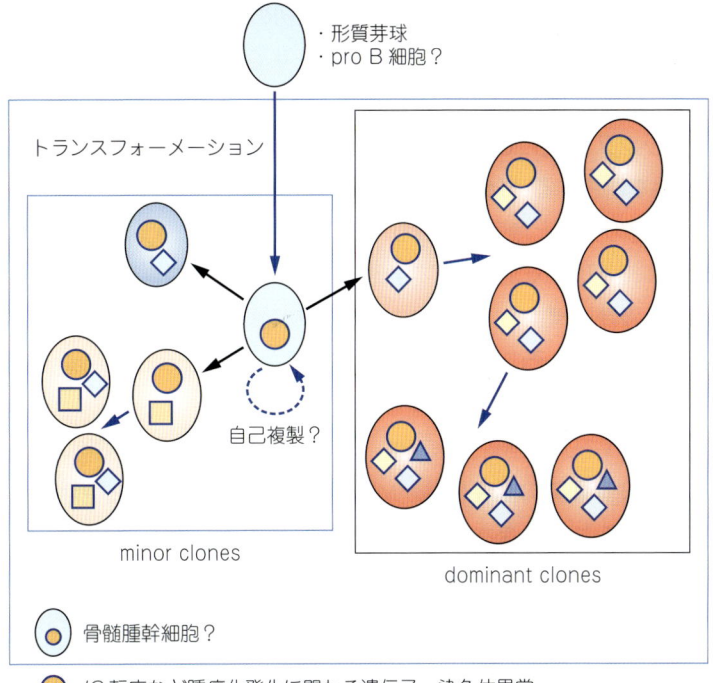

図 8-71 MM 患者内で想定されるゲノム異常の多様性とクローン拡大

MM 細胞はゲノム不安定性を背景に発症進展する．MM 発症後のゲノム異常は多岐にわたり，これら異常は同一患者内において全 MM 細胞に同時に生じるのではなく，それぞれの MM 細胞で別々のタイミングで生じる．MM 細胞は，新たに有した異常に応じて新たな形質を獲得し，環境への適合度合や増殖力に応じて適宜増殖する．

症・進展する．MM の発生には，*IG* 転座による *CCND* 群や *MMSET*，*FGFR3*，大 *MAF* 群の活性化が重要であるが，病態形成にはさらに多くの遺伝子・染色体異常のほか，エピジェネティック変化，non-coding RNA，骨髄微小環境などが複雑に関与している．代表的な異常に *N/K-RAS* の活性化点突然変異，*TRAF3* 変異や *NIK* 転座などによる NF-κB の恒常的活性化，*p16* プロモーターメチル化による不活化，*PVT1-NBEA* や *PVT1-WWOX* などの新規キメラ遺伝子，miR-192 や miR-199 などマイクロ RNA の発現低下，第 13 染色体長腕欠失（del13q），17 番染色体短腕欠失（del17p），1 番染色体長腕 q21 座の増幅（amp1q21），*MYC* や *MUM1/IRF4* の *IG* 転座による活性化などがある．これらの異常が複数蓄積し，より生存に適し増殖力のある MM 細胞が個体内で dominant になっていくと考えられる（図 8-71）．また MM 細胞生存には転写因子である *MUM1/IRF4* の発現がきわめて重要であることも示されている．さらに近年の全ゲノムシークエンス（whole genome sequencing：WGS）解析により，MM において *RAS* や *CCND*，*TP53*，NF-κB 経路遺伝子など従来から知られているがん関連遺伝子において新しい変異が見つかったほか，従来想定されていなかった RNA プロッセッシングや蛋白翻訳，小胞体ストレス反応，ヒストン修飾などに関連した多くの遺伝子においても高頻度に変異がみつかっている．その他，MM 患者個体内におけるゲノム変異の不均一性や

IG転座発生時期なども明らかとなった．WGSによって初めて示されたMMにおける*BRAF*変異（全MMの約4%）は，治験段階ではあるが治療標的としてすでに臨床利用されている．

　MM細胞は骨髄微小環境との関連で緩やかに増殖するが，細胞表面の接着因子を介して骨髄間質細胞や細胞外マトリックスと結合し，種々の接着介在性シグナル伝達とサイトカイン産生を誘発し，自己の生存や増殖を助長する．MM細胞はVLA-4（α_4/β_1 integrin）/VCAM-1などを介して骨髄間質細胞と接着し，自己の生存と増殖に必要なIL-6やIGF-1（insulin like growth factor-1）の供給を受けている．またMM細胞はCXCR4などを発現しており，骨髄間質細胞から分泌されるCXCL12（SDF-1α）などにより骨髄に帰巣し，骨髄内ニッチ（niche）を正常形質細胞や造血幹細胞などと競合していると考えられている．その他MM細胞はVEGF（vascular endothelial growth factor）などの血管新生因子を分泌し骨髄内血管新生を促進している．

　MMにおける代表的症状である溶骨性病変は，MM細胞の増殖と破骨細胞の活性化，骨芽細胞の抑制によって起こる．破骨細胞の活性化は，MM細胞が分泌する破骨細胞活性化因子（osteoclast activating factor：OAF）により促進され，骨吸収が促進する．OAF活性はIL-1，VEGF，RANKL（receptor activator of nuclear factor κ-B ligand），MIP-1α（macrophage inflammatory protein-1α），TNF-αなど種々のサイトカインにより制御されている．またMM細胞から分泌されるWnt/β-カテニン経路の可溶性抑制因子であるDKK-1（dickkopf-related protein 1）などは，間質細胞から骨芽細胞への分化を抑制する．

● e．臨床症状・検査所見

1）代表的な臨床症状（図8-72，73）

a）溶骨性病変

　診断時に約8割の患者に認められ，約半数は胸腰椎の圧迫骨折とそれによる疼痛を伴う．主に赤色髄を侵すため，軀幹骨および近位長管骨に骨打ち抜き像（punched out lesion）と呼ばれる溶骨病変を形成し，大腿骨近位部や上腕骨の病的骨折を合併することもある．

b）高カルシウム血症

　診断時に10%程度の患者に認められる．骨溶骨の結果，骨から大量にカルシウムが喪失しその結果，高カルシウム血症となる．悪心，嘔吐，口渇，多尿や倦怠感で始まり，進行すると意識レベルの低下をきたす．長期間持続すると腎機能障害をきたす．

c）腎障害

　診断時に25%の患者で認められ，病勢進行により50%以上の患者で認められる．潜在的な腎障害患者はさらに多いものと思われる．原因は複合的であるが，高カルシウム血症やアミロイドの糸球体沈着，高尿酸血症，反復性の感染，薬剤，直接浸潤などがある．MMでは大量のFLCが糸球体濾過され近位尿細管で再吸収されるため，近位尿細管障害は必発である．一般的には糸球体機能は正常であるので，その限りにおいては尿中アルブミンはほとんど認められない．骨髄腫腎（myeloma kidney）は，Bence Jones型（BJ型）の初診時に高頻度に認められる腎障害で，尿細管腔へ排泄されたFLCがTamm-Horsfall蛋白と結合し円柱（cast）を形成することによって生じる．その他軽鎖沈着病（light-chain deposition disease）による腎障害もある．不用意なビスホスホネート製剤の点滴や造影剤の使用，骨病変の疼痛に対するNSAIDsの頻用による急激な腎不全発症もあり注意が必

H ● 多発性骨髄腫と類縁疾患

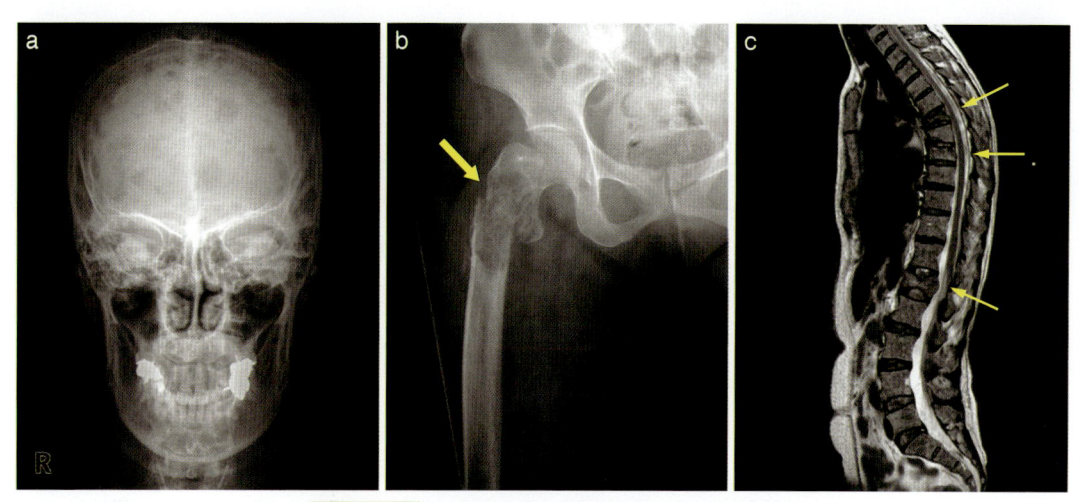

図 8-72　骨髄腫患者に認められた溶骨病変
a．頭蓋骨に認めやすい骨打ち抜き像（punched out lesion）
b．大腿骨頸部における病的骨折
c．胸腰椎の圧迫骨折による亀背

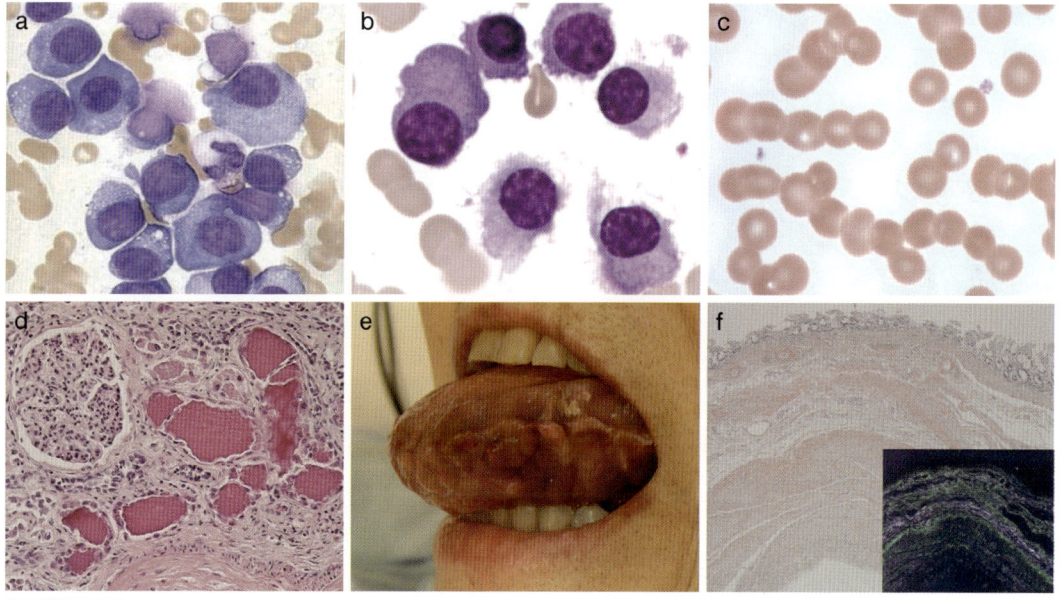

図 8-73　骨髄スメア標本での骨髄腫細胞の集簇像（a，b），末梢血赤血球の連銭形成（c），腎臓の尿細管内円柱形成による骨髄腫腎（myeloma kidney）（d），アミロイドーシスによる巨舌（e），腸管アミロイドーシスによる小腸筋層の破壊とコンゴレッド染色（f），右下に偏光顕微鏡で見た apple green に染まったアミロイド沈着を示す．

要である．

　　d）血球減少症

　　特に貧血を認める．診断時に 50〜60％の患者でヘモグロビン値 10 g/dL 未満の貧血を認める．

MM細胞による正常造血の抑制や腎障害によるエリスロポエチン産生低下などによる．進行に伴い白血球減少や血小板減少も現れることがあるが，治療関連でない著明な白血球減少や血小板減少はまれである．

e）アミロイドーシス

診断時に5％の患者でアミロイドーシスの合併を認める．骨髄腫に合併するアミロイド蛋白は，免疫グロブリン軽鎖に由来するAL型であり，舌，筋肉，消化管，心，腎などに沈着する．臨床症状としては，手根管症候群，起立性低血圧，末梢神経障害，皮疹，皮下・粘膜下出血，巨舌，吸収不良症候群，腸閉塞，ネフローゼ症候群などがみられる．心アミロイドーシスの合併例では心不全や刺激伝導障害を呈し，突然死等を引き起こし予後不良である．

f）過粘稠度症候群

診断時に約5％で認められる．IgA型ではIg多量体形成をしやすいため，IgG型よりも高頻度に合併する．IgG型ではIgG3サブクラスの場合に認めやすい．倦怠感，脱力，頭痛，眩暈，精神神経症状，視力障害，呼吸障害，粘膜や皮下出血などを認め，重症化すると昏睡に陥る場合もある．特徴的な眼底所見を呈する．スメア標本では赤血球の連銭形成が見られる．

g）感染症

初発時に認められるのは10％程度であるが，患者死因の70％は感染症である．感染部位は呼吸器感染と尿路感染が多く，原因菌としては肺炎では肺炎球菌や黄色ブドウ球菌，肺炎杆菌，尿路感染では大腸菌，その他のグラム陰性菌などの頻度が高い．帯状疱疹などのウイルス感染も高頻度に合併する．原因として，正常Igの産生低下，CD4細胞数の低下，好中球遊走能の低下などが想定されている．

h）神経症状

椎体の圧迫骨折や腫瘤形成による脊髄や神経根の圧迫症状が認められることがある．アミロイド沈着により，手根管症候群や単発性または多発性の感覚運動性のニューロパチーが認められることもある．M蛋白関連の末梢神経障害では，運動神経よりも感覚神経に起こりやすい．その他高カルシウム血症，過粘調症候群に伴う場合がある（上述）．

i）その他

高アンモニア血症性による意識障害や，高アミラーゼ血症を認めることがある．またM蛋白がクリオグロブリンの性質を有することがある．

2）検査の進め方および検査所見

血清総蛋白高値など，高γグロブリン血症が疑われる場合は，血清と尿の蛋白電気泳動（serum/urine protein electrophoresis：SPEP/UPEP）を行う．血清M蛋白陽性患者の約2/3で尿中M蛋白を認める（図8-74a）．これらでMピークを認めた場合，免疫電気泳動法（immunoelectrophoresis：IEP）または免疫固定法（immunofixation electrophoresis：IFE）で，クローナリティと，Mピークを構成するIgのアイソタイプを確認する（図8-74b, c）．尿中M蛋白（Bense Johnes蛋白）は尿中FLCのことで，近位尿細管で再吸収しきれない程の大量のFLCか，近位尿細管でのFLC再吸収障害の存在を示唆している．M蛋白の定量は，血清と尿（24時間蓄尿）の蛋白電気泳動にて行い，血清総蛋白濃度および24時間尿蛋白量にM蛋白分画の割合を乗じて行う．次に骨髄穿刺または骨髄

図 8-74　M 蛋白の同定

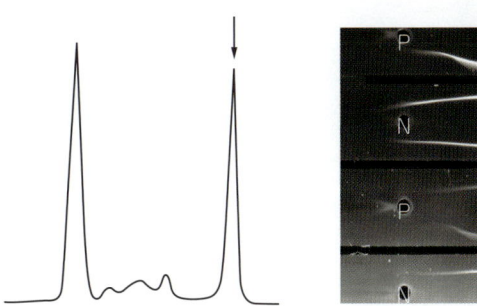

a. 血清蛋白電気泳動
b. 特異血清を用いた免疫電気泳動（IgG-λ型）
c. 免疫固定法（IgA-λ型）

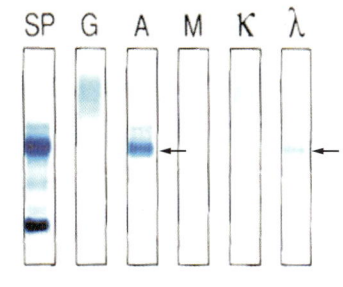

P: 患者血清
N: 正常血清

a．血清蛋白泳動（serum protein electrophoresis：SPEP）のデンシトメトリー所見でγ分画にMピークと正常γグロブリンの低値を認める．
b．特異血清を用いた免疫電気泳動所見，本患者においてはIgG-λ型を示す．
c．免疫固定法（immunofixation electrophoresis）によるM蛋白の同定，本患者ではIgA-λ型であった．

　生検を行い（図8-73），骨髄中のクローン性形質細胞比率を評価する．骨髄中の形質細胞比率は健常人で1％前後であるが，感染症や自己免疫疾患などでも10〜20％程度は反応性に増加する．MM細胞は多核や巨大な異型形質細胞として同定することも可能だが，形態のみでは正常形質細胞との鑑別が困難なことが多く，形質細胞のクローナリティは，表面抗原や細胞質内軽鎖の偏りの有無で判断する．細胞表面抗原や細胞質軽鎖の同定はフローサイトメトリーや免疫染色で可能である．正常形質細胞はCD19＋56－38＋138＋であるのに対し，MM細胞の多くがCD19－56＋/－38＋138＋/－である．汎B細胞抗原であるCD20抗原は約20％で陽性でt(11;14)例が有意に多い．CD13やCD33などの骨髄系抗原の発現も約20％で認められる．またMM細胞は骨髄内で巣状に増殖するため，同一患者でも穿刺部位によってMM細胞割合が異なる．

　MMでは初診時より複雑な染色体異常を有しているが，初診時のGバンド検査で異常分裂像が得られる例は約2割である．Gバンド検査での異常出現頻度は，カルノア標本の作製方法や，スライドガラスへの展開方法などにより異なるため，施行者や施設間格差が大きいと思われる．MMにおけるGバンド異常は分裂期MM細胞を得やすいことを反映しており，分裂能が高い細胞であることが多く，診断時に染色体核型異常を認める例は予後不良である（図8-75）．FISH（fluorescence in situ hybridization）法による染色体検査は，既知の染色体異常の検出に有用で（図8-75），特にIGH転座は約8割で認められる．IGH転座相手によって予後が異なり予後予測に利用できる．骨髄中のMM細胞割合が低い場合や，特に異常細胞/クローナル形質細胞比が顕著なdel17pやamp1q21の異常検出を目的とする場合は，CD138純化形質細胞を用いたFISHや，cIg FISH法（図8-75）での観察が有用である．Del17pやamp1q21は，それを有する異常細胞の比率が高いほど予後が悪い．

　診断時に，全身骨X線による骨病変のスクリーニングは必須であるが，疼痛や骨折のため体位保持不能な場合も多い．単純X線像で異常を認めない場合でも疼痛や神経症状がある場合などは積極的にCTやMRIによる評価を行う．髄外病変のスクリーニングには全身CT検査が有用であり，椎

第 8 章 ● 造血器腫瘍と関連疾患

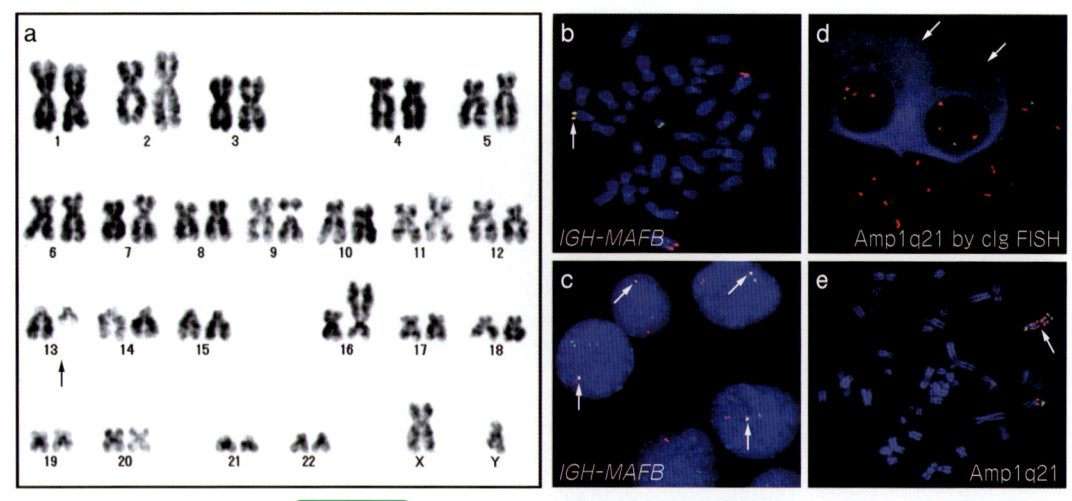

図 8-75 骨髄腫細胞に認められる染色体異常

a．MM 患者の G-band 像．非高 2 倍体，13q 欠失（↑）を示した．本患者では FISH 法で t(4；14) が検出されたが，G-band では検出不能であった．

b，c．t(14；20) における *IGH-MAFB* 転座の検出（MM 細胞株，SK-MM1）．分裂期（b）および間期核（c）における FISH 像．Der14 上で *IGH-MAFB* 融合シグナルを認める．赤が *IGH* 座，緑が *MAFB* を含む PAC（P1 derived chromosome）．

d，e．FISH 法による染色体 1q21 領域コピー数の検出．赤シグナルは 1q21 BAC（bacterial artificial chromosome），緑は 1q31 BAC．d．cIg-FISH 法を用いた MM 患者検体における検討．cIg-FISH 法では，MM 細胞の細胞質のみ青く染まる．本患者では，1q21 が 3 コピーであるのに対して，1q31 は 1 コピーであった．e．MM 細胞株 Delta47 では 1q21 領域はタンデム増幅していた．

体病変の精査には MRI が有用である（図 8-72）．MM 病変は，MRI では T1 強調画像で低信号域，T2 強調画像で正（ときに低）〜高信号域，脂肪抑制画像（short T1 inversion recovery：STIR）で高信号域となる．ただし MM 患者では潜在的に腎障害を有する場合も多く，画像検査時の造影剤使用は避けるべきである．F-18 fluoro-deoxyglucose（FDG）PET 検査は，髄外病変の描出に有用であるが偽陰性例もある．MM 病変の検出には，基質に FDG でなくメチオニンを用いると検出感度が上がる．また骨の病変を把握するのに，骨代謝マーカーの測定も有用である．

アミロイドーシスの合併が疑われる場合には骨髄生検，皮下脂肪織生検，口唇生検，消化管粘膜生検などを施行し，コンゴーレッド（Congo Red）染色と κ，λ 鎖に対する免疫染色にて診断する（図 8-73）．コンゴーレッド染色で橙赤色に染まり，偏光顕微鏡下で緑色の偏光を呈することが特徴である．特に心アミロイドーシスや腸管アミロイドーシスは重篤な合併症であり治療開始前に把握すべきであるが，重要臓器の生検は出血などによる急変の危険性があり慎重に検討する．

近年，FLC を IgH と結合した IgL と区別して測定できる技術が開発され（英 Binding Site 社の FREELITE®），簡便かつ高感度な M 蛋白検出方法として臨床利用されている（前項 1．免疫グロブリンとその異常，552 頁参照）．形質細胞では IgL が IgH よりも多く産生されるため，IgH と結合しない IgL は FLC として血中に分泌される．MM 患者においては MM 細胞が分泌する IgL に一致した FLC が増加し，κ/λ 比（FLC ratio：rFLC）も異常を示す．血清 FLC 測定は，M 蛋白関連疾患有無のスクリーニングや，従来検査における非分泌型骨髄腫，BJ 型骨髄腫の診断において有用である．血清

FLCの半減期は血清Igと比較してきわめて短いため（FLC；2～6時間, IgG；約3週間, IgA；約6日），血清FLC測定は治療効果や再発をより早期に把握できる．しかしながら血清FLCを用いたモニタリングが血清IgGやIgAなどを用いた場合と比較して，生存期間などの予後を有意に改善するかどうかは不明である．また診断時の血清FLC値は予後予測指標となる．すなわちMGUSや骨孤発性形質細胞腫では血清rFLC異常を認める場合に，SMMではrFLC異常程度が大きい場合に症候性骨髄腫への進展リスクが有意に高い．新規薬剤登場後は治療による"より深い寛解への到達"が，予後改善をもたらすことが示唆され，2009年にIMWGでは従来の寛解基準に加え，血清rFLC正常化および骨髄中のクローン性形質細胞の消失も基準条件に加えたstringent CR（complete remission：sCR）が新しく設定された．しかしながらsCR到達がそうでない場合と比較して有意に予後を改善するかどうかなど，その臨床的価値は不明である．一方で，腫瘍細胞特異的な IGH 再構成の有無や，マルチパラメーターフローサイトメトリーによる異常形質細胞の有無などをMRD（minimal residual disease）に用いたより深い寛解（それぞれmolecular response：mCRとimmunophenotypic CR：iCR）に到達した場合は，そうでない場合と比較して予後を改善する可能性が示唆されている．従来，腫瘍細胞特異的 IGH 再構成の検出は，煩雑で感度も高くなかったが，NGSを使用すれば簡便かつ高感度で検索できるため今後の進展が期待される．

f. 病型分類と病期分類

IMWGによる形質細胞腫瘍の診断規準（表8-55）に従って病型診断を行う．また慣用的にMMは，M蛋白を構成するIgHのクラスの違いなどによりIgG型，IgA型，IgD型，IgE型，BJ型（light chain型），非分泌型に，さらにIgLの違いによりκまたはλ型に分けられ，IgG-κ型のMMなどと称される．それぞれのクラスの頻度はおおむね50%, 20%, 2%, <1%（きわめてまれ），15%, 1～2%でバイクローナルなタイプも時折経験する．興味深いことにIgG型ではκ型が有意であるが，IgD型ではほとんどλ型である．λ型はκ型よりも予後不良とされ，またλ型MMでは腎障害例やアミロイド形成例が多い．

症候性骨髄腫や非分泌型骨髄腫と診断した場合に病期を決定する．MMの病期分類は，解剖学的に決定される固形がんやリンパ腫のそれとは異なり，臨床症状や検査所見により決定される．従来は1970年代に提唱されたDurie & Salmon（D&S）の病期分類が広く用いられたが，最近では2005年にIMWGから提唱された簡便に予後予測が可能な国際病期分類International Staging System（ISS）が頻用される（表8-56）．ISSは欧米や日本などから集積できた約12,000例の予後解析から考案され，血清アルブミン値と血清β_2ミクログロブリン（β_2MG）値を用いてI～III期にわける病期分類である．アルブミン値は低いほど，またβ_2MG値は高いほど予後が悪い．β_2MGはHLAのクラスI分子のL鎖であり，Igの定常領域と相同性を有しすべての細胞表面に発現している．血清β_2MG値は腎障害により上昇し，また腫瘍量と相関するとされるが，β_2MG値の高値がMM予後と深く相関している詳細な理由は不明である．血清β_2MGは現在最も有用な予後予測因子の1つで，単独でも利用可能であるが，染色体異常と組み合わせて予後分類する方法も頻用されている．ISS考案に際して検討されたMM患者のほとんどは新規薬剤治療を受けておらず，今後は新規薬剤時代により適した病期分類が考案されるものと思われる．

表 8-56　国際病期分類（International Staging System: ISS）による病期分類

		血清 β_2-MG (mg/L)		
		<3.5	3.5〜5.5	≧5.5
血清 Alb (g/dL)	≧3.5	I	II	III
	<3.5	II	II	III

病期	生存期間中央値（月）
I	62
II	44
III	29

病期 I，III 期のいずれにも属さないものを II 期とする

g. 治　療

　近年の骨髄腫治療の進歩は目覚ましい．新規薬剤使用の有益性は，初回および再発時とも揺るぎないが，投与量や投与期間，組み合わせ方法，投与対象患者の最適化，長期観察データなど検討課題は多い．初回治療は，IMWG の病型と年齢，重要臓器機能に基づき治療方針を決定する．前述のとおり MGUS や SMM に対して治療を行う利点は否定されており，これらの場合は患者の MM 進展リスクなど念頭に置きながら注意深く経過観察する．骨の孤立性形質細胞腫や髄外性形質細胞腫の場合，通常，病変部位に 40〜55 Gy 程度の局所放射線照射を行い経過観察し，症候性骨髄腫に移行した場合に全身化学療法を考慮する．照射療法後の 10 年無再発生存割合は，骨の孤立性形質細胞腫で 15〜45%，髄外性形質細胞腫で 50〜80% とされている．症候性骨髄腫患者は全身化学療法の適応であり，治療アルゴリズムを図 8-76 に示す．

1）症候性骨髄腫に対する初期治療

a）65 歳以下で，重篤な合併症がなく心肺機能が正常な患者

　本患者群に対しては自家造血幹細胞移植（auto stem cell transplantation：ASCT）が推奨されている．MM に対する ASCT は 1980 年代から行われ，1990 年以降，仏の IFM90 試験や英の MRC Myeloma VII 試験において，標準量化学療法に比べて無増悪生存期間 progression free survival（PFS），全生存期間 overall survival（OS）ともに延長することが示された．しかしながら，ASCT の有用性を検討した，9 件のランダム化比較試験（randomized controlled trial：RCT）（計 2,411 例）のメタアナリシスでは，ASCT は，PFS を有意に延長したが，OS 延長に関しては有意差がないことが示された．ASCT は，治癒は望めず OS 延長効果に乏しいことが判明したが，治療関連の早期死亡が少なく，無治療期間の延長など QOL を改善することから，若年 MM に対する初回標準治療とされ世界各国で行われた．

　ASCT 前の寛解導入療法としては，従来頻用された VAD 療法（ビンクリスチン＋ドキソルビシン＋デキサメサゾン：DEX）などよりも，新規薬剤を base にした 2〜3 剤コンビネーション療法が有効であることが臨床試験で示されている．現在本邦では未治療患者への新規薬剤の保険適応はボルテゾミブに限られており，BD 療法（ボルテゾミブ＋DEX）や CBD 療法（エンドキサン＋ボルテゾミブ＋DEX）などが標準療法として行われている．本邦未承認ではあるが，LD 療法（レナリドミド＋DEX）や BTD 療法（ボルテゾミブ＋サリドマイド＋DEX）などの有効性も示されている．移植する造血幹細胞には自家末梢血造血幹細胞を用い，幹細胞採取に際しては G-CSF 単独，あるいは大量エンドキサン療法と G-CSF の併用投与を行う．移植前処置は L-PAM 200 mg/m^2 が標準的で，

H ● 多発性骨髄腫と類縁疾患

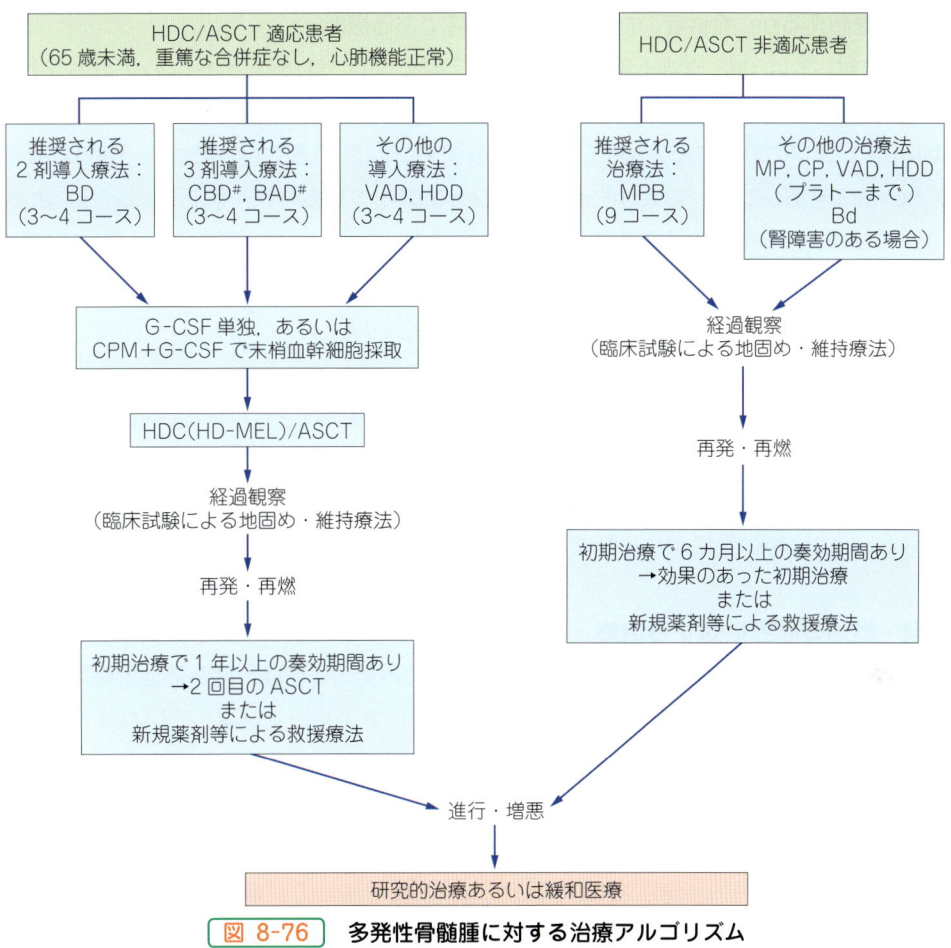

図 8-76 多発性骨髄腫に対する治療アルゴリズム

HDC: high dose chemotherapy, ASCT: autologous stem cell transplantation, BAD: bortezomib-doxorubicin-dexamethasone, CBD: cyclophosphamide-bortezomib-prednisolone, BD (Bd): bortezomib-dexamethasone, VAD: vincristine-doxorubicin-dexamethasone, HDD: high-dose dexamethasone, MPB: melphalan-prednisolone-bortezomib, MP: melphalan-prednisolone, CP, CPM: cyclophosphamide-prednisolone, HD-MEL: high-dose melphalan

#わが国において第 I/II 相試験が実施されていない併用療法については，臨床試験として実施するか，施設 IRB の許可を得たうえで被験者から文書による同意を得て実施する．

　全身照射（total body irradiation: TBI）の併用は一般的ではない．タンデム移植や 2 回移植は，1 回目の移植後の効果が VGPR（very good partial response）や nCR（near CR）未満のときに有益とされる．ASCT 後の地固め・維持療法として，少量サリドマイドやレナリドミドの投与群では無治療群に比べて PFS が有意に改善することが臨床試験で示されている．実際の使用に際しては，OS 延長効果を示した臨床試験が限られていることや，予後不良核型を持つ患者においてはむしろ有意に OS を悪化する可能性があること，高額な医療費や二次発がんを含む毒性の問題を念頭に置く必要がある．ASCT 後の治療に関しては，今後も投与量や投与期間・時期，最適適応患者などの検討が必要である．

b）65歳を超えるか，合併症のため ASCT 非適応である患者

　本患者群に対しては，MP療法＋新規薬剤（ボルテゾミブ or サリドマイド or レナリドミド）やレナリドミド＋低用量 DEX などが推奨されているが，今のところ初回治療として本邦で保険適応があるのはボルテゾミブのみである．MP（メルファラン＋プレドニゾロン）療法は，1960 年代に開発された古い MM 治療レジメンで今なお治療オプションの 1 つであるが，伊 Palumbo らによる MPT 療法（MP＋サリドマイド）の開発までは，治療利便性や OS などにおいて本法をしのぐ治療法が開発されず，40 年にわたり MM 治療のゴールドスタンダードであった．米 Barlogie らによるサリドマイドの抗 MM 効果の発見以降，MP 療法と MPT 療法を比較する RCT が相次いで行われ，6 件の RCT（計 1,685 例）を引用したメタアナリシスにおいて，MPT 療法による有意な OS の延長が示された．また MP 療法と MP＋ボルテゾミブ療法（MPB 療法）を比較した RCT（VISTA 試験）が行われ，MPB 療法についても有意な OS の延長が示されている．初回治療を標準コース行った後に，地固め・維持療法が行われる場合もある．従来の標準治療である MP 療法に新規薬剤を加えた "MP＋新規薬剤（MP コンボ療法）" により少なくとも半年〜1 年の PFS の延長が期待できる．

2）再発・難治骨髄腫に対する治療

　若年 ASCT 施行例で初回治療終了から 1 年以上経ての再発の場合は，残存造血幹細胞があれば 2 回目の ASCT を行う選択肢もある．また再発・再燃までに 6 カ月以上経過していれば効果のあった初期治療を再度試みる選択肢もある．しかしながら，通常は新規薬剤による救援療法を優先的に考慮する．

　再発・難治例を対象とした大量 DEX 療法 vs ボルテゾミブの RCT（APEX 試験），大量 DEX 療法 vs LD 療法（レナリドミド＋大量 DEX）の RCT（MM009，MM010 試験）において，ボルテゾミブ群，LD 療法群はともにコントロール群よりも有意に優れていた．これらの試験は再発・難治例を対象とし，治療群間のクロスオーバーを許容したにもかかわらず新規薬剤群はきわめて成績良好であった．サリドマイドも有効であり，奏効率は単剤で 29％，DEX との併用で 41〜65％と報告されている．

　新規薬剤のうち，2nd line としてどの薬剤が最適かは明らかでなく，またどのような患者にどの薬剤が最適かといったことも明らかではない．本邦の実臨床においては，患者の全身状態などのほか，薬剤ごとの抗腫瘍効果の発揮機序や副作用プロファイル，投与方法の違いよる通院頻度の差〔内服薬（サリドマイド，レナリドミド），注射剤（ボルテゾミブ）〕などを考慮し，主治医と患者間において十分に検討したうえで決定される．いずれも高価な薬剤であり，高額医療制度などの公的補助を受けられることを患者に説明する．

　サリドマイドやレナリドミドは免疫調整薬（immunomodulatory drugs：IMiDs）に分類され，腫瘍細胞直接的殺効果に加え，免疫賦活作用を通して抗腫瘍効果を発揮する．副作用としてサリドマイドでは眠気，便秘，倦怠感，皮疹，末梢神経障害，深部静脈血栓/肺塞栓症などを認める．レナリドミドはサリドマイドと比較して眠気や便秘，末梢神経障害などの頻度は低いが，好中球減少や皮疹の割合が多く，腎障害合併例では投与量の減量が必要である．サリドマイドもレナリドミドも催奇形性があるため薬剤管理手順システムに登録し厳格な薬剤管理を行う．

　ボルテゾミブはプロテアソーム阻害薬に分類され，細胞周期制御蛋白などの分解阻害や，分解さ

れないユビキチン化蛋白の蓄積による小胞体ストレス反応などを通して抗腫瘍効果を発揮する．副作用としては末梢神経障害や胃腸障害のほか帯状疱疹なども合併しやすい．ボルテゾミブ市販後当初は重篤な末梢神経障害が大きな懸念であったが，週2回投与から週1回投与に，またボーラスによる静脈内投与から，点滴投与や皮下注射への変更など投与方法の改良により重篤な神経障害発生頻度は減っている．帯状疱疹の予防にアシクロビル投与を行う．

3）MMに対する同種造血幹細胞移植

MMにおける同種移植（allo-SCT）は，graft vs myeloma（GVM）効果が見込めるうえ，移植片にMM細胞の混入がなく治癒が期待できる治療法で，新規薬剤登場前には比較的よく検討された治療法である．新規薬剤を含まないレジメンでの検討であるが，骨髄破壊的allo-SCTでは長期生存率2〜3割に対し移植関連死亡率が4〜5割と高く，また骨髄非破壊的allo-SCTでは治療関連死は低下するものの再発率が高く長期生存率が低いことが問題で，特に新規薬剤登場後は勧められない．しかしながら，MMは新規薬剤を組み込んだASCTによっても治癒不能であるが，一定の割合でallo-SCTによってのみ治癒する場合が存在すると考えられているため，適切なドナーを有する30代や40代の若年患者で，厳しい状況を十分理解していただいた場合に，臨床試験の範疇でallo-SCTを行う意義はあると思われる．現在では，新規薬剤を用いてASCTを行いその後に骨髄非破壊的allo-SCTを行う臨床研究が行われている．MMにおいては，近い将来，有効性の高いさらなる新薬の臨床導入も予想されているため，allo-SCTの位置づけは，それら新薬との兼ね合いの中で考慮する必要もある．

4）MMの支持療法

初発例に対する化学療法に加えてゾレドロン酸点滴（約4週毎に4 mg）とクロドロネート内服を比較したRCT（MRC Myeloma IX試験）では，ゾレドロン酸群で骨関連事象の減少を認めるとともにPFSとOSの改善が認められ，ゾレドロン酸の抗腫瘍効果が示唆されている．ゾレドロン酸投与により約4％に顎骨壊死（osteonecrosis of the jaw：ONJ）を認めており，投与開始前に必要な歯科処置を済ませ，投与開始後は口腔内ケアを十分に行うとともに，抜歯などの侵襲的処置は最小限にとどめる．RANKLに対する中和抗体であるデノスマブも骨関連事象の発症を抑制することが示されているが，今のところMMにおいて生存期間延長効果を示した報告はなく，腎障害のためにゾレドロン酸の使用が困難な溶骨病変合併例が良い適応となる．デノスマブにもゾレドロン酸同様ONJの合併リスクがあることや，投与後の重篤な低カルシウム血症の合併に注意が必要である．

椎体圧迫骨折や腫瘤形成に伴う脊髄圧迫症状などに対してはMRIなどによる病態把握とともにDEXなどのステロイド投与，そして局所放射線照射や外科手術など可及的速やかな対応が必要である．骨痛に対しては，腎障害のリスクのあるNSAIDs使用はなるべく避けるべきで，腎障害リスクの低いNSAIDsやオピオイド製剤の使用を考慮する．またコルセットや松葉杖など適切な装具を使用し，早期から筋力低下を予防するためのリハビリテーションを行う．

5）MM治療の展望

現在治験中で近い将来臨床導入が予想されている薬剤として，次世代の新規プロテアソーム阻害

第8章 ● 造血器腫瘍と関連疾患

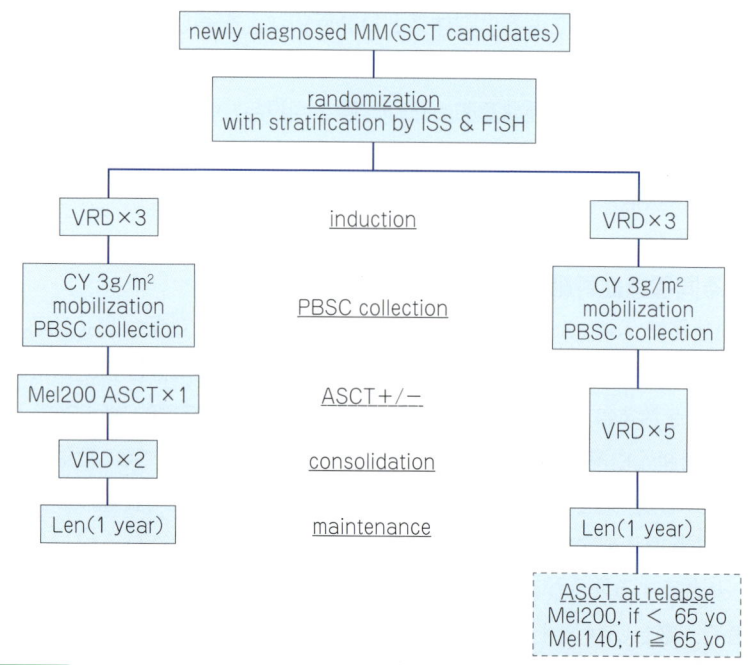

```
newly diagnosed MM(SCT candidates)
            │
   randomization
   with stratification by ISS & FISH
            │
   ┌────────┴────────┐
 VRD×3   induction   VRD×3
   │                   │
 CY 3g/m²            CY 3g/m²
 mobilization  PBSC  mobilization
 PBSC collection    PBSC collection
   │     collection    │
 Mel200 ASCT×1  ASCT+/−
   │                   │
 VRD×2   consolidation VRD×5
   │                   │
 Len(1 year) maintenance Len(1 year)
                        │
                  ASCT at relapse
                  Mel200, if < 65 yo
                  Mel140, if ≧ 65 yo
```

図 8-77 新規薬剤時代における ASCT 施行の意義および施行時期を検討した試験

仏 IFM と米ボストンのダナハーバーがん研究所との共同 RCT．通常の ASCT 施行適応患者を ISS と FISH により，1st ラインで ASCT 施行する群（コントロール群）と再発時に ASCT を施行する群に割り付ける．両群とも強力な完解導入療法を行い，ASCT 後または完解導入療法後に強力な地固め・維持療法を追加する．

薬や免疫調節薬，ヒストン脱アセチル化酵素阻害薬，Akt 阻害薬，SN38 のミセル化製剤，抗 CS-1 抗体，ベンダムスチンなどがあり，治療選択肢の拡大とともに治療成績の向上が期待できる．また新規薬剤の治療効果が顕著であるため，ASCT の施行意義や最適施行時期を検討した RCT も進行中で（図 8-77），新規薬剤時代における ASCT の位置づけも再検討されており，現在標準とされる若年者に対する ASCT 治療の位置づけが変わる可能性もある．さらに，近年開発された NGS により MM においても，分子病態のますますの解明や，患者個々での詳細な分子異常の同定，微小残存病変の簡易な検出・モニタリングが可能となるため，新しい分子標的薬の開発や，個別化治療，治療反応に応じた治療戦略などが進むことが予想される．また MM 患者の大半は高齢者であり，その場合の治療目標は高い QOL を維持した長期生存であるが，若年者に対しては治癒を目指した別のアプローチも必要であると考えている．

■文 献

1) Swerdlow SH, Campo E, Harris NL, et al. editors. WHO classification of tumours of haematopoietic and lymphoid tissues. 4th ed. Lyon: IARC Press; 2008.
2) Hoffbrand AV, Moss PAH, Pettit JE. Essential haematology. 5th ed. Wilay-Blackwell; 2006.
3) Greer JP, Foerster J, Rodgers GM, et al. editors. Wintrobe's clinical hematology. 12th ed. Lippincot, Williams Wilkins; 2009.
4) 花村一朗，飯田真介，谷脇雅史．多発性骨髄腫の分子病態．International Journal of Myeloma.

5) Kyle RA, Rajkumar SV. Multiple myeloma. N Engl J Med. 2004; 351: 1860-73.
6) NCCN Guidelines version 2. 2013, Multiple Myeloma.
http://www.nccn.org/professionals/physician_gls/pdf/myeloma.pdf
7) 門脇 孝, 永井良三, 総編集. カラー版 内科学. 東京: 西村書店; 2012.

〈花村一朗　飯田真介〉

3 原発性マクログロブリン血症

原発性マクログロブリン血症（Waldenström's macroglobulinemia: WM）は，IgM の著しい増加と過粘稠度症候群を生じる疾患として知られるが，その本態は B 細胞性腫瘍である．小型のリンパ形質細胞が骨髄とリンパ組織に腫瘍性に増殖し，このリンパ形質細胞から単クローン性の IgM が大量に産生され様々な症状を呈する．米国の研究では，発病年齢中央値 73 歳と高齢者に多く，年間発病率は人口 100 万人あたり男性で 5.4 人，女性で 2.7 人と男性にやや多い．WM 患者の約 20%が親子や兄弟に非 Hodgkin リンパ腫，多発性骨髄腫，慢性リンパ性白血病などの B 細胞性腫瘍の家族歴を有する[1]．

■臨床症状■

臨床症状は，リンパ形質細胞が腫瘍性に増殖することによって生じる血球減少，肝脾腫，リンパ節腫脹などの症状のほかに，IgM という 5 量体で分子量の大きい蛋白が単クローン性に増加することによって多様な症状が出現する（表 8-57）[2]．このなかで過粘稠度症候群はときとして脳出血な

表 8-57 Waldenström macroglobulinemia の単クローン性 IgM 増加による症状（Treon SP. Blood. 2009; 114: 2375-85[2]を改変）

IgM モノクローナル蛋白の特性		臨床症状
5 量体構造	過粘稠度症候群	全身倦怠感，めまい，頭痛，目のかすみ，鼻出血，歯肉出血，眼底出血，下肢痙攣，精神症状，頭蓋内出血
沈着（寒冷性）	クリオグロブリン血症（Ⅰ型）	Raynaud 現象，肢端チアノーゼ，潰瘍，紫斑，寒冷じんましん
ミエリン関連糖蛋白（MAG），ガングリオシド M1（GM1）などに対する抗体活性	末梢神経障害	感覚および運動神経障害，神経痛，失調性歩行，両側の下肢筋力低下
IgG に対する自己抗体活性	クリオグロブリン血症（Ⅱ型）	紫斑，関節痛，腎不全，しびれなど末梢神経障害
赤血球抗原に対する自己抗体活性	寒冷凝集素	溶血性貧血，Raynaud 現象，肢端チアノーゼ，網状皮斑
不定形に凝集し組織へ沈着	臓器障害	皮膚：水疱形成，紅斑，Schnitzler 症候群，消化管：下痢，吸収不良，腎臓：蛋白尿，腎不全
アミロイド繊維の組織へ沈着（主に軽鎖部分）	臓器障害	全身倦怠感，体重減少，浮腫，肝脾腫，巨舌，浸潤臓器不全：心臓，腎臓，肝臓，末梢感覚および自律神経障害

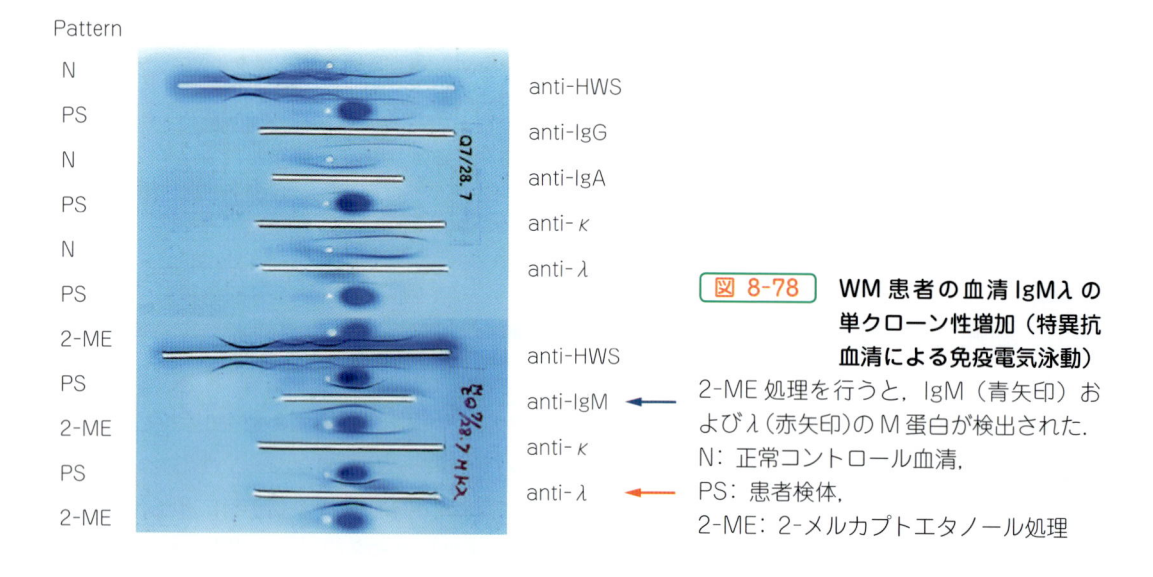

図 8-78 WM 患者の血清 IgMλ の単クローン性増加（特異抗血清による免疫電気泳動）

2-ME 処理を行うと，IgM（青矢印）および λ（赤矢印）の M 蛋白が検出された．
N：正常コントロール血清，
PS：患者検体，
2-ME：2-メルカプトエタノール処理

どの致死的合併症となり得るため注意が必要である．眼底検査で，出血を伴う静脈の怒脹を認めることが古典的な診断法である．その他の症状として，IgM の異常な自己抗体としての活性による末梢神経障害，クリオグロブリン血症による症状などが認められることもある．

検査所見

血液検査では高蛋白血症を示し，特異抗血清免疫電気泳動検査で IgM と軽鎖の単クローン性増加を認める（図 8-78）．骨髄穿刺，生検では，小型のリンパ形質細胞の浸潤を認める（図 8-79）．WHO 分類においては，リンパ形質細胞性リンパ腫（lymphoplasmacytic lymphoma：LPL）と分類されている[3]．しかし WM をリンパ腫として位置づけることに反論する意見もあり，Mayo Clinic の研究グループは，WM は骨髄主体の腫瘍であることを強調している．腫瘍細胞の免疫学的表現型では，sIgM，CD19，CD20，CD22，CD79a が陽性であるが，CD5，CD10，CD23，CD38，FMC7 と細胞質の免疫グロブリンは陰性であることが多い．約 20％ の症例で CD5，CD10，CD23 などが陽性となり，慢性リンパ性白血病やマントル細胞性リンパ腫との鑑別が必要である．WM の特徴的な染色体異常は示されていないが，del(6)(q21) は 40〜50％ と最も多く，また 13q14 の欠失，t(11;18)(q21;21) などの報告もある．また，多発性骨髄腫のように意義不明の単クローン性高 IgM 血症（IgM-monoclonal gammopathy of undetermined significance：MGUS），くすぶり型 WM などの定義が提唱されている（表 8-58）[4]．IgM-MGUS は長期的に経過観察した結果，WM へ進行するリスクがある病態である．

予後

2009 年欧米の大規模な共同研究グループが，587 例の WM を後方視的に検討した結果予後分類である international prognostic scoring system for Waldenström's macroglobulinemia（ISSWM）が発表された（図 8-80）．年齢，血球数，β_2 ミクログロブリン，IgM の値により 3 つのリスク群に分類し，生存率が検討された．WM 患者の 5 年生存率に関して，ISSWM の低リスク群は 87％ と良好であるのに対し，高リスク群では 36％ と不良であった．

H● 多発性骨髄腫と類縁疾患

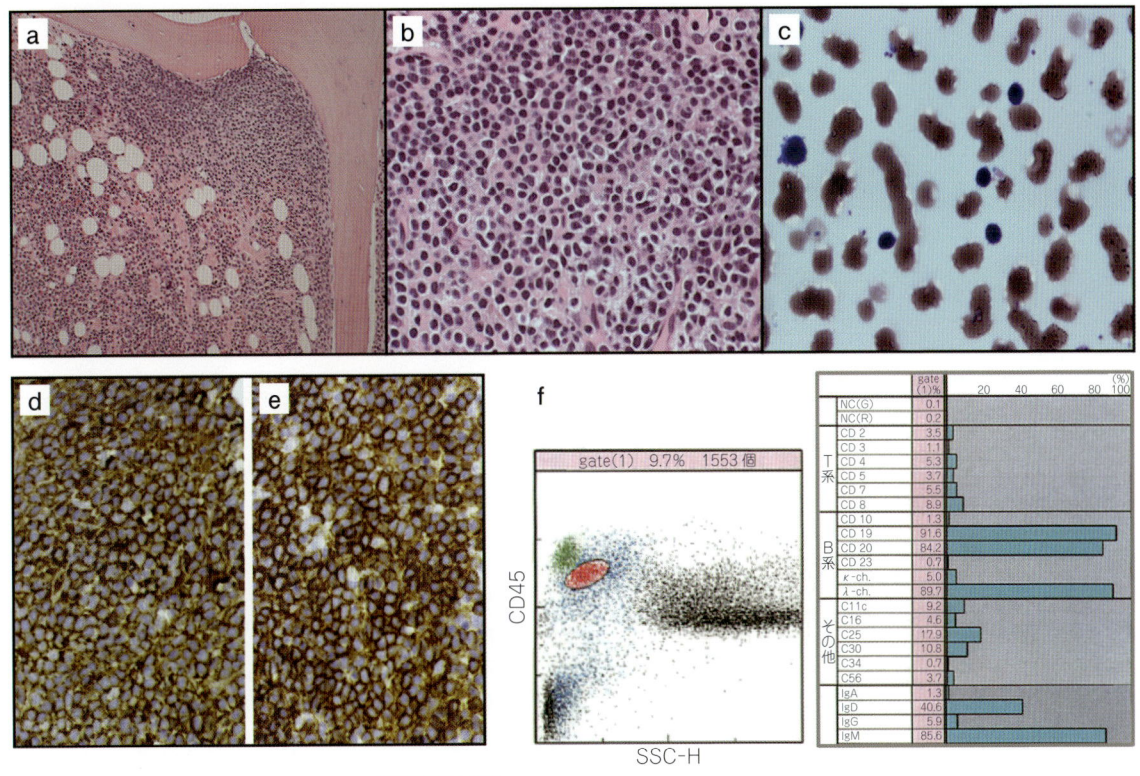

図 8-79 WM 患者の骨髄検査所見

a, b: 生検組織 HE 染色. 成熟リンパ球の増殖を認める. c: 穿刺骨髄血 Gimza 標本. 背景が IgM の影響にて青みがかかっている. 連銭形成が著明であり, 小型リンパ形質細胞の増多を認める. d, e: 生検組織免疫染色. IgM(D) および λ (E) が強陽性として検出されている. f: 細胞表面マーカー. 一般的に CD19, 20, IgM が陽性となる. 本患者では λ が陽性であるが, κ 型の患者の場合には κ が陽性となる.

表 8-58 Waldenström macroglobulinemia の診断基準（Ansell SM, et al. Mayo Clin Proc. 2010; 885: 824-33[4]）より改変）

Waldenström macroglobulinemia（WM）
● IgM 単クローン性γグロブリン血症（M 蛋白のサイズは問わない）
● 形質細胞様, 分化した形質細胞, または典型的でない表面マーカー（surface IgM+, CD5−, CD10−, CD19+, CD20+, CD23−）を伴う小リンパ球が骨髄の 10% を超えて増殖する.
● 他のリンパ増殖性疾患（慢性リンパ性白血病, マントル細胞リンパ腫など）は除外する.
意義不明の単クローン性高 IgM 血症（IgM-MGUS*）
● IgM 単クローン性ガンマグロブリン血症 < 3 g/dL
● 骨髄のリンパ形質細胞の浸潤が 10% 未満で, 貧血, 持続する症状, 過粘稠度症候群, リンパ節腫脹, 肝脾腫を伴わない.
くすぶり型 WM
● IgM 単クローン性γグロブリン血症 ≧3 g/dL
● 骨髄のリンパ形質細胞の浸潤が 10% 以上であるが, リンパ形質細胞の浸潤による貧血, 持続する症状, 過粘稠度症候群, リンパ節腫脹, 肝脾腫を伴わない.

*MGUS: monocolonal gammopathy of undetermined significance

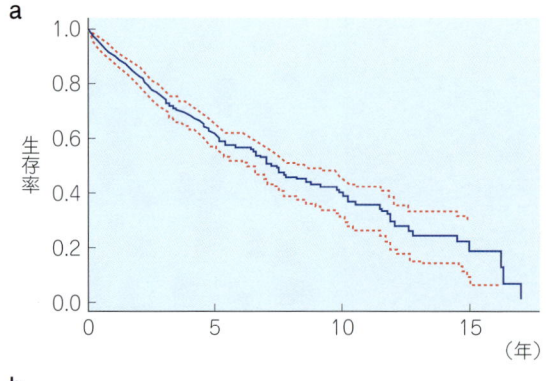

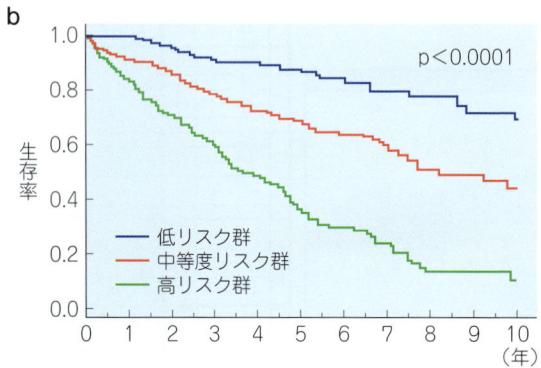

図 8-80 症状のある WM 患者の初回治療後の生存率(Morel P, et al. Blood. 2009; 113: 4163-70[5]より改変)
a. Kaplan-Meier 法による全患者の生存曲線.
実線：患者全体の生存率　点線：95％信頼区間
b. 初回治療後 ISSWM による WM 患者の生存曲線.
下記の予後因子が 3 つ以上ある場合：高リスク群
2 つある場合：中等度リスク群
0 または 1 つのみある場合：低リスク群
・年齢＞65 歳
・ヘモグロビン≦11.5 g/dL
・血小板数≦100×10³/L
・$β_2$ミクログロブリン≦3 mg/L
・血清モノクローナル IgM 濃度＞7.0 g/dL
ISSWM による 5 年生存率：高リスク群の 5 年生存率は 36％，中等度リスク群 68％，低リスク群 87％と有意差が認められた.

治療

　WM に対する根治療法はいまだに確立されていない．診断時にすべての患者が治療を必要とするわけではなく，低悪性度リンパ腫に対する治療と同様に，watch and waitful が基本である[2]．IgM 高値というだけで治療の適応とはならないので注意が必要である．第 2 回 WM 国際ワークショップの検討では，①症状とともに IgM が増加傾向を示す場合，②血球減少（ヘモグロビン＜10 g/dL あるいは血小板数＜10 万/μL），③巨大リンパ節腫大や臓器腫大，④発熱，夜間盗汗，体重減少，全身倦怠感，過粘度症候群，末梢神経症状，アミロイドーシス，クリオグロブリン血症などに伴う症状が生じる場合が，治療開始のタイミングとして示されている[6]．

　また，米国の研究グループからは初回治療に際しては自家末梢血幹細胞移植の可能性のある患者とない患者に分けて検討すること，過粘度症候群のある場合は，血漿交換を行いながら第 1 選択の治療を行うガイドラインが示されている（図 8-81）[2]．WM はまれな疾患で大規模な臨床試験が行われていないため，標準的治療に関してエビデンスレベル，推奨レベルが高いものはない．しかし，多発性骨髄腫と同様に，自家末梢血幹細胞移植がサルベージ治療となり得ることから，初回治療に際し，移植適応年齢の患者には造血幹細胞採取に影響しないように，経口のアルキル化剤やヌクレオシド誘導体を用いないことが推奨される．WM は CD20 抗原陽性の B 細胞性腫瘍であり，リツキシマブによる治療が選択される場合が多い．リツキシマブ単剤治療後に 40〜50％の患者で IgM が増加する IgM flare という状況が生じる．この際，過粘度症候群を合併する場合は血漿交換を行うが，必ずしも過粘度症候群は IgM 値と相関しないことに注意が必要であり，また IgM flare が数カ月間遷延する場合もあるが，その際にもリツキシマブ治療をあきらめずに継続することなどが推

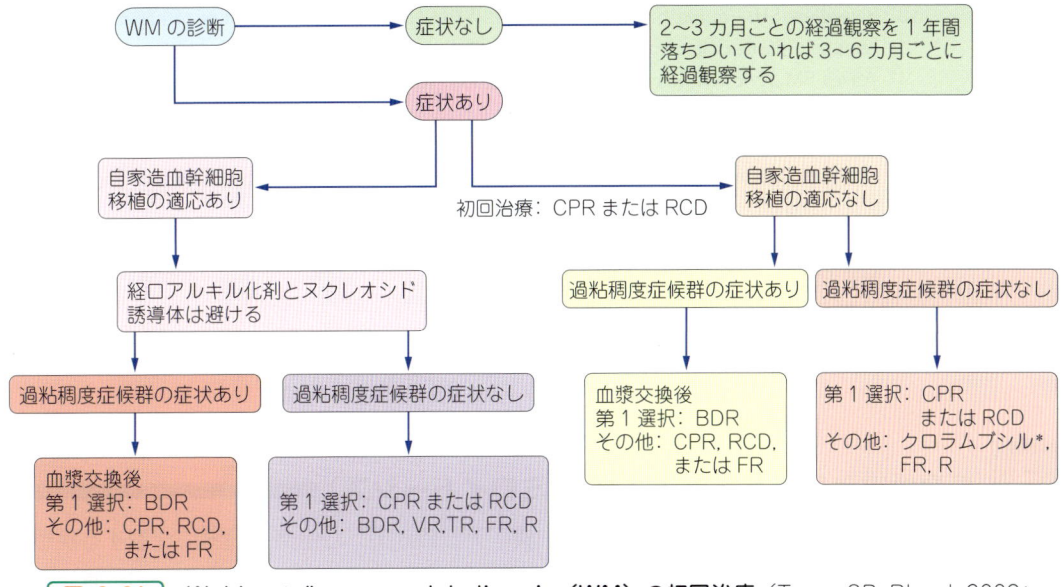

図 8-81 Waldenström macroglobulinemia（WM）の初回治療（Treon SP. Blood. 2009; 114: 2375-85[2)]を改変）

【略語】
BDR: ボルテゾミブ，デキサメタゾン，リツキシマブ
CPR: シクロホスファミド，プレドニゾロン，リツキシマブ
RCD: リツキシマブ，シクロホスファミド，デキサメタゾン
FR: フルダラビン，リツキシマブ
VR: ボルテゾミブ，リツキシマブ
TR: サリドマイド，リツキシマブ
R: リツキシマブ
＊日本では使用できない．

奨されている．リツキシマブにシクロホスファミド，プレドニゾロンを併用する治療も有用性が知られている[7)]．また近年ボルテゾミブ，サリドマイドなど多発性骨髄腫に対する新規治療薬がWMに対して有効であることも知られているが，本邦では保険適応は認められていない．

おわりに

WMの治療方針についてはいまだに不明である．現在どのような臨床試験を行うべきか，欧米でワークショップが開催され検討されている．本邦ではいまだに発症頻度も含めて詳細が不明であるが，今後日本血液学会の疾患登録制度などを通じて実態を把握するとともに，標準的治療法の確立が期待される．

■文　献
1) D'Souza A, Ansell S, Reeder C, et al. Waldenström macroglobulinemia: the key questions. Br J Haematol. 2013; 162; 295-303.
2) Treon SP. How i treat Waldenström macroglobulinemia. Blood. 2009; 114; 2375-85.

3) Swerdlow SH, Campo E, Harris NL, et al. WHO classification of tumours of haemapoietic and lymphoid tissues. Geneva: WHO Press; 2008.
4) Ansell SM, Kyle RA, Reeder CB, et al. Diagnosis and management of Waldenström macroglobulinemia: Mayo stratification of macroglbulinemia and risk-adapted therapy (mSMART) guidelines. Mayo Clin Proc. 2010; 885; 824-33.
5) Morel P, Duhamel A, Gobbi P, et al. International prognostic scoring system for Waldenström macroglobulinemia. Blood. 2009; 113; 4163-70.
6) Owen RG, Treon SP, Al-Katib A, et al. Clinicopathological definition of Waldenström's macroglobulinemia: consensus panel recommendations from the Second International Workshop on Waldenstrom's Macroglobulinemia. Semin Oncol. 2003; 30; 110-5.
7) Burke C, Leblond V. How to manege Waldenström's macroglobulinemia. Leukemia. 2013; 27: 762-72.

4 原発性アミロイドーシス（AL アミロイドーシス）

アミロイドーシスとは，構造異常を有する蛋白質"アミロイド"が全身の臓器に沈着する疾患である．アミロイドにはいろいろな種類があるが，免疫グロブリン軽鎖に由来する場合が，原発性アミロイドーシス（AL アミロイドーシス）である．AL アミロイドーシスは多発性骨髄腫の類縁疾患で形質細胞性腫瘍の 1 つである．多発性骨髄腫（MM）に比べると腫瘍量はきわめて少ないが，病的な形質細胞からは大量の構造異常を伴う免疫グロブリン軽鎖が産生される．心臓，腎臓，腸管，骨髄，神経，脂肪組織にアミロイドが沈着し，さまざまな症状を呈するが，特に心アミロイドーシスは重篤であり，突然死につながるとともにこの疾患の予後を左右する．AL アミロイドーシスはまれな疾患であり，いまだに標準的な治療が明らかではないが，自家移植とともに MM への新規治療薬の有用性が報告されている[1,2]．

臨床症状

早期診断が難しい疾患である．日常診療では腎臓内科や心臓内科，神経内科などの他の内科から診断確定後に我々血液内科に紹介される場合が多い．AL アミロイドーシスはまれな疾患ながらも日常診療においては，一般内科医が常にこの疾患の可能性を想定しなければならない．AL アミロイドーシスを疑わせる症状は**表 8-59** のとおりである[3]．臨床症状として特異的なものはなく，アミロイドが沈着した臓器の障害，心アミロイドーシスでは不整脈，心不全による症状，腎病変が存在する場合はネフローゼ症候群，高血圧，浮腫，末梢神経障害によるしびれ，自律神経障害による起立性低血圧などが生じる．その他皮下組織，軟部組織，腸管，気道，泌尿器系などあらゆる場所にアミロイド沈着による病変が生じる．

表 8-59 原発性アミロイドーシスを疑わせる兆候（Gertz MA. Am J Hematol. 2013; 88: 417-25[3] より改変）

1．糖尿病を伴わないネフローゼ症候群
2．心エコー検査にて虚血性心疾患合併のない心筋症，心肥大
3．血清アルカリホスファターゼ増加を伴う，画像検査で内部の異常構造を示さない肝腫大
4．慢性炎症性の脱髄性多神経炎
5．原因不明の全身倦怠感，体重減少，浮腫，しびれなどを伴う，単クローン性 γ グロブリン増加

H● 多発性骨髄腫と類縁疾患

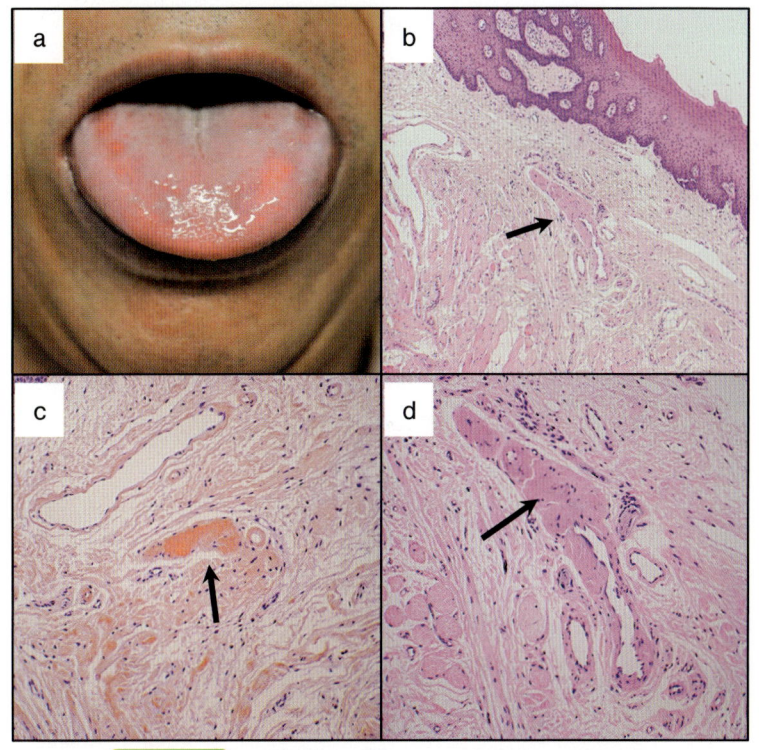

図 8-82 原発性アミロイドーシス患者の病理組織
a．原発性アミロイドーシスに伴う巨舌
b．舌の生検組織 HE 染色．血管内皮細胞周囲に無構造物が沈着している．
c．舌の生検組織コンゴーレッド染色．アミロイドはオレンジ色に染色される．
d．舌の生検組織 HE 染色拡大図．巨舌はアミロイド沈着ではなく，血管へのアミロイド沈着による血流障害により形成されるものと考えられている．

■検査所見■

　近年，血清フリーライトチェーン（free-light chain：FLC）の測定が日常的に行えるようになり，診断の助けになるとともに病勢のモニタリングに用いられる[4]．単クローン性γグロブリン増加が一部の症例で見られる．心アミロイドーシスによる心筋障害の評価に N 末端プロ脳性ナトリウム利尿ペプチド（NT-proBNP）とトロポニン T が用いられる．またネフローゼ症候群を呈する場合には尿蛋白の定量，eGFR の評価が必要である．確定診断には組織学的診断が必須であり，組織診断としてアミロイドの沈着をコンゴーレッド染色などにより確認するとともに，免疫グロブリン軽鎖由来であることを証明する必要がある．自験例で，巨舌を呈した AL アミロイドーシス患者を示す（図 8-82）．診断および治療開始までアルゴリズムを示す（図 8-83）．症状がない場合には，脂肪組織，骨髄組織生検でアミロイドが証明されることが知られる．しかし，実際に AL アミロイドを他のアミロイドと鑑別することが病理学的にも難しく，本邦でも免疫染色は限られた施設でしか行えないのが現状である．

■予　後■

　早期診断，早期治療により生命予後の延長が期待されているが，診断時にすでに病勢が進行して

第8章 ● 造血器腫瘍と関連疾患

図 8-83 原発性アミロイドーシスの診断から治療へ

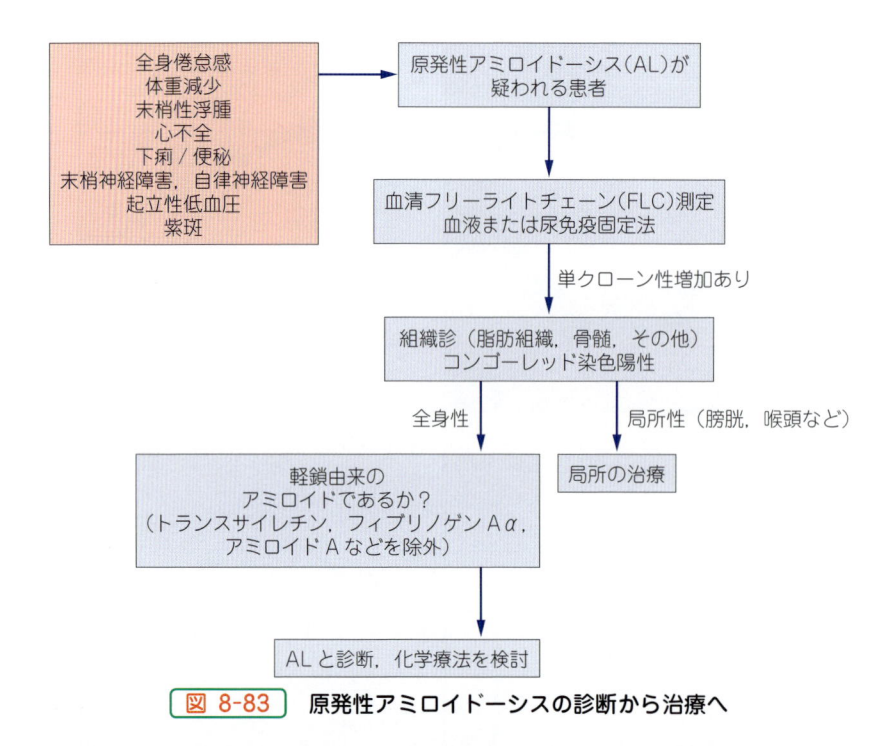

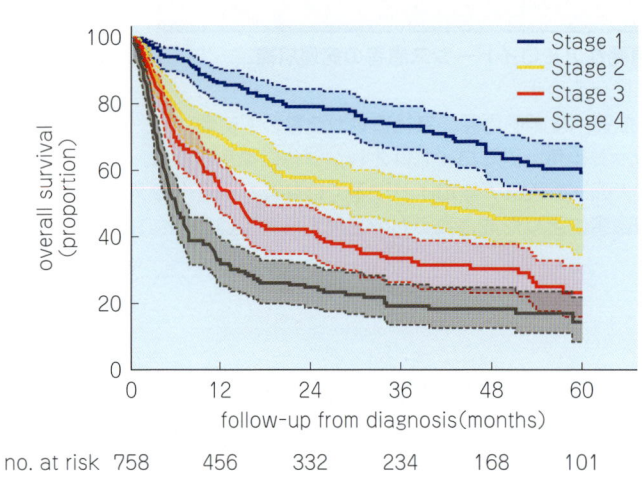

[フローチャート：
全身倦怠感／体重減少／末梢性浮腫／心不全／下痢・便秘／末梢神経障害、自律神経障害／起立性低血圧／紫斑
→ 原発性アミロイドーシス（AL）が疑われる患者
→ 血清フリーライトチェーン（FLC）測定、血液または尿免疫固定法
→ 単クローン性増加あり
→ 組織診（脂肪組織、骨髄、その他）コンゴーレッド染色陽性
→ 全身性 → 軽鎖由来のアミロイドであるか？（トランスサイレチン、フィブリノゲンAα、アミロイドAなどを除外）→ ALと診断、化学療法を検討
→ 局所性（膀胱、喉頭など）→ 局所の治療]

図 8-84 原発性アミロイドーシスの予後因子による生存率の違い（Kumar S, et al. J Clin Oncol. 2012; 30: 989-95[5]より改変）

予後不良因子
① 心筋トロポニン T≧0.025 ng/mL
② NT-pro BNP≧1800 pg/mL
③ AL由来 FLC≧18 mg/dL
予後不良因子なし：Stage 1
1つ有する場合：Stage 2
2つ有する場合：Stage 3
3つ有する場合：Stage 4
予後不良因子が増加するほど、生存期間が短いことが明らかである。
（線周囲の部分は95%信頼区間を表す）

いる場合が多い．診断時の心筋トロポニン T≧0.025 ng/mL，NT-pro BNP 高値＞1800 pg/mL，AL由来 FLC（κ鎖またはλ鎖のいずれか，クローナルに増殖した方から他方を引いた値）≧18 mg/dL が予後因子となり得ることが知られている．これらのリスク因子を持たない場合の全生存期間 94.1 カ月に対して1つ有する場合 40.3 カ月，2つの場合 14 カ月，3つの場合では 5.8 カ月と非常に短縮する（図 8-84）[5]．

■治 療■

この疾患は腫瘍として抗腫瘍効果を評価しながら治療するべきであるが，同時に臓器障害の改善

表 8-60　AL の治療効果判定基準（Gatt ME, et al. Br J Haematol. 2013; 160: 582-98[6]）より改変）

血液学的奏効	判定
complete response（CR）	血清と尿の免疫固定法で陰性，FLC の κ/λ 比正常
very good partial response（VGPR）	AL 由来 FLC＜40 mg/L
partial response（PR）	AL 由来 FLC 減少率が＞50％
no response（NR）	上記以外

臓器奏効	判定
心臓	心室中隔壁肥厚が平均 2 mm 以上減少，左心室駆出率が 20％以上改善，利尿薬以外の原因で NYHA 分類で 2 段階の改善，eGFR≧45 mL/min/1.73 m^2 の患者で心室壁肥厚のない NT-proBNP の減少（≧30％または 300 ng/L）
腎臓	eGFR≧25％の低下または血清クレアチニン≧0.5 mg/dL の増加のない症例での 24 時間の尿蛋白量が 50％以上の減少
肝臓	ALP 高値の場合 50％の減少，画像所見で 2 cm 以上の肝臓の縮小

についても検討する必要がある．そのため，血液学的奏効と，臓器奏効の 2 つの指標により治療効果が判定される（表 8-60）[6]．

　まれな疾患であり大規模な臨床試験による標準的治療を確立することが難しく，形質細胞性腫瘍として多発性骨髄腫に類似した治療が行われてきた．主な治療法としてはメルファラン＋デキサメタゾン（MEL-Dex）がある．また MM と同様に大量メルファランおよび自家末梢血幹細胞移植（ASCT）の有用性が示されたが，MM に比較して圧倒的に治療関連毒性が高いことが問題となった．これまでに唯一行われたランダム化による比較試験では，ASCT は MEL-Dex に比べ治療成績が不良であった[7]．ASCT は心臓や腎臓などの臓器不全が進行していない移植に耐えられる患者にはメリットのある治療と考えられている[8]．一方，MM に対する新規治療薬であるボルテゾミブ，サリドマイド，レナリドミドの AL アミロイドーシスに対する有用性も示されている（本邦での保険適応はない）．

■文　献

1) 中世古知昭．原発性アミロイドーシス，POEMS 症候群の治療．臨床血液．2011; 52: 1496-506.
2) Gertz MA. How to manage primary amyloidosis. Leukemia. 2012; 26: 191-8.
3) Gertz MA. Immunoglobulin light chain amyloidosis: 2013 update on diagnosis, prognosis, and treatment. Am J Hematol. 2013; 88: 417-25.
4) Kumar S, Dispenzieri A, Katzmann JA, et al. Serum immunoglobulin free light-chain measurement in primary amyloidosis: prognostic value and correlations with clinical features. Blood. 2010; 116: 5126-9.
5) Kumar S, Dispenzieri A, Lacy MQ, et al. Revised prognostic staging system for light chain amyloidosis incorporating cardiac biomarkers and serum free light chain measurements. J Clin Oncol. 2012; 30: 989-95.
6) Gatt ME, Palladini G. Light chain amyloidosis 2012: a new era. Br J Haematol. 2013; 160: 582-98.
7) Jaccard A, Moreau P, Leblond V, et al. High-dose melphalan versus melphalan plus dexametha-

sone for AL amylodosis. N Engl J Med. 2007; 357: 1083-93.
8) Cibeira MT, Sanchorawala V, Seldin DC, et al. Outcome of AL amyloidosis after high-dose melphalan and autologous stem cell transplantation: long-term results in a series of 421 patients. Blood. 2011; 118: 4346-52.

〈渡部玲子〉

5 POEMS症候群（Crow-Fukase症候群，高月病）

POEMS症候群（Crow-Fukase症候群，高月病）はplasma cell dyscrasiaを基盤に，多発神経炎による末梢神経障害，臓器腫大，浮腫・胸腹水，皮膚症状，骨硬化性骨病変，M蛋白血症など多彩な症状を呈する全身性疾患であり，まれではあるが，本邦で比較的頻度の高い疾患である．成人に多く，形質細胞腫瘍の1〜2%と推定される．多彩な症状のなかで，特に末梢神経障害が患者のADLを著しく障害し，末期には四肢麻痺，多臓器不全に至る予後不良な疾患である．

a. 病態

1996年に本症候群患者血清中で血管内皮増殖因子（VEGF）が異常高値であることが報告され，高VEGF血症が病態の中心的な役割を占めていることが明らかとなった[1]．VEGFは本患者の血小板に高濃度に蓄積されて生理的な刺激により放出される[2]．したがって血清採血では採血後凝固時の血小板活性化によりVEGFが放出されるため，血漿採血よりも著しく高値となる．本症候群における末梢神経障害の機序としては，高VEGF血症により微小血管の透過性が亢進し，血液神経関門の破綻による神経内圧の亢進によりミエリン障害が生じて脱髄性障害に至ると推測されている[3]．また，VEGF以外でも多くのサイトカインが上昇し，特にIL-12は病勢とも相関し，新たなバイオマーカーとなり得るとの報告がある[4]．

POEMS症候群ではM蛋白軽鎖はほぼ全例でλ型である．このλ型再構成軽鎖はVλ1サブファミリーに属し，しかもわずか2種類の特定のgermline遺伝子のみと相同性が高いことが判明している[5,6]．この特定の構造を有する再構成軽鎖がVEGFを産生する機序とどのように関係するかはいまだ解明されていない．

b. 診断基準と治療効果判定基準

2003年に提唱された診断基準では，大基準として多発神経炎と単クローン性形質細胞増加症の両者を有することに加え，小基準のうち少なくとも1つを満たすこととされた[7]．その後2007年に改訂された診断基準では，VEGF高値も大基準に組み込まれ[7]，さらに2012年の改訂では，大基準のうち多発末梢神経障害，M蛋白血症（ほとんどの症例でλ軽鎖）の2つが必須とされた（表8-61）[8]．

POEMS症候群は多発性骨髄腫と異なり，腫瘍性形質細胞量，M蛋白量は決して多くはなく，傍腫瘍症候群としての症状が主体となる．そこで血液学的奏効，FDG-PETによる放射線学的奏効に加え，VEGFの低下や臨床症状の改善などを加味した治療効果判定基準が提唱されている[9]．

表 8-61 POEMS 症候群の診断基準 （Dispenzieri A. Am J Hematol. 2012; 87: 804-14）[8]

mandatory major criteria
　1. polyneuropathy（typically demyelinating）
　2. monoclonal plasma cell-proliferative disorder（almost always λ）

other major criteria（one required）
　3. Castleman disease
　4. sclerotic bone lesions
　5. vascular endothelial growth factor（VEGF）elevation

minor criteria（one required）
　6. organomegaly（splenomegaly, hepatomegaly, or lymphadenopathy）
　7. extravascular volume overload（edema, pleural effusion, or ascites）
　8. endocrinopathy（adrenal, thyroid, pituitary, gonadal, parathyroid, pancreatic）
　9. skin changes（hyperpigmentation, hypertrichosis, glomeruloid hemangiomata, plethora, acrocyanosis, flushing, white nails）
　10. papilledema
　11. thrombocytosis/polycythemia

other symptoms and signs
　clubbing, weight loss, hyperhidrosis, pulmonary hypertension/restrictive lung disease, thrombotic diatheses, diarrhea, low vitamin B_{12} values

注）polyneuropathy と monoclonal plasma cell proliferative disorder は必須で，それ以外に，少なくとも 3 項目中 1 つの major criteria と，4〜9 の 6 項目中 1 つの minor criteria を満たすことが診断に必要である．

c. 臨床症状と検査所見

末梢神経障害により，進行性の四肢麻痺を呈し，歩行困難のため装具や車椅子が必要となり，さらに進行すれば ADL が著しく低下する．皮膚症状としては，全身の色素沈着，多毛，剛毛，血管腫等を呈する．さらに全身の浮腫，胸腹水貯留をきたす．これらの症状は可逆性であり，治療が奏効すれば改善する．

検査所見としては，血小板増多，腎障害，甲状腺等の内分泌障害，VEGF 高値をきたす．M 蛋白量は微量であり，正常免疫グロブリンの抑制もきたさない．骨髄穿刺では形質細胞は通常 5%以下である（図 8-85a）．骨病変としては多発骨硬化性病変を呈することがある（図 8-85b）．また肺高血圧症の頻度が高い．これは主に高 VEGF 血症によると考えられ，治療による奏効とともに改善する．

d. 予　後

Mayo clinic での 99 例の報告では，生存期間中央値は 165 カ月であり，そのなかでもばち指を有する症例や，胸腹水貯留や浮腫等の溢水症状をきたした症例の平均生存期間はそれぞれ 31 カ月と 79 カ月と有意に短かった．本邦で経験する症例は重症例が多く，進行性に末梢神経障害，多臓器不全や溢水が進行する症例がほとんどであり，予後は不良である．後述のように，近年自家移植や新規薬剤による治療が導入され，予後は著しく改善している．

第8章 ● 造血器腫瘍と関連疾患

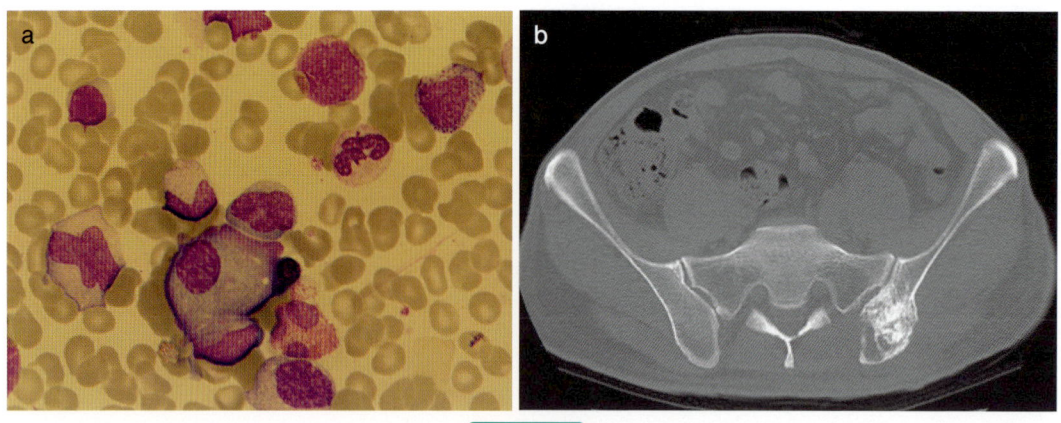

図 8-85
a．POEMS 症候群患者における骨髄像．細胞質に富む形質細胞が散見されるが，通常5％未満である．
b．骨硬化性病変．

● e. 治　療

　本症候群に対して，多発性骨髄腫に準じて自家末梢血幹細胞移植やサリドマイド，レナリドミド，ボルテゾミブといった新規薬剤など，形質細胞を標的とした治療が行われる．

1）自家末梢血幹細胞移植

　2004年の Mayo clinic の16例の報告では，移植時年齢は中央値51歳（20〜62歳）で，男女比は14：2で男性が多くを占めた[10]．移植関連毒性は比較的強く，16例中6例が移植後集中治療室での治療を要し，うち5例が人工呼吸器管理となり1例が死亡している．治療効果としては，評価可能14例全例において神経学的改善が認められ，移植前に車椅子を必要とした9例全例が車椅子から離脱し，自力歩行が可能となった．生着症候群の頻度が有意に高く，約50％に生じると報告されている．これらの移植関連毒性は，後述のように新規薬剤にて移植前治療を行うことにより低下させることが可能である．移植前処置は，多発性骨髄腫と同様に通常メルファラン200 mg/m^{2}で行われる．

2）新規薬剤による治療

　多発性骨髄腫に準じた新規薬剤による治療の有効性の報告が相次いでいる．自家移植適応症例においては，多発性骨髄腫と同様に新規薬剤を用いて寛解導入療法を行い，十分に症状の改善やVEGF の低下が得られてから自家移植を行うことで移植に伴う危険性を減少させ，安全に移植を行うことができる．

　　a）サリドマイド

　サリドマイドは本症候群に対し，VEGF の低下や様々な臨床症状の改善などの効果を有することが報告されている．サリドマイドそのものによる末梢神経障害が懸念されるが，POEMS 症候群による神経障害の改善の方が優位であり，通常問題とはならない．自家移植適応患者における移植前治療としてサリドマイド＋デキサメサゾン療法の臨床試験も進行しており，移植前に血清 VEGFの低下，胸腹水・心嚢水，浮腫の改善が見られ，安全に幹細胞採取と移植が可能となっている．

b）レナリドミド

サリドマイドの誘導体であるレナリドミドも POEMS 症候群に有効であったという報告が増加している．レナリドミドはサリドマイドよりも末梢神経障害の程度が低いと考えられるので今後有望な薬剤である．

c）ボルテゾミブ

ボルテゾミブは末梢神経障害の有害事象の頻度が高いため，POEMS 症候群における神経障害を増悪させることが懸念されるが，ボルテゾミブの有効性も多く報告されている．ボルテゾミブを投与する場合は，多発性骨髄腫と同様にボルテゾミブの投与量や投与スケジュールを調整することにより末梢神経障害の頻度を低下させることが重要である．また，ボルテゾミブ，デキサメサゾンにシクロホスファミドを加えた CBD 療法などの 3 剤併用療法や，さらに今後はボルテゾミブ皮下注投与による有効性も検討していく必要があろう．

d）抗 VEGF 抗体（ベバシズマブ）

POEMS 症候群では血清 VEGF が異常高値となるが，その VEGF そのものをターゲットとする抗VEGF 抗体（ベバシズマブ）も有効性が報告されている．しかし，血清 VEGF は短期間に正常化するが，進行例では VEGF が低下しても臨床症状の改善は認められない症例もあるので注意が必要である．

■文　献

1) Watanabe O, Arimura K, Kitajima I, et al. Greatly raised vascular endothelial growth factor (VEGF) in POEMS syndrome. Lancet. 1996; 347: 702.
2) Hashiguchi T, Arimura K, Matsumuro K, et al. Highly concentrated vascular endothelial growth factor in platelets in Crow-Fukase syndrome. Muscle Nerve. 2000; 23: 1051-6.
3) Watanabe O, Maruyama I, Arimura K, et al. Overproduction of vascular endothelial growth factor/vascular permeability factor is causative in Crow-Fukase (POEMS) syndrome. Muscle Nerve. 1998; 21: 1390-7.
4) Kanai K, Sawai S, Sogawa K, et al. Markedly upregulated serum interleukin-12 as a novel biomarker in POEMS syndrome. Neurology. 2012; 79: 575-82.
5) Li J, Huang Z, Duan MH, et al. Characterization of immunoglobulin lambda light chain variable region (IGLV) gene and its relationship with clinical features in patients with POEMS syndrome. Ann Hematol. 2012; 91: 1251-5.
6) Abe D, Nakaseko C, Takeuchi M, et al. Restrictive usage of monoclonal immunoglobulin lambda light chain germline in POEMS syndrome. Blood. 2008; 112: 836-9.
7) Dispenzieri A. POEMS syndrome. Blood Rev. 2007; 21: 285-99.
8) Dispenzieri A. POEMS syndrome: Update on diagnosis, risk-stratification, and management. Am J Hematol. 2012; 87: 804-14.
9) D'Souza A, Lacy M, Gertz M, et al. Long-term outcomes after autologous stem cell transplantation for patients with POEMS syndrome (osteosclerotic myeloma): a single-center experience. Blood. 2012; 120: 56-62.
10) Dispenzieri A, Moreno-Aspitia A, Suarez GA, et al. Peripheral blood stem cell transplantation in 16 patients with POEMS syndrome, and a review of the literature. Blood. 2004; 104: 3400-7.

〈中世古知昭〉

6 Castleman 病

a. 分 類

非クローナルなリンパ増殖性疾患で，診断には病理学的診断が必要である．限局型 Castleman 病（UCD）と多発型 Castleman 病（MCD）に大別される．

1) 限局型 Castleman 病（UCD）

縦隔や肺門あるいは腹腔内リンパ節に限局する病変が主体である．病理学的には 90％程度が硝子血管型であり，この場合は無症状のことが多い．形質細胞型は発熱，盗汗，体重減少，倦怠感といった全身症状を呈する．若年者に多い．

UCD 病変の完全切除後の B 細胞性非 Hodgkin リンパ腫，Hodgkin リンパ腫などの発生，UCD がリンパ腫と同時あるいは，リンパ腫に先行して診断された症例も報告され，リンパ腫発症リスクが高いことが示唆されるほか，アミロイドーシスの発症もみられる[1,2]．

2) 多発型 Castleman 病（MCD）

発熱，盗汗，体重減少，倦怠感，全身性リンパ節腫大，肝脾腫を伴う患者がほとんどである．臨床検査では貧血，低アルブミン血症，多クローン性高γグロブリン血症，赤沈亢進を伴い，病理学的には形質細胞型をとることが多い．50 歳から 60 歳代に多い．

MCD 患者の 15～20％は悪性リンパ腫，特にびまん性大細胞型 B 細胞リンパ腫を発症する．HHV-8 陽性例では原発性体腔液リンパ腫や形質芽細胞性リンパ腫に類似した病態をとる．また polyneuropathy, organomegaly, endocrinopathy, monoclonal gammopathy, and skin changes（POEMS）症候群との合併も多い．

MCD は数カ月から数年にわたって安定した状態が持続するものから急速に進行し数週以内に死に至るものまで多彩である．死因は感染症，病勢の進行による臓器不全，悪性リンパ腫の合併が多い[3,4]．

近年，これまで MCD と診断されてきた症例の一部が IgG4 関連疾患である可能性が示唆されている[5]．IgG4 関連疾患は MCD と比較し，貧血や低アルブミン血症，C-reactive protein（CRP）や血清 interleukin（IL）-6 の上昇が著明でないなどの相違点があり，特に主病変が後腹膜など節外に存在する症例では IgG4 関連疾患との鑑別が必要である．

b. 病 因

MCD は欧米では human immunodeficiency virus（HIV）感染患者での発生が多く，そのほとんどが human herpes virus 8（HHV-8）と共感染している．HIV 陰性例でも 40～50％が HHV-8 陽性である[6,7]．本邦では HIV 陽性例以外での HHV-8 感染はまれである．一方 UCD は欧米を含め HHV-8 感染との関連はほとんどない．これらのことから，MCD と UCD は病因が異なること，HHV-8 は MCD の発症に必須ではないことを示唆している．さらに MCD の疾患スペクトラムが海外と本邦で異なっている可能性も否定できない．

UCDとMCDとも患者の多くで血清IL-6の上昇がみられ，IL-6が病態形成に強く寄与している[8]．IL-6を産生しているのは胚中心の芽球様B細胞，濾胞樹状細胞，濾胞間領域に存在する細胞と考えられている．

c. UCDの治療

組織型が硝子血管型，形質細胞型のいずれであっても，病変リンパ節の完全切除がきわめて有効で再発もない．完全切除が困難な場合は部分切除や30～45 Gyの放射線照射によって症状，長期予後の改善が得られる場合もある．

d. MCDの治療

1）一次治療

症例報告に基づいた情報が主体で，比較試験での有効性評価はなされておらず，至適治療法は確立されていない．ステロイドホルモンが第1選択薬として使用される．有効率，完全寛解率はそれぞれ60～70%，15～20%だが，寛解期間は短く，減量・中止の困難な場合がほとんどである．再発例やHIV陽性例での有効性は低い．病変切除が可能であったとしても，一過性の効果しか得られないことが多い．

2）二次治療

ステロイド無効例に対して有用な治療法は少ない．以下にあげる抗IL-6抗体，抗がん薬や免疫抑制薬が選択される．本邦での保険適応を無視するならば抗CD20抗体薬が最も有用である．

a）抗IL-6抗体

本邦ではIL-6受容体に対するヒト化モノクローナル抗体トシリズマブがしばしば使用される．有効例では投与開始から短期間で炎症所見や貧血，低アルブミン血症などの検査異常が改善する．特にCRPが有効性の指標となる．

本剤は中和抗体であるため血清IL-6値は減少せずむしろ増加する．投与を中止すると病像が悪化するため，有効例でも投与を継続し，休薬あるいは投与中止にあたってはステロイドホルモンの追加・増量が必要である．

発売から2011年4月までに行われたトシリズマブの特定使用成績調査の解析結果が報告されている[9]．これは世界的にみても大規模な本疾患に対する治療成績の報告である．調査対象例228例中156例（68.4%）がトシリズマブ使用前にステロイド投与を受けており，調査時点で有害事象等による中止例を除く113例（80.1%）が継続投与されていた．

本調査での有効性指標とその効果は以下の通りであった．

①全身倦怠感：投与開始後より徐々に軽快し，26週後の評価可能例73例のうち50例（68.5%）で全身倦怠感なしと判定された．

②CRP値：投与前は7.7±5.7 mg/dL，投与開始2週後に急激に低下，8週後以降は1～2 mg/dLとなった．26週後にCRP検査が実施された72例のうち34例（47.2%）ではCRP値が0.3 mg/dL未満で，継続投与によりCRP値は低値を維持した．

③ヘモグロビン値：投与前は9.3±2.7 g/dLであったが，投与開始12週後には12 g/dLを超え，

その後は基準値内で推移した．26週後に検査が実施された110例のうち72例（65.5％）でヘモグロビン値が12 g/dL以上であった．

④リンパ節：投与前のリンパ節腫脹（測定結果のある63例）の短径平均値は17.8 mmであったが，投与開始26週後および52週後に測定結果のある27例および17例のリンパ節の短径平均値はそれぞれ11.7 mm，8.5 mmで，有意な縮小が認められた．

⑤Castleman病に関連した随伴症状：間質性肺炎46.9％（30/64例），皮疹71.9％（23/32例），肝腫大45.5％（15/33例），脾腫大44.4％（24/54例），二次性アミロイドーシス44.4％（4/9例），神経症状57.1％（4/7例）に改善がみられ，投与中の増悪例はなかった．

⑥ステロイド投与量：トシリズマブ開始3カ月前までにステロイドが投与されていた100例の1日平均投与量（プレドニゾロン換算）は14.0 mg/日であったが，投与後1～3カ月で13.2 mg/日，投与後4～6カ月で9.7 mg/日と漸減されていた．100例中16例で，ステロイドの離脱が可能となり，離脱までの平均は192.3日（29～477日）であった．

IL-6の作用を抑制するため，本剤投与によって感染症に伴う急性期反応である発熱，CRP増加等が抑制される．したがって感染症に伴う症状がマスクされやすいため感染症の発見が遅れ，重篤化しやすいことに留意する．

b）化学療法薬，免疫抑制薬

化学療法薬としてはビンブラスチンやエトポシドが有効である．リンパ腫治療に準じたシクロホスファミド，ドキソルビシン，ビンクリスチン，プレドニゾロン（CHOP）療法やシクロホスファミド，ビンクリスチン，プレドニゾロン（COP）療法は，奏効率は高いが治癒は難しい．シクロスポリンAなどの免疫抑制薬も有効である．いずれも薬剤中止により多くが再増悪する．

c）リツキシマブ

国際的にも適応症とはなっていないが，最も期待される治療薬である．リツキシマブ375 mg/m^{2}を1週間に1回，4週間投与後，1年後の無再発生存割合が70～90％に得られたという報告がある．化学療法を施行することによってコントロールされている24例のHIV陽性の症候性MCD患者に，リツキシマブ375 mg/m^{2}を1週間に1回，4週間投与した前向き研究が報告されている．リツキシマブに変更し化学療法を中止した後も60日目で92％，365日目で71％の患者は増悪が見られず，さらに60日目で増悪がなかった例での1年無病生存割合は77％であった[10]．別な報告でも，21例のHIV陽性症候性未治療MCD患者にリツキシマブ375 mg/m^{2}を1週間に1回，4週間投与したところpartial remissionが67％，stable diseaseが29％に得られ，無再発生存割合は1年後，2年後でそれぞれ92％，79％であった[11]．HIV陰性MCD患者に対する有効性も報告されている．注目すべきことは，他の治療法と異なりリツキシマブ投与を終了した後の寛解期間が長いことである．

■文　献

1) Bowne WB, Lewis JJ, Filippa DA, et al. The management of unicentric and multicentric Castleman's disease: a report of 16 cases and a review of the literature. Cancer. 1999; 85: 706-17.
2) Larroche C, Cacoub P, Soulier J, et al. Castleman's disease and lymphoma: report of eight cases in HIV-negative patients and literature review. Am J Hematol. 2002; 69: 119-26.
3) Weisenburger DD, Nathwani BN, Winberg CD, et al. Multicentric angiofollicular lymph node hyperplasia: a clinicopathologic study of 16 cases. Hum Pathol. 1985; 16: 162-72.

4) Frizzera G, Peterson BA, Bayrd ED, et al. A systemic lymphoproliferative disorder with morphologic features of Castleman's disease: clinical findings and clinicopathologic correlations in 15 patients. J Clin Oncol. 1985; 3: 1202-16.
5) Kojima M, Nakamura N, Motoori T, et al. Castleman's disease of the retroperitoneum: with special reference to IgG4-related disorder. J Clin Exp Hematop. 2010; 50: 39-44.
6) Soulier J, Grollet L, Oksenhendler E, et al. Kaposi's sarcoma-associated herpesvirus-like DNA sequences in multicentric Castleman's disease. Blood. 1995; 86: 1276-80.
7) Gessain A, Sudaka A, Briere J, et al. Kaposi sarcoma-associated herpes-like virus (human herpesvirus type 8) DNA sequences in multicentric Castleman's disease: is there any relevant association in non-human immunodeficiency virus-infected patients? Blood. 1996; 87: 414-6.
8) Yoshizaki K, Matsuda T, Nishimoto N, et al. Pathogenic significance of interleukin-6 (IL-6/BSF-2) in Castleman's disease. Blood. 1989; 74: 1360-7.
9) 中外製薬. アクテムラ®点滴静注用 80 mg, 200 mg, 400 mg 安全性情報 全例調査の中間報告「キャッスルマン病」; 2010.
10) Gerard L, Berezne A, Galicier L, et al. Prospective study of rituximab in chemotherapy-dependent human immunodeficiency virus associated multicentric Castleman's disease: ANRS 117 CastlemaB Trial. J Clin Oncol. 2007; 25: 3350-6.
11) Bower M, Powles T, Williams S, et al. Brief communication: rituximab in HIV-associated multicentric Castleman disease. Ann Intern Med. 2007; 147: 836-9.

〈石塚賢治〉

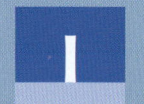

I 組織球・樹状細胞の異常と血球貪食症候群

1 組織球とその異常

　Langerhans 細胞，単球・マクロファージ，樹状細胞などの貪食能および抗原提示能を有するいくつかの起源の細胞をまとめて組織球（histiocyte）と呼ぶ（図 8-86）．表 8-62 に，WHO 分類第 4 版における組織球および樹状細胞性腫瘍の分類を示す．骨髄系幹細胞由来のマクロファージを起源とする組織球の腫瘍である組織球性肉腫が代表的疾患である．

a. 組織球性肉腫（histiocytic sarcoma：HS）

　まれな疾患で比較的成人男性に多い．単発あるいは多発性の節外病変を呈する．特に消化管，皮膚，軟部組織などに起こることが多い．骨，リンパ節，肝臓，脾臓，肺，中枢神経などにも発症する．皮膚病変は非特異的な発疹から腫瘤形成まで様々である．血球貪食症候群による血球減少を呈することがある．浸潤病変生検の病理学的検索によって診断される（図 8-87）．組織学的には，非接着性の大型細胞のびまん性増殖を認める．また，血球貪食像や巨細胞，炎症細胞浸潤を伴うことがある．CD4，CD68，CD163，ライソゾームが陽性となるが，特徴的な所見に乏しく，病理学的に

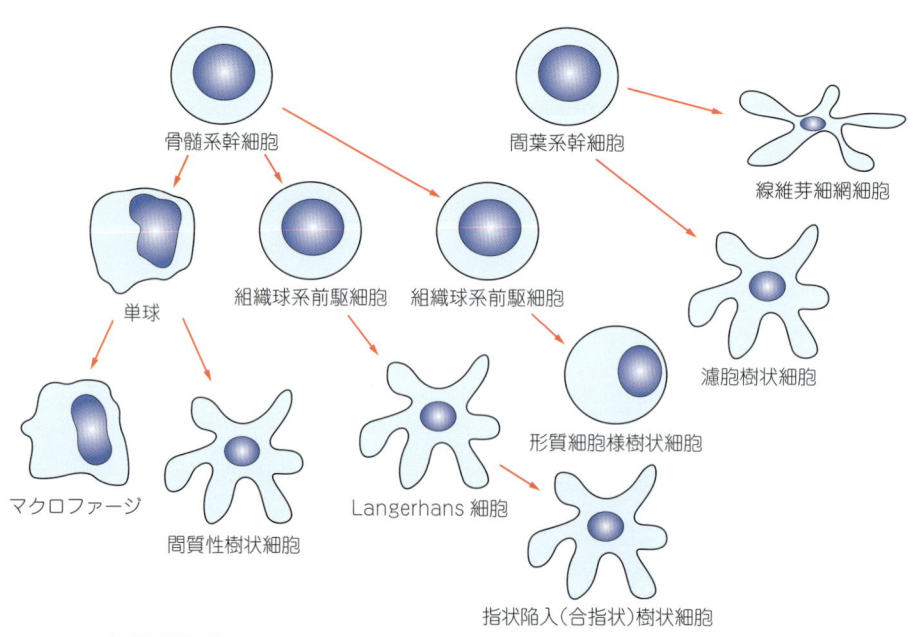

図 8-86　組織球系細胞（単球，マクロファージ，樹状細胞）の分化

| 表 8-62 | WHO 分類第 4 版における組織球および樹状細胞腫瘍の分類 |

組織球性肉腫（histiocytic sarcoma: HS）
ランゲルハンス細胞組織球症（Langerhans cell histiocytosis: LCH）
ランゲルハンス細胞肉腫（Langerhans cell sarcoma: LCS）
指状陥入樹状細胞肉腫（interdigitating dendritic cell sarcoma: IDC sarcoma）
濾胞樹状細胞肉腫（follicular dendritic cell sarcoma: FDC sarcoma）
その他のまれな樹状細胞腫瘍（other rare dendritic cell tumors）
播種性若年性黄色肉芽腫（disseminated juvenile xanthogranuloma: JXG）
芽球性形質細胞様樹状細胞腫瘍*（blasic plasmacytoid dendritic cell neoplasm: BPDCN）

*WHO 分類では急性骨髄性白血病関連疾患であり，骨髄系腫瘍に分類されている．

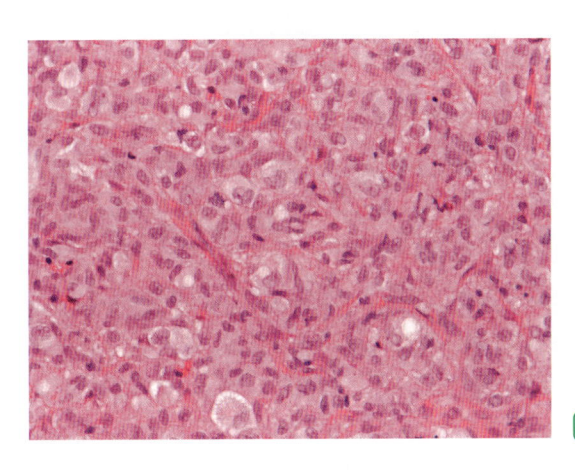

図 8-87 組織球性肉腫の組織像（HE 染色）

も診断は困難なことが多い．治療法は確立されておらず，予後不良である．単発性の病変に対しては外科的切除，放射線療法を考慮する．多発性病変に対しては全身化学療法を行う[1]．

2 血球貪食症候群（hemophagocytic syndrome: HPS）

　血球貪食症候群とは，高熱，汎血球減少症，肝機能障害，凝固異常，肝脾腫などを呈し，全身のリンパ網内系組織で組織球が活性化し，血球貪食像（図 8-88）を呈する疾患の総称である．小児科領域や欧米では血球貪食性リンパ組織球症（hemophagocytic lymphohistiocytosis: HLH）と呼ぶことが多い．その原因は多彩であり，様々な基礎疾患に起因する高炎症性サイトカイン血症によるマクロファージ活性化が病態の中心と考えられる．

　HPS は基礎疾患によって大きく，遺伝性（家族性）と続発性に分類される．遺伝性 HLH には，家族性血球貪食性リンパ組織球症（familial hemophagocytic lymphohistiocytosis: FHL）1〜5 型，X 連鎖リンパ増殖性症候群，Chédiak-Higashi 症候群，Griscelli 症候群などが含まれる．このうち，FHL2 型・3 型・4 型・5 型はそれぞれ，perforin（*PRF1*），Munc13-4（*UNC13D*），syntaxin 11（*STX11*），Munc18-2（*STXBP2*）遺伝子異常であり，NK 細胞や T 細胞の細胞傷害活性が低下していることが特徴である[2]．FHL は通常 2 歳以下で発症するが，PRF1 ミスセンス異常では成人発症の例もあるので，原因不明の成人 HPS では FHL の可能性も考慮すべきである．

　わが国における多数例の解析から，続発性 HPS の基礎疾患が年齢で大きく異なることが明らかと

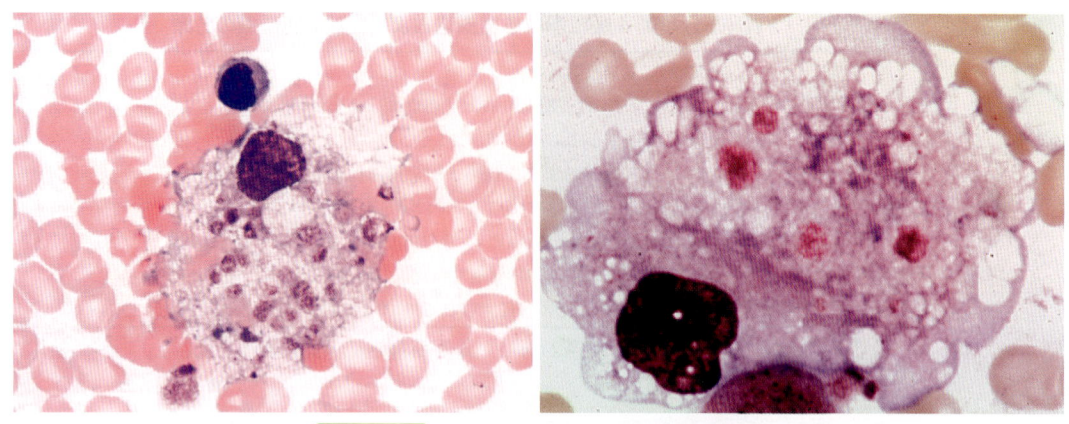

図 8-88 活性化組織球による血球貪食像

なった[3]．つまり，幼児から若年成人ではウイルス，特に EB ウイルスなどのヘルペスウイルス感染によるものが多く，virus-associated HPS（VAHS）と呼ぶことがある．特に，EB ウイルスによるものは，EBV-HLH もしくは EB-VHAS と呼ばれる．一方，成人においては悪性リンパ腫に合併する割合が高く，lymphoma-associated HPS（LAHS）と呼ぶ．特に，60歳以上では基礎疾患のほとんどが悪性リンパ腫である．HPS はすべての悪性リンパ腫に合併しうるが，特に，T/NK リンパ腫および intravascular lymphomatosis（IVL）を呈する B 細胞リンパ腫では頻度が高い．その他，HPS をきたす疾患として注意すべきものに，自己免疫疾患があり，特に全身性エリテマトーデスや成人 Still 病などで認められる．従来指摘されてきた抗てんかん薬などの薬剤起因性 HPS には，HHV-6 再活性化を伴う薬剤性過敏性症候群（drug-induced hypersensitivity syndrome：DIHS）が含まれている可能性があり，この検索が必要である．また，重症熱性血小板減少症候群（severe fever with thrombocytopenia syndrome：SFTS）でもしばしば重症の HPS を合併するので，基礎疾患の鑑別診断に含めるべきである．

　検査成績では，フェリチン，可溶性インターロイキン 2（IL-2）受容体，LDH，炎症性サイトカインなどが高値を示し，小児科領域の HLH では高トリグリセリド血症も特徴の 1 つである．重症化すれば播種性血管内凝固症候群（disseminated intravascular coagulation：DIC）も呈するようになる．HPS の診断には，骨髄などで血球貪食を示す活性化組織球を検出することが助けとなるが，血球貪食像は必ずしも著明でないこともあり，臨床症状や種々の検査成績を総合的に解釈して診断することが重要である．重症化症例の予後は不良であり，迅速な対応が求められる疾患である．

　HPS の治療方針決定には，基礎疾患を正確に診断することが不可欠である．高サイトカイン血症是正目的で，免疫抑制療法を行うが，これらはあくまでも対症療法であり，基礎疾患に対する治療が中心となることを理解すべきである．感染症，肝障害をはじめとする多臓器傷害，DIC などを合併することが多く，これらに対する迅速な治療も重要である．

3 樹状細胞とその異常

　樹状細胞は貪食や抗原提示に関与する様々な異なった起源の細胞から分化した細胞集団である．

I ● 組織球・樹状細胞の異常と血球貪食症候群

表 8-63　樹状細胞の分類

T 細胞関連樹状細胞	B 細胞関連樹状細胞
骨髄系樹状細胞（myeloid dendritic cell）	胚中心樹状細胞（germinal center dendritic cell）
形質細胞様樹状細胞（plasmacytoid dendritic cell）	濾胞樹状細胞（follicular dendritic cell）
Langerhans 細胞（Langerhans cell）	抗原担送細胞（antigen-transporting cell）
指状嵌入細胞（interdigitating cell）	
ヴェール細胞（veiled cell）	
真皮内樹状細胞（dermal dendritic cell）	

　形態学的に，樹状あるいは樹枝状を呈するのでこの名称が付けられたが，細胞起源や免疫学的機能などから様々な樹状細胞に分類できる（表 8-63）．機能的には，T 細胞関連樹状細胞として，骨髄系樹状細胞（myeloid dendritic cell），形質細胞様樹状細胞（plasmacytoid dendritic cell），Langerhans 細胞（Langerhans cell），指状嵌入細胞（interdigitating cell）などがあり，B 細胞関連樹状細胞として，胚中心樹状細胞（germinal center dendritic cell）や濾胞樹状細胞（follicular dendritic cell）などが含まれる．

　T 細胞関連樹状細胞は，MHC 抗原を強く発現しており，それを介して T 細胞への強力な抗原提示能を有し，一次免疫反応を惹起しうる重要な機能を有している．また，形質細胞様樹状細胞はウイルス感染により多量の I 型インターフェロンを産生する免疫担当細胞である．Langerhans 細胞は粘膜あるいは皮膚に存在している樹状細胞で，活性化によって T 細胞に抗原提示を行う．

　骨髄系由来樹状細胞の異常として Langerhans 細胞組織球症，Langerhans 細胞肉腫，指状嵌入樹状細胞肉腫などが存在する．形質細胞様樹状細胞は Langerhans 細胞とは別の起源の樹状細胞であり，骨髄系由来と考えられている．この腫瘍化した病態が芽球性形質細胞様樹状細胞腫瘍である．一方，濾胞樹状細胞肉腫は間葉系幹細胞から分化した濾胞樹状細胞の腫瘍であり，非常にまれな疾患であり，進行は比較的緩慢である．

a. Langerhans 細胞組織球症（Langerhans cell histiocytosis：LCH）

　単発あるいは多発性の溶骨性病変を伴い，骨病変以外の皮膚，リンパ節，肺，胸腺，肝臓，脾臓，骨髄，中枢神経などに組織球の浸潤を呈する．histiocytosis-X，Lettere-Siwe 病，Hand-Schüller-Christian 病，好酸球肉芽腫と呼ばれている疾患と同一の疾患である．まれな疾患で，すべての年齢で起こりえるが，1〜3 歳の小児に多い．臨床症状は浸潤病変によって異なる．溶骨病変が最も特徴的である（図 8-89）．その他浸潤臓器によって，皮膚および口腔粘膜病変，リンパ節腫大，汎血球減少，肝脾腫，呼吸器症状，中枢神経症状，尿崩症などの内分泌異常，消化器症状などが生じることがある．特に 3 歳以下の小児では多数の臓器に広がり進行性の経過をたどる症例が多い．診断には臨床症状に加え，浸潤病変の病理学的検査が必要である．病理所見では，好酸球，好中球，リンパ球，組織球など多彩な反応性細胞がみられる．組織球のマーカーである CD1a，S100，CD207 が陽性で，電子顕微鏡では Birbeck 顆粒が観察される．治療方針は病状によって異なる．単臓器単病変に対しては，無治療経過観察，外科的掻爬，副腎皮質ホルモン，放射線療法，化学療法などをそれぞれの病状に応じて考慮する．多発性あるいは多臓器に病変を有する症例に対しては，全身化学療法を行うことが多い．軽快と再燃を繰り返し慢性に経過する場合が多いが，2 歳以下で多臓器に

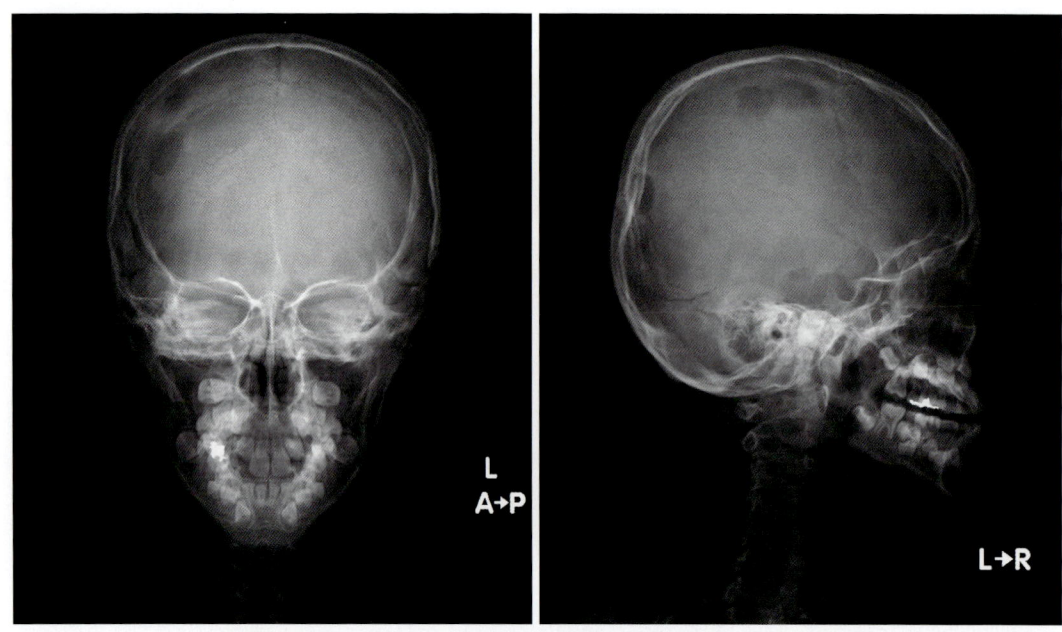

図 8-89　ランゲルハンス細胞組織球症の頭蓋単純 X 線写真
頭蓋骨に多発性の骨透亮像を認める．

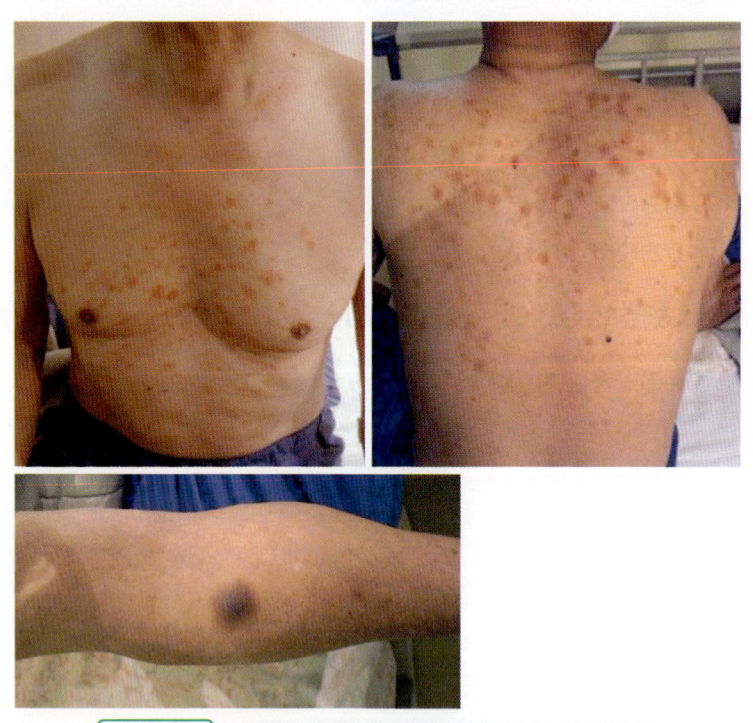

図 8-90　芽球性形質細胞様樹状細胞腫瘍の皮膚病変

病変を有する症例は高危険群とされており，予後不良である[4]．

b. 芽球性形質細胞様樹状細胞性腫瘍（blasic plasmacytoid dendritic cell neoplasm：BPDCN）

　形質細胞様樹状細胞由来の腫瘍で，皮膚と骨髄に浸潤し，急激な経過をたどる．造血器腫瘍 WHO 分類第 4 版では急性骨髄性白血病および未熟骨髄系腫瘍に分類され，いわゆる芽球型 NK 細胞白血病/リンパ腫と同一疾患である．まれな疾患で比較的高齢者に多い．皮膚病変で発症することが多い（図 8-90）．経過とともに骨髄・末梢血さらにリンパ節に浸潤し，汎血球減少を伴う．腫瘍細胞は芽球様の形態を示し，細胞質は乏しく，顆粒は認めない．診断には皮膚病変あるいは骨髄からの組織生検による病理学的検査が必要である．腫瘍細胞は CD4，CD43，CD45RA，CD56，CD123，BDCA-2/CD303，TCL1，CLA などを発現していることが特徴である．急性白血病や悪性リンパ腫に準じた多剤併用化学療法を行われることが多いが，急激な経過をたどり，一般的に予後不良である[5]．

■文　献

1) Grogan TM, Pileri SA, Chan JKC, et al. Histiocytic sarcoma. In: Swerdlow SH, et al. editors. WHO classification of tumours of haematopoietic and lymphoid tissues. Lyon: IARC Press; 2008. p.356-7.
2) Gholam C, Grigoriadou S, Gilmour KC, et al. Familial haemophagocytic lymphohistiocytosis: advances in the genetic basis, diagnosis and management. Clin Exp Immunol. 2011; 163: 271-83.
3) Ishii E, Ohga S, Imashuku S, et al. Nationwide survey of hemophagocytic lymphohistiocytosis in Japan. Int J Hematol. 2007; 86: 58-65.
4) Jaffe R, Weiss LM, Facchetti F. Tumours derived from Langerhans cells. In: Swerdlow SH, et al. editors. WHO classification of tumours of haematopoietic and lymphoid tissues. Lyon: IARC Press; 2008. p.358-60.
5) Facchetti F, Jones DM, Petrella T. Blastic plasmacytoid dendritic cell neoplasm. In: Swerdlow SH, et al. editors. WHO classification of tumors of haematopoietic and lymphoid tissues. Lyon: IARC Press; 2008. p.145-7.

〈東　太地　安川正貴〉

J 小児の造血器腫瘍

1 小児骨髄異形成症候群

概　説

　小児の骨髄異形成症候群（myelodysplastic syndrome：MDS）は成人とは異なる特徴を有する[1]．例えば，鉄芽球性貧血と 5q−症候群は小児ではきわめてまれである．Fanconi 貧血などの遺伝性骨髄不全症候群（inherited bone marrow failure syndrome：IBMFS）や Down 症候群（Down syndrome：DS）などの先天性疾患に合併することが多く，後述する小児特有の骨髄異形成/骨髄増殖性疾患（myelodysplastic/myeloproliferative disease：MDS/MPD）である若年性骨髄単球性白血病（juvenile myelomonocytic leukemia：JMML）は，1 型神経線維腫症や Noonan 症候群（NS）などに生じうる．これらの成人 MDS との相違点を鑑みて，2003 年に小児独自の MDS と MPD の分類が提案され[1]（表8-64），WHO 分類第 4 版において独立した章で扱われるようになった[2]．

疫　学

　MDS は小児全白血病の約 5〜10％を占め，日本では年間 50〜100 例前後が発症すると推測される．

表 8-64　小児 MDS/MPD 分類の提案（Hasle H, et al. Leukemia. 2003; 17: 277-82[1]より改変）

Ⅰ．骨髄異形成症候群（MDS）/骨髄増殖性疾患（MPD）
　　若年性骨髄単球性白血病（JMML）
　　慢性骨髄単球性白血病（CMML）
　　BCR-ABL 陰性慢性骨髄性白血病（Ph 陰性 CML）
Ⅱ．Down 症候群関連疾患
　　一過性骨髄増殖性疾患（TAM）
　　Down 症候群関連骨髄性白血病
Ⅲ．骨髄異形成症候群（MDS）
　　refractory cytopenia（RC）（末梢血芽球＜2％, 骨髄芽球＜5％）
　　refractory anemia with excess blasts（RAEB）
　　（末梢血芽球 2〜19％, 骨髄芽球 5〜19％）
　　RAEB in transformation（RAEB-T）（末梢血/骨髄芽球 20〜29％）

注：病態に関わる以下の事項について記載する．
　　化学療法あるいは放射線療法の後に起きたか？
　　再生不良性貧血後に起きたか？
　　遺伝性骨髄不全症候群に続発して起きたか？

表 8-65	小児 MDS の診断基準（Hasle H, et al. Leukemia. 2003; 17: 277-82[1]）より改変）

1) 遷延する原因不明の血球減少
2) 2系統以上の細胞における異形成
3) 造血細胞における核型や遺伝子などクローナルな異常の獲得
4) 芽球の増加
以上のうち2項目以上を満たす
なお，以下の4種類の核型異常を有する場合は急性骨髄性白血病として扱う
t(15;17), t(8;21), inv(16), t(9;11)

■病型分類（表 8-64）■

　成人同様，末梢血および骨髄中の芽球割合により分類される．芽球増加を伴わない MDS は後述するように成人と異なる特徴を有するため，WHO 分類第4版にて refractory cytopenia of childhood（RCC）という暫定病名が採用された[2]．

　WHO 分類では急性骨髄性白血病（acute myeloid leukemia：AML）と MDS を分ける芽球割合は20%と定義されているが，小児におけるこのカットオフ値の意義が不明であるため，小児の芽球増加を伴う MDS には，refractory anemia with excess of blasts（RAEB：末梢血芽球2〜19%，骨髄中芽球5〜19%）に加えて RAEB in transformation（RAEB-T：末梢血または骨髄中芽球20〜29%）が残されている[1]．

■診断基準（表 8-65）■

　図 8-91 に小児 MDS でみられる代表的な形態異常を示すが，先天性免疫不全や感染症などでも異形成を呈することがあるため注意を要する．RCC と再生不良性貧血，RAEB および RAEB-T と AML との鑑別はしばしば問題となるため，骨髄生検は必須である．

a. 芽球増加を伴わない MDS

■診断基準と臨床像■

　小児の芽球増加を伴わない MDS は，1) 貧血単独ではなく多系統の血球減少をきたすことが多い，2) 骨髄がしばしば低形成を呈する，3) 異形成が多系統に及ぶことの意義が明らかではない[3]，などの特徴を有し，RCC という暫定病名が提唱されている[1,2]．RCC は遷延する血球減少を呈し，芽球割合が骨髄で5%未満，末梢血で2%未満であり，骨髄塗抹標本において2系統以上の異形成か，1系統において10%以上の細胞に異形成を認めることが必須とされる[2]．異形成の種類や程度が予後を反映するかどうかは明らかでなく，現時点では成人 MDS でみられる refractory cytopenia with multilineage dysplasia も RCC として扱われる．

　RCC は小児一次性 MDS の約半数を占め，頻度の高い病型である．乳児期から思春期まで全年齢群で発症し，出血症状や発熱などを呈することが多いが，約20%は無症状のまま偶然発見される[3]．多系統に及ぶ血球減少や低形成骨髄を呈する再生不良性貧血や IBMFS などとの鑑別が重要であり（図 8-92），骨髄生検は診断に必須である（表 8-66）．

　RCC の多くは正常核型であるが，核型異常としては-7 の頻度が最も高い．-7 は有意に病期進行をきたしやすく，一方，+8 や正常核型は比較的安定した経過をとる[3]（図 8-93）．

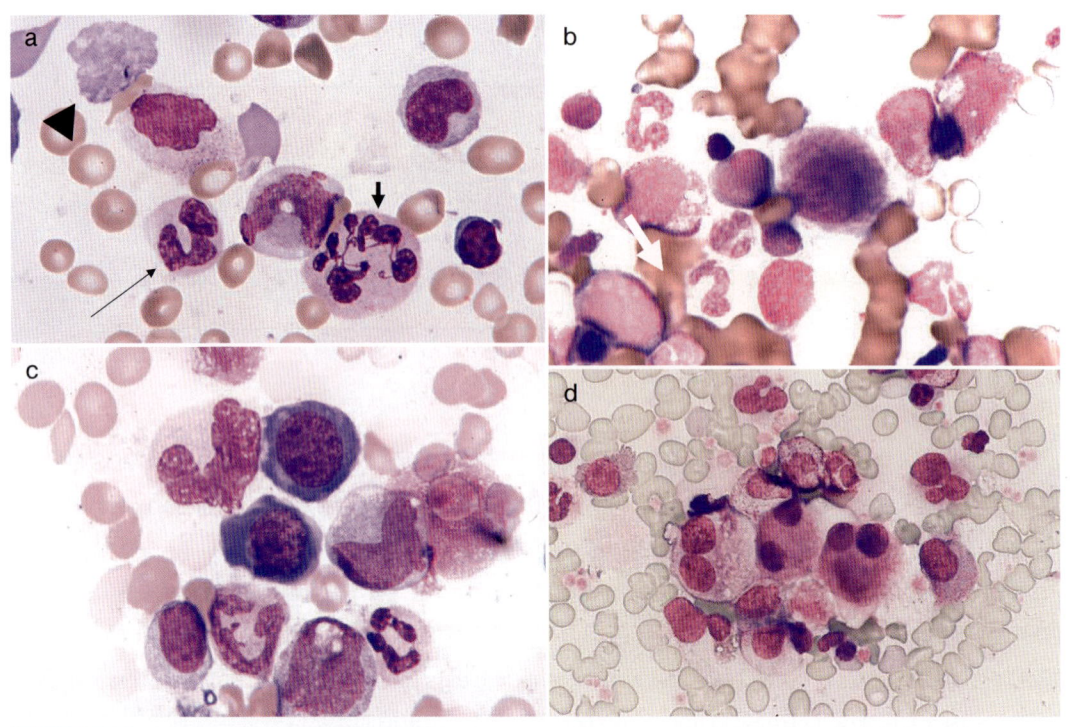

| 図 8-91 | 小児 MDS でみられる形態異常（日本小児血液学会 MDS 委員会，編．小児 MDS 図譜 2002．2002 年 10 月；第 1 版 CD 版）

a．好中球核の過分葉（太矢印）および顆粒低形成（矢印）を認め，間に位置する単球にも核異型がある．MDS ではしばしば末梢血中に赤血球よりも大きな巨大血小板（矢頭）を認めることがある．
b．微小巨核球は前骨髄球以下の大きさの単核の巨核球である．AA との鑑別において診断的意義が高い．
c．赤芽球核のクロマチン凝集が粗く，巨赤芽球様変化を示す．
d．小型 2 分葉核巨核球はモノソミー 7 症例でみられることが多い．

治療

−7 と複雑核型異常を有する例に対しては，病期が進行する前に造血幹細胞移植（hematopoietic stem cell transplantation：HSCT）を行うことが推奨される．前処置関連毒性の軽減を目指して骨髄非破壊的移植（reduced-intensity stem-cell transplantation：RIST）も試みられており，正常核型で低形成骨髄を呈する RCC において骨髄破壊的移植と同等の治療成績が得られているが，ウイルス再活性化と生着不全が問題である．

成人における低形成性 MDS と同様に，RCC でも抗胸腺細胞免疫グロブリン（ATG）とシクロスポリン（CyA）を用いた免疫抑制療法（immunosuppressive therapy：IST）にて約 60％の奏効率が得られており，無増悪生存は 40〜60％前後と報告されている[4,5]．ヨーロッパ小児 MDS ワーキンググループ（European Working Group of MDS in Childhood：EWOG-MDS）が行った臨床研究では対象を正常核型または＋8 を有する例に限定していたが[4]，＋8 以外の核型異常例も対象に含めたわが国の治療研究でも同等の成績が得られている[5]．

図 8-94 に EWOG-MDS が提唱する RCC の治療アルゴリズムを示す．−7 と複雑核型異常を有しておらず，好中球減少と輸血依存もないのであれば，定期的骨髄検査を行いながらの経過観察も許

J ● 小児の造血器腫瘍

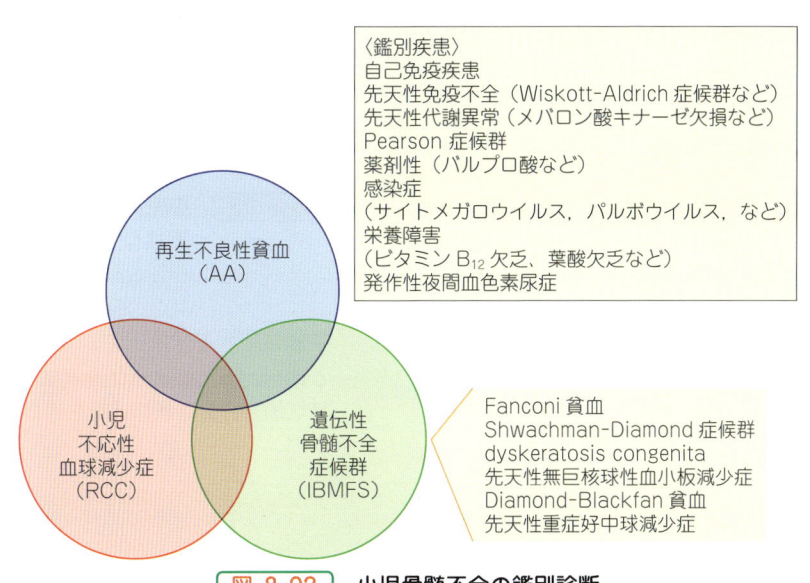

〈鑑別疾患〉
自己免疫疾患
先天性免疫不全（Wiskott-Aldrich 症候群など）
先天性代謝異常（メバロン酸キナーゼ欠損など）
Pearson 症候群
薬剤性（バルプロ酸など）
感染症
（サイトメガロウイルス，パルボウイルス，など）
栄養障害
（ビタミン B_{12} 欠乏，葉酸欠乏など）
発作性夜間血色素尿症

再生不良性貧血（AA）
小児不応性血球減少症（RCC）
遺伝性骨髄不全症候群（IBMFS）

Fanconi 貧血
Shwachman-Diamond 症候群
dyskeratosis congenita
先天性無巨核球性血小板減少症
Diamond-Blackfan 貧血
先天性重症好中球減少症

図 8-92 小児骨髄不全の鑑別診断

小児においては再生不良性貧血と芽球増加を伴わない骨髄異形成症候群の鑑別の際に，種々の遺伝性骨髄不全症候群を除外する必要がある．他にも小児では枠内に示したさまざまな疾患において異形成を呈することがある．

表 8-66 RCC と AA の骨髄像の比較 (Baumann I, et al. WHO classification of tumours of haematopoietic and lymphoid tissues. 4th ed. Lyon: IARC Press; 2008. p.104-7[2]より改変)

	RCC		AA	
	骨髄生検	骨髄細胞形態	骨髄生検	骨髄細胞形態
赤芽球系	斑状分布，左方移動，核分裂像の増加	核の分葉化，多核，巨赤芽球性変化	消失，ないしは 10 細胞未満の成熟赤芽球の小さな集簇	消失，ないしは異形成や巨赤芽球性変化のない赤芽球をわずかにみる
顆粒球系	著明な減少，左方移動	pseudo-Pelger 核異常，細胞質の顆粒消失または減少，核と細胞質の成熟不一致	消失，ないしは著明に減少，成熟好中球の小さな集簇をわずかにみる	異形成のない成熟好中球をわずかにみる
巨核球系	著明な減少，異形成，微小巨核球	微小巨核球，分離核，小型円形核	消失，ないしは異形成のない巨核球をわずかにみる	消失，ないしは異形成のない巨核球をわずかにみる
リンパ球系	局所性増加または分散	増加しうる	局所性増加または分散	増加しうる
CD34+細胞	増加なし		増加なし	

容されている．−7，+8，複雑核型異常以外の染色体異常を有し，好中球減少ないし輸血依存を呈しながらも，適合ドナーが得られない例に対しては推奨される治療法が定まっておらず，1 例ずつ慎重に検討する必要がある．

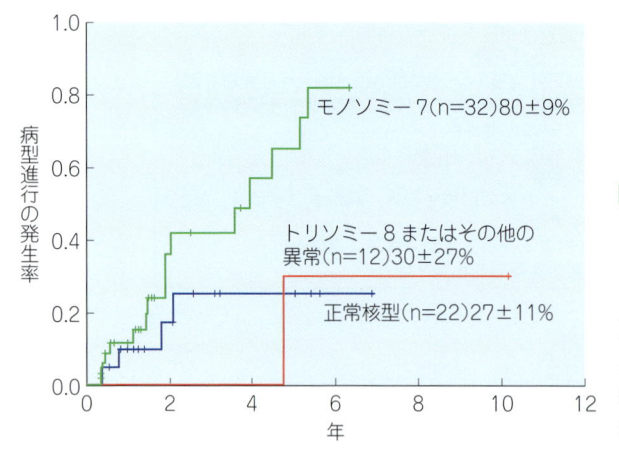

図 8-93 小児 refractory anemia における核型ごとの病型進行の頻度
(Kardos G, et al. Blood. 2003; 102: 1997-2003[3]より改変)
正常核型およびトリソミー8などの核型異常と比べ，モノソミー7を有する例は有意に芽球増加をきたし病型進行をきたしやすい（p＜0.01）

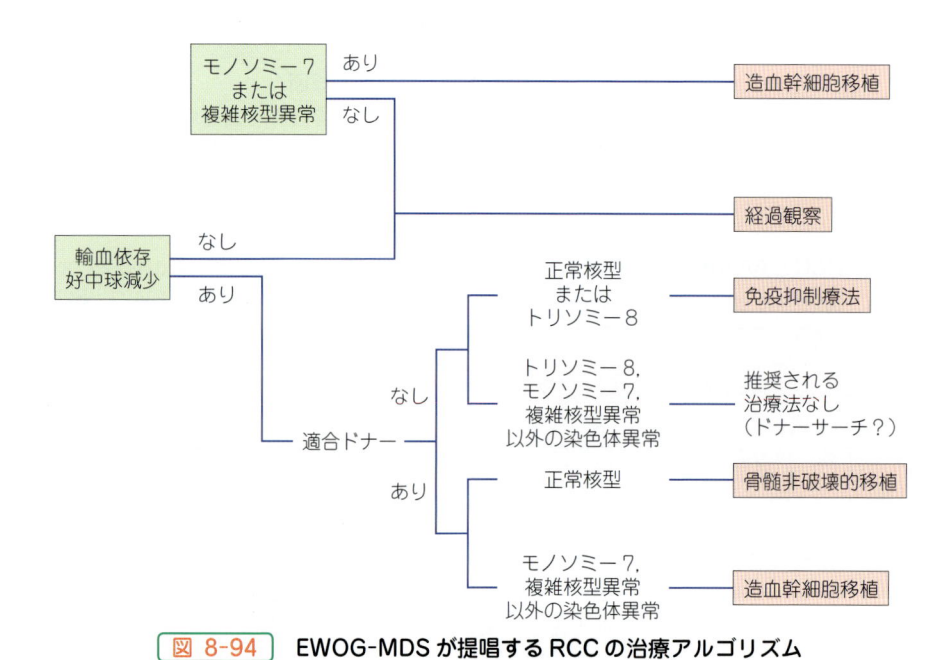

図 8-94 EWOG-MDS が提唱する RCC の治療アルゴリズム

b. 芽球増加を伴う MDS

■診断基準と臨床像■

WHO 分類は RAEB を RAEB-1（骨髄中芽球 5〜9%）と RAEB-2（骨髄中芽球 10〜19%）にわけているが，小児では両群の生存率に差を認めない[1]．多系統の血球減少を呈し，一般に白血球増多や臓器腫大を認めることはないが，－7 例では髄外腫瘤をきたすことがある．

60%以上の例に核型異常を認め，－7 の頻度が最も高い．－7 や＋8 などの数的異常のみで構成される複雑核型異常（3 種類以上の核型異常）の予後は悪くないが，1 つ以上の構造異常（部分欠失や不均衡転座など）を含む複雑核型異常を呈する例の予後はきわめて不良である[6]．

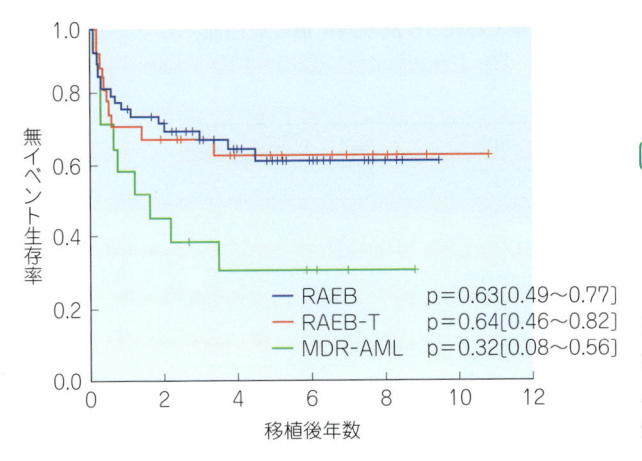

図 8-95 小児の芽球増加を伴う MDS における HSCT 前の病型ごとの無イベント生存率（Strahm B, et al. Leukemia. 2011; 25: 455-62[6]より改変）

RAEB と RAEB-T の治療成績に差はなかったが，MDS 関連(MDS-related)AML（MDR-AML）は再発が多く予後不良であった（p=0.07）

■治　療■

現在，芽球増加を伴う MDS に対して治癒を期待できる治療法は HSCT のみであるが，移植関連死亡（treatment-related mortality：TRM）と再発が問題である．EWOG-MDS が芽球増加を伴う MDS に対してブスルファン（Bu），シクロホスファミド（CPA），メルファラン（L-PAM）の前処置を用いたところ，5 年無イベント生存率（event-free survival：EFS）は 59％で，TRM と再発の発生率がそれぞれ 21％であった[6]．12 歳以上の年長児，grade Ⅲ-Ⅳ の急性 GVHD（graft-versus-host disease）および全身の慢性 GVHD が TRM の危険因子であり，GVHD 予防を強化すると TRM は減少するが再発が増加したため適切な GVHD 予防が重要である．MDS 関連（MDS-related）AML（MDR-AML）は再発の危険因子であったが，RAEB と RAEB-T の治療成績に差はなかった（図 8-95）．これまで小児 MDS に対する化学療法の意義は明らかでなかったが，MDR-AML のうち AML 型化学療法を受けた例は有意に再発が少なかった．

c. Down 症候群関連疾患

■病態と臨床像■

DS は 21 トリソミーに起因する染色体異常疾患で，発症頻度は 600～800 出生に 1 人である．精神神経発達遅滞，消化管奇形，先天性心疾患など多彩な合併症を呈し，血液学的には白血病の発生率が非 DS 児の 10～20 倍高く，特に急性巨核芽球性白血病（acute megakaryoblastic leukemia：AMKL）は非 DS 児の 500 倍の頻度で生じる[7]（表 8-67）．

DS 児の約 10％において一過性骨髄増殖性疾患（transient abnormal myelopoiesis：TAM）と呼ばれる一過性の血液学的異常を出生直後に呈する[8]．TAM は巨核芽球の性質を有する芽球が末梢血や肝臓などで単クローン性に増殖し，臨床的に AML と鑑別できない状態を呈した後，約 80％の症例では数週から 3 カ月の間に自然寛解するが，約 20％は肝線維症や凝固障害にて致死的経過をたどる特殊な病態である．出生後早期より出血傾向や肝脾腫，呼吸障害，黄疸などを呈するが，無症状で発見される例もある．血液学的には軽度の血小板減少と著明な白血球増多（しばしば 10 万以上に及ぶ）が特徴的で，芽球割合は骨髄よりもしばしば末梢血で多い．自然寛解した TAM の約 1/4（TAM 全体の約 20％，全 DS 児の 1～2％）は 4 歳までに MDS の状態を経て AMKL を発症する．この際，

表 8-67 Down症候群合併の有無でみた 15 歳未満における白血病発症頻度（Lange B. Br J Haematol. 2000; 110: 512-24[7]）より改変）

病態	頻度	頻度比（対非 DS 児）
Down 症候群（DS）	1/660	
一般集団における白血病	1/2800	
DS における白血病	1/100〜200	10〜20×
急性リンパ性白血病（ALL）	1/3500	
DS における ALL	1/300	12×
ALL における DS	1/200	
急性骨髄性白血病（AML）	1/14000	
DS における AML	1/300	46×
AML における DS	1/8〜10	
急性巨核芽球性白血病（AMKL）	1/233000	
DS における AMKL	1/500	466×
AMKL における DS	1/2	

　血小板減少の進行とともに徐々に芽球が増加していくが，芽球割合によって MDS と AMKL を区別する意義はない．TAM と AMKL でみられる芽球は形態学的，組織化学的および免疫学的に区別が困難で，ともに赤血球・巨核球の発生・分化に不可欠な転写因子である GATA1 の変異を有する赤芽球・巨核芽球共通前駆細胞に由来すると考えられることから，TAM は AMKL に先行する前がん病変の一種と言える．すなわち，DS における TAM/MDS/AMKL の多段階的白血病発生に関して，21 番染色体上の遺伝子過剰を背景として胎児期に GATA1 変異が生じ，出生後に TAM の病態をきたした後に，なんらかの遺伝子変異が蓄積することによって MDS，AMKL を発症するものと考えられる（図 8-96）．なお，DS に生じた白血病でも 4 歳以上に発症した例や 4 歳未満でも AMKL 以外の病型，さらに DS 以外に生じた AMKL では GATA1 の変異はきわめてまれである．

■治　療■

　TAM のなかでも診断時白血球数 10 万/μL 以上，早期産児，腹水などが早期死亡のリスク因子である．高リスク症例に対して低用量シタラビン（Ara-C）の有効性が示唆されているが，適切な投与対象，投与量および投与期間については明らかでない．なお，AMKL の発症を予測する因子は見つかっておらず，現時点では発症を予防する方法はない．

　芽球の少ない時期に DS-AMKL に対する治療を開始することに明らかな利点はないが，芽球の増加を待つ意味もなく，出血や貧血に対して輸血を要するときが治療開始時期として適当と考えられる．標準的な AML 治療に対する反応性は非 DS 児 AML よりも良好であるが，治療毒性が問題となるため治療強度を減弱させた DS-AMKL に特化したプロトコールが用いられ，80％以上の EFS が得られている．なお，年長 DS 児に発症した GATA1 変異陰性 AML は散発性 AML と同様の性質を有し，年少 DS 児に比べて予後不良である．

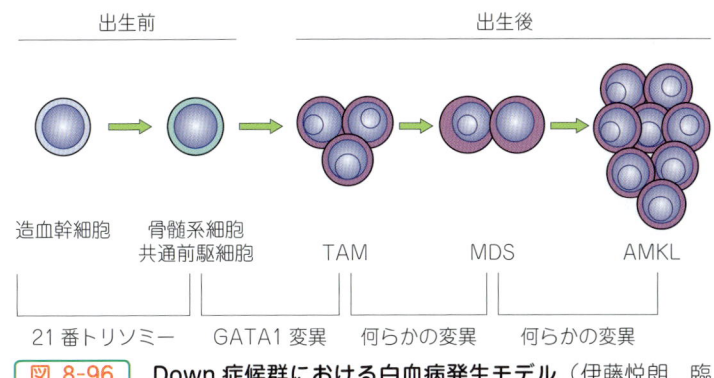

図 8-96 Down 症候群における白血病発生モデル（伊藤悦朗．臨床血液．2006；47：1415-22[8]）より改変）

自然寛解した TAM の約 25％は 4 歳までに MDS の状態を経て AMKL を発症するが，TAM と AMKL でみられる芽球は形態学的，組織化学的および免疫学的に区別が困難で，ともに赤血球・巨核球の発生・分化に不可欠な転写因子である GATA1 の変異を有する．すなわち，DS における TAM/MDS/AMKL の多段階的白血病発生に関して，21 番染色体上の遺伝子過剰を背景として胎児期に GATA1 変異が生じ，出生後に TAM の病態をきたした後に，なんらかの遺伝子変異が蓄積することによって MDS，AMKL を発症するものと考えられている．

2 若年性骨髄単球性白血病（juvenile myelomonocytic leukemia：JMML）

疫　学

JMML は乳幼児に好発する，多能性造血幹細胞のクローン性異常による MDS/MPD である．小児全白血病の約 3％を占め，日本では年間約 20 例が発症すると推測される．診断時年齢の中央値は 1.8 歳で，男児の発症頻度は女児の 2 倍以上である．

病　態

GM-CSF（granulocyte-macrophage colony stimulating factor）受容体 β 鎖下流の RAS 経路に関与する遺伝子の変異が約 90％の症例で検出され（図 8-97，表 8-68），JMML の骨髄球系前駆細胞は GM-CSF に対する高感受性を有する[9]．変異の種類と予後との関係について結論は得られていないが，*PTPN11* 後天性変異例はそれ以外の変異と比べ HSCT 後の再発が多く，予後不良とされる．一方，*PTPN11* の先天性変異を有する NS では生後早期に JMML 様症状を呈することがあるがこれは自然消退する．*CBL* の先天性変異を有する例も経過が緩徐なことが多く，HSCT なしでの長期生存も期待できる．*CBL* 変異例は眼間解離や小頭など特異顔貌を呈することがあり，先天性 CBL 症候群という疾患名が提唱されている．*RAS* 変異を有する例の一部において接合子形成後に生じた体細胞モザイクの報告がある[10]．*RAS* は先天性変異例の報告もあり，これら先天性変異と体細胞モザイクでは病勢が緩徐である可能性が示唆されており，多数例での検証が待たれる．

診断基準と臨床像

身体所見では肝脾腫，リンパ節腫脹，黄色腫やカフェオレ斑などがみられる．末梢血では白血球数の増加，血小板減少，貧血がみられ，白血球分画で好中球と形態異常を有する単球の増加をみる

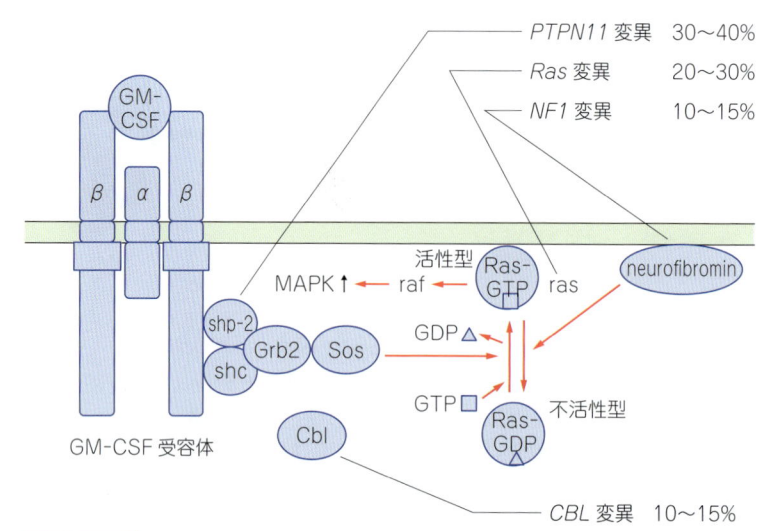

図 8-97 GM-CSF受容体β鎖からMAPKまでに至るシグナル伝達経路

RAS変異はras蛋白の恒常的活性化をきたし，PTPN11変異はRasを活性化させるSHP-2の機能亢進をきたす．一方，NF1変異はRasを不活化させるneurofibrominの異常をきたす．Cblはユビキチンリガーゼ機能によりRAS-MAPK経路を負に調節するものと考えられているが，CBL変異がJMMLをきたす機序については解明されていない．

表 8-68 JMMLでみられるRAS経路に関与する遺伝子の変異

	RAS	PTPN11	NF1	CBL
生殖細胞系列変異 （＝先天性変異）	報告例あり （〜1％）	Noonan症候群 （1〜2％）	1型神経線維腫症 （10〜15％）	CBL症候群 （10〜15％）
体細胞系列変異 （＝後天性変異）	体細胞モザイク （頻度不明） JMML （20〜30％）	JMML （30〜40％）		

が，芽球は少ない．骨髄では骨髄球系細胞の過形成を呈するが，末梢血所見に比べて非特異的である．約60％は正常核型で，約25％が−7を有する．JMMLの臨床像はウイルス感染症などと重複しうるため鑑別診断に際して注意が必要であり，臨床像と検査所見に基づいた診断基準が提案されている[9]（表8-69）．

以前からJMML症例の一部で高IgG血症や自己抗体の出現をみることが知られていたが，最近，自己免疫性リンパ増殖症候群（autoimmune lymphoproliferative syndrome：ALPS）とJMMLの鑑別が困難な例においてKRASの後天性変異が確認され，RALD（RAS-associated ALPS-like disease）という新たな病名が提唱された[11]．ALPSと病態が重複する原因や典型的JMMLとの経過の違いなどはまだ明らかではないが，HSCTなしで長期生存を得ているRAS変異陽性JMMLの一部はRALDである可能性が示されている．

治　療

HSCTを行わない場合のEFSは6％であり，HSCTが治癒を期待できる治療法である．HSCT前

表 8-69 若年性骨髄単球性白血病の最新診断基準案（Loh ML. Br J Haematol. 2011; 152: 677-87[9]より改変）

カテゴリー1 （全項目必須）	カテゴリー2 （1つ以上）	カテゴリー3[注1]
BCR-ABL 融合遺伝子がない	*RAS* または *PTPN11* の体細胞変異	白血球＞10000/μL
単球＞1000/μL	神経線維腫症の臨床診断または *NF1* 変異	骨髄球系前駆細胞の末梢血への出現
骨髄中の芽球割合＜20％	モノソミー7	HbF 増加
脾腫[注2]		モノソミー7以外の核型異常
		GM-CSF 高感受性

注1：カテゴリー2の項目を1つも満たさない場合は、カテゴリー3のうち2項目以上満たすことが求められる。
注2：約7％の症例では診断時に脾腫を認めない。しかし、それらの例も経過中に脾臓が腫大することがほとんどである。

のAML型化学療法や脾摘の有効性は示されておらず、急激な白血球増多や肺浸潤を呈する例に対してはメルカプトプリン経口や低用量Ara-Cが推奨される。EWOG-MDSは移植前処置にBu, CPA, L-PAMを用いて、5年EFSは52％であった[12]。TRM 13％、再発35％と、再発が大きな問題である。移植後キメリズム解析で再発が疑われる場合は免疫抑制薬の速やかな減量が必要である。再発例に対するドナーリンパ球輸注の効果は限定的で、再移植により再発例の約40％が救済される。日本ではBu, Cy, フルダラビン（Flu）による前処置の有効性が示されており、現在、JPLSG（日本小児白血病リンパ腫研究グループ）の主導にて全国基盤で臨床試験が行われている。

■文献

1) Hasle H, Niemeyer CM, Chessells JM, et al. A pediatric approach to the WHO classification of myelodysplastic and myeloproliferative diseases. Leukemia. 2003; 17: 277-82.
2) Baumann I, Niemeyer CM, Bennett JM, et al. Childhood myelodysplastic syndrome. In: Swerdlow SH, et al. editors. World Health Organization classification of tumours of haematopoietic and lymphoid tissues. 4th ed. Lyon: IARC Press; 2008. p.104-7.
3) Kardos G, Baumann I, Passmore SJ, et al. Refractory anemia in childhood: a retrospective analysis of 67 patients with particular reference to monosomy 7. Blood. 2003; 102: 1997-2003.
4) Yoshimi A, Baumann I, Fuhrer M, et al. Imunosuppressive therapy with anti-thymocyte globulin and cyclosporine A in selected children with hypoplastic refractory cytopenia. Haematologica. 2007; 92: 397-400.
5) Hasegawa D, Manabe A, Yagasaki H, et al. Treatment of children with refractory anemia: the Japanese Childhood MDS Study Group Trial (MDS99). Pediatr Blood Cancer. 2009; 53: 1011-5.
6) Strahm B, Nollke P, Zecca M, et al. Hematopoietic stem cell transplantation for advanced MDS in children: results of the EWOG-MDS98 study. Leukemia. 2011; 25: 455-62.
7) Lange B. The management of neoplastic disorders of haematopoiesis in children with Down's syndrome. Br J Haematol. 2000; 110: 512-24.
8) 伊藤悦朗. 急性巨核球性白血病とGATA1遺伝子変異. 臨床血液. 2006; 47: 1415-22.
9) Loh ML. Recent advances in the pathogenesis and treatment of juvenile myelomonocytic leukaemia. Br J Haematol. 2011; 152: 677-87.
10) Doisaki S, Muramatsu H, Shimada A, et al. Somatic mosaicism for oncogenic NRAS mutations in

juvenile myelomonocytic leukemia. Blood. 2012; 120: 1485-8.
11) Takagi M, Shinoda K, Piao J, et al. Autoimmune lymphoproliferative syndrome-like disease with somatic KRAS mutation. Blood. 2011; 117: 2887-90.
12) Locatelli F, Nöllke P, Zecca M, et al. Hematopoietic stem cell transplantation (HSCT) in children with juvenile myelomonocytic leukemia (JMML): results of the EWOG-MDS/EBMT trial. Blood. 2005; 105: 410-9.

〈長谷川大輔　真部　淳〉

3 小児急性白血病・リンパ腫

　白血病は小児の病死原因の第1位である小児がん全体のなかで最も頻度の高い疾患群であり，本邦で毎年2,000人を超えると推定される小児がんのうちの30〜40％を占めている[1]．2007年3月からは日本小児血液学会により疾患登録事業（以後登録事業）が開始され，国内の発生状況が明らかとなってきた（図8-98）[2]．2003年に日本小児白血病リンパ腫研究グループ（Japanese Pediatric Leukemia/Lymphoma Study Group：JPLSG）が設立され，現在までに様々な全国多施設共同臨床試験が実施済み，あるいは実施中である（表8-70）．なかでも最も多い急性リンパ性白血病（acute lymphoblastic leukemia：ALL）の治療成績は飛躍的に進歩し，半世紀前にはほぼ不治の病であったものが，現在は80％程度の無病生存が得られるまでになっている[3]．小児がん全体においても多くの症例に長期生存が見込まれるようになった昨今，診療においては治療効果のみならず，晩期障害軽減と治療後のフォローアップが必要となる．希少疾患でもある小児白血病・リンパ腫の患児は，現在では経験のある各認定施設において治療されなければならない．また若年成人においては，疾患によっては治療成績が成人と小児のレジメンで有意差が認められているものもある[4]．

　小児は成人に比し発がんにおける遺伝的背景の影響が強く出やすい．特に症例数の多いDown症候群においての白血病発症率は正常児の約10〜20倍とされる[5]．他にも遺伝的背景としてLi-Fraumeni症候群，毛細血管拡張性運動失調症，Fanconi症候群，神経線維腫症，Shwachman-Diamond

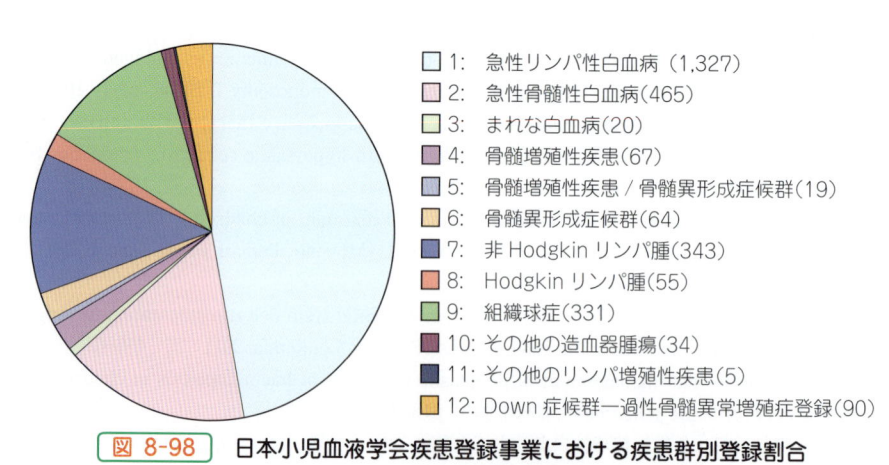

図 8-98　日本小児血液学会疾患登録事業における疾患群別登録割合

- 1: 急性リンパ性白血病（1,327）
- 2: 急性骨髄性白血病（465）
- 3: まれな白血病（20）
- 4: 骨髄増殖性疾患（67）
- 5: 骨髄増殖性疾患／骨髄異形成症候群（19）
- 6: 骨髄異形成症候群（64）
- 7: 非Hodgkinリンパ腫（343）
- 8: Hodgkinリンパ腫（55）
- 9: 組織球症（331）
- 10: その他の造血器腫瘍（34）
- 11: その他のリンパ増殖性疾患（5）
- 12: Down症候群－過性骨髄異常増殖症登録（90）

（小児血液腫瘍性疾患全体，2006年1月1日から2008年12月31日）
（日本小児血液学会疾患登録委員会．日本小児血液学会雑誌．2010；24：182-9[2]より一部改変）

表 8-70　JPLSG による全国多施設共同臨床試験

試験名	対象疾患
疫学研究*	全例
ALCL99*	未分化大細胞型リンパ腫
MLL03	乳児急性リンパ性白血病
B-NHL03	成熟 B 細胞性リンパ腫
B-NHL03 G-CSF	成熟 B 細胞性リンパ腫
LLB-NHL03*	限局型リンパ芽球性リンパ腫
ALB-NHL03	進行型リンパ芽球性リンパ腫
Ph＋ALL04	Ph 陽性急性リンパ性白血病
AML-P05	急性前骨髄性白血病
HLH-2004	血球貪食性リンパ組織球症
AML-05	急性骨髄性白血病
AML-D05	Down 症児急性骨髄性白血病
ALL-R08*	再発急性リンパ性白血病
CML-08*	慢性骨髄性白血病
TAM-10*	一過性骨髄異常増殖症
ALL-B12*	B 前駆細胞性急性リンパ性白血病
ALL-RT11*	再発 T 細胞性急性リンパ性白血病
ALL-T11*	T 細胞性急性リンパ性白血病
AML-D11*	Down 症児急性骨髄性白血病
AML-R11*	再発急性骨髄性白血病
JMML-11*	若年性骨髄単球性白血病
LCH-12*	Langerhans 細胞組織球症
MLL-10*	乳児急性リンパ性白血病

*登録受付中（2013 年 5 月現在）

症候群，Diamond-Blackfan 貧血，Wiscott-Aldrich 症候群などがある．

a. 小児急性白血病

　登録事業における小児血液腫瘍性疾患のなかでは ALL が最も多く，次いで急性骨髄性白血病（acute myeloid leukemia：AML）となっており（図 8-98），割合は ALL：AML が約 3：1 であった．
　JPLSG による ALL の免疫学的診断基準を（表 8-71a）に示す．AML は診断基準として WHO 分類[6]が用いられる．

1）急性リンパ性白血病

　ALL は小児がん全体のなかでも最も多い疾患で，1/3 を占める．発症年齢としては 2 歳から 6 歳にかけて発症頻度が高い．主訴として発熱，リンパ節腫脹，出血症状の他，骨痛もしばしば認められる．肝脾腫大は重要な理学所見である．T 細胞性白血病ではしばしば縦隔腫大をきたし，巨大なものでは上大静脈症候群を合併することもある．
　小児 ALL には成人とは頻度を異にする様々な遺伝子異常があり，予後も異なる[3]．予後因子として初診時白血球数や年齢（1 歳以上 10 歳未満かつ白血球数 50,000/μL 未満を標準リスク，10 歳以

第8章 ● 造血器腫瘍と関連疾患

表 8-71a JPLSG による ALL の免疫学的診断基準

免疫学的診断基準（JPLSG の分類）	
T-ALL	
CD3 または細胞質内（cy）CD3 陽性，かつ CD2, CD5, CD7, CD8 のうち 1 つ以上が陽性．	
B 細胞系 ALL	
B-precursor	CD19, cyCD79a, CD20, CD22 のうち 2 つ以上が陽性，細胞質内 μ 鎖，Igκ, Igλ がすべて陰性
pre-B	CD19, cyCD79a, CD20, CD22 のうち 2 つ以上が陽性，細胞質内 μ 鎖が陽性，Igκ と Igλ が陰性
成熟 B 細胞性（mature B）	CD19, cyCD79a, CD20, CD22 のうち 2 つ以上が陽性，Igκ または Igλ が陽性
Acute Mixed Lineage Leukemia（AMLL）	
骨髄抗原陽性 B 細胞系 ALL	1．CD19, cyCD79a, CD20, CD22 のうち 2 つ以上が陽性，かつ， 2．CD3 陰性および cyCD3 陰性，かつ， 3．cyMPO 陰性で，CD13, CD15, CD33 または CD65 が陽性
骨髄抗原陽性 T-ALL	1．T-ALL の基準を満たし，かつ， 2．cyCD79a 陰性，かつ， 3．cyMPO 陰性で，CD13, CD15, CD33 または CD65 が陽性
リンパ系抗原陽性 AML	1．cyMPO 陽性，もしくは CD13, CD15, CD33, CD65 の 2 つ以上が陽性，かつ， 2．CD3 陰性および cyCD3 陰性かつ cyCD79a 陰性，かつ 3．CD2, CD5, CD7, CD19, CD22，もしくは CD56 が陽性
True mixed lineage leukemia	1．cyMPO 陽性，かつ，B 細胞系の診断基準を満たす，もしくは， 2．cyMPO 陽性，かつ，T-ALL の診断基準を満たす，もしくは， 3．B 細胞系と T-ALL の両方の診断基準を満たす
Acute Undifferentiated Leukemia（AUL）	
B 細胞系 ALL, T-ALL, AML, いずれの分類にも当てはまらないもの．	

上または/かつ白血球数 50,000/μL 以上を高リスクと分類；National Cancer Institute：NCI 分類），1 歳未満の乳児（高リスク），ステロイド初期投与による治療反応性も用いられる．また近年，治療開始後の骨髄微小残存病変（MRD）量の重要性が認められている．中枢浸潤陽性も予後因子であるが，診断時 traumatic tap で末梢血中の芽球が中枢内に混入することは予後不良因子であることが判明しており，扱いや解釈には十分留意する必要がある．

　小児 ALL で最も頻度が高いものは B 前駆細胞性急性リンパ性白血病（B cell precursor acute lymphoblastic leukemia：BCP-ALL）であり，これが小児の ALL と呼ばれる場合が多い．通常プレドニゾロン，ビンクリスチン，L-アスパラギナーゼを含む寛解導入療法で 90% 以上が寛解に至る．以後，一般的に強化療法，中枢再発予防療法，再寛解導入療法，維持療法が施行される．一部の高リスク群では第 1 寛解期で同種造血細胞移植の適応となる．2012 年に本邦で初めての全国統一臨床試験が開始された（JPLSG ALL-B12）．

　ALL 中央診断で検索されるキメラ遺伝子と染色体異常を表 8-71b に示す．

　FAB L1, L2 の違いはリンパ球のタイプ，予後には相関がなく，使用されなくなっている．L3 は成熟 B 細胞性 ALL（Burkitt type）のことが多い．

表 8-71b　JPLSG ALL 中央診断で検索されるキメラ遺伝子と染色体異常

融合遺伝子	転座
ETV6-RUNX1（TEL-AML1）	t(12;21)(p13;q22)
major BCR-ABL	t(9;22)(q34;q11)
minor BCR-ABL	t(9;22)(q34;q11)
E2A-PBX1	t(1;19)(p23;p13)
MLL-AF4	t(4;11)(q21;q23)
MLL-AF6	t(6;11)(q27;q23)
MLL-AF9	t(9;11)(p22;q23)
MLL-ENL	t(11;19)(q23;p13.3)
SIL-TAL1	1p32 微小欠失

＜主な病型＞

- 上高2倍性 ALL

  小児 ALL の 25％程度．染色体数 50 以上．予後良好，5 年 EFS 85〜95％．

- 12;21 転座型（ETV6-RUNX1，別名 TEL-AML1）

  小児 ALL の 20％程度．ほぼ同等の長さ同士の染色体転座のため，染色体 G 分染法では判別できない．予後良好，5 年 EFS 80〜90％．

- 1;19 転座型（TCF3-PBX1，別名 E2A-PBX1）

  小児 ALL の 4〜5％程度．細胞質内 μ 陽性の pre-B ALL．予後は以前より改善され，5 年 EFS 80〜85％．

- 9;22 転座型（BCR-ABL）

  小児 ALL の 2〜4％と，成人の ALL に占める割合よりは低い．5 年 EFS 30〜40％と予後不良であり，同種造血細胞移植の適応とされる．チロシンキナーゼ阻害薬による治療成績の向上が試みられている．

- 乳児 ALL

  小児 ALL の 3〜8％．MLL 遺伝子（11q23）再構成が 70〜80％の症例で認められる．白血球数が増加していることが多く，多くは CD10 陰性の pro-B 細胞形質であり，また AML の性質をしばしば併せ持つ．転座相手方も多く，t(4;11)(MLL-AF4)，t(9;11)(MLL-AF9)，t(11;19)(MLL-ENL) などがある．特に MLL 遺伝子再構成陽性乳児 ALL は予後不良であることが多い．4〜5 年の EFS 30〜50％であり，幼児期以降発症の ALL とは異なる治療が行われる．

- 成熟 B 細胞性 ALL

  FAB L3 として多く認められる．小児 ALL の 2％．男児に多い．多くは t(8;14) の IgH-MYC の異常であるが，亜型もある．Burkitt type ともいわれ，細胞遺伝学的特徴から，成熟 B 細胞性リンパ腫と一連の疾患群である．以前は予後不良であったが，成熟 B 細胞性腫瘍に用いられる短期集中型の治療法の導入により予後は改善している．5 年 EFS 75〜85％．

- T 細胞性 ALL

  小児 ALL の 10〜15％，16〜20 歳の思春期 ALL の 30％．うち 1p32（SIL-TAL1）を有する異常が小児 ALL 全体の 6〜7％と多く，5 年 EFS 35〜45％と予後不良である．年長児，男児に多く，し

表 8-71c JPLSG AML 中央診断で検索される
キメラ遺伝子と染色体異常

融合遺伝子	転座
AML1-ETO (MTG8)	t(8;21)(q22;q22)
CBFβ-MYH11	inv(16)(p13;q22)
MLL-AF6	t(6;11)(q27;q23)
MLL-AF9	t(9;11)(p22;q23)
MLL-ELL	t(11;19)(q23;p13.1)
FUS-ERG	t(16;21)(p11;q22)
NUP98-HOXA9	t(7;11)(p15;p15)
PML-RARα	t(15;17)(q22;q11-21)

ばしば縦隔腫大を伴う．中枢神経浸潤・再発をきたしやすい．これまで BCP-ALL と同様の治療が行われてきたが，現在は新規薬剤ネララビンを含んだ治療が臨床試験で施行され，治療成績の向上が試みられている（ALL-T11）．本臨床試験は日本で初めて小児の研究グループ（JPLSG）と成人の研究グループ（JALSG）が共同で行う全国統一臨床試験であり，24 歳までが登録可能年齢となっている．

2）急性骨髄性白血病

AML は小児期に発症する急性白血病の約 25％を占める．

代表的分類には形態を中心にした FAB 分類と，染色体・遺伝子異常を主とした WHO 分類がある．2001 年に提示された WHO 分類で AML の診断に必要な骨髄の芽球比率が 30％から 20％に引き下げられ，FAB 分類での RAEB-T が AML に分類されるようになった．WHO 分類は 2008 年に改訂され第 4 版となった[6]．

シトシンアラビノシド（Ara-C）とアントラサイクリン系の薬剤にエトポシドを組み合わせた治療が行われる．全国共通プロトコールは 1991 年より ANLL91 が開始され，その後の AML99 では中間リスクで HLA 一致血縁ドナーが得られた場合と高リスクを同種骨髄移植の対象とし，5 年無病生存率はそれぞれ低リスク，中間リスク，高リスクで 71.3％，59.8％，56.5％と諸外国の成績と比較しても良好な成績であった[7]．その後 JPLSG AML05 試験に移行した．急性前骨髄性白血病（APL）と Down 症候群は至適療法がそれぞれ異なる．

高リスク因子として治療反応性不良，モノソミー 7，5q−，t(16;21)，Ph1，FLT-ITD を有する例がある．AML 中央診断で検索されるキメラ遺伝子と染色体異常を（表 8-71c）に示す．

＜主な病型＞
- 8;21 転座型（RUNX1-RUNX1T1，別名 CBFA-ETO，AML1-ETO）
FAB M2 が多い．比較的年長児にみられ，予後良好．
- inv(16) 型
好中球系と単球系の双方の分化傾向を示し，好酸球系の異常を伴うことが多い．予後良好．
- 11q23 転座型（MLL）
FAB M4，M5，すなわち単球系の異常が多い．乳幼児に比較的多く，歯肉などへの組織浸潤を伴

うこともある．ALL 同様に転座相手方も多い．
- 15;17 転座型（PML-RARα）

前骨髄球段階での分化障害を特徴とする急性骨髄性白血病（AML）の一型であり，FAB 分類 M3 に分類され，AML の 10〜15％を占め年長児で多く，小児では比較的まれである．しばしば重篤な DIC を合併する．

All-*trans* retinoic acid（ATRA）が分化誘導療法として導入されるようになってからは DIC の頻度が減少し，大幅な治療成績の改善が認められ，予後良好となった．ATRA 投与時はレチノイン酸症候群に注意が必要である．

- Down 症候群に発症した AML

しばしば一過性骨髄異常増殖症（transient abnormal myelopoiesis：TAM）や骨髄異形成症候群（myelodysplastic syndrome：MDS）を経てから白血病を発症するという特徴がある．FAB M7 が多く，骨髄線維症を合併しやすい．治療反応性がよく予後良好である一方，治療関連毒性が強く出やすいため，通常の AML より治療強度を減弱した治療法が行われる．

b. 小児悪性リンパ腫

小児悪性リンパ腫は小児がんのなかでの頻度は 4 番目に多い疾患であり，血液腫瘍性疾患のなかでは ALL，AML に次いで多い[2]．非 Hodgkin リンパ腫（non-Hodgkin lymphoma：NHL）とホジキンリンパ腫（Hodgkin lymphoma：HL）の比率は約 6：1 であり[2]，欧米の報告に比し HL の頻度が低い．発症年齢のピークは 5〜14 歳と，白血病より年長児に多い．

小児悪性リンパ腫も小児白血病と同様，複数の病型において日本小児白血病リンパ腫研究グループ（JPLSG）による全国統一の臨床試験が開始されている（表 8-70）．病型により治療法が異なるため，初発時の病理診断，病期診断はきわめて重要である．発症時にリンパ節以外の部位に発症する例も少なくない．病期診断は NHL では St. Jude（Murphy）分類が，HL では Ann Arbor 分類（後に Cotswolds 修正分類）が用いられる．

巨大縦隔腫大を呈し，なかには上大静脈症候群などの oncologic emergency として発症することもある．体位変換・処置・麻酔時の気道閉塞・呼吸停止・心停止の危険があり，十分な備えとともに，ステロイドによる治療を診断と同時あるいは先行させることも場合により検討すべきとされる[8]．

1）非 Hodgkin リンパ腫

発症部位はリンパ節が 2/3 であり，頸部に多い．多くが高悪性度の進行症例である．登録事業では，組織別では Burkitt, lymphoblastic T-precursor, diffuse large B cell, anaplastic large cell, lymphoblastic B-precursor の順に多く[2]，これらで 90％以上を占めている．

治療は原則として化学療法のみが行われる．全体として生存率は限局性の場合には 90％を超え，進行症例でも 70〜80％に達する．

＜主な病型＞
- Burkitt 型，diffuse large B cell 型

成熟 B 細胞性リンパ腫として一括に取り扱われることも多い．特に Burkitt 型はきわめて細胞回転

が速く，腫瘍崩壊を生じやすい．治療初期に急性腎不全に至るリスクが高く，ラスブリカーゼの使用や透析を念頭に置く必要がある．

回盲部に発生したものは初発時腸重積を契機に発見されるものもある．

進行例でも 80～85％の生存率が見込まれる．

- lymphoblastic（リンパ芽球）型

T 細胞型が B 細胞型よりも多い．生物学的に近縁と考えられる ALL 型の治療により良好な成績が得られ，進行例で 80％前後の生存率と推定される．

- anaplastic large cell（未分化大細胞）型

CD30 陽性，核異型を特徴とし，大部分で ALK（2p23）に関連した遺伝子異常が認められる．しばしば発熱し，また皮膚，骨，軟部組織，肺，肝にも病変が認められることも少なくない．JPLSG では大規模国際臨床試験（ALCL99）に参加した．無イベント生存は 70％程度であるが，再発後ビンブラスチン単剤のみで寛解維持することもある．

2）Hodgkin リンパ腫

欧米に比べ頻度は少ない．無痛性の，隣接しあう頸部あるいは鎖骨上リンパ節腫脹として発症することが多い．発熱，体重減少，夜間盗汗などのいわゆる B 症状は成人に比し少ない．

分類は成人と同様で，結節性リンパ球優勢型と古典的 Hodgkin リンパ腫に大別され，後者はさらに結節性硬化型，混合細胞型，リンパ球豊富型，リンパ球減少型の 4 つの亜型に分類される．EB ウイルスとの関連も多くみられる．

治療は従来化学療法と局所放射線照射が行われていたが，進行例でも 90％程度の高い生存率であることと，放射線をはじめとした晩期障害回避のため，低リスク群では化学療法のみでの治療が試みられてきている．限局性結節性リンパ球優勢型では外科的切除のみで長期生存が得られる可能性がある．

c. EB ウイルス関連 T/NK リンパ増殖性疾患

WHO 分類第 4 版[6]では"成熟 T および NK 細胞腫瘍"のなかで，新たに'小児の EBV 陽性 T リンパ増殖性疾患'という分類が設けられた．

アジア人に多く，EB ウイルスが感染した T 細胞もしくは NK 細胞がクローナリティをもって増殖し，多彩な症状を引き起こす疾患群である．

臨床的には EB ウイルス関連血球貪食性リンパ組織球症（HLH），慢性活動性 EBV 感染症，種痘様水疱症，蚊刺過敏症に分けられるが，互いにオーバーラップすることもある．悪性腫瘍ではないが予後不良であり，免疫抑制療法や化学療法の不応例では同種造血細胞移植が試みられる．

■文　献

1) 日本小児がん全国登録委員会. 平成 21 年度小児悪性新生物全国登録委員会報告. 日本小児血液がん学会雑誌. 2012; 49: 147-70.
2) 日本小児血液学会疾患登録委員会. 平成 21 年度日本小児血液学会疾患登録集計報告. 日本小児血液学会雑誌. 2010; 24: 182-9.
3) Pui CH, Relling MV, Downing JR. Acute lymphoblastic leukemia. N Engl J Med. 2004; 350:

1535-8.
4) Ramanujachar R, Richards S, Hann I, et al. Adolescents with acute lymphoblastic leukaemia: emerging from the shadow of paediatric and adult treatment protocols. Pediatr Blood Cancer. 2006; 47: 748-56.
5) Lange B. The management of neoplastic disorders of haematopoiesis in children with Down's syndrome. Br J Haematol. 2000; 110: 512-24.
6) Swedlow SH, Campo E, Harris NL, et al, editors. WHO classification of tumours of haematopoietic and lymphoid tissues. 4th ed. Lyon: IARC Press; 2008.
7) Tsukimoto I, Tawa A, Horibe K, et al. Risk-stratified therapy and the intensive use of cytarabine improves the outcome in childhood acute myeloid leukemia: the AML99 trial from the Japanese Childhood AML Cooperative Study Group. J Clin Oncol. 2009; 27: 4007-13.
8) 日本小児血液学会. 小児リンパ腫の治療方針の決定に必要な検査と分類は何か. In: 鶴澤正仁, 他, 編. 小児白血病・リンパ腫の診療ガイドライン2011年度版. 東京: 金原出版; 2011. p.74.

〈佐々木伸也　伊藤悦朗〉

第9章

出血・血栓性疾患

A 血小板の異常

1 血小板の量的異常（血小板減少症）

　血小板減少をきたす後天性疾患の病態として，血小板の破壊亢進と産生低下の2種類がある（表9-1）．本稿ではそのうち臨床の現場で遭遇することが多い特発性血小板減少性紫斑病（ITP），薬剤性血小板減少症と，近年病態が解明された非典型溶血性尿毒症症候群（aHUS）を解説する．

a. 特発性血小板減少性紫斑病（ITP）

■疫　学

　国内の発症率は欧米と同様であり国内患者数は約2万人，毎年約3,000人の患者が発生する．女性患者は男性患者よりも2倍多い．小児患者は5歳以下に多いが，成人患者は女性では30歳代と60歳以上，男性は高齢者に多い．国内における高齢者患者の約半数は，ヘリコバクター・ピロリ菌との関連性がある．

■病　態

　血小板に対する自己抗体が産生され，抗体が付着した血小板が脾臓などの網内系で破壊され血小板が減少する自己免疫疾患である．最近では血小板を認識する抗体が巨核球にも作用して成熟を阻害すること，巨核球造血因子トロンボポエチンの不足により，巨核球造血不全をきたしていること

表 9-1　血小板減少をきたす後天性疾患

1. 血小板の産生低下
    a）他の血球減少を伴う血小板減少症
        再生不良性貧血，急性白血病，骨髄異形成症候群，多発性骨髄腫，巨赤芽球性貧血，がんの骨髄転移，薬剤や放射線による骨髄抑制
    b）血小板のみの減少
        無巨核球性血小板減少症
2. 血小板の消費亢進
    a）免疫性
        特発性血小板減少性紫斑病（ITP），薬剤
    b）消費の亢進
        血栓性血小板減少性紫斑病（TTP），溶血性尿毒症症候群（HUS），播種性血管内凝固症候群（DIC）
    c）分布の異常
        脾腫，血管腫
    d）喪失
        大量出血，体外循環

A ● 血小板の異常

表 9-2　特発性血小板減少性紫斑病の認定基準（難病情報センター）

1. 自覚症状・理学的所見
   出血症状がある．出血症状は紫斑（点状出血および斑状出血）が主で，歯肉出血，鼻血，下血，血尿，月経過多などもみられる．関節出血は通常認めない．出血症状は自覚していないが血小板減少を指摘され，受診することもある．
2. 検査所見
   a）末梢血液
     ①血小板減少：血小板 10 万/μL 以下．自動血球計数のときは偽性血小板減少に留意する．
     ②赤血球および白血球は数，形態ともに正常．ときに失血性または鉄欠乏性貧血を伴い，また軽度の白血球増減をきたすことがある．
   b）骨　髄
     ①骨髄巨核球数は正常ないし増加
       巨核球は血小板付着像を欠くものが多い．
     ②赤芽球および顆粒球の両系統は数，形態ともに正常
       顆粒球/赤芽球比（M/E 比）は正常で，全体として正形成を呈する．
   c）免疫学的検査
     血小板結合性免疫グロブリン G（PAIgG）増量，ときに増量を認めないことがある．特発性血小板減少性紫斑病以外の血小板減少症においても増加を示しうる．
3. 血小板減少をきたしうる各種疾患を否定できる．
4. 1 および 2 の特徴を備え，さらに 3 の条件を満たせば特発性血小板減少性紫斑病の診断をくだす．
   除外診断に当たっては，血小板寿命の短縮が参考になることがある．
5. 病型診断の基準
   a）急性型：推定発病または診断から 6 カ月以内に治癒した場合
   b）慢性型：推定発病または診断から経過が 6 カ月以上遷延する場合
   小児においては，ウイルス感染症が先行し発症が急激であれば急性型のことが多い．

（参考）特定疾患治療研究事業に基づく認定基準．公益財団法人　難病医学研究財団・難病情報センターホームページ（http//www.nanbyou.or.jp/entry/157）から引用

が明らかにされている．

■ 診　断 ■

　a）症　状

　軽症例では出血症状がないことがある．血小板 5 万/μL 以下で打撲後の皮下出血，血小板 2 万/μL 以下になると自然に皮下出血斑が出現する．血小板 1 万/μL 以下では脳，肺，消化管の重大な出血を合併することがある．

　b）検査所見

　血小板数が 10 万/μL 以下で，白血球と赤血球の数と形態に異常がなく，血小板減少をきたす他の疾患がない場合に診断される．難病情報センターが公開している認定基準（特定疾患治療研究事業）を掲載する（表 9-2）．

■ 分　類 ■

　急性型は推定発病または診断から 6 カ月以内に治癒する．慢性型は推定発病または診断から経過が 6 カ月以上遷延する．

■ 治　療 ■

　成人の 9 割は慢性型となり，血小板数 3 万/μL 以下では健常人と比べて死亡率が約 4 倍高いこと

表 9-3 成人 ITP（慢性型）に対する治療

	成人 ITP 治療の参照ガイド 2012 年版	アメリカ血液学会による ITP 診療ガイドライン 2011 年版
一次治療	●副腎皮質ステロイド	●副腎皮質ステロイド
二次治療	●脾臓摘出術	●脾臓摘出術 ●トロンボポエチン受容体作動薬 ●リツキシマブ
三次治療	●トロンボポエチン受容体作動薬 ●ダナゾール ●アザチオプリン ●シクロホスファミド ●ビンカアルカロイド ●デキサメタゾン大量療法 ●ステロイドパルス療法 ●シクロスポリン ●リツキシマブ	なし
備考	ヘリコバクター・ピロリ菌陽性例には、まず除菌療法を行う	

（参考：宮川義隆. 臨床血液. 2013; 54: 350-6)[1]

から治療の開始を検討する．一方，成長過程にある小児患者に対しては薬物療法による副作用を回避する必要があり，成人への対応と異なる．

a) 成人の場合（表9-3）

1) 血小板数 1 万/μL 以下で粘膜出血を伴う場合や主要臓器の出血に対して，血小板輸血，免疫グロブリン大量療法（0.4 g/kg/日，5 日間），ステロイドパルス療法を検討する．
2) ヘリコバクター・ピロリ菌陽性の慢性型 ITP 患者には除菌療法を行う．除菌療法により約半数で血小板数が増加し追加治療が不要になる．
3) 一次治療：ピロリ菌に感染していない，もしくは除菌しても血小板が増えない場合，副腎皮質ステロイド療法（プレドニゾロン 1 mg/kg/日）を行う．高齢者または糖尿病の合併がある場合，プレドニゾロンは半量の 0.5 mg/kg/日開始でもよい．
4) 二次治療：ステロイド療法が無効もしくは忍容性に問題があれば，脾臓摘出術（脾摘）を検討する．脾摘により約 80％に根治を期待できるため，妊娠の予定がある若年女性に勧めることが多い．成人患者でも約 1 割は自然寛解するため手術は発病から 6 カ月〜1 年以上経過してからが望ましく，脾摘前に肺炎球菌ワクチンの接種を行う．なお，脾摘は侵襲が大きく，約 3 割に無効で術前に治療効果を予測できないため，最近では医師，患者ともに手術を避ける傾向が強くなっている．
5) 三次治療：脾摘が無効または脾摘の適応がない場合，三次治療を検討する．巨核球造血を刺激するトロンボポエチン受容体作動薬には経口薬エルトロンボパグと注射薬ロミプロスチムがあるが，両者の有効率は約 80％と同等である．トロンボポエチン受容体作動薬により脾摘の回避とステロイドの減量または中止が可能になった．

欧米では約 10 年前から抗体医薬リツキシマブが脾摘に代わる治療法として広く使われている．

現在，国内では厚生労働科学研究治験推進研究事業に基づく医師主導治験（研究代表者：慶應義塾大学　宮川義隆）を進めている．海外の臨床試験によるリツキシマブの有効率は約60%とされる．

b）小児の場合

小児患者の治療においては成長を妨げないよう薬の副作用に注意をする必要があるため，成人患者への対応と一部異なる．新規に診断された症例で血小板が2万/μL以上であれば経過を観察する．1～2万/μLであれば，免疫グロブリン，ステロイド，経過観察のいずれかを症例に応じて選択し，1万/μL未満ではステロイドか免疫グロブリンによる治療が推奨される．慢性型で出血症状が軽ければ血小板1万/μL以上は経過観察を原則とする．1万/μL未満では標準的な治療法はなく，経過観察と薬物療法を個別に判断することが多い．

予　後

基本的に予後は良好である．出血による死亡は約1%と少なく，治療による副作用を減らすことが大切である．小児患者の約80%は3カ月以内に自然軽快するが，成人の約90%は慢性化する．

b. 薬剤性血小板減少症

疫　学

正確な統計はない．複数の薬物療法を受ける入院患者において発症率が高い．なお，薬剤により血小板減少を起こす頻度が異なる．

病　態

薬剤を介して免疫学的機序により血小板が破壊，もしくは血小板産生が低下する．薬理作用で骨髄機能が抑制されて血小板が減少する抗がん薬とヘパリン誘発性血小板減少症（HIT）については他稿で扱う．

診　断

複数の薬物療法を受けている患者では原因薬剤の特定が難しいことも多いが，問診が重要である．初回服用開始の約1～2週間以降に発症することが多い．以前に服用した薬剤の場合は数日で発症することもあるが，数カ月服用している薬剤でも血小板減少をきたしうるので診断に時間がかかる，もしくは薬剤性血小板減少症に気がつかないことが多いとされる．血小板減少をきたす主な薬剤について表9-4にまとめた．

a）症　状

軽症では自覚症状に乏しいため，採血検査をしていない外来患者では気がつかないことが多い．血小板数が3万/μL以下になると皮膚の出血症状（紫斑，点状出血）が出現して気がつくようになる．

b）検査所見

血小板が10万/μL以下に減少する．薬剤が原因で血小板減少だけではなく，白血球減少や溶血性貧血を合併することもある．なお，血小板数の減少が著しい場合，出血により貧血を伴うこともある．

治　療

原因と思われる薬剤を中止する．粘膜出血を伴う重篤な血小板減少症に対しては血小板輸血を行う．原因薬剤が特定されれば，患者に薬剤名を知らせて服用を避け再発を防ぐ必要がある．

表 9-4 血小板減少をきたす主な薬剤（Aster RH, et al. N Engl J Med. 2007; 357: 580 より改変）

分　類	5 件以上の報告がある薬剤	その他の薬剤
ヘパリン	未分画ヘパリン，低分子ヘパリン	
キナアルカロイド類	キニン，キニジン	
抗血小板薬	アブシキシマブ，エプチフィバチド，チロフィバン	
抗リウマチ薬	金製剤	D-ペニシラミン
抗菌薬	リネゾリド，リファンピシン，サルファ製剤，バンコマイシン	
鎮静薬と抗痙攣薬	カルバマゼピン，フェニトイン，バルプロ酸	ジアゼパム
抗ヒスタミン薬	シメチジン	ラニチジン
鎮痛薬	アセトアミノフェン，ジクロフェナク，ナプロキセン	イブプロフェン
利尿薬	クロロチアチド	ヒドロクロロチアジド
化学療法薬と免疫抑制薬	フルダラビン，オキサリプラチン	シクロスポリン，リツキシマブ

国内未承認薬を含む．

■予　後■

原因薬剤の中止により約 7 日間で血小板数が回復する．

c. 非典型溶血性尿毒症症候群（aHUS）

溶血性尿毒症症候群（HUS）は微小血管症性溶血性貧血，血小板減少と腎不全を 3 徴候とする疾患である．HUS の 9 割は腸管出血性大腸菌 O157 など志賀毒素を産生する細菌感染が原因で下痢を伴う．一方，1 割は細菌感染とは無関係で下痢を伴わず，非典型 HUS（aHUS）と呼ばれる．HUS の 9 割は治癒するが，aHUS の予後は不良で約 25％が死亡，約半数が慢性腎不全となり維持透析が必要となる．

■疫　学■

海外報告では 100 万人に約 2 人発症とされるが，国内発症率は不明．小児発症 HUS の約 5％が aHUS である．

■病　態■

補体調節機構の遺伝子異常により発症する家族性と孤発性に分類される．家族性の約半数において遺伝子異常を認める．現在までに判明しているのは補体経路を抑制する H 因子，I 因子，MCP（CD46），トロンボモジュリンの遺伝子異常と，補体を活性化させる B 因子と C3 因子の遺伝子異常である．発症には上述の遺伝子異常に加え，遺伝子多型と環境因子など複合的な要因が絡む．H 因子の変異が最も多く，aHUS の約 30％を占める．なお，約 10％は H 因子に対する自己抗体が原因である．

■診　断■

aHUS 診断基準（表 9-5）に従い，志賀毒素の関連を否定したうえで，微小血管症性溶血性貧血，血小板減少，急性腎障害があれば確定診断となる．なお，上記 3 項目のうち 2 項目のみであっても志賀毒素関連でなく，血栓性血小板減少性紫斑病（TTP）を否定できれば aHUS を疑う．HUS であっ

A ● 血小板の異常

表 9-5　非典型溶血性尿毒症症候群の診断基準

1. 疾患の定義
    非典型溶血性尿毒症症候群は，志賀毒素による溶血性尿毒症症候群（HUS）と ADAMTS13 活性著減による血栓性血小板減少性紫斑病（TTP）以外の血栓性微小血管障害で，微小血管症性溶血性貧血・血小板減少・急性腎障害を 3 主徴とする疾患である．
2. 診断基準
    a）確定例：3 主徴が揃い，志賀毒素に関連するものでないこと．血栓性血小板減少性紫斑病でないこと．
        ①微小血管症性溶血性貧血；Hb 10 g/dL 未満．血中 Hb 値のみで判断するものではなく，血清 LDH の上昇，血清ハプトグロビンの著減，末梢血スメアでの破砕赤血球の存在をもとに微小血管症性溶血の有無を確認する．
        ②血小板減少；15 万/μL 未満
        ③急性腎障害
            ⓐ小児例：年齢と性別による血清クレアチニン基準値の 1.5 倍
            ⓑ成人例：急性腎障害の診断基準を用いる
    b）疑い例：急性腎障害，微小血管症性溶血性貧血，血小板減少の 3 項目のうち 2 項目を呈し，かつ志賀毒素に関連するものでも血栓性血小板減少性紫斑病でもないこと．

（参考：非典型溶血性尿毒症症候群診断基準作成委員会）

表 9-6　HUS の分類

分類	原因	備考	
HUS	感染	腸管出血性大腸菌（O157：H7 など）	
aHUS	補体系異常	制御因子	H 因子異常
			抗 H 因子抗体
			I 因子異常
			MCP 異常
			トロンボモジュリン異常
		活性化因子	B 因子異常
			C3 異常
	感染	肺炎球菌，HIV，百日咳，インフルエンザ，水痘	
	薬剤	抗悪性腫瘍薬，免疫抑制薬，抗血小板薬	
	妊娠関連	HELLP 症候群，子癇	
	自己免疫疾患	SLE，抗リン脂質抗体症候群	
	臓器移植	腎移植，肝移植，造血幹細胞移植	
	その他	悪性腫瘍など	

HUS：溶血性尿毒症症候群，aHUS：非典型 HUS，MCP：membrane cofactor protein（別名 CD46），HIV：ヒト免疫不全ウイルス，
HELLP：hemolysis, elevated liver enzymes, low platelets,
SLE：全身性エリテマトーデス

ても生後 6 カ月後未満の症例，HUS の再発例，腎移植後の再発例，下痢のない症例については aHUS を考慮する．aHUS の病因を表 9-6 にまとめた．検査所見として補体 C4 は正常，C3 は正常または低下する．その他の補体調節因子の測定と確定診断に必要な遺伝子検査は，臨床研究として行われている．

■治　療■

24時間以内に血漿交換を行う．血漿交換の有効率は補体調節因子の異常により差があり，約3〜6割である．血漿交換が無効な難治例に対して補体第5因子に対する抗体医薬エクリズマブはaHUSの再発予防と腎機能の改善に有効であり米国で認可され，国内でも臨床開発が進められている．なお，腎移植のみではaHUSが再発もしくは移植腎の拒絶率が高く，海外では補体制御因子を産生する肝臓と腎臓の同時移植が試験的に行われている．

■予　後■

約25％が死亡，約半数は維持透析が必要な慢性腎不全となる．遺伝子異常の種類により腎移植後の再発率と予後が異なることから，専門医への相談が望ましい．

■文　献

1) 宮川義隆. 本邦における特発性血小板減少性紫斑病の診療. 臨床血液. 2013; 54: 350-6.
2) 藤村欣吾, 宮川義隆, 倉田義之, 他. 成人特発性血小板減少性紫斑病の参照ガイド2012年版. 臨床血液. 2012; 53: 433-42.

〈宮川義隆〉

2 血小板の質的異常（先天性血小板機能異常症）

血小板は止血機構に必要不可欠な細胞で，その細胞内にα顆粒，濃染顆粒という血小板特有の細胞内顆粒を有している．α顆粒にはフィブリノゲンやvon Willebrand因子（以下VWF）などが，濃染顆粒にはアデノシン二リン酸（ADP）などが内包されており，顆粒からの放出物質は血小板の機能発現にきわめて重要である．血小板は細胞内に複雑に入り組んだ開放小管系を有しており，この小管系は細胞表面に開口する．血小板活性化時，血小板はこの開放小管系を用いて顆粒内の物質を効率よく放出する（図9-1）．

血小板による止血栓形成過程は，①血小板粘着→②血小板活性化と放出反応→③血小板凝集の段階により構成されている．また活性化血小板上において凝固系が活性化されフィブリンを形成し，止血栓をより強固にする（図9-2）．

血小板表面には血小板膜糖蛋白（GP）Ib-IXやGPIIb-IIIa（インテグリン$\alpha_{IIb}\beta_3$とも呼ばれる）をはじめとして様々な接着レセプターが発現しており，これらは血小板粘着や血小板凝集に必須である．

血管内皮下組織に豊富に存在するコラーゲン線維およびそれに強固に結合するVWF，さらには血小板内顆粒からのADPなどの放出物質や新たに産生されるトロンボキサンA_2（TXA_2）などは血小板を活性化させる生理物質（血小板アゴニスト）であり，血小板アゴニストとそれに対する特異的受容体およびその後の細胞内情報伝達経路は，血小板活性化および放出反応に極めて重要である（図9-3）．それぞれの分子異常による先天性血小板機能異常症の存在が明らかにされており，その概要を表9-7に示している．代表的な先天性血小板機能異常症である，Bernard-Soulier症候群，血小板無力症につき以下に概説する．

a. Bernard-Soulier 症候群（BSS）

■疫　学■
きわめてまれ．200万人に1例程度．

■成因・病態・検査所見■
GPⅠb-Ⅸの先天的欠損に起因する．常染色体劣性遺伝形式．BSSではGPⅠb-Ⅸの先天的欠損により巨大血小板が出現するとともに血小板減少をきたすことを特徴とし，出血時間は著明に延長する（15分以上）．血小板減少のためITPと誤診されることも多い．

GPⅠb-ⅨはVWFの受容体であり，BSSの血小板凝集能検査ではGPⅠb-ⅨとVWFの結合に依存するリストセチン凝集が欠如することが特徴．一方，GPⅡb-Ⅲaとフィブリノゲンの結合に依存するADP凝集やコラーゲン凝集は正常である（図9-4）．

GPⅠb-ⅨとGPⅤは2：1の比率で複合体を形成しているが，遺伝子異常としてはGPⅠbもしくはGPⅨの変異が報告されている．しかしながらGPⅤの遺伝子異常の報告はなく，GPⅤはGPⅠb-Ⅸの発現には必須ではない．

VWFとGPⅠb-Ⅸの結合は，止血栓形成の第1段階である血小板粘着にきわめて重要である（図9-3）．BSSでは止血栓形成に必要な血小板粘着が高度に障害されるために出血傾向をきたすと考

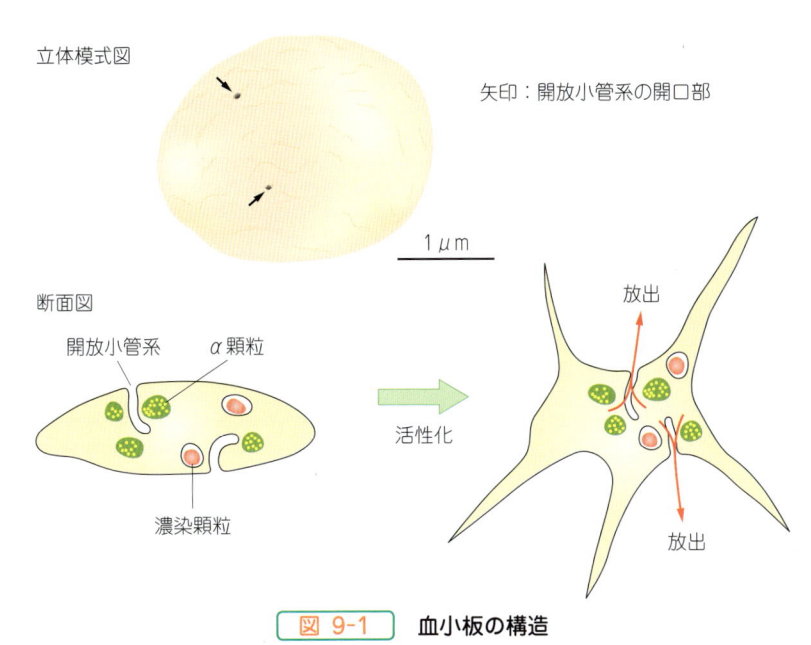

図 9-1　血小板の構造

上段：血小板の立体模式図．血小板は直径約2μmの円盤または碁石状の細胞である．血小板は細胞内に複雑に入り組んだ開放小管系を有しており，この小管系は細胞表面に開口している．

下段：血小板の断面図．血小板は細胞内にα顆粒，濃染顆粒という血小板特有の細胞内顆粒を有している．α顆粒にはフィブリノゲンやVWFなどが，濃染顆粒にはADPなどが存在している．血小板活性化時，この開放小管系により顆粒内の物質を効率よく放出する．顆粒からの放出物質は血小板機能にきわめて重要である．

第9章 ● 出血・血栓性疾患

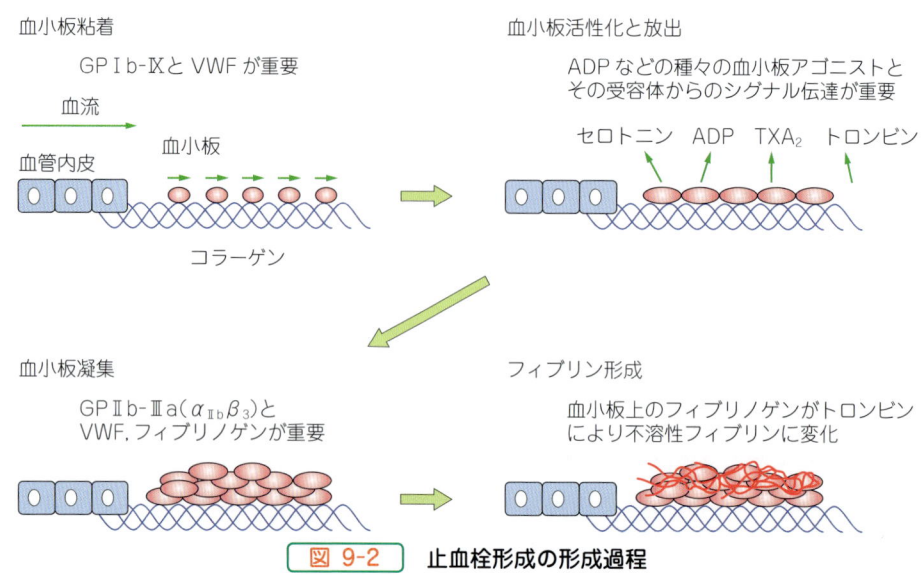

図 9-2　止血栓形成の形成過程

止血栓形成過程は，血小板粘着→血小板活性化と放出反応→血小板凝集により構成されている．さらに凝固系の活性化により可溶性のフィブリノゲンが不溶性のフィブリンに変化し，止血栓をより強固にする．

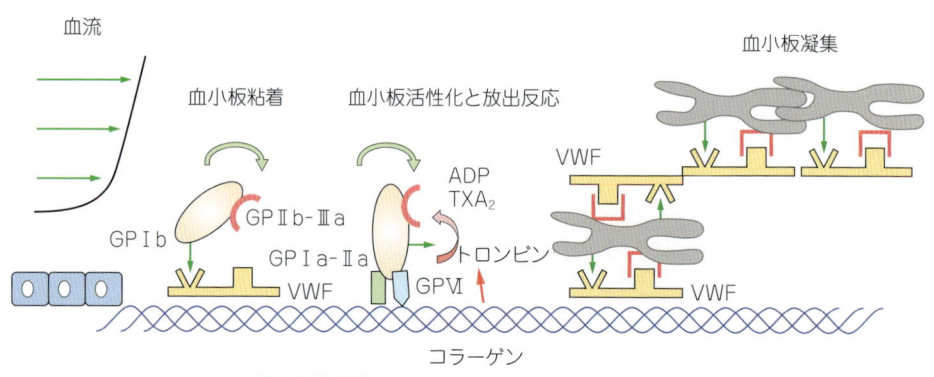

図 9-3　血小板による止血の分子機構

血小板粘着にはGPⅠb-ⅨとVWFの結合が必要不可欠である．血小板活性化はコラーゲン線維や新たに産生されるトロンボキサンA_2（TXA_2）さらには血小板内顆粒からのADPなど血小板アゴニストにより誘導される．
血小板凝集にはGPⅡb-ⅢaとVWFおよびフィブリノゲンの結合が必要不可欠である．

えられる．

● b. 血小板無力症

■疫　学■
きわめてまれ．50万〜100万人に1例程度．

■成因・病態・検査所見■
GPⅡb-Ⅲaの先天的欠損に起因．常染色体劣性遺伝形式．血小板の形態，血小板数は正常であり，出血時間は著明に延長する（15分以上）．

A ● 血小板の異常

表 9-7 先天性血小板機能異常症の分類

機能異常	遺伝形式	分子異常 （イタリック体は 遺伝子を示す）
1．血小板粘着の異常		
Bernard-Soulier 症候群	常染色体劣性	GPⅠb-Ⅸ
GPⅠa-Ⅱa 欠損症	？	GPⅠa-Ⅱa
2．血小板凝集の異常		
血小板無力症	常染色体劣性	GPⅡb-Ⅲa
3．血小板活性化および放出能の障害		
A）活性化機構の異常		
1）トロンボキサン A$_2$ 受容体異常症	常染色体優性	トロンボキサン A$_2$ 受容体
2）ADP 受容体異常症	常染色体劣性	P2Y$_{12}$ 受容体
3）GPⅥ欠損症	？	GPⅥ
B）顆粒欠損症（storage pool disease）		
1）α顆粒欠損症（α-storage pool disease）		
灰色血小板症候群（gray platelet syndrome）	常染色体劣性	NBEAL2
2）濃染顆粒欠損症（δ-storage pool disease）		
a）Hermansky-Pudlak 症候群	常染色体劣性	HPS1, HPS3, AP3B1 など
b）Chediak-Higashi 症候群	常染色体劣性	LYST
c）Wiskott-Aldrich 症候群	伴性劣性	WAS

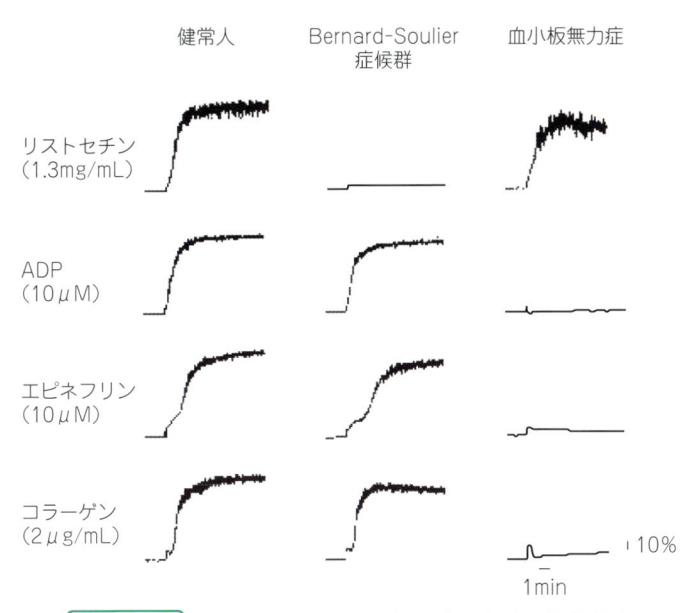

図 9-4 BSS および血小板無力症の血小板凝集検査

Bernard-Soulier 症候群（BSS）では GPⅠb-Ⅸが欠損するため，リストセチン凝集が欠如する．
血小板無力症では GPⅡb-Ⅲa が欠損するため，ADP，エピネフリン，コラーゲンによる凝集がすべて欠如する．

GPⅡb-Ⅲa は VWF およびフィブリノゲンの受容体であり，血小板凝集に必須の受容体である．血小板凝集検査にて，リストセチン凝集は正常であるが，ADP 凝集，エピネフリン凝集，コラーゲン凝集はすべて欠如する（図 9-4）．GPⅡb-Ⅲa の高度欠損である場合（タイプⅠ欠損），血餅退縮能は欠如する．

　GPⅡb-Ⅲa は GPⅡb と GPⅢa が 1：1 の複合体を形成しており，血小板無力症では GPⅡb もしくは GPⅢa の遺伝子変異が原因であり，GPⅡb もしくは GPⅢa のどちらかに異常があると GPⅡb-Ⅲa 複合体として発現できない．

　本症血小板では血小板凝集形成が欠如しており，このため著明な出血傾向を示す．

■文　献
1) 冨山佳昭．Bernard-Soulier 症候群．In：池田康夫，編．新しい診断と治療の ABC 63/血液 7　血小板減少症・増加症．最新医学 別冊．大阪：最新医学社；2009．p.158-66.
2) 冨山佳昭．血小板無力症．血栓止血誌．2005；16：171-8.

〈冨山佳昭〉

B 血管性紫斑病

a. 血管性紫斑病の分類

　紫斑は，赤血球が血管外へ漏出することにより発生する．紫斑はその大きさにより，点状出血（petechia，径 1〜5 mm），斑状出血（ecchymosis，径数 cm 以内）などに分けられる．紫斑と鑑別すべきものとして，紅斑や毛細血管の拡張や血管腫などがあげられる．紅斑や毛細血管拡張は硝子圧により退色するが，点状出血は圧迫によっても退色することはない．

　血管性紫斑病は，血小板や凝固系の異常を伴わず，血管壁の障害により紫斑を生じるもので，種々の原因が知られている（表 9-8）．実際には止血に関してのスクリーニング検査で異常がなく，Rumpel-Leede 試験が陽性の場合，血管性紫斑病が強く疑われる．

　日常診療において最もよく遭遇する血管性紫斑病としては，「血管周囲結合組織の異常」に起因する老人性紫斑があげられる．好発部位は前腕の伸側および手背である．打撲などの外因なく生じる．高齢になるほどその頻度は増加するが，年齢に伴う皮膚の菲薄化や皮下脂肪の減少，コラーゲン線維の変化などが原因と考えられる．止血検査は正常であり，治療は必要としない．

　「血管炎に伴う血管性紫斑病」としては，Henoch-Schönlein 紫斑病が代表的な疾患である．血管

表 9-8　血管性紫斑病の分類

1. 血管構造の奇形
   遺伝性出血性毛細血管拡張症（Osler-Weber-Rendu 症候群）
   Kasabach-Merritt 症候群
   種々の血管奇形（動静脈奇形を含む）
2. 血管周囲結合組織の異常
   Ehlers-Danlos 症候群
   Marfan 症候群
   骨形成不全症
   壊血病
   老人性紫斑
3. 血管炎
   Henoch-Schönlein 紫斑病
   本態性クリオグロブリン血症
   皮膚白血球破砕性血管炎
   ANCA 関連血管炎
   　顕微鏡的多発血管炎
   　Wegener 肉芽腫症
   　Churg-Strauss 症候群（アレルギー性肉芽腫性血管炎）

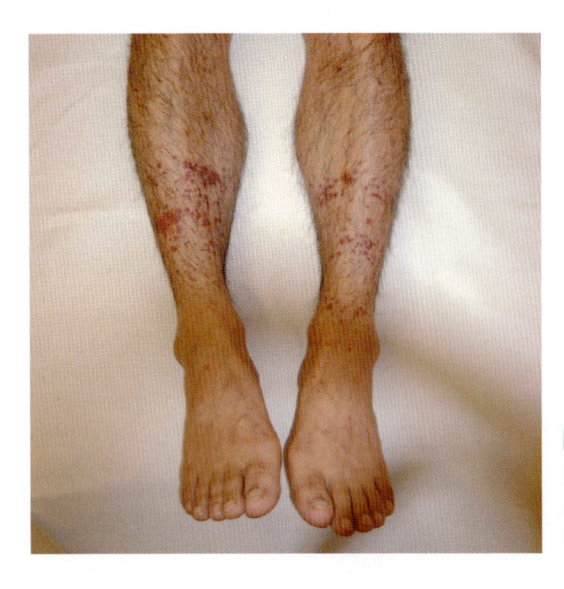

図 9-5 Henoch-Schönlein 紫斑病の皮膚症状
紫斑は 1〜5 mm 程度の鮮紅色〜紫色のやや隆起した点状出血斑．紫斑は左右対称的にみられ，四肢伸側部，特に下腿の伸側などに好発する．

炎とは血管壁の炎症である．様々な原因が関与しすべての血管，すべての臓器が障害されうるため多彩な病態を呈するが，血管の組織像としては数種類のパターンでしかないため，その診断は決して容易ではない．最近では，その診断を正確にすべく，特異的に障害される血管の大きさにより血管炎を分類するようになった（大血管血管炎：高安病など，中血管血管炎：結節性多発動脈炎など）．紫斑を伴う小血管血管炎としては以下の疾患があげられる．

1）Henoch-Schönlein 紫斑病

アレルギー性紫斑病，アナフィラクトイド紫斑病などとも呼ばれる．主として小児の疾患であり，3〜7 歳の幼児に多く平均年齢は 6 歳．成人にも発症するため紫斑の鑑別診断の 1 つとして常に考慮する必要がある．

本症は特徴的な紫斑，関節症状，腹部症状，腎障害を主徴とする症候群であり，自己免疫機序による全身性のアレルギー性血管炎に起因すると考えられる．従来，以下に示す本態性クリオグロブリン血症などの小血管血管炎との鑑別があいまいであったが，その病態形成には IgA が重要な役割を果たしていることが明らかとなり，血管壁に IgA を中心とした免疫複合体の沈着の証明が診断上重要である．

紫斑は鮮紅色〜紫色のやや隆起した点状出血斑である．紫斑は左右対称的で，下腹部，臀部，四肢伸側部，特に下腿の伸側などに好発する．通常は 1〜2 週間で消退し瘢痕を残すことはない（図 9-5）．約 90％の症例に見られる．

関節症状は紫斑に次いで出現する頻度が高く，約 75％の症例に観察される．

腹痛は半数以上（50〜75％）の症例に見られ，疝痛が主であり，嘔吐や血便を伴い下血をきたすこともある．

腎障害としては，一過性の顕微鏡的血尿が約 40％の症例に見られる．血尿，蛋白尿を伴う例はそのうちの 2/3 の症例．慢性糸球体腎炎から腎不全への移行は小児では 5％前後，成人では 13〜14％であり，成人のほうが腎障害の予後が悪い．

止血検査では異常を認めない．血小板数や出血時間は通常正常．腹部症状は強いときは，第XIII因子の低下がみられるが，消費性に低下すると考えられる．

治療としては，紫斑病性腎炎に対する治療が基本であり，腎障害の有無が本疾患の予後を規定する．重篤な腎炎に対しはメチルプレドニゾロンのパルス療法と経口副腎皮質ステロイドおよび免疫抑制薬を使用する．腎炎以外に対しては対症療法が中心．

2）本態性クリオグロブリン血症

クリオグロブリンを含む免疫複合体の血管沈着に起因する血管炎．主要症状として，紫斑，関節痛，腎炎を呈する．紫斑は約 90％の症例に見られる．患者の平均年齢は約 50 歳．血中クリオグロブリン，リウマチ因子が検出される．血管壁にクリオグロブリンを中心とした免疫複合体の沈着を認める．多くは C 型肝炎ウイルスに感染しており，それが病因と考えられている．血中補体において，C4 の著減と C3 が正常あるいは軽度低下が診断上有用．Henoch-Schönlein 紫斑病と同様に糸球体腎炎が予後を規定する．

3）皮膚白血球破砕性血管炎（cutaneous leukocytoclastic angiitis）

皮膚に限局した白血球破砕性血管炎であり，全身の血管炎や糸球体腎炎は伴わない．

4）ANCA 関連血管炎

自己抗体である ANCA（anti-neutrophil cytoplasmic antibody）が認められる小血管血管炎を ANCA 関連血管炎と呼ぶ．顕微鏡的多発血管炎，Wegener 肉芽腫症，Churg-Strauss 症候群（アレルギー性肉芽腫性血管炎）に分類される．ANCA 関連血管炎において紫斑は 40〜60％の症例に見られる．

■文　献

1) Rees MM, Rodgers GM. Bleeding disorders caused by vascular abnormalities. In: Greer JP, et al. editors. Wintrobe's clinical hematology. 12th ed. Philadelphia: Lippincott Williams & Wilkins; 2009. p.1335-51.
2) Jennette JC, Falk RJ. Small-vessel vasculitis. N Engl J Med. 1997; 337: 1512-23.

〈冨山佳昭〉

C 血栓性血小板減少性紫斑病

▎概念・定義▎

　血栓性血小板減少性紫斑病（thrombotic thrombocytopenic purpura：TTP）は1924年にMoschcowitzによって最初に報告された疾患であり[1]，全身の血管内皮障害に伴い，微小血管障害性の溶血性貧血と消費性の血小板減少の所見を呈して，また微小血栓による中枢神経や腎臓の臓器障害の症状を特徴とする症候群である．典型例では，①血小板減少，②微小血管性溶血性貧血，③腎障害，④精神神経症状，⑤発熱の5徴候を呈し，これらは古典的な5徴として認識されている[2]．

　TTP患者の血漿中にはvon Willebrand因子（von Willebrand facor：VWF）の超高分子マルチマー（unusually large von Willebrand factor multimer：UL-VWFM）が増加することが知られている[3]．血中でVWFは様々な重合度の多量体を呈するが，分子量が大きい状態で存在するほど血栓を形成しやすい．VWFを分解するプロテアーゼ（VWF-cleaving protease：VWF-CF）によりVWFは定常状態ではその活性が適度に保たれている．TTP患者では上記のプロテアーゼ活性が低下して，超高分子量マルチマーが増加し，全身性に微小血栓が引き起こされると考えられている．この酵素はADAMTS13と呼ばれ[4,5]，先天性のTTPではADAMTS13の遺伝子変異により活性の低下が認められ[5]，また後天性特発性TTPではADAMTS13の活性を阻害する自己抗体が認められることが明らかになっている[6]．

　典型的なTTPでは上記の臨床症状を呈し，またADAMTS13の著減を認める．現在では本邦でもADAMTS13活性の検索は外注検査により可能であるので，TTPの診断がより容易になっている．しかしながらADAMTS13の低下しない症例，腎障害を主症状とする溶血性尿毒症症候群（hemolytic uremic syndrome：HUS），二次性TTPなど，ADAMTS13が必ずしも関与しない他のTTP類縁疾患も存在する（図9-6参照）．

▎疫　学▎

　年間の発症率は人口100万人あたり3.7人と考えられ，後天性TTPにおいて発症のピークは30～50歳代，男女比は1：1.9で女性にいくらか多い[7]．本邦も含めて正確な統計が少ないのが現状である．

▎分　類▎

　ADAMTS13活性の低下をもたらす原因としては先天性と後天性に分類される．先天性のTTPはUpshaw-Shulman症候群と呼ばれ，ADAMTS13遺伝子の変異による活性の低下がその原因である．後天性のTTPにおいては誘発因子の有無により特発性と続発性に分類される．多くの後天性TTPは特発性である．続発性の誘発因子および基礎疾患としては薬剤（抗がん薬，避妊薬），妊娠，感染症，膠原病，悪性疾患，造血幹細胞移植，等がある．特発性の後天性TTPにおいてもADAMTS13の活性低下が関与している．また病態の進展の型により急性型と慢性型に分類可能である．多くは

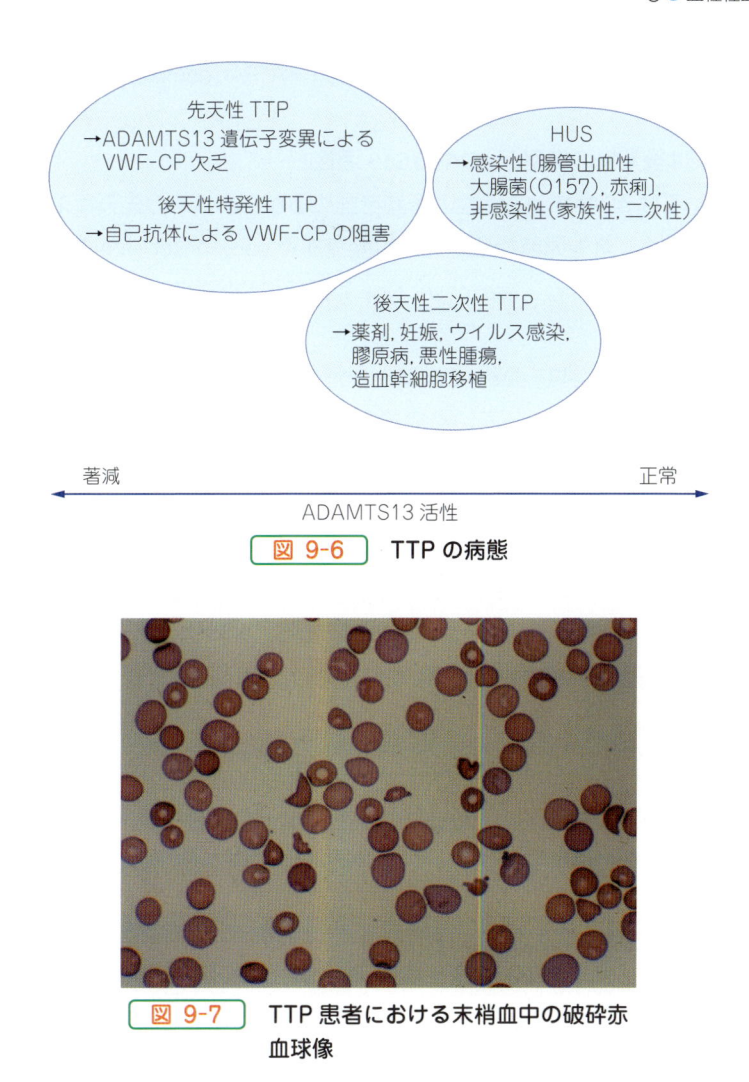

```
    先天性 TTP
  →ADAMTS13 遺伝子変異による
    VWF-CP 欠乏               HUS
                            →感染性〔腸管出血性
    後天性特発性 TTP            大腸菌(O157),赤痢〕,
  →自己抗体による VWF-CP の阻害   非感染性(家族性,二次性)

         後天性二次性 TTP
       →薬剤,妊娠,ウイルス感染,
         膠原病,悪性腫瘍,
         造血幹細胞移植
```

著減 ←—————————————————→ 正常
           ADAMTS13 活性

図 9-6 TTP の病態

図 9-7 TTP 患者における末梢血中の破砕赤血球像

急性型であり，治療が奏効しないと数週間で不幸な転機をたどることも多い．慢性型は数カ月から数年にわたる経過をたどる．

■ 病　態

a）臨床症状および臨床所見

TTP の発症はしばしば急激な経過で認められるが，比較的にゆるやかに増悪する症例も存在する．血小板減少と溶血性貧血は必発であり，紫斑と貧血症状と黄疸が認められる．また意識障害を認める場合は傾眠から昏睡まで程度が様々である．精神神経症状も認められ，見当識障害，痙攣，失神，片麻痺，頭痛，視力障害などきわめて多彩である[8]．これらの意識障害と精神神経症状は大脳における細小動脈の血小板血栓に起因しており，血栓の自然崩壊により症状の動揺性の変化が認められる．また発熱も認める場合があるが程度は様々である．腎障害も認めることが多いが，末期腎不全を呈する症例はいわゆる HUS に比較して少ないとされる．

TTP の 3 徴候は血小板減少と溶血性貧血と神経症状であり，腎障害と発熱を加えて古典的な 5 徴候とされる[2]．溶血性貧血の所見として，LDH 値の上昇，間接ビリルビン値の上昇，網状赤血球の増加，ハプトグロビン低下，破砕赤血球の出現（図 9-7 参照）を認める．Coombs 試験は陰性であ

り，血管内皮障害の指標としてトロンボモジュリンとt-PA-PAI1complexの増加を伴うが，凝固異常は認めないことが多い．

b）先天性もしくは後天性の病型とADAMTS13活性

先天性TTPにおいてはADAMTS13活性の著減を認めるが，すべての先天性TTPにおいて小児期に発症するわけではなく，新生児時から幼児期に発症するearly-onset typeと成人してから発症するlate-onset typeが知られている．late-onset typeでは感染や妊娠をきっかけに発症することが多い．

後天性TTPの原因は自己抗体によるADAMTS13活性の阻害であることが多い．しかしながらADAMTS13活性が著減（5%未満）している症例の割合は33～100%と報告により様々である．本邦における解析では後天性TTPにおけるADAMTS13のインヒビター陽性は69%あった．一方でADAMTS13活性の低下を認めない後天性TTPの症例においては，ADAMTS13を血管内皮細胞につなぎ止める機能を有するCD36に対する自己抗体が関与している可能性が指摘されている[9]．HUSや造血幹細胞移植後のTMAでは一般的にADAMTS13活性の低下を認めないが，一方で薬剤性，妊娠，膠原病に関連したTMAではADAMTS13活性の低下およびインヒビターの存在を認めることがある．いわゆるADAMTS13活性低下のない後天性TTPおよび類縁疾患およびTMAでは様々な要因による血管内皮障害が関与しているが不明の部分も多い．

■治療と予後■

TTPは従来からきわめて致死率の高い症例であった．近年，血漿交換療法（plasma exchange：PE）や新鮮凍結血漿の輸注の導入により，90%を超える致死率であったが10～20%にまで減少した．TTPの治療においてPEはその中心的役割を果たしている[10,11]．後天性TTP症例ではPEを施行することより，低下しているADAMTS13が補われて，インヒビターが除去されると考えられる．実際には全身の循環血漿量の1.5倍の血漿を用いて連続3日間のPEを行い，以降は等量の血漿にてPEを継続する．先天性TTPの症例においては2～3週に1度の割合で5～10 mL/kgの新鮮凍結血漿の輸注を行うことにより，遺伝的に欠損しているADAMTS13を補充することができる．

ADAMTS13に対するインヒビター陽性例では，抗体産生を抑制する目的で副腎皮質ステロイドがしばしば使用される．一般的にはプレドニゾロン1 mg/kgもしくはメチルプレドニゾロンパルス療法が用いられ，効果が認められたら急速に減量することが多い．PEにステロイドを併用することでPE単独の治療成績を改善するか否かについては十分なデータが存在しない．

治療抵抗性のTTP症例に対しては，免疫抑制薬（シクロスポリンやタクロリムス）[12]や少量の抗がん薬（シクロホスファミドやビンクリスチン）[13,14]，また脾臓摘出術を併用することが有効であったという報告がある[15]．しかしながらいずれも少数例での検討であり十分なエビデンスが確立されておらず，現時点では難治例や再発例にのみ施行を検討するべきである．

一方でCD20に対する抗体であるリツキシマブに関しても，ADAMTS13に対するインヒビターを有する症例において治療効果が期待される．他の治療に抵抗性を示す難治性のTTP症例に対してリツキシマブの投与を行い，ADAMTS13活性の回復とインヒビターの低下が得られたとの報告が認められる[16]．375 mg/m²のリツキシマブを1週毎に計4回投与することで高い有効性が期待される．最近では治療早期からリツキシマブを併用する第Ⅱ相試験が行われ，入院期間の短縮と再発減少が得られたとする報告がある．しかしながら本邦においてはリツキシマブのTTPに対する保険適応が

なく，本邦での検証の継続も今後の課題と思われる．

　また血小板輸血は血栓形成を増悪させる可能性があるので原則禁忌である．実臨床ではTTPにおいて致死的な出血が危惧される場合は，必要最低量の血小板を慎重に輸血することが多いと思われる．抗血小板薬の使用は血栓形成の抑制の効果が期待されるが，TTPにおいて有効性を示す明確なデータは少ないようである．しかしながら経験的にバイアスピリン等の抗血小板薬を併用するケースは多いと思われる．TTPの治療過程において，血小板数が5万/μL以上に回復後にアスピリン投与を推奨している意見も存在する[17]．

　TTPの治療においてPEの導入により予後は大きく改善しているが，依然として4〜16％の致死率が認められる[18,19]．また60歳以上の高齢者においては致死率が23〜43％と高いとの報告も存在する[20]．多くは診断から1カ月以内の急性期に死亡が認められ，初期治療がきわめて重要であると考えられる．TTPの診断後はできるだけ速やかにPEを開始することが理想的と思われる．一方で初期治療にて寛解後も再発する症例が認められ，ADAMTS13活性の低下が持続する症例においては再発リスクが高いと考えられる．TTPの治療においてADAMTS13活性およびインヒビターの有無を継続して評価することが重要と考えられる．

■文　献

1) Moschcowitz E. Hyaline thrombosis of the terminal arterioles and capillaries: A hitherto undescribe disease. Pro NY Pathol Soc. 1924; 24: 21-4.
2) Singer K, Bornstein FP, Wiles A. Thrombotic thrombocytopenic purpura. Blood. 1947; 2: S42-54.
3) Moake JL, Rudy CK, Troll JH, et al. Unusually large plasma factor VIII: von Willebrand factor multimers in chronic relapsing thrombocytopenic purpura. N Engl J Med. 1982; 307: 1432-5.
4) Furlan M, Robles R, Lämmle B. Partial purification and characterization of a protease from human plasma cleaving von Willebrand factor to fragments produced by in vivo proteolysis. Blood. 1996; 87: 4223-34.
5) Levy GG, Nichols WC, Lian EC, et al. Mutations in a member of the ADAMTS gene family cause thrombotic thrombocytopenic purpura. Nature. 2001; 413: 488-94.
6) Tsai HM, Lian EC. Antibodies to von Willebrand factor-cleaving protease in acute thrombotic thrombocytopenic purpura. N Engl J Med. 1998; 339: 1585-94.
7) Török TJ, Holman RC, Chorba TL. Increasing mortality from thrombotic thrombocytopenic purpura in the United States-Analysis of national mortality data, 1968-1991. Am J Hematology. 1995; 50: 84-90.
8) Vesely SK, George JN, Lämmle B, et al. ADAMTS13 activity in thrombotic thrombocytopenic purpura-hemolytic uremic syndrome: relation to presenting features and clinical outcomes in a prospective cohort of 142 patients. Blood. 2003; 101: 60-8.
9) Tandon NN, Rock G, Jamieson GA. Anti-CD36 antibodies in thrombotic thrombocytopenic purpura. Br J Haematol. 1994; 88: 816-25.
10) Rock GA, Shumak KH, Buskard NA, et al. Comparison of plasma exchange with plasma infusion in the treatment of thrombotic thrombocytopenic purpura. N Engl J Med. 1991; 325: 393-7.
11) George JN. How I treat patients with thrombotic thrombocytopenic purpura. Blood. 2010; 116: 4060-9.
12) Pasquale D, Vidhya R, DaSilva K, et al. Chronic relapsing thrombotic thrombocytopenic purpura: role of therapy with cyclosporine. Am J Hematol. 1998; 57: 57-61.
13) Allan DS, Kovacs MJ, Clark WF. Frequently relapsing thrombotic thrombocytopenic purpura treated with cytotoxic immunosuppressive therapy. Haematologica. 2001; 86: 844-50.

14) Ferrara F, Copia C, Annunziata M, et al. Vincristine as salvage treatment for refractory thrombotic thrombocytopenic purpura. Am J Hematol. 1999; 78: 521-3.
15) Kremer Hovinga JA, Studt JD, Demarmels Biasiutti F, et al. Splenomegaly in relapsing and plasma-refractory acquired thrombotic thrombocytopenic purpura. Hematologica. 2004; 89: 320-4.
16) Scully M, McDonald V, Cavenagh J, et al. A phase 2 study of the safety and efficacy of rituximab with plasma exchange in acute acquired thrombotic thrombocytopenic purpura. Blood. 2011; 118: 1746-53.
17) Scully M, Hunt BJ, Benjamin S, et al. Guidelines on the diagnosis and management of thrombotic thrombocytopenic purpura and other thrombotic microangiopathies. Br J Haematol. 2012; 158: 323-35.
18) Zhan H, Streiff MB, King KE, et al. Thrombotic thrombocytopenic purpura at the Johns Hopkins Hospital from 1992 to 2008: Clinical outcomes and risk factors for relapse. Transfusion. 2010; 50: 868-74.
19) Levandovsky M, Harvey D, Lara P, et al. Thrombotic thrombocytopenic purpura-hemolytic uremic syndrome (TTP-HUS): A 24-year clinical experience with 178 patients. J Hematol Oncol. 2008; 1: 23.
20) Benhamou Y, Assié C, Boelle PY, et al. Development and validation of a predictive model for death in acquired severe ADAMTS13 deficiency-associated idiopathic thrombotic thrombocytopenic purpura: The French TMA Reference Center experience. Haematologica. 2012; 97: 1181-6.

〈小宅達郎　石田陽治〉

D ヘパリン起因性血小板減少症

概念・分類

ヘパリン起因性血小板減少症（heparin induced thrombocytopenia：HIT）はヘパリン投与中に血小板減少を生じて，さらに動静脈に血栓塞栓をも引き起こしてしまう病態である．非免疫学的に発症するものをtypeⅠ，免疫学的機序で発症するものをtypeⅡとして分類している．一般的にHITはtypeⅡを意味する．また，HITは未分画ヘパリン・低分子ヘパリンいずれにおいても発症する．

疫　学

typeⅠはヘパリン投与例の約10％程度に発生し，typeⅡは発生頻度が低く1～3％程度と報告されている．typeⅠに比べtypeⅡは重症化しやすい．

病因・病態

typeⅠの発症機序はヘパリンによる血小板への直接刺激（非免疫学的機序）であると考えられており，ヘパリン投与例の10％に発生すると言われている．一般的に血小板数は10万/μL以下になることは少なく，重篤な血栓症になることも少ないとされている．しかし，ICU管理が必要な患者では原疾患により血小板機能が亢進していることが多く，これにヘパリンの血小板刺激作用が加わって，血小板減少と血栓症が悪化すると考えられている（図9-8）．

typeⅡは抗血小板第4因子（PF4)/ヘパリン複合体抗体（いわゆるHIT抗体）が発症に関わる重要な抗原である．ヘパリン使用中に血小板が活性化されると，血小板内のα顆粒から放出されるPF4は，血管内上皮に存在するムコ多糖に結合する．PF4はムコ多糖よりもヘパリンに親和性が高いために，ヘパリンと結合し多重合体を形成する．この際，PF4の高次元構造が変化して新たな抗原を提示されることによるIgG抗体（HIT抗体）の産生につながる．この抗体は，PF4/ヘパリン複合体と免疫複合体を形成し，Fc部分を介し血小板に存在するFc受容体（FcγRⅡA）と結合することで，Fc受容体に依存する血小板がさらに活性化される．活性化された血小板からはさらにmicroparticleが産生され，凝固カスケードの活性化が起こる．また，血管内皮細胞とHIT抗体が結合することで，血管内皮細胞や単球の活性化が起こり，組織因子を介した凝固因子が活性化して，これらが最終的にトロンビン産生を誘導し，その結果血小板減少と動静脈血栓症を高い頻度で誘発すると推定される．血小板活性化による血小板凝集であるため，血小板の数値が2万/μL以下となることはまれで，平均で血小板の数値は6万/μL程度となる．

発症形式

HITの発症形式は，臨床的に3種類に分類されることがある．HIT抗体が陰転化していない場合，ヘパリン中止後100日以内にヘパリンを再投与すると，数分～数時間以内に急激な血小板減少と全身性反応（悪寒，戦慄，発熱，呼吸困難など）をきたすものがある（急速発症型）．ヘパリン開始後5～10日後，遅くても2週間以内に発症することが多く，血小板は徐々に減少することが多い（通

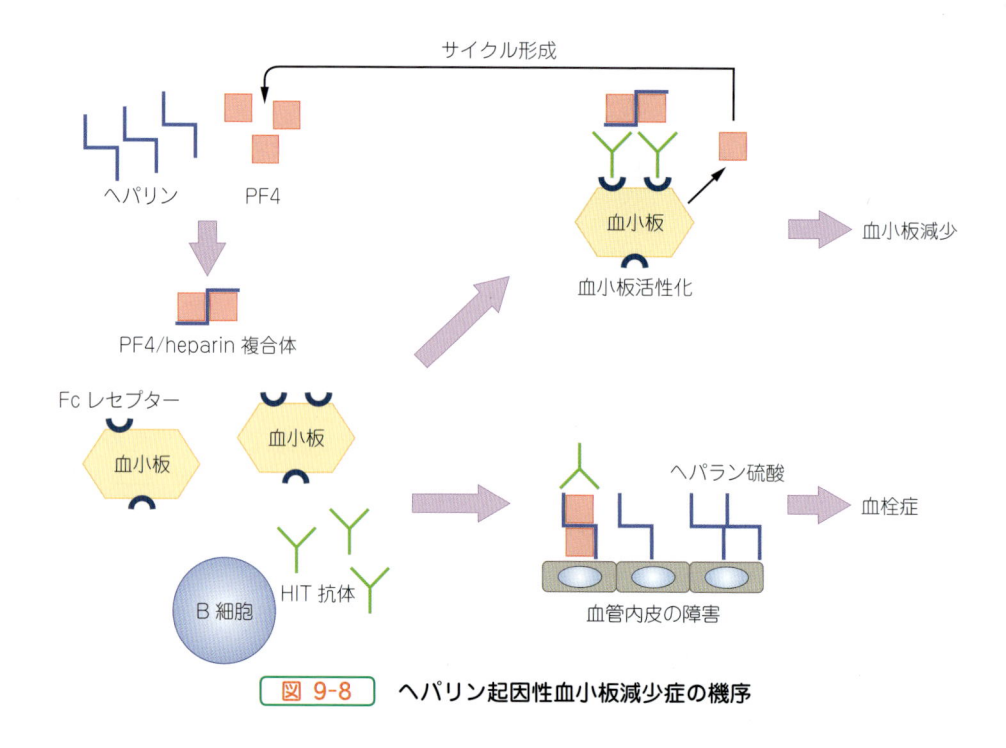

図 9-8 ヘパリン起因性血小板減少症の機序

常発症型).HIT 抗体はヘパリンを中止後,陰性化するまで約 50～85 日程度時間がかかり,ヘパリン中止後数日して血小板の減少が認められることがある(遅延発症型).

臨床症状

動静脈の閉塞血栓によって四肢の壊疽,脳梗塞,深部静脈血栓症,肺塞栓を生じる.静脈血栓症が動脈血栓症よりも頻度が多いと報告されている.

ときに炎症反応(悪寒,発熱,発疹),心肺症状(頻脈,高血圧もしくは低血圧,呼吸困難,心肺停止など),偽性肺梗塞(呼吸困難,呼吸停止,肺不全など),消化器症状(嘔気,嘔吐,下痢),神経症状(拍動性疼痛,一過性健忘)などの急性全身性反応が認められることもある.これらの症状は一過性であり,ヘパリンを中止することで速やかに改善を認めることが多い.

診断と鑑別診断

HIT を確実に診断する方法はいまだ確立されておらず,臨床的診断と血清学的診断の両方を組み合わせて最終診断をする.

一般的に,①ヘパリン投与中もしくは投与後に血小板数がヘパリン投与前値の 50%以下,あるいは 10 万/μL 以下に低下していること,②薬剤,播種性血管内凝固症候群(DIC),多臓器不全,重症感染症,抗リン脂質抗体症候群(APL),特発性血小板減少性紫斑病(ITP),血栓性血小板減少性紫斑病(TTP)などの他の血小板減少症をきたす原因がないこと,③血清学的に HIT 抗体が検出されることで確定診断となる.

臨床的診断法として Warkentin の提唱する 4 項目のスコア化で行う方法 4T's スコアリング〔4T's scoreing: thrombocytopenia(血小板減少症),timing(血小板減少・血栓症の発症時期),thrombosis(血栓症),other cause for thrombocytopenia not evident(他に説明が付かない血小板減少症)〕がよく用いられる.4T's スコアリングは,各臨床症状を 0～2 点の 3 段階でスコア化し,合計点が 6～

D● ヘパリン起因性血小板減少症

表 9-9 4項目スコア式によるHITの臨床診断(Warkentin TE. Circulation. 2004；110：e454 より改変)

	HITの得点		
	2	1	0
Ⅰ．血小板減少	50％以上 (低値：2万/μL以上)	30～50％の低下 (術後は50％以上) (低値：1～1.9万/μL)	30％以内の低下 (低値：1万/μL以内)
Ⅱ．血小板減少の発生時期	5～10日 1日以内（30日以内のヘパリン使用歴有）	11日以後の血小板減少か発症の時期不明 (HITに合致する減少)	ヘパリン投与歴がない 4日以内の血小板減少
Ⅲ．血栓症（その他のHITの続発症）	明らかな血栓の新生、皮下注部位の皮膚壊死、静注による急性全身反応（アナフィラキシー様の反応）	血栓の進行か再発あり、紅斑様の皮膚症状、血栓症の疑いが強い	無
Ⅳ．血小板減少の他の原因	明らかにない	他の原因の可能性もある	他に明らかな原因がある

HITの可能性（点）　Ⅰ+Ⅱ+Ⅲ+Ⅳ＝高：6～8、中：4・5、低：0～3

8点（HITの可能性が高い：high）、4～5点（中等度の可能性：intermediate）、0～3点（可能性は低い：low）とされている（表9-9）.

血清学的には、ELISA法によってPF4/ヘパリン複合体抗体を測定する方法が一般的である.

■治療■

HITの治療は、トロンビン活性の迅速な抑制とHIT抗体の産生の抑制が必要である。そのため、すべてのヘパリンの投与を中止し（ヘパリンフラッシュ、Aライン用のヘパリン加生理食塩液、ヘパリンコートされたカテーテル・回路などを含め）、HIT抗体の産生を抑制することが重要である。ただし、ヘパリンの中止後は代替凝固療法を行う。代替凝固療法を行わないと約6％の患者が血栓症を発症することが報告されており、代替凝固療法を施行することで、その後の血栓塞栓症の発生がきわめて少なくなることが報告されている。つまり、強くHITを疑う場合は、抗HIT抗体の結果が判明するまでに日数がかかるため、できる限り早く抗トロンビン薬の使用を開始し、血小板の回復があるまで継続することが推奨されている。代替凝固療法薬として、海外ではダナパロイド、lepirudin、アルガトロバン、fondaparinux、bivalirudinが推奨されている.

a) ダナパロイド

ダナパロイドは、低分子量のglycosaminoglycansであり、抗トロンビン作用は抗Xa活性の約1/22しかなく、選択的なXa阻害薬である。本邦で保険適応があるのはDICのみであり、HITに対する投与量については、本邦において確立されていない。ダナパロイドの半減期は、約25時間と非常に長く、中和剤が存在しないため、出血有害事象に十分注意する必要がある.

b) アルガトロバン

アルガトロバンは選択的な抗トロンビン薬で、脳梗塞、Buerger病などにも保険適応がある。本邦の添付文書においては、本邦では出血有害事象が問題になることが多く、米国の初期投与量（2.0 μg/kg/分）よりも大幅に減量して、0.7 μg/kg/分より開始することを推奨している。肝機能障害の

ある患者や出血のリスクのある患者に対しては，低用量（0.2μg/kg/分）から投与を開始するのがよい．活性化部分トロンボプラスチン時間（APTT）を指標として，基準値の1.5〜3.0倍（100秒以下）になるように投与量を調節する．

■文　献

1) Warkentin TE. Heparin-induced thrombocytopenia: pathogenesis and management. Br J Haematol. 2003; 121: 535-55.
2) Warkentin TE, Greinacher A. Heparin-induced thrombocytopenia: recognition, treatment and prevention. Chest. 2004; 126: 311-37S.
3) 下山　格，古和田周吾，石田陽治．ヘパリン起因性血小板減少症．血液症候群（第2版）―その他の血液疾患を含めてII．別冊日本臨牀．新領域別症候群シリーズ No. 22. 2013. p.359-63.
4) Warkentin TE, Kelton JG. Temporal aspects of heparin-induced thrombocytopenia. N Engl J Med. 2001; 344: 1286-92.

〈峯　貴浩　石田陽治〉

E von Willebrand 病

a. VWF の蛋白構造

von Willebrand 因子（VWF）は巨大かつ multimeric な糖蛋白であり，生体では血漿，血小板α顆粒，内皮細胞 Weibel-Palade 小体，内皮下結合組織に存在する．

VWF は全身の血管内皮細胞で産生されることがわかっており[1]，その他には巨核球がその産生ソースとなっている[2]．図 9-9 に VWF サブユニットの生成過程を示すが，2,813 アミノ酸からなる遺伝子翻訳産物（preproVWF）が 22 アミノ酸からなるシグナルペプチドが切断されて proVWF となったあと，741 アミノ酸からなる propeptide がはずれて 2,050 アミノ酸による VWF mature subunit となる．なお，VWF のアミノ酸残基の numbering はこれまで prepro 鎖がはずれた mature subunit の開始点を 1 番としていたが，現在では prepro VWF の最初の Met から数えるやり方に修正されている．したがって過去の文献に記載されたアミノ酸残基番号には場合によって 763 を加えて新表記とする必要のあるものがある．

シグナルペプチドが切断された後 ER に運ばれた proVWF は C 末端に存在するシステイン残基によって 2 量体化（dimerize）される．ER をでた "tail-to-tail" proVWF dimer は次に Golgi に運ばれ，N 末においていわゆる "head-to-head" に disulfide bond が形成され，20 million Da を超える超高分子量のマルチマーが形成される．その際に propeptide は processing protease である furin によって取り除かれる[3]（図 9-9）．

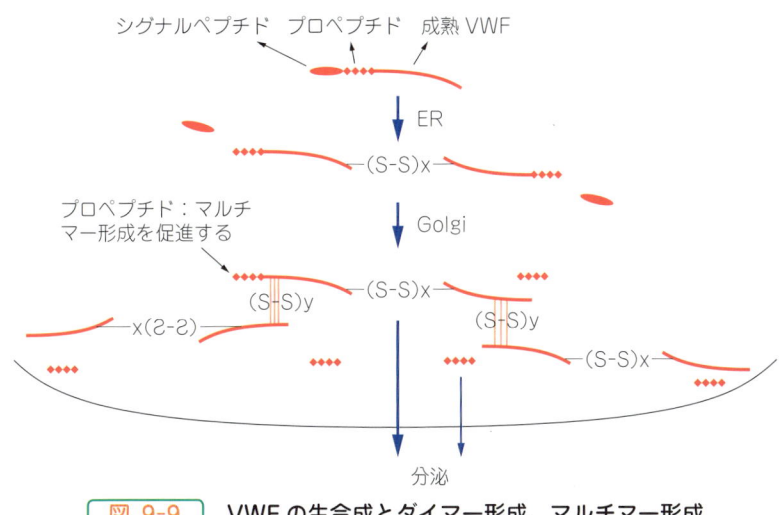

図 9-9　VWF の生合成とダイマー形成，マルチマー形成

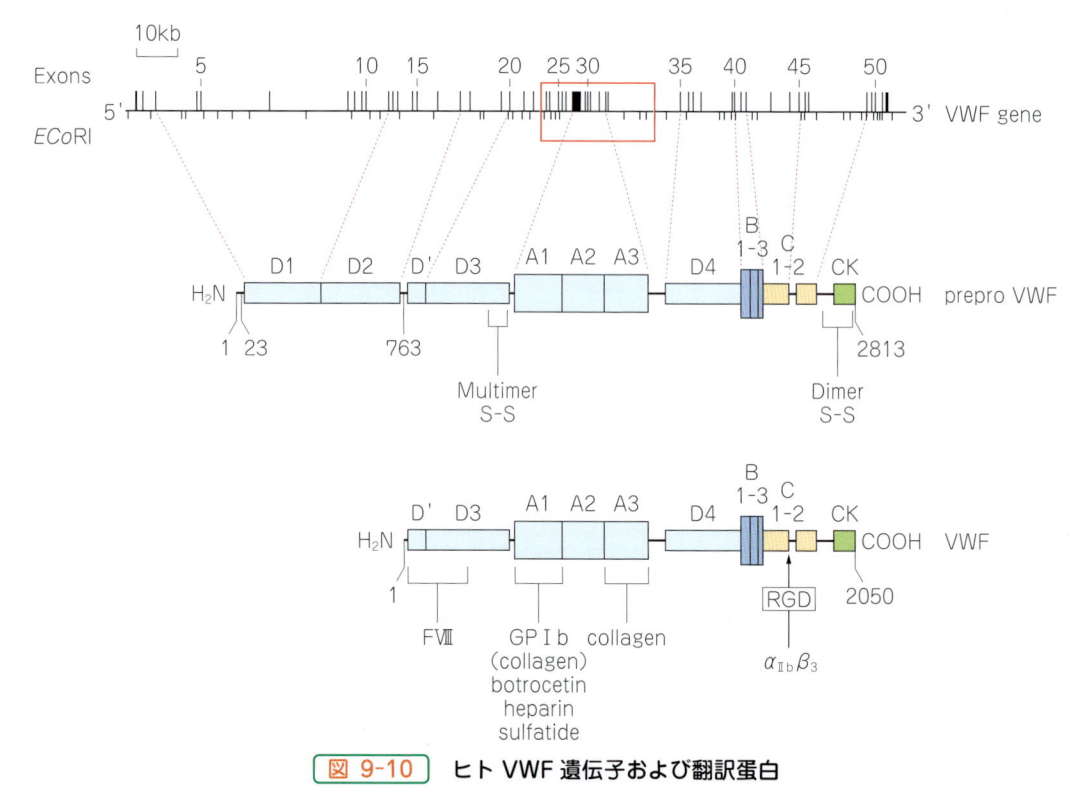

図 9-10 ヒト VWF 遺伝子および翻訳蛋白

VWF 遺伝子の構造中にはエクソンの位置が縦棒で示されている．ECoRI site はクローニングに使用されたもの．Box 内は 22 番染色体にある pseudogene に相当する部分．エクソン 28 が特に大きい．pre-proVWF は 2,813 アミノ酸からなり，現在この番号が使用される．したがって，764-2813 が mature subunit となる．図の中にはマルチマー形成，ダイマー形成に関与していると見られるシステイン残基の場所を示した．mature subunit における各機能単位が図下にあわせて示されている．

b. VWF の機能

VWF はそのほかの一般的な凝固因子と異なり酵素蛋白ではないが，第Ⅷ因子，血小板表面膜蛋白，結合組織など様々な要素への結合を通して止血機能を発揮する．これらの機能を実現するために VWF は 2,203 アミノ酸からなるサブユニット内のドメイン構造をそれぞれの結合相手（リガンド）への結合部位として利用して実現している（図 9-10）．ただし，病的な場合を除いて流血中で VWF が血小板に自然に結合して凝集させることはなく，VWF の血小板への結合は制御されている．VWF の結合組織への結合や，高ずり応力は VWF の血小板への結合を促進させることから，VWF 分子自体に対するこれらの働きかけが血小板結合を制御していると思われる．

1）コラーゲンへの結合

VWF はコラーゲン type Ⅰ，Ⅱ，Ⅲ，Ⅳ，Ⅴ，Ⅵに結合することが知られており[4-6]，また固相化した fibrillar collagen（type Ⅰまたは Ⅲ）が高ずり応力下において血小板に粘着することが知られている[7]．コラーゲンへの結合部位は VWF のドメインのうち A1 および A3 であるとされてきた[8-10]が，mutagenesis による検討の結果，主な結合部位は A3 ドメインであると考えられている[11]．

2）GPIbαへの結合

　VWFが内皮下結合組織に固定されると血小板がVWFに粘着できるようになるがこの結合は血小板 GPIb-IX-V complex を介する（図9-10）．GPIb-IX-V は，GPIbα，GPIbβ，GPIX，and GPV の 4 つのポリペプチドからなる複合体であるが，このうち VWF 結合部位は GPIbα chain のアミノ末端 293 アミノ酸残基の中に存在する（VWF 結合ドメイン）[12]．血小板結合反応は生体内では高ずり応力環境などで起こるが，試験管内でこの反応を再現するのはしばしば困難であり，試験管内では低分子糖脂質であるリストセチン（元々抗生物質として開発）が用いられる．リストセチンは GPIbα，VWF 双方と相互作用することによって[13]，VWF による血小板凝集を惹起できるので[14]，現在までリストセチンをコファクターとした VWF の GPIb への結合能（血小板凝集能）が VWF の（血小板に対する）活性として使用されている（リストセチンコファクター活性，VWF：RCo）．GPIb結合部位は VWF のドメイン A1 にあり[15]，近年 scanning mutagenesis により詳細に検討されている[16-18]．

3）第Ⅷ因子への結合

　後述する重症型 VWD 症例では第Ⅷ因子活性は＜10％であることが多く，したがって第Ⅷ因子の循環血液中での安定には VWF との非共有結合が必要であるといえる．第Ⅷ因子に対する結合 site はプロペプチド分離後の mature subunit, N 末端アミノ酸 272 個のなかにあり，また第Ⅷ因子側の VWF 結合部位は light chain の N 末端近く 1669-1689 に存在するとされる[19,20]．

● c. von Willebrand 病

1）VWF 遺伝子

　VWF 遺伝子は 12 番染色体短腕の先端近く 12p13.2 に位置する[21,22]．52 個のエクソンからなり180 kb[23]の大きさを有する長大な遺伝子構造のなかでエクソン 28 が特に大きく，A1, A2 ドメインをコードしている（図9-10）．また，不完全な，転写・翻訳されない pseudogene（偽遺伝子）が 22q11.2 に存在することが特徴であり，遺伝子解析上注意を要する[24]．pseudogene は本物の遺伝子のエクソン 22 から 34，ドメイン A1 から A3[25]に相当する部分を含み，mutation を多数含み，転写されることはないが VWF 遺伝子と 3.1％しか差異がないため，PCR を用いたエクソンの解析にはこれを考慮したプライマーが用いられる．

2）VWD の病態

　von Willebrand 因子（VWF）の止血における役割は，1）血小板の内皮下結合組織への粘着を介する一次止血機能，2）凝固第Ⅷ因子へ結合してこれを安定化することによる内因系凝固因子としての機能の 2 つに分けられる．VWF を先天的に欠くヒト疾患が von Willebrand 病（VWD）である．したがって von Willebrand 病（VWD）の病態，検査所見，臨床症状はこの 2 つの機能の低下による．

　VWD の臨床症状は主に血小板粘着能が障害されることによるもの：鼻出血，紫斑，血腫，口腔内出血，異常生理出血などが多い．一方，VWF の欠乏による第Ⅷ因子の活性低下に起因するものとして，特に type 3 患者を中心に血友病と同様な，関節内・筋肉内出血，ときに頭蓋内出血をきたすことがある．臨床検査上はこれらの臨床症状の他に APTT の軽度延長が診断のきっかけになることが

多い．VWDは最も多い遺伝性出血性疾患の1つであるが，実際に臨床上問題となるレベルの症状をきたすVWDはその一部と考えてよく[26,27]．特に軽症のものは診断に至っていないケースが多いと推測される．

3）検査所見

a）出血時間，血小板凝集能

出血時間の延長が本症の特徴であり，多くは10～15分以上の著明な延長を示し，原則正常とされる血友病と対照的である（ただし出血時間は血友病の検査としては適当ではない）．出血時間の延長は血小板機能異常症でも見られる特徴であり，VWFが凝固因子でありながらその機能は一次止血機能であることを反映している．

血小板凝集能はリストセチン凝集能のみ低下（type 2B，血小板型では一般的に亢進）し，ADP，コラーゲン，エピネフリン凝集能は正常である．リストセチン惹起血小板凝集（RIPA）はリストセチン存在下でのPRPの凝集能を検討するものでVWDでは低下するが感度は低い．しかし後述するtype 2Bや血小板型のVWDでは低濃度のリストセチンによる血小板凝集が亢進することが特徴的である．

b）リストセチンコファクター活性（VWF：RCo）とVWF抗原量（VWF：Ag）定量

VWFの測定法には，GPIb結合活性を測定するVWFリストセチンコファクター活性（VWF：RCo）と免疫学的方法（ELISAなど）による抗原量（VWF：Ag）がある．VWF：Agは第VIII因子関連抗原と呼ばれていたものと同じである．この呼称はかつてVWF：Agが第VIII因子抗原と混同されて扱われていた時代の名残で，現在でも一部の検査機関はこの名称を用いているが適当ではない．VWF：RCoはホルマリン等で固定したヒト血小板に対するリストセチン存在下における凝集能を吸光度計にて半定量するものである．

c）その他

SDSアガロースゲル電気泳動解析によるマルチマー解析は，SDS-PAGE法と同様のバッファーを用いるが，ゲル担体はポリアクリルアミドではなく，アガロースを用いる．VWFマルチマーの分子量はダイマーでも500kD以上であり，核酸を泳動するのに用いるアガロース担体が必要である．

第VIII因子のVWF結合能アッセイは，マイクロプレートに純化ヒト第VIII因子（遺伝子組換えrFVIII等が用いられる）を固相化し，被検血漿を添加，抗VWF抗体を用いて検出する．

4）VWDの診断

VWDは，出血性障害が認められる患者で，なかでもVWDの家族歴を有する場合に疑われる．まずは，問診による出血症状の確認，家族歴をよく聴取することが重要である．凝固検査では，VWF：AgとVWF：RCoは必須であり，両者が著明に低下していればほぼVWDと診断できる．しかしtype 2ではVWF：Agが正常のこともあるので，SDSアガロースゲル電気泳動によるマルチマー解析が診断確定に必要な場合がある．

5）VWDの分類

1994年国際血栓止血学会（ISTH）が提唱した病型分類[28]ではVWF：RCo，VWF：Ag，マルチマー

解析結果をもとに，3つの大きなカテゴリーに分ける．なお，VWDの病型，最新のmutation情報などはU. Shefieldが運用するdatabase（http://www.shef.ac.uk/vwf/）に詳しい．

a）VWD type 1

type 1は，VWFが量的に欠乏するタイプと定義されている．このタイプでは基本的にVWFマルチマー構成は正常でVWF：RCo，VWF：Agは平等に低下している（図9-11a）．おそらく70%の患者はこのタイプと考えられるが[29]，正確な頻度ではない．血漿中のVWF量はABO血液型によっても左右され，O型個体の平均VWF：Agは他の血液型の個人に比べ約25%低い[30]．したがって正確な診断には臨床症状，家族歴とVWF量との一致など，注意深い観察が必要であろう．

これまでtype 1であると診断された患者にはフレームシフト変異，ナンセンス変異，塩基欠失などtype 3にも見られるmutationが発見されているが，本来典型例では常染色体優性遺伝形式を示すことが多い．

b）type 2A

type 2はVWFの質的異常であると定義される．このなかでtype 2Aはtype 2のなかで最も多い．VWFではマルチマーサイズが大きいと，連なったA1ドメインを通じてより多くの血小板GPIbに結合することができるので，高分子マルチマーの相対的減少は止血異常につながる．type 2Aは典型的な常染色体優性遺伝形式をとるのが特徴で，これまで見出されたmutationはほとんどA2ドメインに集中している（http://www.shef.ac.uk/vwf/）（図9-12）．

これらのmutationの結果，1）Golgi内でのマルチマー形成が阻害される，2）マルチマーは正常に形成されるが，mutationにより血中でよりすみやかにADAMTS13などによりA2ドメインで分解を受けやすくなり，高分子のものが分解されて低分子マルチマーに移動する，の2つの可能性が考えられる[31]．

type 2Aのなかでgroup Ⅰ mutation（図9-11b）[31,32]では高分子マルチマーの移送が障害されることにより，相対的に高分子マルチマーを欠如し，低分子マルチマーが相対的に増加すると考えられる．一方，group Ⅱ mutationでは（図9-11c），各マルチマーの分泌は正常に行われるが，ADAMTS13による分解を非常に受けやすく，高分子マルチマーが欠如することがわかっている[31]．

c）type 2B

type 2B mutationをもつVWFは血小板GPIbに対する結合能が増強している[33]．結合能は高分子マルチマーの方がより強く，さらに高ずり応力下ではADAMTS13がより強く働くこともあって，高分子マルチマーが減少すると考えられている．また同時に血小板減少を伴うことが多く，この理由としてVWFに結合したままクリアランスされるためと説明されているが，正確な機序は不明である．しかしながらVWFの機能亢進としてTTPのような血栓症状を呈することはない．

これまで33種類のmutationが見つかっているが（http://www.shef.ac.uk/vwf/）これらはすべてA1ドメインにあり，立体構造上GPIb結合部位の主に反対側に位置することから，mutationにより，コンフォメーション変化が促進される可能性が示唆されている[29]（図9-12）．

d）type 2M

type 2M（"M"は"multimer"）は血小板への結合が低下しており，この病型だけがマルチマー構成が正常である．これまで機能の低下について詳細が確認されているmutationはすべてA1ドメインにあり（http://www.shef.ac.uk/vwf/），たとえばG561S患者では重篤な出血症状を呈する[34]（図

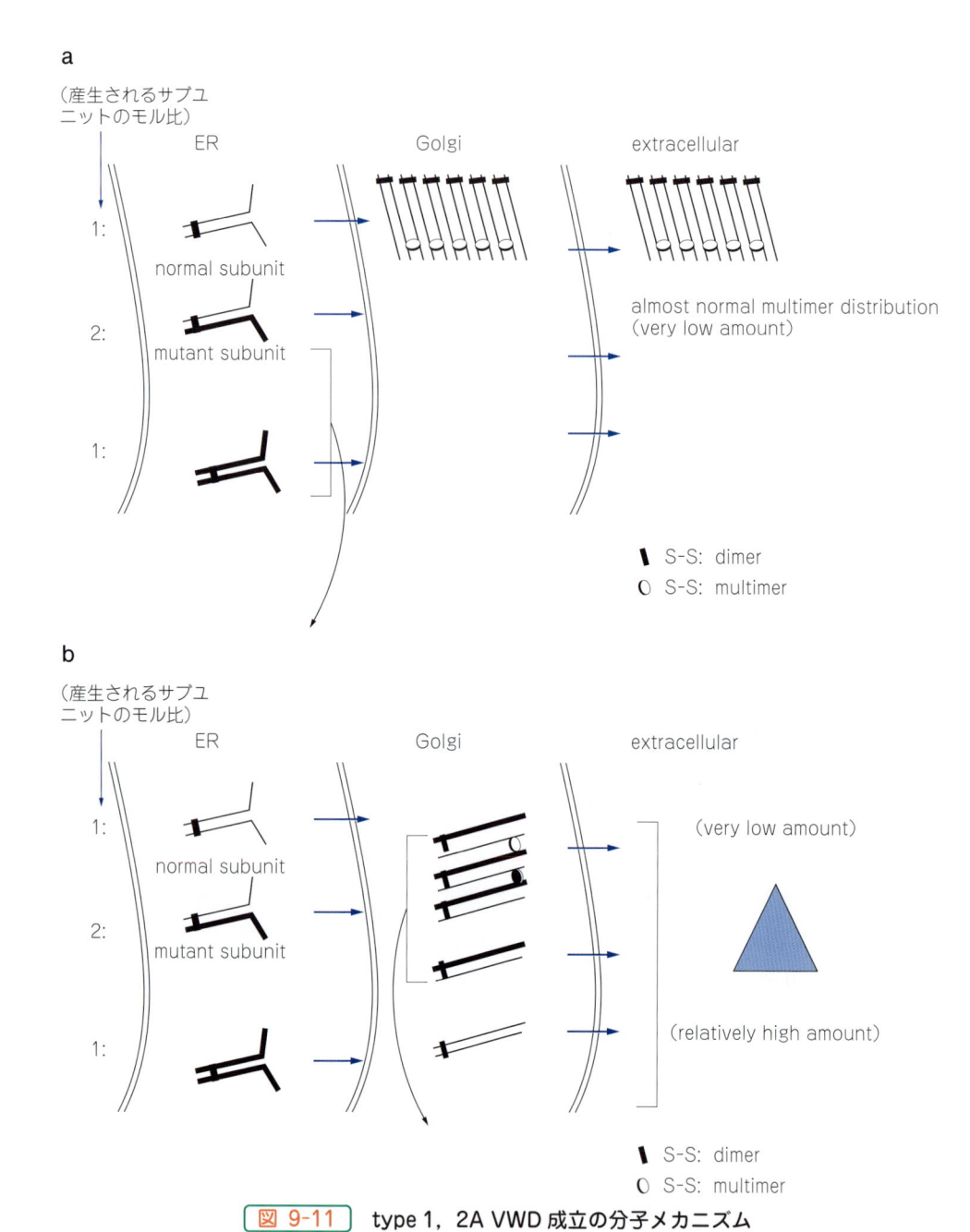

図 9-11 type 1，2A VWD 成立の分子メカニズム

type 1 (a) では mutation をもつサブユニット（太線で表示）は ER 以降移送されず，おそらく細胞内で消化されてしまうため，正常サブユニットのみが少量分泌され，マルチマー構成は正常となる．type 2A (b) の group Ⅰ mutation を持つサブユニットは Golgi 以降移送されないため細胞外に分泌されず，一方，type 2A group Ⅱ mutation ではすべて正常に分泌されるが血中で mutant サブユニットを多く持つ高分子マルチマーほど ADAMTS13 の分解を受けやすいため，結果として，血漿 VWF のマルチマー構成は高分子部分を欠いたものとなる．

c

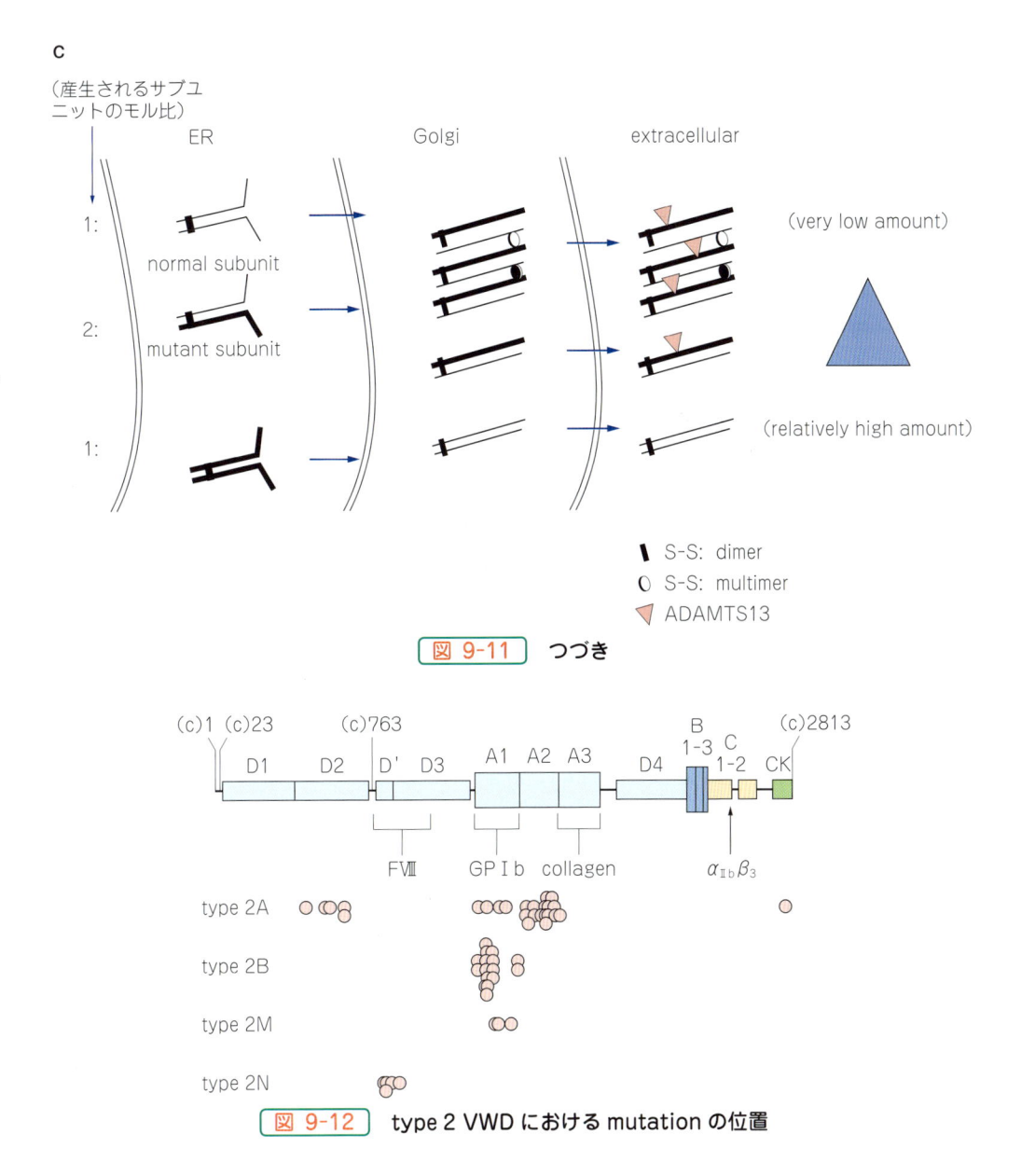

（産生されるサブユニットのモル比）

ER　　　　Golgi　　　extracellular

1 :
normal subunit
（very low amount）

2 :
mutant subunit

1 :
（relatively high amount）

▌ S-S: dimer
◯ S-S: multimer
▼ ADAMTS13

図 9-11　つづき

図 9-12　type 2 VWD における mutation の位置

9-12）．

e）type 2N

　type 2N では missense mutation が第Ⅷ因子結合部分に見出されている（図9-12）．これらのmutationにより血小板GPIbへの結合，マルチマーのパターンは正常であるが，第Ⅷ因子の活性は＜10%で[35,36]，一見血友病Aと同様の症状を呈する．症状発現には第Ⅷ因子結合ドメインのすべてが異常である必要があるようで，これまで確認された症例では一般的に遺伝形式は常染色体性劣性遺伝形式である．診断には第Ⅷ因子に対する結合低下をbinding assayによって証明する必要があり，このアッセイが一般に普及していないことから潜在的にはかなりの患者が，血友病，あるいは血友病保因者として，正確に診断されていない可能性がある．本疾患患者に対する第Ⅷ因子濃縮製剤の投与

は疾患の性格からいって無効である可能性が高いので，血友病A，特に軽症例での診断には伴性劣性遺伝形式で遺伝していることをきちんと確かめるなど，家族歴の詳細な聴取を欠かしてはならない．

f）type 3

type 3は常染色体劣性遺伝形式で血漿中にVWF抗原は基本的に検出されない．症状も当然ながら重篤で，第VIII因子の低下も著しく，血友病に見られるような関節出血，軟部出血を頻繁に起こす．ときに軽微な出血症状を呈することもあるとされるものの，両親などtype 3家系におけるヘテロ接合体個体は一般的に無症状である．

一方，約10％のtype 3症例にアナフィラキシー症状を呈する抗VWFインヒビターを発症するとの報告が一部にある．type 3におけるインヒビターは抗原の輸注によりアナフィラキシー症状を惹起するため，止血効果が得られないばかりか，生命に危険でもある．したがってtype 3においては濃縮因子製剤による補充療法中も注意深いインヒビターのチェックが必要と考えられる[37]．

6）治　療

VWDの内科的治療方針は出血時におけるDDAVPもしくは濃縮第VIII因子製剤による．

血漿VWF濃度はvasopressin analogである1-desamino-8-D-arginine vasopressin（DDAVP）によって上昇する．この反応はWeibel-Palade小体からの放出によるものと考えられ，DDAVPによるこの上昇効果はvon Willebrand病（VWD）の治療に利用されている[38]．type 1のVWDは通常DDAVPで治療される．2007年，米国National Heart, Lung and Blood Institute（NHLBI）はVWDのガイドラインをリリースし，VWF：RCo＞10 IU/dLの場合は特にDDAVPのトライアルをに出血時に行っておくことを推奨している．VWDに対しては0.4 μg/mLを緩徐に点滴または静注する．type 2Aも反応するが，type 2Bとtype 3 VWDはDDAVPの治療適応はない．

また同ガイドラインは小手術・処置においてはVWF：RCoを1〜5日間30％以上に保ち，重症出血や大手術においては当初少なくとも100％に保ち，7〜10日間は最低でもtroughレベルを50％以上に保つよう勧告している[39]．DDAVPが使用できない場合や，重篤な出血や大手術においては，VWFを含む第VIII因子濃縮製剤を投与する．現在わが国においてコンファクトF®が利用可能だが，そのほかの遺伝子組換え型製剤やモノクローナル抗体処理製剤などの高純度第VIII因子製剤はVWDの治療に用いることはできない．

d. 後天性VWD

種々の基礎疾患に合併して，先天性のVWDに類似したVWFの異常をきたすことがあり，これらを後天性von Willebrand症候群（AvWS）と呼んでいる．AvWSは後天性血友病に次ぐ発症頻度であると考えられるが，いまだその病態，臨床実態にはきわめて不明な点が多く，特に日本では従来本症候群への注目度が低かったため，見逃されていることが多く，実際の発症頻度はもっと高い可能性が考えられる．

VWDと同様に皮膚や粘膜の出血症状が見られるが，比較的症状は軽いが，ときに消化管毛細血管拡張症を伴う消化管出血を認めることもある．また約30％の症例では症状が見られないとの報告もある[40]．発症に男女差はなく，中高年が中心である．基礎疾患の改善に伴って軽快する例がしばし

| 37% | 18% | 5% | 5% | 15% | 20% |

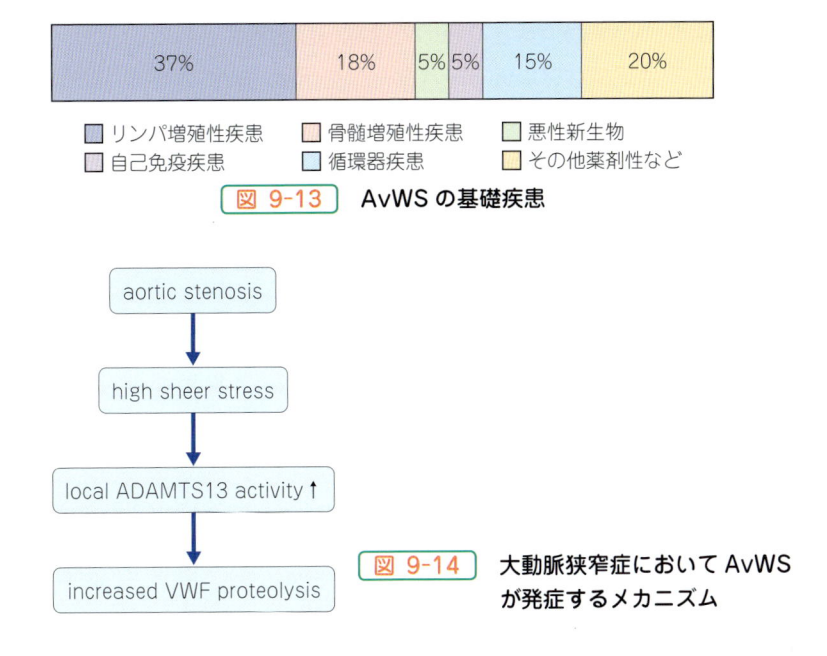

- リンパ増殖性疾患
- 骨髄増殖性疾患
- 悪性新生物
- 自己免疫疾患
- 循環器疾患
- その他薬剤性など

図 9-13　AvWS の基礎疾患

aortic stenosis
↓
high sheer stress
↓
local ADAMTS13 activity↑
↓
increased VWF proteolysis

図 9-14　大動脈狭窄症において AvWS が発症するメカニズム

ば見られる.

　Simone らが初めて報告[41]して以来，本症候群では，基礎疾患があることが特徴的とされてきた（図 9-13）[40]．先天性 von Willebrand 病（以下 VWD）との類似点も多いが，その病態は大きく異なる．AvWS では，あくまでも VWF は血管内皮細胞や骨髄巨核球から正常に分泌されている．

　提唱されている発症機序には大きく分けて，1）免疫学的機序，2）流体力学的機序によるADAMTS13 の過剰活性，3）VWF の血小板，組織，腫瘍細胞などへの吸着の 3 つが考えられる．

　このうち，1）では VWF の機能部位を認識する抗体（インヒビター）による機能の阻害とともに，その免疫複合体が網内系への取り込みにより循環血液中より除去されることが考えられる．また，これらの抗体の認識部位は，血小板膜糖蛋白（GP）Ib 結合ドメインあるいはコラーゲン結合ドメインであるとの報告もある[40]．

　2）の機序によるものはほとんど心血管病，特に大動脈弁狭窄症（AS）に伴うもので，諸外国では報告が比較的多いが，本邦では少ない．大動脈狭窄などにより血流の乱れが生じ，高ずり応力下で血栓傾向をきたし，血栓部位で高分子量マルチマーが大量に消費されることにより，VWF が低下し AvWS の病態をきたすと考えられる（図 9-14）．事実，ヒト AS 症例の検討によれば，出血傾向を有する AS 患者においては有意に VWF：RCo/VWF：Ag 比が低下し，大動脈弁圧較差の拡大と比例していた．また高分子マルチマーの減少が見られている[42]．この機序には ADAMTS13 活性の過剰が示唆されている（図 9-14）が直接的にこれを証明した研究はまだない．

　3）の機序として一部の骨髄増殖性疾患（MPD）患者においてはしばしば血小板数と血漿中 VWF マルチマーには逆相関関係が認められ[43]，AvWS と考えられる．患者にはしばしば高分子マルチマーの欠損がみられ，VWF 抗原量と相関しないことがあり[44]，また VWF collagen binding activity（VWF：CBA）や VWF：RCo も血小板数の増加とともに低下することが知られている[45,46]．一方，治療により血小板数が正常化すると検査結果も正常化する[43,44,46]こと，本態性血小板増加症（ET）患者と反応性血小板増多症の患者では血小板への VWF の結合は差がなかったこと[47]から，単なる

血小板数の増加により，VWF が消費されるのではないかと考えられている[43]．実際，血小板中の VWF はこれらの疾患では正常なマルチマーパターンを示し，VWF が血漿中に放出されて後に異常が発生することを示唆している[44,46]．

一方で ET 患者では VWF の分解が亢進しているというデータもある．この分解はおそらく ADAMTS13 が関連するもので，血小板が多いと，GP Ib と VWF の相互作用が増加する結果，より ADAMTS13 のアクセスの機会が増えると考えられる[44,48]．

■文　献

1) Jaffe EA, Hoyer LW, Nachman RL. Synthesis of von Willebrand factor by cultured human endothelial cells. Proc Natl Acad Sci U S A. 1974; 71: 1906-9.
2) Nachman R, Levine R, Jaffe EA. Synthesis of factor VIII antigen by cultured guinea pig megakaryocytes. J Clin Invest. 1977; 60: 914-21.
3) Rehemtulla A, Kaufman RJ. Preferred sequence requirements for cleavage of pro-von Willebrand factor by propeptide-processing enzymes. Blood. 1992; 79: 2349-55.
4) Santoro SA. Adsorption of von Willebrand factor/factor VIII by the genetically distinct interstitial collagens. Thromb Res. 1981; 21: 689-91.
5) Rand JH, Patel ND, Schwartz E, et al. 150-kD von Willebrand factor binding protein extracted from human vascular subendothelium is type VI collagen. J Clin Invest. 1991; 88: 253-9.
6) Morton LF, Griffin B, Pepper DS, et al. The interaction between collagens and factor VIII/von Willebrand factor: investigation of the structural requirements for interaction. Thromb Res. 1983; 32: 545-56.
7) Houdijk WP, Sakariassen KS, Nievelstein PF, et al. Role of factor VIII-von Willebrand factor and fibronectin in the interaction of platelets in flowing blood with monomeric and fibrillar human collagen types I and III. J Clin Invest. 1985; 75: 531-40.
8) Roth GJ, Titani K, Hoyer LW, et al. Localization of binding sites within human von Willebrand factor for monomeric type III collagen. Biochemistry. 1986; 25: 8357-61.
9) Kalafatis M, Takahashi Y, Girma JP, et al. Localization of a collagen-interactive domain of human von Willebrand factor between amino acid residues Gly 911 and Glu 1,365. Blood. 1987; 70: 1577-83.
10) Pareti FI, Niiya K, McPherson JM, et al. Isolation and characterization of two domains of human von Willebrand factor that interact with fibrillar collagen types I and III. J Biol Chem. 1987; 262: 13835-41.
11) Lankhof H, van Hoeij M, Schiphorst ME, et al. A3 domain is essential for interaction of von Willebrand factor with collagen type III. Thromb Haemost. 1996; 75: 950-8.
12) Marchese P, Murata M, Mazzucato M, et al. Identification of three tyrosine residues of glycoprotein Ib alpha with distinct roles in von Willebrand factor and alpha-thrombin binding. J Biol Chem. 1995; 270: 9571-8.
13) Scott JP, Montgomery RR, Retzinger GS. Dimeric ristocetin flocculates proteins, binds to platelets, and mediates von Willebrand factor-dependent agglutination of platelets. J Biol Chem. 1991; 266: 8149-55.
14) Berndt MC, Du XP, Booth WJ. Ristocetin-dependent reconstitution of binding of von Willebrand factor to purified human platelet membrane glycoprotein Ib-IX complex. Biochemistry. 1988; 27: 633-40.
15) Fujimura Y, Titani K, Holland LZ, et al. von Willebrand factor. A reduced and alkylated 52/48-kDa fragment beginning at amino acid residue 449 contains the domain interacting with platelet glycoprotein Ib. J Biol Chem. 1986; 261: 381-5.
16) Matsushita T, Sadler JE. Identification of amino acid residues essential for von Willebrand factor binding to platelet glycoprotein Ib. Charged-to-alanine scanning mutagenesis of the A1

domain of human von Willebrand factor. J Biol Chem. 1995; 270: 13406-14.

17) Kroner PA, Frey AB. Analysis of the structure and function of the von Willebrand factor A1 domain using targeted deletions and alanine-scanning mutagenesis. Biochemistry. 1996; 35: 13460-8.

18) Matsushita T, Meyer D, Sadler JE. Localization of von willebrand factor-binding sites for platelet glycoprotein Ib and botrocetin by charged-to-alanine scanning mutagenesis. J Biol Chem. 2000; 275: 11044-9.

19) Lollar P, Hill-Eubanks DC, Parker CG. Association of the factor VIII light chain with von Willebrand factor. J Biol Chem. 1988; 263: 10451-5.

20) Leyte A, van Schijndel HB, Niehrs C, et al. Sulfation of Tyr1680 of human blood coagulation factor VIII is essential for the interaction of factor VIII with von Willebrand factor. J Biol Chem. 1991; 266: 740-6.

21) Ginsburg D, Handin RI, Bonthron DT, et al. Human von Willebrand factor (vWF): isolation of complementary DNA (cDNA) clones and chromosomal localization. Science. 1985; 228: 1401-6.

22) Kuwano A, Morimoto Y, Nagai T, et al. Precise chromosomal locations of the genes for dentatorubral-pallidoluysian atrophy (DRPLA), von Willebrand factor (F8vWF) and parathyroid hormone-like hormone (PTHLH) in human chromosome 12p by deletion mapping. Hum Genet. 1996; 97: 95-8.

23) Mancuso DJ, Tuley EA, Westfield LA, et al. Structure of the gene for human von Willebrand factor. J Biol Chem. 1989; 264: 19514-27.

24) Patracchini P, Calzolari E, Aiello V, et al. Sublocalization of von Willebrand factor pseudogene to 22q11.22-q11.23 by in situ hybridization in a 46, X, t (X; 22) (pter; q11.21) translocation. Hum Genet. 1989; 83: 264-6.

25) Mancuso DJ, Tuley EA, Westfield LA, et al. Human von Willebrand factor gene and pseudogene: structural analysis and differentiation by polymerase chain reaction. Biochemistry. 1991; 30: 253-69.

26) Holmberg L, Nilsson IM. von Willebrand's disease. Eur J Haematol. 1992; 48: 127-41.

27) Rodeghiero F, Castaman G, Dini E. Epidemiological investigation of the prevalence of von Willebrand's disease. Blood. 1987; 69: 454-9.

28) Sadler JE. A revised classification of von Willebrand disease. For the Subcommittee on von Willebrand Factor of the Scientific and Standardization Committee of the International Society on Thrombosis and Haemostasis. Thromb Haemost. 1994; 71: 520-5.

29) Sadler JE. Biochemistry and genetics of von Willebrand factor. Annu Rev Biochem. 1998; 67: 395-424.

30) Gill JC, Endres-Brooks J, Bauer PJ, et al. The effect of ABO blood group on the diagnosis of von Willebrand disease. Blood. 1987; 69: 1691-5.

31) O'Brien LA, Sutherland JJ, Weaver DF, et al. Theoretical structural explanation for Group I and Group II, type 2A von Willebrand disease mutations. J Thromb Haemost. 2005; 3: 796-7.

32) Kashiwagi T, Matsushita T, Ito Y, et al. L1503R is a member of group I mutation and has dominant-negative effect on secretion of full-length VWF multimers: an analysis of two patients with type 2A von Willebrand disease. Haemophilia. 2008; 14: 556-63.

33) Ruggeri ZM, Pareti FI, Mannucci PM, et al. Heightened interaction between platelets and factor VIII/von Willebrand factor in a new subtype of von Willebrand's disease. N Engl J Med. 1980; 302: 1047-51.

34) Rabinowitz I, Randi AM, Shindler KS, et al. Type IIB mutation His-505-->Asp implicates a new segment in the control of von Willebrand factor binding to platelet glycoprotein Ib. J Biol Chem. 1993; 268: 20497-501.

35) Nishino M, Girma JP, Rothschild C, et al. New variant of von Willebrand disease with defective binding to factor VIII. Blood. 1989; 74: 1591-9.

36) Mazurier C, Dieval J, Jorieux S, et al. A new von Willebrand factor (vWF) defect in a patient

with factor VIII (FVIII) deficiency but with normal levels and multimeric patterns of both plasma and platelet vWF. Characterization of abnormal vWF/FVIII interaction. Blood. 1990; 75: 20-6.
37) Mannucci PM, Tamaro G, Narchi G, et al. Life-threatening reaction to factor VIII concentrate in a patient with severe von Willebrand disease and alloantibodies to von Willebrand factor. Eur J Haematol. 1987; 39: 467-70.
38) Mannucci PM, Ruggeri ZM, Pareti FI, et al. 1-Deamino-8-d-arginine vasopressin: a new pharmacological approach to the management of haemophilia and von Willebrands' diseases. Lancet. 1977; 1: 869-72.
39) The Diagnosis, Evaluation, and Management of von Willebrand disease. Bethesda, MD: National Institutes of Health, National Heart, Lung, and Blood Institute; 2007.
40) Mohri H, Motomura S, Kanamori H, et al. Clinical significance of inhibitors in acquired von Willebrand syndrome. Blood. 1998; 91: 3623-9.
41) Simone JV, Cornet JA, Abildgaard CF. Acquired von Willebrand's syndrome in systemic lupus erythematosus. Blood. 1968; 31: 806-12.
42) Casonato A, Sponga S, Pontara E, et al. von Willebrand factor abnormalities in aortic valve stenosis: Pathophysiology and impact on bleeding. Thromb Haemost. 2011; 106: 58-66.
43) Budde U, Scharf RE, Franke P, et al. Elevated platelet count as a cause of abnormal von Willebrand factor multimer distribution in plasma. Blood. 1993; 82: 1749-57.
44) Budde U, Schaefer G, Mueller N, et al. Acquired von Willebrand's disease in the myeloproliferative syndrome. Blood. 1984; 64: 981-5.
45) van Genderen PJ, Budde U, Michiels JJ, et al. The reduction of large von Willebrand factor multimers in plasma in essential thrombocythaemia is related to the platelet count. Br J Haematol. 1996; 93: 962-5.
46) van Genderen PJ, Prins FJ, Lucas IS, et al. Decreased half-life time of plasma von Willebrand factor collagen binding activity in essential thrombocythaemia: normalization after cytoreduction of the increased platelet count. Br J Haematol. 1997; 99: 832-6.
47) van Genderen PJ, Leenknegt H. Normal binding of plasma von Willebrand factor to platelets in essential thrombocythemia. Am J Hematol. 1999; 61: 153-4.
48) Lopez-Fernandez MF, Lopez-Berges C, Martin R, et al. Abnormal structure of von Willebrand factor in myeloproliferative syndrome is associated to either thrombotic or bleeding diathesis. Thromb Haemost. 1987; 58: 753-7.

〈松下 正〉

F 血液凝固線溶因子の異常

1 凝固因子欠損

　内因系凝固因子である第Ⅷ因子（FⅧ），FⅨ，FⅪ，FⅫ，プレカリクレイン（PK），高分子キニノゲン（HWMK）の各凝固因子欠損症（欠乏症と異常症を含む）はaPTTのみ延長し，外因系凝固因子であるFⅦの欠損症はPTのみ延長する．aPTTとPTの延長と，1）フィブリノゲン正常では，共通系因子であるFⅡ，FⅤ，FⅩの各因子欠損症やビタミンK欠乏症，抗凝固薬投与（ワルファリンなど）の凝固因子複合欠損症を，2）フィブリノゲン低下ではフィブリノゲン欠損症や凝固因子複合欠損症，線溶亢進を考える．また，von Willebrand病はFⅧ活性も低下するためaPTTは延長する．ビタミンK欠乏症ではPTの方がaPTTより先に延長し，ヘパリン投与時はaPTTがPTより先に延長する．なお，FⅫ，PK，HWMK欠損症は，aPTTは著明に延長するが出血症状は呈しないため，治療を要しない．

　凝固因子欠損が疑われる場合，まず欠損が疑われる因子活性を測定する．例えば，出血症状を有する患者でaPTTのみ延長を示す時はFⅧ，FⅨ，FⅪ活性を測定する．さらにこの原因が"凝固因子欠損なのか？　インヒビター（抗体）なのか？"の鑑別に，患者血漿と正常血漿を混和して延長したaPTTが補正されるかを調べる（交差補正試験）．因子欠損では，等量混和で正常値近くに補正されるが，インヒビターでは補正されない．また因子欠損が，合成障害と消費亢進（DICなど）の区別を要することもある．凝固因子に対するインヒビターの存在を疑う時はインヒビター活性（Bethesda法）を測定する．

a. 血友病A（古典的血友病，先天性第Ⅷ因子欠損症）

　第Ⅷ因子（FⅧ）の量的・質的異常によるX連鎖劣性遺伝の先天性凝固障害症である．患者は通常男性で，女性は保因者となる．女性血友病はきわめてまれである．孤発例も約半数に見られる．本邦患者数は約4,500人である．*FⅧ*遺伝子はX染色体長腕上にあり，本症の遺伝子異常は欠失や点変異，挿入，逆位など多岐にわたるが，イントロン22の逆位は重症型の約40％にみられる．トロンビンにより活性化されたFⅧは血小板膜上で活性型FⅨと複合体を形成し，FX活性化を著しく促進させるため，FⅧの量的質的低下の本症では著しい出血傾向を示す．

　臨床的重症度はFⅧ活性レベルとよく相関し，＜1％は重症，1～5％は中等症，＞5～＜40％は軽症に分類される．重症型では乳児期後半から四肢や臀部等に血腫を伴う皮下出血が反復出現するが，幼児期以降は関節や筋肉内の深部出血が多くみられる．大関節に多く，同一関節に出血を反復して関節変形と拘縮をきたし血友病性関節症に至る．口腔内や消化管出血，血尿もみられ，頭蓋内や腹腔内出血の重篤出血も起こりえる．検査はPT正常，aPTT延長を示し，確定診断はFⅧ：C＜

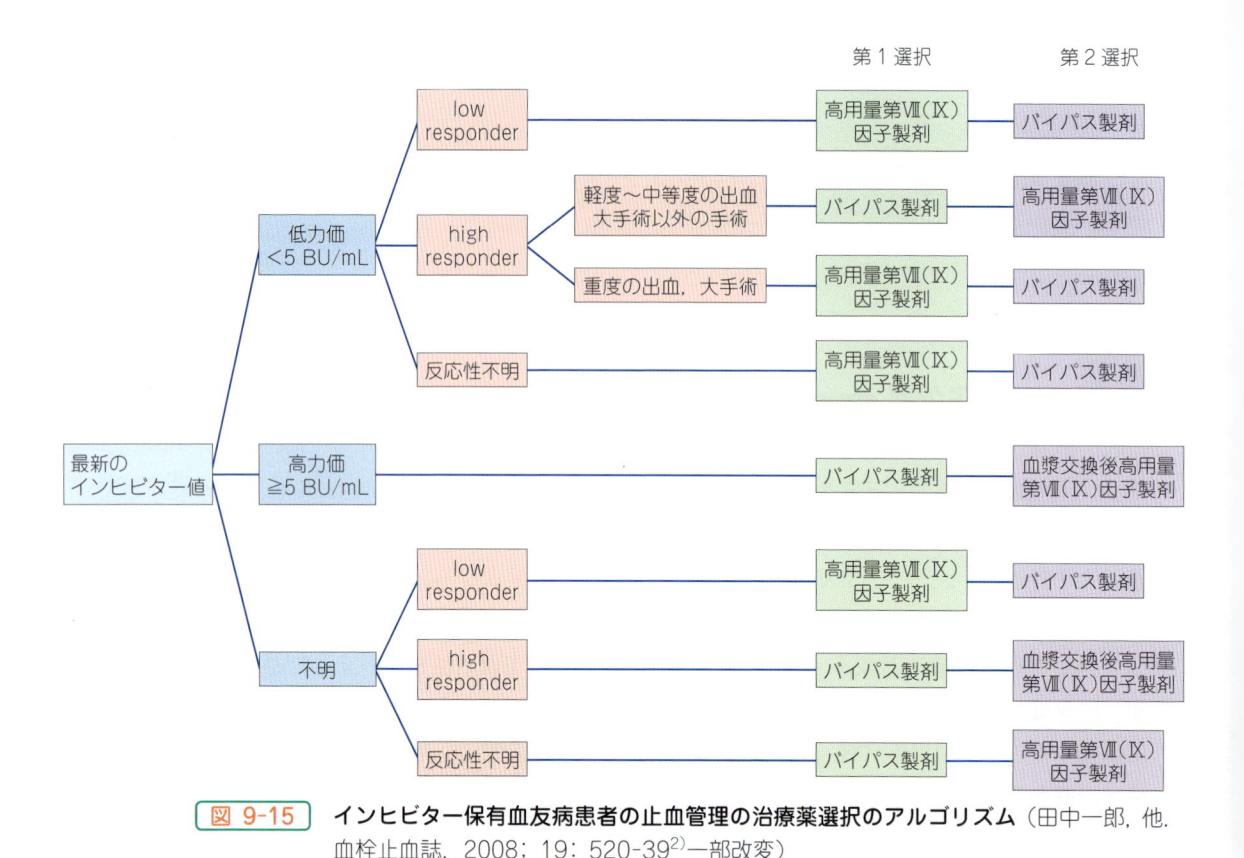

図 9-15 インヒビター保有血友病患者の止血管理の治療薬選択のアルゴリズム（田中一郎, 他. 血栓止血誌. 2008; 19: 520-39[2]一部改変）

40％，von Willebrand 因子（VWF）活性および抗原量が正常であることでなされる．他の凝固因子の低下を伴わない．症例に応じて，FⅧ抗原量の定量や遺伝子解析が必要となる．

治療は FⅧ製剤による補充療法が基本である．FⅧ製剤には，血漿由来（クロスエイト M®）と遺伝子組換え（コージネイト FS®，アドベイト®），血漿由来 FⅧ/VWF 複合体（コンファクト F®）がある．FⅧ製剤 1 U/kg 投与で FⅧ活性は約 2％上昇するため，出血部位や程度に応じて目標 FⅧレベルを設定する[1]．FⅧ血中 $T_{1/2}$＝8〜12 時間を参考に投与間隔や期間を決定する．重篤出血や手術など活性レベルを一定に維持することが必要な場合は FⅧ製剤の持続輸注療法も考慮する．定期補充療法も普及しており，患者本人または家人に対して自己注射を指導したうえで家庭療法の形で行われる．デスモプレシン® 静脈内投与は軽症もしくは中等症患者に施行されることがある．

反復する補充療法の結果，10〜30％に FⅧに対する同種抗体（インヒビター）が発生することがある．インヒビター患者の止血管理はバイパス止血療法または中和療法が行われる（図 9-15）[2]．バイパス止血製剤として活性型プロトロンビン複合体製剤（ファイバ®）または遺伝子組換え活性型 FⅦ（ノボセブン®）製剤を使用する．中和療法とは，血中に存在するインヒビターを中和し，さらに止血レベルに達する大量の FⅧ製剤を投与する．近年，インヒビター保有患者に FⅧ製剤を繰り返し投与することで免疫寛容状態に導入し，インヒビター力価を低下〜消失させる免疫寛容導入療法も行われている．いくつかのプロトコールが試みられ，60〜80％の成功率である．

b. 血友病 B（先天性第Ⅸ因子欠損症）

FⅨの量的質的異常により発症する血友病 B は，遺伝形式や臨床症状は血友病 A とほぼ同じである．頻度は血友病 A の約 1/5 で，遺伝子異常は点変異が圧倒的に多く（＞90％），うち約 70％はミスセンス変異である．なお，FⅨは正常児でも新生児〜乳児期は低値を示す．治療は FⅨ製剤による補充療法であり，FⅨ製剤は献血血漿由来（ノバクト M®，クリスマシン M®），遺伝子組換え（ベネフィクス®）がある．なお，FⅨ製剤 1 U/kg 投与で FⅨ活性は約 1％上昇し，FⅨの血中 $T_{1/2}$＝18〜24 時間である．

c. 第Ⅻ因子，プレカリクレイン，高分子キニノゲンの先天性欠損

いずれも常染色体性劣性遺伝で，aPTT は著明に延長するが，出血症状は起こらない．治療は基本的には不要である．

d. その他の凝固因子欠損

フィブリノゲン，FⅡ，FⅤ，FⅦ，FⅩ，FⅪ，FⅩⅢの先天性欠損症は，まれな常染色体性劣性遺伝疾患であり，症状の軽重はあるものの出血性素因となる．出血時の止血管理は，凝固因子製剤（フィブリノゲン，FⅦ，FⅩⅢ）ないし凍結血漿輸注を行う．FⅩⅢ欠損症は，PT，aPTT，および出血時間は正常であるため，診断は FⅩⅢ活性を測定する．フィブリノゲンの分子異常症である異常フィブリノゲン血症（dysfibrinogenemia）は，無症状（50％）か出血傾向を呈するものが多いが，血栓傾向もしばしば認められる．

e. ビタミン K 欠乏症（vitamin K deficiency）

ビタミン（V）K の 1 日必要量（目安量）は約 1 μg/kg であり，食品からの摂取以外に腸内細菌が VK_2 を作るため，通常 VK 欠乏を起こすことはない．しかし，長期間の広域抗生物質投与により腸内細菌が死滅して VK 欠乏を呈することがある．また抗生物質自身が VK 代謝の還元酵素を阻害して，VK の再利用を妨げることもある．その他，閉塞性黄疸で胆汁うっ滞があると，脂溶性 VK は吸収されにくい．そのため，VK 依存性凝固因子は失活し，血液凝固が障害されて出血傾向をきたす．検査は PT がまず延長し，高度欠乏では aPTT も延長するが，VK 投与にて正常化する．VK は食物では緑黄野菜，納豆，クロレラなどに多く含まれる．ワルファリン投与は，VK 代謝での還元酵素を阻害させて VK 欠乏と同様の状態になるため，静脈血栓症，心房細動，人工弁装着患者の抗血栓療法に使用されるが，過量投与による易出血性に注意する．

生後 2〜3 日目に突然出血傾向を呈し，大量の腸管出血による血便を認めることがある（新生児メレナ）．ときに脳内出血をきたすこともある．新生児では VK 依存性凝固因子が少なく，それが高度な時に生ずるとされる．母乳栄養児に多い．原因としては，母体の VK 欠乏，新生児の肝機能不全，腸内細菌の欠如などが推定される．新生児には予防的に VK の投与が行われている．

f. 慢性肝実質障害

多くの凝固因子は肝臓で合成されるので，肝臓での蛋白合成障害が病態にある疾患（肝硬変など）

では，複数の凝固因子欠乏が起こる．また，肝細胞は VK 依存性凝固因子を活性含有蛋白に変換するため，重度の肝実質障害はこれらの因子活性が低下して VK 欠乏症と同様の病態になる．この場合は VK を投与しても効果がない．出血時の止血管理は凍結血漿を用いた凝固因子補充を行う．

g. 後天性フィブリノゲン欠乏症

フィブリノゲン欠乏または低下の多くは後天性に起こる．急激な急性肝障害による合成障害や，多くは DIC における消費亢進または線溶亢進としてみられる．

h. 後天性血友病

FⅧに対する自己抗体（インヒビター）が出現して内因性 FⅧが低下して重篤な出血症状を呈する．発生頻度は年間約 1.5 人/100 万人で，20〜30 歳台と 70 歳台が多い．基礎疾患合併例が多い．なかでも膠原病と悪性腫瘍が多く，糖尿病や分娩後にも認められる．死亡率は高く，迅速な診断と適切な止血および免疫学的治療が必要である．

先天性血友病と異なり，皮下・筋肉内出血が多く，関節内出血はまれである．消化管や口腔内の粘膜出血も多い．皮下や筋肉内出血は広範囲にわたり，重篤な貧血をきたしやすい．広範な筋肉内出血でのコンパートメント症候群の危険性もある．一方，軽度の出血症状もみられ，約 3 割は治療を要さない．FⅧ活性の低下が本態である．延長した aPTT は正常血漿との混合では補正されない（交差混合試験）．鑑別として lupus anticoagulant がある．最終診断は，抗 FⅧインヒビターの検出である．高抗体力価では，見かけ上他の内因系凝固因子活性も低下するので注意を要する．なお，インヒビター力価は FⅧ活性と同様，病勢の強さの指標とはならない．

治療はインヒビター消失を図る免疫学的治療が主体であり，止血治療の対象は重度の出血症状である[3]．止血管理はバイパス止血療法が第 1 選択となる．バイパス止血製剤は，活性化プロトロンビン複合体製剤（ファイバ®）と遺伝子組換え活性型 FⅦ製剤（ノボセブン®）がある．どちらの製剤が有効であるかのエビデンスはなく，各製剤の特性を考慮して選択する．診断後すぐに免疫抑制療法も開始する（図 9-16）．第 1 選択は，プレドニゾロン（PSL）単独療法である．強力な免疫抑制を要する場合は PSL＋シクロホスファミド併用療法も考慮する．aPTT，FⅧ活性，インヒビター力価を週 1 回測定し，開始 4〜6 週後も低下しない場合は薬剤の追加や変更を考慮する．リツキシマブは他の治療と比べ早期の完全寛解が期待されている．投与量は 375 mg/m^2/回を 1 週毎の計 4 回投与する報告が多いが，保険適応は認められていない．

2 線溶亢進

線溶系亢進による出血傾向では，フィブリン分解産物（FDP）やプラスミン-α_2プラスミンインヒビター複合体（PIC）の増加が見られる．DIC や血栓症では，フィブリン形成後の二次線溶が多いため，FDP と同等に D ダイマー含有フィブリン分解産物（D ダイマー）の上昇がみられる．一方，FDP 上昇に比して D ダイマー上昇がみられない場合（乖離）は，フィブリノゲン分解による一次線溶が生じている．一次線溶はまれであるが，プラスミノゲンアクチベーター（PA）を多く含む子宮，卵巣，前立腺，腎，肺等の手術や損傷時に起こることがある．線溶亢進を認める時，まず DIC

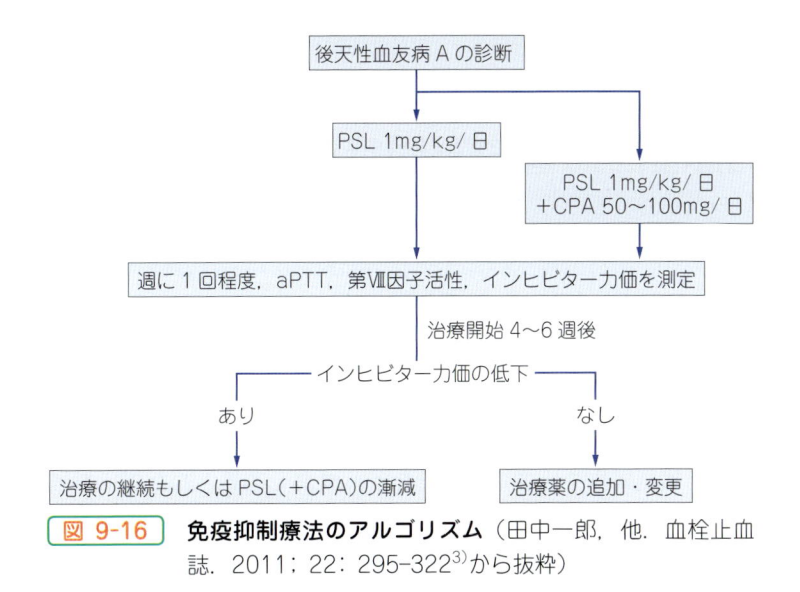

```
                    ┌─────────────────────┐
                    │ 後天性血友病 A の診断 │
                    └──────────┬──────────┘
                    ┌──────────┴──────────┐
            ┌───────────────┐   ┌──────────────────────┐
            │ PSL 1mg/kg/日 │   │ PSL 1mg/kg/日        │
            └───────┬───────┘   │ +CPA 50〜100mg/日    │
                    │           └──────────┬───────────┘
                    └──────────┬───────────┘
          ┌─────────────────────────────────────────┐
          │ 週に 1 回程度，aPTT，第Ⅷ因子活性，インヒビター力価を測定 │
          └────────────────────┬────────────────────┘
                         治療開始 4〜6 週後
                    ┌──────────┴──────────┐
                    インヒビター力価の低下
                 あり                    なし
          ┌──────────────────────────┐  ┌─────────────────┐
          │ 治療の継続もしくは PSL（+CPA）の漸減 │  │ 治療薬の追加・変更 │
          └──────────────────────────┘  └─────────────────┘
```

図 9-16 免疫抑制療法のアルゴリズム（田中一郎，他．血栓止血誌．2011；22：295-322[3]）から抜粋）

や血栓症の有無を検索する．原因不明の線溶亢進例は，プラスミンインヒビター（PI）やプラミノゲンアクチベーターインヒビター（PAI）活性の低下，tPA や uPA 活性の増加も調べる．なお，線溶系因子の先天性異常はきわめてまれである．PI および PAI-1 欠損症はきわめてまれな常染色体劣性遺伝疾患で，注射針刺入部や手術創部から止血後，再度出血する"後出血"を呈する．出血時は抗線溶薬投与が有効である．先天性 PI や PAI-1 欠損症では，血管内凝固や PA 増加などの病的状態が起きない限り，FDP や PIC の増加はみられない．

■文　献
1）松下　正，天野景裕，瀧　正志，他．インヒビターのない血友病患者の急性出血，処置・手術における凝固因子補充療法のガイドライン．血栓止血誌．2008；19：510-9.
2）田中一郎，天野景裕，瀧　正志，他．インヒビター保有先天性血友病患者に対する止血治療のガイドライン．血栓止血誌．2008；19：520-39.
3）田中一郎，天野景裕，松下　正，他．後天性血友病 A 診療ガイドライン．血栓止血誌．2011；22：295-322.

〈野上恵嗣〉

G 播種性血管内凝固症候群

a. 病態と診断

播種性血管内凝固（DIC）は，全身の血管内において持続的に凝固線溶系が活性化され，結果的に多発微小血栓による臓器障害や出血症状をきたす症候群である．わが国における DIC 患者数は 73,000 人/年であるが，臓器障害を示唆するような臨床症状が出現すると予後はきわめて不良である（死亡率 56%）．DIC の診断は，基礎疾患の病状を確認し，診断基準にあげられている凝固線溶系の異常を表す各種検査項目を測定することにより診断可能となる（図 9-17, 18）[1]．また基礎疾患の種類によって DIC の病態は大きく異なるので，その病態が凝固優位か線溶優位かの違いによって，治療方針も異なってくる．さらに最近は，このような従来の概念に加え，全身性炎症反応（SIRS）に関連する凝固障害を含めた広範な疾患概念として DIC を捉える傾向もある[2]．したがって DIC では，炎症性サイトカインやケモカイン，さらには凝固促進物質であるマイクロパーティクル（MP）や，核内物質で細胞の障害によって血中に遊離してくる high mobility group box protein 1（HMGB1）なども病態に深く関わっていると考えられる[3,4]．

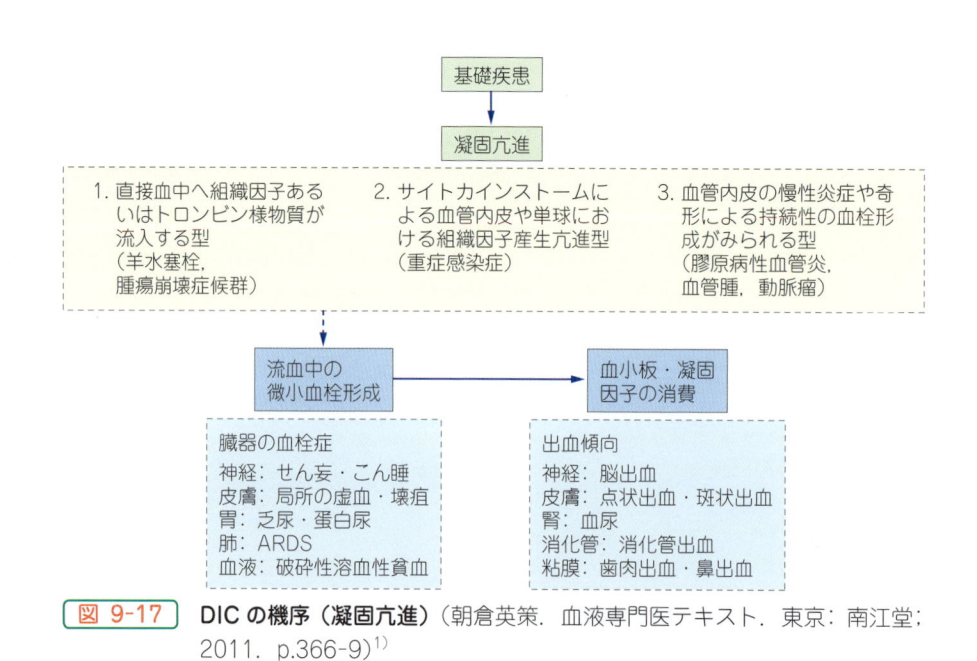

図 9-17 DIC の機序（凝固亢進）（朝倉英策．血液専門医テキスト．東京：南江堂；2011. p.366-9）[1]

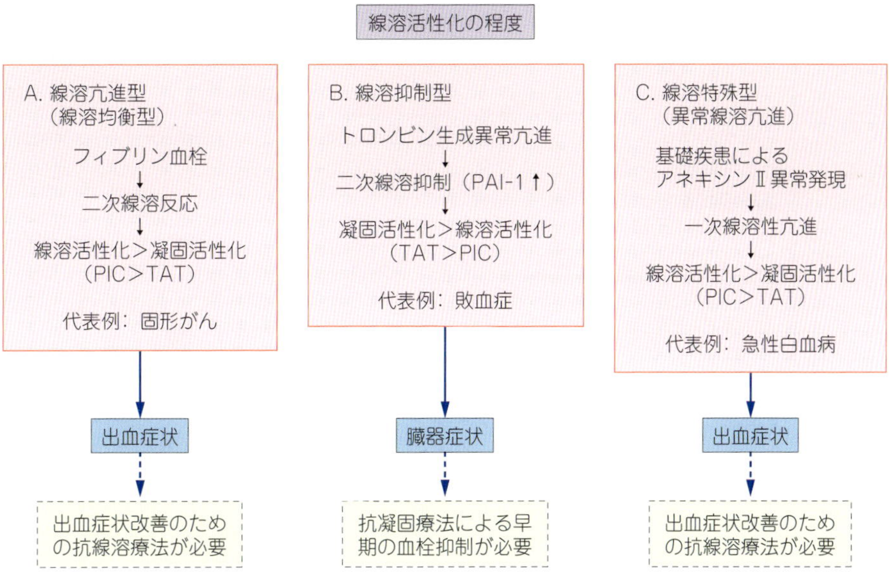

G ● 播種性血管内凝固症候群

```
                          線溶活性化の程度

  A. 線溶亢進型              B. 線溶抑制型              C. 線溶特殊型
    （線溶均衡型）                                      （異常線溶亢進）
         ↓                 トロンビン生成異常亢進       基礎疾患による
    フィブリン血栓                  ↓                  アネキシンⅡ異常発現
         ↓                 二次線溶抑制（PAI-1↑）             ↓
    二次線溶反応                    ↓                  一次線溶亢進
         ↓                 凝固活性化＞線溶活性化              ↓
    線溶活性化＞凝固活性化         （TAT＞PIC）            線溶活性化＞凝固活性化
      （PIC＞TAT）                                        （PIC＞TAT）

   代表例：固形がん          代表例：敗血症              代表例：急性白血病

         ↓                       ↓                          ↓
      出血症状                 臓器症状                    出血症状
         ↓                       ↓                          ↓
   出血症状改善のため       抗凝固療法による早         出血症状改善のため
   の抗線溶療法が必要       期の血栓抑制が必要         の抗線溶療法が必要
```

図 9-18 DIC の機序（線溶亢進）（朝倉英策. 血液専門医テキスト. 東京：南江堂; 2011. p.366-9)[1]

1）DIC の診断

現在広く用いられている DIC の診断基準は，日本の厚生労働省の DIC の診断基準，国際血栓止血学会・科学的標準化委員会の overt-DIC，日本救急医学会の急性期 DIC 診断基準の 3 つである（表9-10)[1]．いずれも，基礎疾患と臨床症状および検査所見を参考にして診断を進めるが，特発性血小板減少性紫斑病（ITP），血栓性血小板減少性紫斑病（TTP），溶血性尿毒症症候群（HUS）などの血小板減少をきたす疾患をまず除外することにより，DIC の診断が可能となる．具体的には，ITP は凝固系の異常を伴わないことから，また TTP は破砕赤血球の存在や ADAMTS13 の測定から除外される．さらに，HUS は腎機能の検査から除外が可能である．その後，凝固線溶系の検査の結果，異常が確認されたときに DIC の診断となる．DIC の臨床的な終末像はおおむね同じであるが，そこに至る過程は様々である．例えば，感染症による DIC と白血病でみられる DIC では，発症のメカニズムや病態は大きく異なっている[5]．感染症型 DIC では，SIRS の病態が中心的な役割を果たし，組織因子の発現増加に伴う凝固活性の亢進へと進展する．一方，白血病型の DIC では強度の線溶亢進に依存した著しい出血傾向をきたすという臨床上の特徴をもっている．したがって，それぞれの基礎疾患を有する患者での診断基準をもとに正確に DIC の病型を決定することが，DIC の診療を進めるうえにおいてきわめて重要な点である．

2）高サイトカイン状態の DIC

手術や生体の組織障害あるいは感染症などの際には，主として組織壊死因子（TNF）-α やインターロイキン（IL）-1β 等の炎症性サイトカインが産生され，これにより SIRS の状態が引き起こされる．炎症性サイトカインは，また単球・マクロファージ，好中球，血管内皮細胞に組織因子の発現を誘導し[6]，さらに組織因子は活性化第Ⅶ因子および X 因子と複合体を形成しつつトロンビンを生成する．生成されたトロンビンは，血小板，内皮細胞，血管平滑筋細胞などに存在するトロンビ

表 9-10 DICの診断基準（朝倉英策. 血液専門医テキスト. 東京: 南江堂; 2011. p.366-9)[1]

	厚生労働省 DIC 診断基準	ISTH overt-DIC 診断基準	急性期 DIC 診断基準
基礎疾患, 臨床症状	基礎疾患あり: 1点 出血症状あり: 1点 臓器症状あり: 1点	基礎疾患は必須項目	基礎疾患は必須項目
血小板数 ($\times 10^4/\mu L$)	>8, ≦12: 1点 >5, ≦8 : 2点	5～10: 1点 <5 : 2点	≧8, <12 or 30%以上減少/24時間: 1点 <8, or 50%以上減少/24時間: 3点
フィブリン分解 産物	FDP（$\mu g/mL$） ≧10, <20: 1点 ≧20, <40: 2点 ≧40 : 3点	FDP, Dダイマー, SF 中等度増加: 2点 著明増加 : 3点	FDP（$\mu g/mL$） ≧10, <25: 1点 ≧25 : 3点
フィブリノゲン (mg/dL)	>100, ≦150: 1点 ≦100 : 2点	<100: 1点	
PT	PT比 ≧1.25, <1.67: 1点 ≧1.67 : 2点	PT秒 3～6秒延長: 1点 6秒以上延長: 2点	PT比 ≧1.2: 1点
DIC診断	7点以上 （白血病群では, 出血症状と血小板数を除いて4点以上）	5点以上 （白血病群には適応できない）	4点以上 （白血病群には適応できない）

ン受容体（PAR-1）を活性化し，それを介したシグナルは，これらの細胞からのMP生成を誘導する[7]．やがてこれらは，凝固線溶系の異常を増幅しながらDICの状態へと進んでいく．このように，過剰な炎症性サイトカインの生成は，MPに依存した過剰凝固の危険性を秘めている[4]．従来血管内皮細胞上に発現しているトロンボモジュリン（TM）のレクチン様ドメインは，直接的に抗炎症作用にかかわっているが，炎症性サイトカインが血管内皮細胞上のTMの発現を抑制し，さらに内皮細胞障害によって血中に遊離した可溶型TMは好中球エラスターゼによって分解が促進される[8]．したがって，DICやSIRSの状態では，TMが質的量的に機能低下の状態に陥っている．

　高サイトカイン血症を伴ったSIRSにおいては，過剰免疫反応や組織障害が引き起こされているが，その原因として最近最も注目されている物質がHMGB1である[3]．HMGB1は核内に豊富に含まれる蛋白質であり，核内でDNAと結合してNF-κBなど様々な転写因子の活性を間接的に調節している．細胞が壊死に陥ると，HMGB1は細胞外に放出され炎症反応を促進するという新たな役割を果たすことになる[3]．この際，HMGB1は血管内皮細胞上に存在する後期糖化代謝産物受容体（RAGE）やToll受容体に反応し，接着分子の発現を誘導するとともにケモカインの産生を介して好中球や単球の遊走を促し，結果的に炎症・免疫担当細胞を障害局所へと誘導する．また刺激あるいは活性化を受けた細胞からは，それぞれの細胞に由来するMPも生成される．HMGB1は障害局所においては組織修復や感染防御として重要な役割を果たすが，全身を循環すると炎症反応に基づく凝固線溶異常が過剰に拡大しDICを基盤とした臓器障害を誘導することとなる[9]．前述のようにTMのレクチンドメインは，HMGB1を吸着することによる阻害作用によって，抗炎症作用を示すこと

表 9-11	DIC の一般的治療

1. 基礎疾患の治療
2. 抗凝固療法
　　ヘパリン：未分画ヘパリン，低分子ヘパリン（フラグミン®）
　　ヘパリノイド（オルガラン®）
　　合成低分子セリンプロテアーゼ阻害薬（FOY®，フサン®）
　　トロンボモジュリン（リコモジュリン®）
3. 補充療法
　　濃厚血小板：PC（platelet concentrate）
　　新鮮凍結血漿：FFP（fresh frozen plasma）
　　濃縮 AT 製剤：AT Ⅲ（ノイアート，アンスロンビン P，ノンスロン）

が判明している．

b. 治療方針

1）DIC 基礎疾患の治療と全身管理

　DIC の治療を開始する際には，まずは出血症状の程度・範囲を詳細に診察する．例えば，表在性出血か深部出血かを慎重に考慮しながら，さらなる出血傾向のリスクがないかどうかを確認すべきである．また患者の常用薬の影響も考慮すべきであり，抗血小板薬（バイアスピリンなど）や抗凝固薬（ワーファリンなど）を服用していないかを確認する必要がある．さらに DIC を起こしやすい基礎疾患の存在を想定するとともに，過去の出血症状の既往の確認も重要である．すなわち，今回初めて出現したのか，あるいは幼少時からそのような症状を繰り返しているかどうかなどを確認すべきである．

　DIC の一般的治療は，表 9-11 に示すようなものであるが，まずはアンチトロンビン（AT）Ⅲの測定を行い，60％以下の低下がみられれば，アンチトロンビン製剤の使用を試みる．その後の治療の選択は，抗凝固療法が主体となるが，病型によっては抗線溶療法も実施する．血小板減少が著しく，重要臓器の出血が危惧される場合は血小板輸血も考慮し，また凝固因子の減少が著しい場合，特にフィブリノゲンが著明に低下している場合は，新鮮凍結血漿の投与を考慮すべきである．

2）抗凝固薬

a）未分画ヘパリン（UFH）

　最も標準的な DIC 治療薬である．アンチトロンビンに依存した抗トロンビン活性があり，強力な抗凝固作用を示すが，出血の合併症を高頻度に伴う．

b）低分子ヘパリン（LMWH）

　抗 Xa 活性が強く，抗トロンビン活性が軽度であり，血小板に対する影響も少ないため出血の危険性が少ない．LMWH は，悪性腫瘍に発生する DIC や抗炎症作用を要求される DIC に有効である．

c）ダナパロイドナトリウム（オルガラン®）

　ヘパラン硫酸を主成分とする血液凝固阻止薬であり，アンチトロンビンを介して抗凝固活性を発揮する．オルガラン® は Xa 活性への選択性が強く，出血の危険性が少ない．オルガラン® は，敗血

表 9-12　造血器疾患における DIC—機序による分類

1. 白血病細胞によるもの：アネキシン II 発現，組織因子の放出
2. 腫瘍崩壊によるもの：組織因子の放出
3. 感染症によるもの：エンドトキシン遊離，高サイトカイン血症
4. 幹細胞移植によるもの：高サイトカイン血症

症性 DIC に対する治療薬として有用である．

d）メシル酸ガベキサート（FOY®）

アンチトロンビン非依存性に作用し，出血症状の増強・惹起性がない．また，白血球に対する抗 Xa 炎症作用も認められる．FOY® は，線溶亢進型・出血型 DIC に対して特によい適応である．

e）アンチトロンビン

血管内皮に結合すると内皮機能を調節し，敗血症における組織微小循環障害の原因となる微小血栓形成や血管内皮細胞障害を緩和すると考えられている．感染症を基礎疾患とした DIC に対して有効である可能性がある．

f）活性型プロテイン C（APC）

生理的に重要な抗凝固物質の 1 つである．また，抗凝固作用以外の生物学的作用として，抗炎症作用を有している．APC は，白血病などに伴う DIC に有効であることが報告されている．

3）トロンボモジュリン療法

最近臨床の場に登場してきた新しい DIC 治療薬であるリコンビナントトロンボモジュリン（rTM）は，これまでにないいくつかの新しい特徴を備えている．すなわち直接的なトロンビン不活化作用に加えて，プロテイン C を活性化することによる抗凝固作用を示す．さらに，トロンビン活性化線溶阻害因子（TAFI）の活性化によって過剰な線溶亢進を制御し，HMGB1 を不活化することによって抗炎症作用を発揮する．rTM は，これらの特徴を武器として多くのタイプの DIC に対する有効性が期待されている[10]．

a）造血器疾患関連 DIC に対する rTM 療法

造血器疾患における DIC は，発症機序によって表 9-12 のように分類することができる．著者らは，造血器腫瘍に合併した DIC 患者 45 例に対する rTM 療法の結果を報告している[11]．内訳は，非急性白血病症例 30 例および急性白血病症例 15 例である．血小板数，C 反応性蛋白（CRP）はいずれの群においても治療後に有意な改善がみられたが，特に CRP は非急性白血病群において顕著であった．プロトロンビン時間（PT）・活性化部分トロンボプラスチン時間（APTT）も治療後に有意に改善したものの，両群の間で相違はみられなかった．一方，フィブリノゲンは両群で異なった動きを示した．すなわち，非急性白血病群では治療後に低下したのに対し，急性白血病群では治療後に上昇傾向を示した．しかしいずれの群も，治療後にフィブリノゲンはほぼ正常範囲内に回復した．またフィブリノゲン・フィブリン分解産物（FDP），D ダイマーおよび AT に関しても，いずれの群も治療後に有意な改善が認められた．血小板数の改善に関しては，rTM 投与前に比べて投与後に血小板数が 1 万/μL 以上増加した症例が，非急性白血病群では 30 例中 16 例（53.3％），急性白血病群では 15 例中 12 例（80.0％）で，両群を平均すると 62.2％であった．一方，出血症状に関して

表 9-13 造血器疾患関連 DIC における HMGB1 と各種マーカーとの相関性（Nomura S, et al. Platelets. 2011; 22: 396-7)[11]

Analysis	univariate β	univariate p value	multivariate β	multivariate p value
Age (years)	0.0533	0.21824		
PLT (×10⁴/μL)	−0.0395	0.25213		
WBC (/μL)	−0.0240	0.30808		
PT (%)	−0.1125	0.04915*	−0.0784	0.34423
APTT (sec)	0.0037	0.74391		
Fbg (mg/dL)	0.4396	0.00014*	0.3251	0.00251*
FDP (mg/dL)	−0.0654	0.23196		
D ダイマー (mg/dL)	−0.0356	0.37801		
ATⅢ (mg/dL)	−0.0034	0.78381		
LDH (mg/dL)	0.1702	0.31774		
CRP (mg/dL)	0.6506	<0.00001*	0.4366	0.00007*
PDMP (U/mL)	0.3971	0.00049*	0.2182	0.00892*
sCD40L (ng/mL)	0.4826	0.00004*	0.3378	0.00076*
IL-6 (pg/mL)	0.6278	<0.00001*	0.4781	0.00005*
TNF-α (pg/mL)	0.4303	0.00019*	0.3145	0.00354*
RANTES (ng/mL)	0.3896	0.00062*	0.2813	0.00976*
MCP-1 (pg/mL)	0.2295	0.03615*	0.1588	0.18773

β: standardized regression coefficients
*統計的に有意差あり. univariate: 単変量解析, multivariate: 多変量解析

は，rTM 投与前に紫斑・出血斑・その他の出血症状がみられた症例に限定すると，非急性白血病群では 13 例中 8 例（61.5％），急性白血病群では 11 例中 8 例（72.7％）であり，両群を平均すると 66.7％であった．このように，重症症例の多い造血器腫瘍患者の DIC に対する rTM の臨床的な治療効果は，著者らの使用経験ではまずまずの成績であった．さらに，これら造血器腫瘍患者を対象に，HMGB1 とサイトカイン・ケモカインを測定したところ，これらの測定値に有意な相関関係がみられ，造血器腫瘍 DIC においては，HMGB1 が重要な役割を果たしていると考えられた（表 9-13)[11]．また rTM 療法により，HMGB1 を含めサイトカイン・ケモカインの有意な改善が観察された（表 9-14)[11]．

b）造血器疾患関連以外の DIC に対する rTM 療法

造血器疾患関連以外の DIC の代表である固形がんや敗血症性 DIC では，AT の消費と TM などの内皮障害マーカーの上昇がみられることが多い．これらの結果は，凝固優位型の DIC すなわち凝固亢進状態に依存した内皮機能の破綻を意味し，膜型 TM は事実上機能不全に陥っていると考えられる．したがって，これらの状態では rTM の有効性が示唆される．従来，敗血症性 DIC では AT 製剤の補充と抗凝固薬としてのヘパリンの投与が治療の中心であった．しかしながら，rTM を使用した難治性 DIC ケースにおいても，血小板数や AT の改善をきたす症例が多く認められており[10]，凝固優位型の DIC においても AT 値の結果次第では，早期から rTM を用いる方が有用であるケースもあると考えられる．

表 9-14　rTM療法前後における各種マーカーの改善性
(Nomura S, et al. Platelets. 2011; 22: 396-7)[11]

	recomodulin treatment before	recomodulin treatment after	p value
Fibrinogen (mg/dL)	287±141	251±105	0.120189
CRP (mg/dL)	9.38±10.61	3.23±3.63	0.000305*
PDMP (U/mL)	19.9±9.1	11.7±4.1	0.000027*
sCD40L (ng/mL)	3.45±1.78	2.00±1.17	0.000015*
IL-6 (pg/mL)	242±273	43±49	0.000049*
TNF-α (pg/mL)	119±79	57±43	0.000007*
RANTES (ng/mL)	92.6±27.4	67.3±16.4	0.000027*
HMGB1 (ng/mL)	26.3±23.9	12.1±12.7	0.000131*

statistical analysis exhibit "before rTM" vs "after rTM": *$p<0.001$
*：統計的に有意差あり

c. その他

　造血器腫瘍患者を救命する重要な手段の1つとして，造血幹細胞移植があげられるが，移植後の合併症がその治療成績を大きく左右するという問題点がある．著者は，造血幹細胞移植後の合併症を表すキーワードとして"SIGHT"を提唱している．これは，表 9-15 に示すように移植後の5つ合併症の頭文字をとったものである．なかでも，VODとTMAは止血凝固系の異常が大きく関与した病態である．著者らは，造血幹細胞移植後の高サイトカイン状態に起因する臓器障害であるVODやTMAにおいてMPが著明に増加していることを以前に報告している[12-14]．MPがSIRSやDICにおける臓器障害においても重要な役割を果たしていることを考慮するとこれらは実に興味深い結果である．移植後の合併症に対するrTMの有効性に関しては，最近いくつか報告されている[15-17]．いずれも移植後DIC状態になった患者を対象としているが，このうちVODと生着症候群をきたした症例においては，rTM投与による著明な体重増加抑制効果が認められ，rTMは毛細血管漏出阻害作用を有する可能性が示唆されている[15,17]．先に述べたように，造血幹細胞移植後は高サイトカイン状態に起因するMPの増加が著明であるが，HMGB1もまた著明に増加している[18]．また以前の著者らの報告では[14]，造血幹細胞移植後はヘパリンを投与しているにもかかわらず，sE-selectinやsVCAM-1などの内皮障害マーカーの増加が著明であった．しかし，rTM投与例ではこれらのマーカーの上昇はまったくみられなかった（表 9-16）[18]．最近，内皮障害マーカーの増加がVODの予知因子になることが報告されているが[19]，著者らの結果はrTMのVODに対する予防効果を示唆している．

おわりに

　DICの病態・診断・治療に関して，最近の知見を紹介した．rTMの登場により，しばらく進展がみられなかったDICの治療法に大きな転換期が訪れた．また，著者らが提唱している"SIGHT"に関しても，今後はrTMの有効症例の解析ならびに作用メカニズムの解明が必要となってくる．DIC

G● 播種性血管内凝固症候群

表 9-15 "SIGHT"の概念

"SIGHT"（サイト）は移植の合併症の頭文字を示す．SOS（類洞閉塞症候群，別名 VOD），Infection（感染症），GVHD（移植片対宿主病），HPS（血球貪食症候群），TMA（血栓性微小血管障害症）で，SIGHT（サイト）となる．

- SOS（類洞閉塞症候群）
- INFECTION（感染症）
- GVHD（移植片対宿主病）
- HPS（血球貪食症候群）
- TMA（血栓性微小血管症候群）

表 9-16 造血幹細胞移植（HSCT）後の rTM 療法前後における血管内皮細胞障害マーカーの改善性
（Nomura S, et al. Thromb Haemost. 2011；105：1118-20）[18]

cytokine/factor	before HSCT (preconditioning)-day 7	after HSCT day 0	day 4〜7 (before rTM)	day 10〜14 (after rTM)
rTM (n=12)				
IL-6 (pg/mL)	18±5	108±57	127±39	66±22
TNF-α (pg/mL)	13±8	29±11	78±24	36±19
HMGB1 (IU/mL)	5.4±0.7	21.4±2.2	20.3±1.7	10.1±2.0
sVCAM-1 (pg/mL)	988±62	1,233±74	1,292±135	1,306±119
sE-selectin (ng/mL)	61±7	83±5	84±11	76±9
ヘパリン (n=5)				
IL-6 (pg/mL)	21±7	93±42	120±46	119±55
TNF-α (pg/mL)	12±3	25±11	69±28	71±21
HMGB1 (IU/mL)	5.1±1.2	23.6±9.9	24.5±6.7	23.7±6.2
sVCAM-1 (pg/mL)	956±63	1,173±164	1,325±124	1,602±301
sE-selectin (ng/mL)	65±10	79±12	98±21	119±30

や "SIGHT" の研究およびその臨床への rTM の貢献の今後のさらなる進展を期待したい．

■ 文 献

1) 朝倉英策．播種性血管内凝固症候群．In：日本血液学会，編．血液専門医テキスト．東京：南江堂；2011．p.366-9．
2) Taylor F, Toh CH, Hoots WK, et al. Towards definition, clinical and laboratory criteria, and a scoring system for disseminated intravascular coagulation. Thromb Haemost. 2001；86：1327-30.
3) Scaffidi P, Misteli T, Bianchi ME. Release of chromatin protein HMGB1 by necrotic cells triggers inflammation. Nature. 2002；418：191-5.
4) 野村昌作．マイクロパーティクルと DIC．Angiology Frontier. 2010；9：39-47．
5) 野村昌作．造血器腫瘍に伴う DIC に対するトロンボモジュリンの治療効果．日本検査血液学会雑誌．2010；11：235-41．
6) Shebuski RJ, Kilgore KS. Role of inflammatory mediator in thrombogenesis. J Pharmacol Exp Ther. 2002；300：729-35.
7) Nomura S, Ozaki Y, Ikeda Y. Function and role of microparticles in various clinical settings.

Thromb Res. 2008; 123: 8-23.
8) Abeyama K, Stern DM, Ito Y, et al. The N-terminal domain of thrombomodulin sequesters high-mobility group-B1 protein, a novel anti-inflammatory mechanism. J Clin Invest. 2005; 115: 1267-74.
9) Ito T, Kawahara K, Nakamura T, et al. High-mobility group box 1 protein promotes development of microvascular thrombosis in rats. J Thromb Haemost. 2007; 5: 109-16.
10) Saito H, Maruyama I, Shimazaki S, et al. Efficacy and safety of recombinant human soluble thrombomodulin (ART-123) in disseminated intravascular coagulation: results of a phase III, randomized, double-blind clinical trial. J Thromb Haemost. 2007; 5: 31-41.
11) Nomura S, Fujita S, Ozasa R, et al. The correlation between platelet activation markers and HMGB1 in patients with disseminated intravascular coagulation and hematologic malignancy. Platelets. 2011; 22: 396-7.
12) Nomura S, Ishii K, Kanazawa S, et al. Significance of elevation in cell-derived microparticles after allogeneic stem cell transplantation: transient elevation of platelet-derived microparticles in TMA/TTP. Bone Marrow Transplant. 2005; 36: 921-2.
13) Nomura S, Ishii K, Inami N, et al. Role of soluble tumor necrosis factor-related apotosis-inducing ligand concentrations after stem cell transplantation. Transplant Immunol. 2007; 18: 115-21.
14) Nomura S, Ishii K Inami N, et al. Evaluation of angiopoietins and cell-derived microparticles after stem cell transplantation. Biol Blood Marrow Transplant. 2008; 14: 766-74.
15) Ikezoe T, Togitani K, Komatsu N, et al. Successful treatment of sinusoidal obstructive syndrome after hematopoietic stem cell transplantation with recombinant human soluble thrombomodulin. Bone Marrow Transplant. 2010; 45: 783-5.
16) Sakai M, Ikezoe T, Bandobashi K, et al. Successful treatment of transplantation-associated thrombotic microangiopathy with recombinant human soluble thrombomodulin. Bone Marrow Transplant. 2010; 45: 803-5.
17) Ikezoe T, Takeuchi A, Taniguchi A, et al. Recombinant human soluble thrombomodulin counteracts capillary leakage associated with engraftment syndrome. Bone Marrow Transplant. 2011; 46: 616-8.
18) Nomura S, Ozasa R, Nakanishi T, et al. Can recombinant thrombomodulin play a preventive role for veno-occlusive disease after haematopoietic stem cell transplantation? Thromb Haemost. 2011; 105: 1118-20.
19) Cutler C, Kim HT, Ayanian S, et al. Prediction of Veno-Occlusive Disease using biomarkers of endothelial injury. Biol Blood Marrow Transplant. 2010; 16: 1180-5.

〈野村昌作〉

H 血栓症

1 血栓症と血栓性素因

外傷などで血管が破綻した場合，血液が血管外へ漏出しないように血管損傷部位ですみやかに血栓を形成する止血機構が働く．一方，生理的状況下で血管内に血栓が生じないように，また止血血栓部位でも無制限に凝固反応が進行しないように凝固阻止因子が働いている．このように生体防御反応の 1 つである止血血栓形成は，血管，血小板，凝固線溶因子およびその阻止因子で絶妙に制御されている．しかしその制御機構に異常が起こると血栓症が発症する．遺伝的に血栓傾向を示す病態は血栓性素因と呼ばれ，その多くは生理的血液凝固阻止因子であるアンチトロンビン（antithrombin：AT），プロテイン C（protein C：PC），プロテイン S（protein S：PS）などの先天性欠損症および分子異常症により引き起こされることが知られている．

2 抗血栓性の喪失—深部静脈血栓症の危険因子

従来，わが国における血栓性疾患の頻度は欧米と比較してかなり低かったが，近年の生活習慣の欧米化や高齢化社会への突入に伴い，確実に増加傾向にある．血栓性疾患のなかでも深部静脈血栓症（deep vein thrombosis：DVT）とそれに起因する肺血栓塞栓症（pulmonary thromboembolism：PTE）は，血液凝固能の亢進，静脈血のうっ滞や静脈血管壁の変性・損傷などで発症する．したがって，血小板血栓が主役を演じる心筋梗塞などの動脈血栓症とは異なり，これらの静脈血栓症に対しては従来からワルファリンを中心とした抗凝固療法が行われている．本邦では 2004 年にはじめて静脈血栓症予防ガイドラインが作成され，2009 年に改訂されている．「肺血栓塞栓症および深部静脈血栓症の診断・治療・予防に関するガイドライン 2009 年改訂版」の一部を表 9-17〜19 に示す．リスクの階層化および推奨される予防法は表 9-17 および表 9-18 のように改訂・定義され，個々の対象患者の最終リスクレベルは，疾患や手術そのもののリスクの強さに付加的な危険因子（表 9-19）を加味して決定される．

a. 先天性血栓素因と遺伝子多型

先天性血栓性素因のうち AT 欠損症，PC 欠損症，PS 欠損症は日本人にも見られる．特に PS 欠損症は日本人に多いことが判明している．先天性 AT 欠損症の原因となる AT 遺伝子（*SERPINC1*），先天性 PC 欠損症の原因となる PC 遺伝子（*PROC*）異常はともに多種多様で，いくつかのホットスポットはあるが，基本的にはそれぞれの家系ごとに異なっている．一方，先天性 PS 欠損症の原因となる PS 遺伝子（*PROS1*）異常も同様に多種多様であるが，日本人には PS K196E 変異が 55 人に

表 9-17　リスクの階層化と静脈血栓塞栓症の発生率，および推奨される予防法

リスクレベル	下腿DVT(%)	中枢型DVT(%)	症候性PE(%)	致死性PE(%)	推奨される予防法
低リスク	2	0.4	0.2	0.002	早期離床および積極的な運動
中リスク	10〜20	2〜4	1〜2	0.1〜0.4	弾性ストッキング あるいは間欠的空気圧迫法
高リスク	20〜40	4〜8	2〜4	0.4〜1.0	間欠的空気圧迫法 あるいは抗凝固療法*
最高リスク	40〜80	10〜20	4〜10	0.2〜5	(抗凝固療法*と間欠的空気圧迫法の併用) あるいは (抗凝固療法*と弾性ストッキングの併用)

*整形外科手術および腹部手術施行患者では，エノキサパリン，フォンダパリヌクス，あるいは低用量未分画ヘパリンを使用．その他の患者では，低用量未分画ヘパリンを使用．最高リスクにおいては，必要ならば，用量調節未分画ヘパリン（単独），用量調節ワルファリン（単独）を選択する．
エノキサパリン使用法：2,000 単位を 1 日 2 回皮下注，術後 24 時間経過後投与開始（参考：我が国では 15 日間以上投与した場合の有効性・安全性は検討されていない）．
フォンダパリヌクス使用法：2.5 mg（腎機能低下例は 1.5 mg）を 1 日 1 回皮下注，術後 24 時間経過後投与開始（参考：我が国では，整形外科手術では 15 日間以上，腹部手術では 9 日間以上投与した場合の有効性・安全性は検討されていない）．
DVT: deep vein thrombosis, PE: pulmonary embolism
〔循環器病の診断と治療に関するガイドライン．肺血栓塞栓症および深部静脈血栓症の診断，治療，予防に関するガイドライン（2009 年改訂版）[1] http//www.j-circ.or.jp/guideline/pdf/JCS2009_andoh_h.pdf（2013 年 5 月閲覧）〕

1 人の割合でヘテロ接合体として存在することが知られているが，この変異は欧米人には見られない．

1）AT 欠損症

　アンチトロンビン（AT）はトロンビンや活性型凝固第 X 因子などのセリンプロテアーゼと 1 対 1 の複合体を形成して不活化し，凝固反応を制御するセリンプロテアーゼインヒビターである．AT は N 末端領域にヘパリン結合ドメインが，C 末端領域にトロンビンとの反応部位があり，ヘパリンと結合することによりその抗トロンビン反応速度を約 1,000 倍に増強する抗凝固活性を持つ．AT 欠損症は常染色体優性遺伝形式をとる．血栓症を発症する危険率は健常人の約 10〜20 倍と高い．AT 欠損症は抗原量および活性値がともに 50％程度まで低下する type 1 と，抗原量は正常であるがトロンビン阻害活性に異常を認める type 2 に分類される．type 2 AT 欠損症はさらにプロテアーゼ阻害活性が低下するタイプ（reactive site: RS），ヘパリン結合能が低下するタイプ（heparin binding site: HBS），また両方が低下するタイプ（pleiotropic effect: PE）に分類される．

2）PC 欠損症

　プロテイン C（PC）はビタミン K 依存性血液凝固阻止因子の 1 つで，血管内皮細胞上のトロンボモジュリン（TM）に結合したトロンビンによって活性化される．活性化 PC（APC）はプロテイン S（PS）の存在下に活性化凝固第 V 因子および活性化凝固第 VIII 因子を限定分解して失活させること

H ● 血栓症

表 9-18　各領域の静脈血栓塞栓症のリスクの階層化

リスクレベル	一般外科・泌尿器科・婦人科手術	整形外科手術	産科領域
低リスク	60歳未満の非大手術 40歳未満の大手術	上肢の手術	正常分娩
中リスク	60歳以上，あるいは危険因子のある非大手術 40歳以上，あるいは危険因子がある大手術	腸骨からの採骨や下肢からの神経や皮膚の採取を伴う上肢手術 脊椎手術 脊椎・脊髄損傷 下肢手術 大腿骨遠位部以下の単独外傷	帝王切開術（高リスク以外）
高リスク	40歳以上の癌の大手術	人工股関節置換術・人工膝関節置換術・股関節骨折手術（大腿骨骨幹部を含む） 骨盤骨切り術（キアリ骨盤骨切り術や寛骨臼回転骨切り術など） 下肢手術にVTEの付加的な危険因子が合併する場合 下肢悪性腫瘍手術 重度外傷（多発外傷）・骨盤骨折	高齢肥満妊婦の帝王切開術 静脈血栓塞栓症の既往あるいは血栓性素因の経腟分娩
最高リスク	静脈血栓塞栓症の既往あるいは血栓性素因のある大手術	「高リスク」の手術を受ける患者に静脈血栓塞栓症の既往あるいは血栓性素因の存在がある場合	静脈血栓塞栓症の既往あるいは血栓性素因の帝王切開術

総合的なリスクレベルは，予防の対象となる処置や疾患のリスクに，付加的な危険因子を加味して決定される．例えば，強い付加的な危険因子を持つ場合にはリスクレベルを1段階上げるべきであり，弱い付加的な危険因子の場合でも複数個重なればリスクレベルを上げることを考慮する．
リスクを高める付加的な危険因子：血栓性素因，静脈血栓塞栓症の既往，悪性疾患，癌化学療法，重症感染症，中心静脈カテーテル留置，長期臥床，下肢麻痺，下肢ギプス固定，ホルモン療法，肥満，静脈瘤など．（血栓性素因：主にアンチトロンビン欠乏症，プロテインC欠乏症，プロテインS欠乏症，抗リン脂質抗体症候群を示す）
大手術の厳密な定義はないが，すべての腹部手術あるいはその他の45分以上要する手術を大手術の基本とし，麻酔法，出血量，輸血量，手術時間などを参考として総合的に評価する．
〔循環器病の診断と治療に関するガイドライン．肺血栓塞栓症および深部静脈血栓症の診断，治療，予防に関するガイドライン（2009年改訂版）[1)] http//www.j-circ.or.jp/guideline/pdf/JCS2009_andoh_h.pdf（2013年5月閲覧）〕

でプロトロンビンの活性化を抑制して凝固反応の促進に重要な役割のあるトロンビン生成を阻害することで抗凝固作用を示す．先天性PC欠損症（ヘテロ接合体）は常染色体優性遺伝形式を取る．出現頻度は500人に1人であり，血栓症を発症する危険率は健常人の約10倍である．四肢の深部静脈血栓症，肺梗塞，脳梗塞，腸管膜静脈血栓症など主に静脈系の血栓症を起こすことが知られている．またPC欠損症のホモ接合体は，出生直後より新生児電撃紫斑病を起こすことが知られているが，ヘテロ接合体においてもワルファリンで急速飽和することでかえってビタミンK依存性のPC低下を招いて電撃紫斑病を惹起することがあり注意が必要である．

表 9-19 静脈血栓塞栓症の付加的な危険因子の強度

危険因子の強度	危険因子
弱い	肥満 エストロゲン治療 下肢静脈瘤
中等度	高齢 長期臥床 うっ血性心不全 呼吸不全 悪性疾患 中心静脈カテーテル留置 癌化学療法 重症感染症
強い	静脈血栓塞栓症の既往 血栓性素因 下肢麻痺 ギプスによる下肢固定

血栓性素因：アンチトロンビン欠乏症，プロテインC欠乏症，プロテインS欠乏症，抗リン脂質抗体症候群など
〔循環器病の診断と治療に関するガイドライン．肺血栓塞栓症および深部静脈血栓症の診断，治療，予防に関するガイドライン（2009年改訂版）[1] http//www.j-circ.or.jp/guide-line/pdf/JCS2009_andoh_h.pdf（2013年5月閲覧）〕

3）PS 欠損症

プロテインS（PS）はPCと同様にビタミンK依存性血液凝固阻止因子であり，血管内皮細胞上のTMならびに血管内皮プロテインCレセプター（endothelial protein C receptor：EPCR）とともにAPCによる血液凝固反応制御に重要な役割をはたす．PSは血漿中で遊離型と補体C4b結合蛋白（C4bBP）との結合型として存在し，遊離型のみがEPCRに結合したAPCの補因子活性を持つ．さらにPSは単独でも活性化凝固第V因子，凝固第X因子と相互に作用し，これらを不活化する．血栓症を発症する危険率は健常人の約10倍であり，PC欠損症を同様に主として静脈血栓症を発症する．先天性PS欠損症は常染色体優性遺伝形式を取る．欧米人では0.03〜0.13％で見られるのに対して，日本人では1.12％程度みられることが知られており，日本人の先天性血栓素因のなかで最も頻度は高い．

4）その他の先天性血栓性素因

プラスミノゲン異常症，異常フィブリノゲン血症などが報告されている．欧米での静脈血栓症の主要原因である凝固第V因子異常症（APCレジスタンス）は，わが国では1例も認められていない．

b. 後天性血栓性素因

後天性血栓性疾患の発症には，抗リン脂質抗体症候群（次章を参照）などの自己免疫疾患，血液疾患，悪性腫瘍などに合併するものが多く，動脈血栓症および静脈血栓症の両方を引き起こす．ま

た外傷や外科手術後に，血管損傷部位で抗血栓性が失われ，一定期間の臥床生活が余儀なくされ，静脈うっ滞を起こすことが原因で静脈血栓症を発症することもある．血流のうっ滞が関係するものとして，ロングフライト血栓症（エコノミークラス症候群）がある．航空機内の乾燥，低酸素状態が脱水を引き起こしやすくなること知られており，適度なストレッチ運動を行い，アルコールの過飲をさけて，十分な水分補給を行うことが予防策として実施されている．

■文 献

1) 循環器病の診断と治療に関するガイドライン（2008年合同研究班報告）．肺血栓塞栓症および，深部静脈血栓症の診断・治療・予防に関するガイドライン（2009年改訂版）．
2) 松井英人，杉本充彦．深部静脈血栓症に対する対策と治療．In：金倉 譲，他編．EBM 血液疾患の治療2013-2014．東京：中外医学社；2012．p.466-72．
3) 小嶋哲人．先天性凝固阻止因子欠乏症（antithrombin, protein C, protein S 欠損症）．日本血栓止血学会誌．2009；20：484-6．

〈松井英人　杉本充彦〉

抗リン脂質抗体症候群

抗リン脂質抗体症候群（antiphospholipid syndrome：APS）とは，1983年にHughesらによって提唱された疾患概念で，抗リン脂質抗体（antiphospholipid antibodies：aPL）に関連した自己免疫性血栓症および妊娠合併症と定義される[1]．APS患者の約80〜90%が女性で，平均発症年齢は40歳前後であり[2]，またAPSの約半数が全身性エリテマトーデス（systemic lupus erythematosus：SLE）に合併する．脳梗塞，肺血栓塞栓症など動・静脈に重篤な血栓症をきたすため，重要な後天性血栓性疾患の1つとして位置づけられている．

a. 抗リン脂質抗体と病態

aPLとは陰性荷電リン脂質あるいは陰性荷電リン脂質と血漿蛋白の複合体に対する自己抗体の総称である．APSに関連する代表的なaPLには酵素結合免疫吸着測定法（enzyme-linked immunosorbent assay：ELISA）などの免疫学的アッセイで検出される抗カルジオリピン抗体（anticardiolipin antibodies：aCL），抗β_2-グリコプロテインI抗体（anti-β_2-glycoprotein I antibodies：aβ_2GPI），ホスファチジルセリン依存性抗プロトロンビン抗体（phosphatidylserine-dependent antiprothrombin antibodies：aPS/PT）とリン脂質依存性の凝固時間の延長で判定されるループスアンチコアグラント（lupus anticoagulant：LA）があげられる．

1）aCLとaβ_2GPI

APSにおけるaCLは，カルジオリピンそのものを認識するのではなく，カルジオリピンに結合した糖蛋白であるβ_2-グリコプロテインI（β_2-glycoprotein I：β_2GPI）を認識する．β_2GPIはカルジオリピン等の陰性荷電リン脂質に結合することにより，形態変化をきたし，この形態変化によって表出するエピトープを自己抗体が認識する．APSに特異性の高いaCLはβ_2GPI依存性aCLと呼ばれる．

aβ_2GPIは直接β_2GPIを固相化したELISAによって検出されるaPLであり，β_2GPI依存性aCLとほぼ同義である．

2）LA

LAはin vitroでリン脂質依存性凝固反応を阻害する免疫グロブリンと定義される．リン脂質依存性凝固反応とはリン脂質の存在に依存した凝固時間のことで，その延長の原因として自己抗体の存在が証明される場合にLA陽性と判定される．LAは活性化部分トロンボプラスチン時間（activated partial thromboplastin time：aPTT）などリン脂質依存性凝固時間を延長させるため，当初は出血傾向の原因となると考えられたが，in vitroの結果とは逆にin vivoでは血栓症のリスクとなることが明

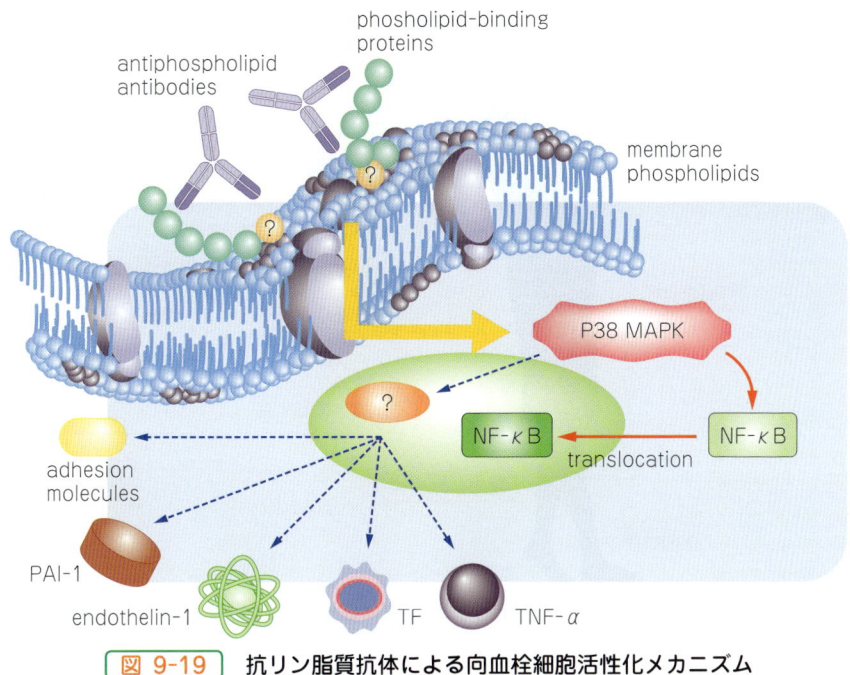

図 9-19 抗リン脂質抗体による向血栓細胞活性化メカニズム

らかとなった．LA の測定に関しては，LA に感度の高い適切な試薬を用いた aPTT でスクリーニングを行う．aPTT が延長していたら，LA の確認試験として，2 種類のキット（希釈ラッセル蛇毒時間法および aPTT 法）を用いる検査が日常的に施行されている．2007 年の国際血栓止血学会標準化委員会で LA 検出ガイドラインが改訂されたが[3]，検査には複雑な手順が必要で，用いる試薬や施設により検出感度が異なるなど標準化には至っていない．

3）aPS/PT

以前よりプロトロンビンは β_2GPI と並んで aPL の主要な対応抗原であると考えられてきたが，長く病原性の証明には至らなかった．我々はホスファチジルセリンを吸着させたプレートに Ca^{2+} の存在下でプロトロンビンと結合させ，これに対する抗体である aPS/PT を測定する系を確立した[4]．これまで aPS/PT は APS の診断において補助的な検査として用いられてきたが，2010 年 4 月，米国テキサスで行われた第 9 回国際抗リン脂質抗体会議で，標準化が必要なアッセイであると位置づけられ，世界標準化のためのグローバル試験が行われている．

4）aPL の病原性

aPL の病原性は，aPL と単球，血管内皮細胞，血小板といった向血栓細胞との関係を中心に証明されてきた．in vitro において，aCL/aβ_2GPI は向血栓細胞膜表面の β_2GPI と結合し，p38 MAPK のリン酸化による細胞内シグナルを活性化させ[5]，単球では組織因子（tissue factor：TF），血管内皮細胞では TF と接着因子などの発現を亢進させる（図 9-19）．また血小板を活性化することで，グリコプロテインⅡb-Ⅲa の発現やトロンボキサン A_2 の合成を亢進させ血栓傾向を生み出す．aPS/PT の病原性については，aCL/aβ_2GPI と同様に血管内皮細胞や単球を活性化することによる TF の発現

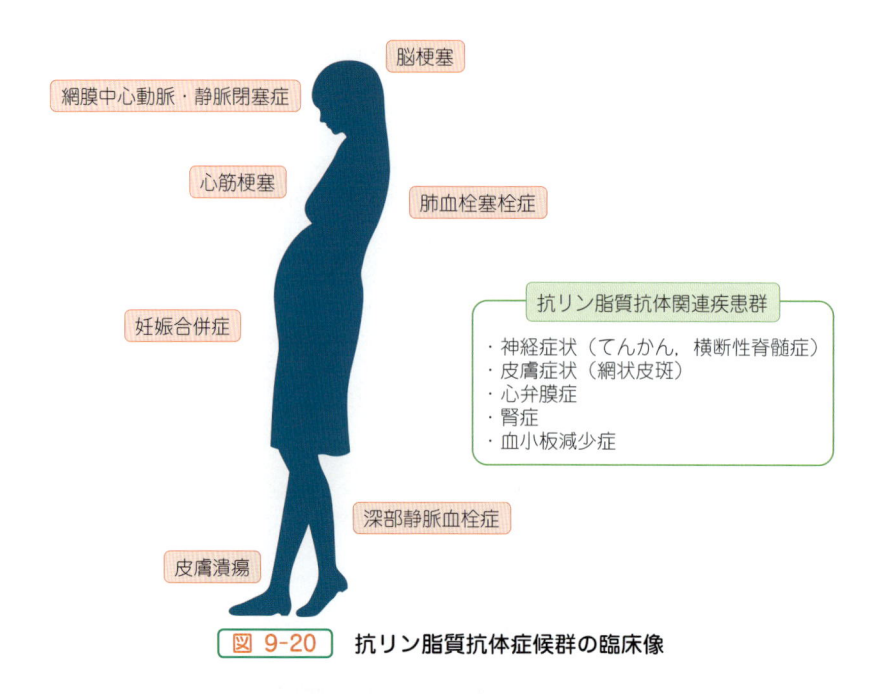

図 9-20 抗リン脂質抗体症候群の臨床像

亢進のほか，抗体結合によるリン脂質上での安定化によって局所でのプロトロンビン濃度が上昇することなどが考えられている．これら aPL の直接的な病原性以外に補体活性化が単球など向血栓細胞の活性化を通してより血栓傾向を引き起こすと考えられている[6]．さらには喫煙，脂質異常症，高血圧，高血糖など通常の血栓症の因子が関与し，血栓の準備段階ができ，感染症や何らかの生体ストレスをきっかけに血栓症に至る，と想定されている[7]．

b. 臨床像（図 9-20）

1）血栓症

APS は動脈，静脈の両者に血栓症を起こす．動脈血栓症の特徴は脳梗塞や一過性脳虚血発作などの脳血管障害が圧倒的に多く，虚血性心疾患の合併は少ない．静脈血栓症の好発部位は深部静脈である．肺血栓塞栓症も認められ，深部静脈血栓症を伴わない場合もある．その他，網膜中心動脈・静脈閉塞症や皮膚潰瘍など血栓症は多彩である．我々の日本人 APS 患者の集計では，動脈血栓症が静脈血栓症の約 2 倍の有病率であった[8]．欧州白人ではその比率はほぼ等しいか静脈血栓がやや多い傾向があるので，高頻度の動脈血栓が日本人 APS の特徴といえる．

2）妊娠合併症

妊娠合併症は血栓症とならび APS の主徴であり，詳細は分類基準（表 9-20）に示す．通常の流産はその多くが妊娠初期であるが，APS の流産は，妊娠中・後期にも起こるという特徴がある．流産の発生機序として，脱落膜-胎盤の血栓形成亢進のため循環不全による胎盤機能不全や aPL が惹起する組織炎症が推測されている．

表 9-20　抗リン脂質抗体症候群の分類基準（札幌クライテリア・シドニー改変）

臨床基準
1．血栓症 　　適切な画像診断もしくは組織学的に証明された血管壁の炎症を伴わない動静脈あるいは小血管の血栓症
2．妊娠合併症 　　a．妊娠 10 週以降で他の原因のない正常形態胎児の子宮内死亡，または 　　b．妊娠高血圧症候群，子癇，または胎盤機能不全による妊娠 34 週以前の正常形態胎児の早産，または 　　c．妊娠 10 週以前の習慣流産（母体の解剖学的異常と内分泌学的異常，父母の染色体異常を除く）
検査基準
1．国際血栓止血学会のガイドラインに基づいた測定方法でループスアンチコアグラントが陽性
2．標準化された ELISA 法で中等度以上の力価の IgG または IgM 型の抗カルジオリピン抗体陽性（健常人の 99% tile 以上）
3．標準化された ELISA 法で中等度以上の力価の IgG または IgM 型の抗 β_2 グリコプロテイン I 抗体陽性（健常人の 99% tile 以上）
臨床基準の 1 項目以上が存在し，かつ検査基準のうち 1 項目以上が 12 週間以上の間隔をおいて 2 回以上証明されるときに抗リン脂質抗体症候群と分類する．

3）aPL 関連疾患群と劇症型 APS

血栓症と妊娠合併症以外に，神経症状，皮膚症状，心弁膜症，腎症，血小板減少症などの症状があり，aPL 関連疾患群として定義されている[9]．また短期間に急速に多臓器不全に陥り，組織学的に複数臓器の微小血管に血栓を認める劇症型 APS は APS の 1％以下と頻度こそ低いが，死亡率は 30〜50％と報告され，重篤な病態として留意すべきである[10]．

c．診　断

2006 年に札幌クライテリア・シドニー改変が作成され，現在の分類基準案となっている（表 9-20）．臨床所見として血栓症か妊娠合併症のいずれかが存在し，かつ，検査所見として LA，IgG または IgM 型の aCL，IgG または IgM 型の aβ_2GPI の 1 項目以上が 12 週間以上の間隔をあけて 2 回以上検出された場合に APS と分類できる．最近，我々は aPL のプロフィールを一元的に定量できる，"抗リン脂質抗体スコア" を提唱した[11]．1 つ 1 つの aPL 検査の結果に配点を行い，総合点をあるサンプルの抗リン脂質抗体スコアとした．このスコアの値は，自己免疫疾患の背景のある患者においては，APS の臨床症状の存在と強い相関があり，「APS の診断の確からしさ」を数値で表現できる方法として注目された．

d．治　療

APS の治療は抗血栓療法による血栓症の治療と予防，妊娠合併症の管理が中心であり，ステロイドや免疫抑制薬の有効性は証明されていない．

1) 血栓症の一次予防

無症候性 aPL 陽性者に対して抗血栓薬による血栓症の一次予防効果は示されておらず[12]，現時点では抗血栓薬の積極的な一次予防投与は行われていない．実際の血栓症の一次予防としては喫煙や経口避妊薬，高血圧症，脂質異常症などの血栓リスクに注意する．

2) 血栓症の二次予防

血栓症の二次予防が APS の治療で最も重要である．静脈血栓症に関しては INR 2.0〜3.0 程度を目標にワルファリンを投与することが一般的となっている[13]．一方で血小板の活性化が発症の主因と考えられる動脈血栓症に関しては抗血小板薬を投与する．動脈血栓症に対するワルファリンの有効性は一定の見解が得られていない．一般的には抗血小板薬の併用でも血栓症を再発する場合や，静脈にも血栓を有する場合，心弁膜症を合併する場合などにワルファリンの投与を検討する．

3) 血栓症急性期

通常の血栓症の治療に準じて組織プラスミノゲンアクチベーター，ウロキナーゼなどの血栓溶解療法，アルガトロバンやヘパリンによる抗血栓療法などを行う．

4) 妊娠合併症

妊娠合併症に対する治療も基本的には抗血栓療法である．ワルファリンは催奇形性を有すため妊娠中および挙児希望のある患者への投与は禁忌である．血栓症の既往があってワルファリンが投与されている場合は，ワルファリンをヘパリンに変更する．妊娠合併症の既往のみの場合は低用量アスピリン単剤もしくは低用量アスピリンにヘパリンを併用する．

5) 治療の展望

抗血栓療法中にもかかわらず血栓症を発症する症例が少なからず存在し，また高度な抗血栓療法は重篤な出血合併症を起こしうるため，有効かつ安全な治療が求められている．とりわけ抗血栓療法以外の治療方法として，脂質異常症に対する薬剤であるスタチン製剤は，aPL が惹起する血管内皮細胞や単球の活性化を阻害すると報告されており[14,15]，今後さらなる検討が望まれている．

■文　献

1) Hughes GR. Thrombosis, abortion, cerebral disease, and the lupus anticoagulant. Br Med J (Clin Res Ed). 1983; 287: 1088-9.
2) Cervera R, Piette JC, Font J, et al. Antiphospholipid syndrome: clinical and immunologic manifestations and patterns of disease expression in a cohort of 1,000 patients. Arthritis Rheum. 2002; 46: 1019-27.
3) Pengo V, Tripodi A, Reber G, et al. Update of the guidelines for lupus anticoagulant detection. J Thromb Haemost. 2009; 7: 1737-40.
4) Atsumi T, Ieko M, Bertolaccini ML, et al. Association of autoantibodies against the phosphatidyl-serine- prothrombin complex with manifestations of the antiphospholipid syndrome and with the presence of lupus anticoagulant. Arthritis Rheum. 2000; 43: 1982-93.
5) López-Pedrera C, Buendia P, Cuadrado MJ, et al. Antiphospholipid antibodies from patients with

the antiphospholipid syndrome induce monocyte tissue factor expression through the simultaneous activation of NF-kappaB/Rel proteins via the p38 mitogen-activated protein kinase pathway, and of the MEK-1/ERK pathway. Arthritis Rheum. 2006; 54: 301-11.
6) Oku K, Atsumi T, Bohgaki M, et al. Complement activation in the patients with primary antiphospholipid syndrome. Ann Rheum Dis. 2009; 68: 1030-5.
7) Ruiz-Irastorza G, Crowther M, Branch W, et al. Antiphospholipid syndrome. Lancet. 2010; 376: 1498-509.
8) Fujieda Y, Atsumi T, Amengual O, et al. Predominant prevalence of arterial thrombosis in Japanese patients with antiphospholipid syndrome. Lupus. 2012; 21: 1506-14.
9) Miyakis S, Lockshin MD, Atsumi T, et al. International consensus statement on an update of the classification criteria for definite antiphospholipid syndrome (APS). J Thromb Haemost. 2006; 4: 295-306.
10) Cervera R, Bucciarelli S, Plasin MA, et al. Catastrophic antiphospholipid syndrome (CAPS): descriptive analysis of a series of 280 patients from the "CAPS Registry". J Autoimmun. 2009; 32: 240-5.
11) Otomo K, Atsumi T, Amengual O, et al. Efficacy of the antiphospholipid score for the diagnosis of antiphospholipid syndrome and its predictive value for thrombotic event. Arthritis Rheum. 2012; 64: 504-12.
12) Erkans D, Harrison MJ, Lew R, et al. Aspirin for primary thrombosis prevention in the antiphospholipid syndrome: a randomized, double-blind, placebo-controlled trial in asymptomatic antiphospholipid antibody-positive individuals. Arthritis Rheum. 2007; 56: 2382-91.
13) Ruiz-Irastorza G, Hunt BJ, Khamashta MA. A systematic review of secondary thromboprophylaxis in patients with antiphospholipid antibodies. Arthritis Rheum. 2007; 57: 1487-95.
14) Meroni PL, Raschi E, Testoni C, et al. Statins prevent endothelial cell activation induced by antiphospholipid (anti-beta2-glycoprotein I) antibodies: effect on the proadhesive and proinflammatory phenotype. Arthritis Rheum. 2001; 44: 2870-8.
15) López-Pedrera C, Ruiz-Limón P, Aguirre MÁ, et al. Global effects of fluvastatin on the prothrombotic status of patients with antiphospholipid syndrome. Ann Rheum Dis. 2011; 70: 675-82.

〈渡邊俊之　渥美達也〉

索　引

あ

亜急性連合性脊髄変性症　327
悪性貧血　327
悪性リンパ腫
　　58, 117, 272, 373, 493
アグレッシブリンパ腫
　　244, 519
アザシチジン　455
アスピリン　469
アスペルギルス　279
アスペルギルス・ガラクト
　マンナン抗原　279
圧迫骨折　206
アデノウイルス　284
アデノシン二リン酸　622
アナグレライド　471
アナフィラキシーショック
　　299
アフェレーシス　230
アミノレブリン酸合成酵素
　　319
アミロイドーシス　578
アルキル化薬　177
アルデヒド　349
アレルギー性紫斑病　628
アレルギー反応　299
アンチトロンビン　21, 659
アントラサイクリン系抗生物質
　　180

い

異形成　452
異型リンパ球増加　409
胃原発悪性リンパ腫　198
異常ヘモグロビン症　134, 363
移植後晩期合併症　262
移植後リンパ増殖性疾患　285
移植細胞ソース　234
移植片対宿主病　227, 249, 256
イソクエン酸脱水素酵素 1
　および 2 遺伝子　39
一次止血　18

一次造血　2
一過性骨髄異常増殖症　611
一過性骨髄増殖性疾患　601
遺伝子異常　152
遺伝子多型　65
遺伝子転座　60
遺伝子の再構成　7
遺伝性球状赤血球症
　　10, 75, 359
遺伝性骨髄不全症候群
　　341, 596
遺伝性赤血球膜異常症　359
遺伝性楕円赤血球症　10, 362
遺伝性ヘモクロマトーシス
　　386, 388
遺伝性有口赤血球症　363
イマチニブ　185, 445, 461
　　血中濃度　462
インターフェロン α/
　ジドブジン併用療法　543
咽頭炎　408
インフォームドコンセント
　　174, 175
インフルエンザ　284

う

ウイルス性リンパ節炎　130
ウサギ ATG　337, 345

え

エイズ　411
エイズ指標疾患　414
液性免疫能　274
エクリズマブ　381
エステラーゼ染色　107, 114
エトポシド　180
エピゲノム　449
エピジェネティクス　33, 434
エビデンスレベル　175
エリスロポエチン　195, 324
エルトロンボパグ　196
炎症性サイトカイン　656

お

黄疸　132, 360
オピオイド　204
オリゴヌクレオチドアレイ
　　158

か

火焔細胞　119
芽球性形質細胞様樹状細胞性
　腫瘍　595
核酸増幅法　152
核酸プローブ法　152
拡大照射野　500
獲得免疫系　496
家族性血球貪食性リンパ
　組織球症　591
顎骨壊死　207, 571
活性化 B 細胞　519
活性型プロテイン C　660
活性化部分トロンボプラスチン
　時間　20, 89, 163, 651
カテーテル感染症　281
過粘稠度症候群　300, 564
花弁細胞　120
可溶性インターロイキン 2
　受容体　85
顆粒球コロニー刺激因子　279
顆粒球・単球系前駆細胞　27
顆粒球輸血　296
カルシニューリン阻害薬　259
カルバミノヘモグロビン　13
がん遺伝子　33
肝炎後再生不良性貧血
　　333, 341
カンジダ　279
環状鉄芽球　111
完全寛解　436
感染症型 DIC　657
肝鉄濃度　320, 385
がん疼痛　203
肝脾 T 細胞リンパ腫　535
カンプトテシン類　180

索 引

がん免疫療法	311
間葉系幹細胞	309
寒冷凝集素	135
寒冷凝集素症	368, 374

き

偽 Pelger 異常	111
偽性高カリウム血症	467
キナーゼ型受容体	5
キメラ遺伝子	49
キメラ抗原受容体	302, 305
救援化学療法	525
球状赤血球	359
急性 GVHD	249
急性期 DIC 診断基準	657
急性巨核芽球性白血病	116, 601
急性骨髄性白血病	26, 47, 112, 243, 266, 349, 426, 433
急性骨髄単球性白血病	114
急性赤白血病	116
急性前骨髄球性白血病	22, 113, 244, 439, 610
急性単球性白血病	114
急性白血病	433
急性溶血性副作用	297
急性溶血発作	366
急性リンパ性白血病	117, 266, 433
凝固因子	88
強制乾燥標本	487
莢膜被包菌	274
巨赤芽球	80, 120, 326
巨赤芽球性貧血	75, 120, 326
巨大杆状核好中球	327
菌血症	278
菌状息肉症	546

く

クラス I 変異	28
クラス II 変異	28
グラム陰性菌	276
グラム陽性菌	276
グリコフォリン A	10, 370
グリコヘモグロビン	11
グルコース-6-リン酸デヒドロゲナーゼ異常症	365
クロスマッチ	289
クロスミキシングテスト	165
クロモスリプシス	147

け

経験的な広域抗菌薬の投与	281
経験的な抗真菌薬の投与	282
形質細胞性白血病	118, 560
形質転換	499
劇症型 APS	673
血液製剤の使用指針	291
血液成分製剤	294
結核	283
血管外溶血	133, 300, 358, 379
血管外漏出	182
血管性紫斑病	627
血管内皮細胞	671
血管内皮増殖因子	582
血管内溶血	132, 298, 358, 379, 392
血管免疫芽球性 T 細胞リンパ腫	534
血球減少症	451
血球貪食症候群	591
血球貪食性リンパ組織球症	591, 612
血漿交換	300, 632
血小板機能検査	163
血小板凝集能検査	623
血小板減少	631
血小板濃厚液	292
血小板無力症	164, 624
血小板輸血不応状態	295
血漿分画製剤	294, 295
血清学的タイピング	226
血清蛋白泳動	565
血清鉄	322
血清電気泳動	554
血清フリーライトチェーン	579
血清免疫グロブリン G	274
結節硬化型古典 Hodgkin リンパ腫	498
結節性リンパ球優位型 Hodgkin リンパ腫	498
血栓傾向	93
血栓症	672
血栓性血小板減少性紫斑病	630
血栓性素因	665
血栓性微小血管障害	393
血餅退縮能	626
血友病	20, 164, 303
血友病 A	651
血友病 B	653
ゲムツズマブオゾガマイシン	257
ケモカイン	661
限局型 Castleman 病	586
原発性骨髄線維症	110, 473
診断基準	475
原発性縦隔大細胞型 B 細胞リンパ腫	525
原発性鉄過剰症	385
原発性皮膚 CD30 陽性 T 細胞増殖性疾患	548
原発性マクログロブリン血症	573

こ

高 2 倍体	65
抗 HLA 抗体	238, 295
高 IgM 血症	420
抗 VEGF 抗体	585
抗エリスロポエチン抗体	354
好塩基球	16
好塩基球減少症	401
好塩基球増加症	397
高カルシウム血症	209
抗がん抗生物質	180
交換輸血	298
抗胸腺細胞グロブリン	252, 333, 344
行軍ヘモグロビン尿症	393
抗血小板第 4 因子/ヘパリン複合体抗体	635
抗血小板薬	674
抗血栓療法	469
交差適合試験	289
好酸球	16
好酸球減少症	400
好酸球増加症	396, 476
甲状腺機能亢進症	325
甲状腺機能低下症	325

索引

抗体依存性細胞傷害活性	184
抗体依存性細胞性細胞障害	17
好中球	14, 274
好中球アルカリホスファターゼ染色	99
好中球減少症	400
好中球増加症	396
後天性 von Willebrand 症候群	467, 470, 646
後天性血友病	21, 654
後天性免疫不全症候群	411
抗内因子抗体	327
抗白血球抗体	298
抗壁細胞抗体	327
抗リン脂質抗体	670
抗リン脂質抗体症候群	670
抗リン脂質抗体スコア	673
国際病期分類	567
国際予後指標	521
国際予後判定指数	268
国際予後予測スコアリングシステム	475
骨打ち抜き像	562
骨壊死	262
骨髄 MRI	335
骨髄異形成/骨髄増殖性腫瘍	110
骨髄異形成症候群	51, 82, 110, 268, 341, 349, 424, 449
骨髄検査	105
骨髄採取	229
骨髄腫腎	562
骨髄生検	105
骨髄穿刺	105
骨髄増殖性腫瘍	55, 109, 423, 456, 465
骨髄増殖性腫瘍, 分類不能型	480
骨髄破壊的前処置	239
骨髄バンク	224, 236
骨髄非破壊的前処置	240
骨髄不全症	194
古典的 Hodgkin リンパ腫	498, 501
孤立性形質細胞腫	560
混合細胞型古典 Hodgkin リンパ腫	498

さ

再活性化	300
細血管傷害性溶血性貧血	392
再構成	149
再生不良性貧血	75, 82, 120, 273, 332, 340
再生不良性貧血─PNH 症候群	333
臍帯血移植	221, 236
臍帯血採取	231
臍帯血バンク	224, 231
サイトカイン受容体	5
サイトメガロウイルス	251, 277, 283, 310, 409
細胞質内抗原解析	139
細胞傷害性 T 細胞	17, 275, 407, 485
細胞性免疫能	275
細胞表面形質	436
サイモグロブリン	345
サザンブロット・ハイブリダイゼーション法	124, 158
匙状爪	76
砂糖水溶血試験	380
サラセミア症候群	364
サリドマイド	570, 584
酸ホスファターゼ染色	108

し

シークエンス解析	157
自家造血幹細胞移植	511, 525, 568
自家造血幹細胞移植併用大量化学療法	504
地固め療法	437
自家末梢血幹細胞移植	576, 581, 584
シグナル伝達	4
シクロスポリン	251, 337, 344, 356
シクロホスファミド	252
自己血貯血	229
自己抗体	632
自己複製能	307
自己免疫性溶血性貧血	368
自己免疫性リンパ増殖症候群	604

自己溶血試験	361, 367
自殺遺伝子	304
次世代シークエンサー	147, 160, 557
自然乾燥標本	487
肢端紅痛症	466
シチジン代謝拮抗薬	178
シデロフォア	390
若年性骨髄単球性白血病	603
瀉血療法	468
樹状細胞	311, 592
酒石酸抵抗性試験	118
出血傾向	75, 88
出血時間	163
受容体型チロシンキナーゼ	185, 434
腫瘍崩壊症候群	182, 210
小球性低色素性貧血	79
上高 2 倍性 ALL	609
上大静脈症候群	208
静注用 γ グロブリン製剤	356
小児期一過性赤芽球減少	352
小児骨髄不全	599
小児の EBV 陽性 T リンパ増殖性疾患	612
小児の骨髄異形成症候群	596
小児不応性血球減少症	341
静脈血栓症	93
小リンパ球性リンパ腫	486
シリングテスト	328
真菌感染症	279
針生検	122
新生児溶血性疾患	375
真性赤血球増加症	110, 465
腎性貧血	81
新鮮凍結血漿	293
進展性胚中心異形成	128
浸透圧抵抗試験	134
深部静脈血栓症	189, 665
心不全	298

す

髄外造血	473
水酸基ラジカル	385
水痘・帯状疱疹ウイルス	277, 283
髄膜炎菌感染症	381
ズダンブラック B 染色	107

679

スピナー法	98	
スペクトリン	10	

せ

性感染症	412	
正球性正色素性貧血	79	
制御性 T 細胞	17, 310, 496, 541	
成熟 B 細胞性 ALL	609	
成熟 B 細胞性腫瘍	494	
成人 T 細胞白血病	120	
成人 T 細胞白血病-リンパ腫	540	
性腺機能低下	262	
生着症候群	251	
生物学的応答調節薬	180	
生物由来製品感染等被害救済制度	291	
セカンドオピニオン	174, 176	
脊髄圧迫	208	
赤血球 EMA(eosin 5'-maleimide) 結合能試験	362	
赤血球形態	134	
赤血球恒数	78	
赤血球浸透圧脆弱性試験	361	
赤血球造血刺激因子製剤	324	
赤血球濃厚液	292	
赤血球の大きさと色素性	103	
全国多施設共同臨床試験	606	
染色体 17p 欠失	489	
染色体の不安定性	349	
前処置	256	
先制治療	283	
先天奇形	352	
先天性骨髄不全症	349	
先天性赤芽球癆	352	
先天免疫系	496	
全トランス型レチノイン酸	441	
前白血病幹細胞	27	
線溶	18	

そ

臓器浸潤	435	
造血因子	4	
造血幹細胞	3, 312	
造血幹細胞移植	194, 351, 352, 474, 663	
造血幹細胞遺伝子治療	302	
造血器腫瘍	661	
造血障害	379	
挿入変異	302	
増幅	149	
増量 BEACOPP 療法	504	
続発性（症候性）貧血	81	
組織球	590	
組織球性壊死性リンパ節炎	128	
組織球性肉腫	590	
ゾレドロン酸	571	

た

大顆粒リンパ球性白血病	355	
大球性貧血	79	
体細胞突然変異	493	
体細胞モザイク	350, 603	
代謝拮抗薬	178	
大量化学療法	525	
大量メルファラン	581	
楕円赤血球	362	
高月病	582	
タクロリムス	251	
多剤耐性	538	
ダサチニブ	461	
タックマン・プローブ法	156	
脱メチル化	52	
ダナパロイドナトリウム	659	
多能性	307	
多発型 Castleman 病	586	
多発性骨髄腫	118, 248, 272, 479, 552, 557	
単球	16, 671	
単球減少症	401	
単球増加症	397	
単クローン性 B リンパ球増加症	486	
単クローン性高 Ig 血症	556	
単純疱疹ウイルス	277, 283	

ち

中枢神経系悪性リンパ腫	199	
腸管症関連 T 細胞リンパ腫	535	
直接 Coombs 試験	368	
治療計画	200	
治療効果判定	170	
治療的投与	193	
チロシンキナーゼ阻害薬	445, 461	
鎮痛補助薬	204	

つ

椎体形成術	207	

て

低用量シタラビン	602	
低力価寒冷凝集素症	374	
適合血	290	
摘脾術	370	
鉄芽球性貧血	108, 318	
鉄キレート療法	454	
鉄欠乏性貧血	74, 317, 322	
鉄染色	108	
デノスマブ	571	
デフェラシロクス	339, 381, 388	
デフェロキサミン	388	
転写因子	6, 434	
点状出血	76	
伝染性単核球症	407	
伝染性単核球症様疾患	409	
伝染性単核球症様症候群	409	
点突然変異解析	462	

と

同系移植	220	
銅欠乏	325	
同種移植	220, 231, 337, 437, 445, 454, 461, 544	
同種抗体	652	
洞組織球症	128	
動脈血栓症	93	
トキソプラスマリンパ節炎	130	
特異的エステラーゼ	107	
特定生物由来製品	294	
特発性血小板減少性紫斑病	616	
特発性好酸球増多症候群	478	
トシリズマブ	587	
トポイソメラーゼ阻害薬	180	
塗抹標本	98	
トライソラックス	43	
トランスフェリン	319, 386	

トリガー値	292	肺水腫	298	非特異的エステラーゼ	107
トロポニン T	579	胚中心 B 細胞	482	ヒトパルボウイルス B19	
トロンボキサン A$_2$	622	バイパス止血療法	654		136, 354
トロンボポエチン	195, 335	ハイブリダイゼーション・		非トランスフェリン結合鉄	
トロンボポエチン受容体		プローブ法	155		386
作動薬	618	白赤芽症	469, 473	ヒドロキシウレア	468
トロンボモジュリン	19, 658	破骨細胞	562	皮膚白血球破砕性血管炎	629
貪食	8	破砕赤血球	392, 631	非分泌型骨髄腫	560
貪食機能	274	播種性血管内凝固	22, 656	肥満細胞症	480
な		白金配位化合物	177	びまん性大細胞型 B 細胞	
内因子	327	白血球接着障害	405	リンパ腫	119, 519
内因性赤芽球系コロニー形成		白血病化	452	病原体認識受容体	16
	466	白血病幹細胞	26, 54	標準 BEACOPP 療法	504
内皮障害マーカー	662	発熱性好中球減少症	280	標的赤血球	365
に		ハプトグロビン	359	病変部放射線療法	523
肉芽腫性リンパ節炎	130	補充	381	日和見感染症	541
肉眼的腫瘍体積	200	ハプトコリン	328	ピリミジン代謝拮抗薬	178
二次がん	263	パラインフルエンザウイルス		ピルビン酸キナーゼ異常症	
二次止血	18		284		367
二次性白血病	446	汎血球減少		ピルビン酸キナーゼ欠乏症	14
二次性貧血	75		110, 349, 447, 491	ビンカアルカロイド類	180
二次造血	2	斑状出血	76	貧血	74
二次予防	193	バンド 3	10, 370	**ふ**	
ニッチ	4	反応性血小板増加症	471	ファゴット細胞	114
日本小児白血病リンパ腫		反応性好酸球増加症	476	フィラデルフィア染色体	
研究グループ	606	反応性濾胞過形成	127		54, 456
日本造血細胞移植学会		**ひ**		フィラデルフィア染色体	
ガイドライン	264	非 Hodgkin リンパ腫	198	陽性 ALL	443
乳児 ALL	609	非感染性呼吸器合併症	260	フェリチン	317, 322, 386
ニューモシスチス肺炎	283	非関連性クローン	146	フェロポーチン	317, 323
ニロチニブ	461	鼻腔原発悪性リンパ腫	198	不規則抗体	289
妊娠合併症	672	非血縁者間骨髄移植	346	複合型免疫不全症	417
ぬ		非血縁者間臍帯血移植	347	副甲状腺ホルモン関連蛋白	
ヌクレオソーム	41	非血縁ドナー	236		209
ね		脾腫	75, 133, 360, 491	複雑核型異常	600
ネオーラル®	344	微小巨核球	111	副腎皮質ステロイド	370
粘膜障害	256	微小残存病変		不明熱	75
の			139, 140, 160, 266, 439	プリン代謝拮抗薬	178
脳炎	408	ヒストンアセチル化	43	フル移植	222
は		ヒストンメチル化	42	フローサイトメトリー	123
バイオシミラー	192	ビスホスホネート製剤	206	プロテアソーム阻害薬	570
肺血栓塞栓症	665	ビタミン B$_{12}$	80, 326, 327	プロテイン C	21
		ビタミン C 大量摂取	382	プロテイン S	21
		ビタミン K 欠乏症	653	プロトロンビン時間	
		脾摘	372, 474, 618		20, 89, 163, 651
		非典型溶血性尿毒症候群		分離多核巨核球	111
			616, 620		

索引

へ

ヘアリー細胞白血病	117, 491
米国感染症学会	278
ベバシズマブ	585
ヘパリン	21, 659
ヘパリン起因性血小板減少症	635
ヘプシジン	316, 323
ヘモグロビンのO_2解離曲線	12
ヘモクロマトーシス	319
ヘモジデリン	380
ヘリコバクター・ピロリ菌	513, 618
ペルオキシダーゼ染色	112
ヘルペス科ウイルス	277
ベンダムスチン	510, 517
ペントースリン酸回路	14

ほ

放射線照射	474
放射線療法	197
星空像	527
補充療法	652
保存前白血球除去	294
補体依存性細胞傷害活性	184
補体介在性溶血	377
補体受容体	16
補体第5因子阻害抗体薬	381
発作性寒冷ヘモグロビン尿症	368, 374
発作性夜間血色素尿症	341, 377
ポリコーム	42
ボルテゾミブ	518, 584
本態性クリオグロブリン血症	629
本態性血小板血症	110, 469

ま

マイクロパーティクル	656
膜攻撃型補体複合体	383
マクロファージ	8
末梢血幹細胞移植	221, 234
末梢血幹細胞採取	229
末梢性T細胞リンパ腫	534
慢性GVHD	253, 310

慢性好酸球性白血病	476
慢性好中球性白血病	479
診断基準	479
慢性骨髄性白血病	54, 110, 268, 456
慢性肉芽腫症	403
慢性リンパ性白血病	117, 486
マントル細胞リンパ腫	118, 244, 487, 515

み

ミエロペルオキシダーゼ欠損症	405
ミエロペルオキシダーゼ染色	99, 106
ミコフェノール酸モフェチル	251
ミトコンドリア	318
ミニ移植	222
未分化大細胞性リンパ腫	535, 548

む

ムーコル症	279
無効造血	133, 452

め

メシル酸ガベキサート	660
メチルマロン酸尿症	330
メトトレキサート	331
メトヘモグロビン血症	11
メモリーB細胞	483
メルティング・カーブ融解曲線	155
免疫学的診断基準	608
免疫寛容導入療法	652
免疫グロブリン	552
免疫グロブリン遺伝子	493
免疫グロブリン軽鎖	552
免疫グロブリン重鎖	552
免疫固定法	565
免疫調整薬	570
免疫表現型病型診断	137
免疫不全因子	274
免疫抑制薬	370, 373
免疫抑制療法	343, 344, 598

も

盲係蹄症候群	329
網状赤血球	78
網赤血球増加	360
毛様突起	117
網羅的ゲノム解析	159
モガムリズマブ	545

や

薬剤関連リンパ節症	129
薬剤性血小板減少症	616, 619
薬剤誘発性免疫性溶血性貧血	375

ゆ

有棘赤血球	367
有毛細胞性白血病	336, 401
遊離軽鎖	553
輸血関連急性肺障害	297
輸血関連循環過負荷	297
輸血後GVHD	294
輸血後感染症	299
輸血後鉄過剰症	339, 385
輸血副作用	296
ユビキチン-プロテアソーム経路	188

よ

溶血性貧血	132, 358, 631
溶血発作	379
葉酸	80, 326
葉酸欠乏による巨赤芽球性貧血	329
葉酸代謝拮抗薬	178
養子免疫遺伝子療法	304
用量制限毒性	188
ヨーロッパ小児MDSワーキンググループ	598

ら

ラスブリカーゼ	211
ラミナエアフロー	277

り

リアルタイムPCR法	155
リコンビナントトロンボモジュリン	258, 262, 660

リサイクルシステム	316
リストセチンコファクター活性	642
リツキシマブ	246, 370, 372, 509, 576, 588, 632
リボソーム蛋白	352
領域照射	500
臨床決断分析	241
臨床標的体積	200
リンパ球減少型古典 Hodgkin リンパ腫	498
リンパ球減少症	401
リンパ球増加症	398
リンパ球豊富型古典 Hodgkin リンパ腫	498
リンパ形質細胞性リンパ腫	574
リンパ系腫瘍における WHO 分類	429
リンパ腫様丘疹症	548
リンパ節構造	125
リンパ節腫大	75, 83
リンパ節生検	122
適応	85
リンパ濾胞胚中心 B 細胞	519

る

涙滴赤血球	110
類白血病反応	396
ループスアンチコアグラント	165

れ

レトロウイルス	411
レナリドミド	454, 518, 570, 584
連鎖不平衡	226
レンチウイルスベクター	303

ろ

老人性紫斑	627
濾胞性リンパ腫	118, 247, 506
濾胞ヘルパー T 細胞	484, 485
ロミプロスチム	196

わ

ワルファリン	674

A

$\alpha\beta$T 細胞	484
ABC（activated B-like）	519
ABO major 不適合	356
ABO 血液型	288
ACD（anemia of chronic disease）	322
ADAMTS13	300, 630
ADAMTS13 活性	632
ADCC（antibody-dependent cellular cytotoxicity）	17
ADP	622
aHUS	616, 620
AIDS（acquired immunodeficiency syndrome）	411
AIHA（autoimmune hemolytic anemia）	368
ALK	535
ALL（acute lymphoblastic leukemia）	117, 433
allo-HSCT（allogeneic hematopoietic stem cell transplantation）	461, 571
ALPS（autoimmune lymphoproliferative syndrome）	604
AL アミロイドーシス	578
AMKL（acute megakaryoblastic leukemia）	601
AML（acute myeloid leukemia）	26, 47, 112, 243, 266, 349, 426, 433
AML1	47
anaplastic large cell lymphoma	548
ANCA 関連血管炎	629
anemia	74
APL（acute promyelocytic leukemia）	22, 113, 439, 610
aPL（antiphospholipid antibodies）	670
aPL 関連疾患群	673
APL 分化症候群	187, 443
APS（antiphospholipid syndrome）	670
APTT（activated partial thromboplastin time）	20, 89, 163, 651
Ara-C	602
ASCT（auto stem cell transplantation）	568, 581
ataxia-telangiectasia	419
ATG	344
ATL（adult T-cell leukemia-lymphoma）	120, 540
ATL-PI（ATL-prognostic index）	543
ATO（arsenic trioxide）	187
ATRA（all-*trans* retinoic acid）	441, 611
Auer 小体	112
autohemolysis test	361

B

β_2 ミクログロブリン	567
B cell lymphoma, unclassifiable, with features intermediate between diffuse large B-cell lymphoma and Burkitt lymphoma	528
Bcl2	507
BCR-ABL	54
BCR-ABL	33, 40, 456
Bernard-Soulier 症候群	623
BL（Burkitt lymphoma）	526
bleeding tendency	75
BLL（Burkitt-like lymphoma）	528
Bmi-1	6
BMT（bone marrow transplantation）	221, 234
Bob.1	497
Bohr 効果	12
BPDCN（blasic plasmacytoid dendritic cell neoplasm）	595
B-PLL（B-prolymphocytic leukemia）	489
BRAF V600E 変異	491
BRAF 遺伝子	58
brentuximab vedotin	536
BTK deficiency	419
Burkitt リンパ腫	526
B 型肝炎ウイルス	213, 284
B 細胞	17, 143
B 細胞腫瘍	482
B 細胞前リンパ球性白血病	489

索引

B 前駆細胞性急性リンパ性白血病　608

C

CAR（chimeric antigen receptor）　302, 305
CBFB-MYH11　39
CBF（core binding factor）　34
CBL　603
CBT（cord blood transplantation）　221
CCR4　545
CCR4 抗体薬　272
CD（cluster of differentiation）　137
CD4 陽性 T 細胞　412
CD4 陽性ヘルパー T 細胞　17
CD5 陽性 B 細胞（B1 細胞）　483
CD8 陽性細胞傷害性 T 細胞　17
CD34 陽性 CD38 陰性　26
CD44　30
CD45/SSC gating　137
CD47　30
CD59　136
CD96　30
CD123　30
CD138　565
cDNA マイクロアレイ　158
central memory T 細胞　548
centroblast　125
centrocyte　125
cereblon　189
CGD（chronic granulomatous disease）　403
CGD 腸炎　404
CGH アレイ　159
Chediak-Higashi 症候群　406
CHOP 療法　509
clg FISH　565
CLL（chronic lymphocytic leukemia）　117, 486
CLL-1　30
CML（chronic myeloid leukemia）　54, 456
CMT（combined modality treatment）　500
CMV　409
c-MYC　67
c-MYC　68
CODOX-M/IVAC 療法　530
Coombs 陰性　379
Coombs 陰性 AIHA　370
Coombs 試験　135
CPG アイランド　190
CRABO　558
CREBBP 遺伝子　521
Crow-Fukase 症候群　582
CsA　344
CT（computed tomography）　167
CTL　407
CVID（common variable immunodeficiency disorders）　420
CVP 療法　509
CYBB 遺伝子　403
cyclin D1　515
cyclin D グループ　66
CyR（cytogenetic response）　458
C 型肝炎ウイルス　213, 217

D

DAF　136
dasatinib　461
de novo B 型肝炎　214
Diamond-Blackfan 貧血　352, 354
DIC　22, 441, 656
DKK-1　562
DLBCL　519
DLT　188
dmin　147
DNA 修復　349
DNA タイピング　226
DNA マイクロアレイ法　158
DNA メチル基転移酵素　190
Donath-Landsteiner 抗体　374
dose adjusted EPOCH-R 療法　531
double-hit lymphoma　533
drug-induced lymphadenopathy　129
dry tap　110

DVT（deep vein thrombosis）　665

E

EBM（evidence based medicine）　174
EBNA 抗体　409
EBV（Epstein-Barr virus）　63, 285, 407, 538
ecchymosis　76
effector memory T 細胞　546
Embden-Meyerhof 経路　14
empiric therapy　281
endemic BL　527
EP300 遺伝子　521
ESA（erythropoiesis-stimulating agent）　324
ES 細胞　307
esterase 染色　107
ET（essential thrombocythemia）　469
ET 後骨髄線維症（post-ET MF）の診断基準　472
EUTOS スコア　457
Evans 症候群　370
EWOG-MDS（European Working Group of MDS in Childhood）　598
extended field　201
EZH2　44

F

FAB（French-American-British）分類　422, 434
Fanconi 貧血　340, 349
Fcγ 受容体　16
FGFR1　476
FHL（familial hemophagocytic lymphohistiocytosis）　591
FISH（fluorescent *in situ* hybridization）　124
FISH 法　144, 162
FL（follicular lymphoma）　118, 247, 506
FLC（free light chain）　553, 579
FLIPI　507
flower cell　120
FLT3　185

FLT3（FMS-like tyrosine kinase 3） 50	hematological emergency 207	IF-RT（involved-field radiotherapy） 523
FLT3-ITD（internal tandem duplication） 34	Henoch-Schönlein 紫斑病 76, 627, 628	IgG4 関連疾患 586
FN 280	HHM（humoral hypercalcemia of malignancy） 209	*IGH* 転座 66
folliculotropic mycosis fungoides 546	HHV-6 285	*IgVH* 遺伝子 488
FSC/SSC gating 法 137	HHV-6 脳症 285	Ii 血液型 374
FUO（fever of unknown origin） 75	histiocytic necrotizing lymphadenitis 128	IL-6 323
	HIT（heparin induced thrombocytopenia） 635	imatinib 185, 445, 461
G	HIV-1 感染症 411	Imerslund-Grasbeck 病 331
γδT 細胞 484	HLA 225, 236	IMiDs（immunomodulatory drugs） 570
G6PD 365	HLA 抗体 290	immunodeficiency associated BL 527
GATA1 602	HLA 適合同胞間骨髄移植 345	immunophenotyping 137
GC B 細胞 494	HLA 半合致移植 235	IMWG（International Myeloma Working Group） 558
GCB（germinal center B-like） 519	HLH（hemophagocytic lymphohistiocytosis） 591	infectious mononucleosis 407
G-CSF 192, 230, 279, 344	HMGB1 656	infusion reaction 184
GELF 規準 508	Hodgkin リンパ腫 75, 197, 247, 496	intermediate DLBCL/BL 528, 533
GM-CSF（granulocyte-macrophage colony stimulating factor） 603	HOVON-GMMG の 10 分類 68	inv(16)/t(16;16) AMMoL（M4 eo） 140
GMP（granulocyte/monocyte progenitor） 27	HOXB4 6	involved field 201
GO 257	HPS（hemophagocytic syndrome） 591	IPI（International Prognostic Index） 521
GP Ib-IX 622	HR（hematologic response） 458	IPS（International Prognostic Score） 502
GP IIb-IIIa 622	HRD（hyperdiploid） 65	IPSS（International Prognostic Scoring System） 452
GPI 蛋白 135, 378	HRS 細胞 497	IPSS-R 452
granulomatous lymphadenitis 130	HS（histiocytic sarcoma） 590	iPS 細胞 308, 312, 313
granulomatous slack skin 546	HSCT 663	ISCN 146
GVHD（graft versus host disease） 227, 249, 256, 309	hsr 147	ISCN（2009） 145
GVL 効果 254	HTLV-1（human T-lymphotropic virus type-1） 61, 540	ISS（International Staging System） 567
GVM（graft vs myeloma） 571	Hunter 舌炎 328	ISSWM 574
G バンド分染法 124	hyper-CVAD/HD-MA 交替療法 531	IST（immunosuppressive therapy） 598
		ITP 616
H	**I**	
Hans のアルゴリズム 521	IBMFS（inherited bone marrow failure syndrome） 596	**J**
Hasford スコア 457	*IDH1/2* 変異 44	*JAK2* exon12 変異 467
HbF 11	IDH（isocitrate dehydrogenase） 52	*JAK2* V617F 変異 467
HCL（hairy cell leukemia） 117, 401, 491	IDSA 278	*JAK2* 遺伝子 55
HCT-CI 232, 241, 242	IFN/AZT 併用療法 543	JAK2 阻害薬 474
HCT-CI スコア 264		JAK2 チロシンキナーゼ 465
Heinz 小体 14		JMML（juvenile myelomonocytic leukemia） 603
Helicobacter pylori 513, 618		

K

KIR（killer cell immunoglobulin-like receptor） 235

L

L&H 細胞 498
Langerhans 細胞組織球症 593
LCH（Langerhans cell histiocytosis） 593
Lesh-Nyhan 症候群 330
leukemic stem cell 26
LOH（local osteolytic hypercalcemia） 209
LP 細胞 497
Lugano 国際分類 514
lymphomatoid papulosis 548

M

MAF グループ 66
MALT リンパ腫 513
May-Glünwald-Giemsa 染色 109
May-Hegglin 異常 406
MBL（monoclonal B-cell lymphocytosis） 486
MCL（mantle cell lymphoma） 118, 244, 515
MCL international prognostic index 516
MDR（multi-drug resistance） 538
MDS（myelodysplastic syndromes） 51, 82, 110, 341, 349, 424, 449
MDS/MPN 110
MDS 関連 AML 601
MEL-Dex 581
MGUS（monoclonal gammopathy of undetermined significance） 556
micro RNA 33, 39
MLL（mixed lineage leukemia） 50
MLL1 遺伝子 45
MMSET/FGFR3 グループ 67
modified LSG15 療法 544
mogamulizumab 537

molecular BL 527
MOPP 療法 503
MPN（myeloploliferative neoplasms） 55, 109, 423, 456
MPO（myeloperoxidase）染色 99, 106, 435
MPT 療法 570
MP 療法 570
MR（molecular response） 458
MRD（minimal residual disease） 139, 140, 160, 266, 439, 567
MRI 168
MSC（mesenchymal stem cell） 309
MUM1/IRF-4 67
mycosis fungoides 546
MYC 遺伝子 527
MYD88 遺伝子 58

N

NAP（neutrophil alkaline phosphatase）染色 99
NCI 分類 608
negative selection 7
NF-κB 67
NF-κB 経路 520
nilotinib 461
NK1 受容体拮抗薬 181
NK-PI 538
NK/T 細胞リンパ腫 538
NK 細胞 17, 143, 485
normal counterpart cells 482
NOTCH1 34
NPM（nucleophosmin） 51
NRS（numerical rating scale） 203
NSAIDs 204
NT-proBNP 579
N 末端プロ脳性ナトリウム利尿ペプチド 579

O

Oct.2 497
Omenn 症候群 417
oncologic emergency 611
ONJ（osteonecrosis of the jaw） 571

osmotic fragility test 361

P

p53 352
Pagetoid reticulosis 546
PAR-1 658
PAS（periodic acid-Schiff）染色 108
PBSCT（peripheral blood stem cell transplantation） 221, 234
PCC（premature chromosome condensation） 149
PCR（polymerase chain reaction） 124, 153
PDGFRA 476
PDGFRB 476
Pel-Ebstein 熱 75
Pelger-Huët 異常 406
PET-CT 169
petechia 76
PF4/HIT 抗体 635
Ph（Philadelphia chromosome） 54, 456
Ph 陽性 ALL 443
PI3K/AKT 66
PIGA（phosphatidylinositol glycan-complementation class A）遺伝子変異 377
PMBCL〔primary mediastinal (thymic) large B-cell lymphoma〕 525
PMF（primary myelofibrosis） 473
PML-RARA 33, 39
PML 遺伝子 187
PNH（paroxysmal nocturnal hemoglobinuria） 341, 377
PNH 型血球 333
PNH 血栓症 379
POEMS 症候群 582
popcorn 細胞 497
positive selection 7
post-GC B 細胞 494
post-PV MF 467, 469
preemptive therapy 283
pre-GC B 細胞 494
pre-leukemic stem cell 27

PRES (posterior reversible encephalopathy syndrome)		259
progressive transformation of germinal center		128
PRR (pathogen recognition receptor)		16
PT (prothrombin time)		20, 89, 163, 651
PTCL		534
PTE (pulmonary thrombo-embolism)		665
PTHrP (parathyroid hormone-related protein)		209
PTLD		285
PTPN11		603
punched out lesion		562
PV (polycythemia vera)		465
PVT1		68, 561

R

radioimmunoconjugates	511
RAEB	600
RAEB-T (RAEB in transformation)	597
RALD (RAS-associated ALPS-like disease)	604
RAS/ERK/RSK2	67
RAS 経路	603
RCC (refractory cytopenia of childhood)	341, 597
R-CHOP 療法	509, 524
RCMD (refractory cytopenia with multilineage dysplasia)	336
RCUD (refractory cytopenia with unilineage dysplasia)	336
reactive follicular hyperplasia	127
Reed-Sternberg 細胞	498
Rh 血液型	288
Rh 蛋白	370
Richter 症候群	486
R-IPI (revised-IPI)	521
RNA スプライシング	28, 33, 53
Rosai-Dorfman 病	128
RS ウイルス	284
RT-2/3DeVIC 療法	539
RT-PCR 法	153
Rumpel-Leede 試験	627
RUNX1	47
RUNX1-RUNX1T1	33, 39

S

Sézary 症候群	548
SCID (severe combined immunodeficiencies)	417
SIGHT	663
sinus histiocytosis with massive lymphadenopathy	128
SIRS	658
SKY 法	144, 145
SLE	373
SMILE 療法	540
SNP アレイ	159
Sokal スコア	457
somatic mutation	493
spent phase	469
spoon nail	76
sporadic BL	527
starry sky appearance	527
STAT3 遺伝子	58
STAT5	56
SUV (standardized uptake value)	170

T

T315I 変異	186, 462
TAM (transient abnormal myelopoiesis)	601
TC (translocations and cyclin D) 分類	68
TEC (transient erythroblastopenia of childhood)	352
TET2	52
TET2 変異	44
thrombophilia	93
TIM-3	31
TKI (tyrosine kinase inhibitor)	461
TLR (Toll-like receptor)	16
TMA (throbotic microangiopathy)	261, 662
T/NK 細胞腫瘍	484
Toll 様受容体	16
toxoplasmic lymphadenitis	130
TP53	67
TP53 遺伝子異常	489
T-PLL (T-prolymphocytic leukemia)	489
Treg	310
TTP (thrombotic thrombocytopenic purpura)	630
two-hit theory	46
TXA$_2$	622
T 細胞	17, 143, 313
T 細胞性 ALL	609
T 細胞前リンパ球性白血病	489
T 細胞リンパ腫	246

U

UAMS (the University of Arkansas for Medical Science) の 7 分類	68
UL-VWFM (unusually large von Willebrand factor multimer)	630
Upshaw-Shulman 症候群	630

V

V617F 変異	466
VAD 療法	568
VCA (viral capsid antigen)-IgM	409
VCAP-AMP-VECP 療法	544
VDJ 再構成	553
VEGF	582
viral lymphadenitis	130
VOD	662
VOD/SOS	257
von Willebrand 因子	639
von Willebrand 病	164, 641

W

watchful waiting	509
WHO 分類	422, 435, 450
Wiskott-Aldrich 症候群	419
Wnt/β-catenin シグナル	30
Woringer-Kolopp disease	546
Wright-Giemsa 染色	109

索 引

X

X-SCID（X-linked severe combined immunodeficiency） 302

Z

ZAP-70 488

Zieve 症候群 325

数字

4T's スコアリング 636
5HT$_3$ 受容体拮抗薬 181
5q－症候群 52
－7/7q－ 45
8；21 転座型 AML（M2） 139
13 番染色体欠失 67
15；17 転座型 APL（M3） 140
17p 欠失 68, 488
21 トリソミー 601

カラーテキスト	血液病学 ⓒ		

発　行	2007 年 10 月 10 日	1 版 1 刷
	2013 年 12 月 10 日	2 版 1 刷

編著者　木崎昌弘（きざきまさひろ）

発行者　株式会社　中外医学社
　　　　代表取締役　青木　滋

〒162-0805　東京都新宿区矢来町 62
電　話　03-3268-2701（代）
振替口座　00190-1-98814 番

印刷・製本／三報社印刷（株）　　〈HI・YT〉
ISBN 978-4-498-12539-1　　Printed in Japan

JCOPY　＜(社)出版者著作権管理機構　委託出版物＞

本書の無断複写は著作権法上での例外を除き禁じられています．複写される場合は，そのつど事前に，(社)出版者著作権管理機構（電話 03-3513-6969, FAX 03-3513-6979, e-mail: info@jcopy.or.jp）の許諾を得てください．